오스테오파시 테크닉 아틀라스

ATLAS OF
OSTEOPATHIC TECHNIQUES

제4판

대한근골격물리치료종별학회
대한오스테오파시도수치료학회
대한정형도수물리치료학회

오스테오파시 테크닉 아틀라스

ATLAS OF
OSTEOPATHIC TECHNIQUES

제4판

저 자

Alexander S. Nicholas, DO, FAAO, DIST
Evan A. Nicholas, DO

대표역자

김명준 · 김중석

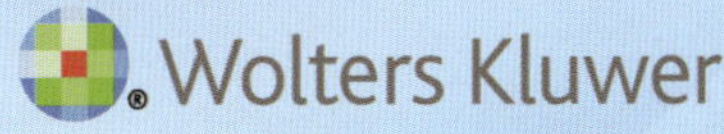

Philadelphia · Baltimore · New York · London
Buenos Aires · Hong Kong · Sydney · Tokyo

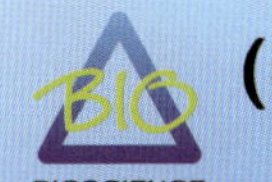

(주)바이오사이언스출판
http://www.biobooks.co.kr

오스테오파시 테크닉 아틀라스 제4판

초판 인쇄: 2025년 2월 25일
초판 발행: 2025년 3월 5일

저 자: Alexander S. Nicholas, Evan A. Nicholas
역 자: 김명준, 김중석, 김상범, 김양래, 박춘철, 박현식, 안정현,
안정훈, 이준용, 이재남, 전재국, 정성욱, 정지훈, 허용제

발행인: 문정구
발행처: (주)바이오사이언스출판
본 사: 10860 경기도 파주시 탄현면 국화향길 10-56, 1동
서울사무소: 06569 서울특별시 서초구 도구로 115, 3층(방배동)
전 화: (02)581-4057~8
팩 스: (02)581-4059
이메일: inquiry@biosciencepub.com
홈페이지: http://www.biobooks.co.kr
ISBN: 978-89-6824-168-0 (93510)

등록번호: 제22-3079호

값 60,000원

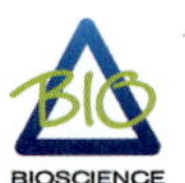
(주)바이오사이언스출판

헌정사 Dedication

"닥터 닉에게"

1974년 저자의 아버지인 필라델피아 오스테오파시 의과대학(PCOM)의 오스테오파시 원리 및 실습(OPP) 부서장인 Nicholas S. Nicholas, FAAO, DO는 오스테오파시 도수치료 테크닉 아틀라스 초판을 출판했다. 그의 목표는 일반적으로 사용된 많은 오스테오파시 도수치료 테크닉을 한 곳에 묶어 책으로 출판하는 것이었다. 그것은 오스테오파시 의과대학생들이 테크닉을 배우는 데 있어 참고용 교재로 사용되었으며, 구술시험에서 그들의 업무(치료)에 대한 평가를 보다 객관화할 수 있도록 테크닉을 표준화하는 데 사용되었다.

1939년 Kirksville College of Osteopathy를 졸업한 Nicholas S. Nicholas, DO, FAAO는 산업 및 스포츠의학을 전문으로 하는 일반 임상치료사였다. 그는 두 개의 주요 슈퍼마켓 체인의 의사였으며, 빌라노바대학교 축구팀 및 기관의 또 다른 스포츠팀(특히, 많은 올림픽 선수들중 그가 돌본 육상팀)의 팀 주치의였다. 그는 PCOM에서 25년 이상 스포츠의학 과정을 가르쳤으며, American Academy of Osteopathic Sports Medicine의 창립 멤버이자, *The Physician and Sports Medicine* 저널의 편집자였다. 그는 이러한 전문경력의 모든 측면에서 일상적으로 OMT(오스테오파시 도수치료 테크닉)를 적용했으며, 성공적인 임상결과를 통해 의과대학 학생들에게 OMT를 가르치게 되었다. 닉 박사라는 애칭으로 알려진 그는 미 해군에서 제대한 후 고향인 메사추세츠주 브록턴에서 필라델피아로 이주하였고, 1946년에 PCOM에서 OMT를 가르치기 시작했다.

28년 동안 오스테오파시 의학대학에서 OMT를 가르친 후, 1974년 OPP 분과회장이 되었다. 그는 American Academy of Osteopathy의 회장직을 역임하였고, 이 그룹에서 'Andrew Taylor Still' 명예 메달을 수여받았다. 오스테오파시 의과대학의 학급규모가 급격히 커지고, 학생들이 테크닉 시연을 보고 그 내용을 기억하는 것이 어려웠기 때문에 그는 신속하게 PCOM OPP 부서원들에게 그의 아틀라스 원본(테크닉 통합본)에 포함할 테크닉 목록을 개발하도록 요청하였다. 이 교수진에는 David Heilig, DO, FAAO; Robert England, DO, FAAO; Jerome Sulman, DO; Marvin Blumberg, DO, FAAO; Katherine England, DO. 등이 포함되어 있었다. 그와 Dr. Heilig은 새로 만들어진 오스테오파시 의학 교육심의위원회(Educational Council on Osteopathic Principles, ECOP)의 회원이었기 때문에 아틀라스(테크닉 통합본)에 포함된 테크닉은 모든 전문직에서 일반적으로 공통적인 기술이 되었다. 그는 1987년 PCOM에서 골병리학적 조작의학(Osteopathic Manipulative Medicine) 명예교수로 은퇴했다.

이같은 노력으로 학생들은 많은 혜택을 받을 수 있었으며, 테크닉을 배우려는 의지와 노력의 결과는 PCOM 시험을 통해 확인되었다. 이 작업이 확산됨에 따라 PCOM 졸업생 및 기타 오스테오파시의학 치료사들도 그들의 진료에 대한 표준테크닉의 검토 및/또는 참고용 도서로 이 테크닉 교과서가 필요하다는 것을 알게 되었다. 닉 박사는 병으로 인해 테크닉 교과서를 제2판까지밖에 집필할 수 없었다.

이 교과서(Atlas)는 테크닉의 설명 버전을 편집 및 확장했다. 시간이 지남에 따라 새로운 스타일의 오스테오파시 도수치료 테크닉은 오스테오파시 커리큘럼의 일부가 되면서, 일반적으로 가르치던 테크닉의 종류는 약 3~4개의 스타일에서 고유한 명칭을 가진 12가지 이상의 스타일로 확장되었다. 테크닉 스타일의 대부분은 약간의 유사성을 가지고 있기 때문에 혼란을 줄이기 위해 원래 버전을 확장하고, 현재 수준의 임상 적용방법으로 업데이트하기로 결정했다.

우리는 그의 모든 제자와 도수치료 테크닉에 대한 포괄적인 연구를 높이 평가하며 기뻐할 미래의 모든 오스테오파시 치료사들에게 이 내용을 전하고 싶어 했던, 아버지 닉 박사에게 이 책을 바친다.

제4판 머리말 Preface to the Fourth Edition

오스테오파시 테크닉 아틀라스*(Atlas of Osteopathic Techniques)* 제4판은 오스테오파시 분야의 모든 자료(armamentarium)에 초점을 맞추어 안전하고 효과적인 도수치료로 확장하려는 우리의 지속적 노력의 일부이다. 제4판에서는 카운터스트레인(Counterstrain) 및 스틸 테크닉(Techniques of Stills) 영역의 테크닉을 추가했으며, 여러 장에 새로운 삽화, 차트 및 표를 포함하고, 각 장의 원리 및 설명 부분을 구체화하였다. 그러나 가장 주목할 만한 추가사항은 교과서 전체에 완전히 새롭게 삽입된 해부학적 삽화와 새로 추가된 19장이다!

19장의 제목은 "오스테오파시 도수치료 테크닉의 임상적 통합"이다. 이 장을 구성하기 위한 아이디어는 Alexander S. Nicholas(DO, FAAO, DIST)가 오스트리아와 독일에서 오스테오파시의학의 원리와 테크닉을 가르치기 시작한 후인, 2000년대 초에 시작되었다. 유럽의 치료사들은 환자의 다양한 불만 및 복잡한 병력과 관련하여 미국 오스테오파시 의과대학 학생들이 경험한 것과 같이 OMT(Osteopathic Manipulative Treatment)를 언제 어떻게 적용할지 결정하는 부분 등 유사한 문제를 가지고 있는 것으로 나타났다. 따라서 PCOM 학부 OMM Fellows인 Sandra Costa, DO와 Tara Lawlor, DO의 도움으로 간단한 프로토콜의 개요가 개발되었고, 유럽인(역자 주; 유럽 오스테오파시대학 학생 및 오스테파시 치료사)을 위한 과정이 개발되었다. 이것은 최종적으로 임상 3년차 PCOM OMM/OPP 커리큘럼에 통합되었다. 19장에서는 일반적인 임상표현에서 OMT의 적절한 사용을 결정하는 부분을 통해 오스테오파시의학의 원리, 체성기능장애 등을 검토하는 과정을 포함한다. 일반의 또는 전문의가 사용할 수 있는 오스테오파시 도수치료 프로토콜에는 20개 이상의 임상진단이 명시되어 있다.

OMT를 이해하고, 임상에 적용하는 데 있어, 이러한 추가 변경사항이 많은 도움이 되기를 바란다!

A.S. Nicholas
E.A. Nicholas

초판 머리말 Preface to the First Edition

19세기 말부터 21세기 초까지 미국에서 교육되고 임상에 적용되어 온 오스테오파시의학은 많은 변화를 겪었다. 신체기능과 건강유지를 위한 과학적 발견의 진화와 생물학적 과정에 대한 이해는 오스테오파시의학 커리큘럼이 개발되는 방식에 직접적인 영향을 미쳤다.

오스테오파시 의과대학에 다니는 동안 우리는 오스테오파시 도수치료 테크닉의 서너 가지 스타일만 배웠다. 이후, 많은 새로운 진단 및 치료절차가 오스테오파시 도수치료에 추가되었으며, 현재 12가지가 넘는 개별 치료테크닉이 있다. 이 치료테크닉 중 일부는 매우 유사하며, 본 교과서(Atlas)의 각 장에서 설명한 대로 개별적으로 명명된 고유한 테크닉 범주로 발전되었다.

오스테오파시 의과대학 학생과 임상치료사는 이와 같은 추가 및 변경으로 인해 테크닉을 배우고 기억하는 데 훨씬 더 힘든 시간을 보냈으며, 임상치료사는 특정 환자에게 임상적으로 어떤 테크닉이 필요한지 결정하는 데 있어 점점 더 복잡한 과정에 직면했다. 따라서 연구와 실습을 돕기 위해 우리는 오스테오파시 치료사가 일반적으로 사용하고, 임상적으로 효과적인 테크닉 모음을 점진적으로 개발했다. 이러한 노력의 결과가 오스테오파시 테크닉 아틀라스이다.

Philadelphia College of Osteopathic Medicine에서 테크닉 교과서(Atlas of Techniques)의 역사는 Samuel Rubinstein, DO이 *Osteopathic Techniques*를 출판한 1949년까지 거슬러 올라간다. 이 테크닉 교과서는 두 명의 존경받는 치료사 Otterbein Dressler, DO와 John Eimerbrink, DO에게 헌정되었다. 서문에서 Dr. Rubinstein은 다양한 치료사 및 환자위치와 힘 벡터에 대한 시각적 기록이 필요하기 때문에 "이러한 유형의 교과서에 대한 필요성은 시간이 지남에 따라 점점 더 분명해졌다."라고 언급했다. 그러나 N. S. Nicholas, DO, FAAO가 1974년 그의 오스테오파시 도수치료 테크닉 지도를 출판하기 전까지만 해도 이러한 치료방법의 구체적 내용은 쉽게 재현되지 못했다.

수년간 강의과정에서, 많은 개업 치료사들이 *Atlas of Osteopathic Technique* 신판이 없는 이유를 물었으며 초기 답변은 다른 텍스트가 출판되었다는 것이었다. 그러나 이러한 참고 교과서는 오스테오파시 의료행위의 철학과 원칙에 초점을 맞추고, 몇 가지 유용한 테크닉만을 포함하고 있었다. 업데이트되고, 포괄적인 테크닉 교과서의 필요성이 점점 더 명확해지며, 우리는 이러한 요구에 대해 오스테오파시 도수치료 테크닉을 설명할 수 있는 철학 및 원칙과 함께 간단하고, 체계적이며, 쉽게 탐색할 수 있는 개론서를 포함하는 교과서로 대응했다. 이 자료(교과서)는 학생과 치료사가 테크닉의 절차 뒤에 숨어 있는 임상추론과 임상환경에서 치료 테크닉의 사용절차에 따른 파급효과를 이해하는 데 도움을 주기 위한 것이다.

*Atlas of Osteopathic Techniques*의 주요 개선사항 중 하나는 각 테크닉과 관련된 모든 단계의 적용절차에 1,000개 이상의 컬러 사진을 제공한다는 것이다. 각 테크닉에 대한 사진은 임상환경에서 책을 쉽게 사용할 수 있도록 설명 텍스트와 함께 동일하거나, 인접한 페이지에 함께 배치되어 있다. 새로운 사진은 이 교과서(Atlas)를 위해 저자와 전문 사진작가의 지시에 따라 만들어졌다. 사진에 직접 표시되는 화살표 및 기타 주석은 테크닉의 적용을 위해 독자를 안내하고 있다. 이러한 사진과 설명은 명확성과 구성이 사용하기 쉬운 형식으로 결합됨으로써, 이 교과서(Atlas)는 실습실과 진료실 모두에서 매우 유용한 도구가 될 수 있다.

또한 이 교과서에는 오스테오파시의학에 공통적인 다양한 진단절차가 포함되어 있다. 이에 대한 설명에서는 근골격 구조검사, 운동범위평가, Layer-by-Layer 촉진검사, 척추 및 골반부위의 분절간 검사가 포함된다. 또한 독자가 특정 치료법을 해당 치료테크닉 적용이 필요한 진단기준과 연관시킬 수 있도록 하는 진단방법이 포함되어 있다. 이것은 치료사가 기능장애의 본질과 이를 성공적으로 치료하는 것에 가장 적합한 테크닉을 이해하는 데 있어 매우 중요하다.

이 교과서는 두 파트로 구성되어 있다. Part 1은 오스테오파시 의학의 진단원리이며, Part 2는 오스테오파시 도수치료 테크닉이다. Part 1의 순서는 우리가 오스테오파시 의과대학 학생들에게 테크닉의 근거를 제시하는 방법과 유사하며, 오스테오파시의학 근골격 검사를 수행하는 가장 적절하고 안전한 방법이라고 생각하는 것과 일치한다. 우리는 독자가 먼저 치료테크닉을 결정한 다음 해당 장과 해당 장 내의 특정 해부학적 영역으로 이동하여 찾아내는 고전적 방식으로 Part 2를 배열했다.

우리는 이 교과서가 학부, 대학원 레지던트 및 지속적인 의학교육과 같은 오스테오파시 교육의 모든 단계에서 독자에게 유용하다는 것을 알게 되기를 바란다. 이 책을 사용하여 치료테크닉을 수행하는 데 있어 독자에게 더 많은 자신감을 심어 줌으로써, 독자가 환자를 더 잘 도울 수 있기를 바란다. 치료사로서 우리는 마음과 손을 사용하도록 훈련받았고, 오스테오파시 치료사로서 필라델피아 오스테오파시 의과대학의 인장에 "마음과 손(Mens et Manus)"이라고 명시한 것처럼, 마음과 손을 사용하여 치료하는 것이 우리의 치료방식에 내재되어 있음을 자주 상기해야 한다.

A.S. Nicholas
E.A. Nicholas

역자 소개 Translator Introduction

대표 역자	김명준	경동대학교 물리치료학과 교수 대한근골격물리치료종별학회 회장
	김중석	우송대학교 대학원 겸임교수 대한오스테오파시도수치료학회 회장
김상범		전남대학교병원 재활의학과 스페인 알메리아대학교 물리치료학과 수료
김양래		경동대학교 물리치료학과 교수
박준철		대한오스테오파시도수치료학회 이사 튼튼본정형외과 도수치료센터 팀장
박현식		대한정형도수물리치료학회 회장 잠실스마일재활의학과 도수치료센터장
안정현		대한오스테오파시도수치료학회 이사 리더스병원 도수치료센터장
안정훈		SYM헬스케어(주), 메드쉐어 대표 청주대학교 겸임교수
이준용		대한정형도수물리치료학회 이사 서울특별시 북부병원 물리치료실 실장
이재남		대한정형도수물리치료학회 이사 경인권역재활병원 물리치료실 도수치료팀장
전재국		대한정형도수물리치료학회 부회장 청담우리들병원 척추건강치료팀 팀장
정성욱		대한오스테오파시도수치료학회 이사 튼튼본정형외과 도수치료센터장
정지훈		대한오스테오파시도수치료학회 이사 연세히어로정형외과 도수치료센터장
허용제		대한오스테오파시도수치료학회 이사 바로본정형외과 도수치료센터장

역자 머리말 Translator's Preface

우리가 모두 알듯이 1900년을 전후하여 현대의학은 새로운 변화의 기로에 놓이게 됩니다. 항상 그렇듯이 의학은 해당 시점까지 지속되어왔던 치료법의 한계에 부딪치는 상황 속에서 새로운 방법을 모색하거나, 과거의 치료법의 한계를 보완하는 방식으로 발전해온 것으로 보입니다. 1900년 전후의 시대상 역시 그러했던 것으로 추측됩니다. 이 시기는 당시 치료법으로 사용되던 많은 방법들의 효과가 미미하거나 비과학적인 것으로 판단되는 것이 많았고, 오히려 건강에 악영향을 미치는 것으로 생각되는 것들도 많은 것으로 생각되면서, 많은 의학자들에 의해 과거의 치료법들에 대한 재정립과 과학적인 치료접근법에 대한 연구의 필요성이 본격적으로 요구되는 의학의 현대적 르네상스(Modern Renaissance of Medicine)라 할 수 있는 시기였던 것으로 보입니다.

이러한 시대적 상황에 따라 의학은 과거 치료법의 재정립과정에서 인체에 악영향을 줄 수도 있는 약물의 치료 대신, 손을 이용한 효과적인 치료방법에 더 많은 관심을 갖게 됩니다. 그 대표적인 의학분야가 Dr. Andrew T. Still의 의해 창시된 오스테오파시의학(Osteopathic Medicine)라 할 수 있으며, 이것은 신체기능과 건강유지에 대한 과학적 발견의 혁명적 발전과 생물학적 과정(Biologic Process)의 이해를 통해 현재까지 지속적으로 발전하며, 현대의학의 한 부분으로 자리잡고 있습니다.

1939년 Kirksville College of Osteopathy를 졸업한 Nicholas S. Nicholas, DO, FAAO는 오스테오파시의학의 발전과정에서, 많은 오스테오파시 치료사들과 이것을 배우는 학생들의 교육에 있어 다양한 유형의 환자와 환자가 호소하는 문제의 해결을 위해 일반적으로 사용되고, 또한 효과적인 치료법(치료테크닉)의 범주와 환자의 자세 및 치료사의 자세, Vector를 포함한 치료적 힘의 적용 등에 대한 임상적 표준이 되는 교과서의 필요성을 자각하게 됩니다. 그는 이러한 자각을 바탕으로 표준화된 오스테오파시 치료테크닉에 대한 목록을 개발하게 되었으며, 현재 전 세계적으로 사용되고 있는 오스테오파시의학의 치료테크닉에 대한 표준교과서를 완성하게 되는데, 그것이 1974년 최초로 출판된 본 교과서인 "*Atlas of Osteopathic Techniques*"입니다.

본 오스테오파시 치료테크닉 교과서는 크게 두 부분으로 구성되어 있습니다. Part 1. 부분은 임상치료사들 또는 오스테오파시의학을 배우는 학생들이 지나치게 치료테크닉의 학습에만 치중할 수 있는 부분을 보완하기 위해 필수적이라고 할 수 있는 오스테오파시의학의 임상적 적용이론 부분을 다루고 있으며, Part 2. 부분에는 앞에서 언급한 내용처럼 효과적이며, 가장 일반적으로 임상적 적용이 이루어지고 있는 12가지 분야의 치료테크닉들에 대한 내용을 구체적인 시연사진과 함께 수록하고 있습니다. 또한 19장–"오스테오파시 도수치료 테크닉의 임상적 통합(Clinical Integration of Osteopathic Manipulative Techniques)"을 통해 오스테오파시 치료테크닉의 임상적 적용을 보다 용이할 수 있도록 구성하고 있습니다.

A.S. Nicholas와 E.A. Nicholas에 의해 쓰여진 본 교과서는 현재까지 총 4회 개정되었으며, 본 번역서는 그 중 최종 개정판인 "*Atlas of Osteopathic Techniques* 4th ed."을 한글로 번역한 것입니다.

지금까지 한국에서 손을 이용한 치료법을 적용하는 의료 전문가인 의사, 물리치료사, 한의사 등은 이미 오래전부터 오스테오파시의학의 치료테크닉을 부분적 또는 각 테크닉을 별개로 하여 다양한 형태의 방법으로 학습하고, 임상에 적용해 왔습니다. 그런 측면에서 최신의 개정 내용을 포함하고 있는 본 교과서의 번역서가 위에서 언급한 의료 전문가들과 오스테오파시의학을 배우고자 하는 의료 전문분야 학과의 학생들에게 오스테오파시의학을 이해하고, 구체적 임상적 적용이 이루어질 수 있도록 하는 바탕이 되기를 바라는 마음입니다.

모든 번역과정은 가능한 원문에 충실하게 번역하고자 노력했으며, 원문(영문)의 번역에 있어서 의미 전달이 모호한 경우, 원문을 병기함으로써 의미의 전달이 올바로 이루어질 수 있도록 노력하였습니다. 또한 전체 문장의 형태를 한글문장의 형태로 번역하면서 의미의 전달을 위해 일부 의역(意譯)을 하였으며, 이러한 경우 가능한 많은 원문단어(영어)의 병기를 통해 내용전달의 오류를 최소화하고자 하였습니다. 그러나 수회에 걸친 번역 편집작업에도 불구하고 많은 부분에서 역자들이 놓친 부분이 있을 것으로 생각되며, 많은 임상전문가들과 학생들이 본 교과서를 접하며 의문이 생기는 부분이나 잘못된 부분을 지적해 준다면, 겸허한 마음으로 수용할 것이며, 보다 충실한 내용의 전달을 위해 지속적으로 노력할 것을 약속드립니다.

본 교과서의 번역서 출판을 위해 노력해 주신 (주)바이오사이언스출판의 문정구 대표님과 김동현 부장님, 그리고, 홍수희 팀장님을 비롯한 임직원 여러분께 마음 깊이 감사드립니다. 또한 번역을 위해 꽃이 피는 봄부터 낙엽이 붉게 물드는 가을까지, 뜨거운 여름을 함께 보내며 노력해 주신 김양래 교수님과 박현식 회장님을 비롯한 대한정형도수물리치료학회 역자 선생님들, 대한오스테오파시도수치료학회 역자 선생님들의 학문에 대한 열정과 노고에 감사드립니다.

끝으로, 본 오스테오파시 치료테크닉 교과서에 쓰여진 글에 담긴 A.S. Nicholas와 E.A. Nicholas의 마음과 전하고자 하는 의미가 본 번역서를 통해 손을 이용한 치료분야에 종사하는 한국의 모든 의료 전문가들에게 잘 전달되기를 바라며, New York College of Osteopathic Medicine의 Eileen L. DiGiovanna DO 교수님의 말씀을 마지막으로 머리말을 맺고자 합니다.

"I believe that Our hands are channels of healing."

"나는 우리의 손이 치유의 통로가 될 것이라고 믿는다."

2025년 2월

대한근골격물리치료종별학회 회장 이학박사 **김명준**

대한오스테오파시도수치료학회 회장 이학박사 **김중석**

감사의 말 Acknowledgments

우리는 이번 제4판에서 "오스테오파시 도수치료 테크닉의 다양한 변형에 대한 역사적 연속성을 유지"하려는 목표를 계속 이어가고 있다. 다시 오스테오파시의학 교육심의위원회의 동료들, American Academy of Osteopathy 회원, Osteopathic Medicine 대학의 Osteopathic Manipulative Medicine(OMM) "학부 OMM 임상 학자"를 포함하여 PCOM 부서의 동료 등, 여러 동료들로부터 의견을 수집하였다.

또한 우리 부서 동료들과 PCOM의 의과대학 학생들은 교과서 내용을 검토하였으며 임상순환을 수행한 전국의 학생들로부터 피드백을 계속 수집하였다.

이러한 작업에 있어 읽는 사람들이 테크닉을 더 쉽게 이해할 수 있도록 본 교과서를 읽고 편집을 제안하며, 오류수정 및 전문지식 제공에 상당한 시간을 할애해준 많은 사람들에게 감사를 표한다. 먼저, 이 작업에 대한 변경 및 수정을 권고하며 편집 전문성을 제공해 준, 친애하는 친구이자 동료인 Abraham Zellis(DO, PCOM, OMM 명예 교수)에게 다시 한번 감사드린다. DO, FAAO의 David Fuller는 카운터스트레인(Counterstrain) 및 스틸 테크닉(Techniques of Still) 장에서 편집내용 변경 및 추가 테크닉을 권장하는 데 다시 도움을 주었다. Michelle Hobson, DO.와 William Grill, DO를 포함하여 많은 노력을 기울여 준 학부 임상학자; George Raum, DO; Elizabeth Pezoa, DO; and Miyako Watanabe(OMM 임상 4년)도 이 교과서를 검토하기 위해 많은 시간을 할애해주었다.

다시 한번 추가 및 편집된 테크닉에 사진 전문지식을 재공해 준, 우리의 친구이자 동료인 Bruce Fairfield에게 감사한다. 이번 제4판의 제작을 시작하고, 팬데믹의 가장 어려운 1년 반 동안 작업을 진행해준 Wolters Kluwer의 Matt Hauber에게도 감사의 말을 전한다!

마지막으로 각 장을 작업하면서 긴 시간 동안 여러 치료사와 소통을 통해 헌신해준 Andrea Vosburgh에게 진심 어린 "감사"를 표한다. 그녀는 새로운 해부학적 아트워크와 삽화를 검토하며 기준을 충족하는지 확인해 주었을 뿐만 아니라, 작업하는 내내 궤도를 유지하도록 끊임없이 목소리를 내주었다. 새로운 해부학적 작품을 제작한 Wolters Kluwer의 아트디렉터인 Jennifer Clements와 Body Scientific International, LLC의 팀의 Lik Kwong, Carolina Hrejsa, Marcelo Oliver에게도 감사를 전한다.

목 차 Contents

테크닉 목록 List of Techniques

– 역자: 김중석(James J.S. Kim) PT DO DNM PhD

PART 1

오스테오파시의학의 진단원리

Osteopathic Principles in Diagnosis

– 역자: 김중석(James J.S. Kim) PT DO DNM PhD

오스테오파시의학 진단에는 모든 전통적인 신체검사방법(예: 관찰, 촉진, 청진 등)이 포함된다. 또한 일부 독특한 테크닉은 일반적으로 오스테오파시의학에서 더 많이 사용되며, 대증의학(allopathic medicine; 현대의학)에서는 덜 사용된다. 이러한 테크닉은 정밀한 방법으로 조직질감(Tissue Texture)을 평가하고, 기본축(x-, y- 및 z-축)을 기준으로 분절간 차이를 판단(*epicritic*, 역자 주; 촉각이나 온도자극을 미세하게 구별할 수 있는 피부의 감각신경섬유와 관련됨)하며 평가하는 방법과 관련되어 있다. 척추의 움직임을 설명할 때 기본축(cardinal axis)은 아래에서 설명하는 바와 같이 축과 움직임의 쌍으로 이루어진다(그림 2.7 참조).

a) 시상면(Sagittal)[전.후(anteroposterior)/수직(vertical)] = 회전(rotation)
b) 수평면(Transverse)[수평(horizontal)/축(axial)] = 굴곡(flexion)/신전(extension)
c) 관상면(Coronal)[정면(frontal)/수직(vertical)] = 측면굽힘(side bending)

대칭 또는 비대칭(symmetry or asymmetry) 등을 평가하기 위해 이 기본축(these axes)의 특정 랜드마크(specific landmarks)를 관찰하고, 촉진하여, 환자를 평가하는 것을 **3D 움직임 진단(*three-plane motion diagnosis*)**이라고 하며, 이것은 이어지는 장(chapter)에서 설명할 것이다.

오스테오파시의학 검사의 원칙

1장

Principles of the Osteopathic Examination

– 역자: 김중석(James J.S. Kim) PT DO DNM PhD

오스테오파시 원칙(철학)

Osteopathic Principles (Philosophy)

미국 오스테오파시 의과대학협회(American Association of Colleges of Osteopathic Medicine) 산하 오스테오파시 의학 교육심의위원회(ECOP)의 주요 목표는 생체역학(biomechanics), 신경과학(neuroscience), 오스테오파시 의학의 원리 및 실무분야의 최신 지식기반을 평가하는 것이다. 이 위원회는 기본과학 데이터베이스뿐만 아니라, 오스테오파시의학의 원리 및 실무의 최신동향을 지속적으로 연구하여 이 주제를 가르치는 언어 표준인 **오스테오파시 의학용어집(*glossary of osteopathic terminology*)**을 제작한다. 원래, 이 위원회는 모든 미국 오스테오파시 의과대학에서 사용할 통일된 오스테오파시 의학용어를 개발하기 위해 만들어졌다. Nicholas S. Nicholas, DO, FAAO가 "***Atlas of Osteopathic Techniques***"을 출판한 이유 중 하나는 이러한 노력을 돕기 위한 것이다. 그와 그의 동료인 David Heilig(DO, FAAO)는 이 위원회의 기존 후원자 중 하나인 필라델피아 오스테오파시 의과대학의 대표로서, 이 위원회의 최초 구성원이었다. 오스테오파시 의학용어집은 1981년 4월에 Journal of the American Osteopathic Association(JAOA)에 처음 등장했으며(1), 오스테오파시 의학 교육심의위원회는 시간이 지남에 따라 용어집 검토 위원회(glossary review committee)와 함께 매년 *American Osteopathic Association Yearbook*과 오스테오파시 치료사 안내책자에 자주 업데이트했다. 이 내용은 오스테오파시 의학의 기초(Foundation of Osteopathic Medicine)라는 저서의 처음부터 제3판까지, 그리고 가장 최근에는 오스테오파시 의학의 기초(2) 제4판에도 업데이트되었다. 가장 최신 버전은 AACOM 웹 사이트 www.aacom.org에서 확인할 수 있다(1).

ECOP 용어집은 오스테오파시 의학의 철학을 "살아 있는 유기체의 구조(해부학)와 기능(생리학)의 통일성 개념을 포괄하는 과학적 지식의 확장을 통해 뒷받침되는 건강관리의 개념"으로 정의한다. 오스테오파시 철학은 다음 원칙을 강조한다. (a) 인간은 역동적인 기능단위이다. (b) 신체는 본질적으로 자가치유되는 자가-조절 메커니즘을 가지고 있다. (c) 구조와 기능은 모든 수준에서 상호연관되어 있다. (d) 합리적 치료는 이러한 원칙에 기초한다(1). 이 책(*Atlas of Osteopathic Techniques*)에서 설명하는 모든 진단 및 치료 응용프로그램은 이러한 원칙을 기반으로 한다.

구조적 구성요소 Structural Components

구조와 기능 Structure and Function

근골격계의 근막 및 관절의 구조와 기능개념은 오스테오파시의학의 진단 및 치료테크닉 속에 내재되어 있다. 예를 들어, 근육의 기시와 정지(기능해부학)에 대한 지식은 근에너지 테크닉의 수행에 필수적이다. 척추관절의 구조를 이해는 척추역학에 대한 평가, 그리고 비스듬한 경추 후관절 면과 이와 결합된 관절움직임을 고려하여, 고속 · 저진폭(HVLA)과 같은 테크닉에 가해지는 힘의 방향(direction of applied forces)을 파악할 수 있다.

장벽개념 Barrier Concepts

장벽개념(barrier concept) 또한 오스테오파시 도수치료 테크닉을 이해하고 적용하는 데 중요한 개념이다. 오스테오파시의학에서 움직임에 대한 다양한 장벽은 정상적인 생리적 움직임의 범위 내에서 전통적으로 설명되어왔다.

특정 영역의 최대 가동범위는 **해부학적 범위(*anatomical range*)**이며, 수동적 움직임의 한계는 **해부학적 장벽(*anatomical barrier*)**(1)으로 설명된다. 이 장벽을 이해하는 것이 가장 중요할 수 있는데, 이 지점을 넘어서는 움직임은 조직을 파괴할 수 있고, 아탈구 또는 탈구(subluxation or dislocation)를 초래할 수 있기 때문이다. 오스테오파시 도수치료 테크닉은 이 장벽을 넘어서는 움직임을 포함해서는 안 된다.

생리학적 움직임범위(ROM)는 정상적인 해부학적 구조와 관절, 근막, 뼈 등의 구성요소에 주어진 능동움직임의 한계를 말한다(1). 생리적 움직임이 끝나는 이 지점이 **생리적 장벽(*physiologic barrier*)**이다. **탄성장벽(*elastic barrier*)**이라는 용어는 생리적 장벽과 해부학적 장벽 사이의 움직임을 설명하는데 사용되며, 이것은 수동적으로 근막과 인대를 스트레칭 하는데 추가적으로 사용할 수 있다(1).

기능장애 상태가 존재하면 움직임 또는 기능감소가 발생하고, 생리적 장벽들 사이에 제한장벽(restrictive barrier)이 나타날 수 있다(1). 전반적인 기능장애 패턴의 주요 요소인 제한장벽은 오스테오파시 도수치료로 제거하거나 최소화할 수 있다. 오스테오파시 도수치료 테크닉은 제한장벽을 제거하려고 사용되는 모든 힘을 통합하지만, 이렇게 적용되는 힘은 가능한 생리적 장벽의 범위 내에서 유지되어야 한다. **병리학적 장벽(*pathologic barrier*)**은 더 영구적이며, 연부조직 내의 구축(contractures)이나 골극의 발생(osteophytic development), 기타 퇴행성 변화(예: 골관절염, osteoarthritis) 등과 관련되어 있을 수 있다.

진단 또는 치료테크닉으로 환자가 추가적인 손상을 입지 않도록 치료사는 조직의 정상적인 순응도(normal compliance of tissues)와 조직이 유지하는 한계를 이해해야 한다. 이러한 다양한 장벽은 치료사가 선택한 테크닉(즉, 간접 혹은 직접)을 변경해야 하는 요인이 되거나 치료 과정에서 조직 또는 관절에 직접적인 움직임 제한의 원인이 될 수 있으므로 반드시 정확하게 이해해야 한다.

현재, 오스테오파시의학의 원리에서 척추역학의 운동역학(cardinal motion dynamics)을 설명하는 현 시스템은 움직임의 자유와 관련된 위치, 움직임 비대칭(motion asymmetry)을 기반으로 하고 있다(1). 과거에는 비대칭에 대한 설명을 다르게 하였으며 움직임을 제한하는 방향을 이용한 설명이 당시에 가장 일반적인 방법이었다. 다른 방법으로는, 관절이 열렸는지 닫혔는지(open or closed) 여부를 확인하는 방법이 포함되어 있었다. 이러한 것은 모두 촉진에서 밝혀진 역학적 소견을 기반으로 하고 있었다. 오늘날 사용 중인 설명체계는 움직임 제한, 또는 움직임 비대칭과 움직임이 가장 자유로운 방향을 기반으로 생체역학적 소견에 의해 명명된다. 이러한 움직임 자유도(motion freedom)는 용이함, 자유로움, 느슨함(ease, free, and loose)이라고도 한다. 근막의 상태를 진단할 때, 자유도와 제한을 모두 확인하는 것이 일반적이다[느슨함, 조임, 용이함, 구속/팽팽함, 자유, 제한 등(loose, tight; ease, bind; and free, restricted)]. 그러나 이렇게 설명된 용어는 움직임이 대칭적이거나, 또는 보편적으로 제한되는 문제를 가지고 있는 일부 환자에게는 사용할 수 없다는 단점이 있다.

진단과 치료에서 가장 중요한 원칙 중 하나는 정상적인 적응 운동한계(normally adaptive motion limits) 내에서 조직, 관절 또는 기타 구조 등을 제어하는 것이다. 따라서 치료테크닉의 모든 움직임은 정상적인 생리학적 한계 내에 있어야 한다. 정확히 말하자면, 테크닉에서 사용되는 모든 움직임은 항상 해부학적 한계 내에 있어야 한다는 것이다. 생리학적 한계 내에서 움직임을 제어하면 더 큰 안전성과 효능이 보장되는 반면, 해부학적 한계로 더 가까이 이동할수록 치료효과는 증가하지 않고, 위험성만이 증가한다는 것이 우리의 철학이다.

예를 들어, 고속 · 저진폭 테크닉의 경우, 필요하다면 제한장벽을 통과해야 한다. 그러나 제한장벽에 영향을 미치는 데 필요한 움직임은 1~2도의 움직임(여전히 생리학적 한계 범위 내에서)이어야 하지만 정상적인 움직임의 실제 생리학적 장벽은 5~6도 이상 더 높을 수 있다.

체성기능장애 Somatic Dysfunction

체성기능장애(somatic dysfunction)는 오스테오파시 도수치료에 필수적인 진단기준이다. 체성기능장애에 대한 오스테오파시의학 교육심의위원회(ECOP) 정의는 다음과 같다.

체성(신체 구조) 시스템의 관련 구성 요소인 골격, 관절 및 근막 구조와 이와 관련된 혈관, 림프 및 신경 요소의 기능 손상 또는 변경(역자 주; 체성기능장애의 정의). 이러한 체성기능장애는 오스테오파시 도수치료를 통해 치료할 수 있다. 체성기능장애는 위치 및 움직임과 관련하여 다음 세 가지 매개변수 중 적어도 하나를 사용하여 가장 잘 설명할 수 있다. (a) 촉진과 인접한 구조적 기준에 의한 신체부위의 상대적 위치, (b) 움직임이 더 자유로운 방향, (c) 동작이 제한되는 방향 등이 그것이다(1).

체성기능장애에 대한 기준은 ***TART***, 즉 **조직질감이상(*tissue texture abnormality*)**, **비대칭(*asymmetry*)**, **움직임 제한(*restriction of motion*)**, **압통(*tenderness*)** 등과 관련이 있다. 오스테오파시 의학용어집에는 진단을 위해서는 이들 중 하나가 반드시 있어야 한다고 명시되어 있다. 체성기능장애의 진단을 위해 우리가 사용하는 주요 소견은 움직임 제한(및 관련 운동의 비대칭이 있는 경우), 그리고 조직질감이상이다. 압통(일부 치료사는 민감도로 이해하고 사용하고 있음)은 문제의 임상적 표현에서 가장 큰 척도 중 하나가 될 수 있다. 그러나 이것은 촉진에 의한 압력 때문에 나타날 수 있으며, 또한 환자가 치료사로 하여금 통증이 있다고 믿기를 원하기 때문에 나타날 수도 있다. 통증은 한 영역에서 나타날 수 있지만, 주요 기능장애 또는 문제는 멀리 떨어져서 나타날 수도 있다. 따라서 우리는 압통(민감도 또는 통증)이 앞서 언급한 기준 중 가장 약한 것(역자 주: 환자의 주관이 가장 많이 포함된 것)으로 판단하고, 실제 임상적용에서는 카운터스트레인 테크닉(counterstrain techniques)을 적용할 때 주요 지표로 사용한다.

이러한 기준(criteria)의 특성은 급성 또는 만성상태에서 발생하는 특정 유형의 기능장애에서 특히 일반적이다. 열(heat) 증가, 습기(촉촉함, moisture) 증가, 과긴장(hypertonicity) 등은 급성단계(acute stage)에서 일반적으로 나타난다. 열(heat) 감소, 건조함(dryness), 위축(atrophy), 조직의 끈적임(stringiness of tissues) 등은 만성단계(chronic stage)에서 더 일반적으로 나타난다.

근막-관절 구성요소
Myofascial-Articular Components

체성기능장애의 존재는 정의에 따라 근막 및 관절 구성요소를 포함할 수 있으므로 촉진검사는 평가에 있어서 매우 중요한 부분이라 할 수 있다. 촉진(palpation)은 해당 체성기능장애가 근막과 관절 구성요소 또는 둘 모두와 관련되어 있는가를 결정하고, 가장 적절한 치료계획을 구성할 수 있는 핵심요소가 된다. 이러한 치료계획의 중요성은 특정 유형의 기능장애의 경우, 특정 테크닉으로 가장 잘 치료되기 때문이다. 예를 들어, 근막의 원발성 조직질감이상은 해당 수준에서 변화에 가장 큰 영향을 미치는 테크닉(예: 근막이완)으로 가장 잘 치료되는 반면, 다른 테크닉의 경우 관련된 특정 조직(근막)에 실질적인 영향을 미치지 못할 수 있다(예: 고속 · 저진폭). 이와 달리, 관절기능장애는 고속 · 저진폭과 같은 관절 테크닉으로 가장 잘 치료되며, 근막이완 테크닉의 적용은 덜 효과적일 수 있다.

내장-자율신경계 구성요소
Visceral-Autonomic Components

일부 기능장애(예: 유착이 있는 소장)는 해당영역에 직접 영향을 미칠 수 있는 반면, 다른 기능장애(예: 심장 부정맥-체성내장반사, cardiac arrhythmia-somatovisceral reflex)는 반사적 관점(역자 주; reflexively aspect)에서 더 중요할 수 있다. 체성기능장애는 자율신경계 내에서 반응을 일으킬 수 있으며, 많은 임상증상 또는 많은 신체 구성요소와 함께 존재하는 내장기질환(visceral disorders)을 유발할 수 있다(3).

검사순서 Order of Examination

오스테오파시의학의 신체검사(이학적 검사)의 순서는 환자의 병력 및 임상증상을 기반으로 한다. 일반적으로 환자에게 최소한의 신체적 영향을 미치고, 조직 반응성과 이차반사자극을 최소화하는 단계를 수행하여 검사를 시작하는 것이 가장 좋다.

일반적 관찰 General Observation

치료사는 정적자세와 동적자세(보행 및 국소 가동범위)에 대한 일반적인 관찰부터 시작하는 것이 좋다. 안전을 위해 먼저 능동적인 국소 부위별 움직임 검사를 통해 기능과 가동범위(ROM)를 관찰한다. 이 방식으로 환자를 검사한 후, 치료사는 수동적 가동범위 검사를 통해 환자의 움직임 한계(역자 주; limit of motion)를 관찰할 수 있다. 수동범위는 일반적으로 능동움직임평가에서 나타난 범위보다 약간 더 커야 한다. 이 지점(역자 주; 환자의 가동범위 한계점)에서 비대칭 또는 비정상을 확인하고, 촉진검사를 진행하는 것이 합리적이다.

Layer-by-Layer 촉진 Layer-by-Layer Palpation

촉진검사는 혈관운동(vasomotor), 피부상태(dermatologic), 발달이상(developmental abnormalities) 등의 상태를 관찰하는 것으로 시작한다 . 그리고 온도평가(temperature evaluation)를 진행한다. 이 단계부터 치료사는 조직질감을 평가하기 위해 인체조직에 대한 층별접근방식(layer-by-layer approach)에 따라 환자와 직접접촉을 시작한다. 이러한 접근방식을 통해 검사자(치료사)는 기능장애 상태와 관련된 특정 조직의 규모와 문제가 있는 특정 조직을 결정하기 위해 표면에서 심부에 이르기까지 각 해부학적 층을 명확하게 관찰(모니터링)해야 한다. 이러한 방법은 촉진하는 손가락이나 손으로 약간 더 큰 압력을 가하여 보다 깊은 층의 조직을 점진적으로 평가할 수 있다. 이 과정에서 치료사는 조직질감상태와 동적유체움직임(dynamic fluid movement), 조직순응도의 변화(change in tissue compliance) 등을 신중하게 관찰한다. 만약 내장기를 촉진하는 경우라면 촉진하는 동안 해당 기관의 이동성(mobility)이 이 기관 내에 존재하는 고유한 운동성(inherent motility)과 함께 평가될 수 있다.

일반적으로 사용하는 또 다른 방법은 환자가 앉거나 또는 엎드린 상태에서 척추주위근육(paraspinal musculature)에 타진(percussion)을 사용하여 다양한 척추수준에서 근육긴장의 차이를 결정하는 스크리닝 평가(screening evaluation)를 하는 것이다. 이 검사를 진행할 때, 흉부 및 요추 부위에서 타진에 대한 울림반응(hypertympanic reaction, 역자 주; 북을 두드릴 때 나타나는 울림과 같은 반응)은 회전요소의 측면과 관련이 있는 것으로 추정할 수 있다.

이러한 검사과정을 통해 환자의 문제와 관련된 자세 및 부위별 움직임의 영향의 반응을 평가하고, 핵심적인 조직질감변화를 찾아낼 수 있다. 검사의 마지막 단계는 환자의 문제와 관련된 관절구성요소가 있는지 확인하는 것이다. 이 검사단계에는 관절을 조절하고 정상 기능의 모든 단계에 포함되어 있는 매우 미세한 작은 움직임 호(fine small motion arcs)를 통한 확인과정이 포함된다(분절간 움직임 검사, intersegmental motion testing). 치료사는 움직임이 정상적이고 대칭적인지 또는 기본 축의 비대칭 여부와 관계없이 해당영역의 병리적 상태가 움직임을 제한하는지 여부를 결정하기 위해, 3D 움직임 검사(three-plane motion examination)를 모두 진행해야 한다. 예를 들어, C1 분절은 정상적인 생리학적 회전 범위 내에서 제한될 수 있으며, 회전에서 좌우 대칭 제한(예: 좌우 30도), 또는 한 방향에서 다른 방향보다 더 큰 자유도가 있는 움직임의 비대칭성을 나타낼 수 있다(예: 우측 30도, 좌측 40도). 앞에서 언급한 바와 같이 체성기능장애에 대한 대부분의 설명은 비대칭 제한과 관련이 있지만 임상적으로 대칭 제한이 나타나는 경우도 있다.

단계적 layer-by-layer 촉진검사(layer-by-layer palpatory examination)로 시작해 분절간 움직임 평가로 진행되는 일련의 검사과정에서 치료사는 기능장애와 관련된 특정 조직(예: 근육, 인대, 관절낭 등), 기능장애의 정도(예: 단일 분절, 국소 영역 등), 기능장애의 병리적 상태가 급성인지 아급성인지 또는 만성인지 여부 등을 확인할 수 있다. 이러한 결정을 통해 치료사는 체성기능장애의 진단 또는 기능장애에 대한 가장 적절한 치료계획을 세울 수 있다.

참고문헌 Reference

1. Guisti R, exec. ed. *Glossary of Osteopathic Terminology*. 3rd ed. Chevy Chase, MD: Educational Council on Osteopathic Principles of the American Association of Colleges of Osteopathic Medicine, 2017.
2. Seffinger MA, exec. ed. Foundations of Osteopathic Medicine. 4th ed. Philadelphia, PA: Wolters Kluwer, 2018.
3. Nicholas AS, DeBias DA, Ehrenfeuchter W, et al. A somatic component to myocardial infarction. Br Med J 1985;291:13–17.

오스테오파시의학의 정적 근골격검사

Osteopathic Static Musculoskeletal Examination

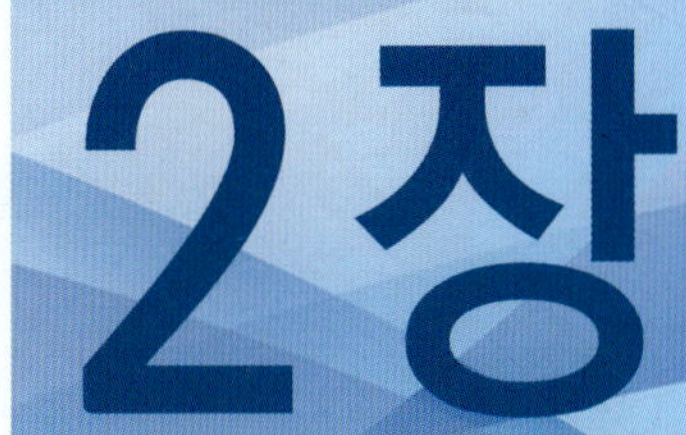

– 역자: 김중석(James J.S. Kim) PT DO DNM PhD

오스테오파시 구조검사(osteopathic structural examination)는 정적검사와 동적검사 구성요소를 모두 포함한다. 치료사는 일반적으로 골(뼈) 및 근막 기원의 명백한 구조적 비대칭을 식별하고, 해당 정보를 바탕으로 기능에 영향을 미치는 원인을 결정하는 방법으로 정적검사를 사용한다. 따라서 치료사는 육안검사를 통해 특정 동적검사(specific dynamic examination)에서 무엇을 이끌어낼 것인가를 추정할 수 있다.

환자가 검사실로 들어오는 것을 통해 보행관찰(observance of gait)이 시작되고, 이것은 본격적인 정적검사 이전에 이루어지는 육안검사로 정적검사의 시작이라고 할 수 있다. 엉덩이와 무릎의 골관절염, 요추의 퇴행성추간판척추증, 좌상과 염좌를 포함한 급성문제가 있는 많은 질환이 명백한 통증 및 비대칭을 만드는 경향이 있다. 보행의 시각적 관찰 및 관련 정적검사(보행평가 전후에 수행될 수 있음)는 치료사가 환자의 의학적 및 심리적 상태를 이해하는 데 도움이 되며, 고통스럽거나 해로울 수 있는 검사부분을 피하는 데 도움이 된다. 이러한 유형의 검사는 신체접촉을 통한 동적검사보다 덜 영향을 미치므로 환자에게 고통이나 손상을 줄 가능성이 적다.

예를 들어, 그림 2.1에서 비대칭 소견을 보이는 환자는 흉추와 요추에서 움직임 제한과 움직임 비대칭이 보일 것으로 예상되며, 요추에서 좌측 측면굽힘과 중간 흉추에서 우측 측면굽힘이 제한되어 있다는 것을 알 수 있다. 이러한 결과는 치료사가 고관절, 골반, 견갑대(어깨띠) 등의 가동범위에 영향을 미치는 좌우측 광배근(넓은등근, latissimus dorsi), 요근(허리근, psoas), 척추기립근(척추세움근, erector spinae) 등의 장력비대칭(tension asymmetries)에 초점을 맞출 수 있도록 한다(그림 2.1).

따라서 치료사는 나머지 검사를 수행하기 전에 환자의 신체구성 상태를 완벽하게 이해하기 위해 후방, 전방, 측면(시상면 및 관상면)에서 3차원적으로 환자를 관찰하여야 한다. 이러한 관찰은 발 또는 머리에서 시작할 수 있다. 오스테오파시의학에서는 일반적으로 중력의 접촉지점인 발에서 시작하는 것을 권장한다.

정적 근골격(구조)검사는 표면 해부학적 랜드마크(anatomical landmark)를 사용함으로써 치료사로 하여금 "나무 대신 숲을 볼 수 있도록(see the forest for the trees)" 도와주는 역할을 한다. 때때로 약간의 비대칭이 누락되기도 하지만 2~3개의 지표(landmark)를 정렬하면, 비대칭은 비교적 분명해진다. 일부 해부학적 지표는 척추분절 수준을 찾기 위해 매우 중요하다. 견갑극(어깨뼈가시, spine of the scapula)의 위치는 전형적으로 T3 수준에 있고, 견갑골의 하각은 전형적으로 T7의 극돌기와 T8의 횡돌기 수준에 위치한다(그림 2.2). 일부 기준점은 임상적으로 더 중요한 지표를 찾는 데 도움을 준다. 유양돌기(젖꼭지돌기, mastoid)와 하악각(angle of the mandible)은 일반적으로 초보자가 C1 횡돌기를 촉진하는 데 사용된다(그림 2.3). 오훼돌기(부리돌기, coracoid process), 상완이두근구(위팔두갈래근 고랑, bicipital groove), 상완골의 크고 작은 결절과 같은 다른 지표는 힘줄을 다른 힘줄과 구별하는 데 도움이 되므로 회전근개증후군(rotator cuff syndrome)과 다른 신체문제를 구별할 수 있는 요소가 된다(그림 2.4). 가장 일반적으로 사용되는 지표는 수평대칭 또는 수평비대칭(horizontal symmetry or asymmetry)을 결정하는 데 사용된다(그림 2.5~2.10). 경골결절, 전상장골극(ASIS), 후상장골극(PSIS), 장골능, 유두(nipples), 어깨에서 견봉쇄골관절 위치, 귓볼, 눈 등과 같은 해부학적 지표가 수평선상에 놓여 있는지 여부가 수평대칭 및 수평비대칭의 확인 목적을 위해 사용된다.

비대칭은 체성기능장애의 세 가지 측정 가능한 구성요소 중 하나이며(압통 또는 민감도는 더 주관적임), 따라서 체성기능장애 진단을 위한 기본단계 중 하나로 사용된다.

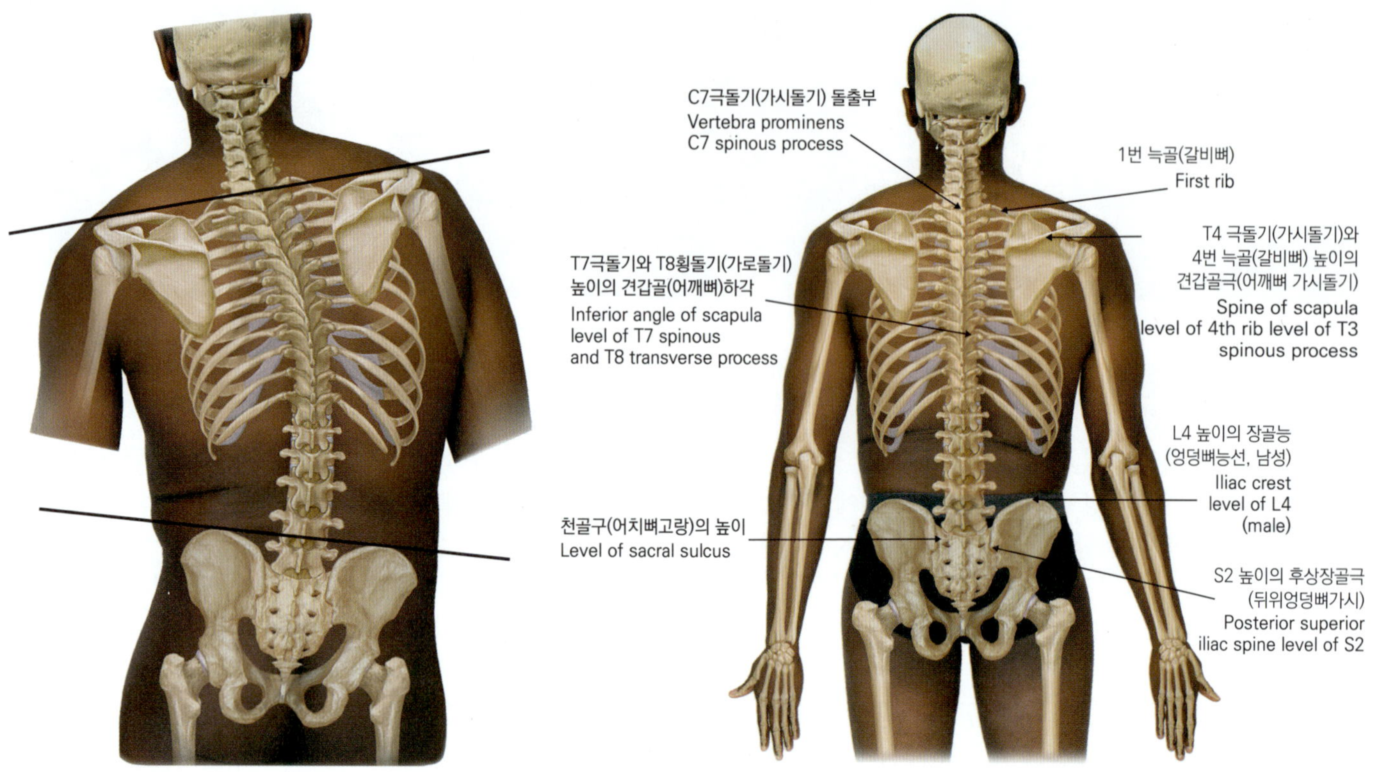

그림 2.1 척추측만증의 비대칭

그림 2.2 척추수준과 관련된 골(뼈) 지표

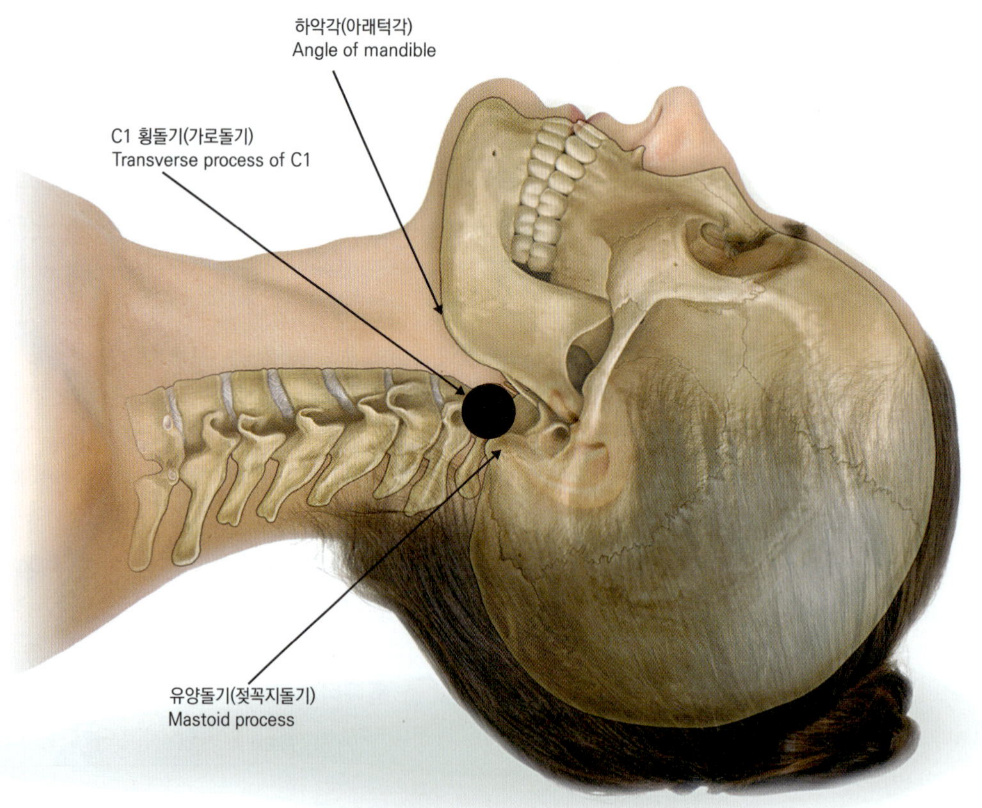

그림 2.3 C1 횡돌기의 위치를 찾기 위한 골(뼈) 지표

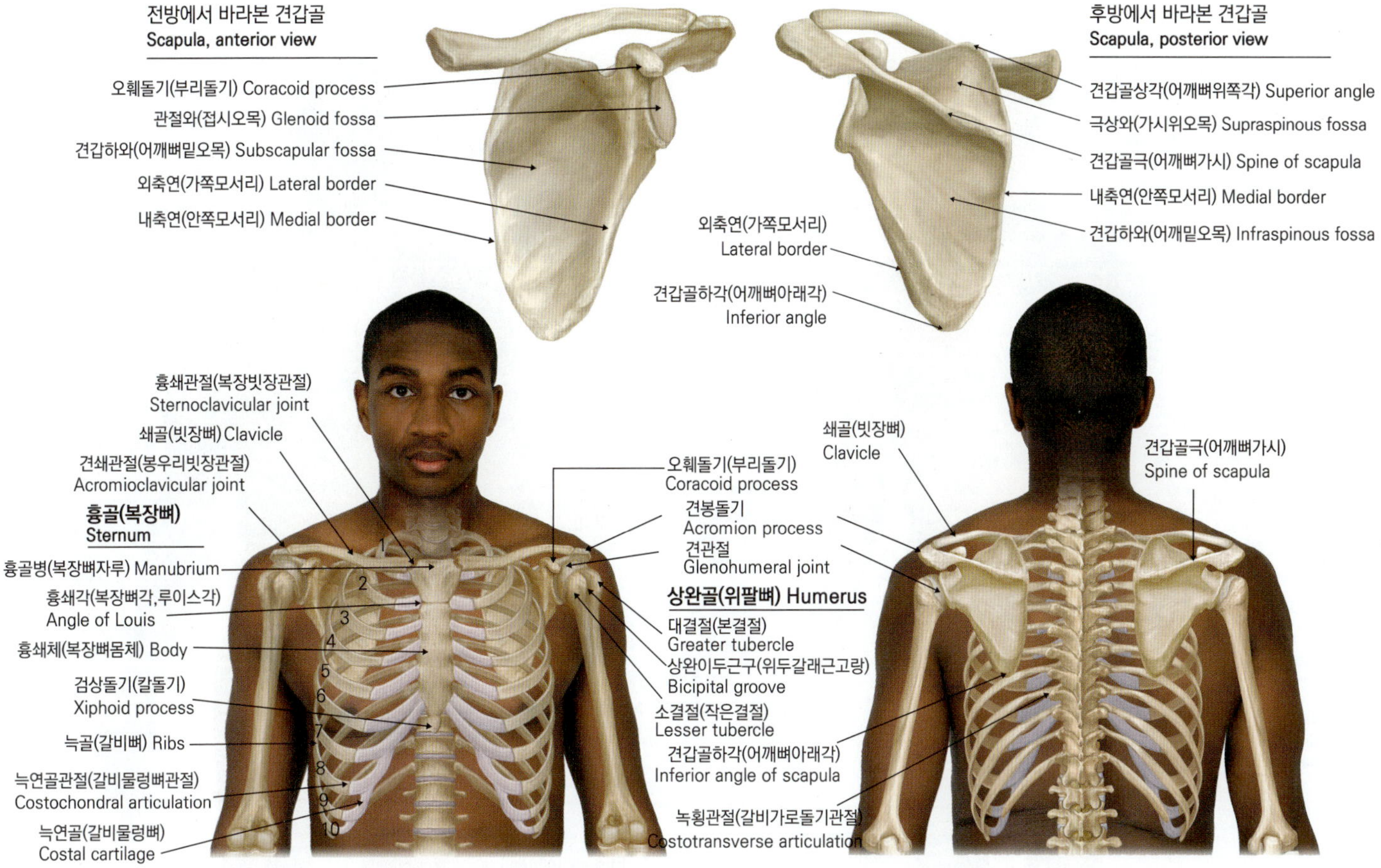

전방에서 바라본 견갑골
Scapula, anterior view
오훼돌기(부리돌기) Coracoid process
관절와(접시오목) Glenoid fossa
견갑하와(어깨뼈밑오목) Subscapular fossa
외축연(가쪽모서리) Lateral border
내축연(안쪽모서리) Medial border
후방에서 바라본 견갑골
Scapula, posterior view
견갑골상각(어깨뼈위쪽각) Superior angle
극상와(가시위오목) Supraspinous fossa
견갑골극(어깨뼈가시) Spine of scapula
내축연(안쪽모서리) Medial border
견갑하와(어깨밑오목) Infraspinous fossa
외축연(가쪽모서리)
Lateral border
견갑골하각(어깨뼈아래각)
Inferior angle
흉쇄관절(복장빗장관절)
Sternoclavicular joint
쇄골(빗장뼈) Clavicle
견쇄관절(봉우리빗장관절)
Acromioclavicular joint
흉골(복장뼈)
Sternum
흉골병(복장뼈자루) Manubrium
흉쇄각(복장뼈각,루이스각)
Angle of Louis
흉쇄체(복장뼈몸체) Body
검상돌기(칼돌기)
Xiphoid process
늑골(갈비뼈) Ribs
늑연골관절(갈비물렁뼈관절)
Costochondral articulation
늑연골(갈비물렁뼈)
Costal cartilage
1
2
3
4
5
6
7
8
9
10
오훼돌기(부리돌기)
Coracoid process
견봉돌기
Acromion process
견관절
Glenohumeral joint
상완골(위팔뼈) Humerus
대결절(본결절)
Greater tubercle
상완이두근구(위두갈래근고랑)
Bicipital groove
소결절(작은결절)
Lesser tubercle
견갑골하각(어깨뼈아래각)
Inferior angle of scapula
늑횡관절(갈비가로돌기관절)
Costotransverse articulation
쇄골(빗장뼈)
Clavicle
견갑골극(어깨뼈가시)
Spine of scapula

그림 2.4 견갑대(shoulder girdle)의 주요 지표(landmark)

척추체(척추몸통)
Vertebral body
추간판(척추사이원판)
Intervertebral disk
횡돌기(가로돌기)
Transverse process
장골능(엉덩뼈능선)
Iliac crest
장골(엉덩뼈)
Ilium
후상장골극(뒤위엉덩뼈가시)
Posterior, superior iliac spine (PSIS)
전상장골근(앞위엉덩뼈가시)
Anterior superior
iliac spine (ASIS)
천골(엉덩뼈)
Sacrum
미골(꼬리뼈)
Coccyx
대퇴골두(넙적다리뼈머리)
Femoral head
대퇴경(넙적다리뼈목)
Femoral neck
대전자(넙적다리뼈큰돌기)
Greater trochanter
소전자(넙적다리뼈작은돌기)
Lesser trochanter
대퇴골(넙적다리뼈)
Femur
T-12
L-1
L-5
좌골결절(궁둥뼈결절)
Ischial tuberosity
치골결합(두덩결합)
Pubic symphysis
치골결절(두덩결절)
Pubic tubercle
폐쇄공(폐쇄구멍)
Obturator foramen
12번늑골(갈비뼈)
12th rib
1번요추(허리뼈)
1st lumbar vertebra
척추체(허리뼈몸통)
Vertebral body
추간판(척추사이원판)
Intervertebral disk
장골능(엉덩뼈능선)
Iliac crest
전상장골극
(앞위엉덩뼈가시)
Anterior superior
iliac spine (ASIS)
치골결절(두덩뼈결절)
Pubic tubercle
대전자(넙적다리큰돌기)
Greater trochanter
대퇴골(넓적다리뼈)
Femur

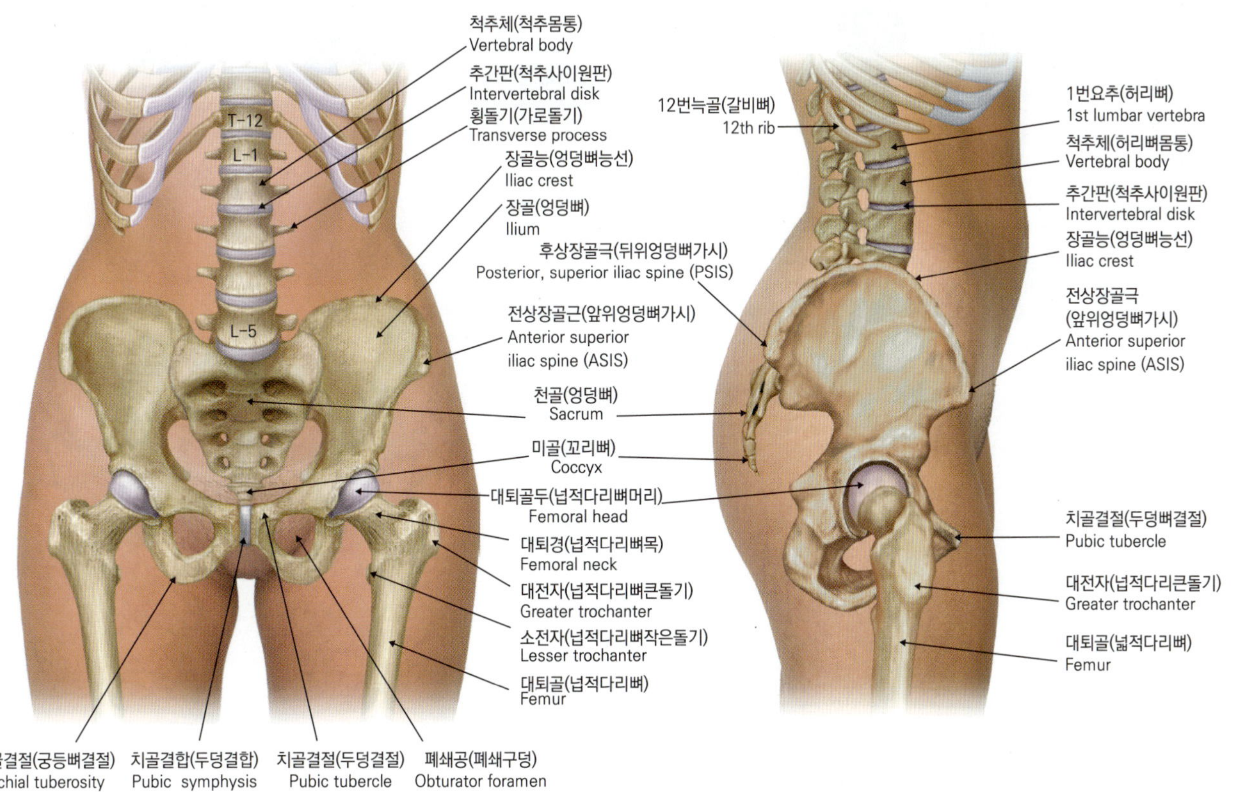

그림 2.5 요추와 골반의 주요 지표

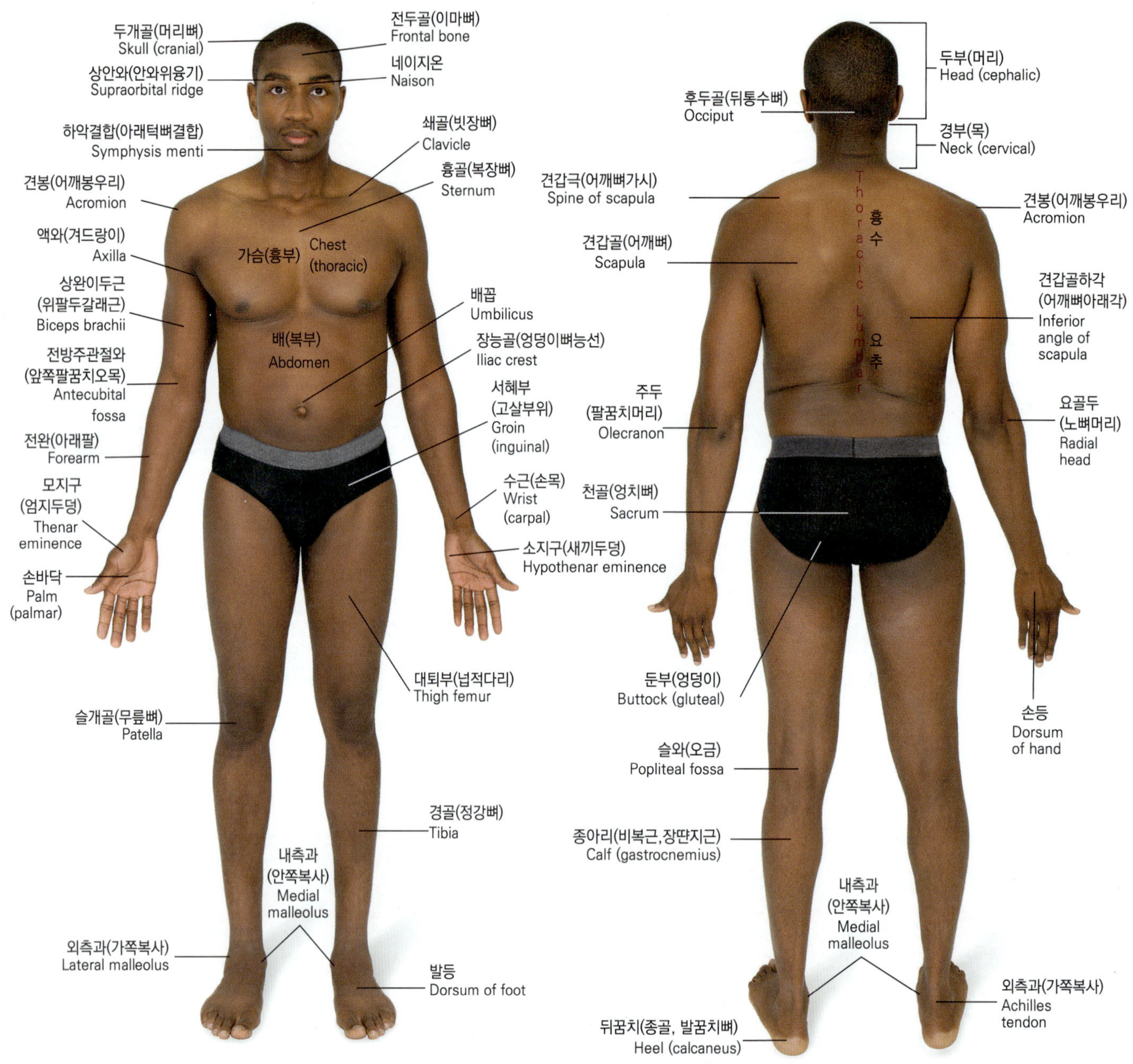

그림 2.6 수평 레벨(horizontal levelness)을 결정하기 위한 지표

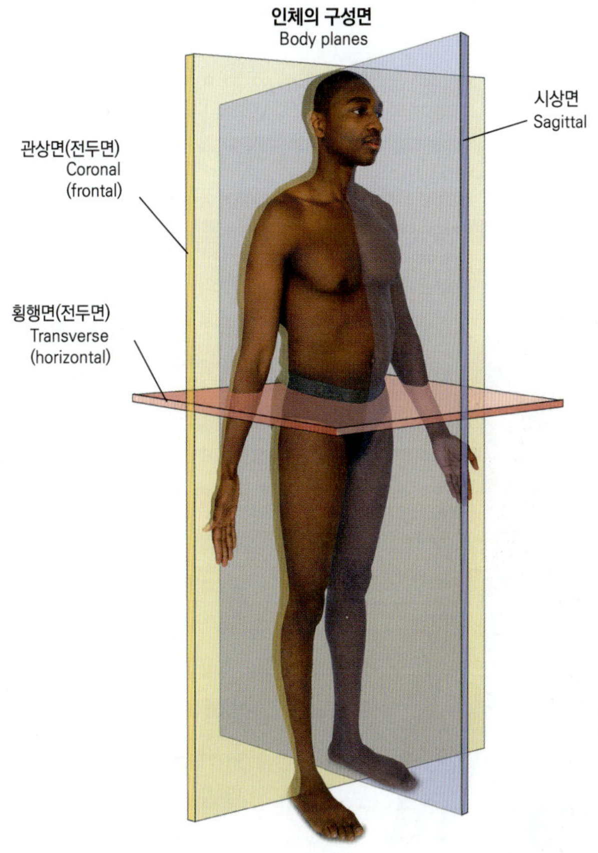

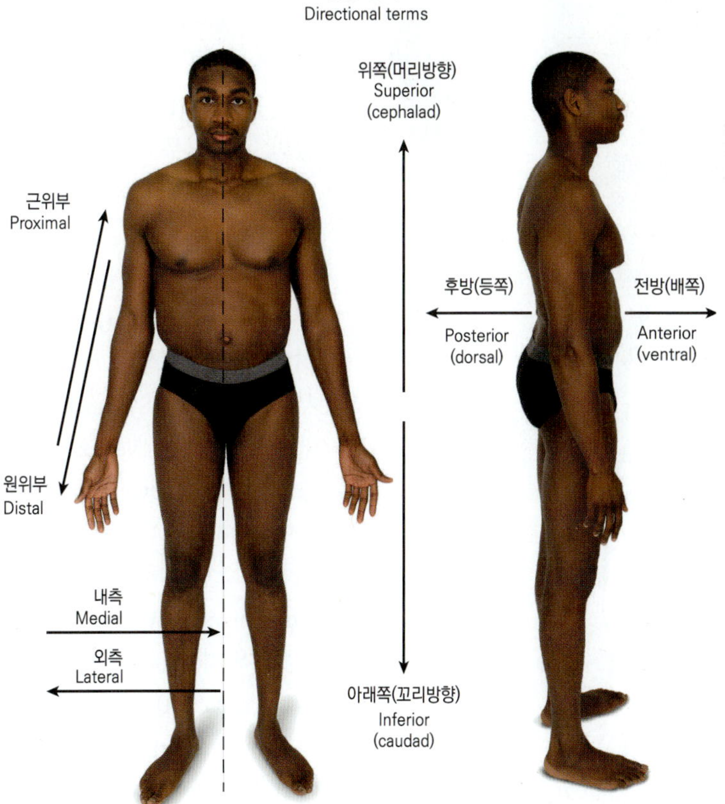

그림 2.7 몸의 평면과 방향 용어. 관상면은 배쪽면(전방) 및 등쪽면(후방) 모두와 관련되어 있음

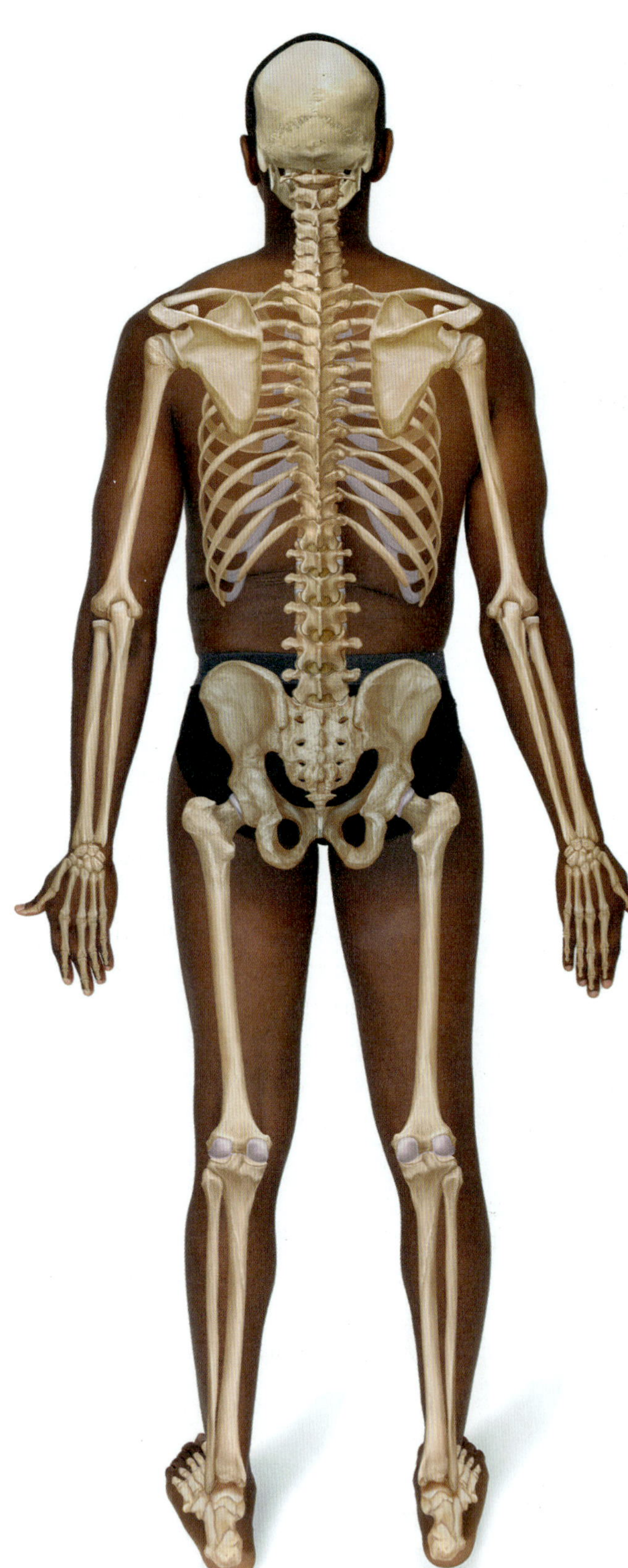

그림 2.8 후방에서 바라본 관점: 기준점

검사노트 examination note

- 중력중심선(Mid-gravitational line)
- 외측 몸통선(Lateral body line)
- 어깨에 대해 상대적인 머리/목 각도(Head/neck angle relative to shoulders)
- 유양돌기(젖꼭지돌기)의 높이(Level of mastoid processes)
- 귓불의 높이(Level of earlobes)
- 후방경추 근육(Posterior cervical muscle mass)
- 어깨 위치(Position of shoulders)
  - 레벨/언레벨(역자 주; 높이의 대칭 또는 비대칭)(Level/unlevel)
  - 전방/후방 관계(Anterior/posterior relation)
- 견갑골 및 관련 지표의 위치(Position of scapula and related landmarks)
- 척추측만증 – 흉추 또는 요추(Scoliosis - thoracic &/or lumbar spine)
  - 볼록면이 좌측인지, 우측인지(Convex left vs. right)
- 팔꿈치(주관절)(운반각)[(Elbows (carrying angle)]
- 팔뚝과 장골능의 관계(Relation of forearms to iliac crests)
  - 전방/후방 관계(Anterior/posterior relation)
  - 몸통과의 근접성(Nearness to body)
- 손끝의 높이(Level of fingertips)
- 장골능 위쪽의 돌출정도(Fullness above iliac crests)
- 장골능 높이(Level of iliac crests)
- 골반 측면치우침/측면이동(Pelvic side-shift/translation)
- 후상장골극(PSIS)의 높이[Level posterior superior iliac spines (PSIS)]
- 대전자 높이(Level of greater trochanters)
- 둔부근육의 대칭성(Symmetry of gluteal muscles)
- 허벅지의 대칭성(Symmetry of thighs)
- 무릎의 대칭성(Symmetry of knees)
  - 내반/외반(Varus/valgus)
- 슬와의 높이(Level of popliteal fossae)
- 종아리 대칭성(비복근)[Symmetry of calves (gastrocnemius)]
- 아킬레스건(힘줄)(직선 또는 휘어짐)(Achilles tendons (straight vs. bowed)
- 발의 위치(Position of feet)
  - 회내(Pronation)
  - 회외(Supination)
  - 외번/내번(Everted/inverted)

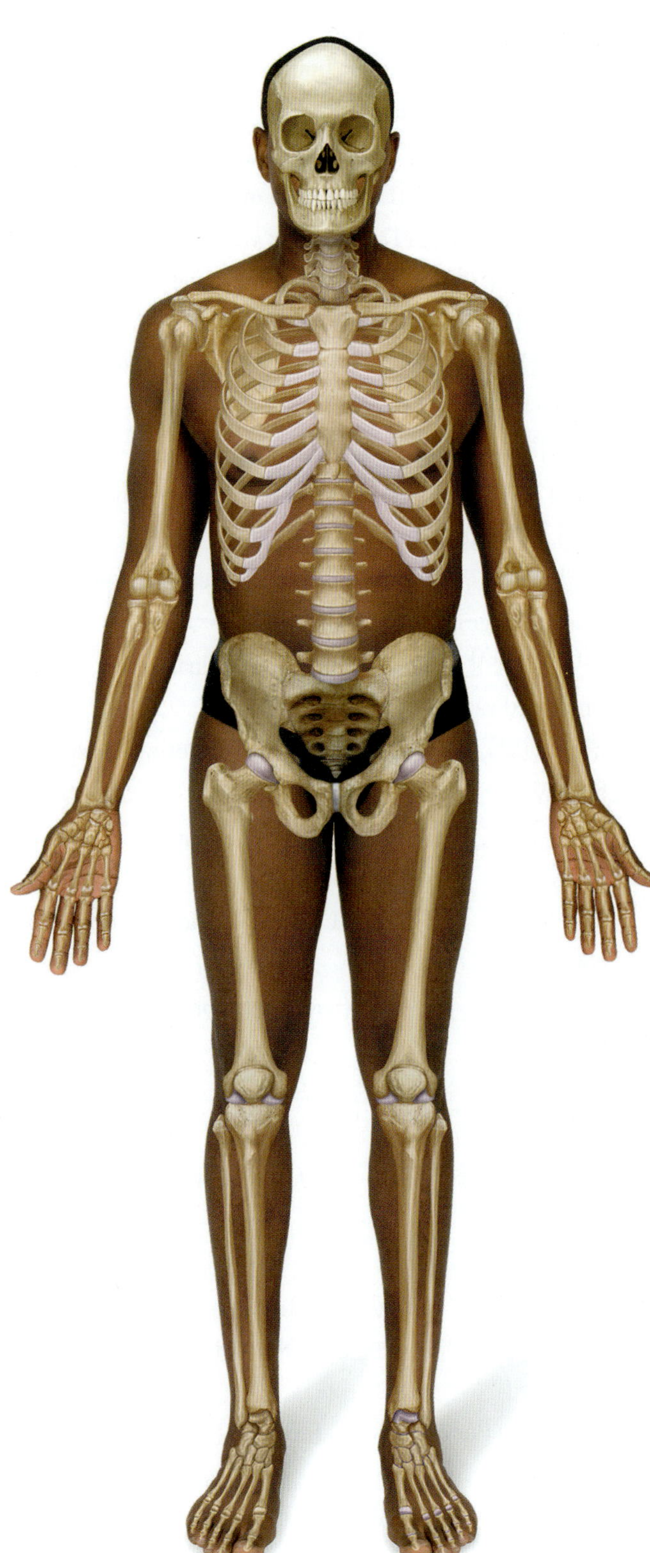

그림 2.9 전방에서 바라본 관점: 기준점

검사노트 examination note

- 중력중심선(Mid-gravitational line)
- 외측 몸통선(Lateral body line)
- 어깨에 대해 상대적인 머리/목 각도(Head/neck angle relative to shoulders)
- 눈썹 아치의 상부 높이(Level of supraciliary arches)
- 눈 높이(Level of eyes)
- 코/비중격의 편위(Nasal/septal deviation)
- 입의 각도(Angle of mouth)
- 하악의 편위(Deviation of mandible)
- 얼굴의 대칭[두부 척추측만증(scoliosis capitis)][Symmetry of face (scoliosis capitis)]
- 흉쇄유돌근의 돌출(Prominence of sternocleidomastoid muscles)
- 쇄골의 흉골/견봉 끝 돌출(Prominence of sternal/acromial end of clavicle)
- 어깨의 위치(Position of shoulders)
  - 레벨/언레벨(역자 주; 높이의 대칭 또는 비대칭)(Level/unlevel)
  - 전방/후방 관계(Anterior/posterior relation)
- 흉골각(Angle of Louis)의 돌출[Prominence of sternal angle (of Louis)]
- 흉곽의 대칭/비대칭(Thoracic cage symmetry/asymmetry)
- 늑골 아치의 돌출(Prominence of costal arches)
- 팔꿈치(주관절)(운반각)[Elbows (carrying angle)]
- 전완과 장골능의 관계(Relation of forearms to iliac crests)
  - 더 긴 쪽이 있는가(One longer)
  - 전방/후방 관계(Anterior/posterior relation)
  - 몸통과의 근접성(Nearness to body)
- 손끝의 높이(Level of fingertips)
- 장골능 위쪽의 돌출정도(Fullness over iliac crests)
- 장골능의 높이(Level of iliac crests)
- 골반 측면 치우침/측면 이동(Pelvic side-shift/translation)
- 전상장골극(ASIS)의 높이[Level of anterior superior iliac spines (ASIS)]
- 대전자 높이(Level of greater trochanters)
- 슬개골 높이(Level of patellae)
- 무릎의 대칭성(Symmetry of knees)
  - 내반/외반(Varus/Valgus)
- 경골결절의 높이(Level of tibial tuberosities)
- 발의 위치(Position of feet)
  - 회내(Pronation)
  - 회외(Supination)
  - 외번/내번(Everted/inverted)

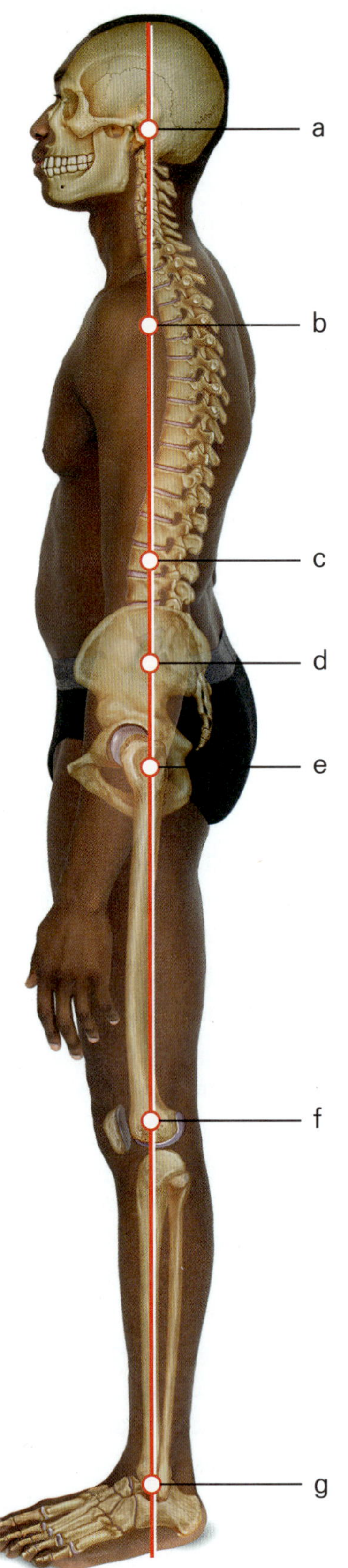

그림 2.10 측면에서 바라본 관점: 기준점 및 중력중심선

검사노트 examination note

- 어깨 위로 떨어지는 외측 중력중심선 지표(a~g) (Lateral mid-gravitational line, on which the following landmarks (a-g) shoulder fall)
  - a. 외이도/외이도관(External auditory meatus/canal)
  - b. 상완골두 외측(Lateral head of the humerus)
  - c. 3번 요추(L3) (Third lumbar vertebra)
  - d. 천골의 전방 1/3(Anterior third of the sacrum)
  - e. 대퇴골의 대전자(Greater trochanter of the femur)
  - f. 무릎의 대퇴골외측과(Lateral femoral condyle of the knee)
  - g. 외측과(외측 복사뼈)(Lateral malleolus)
- 전방 및 후방 몸통선(Anterior and posterior body line)
- 머리의 위치(Head position)
  - 전방 또는 후방 머리이동 정도(Anterior vs. posterior head carriage)
- 척추만곡: 정상 또는 증가 또는 감소(Spinal curves: normal vs. increased vs. decreased)
  - 경추(전만), 후방 오목(Cervical (lordotic), posterior concavity)
  - 흉부(후만), 후방 볼록(Thoracic (kyphotic), posterior convexity)
  - 요추(전만), 후방 오목(Lumbar (lordotic), posterior concavity)
  - 천골(후만), 후방 볼록(Sacrum (kyphotic), posterior convexity)
- 요천추 각도 또는 퍼거슨 각도(Lumbosacral/Ferguson's angle)
  - 정상 또는 증가 또는 감소(Normal vs. increased vs. decreased)
- 흉골(Sternum)
  - 흉골각[Sternal angle (of Louis)]
  - 정상 또는 증가 또는 감소(Normal vs. increased vs. decreased)
  - 오목가슴(Pectus excavatum) 또는 새가슴(Pectus carinatum)
- 복부(돌출 또는 편평)[Abdomen (prominence vs. flatness)]
- 몸통에 상지의 상대적인 위치(Arm position relative to torso)
  - 전방 또는 후방(Anterior vs. posterior)
- 팔꿈치(운반각)[Elbows (carrying angle)]

- 무릎(Knees)
  - 굴곡/신전 정도(Degree of flexion/extension)
  - 전반슬(Genu recurvatum, Back Knee)
- 발(Feet)
  - 정상 또는 회내 또는 회외(Normal vs. pronation vs. supination)
  - 정상 또는 평발(pes planus) 또는 요족(pes cavus) (Normal vs. pes planus vs. pes cavus)

3장 척추의 부위별 가동범위

Spinal Regional Range of Motion

– 역자: 김중석(James J.S. Kim) PT DO DNM PhD

부위별 움직임 검사는 통증, 퇴행성관절질환, 근육 과긴장, 좌상(strain), 염좌(sprain) 등이 있는 상태에서 움직임의 기본 축(cardinal axes)을 통해 정상적으로 움직일 수 있는가에 대한 환자의 능력을 평가하는 것이다. 정적구조/자세검사는 검사과정 후반에 수행될 분절간 움직임 검사에서 예상될 수 있는 움직임 패턴의 단서를 제공한다. 정상으로 인정되는 범위는 환자의 신체유형(somatotype)에 따라 다르며, 환자유형(역자 주; 성별, 나이, 환경 등)에 따라 다를 수 있다. 중배엽(mesomorphic) 발달성 환자의 경우 중간 범위의 운동성을 기대할 수 있고, 외배엽[ectomorphic (long-linear)] 발달성 환자의 경우 높은 범위의 운동성을 기대할 수 있으며, 내배엽[endomorphic (brevilinear)] 발달성 환자의 경우 낮은 범위의 운동성을 기대할 수 있다. 환자가 근육유형 또는 탄력성 등에 대하여 다양한 신체유형을 보인다는 사실을 깨닫는다면 치료사는 환자가 나타내는 전반적인 기능장애 상태를 더 잘 파악할 수 있게 될 것이다. 이것은 예방 또는 기능장애 치료를 위해 운동선수에게 적용되는 운동 및 훈련방법과 같은 오스테오파시 도수치료 테크닉의 선택에 있어서 중요한 역할을 한다. 예를 들어, 어떤 사람들은 발가락을 구부리거나 허리를 굽혀 발을 만질 수 없는 반면, 어떤 사람들은 관절이 과도하게 움직이고 관절이 불안정할 수 있다.

이러한 유형의 움직임 검사는 척추의 특정 영역(예: 경추 부위–후두부에서 C7까지)을 구성하는 분절그룹을 평가하는 데 사용된다. 따라서 검사과정에서 평가되는 영역의 가장 낮은 분절이 바로 아래 영역의 가장 높은 분절(예: C7–T1)과 연결되는 **전이영역(*transition zone,*** 예: *C7–T1*)을 관찰하고, 검사영역의 움직임만 측정하는 것이 중요하다. 그렇지 않으면 부정확한 움직임이 유도될 수 있다. 이 책의 다음 장부터 소개하는 테크닉에서 볼 수 있듯이 치료사는 검사 중인 움직임이 수행되는 동안 전이영역의 두 부분을 촉진하고, 추가 움직임으로 인해 아래쪽(하위)의 움직임이 발생하는 지점에서 해당 움직임을 정지시켜야 한다.

이 과정에서 치료사는 환자가 움직임(**능동; *active***)을 시연하도록 하거나, 근육의 수축없이 환자가 이완된 상태에서 다양한 움직임의 기본축을 통해 해부학적 범위 내에서 움직임을 적용할 수 있다(**수동, *passive***). 병력을 확인하고 이러한 유형의 검사에 대한 금기사항(심각한 외상, 의식상실 등)이 없다는 것을 확인한 후, 환자 스스로 증상과 상태를 인지할 수 있는 **능동움직임 검사(*active motion testing*)**로 시작하는 것이 가장 좋다. **수동움직임 검사(*passive motion testing*)**는 일반적으로 능동적 움직임 검사에 비해 더 큰 범위에서 움직임이 일어나게 된다. 치료사는 이 두 가지 검사 방법을 통해 검사에서 나타나는 가동범위에 영향을 미치는 환자의 상태(예: 중증도, 골절, 탈구, 신체화 장애, 증상 확대 등)에 대한 보다 명확한 정보를 얻을 수 있다.

치료사는 환자의 가동범위를 평가함으로써, 체성기능장애에서 움직임의 **비대칭(asymmetry)**과 **제한(restriction)**을 모두 평가할 수 있다. 또한 이것은 고니오미터(goniometer, 역자 주; ROM을 평가하는 도구), 각도기, 기타 측정장비 등을 사용하여 움직임 각도를 측정함으로써, 치료에 대한 환자의 기능적 반응을 확인할 수 있는 객관적이고, 재현 가능한 검사방법이다. 따라서 환자의 상태(예: 체성기능장애)를 평가하고 진단하는 데 사용되는 가장 중요한 방법이라 할 수 있으며, 오스테오파시 도수치료의 효과 및 환자의 회복에 대한 예후를 결정하는 중요한 요소가 될 수 있다(표 3.1).

표 3.1 능동 및 수동 검사를 위한 정상적인 척추 가동범위

	영구장애평가가이드 (AMA)*	Angus Cathie, D.O.[†]			개정된 PCOM[‡]		
정상적인 움직임 각도 – 경추							
굴곡(flexion)	50	90			45-90		
신전(extension)	60	45			45-90		
측면굽힘 (side-bwnding) 우/좌	45	30-40			30-45		
회전(rotation) 우/좌	80	90			70-90		
정상적인 움직임 각도 – 흉추							
		T1-T3	**T4-T8**	**T8-L1**	**T1-T4**	**T5-T8**	**T9-T12**
굴곡(flexion)	45						
신전(extension)	0						
측면굽힘 (side-bwnding) 우/좌	45	35	45		5-25	10-30	20-40
회전(rotation) 우/좌	30			90			30-45
정상적인 움직임 각도 – 요추							
굴곡(flexion)	60+				70-90		
신전(extension)	25				30-45		
측면굽힘 (side-bwnding) 우/좌	25	25			25-30		
회전(rotation) 우/좌							

굴곡, 전방굽힘; 신전, 후방굽힘; 우/좌, 우측/좌측.

* Rondinelli RD. Guides to the Evaluation of Permanent Impairment. 6th ed. New York, NY: American Medical Association, 2009.

[†] Cathie A; Philadelphia College of Osteopathy. From Dr. Cathie's PCOM (OPP) notebook, published in *THE D.O.,* June 1969 and reprinted in the 1974 Yearbook of the American Academy of Osteopathy. Colorado Springs, CO: American Academy of Osteopathy, 1974:72.

[‡] Nicholas A. Osteopathic Manipulative Medicine Manual. Philadelphia, PA: Philadelphia College of Osteopathic Medicine, 2014.

경추 Cervical Spine

전방/후방굽힘(굴곡/신전), 능동
Forward/Backward Bending (Flexion/Extension), Active

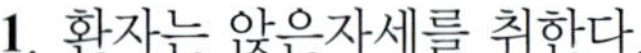

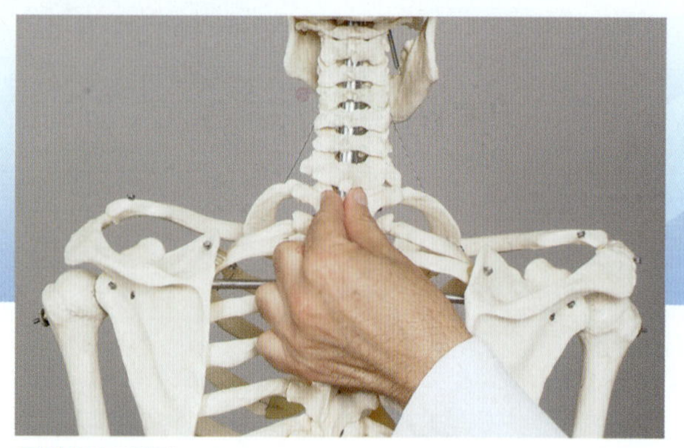

그림 3.1 3단계

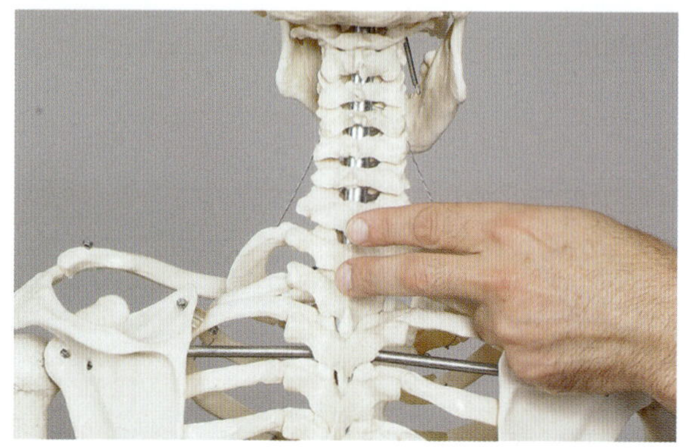

그림 3.2 3단계

1. 환자는 앉은자세를 취한다.
2. 치료사는 환자의 측면에 선다.
3. 치료사는 C7과 T1의 극돌기(그림 3.1) 또는 C7과 T1의 극돌기(그림 3.2 및 3.3) 사이 공간을 촉진한다.
4. 환자에게 통증없이 움직임이 가능한 범위까지 머리와 목을 앞으로 구부리도록 지시한다(그림 3.4).
5. 전방굽힘(굴곡) 정도를 기록한다. 경추의 정상적인 굴곡은 45~90도이다.
6. 환자에게 통증없이 움직임이 가능한 범위까지 머리와 목을 뒤로 젖히도록 지시한다(그림 3.5).
7. 후방굽힘(신전) 정도를 기록한다. 경추의 정상적인 신전은 45~90도이다.

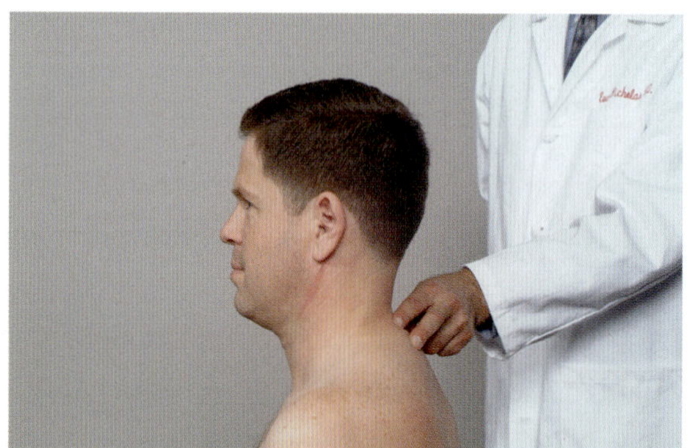

그림 3.3 3단계

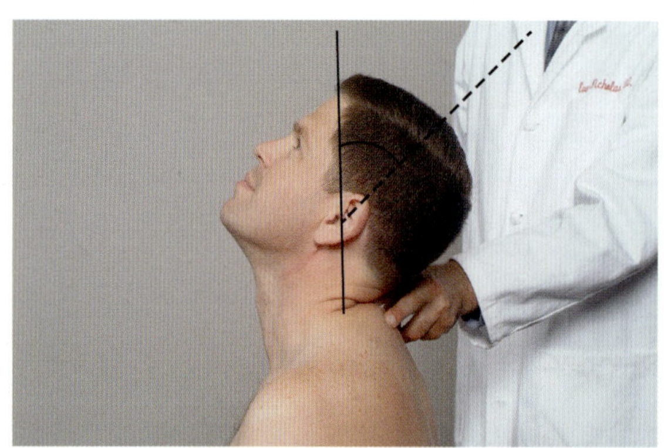

그림 3.5 6단계, 능동적 후방굽힘(신전)(active backward bending)

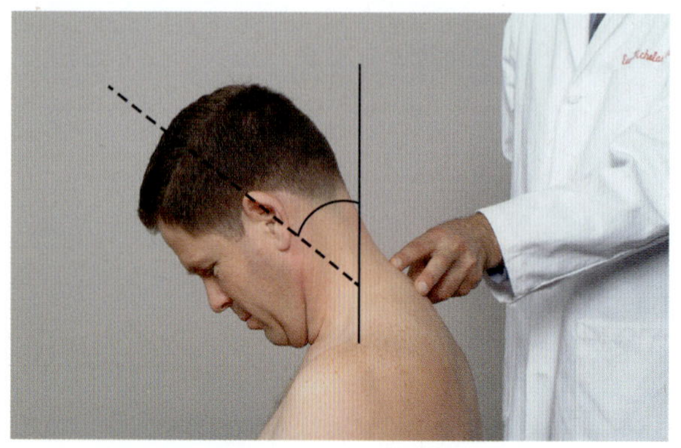

그림 3.4 4단계, 능동적 전방굽힘(굴곡)(active forward bending)

경추 Cervical Spine

전방/후방굽힘(굴곡/신전), 수동
Forward/Backward Bending (Flexion/Extension), Passive

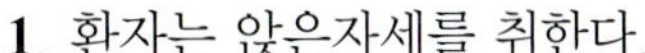

1. 환자는 앉은자세를 취한다.
2. 치료사는 환자의 측면에 선다.
3. 치료사는 C7과 T1의 극돌기(그림 3.6) 또는 C7과 T1의 극돌기(그림 3.7 및 3.8) 사이 공간을 촉진한다.
4. 치료사는 C7과 T1을 관찰(모니터링)하면서 환자의 머리와 목을 앞으로 구부리고, T1에서 움직임이 감지되면 멈춘다(그림 3.9).
5. 전방굽힘(굴곡) 정도를 기록한다. 경추의 정상적인 굴곡은 45~90도이다.
6. 그리고 치료사는 C7과 T1을 관찰하면서 환자의 머리와 목을 뒤로 젖히고, T1에서 움직임이 감지되면 멈춘다(그림 3.10).
7. 후방굽힘(신전) 정도를 기록한다. 경추의 정상적인 신전은 45~90도이다.

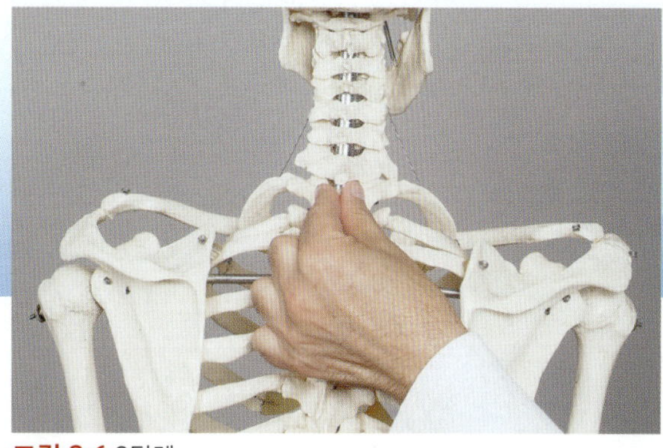
그림 3.6 3단계

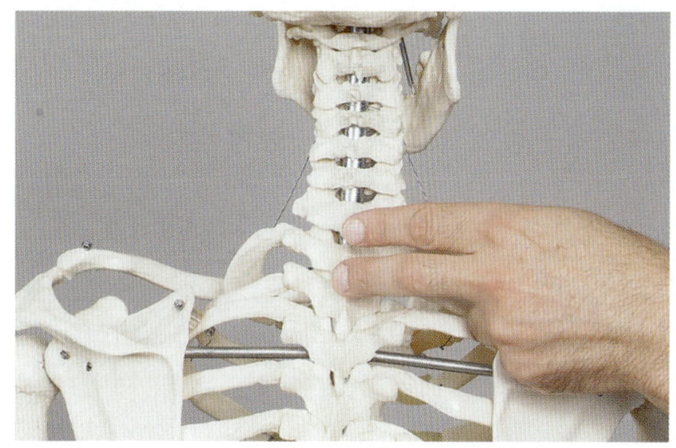
그림 3.7 3단계

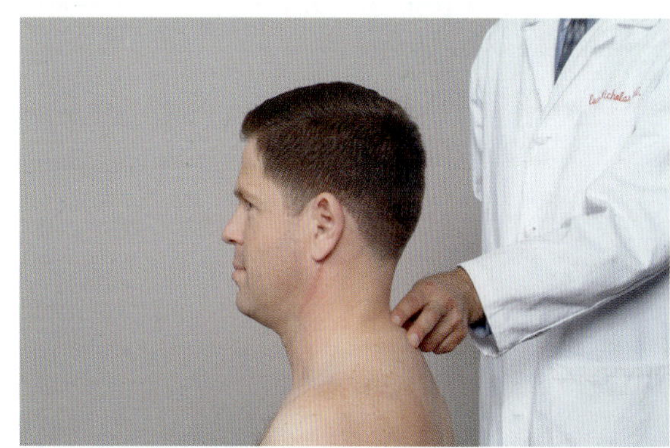
그림 3.8 3단계

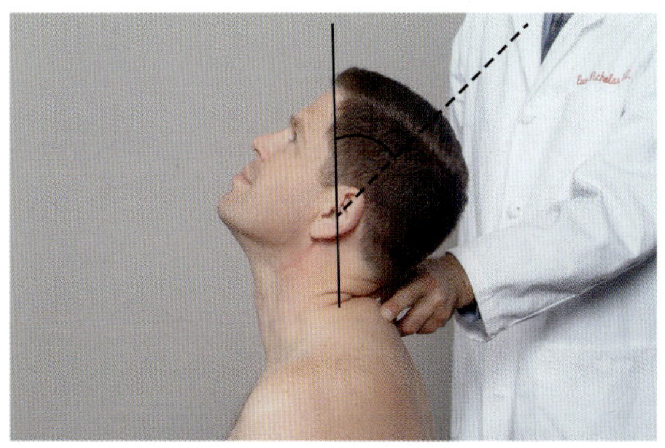
그림 3.10 6단계, 수동적 후방굽힘(신전)(passive backward bending)

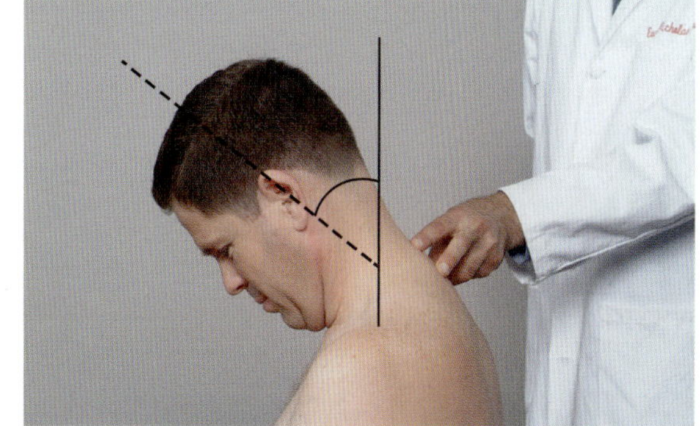
그림 3.9 4단계, 수동적 전방굽힘(굴곡)(passive forward bending)

경추 Cervical Spine

측면굽힘, 능동/수동
Side Bending, Active/Passive

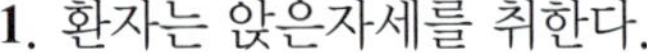

1. 환자는 앉은자세를 취한다.
2. 치료사는 환자의 측면에 선다.
3. 치료사는 C7과 T1의 횡돌기(가로돌기) 또는 C7과 T1의 횡돌기 사이의 공간을 촉진한다(그림 3.11).
4. 환자에게 통증없이 움직임이 가능한 범위까지 머리와 목을 우측 옆으로 구부리도록 지시한다(그림 3.12). 같은 과정을 좌측에도 반복한다(그림 3.13).
5. 치료사는 C7과 T1을 관찰하면서 환자의 머리와 목을 우측으로 구부리고 T1에서 움직임이 감지되면 멈춘다(그림 3.14). 같은 과정을 좌측에도 반복한다(그림 3.15).
6. 능동 및 수동 측면굽힘의 정도를 기록한다. 경추의 정상적인 측면굽힘은 30~45도이다.

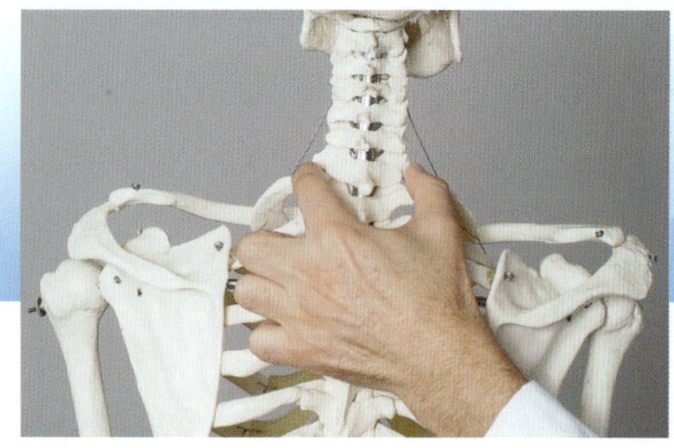

그림 3.11 3단계

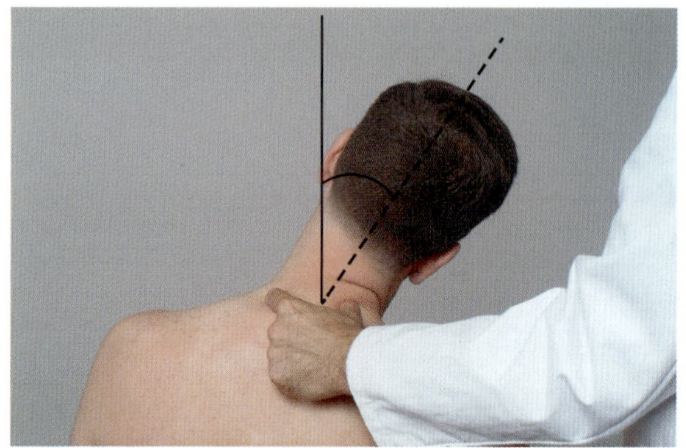

그림 3.12 4단계, 능동 측면굽힘 우측(active side bending right)

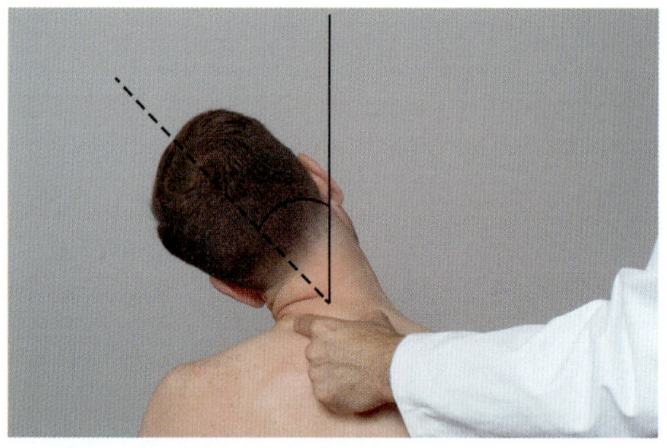

그림 3.13 4단계, 능동 측면굽힘 좌측(active side bending left)

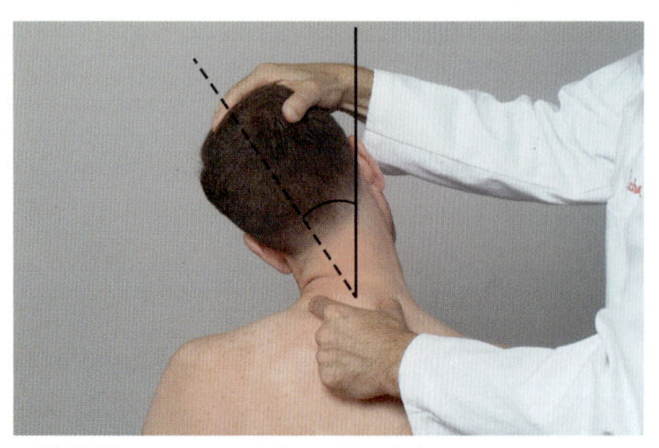

그림 3.15 5단계, 수동적 측면굽힘 좌측(passive side bending left)

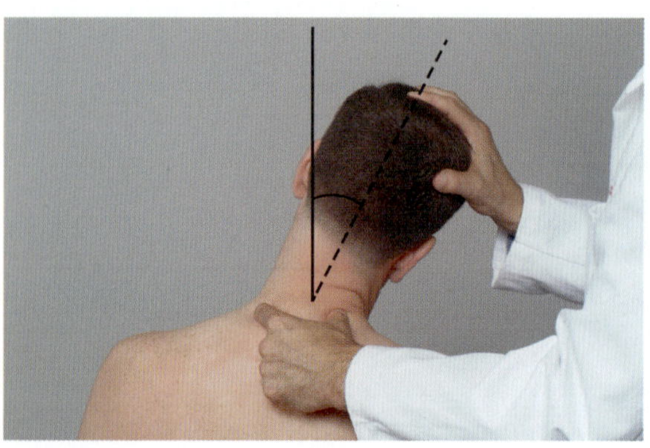

그림 3.14 5단계, 수동적 측면굽힘 우측(passive side bending right)

경추 Cervical Spine

회전, 능동/수동
Rotation, Active/Passive

1. 환자는 앉은자세를 취한다.
2. 치료사는 환자의 측면에 선다.
3. 치료사는 C7과 T1의 횡돌기 또는 C7과 T1의 횡돌기 사이의 공간을 촉진한다(그림 3.16).
4. 환자에게 통증없이 움직임이 가능한 범위까지 머리를 우측으로 회전하도록 지시한다(그림 3.17). 같은 과정을 좌측에도 반복한다(그림 3.18).
5. 치료사는 C7과 T1을 관찰하면서 환자의 머리를 우측으로 돌리고, T1에서 움직임이 감지되면 멈춘다(그림 3.19). 같은 과정을 좌측에도 반복한다(그림 3.20).
6. 능동회전과 수동회전의 정도를 기록한다. 경추의 정상적인 회전은 70~90도이다.

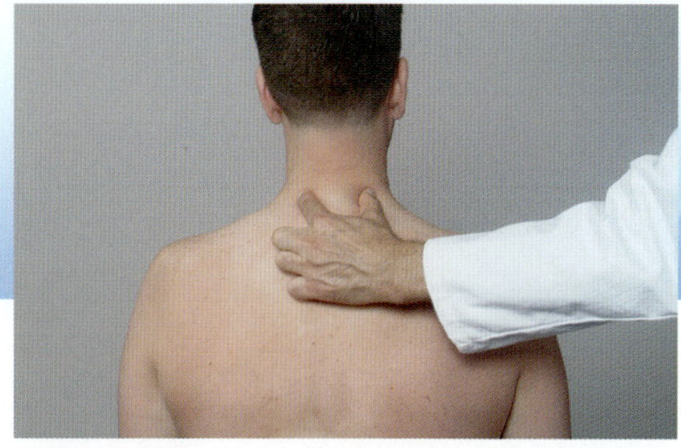

그림 3.16 3단계

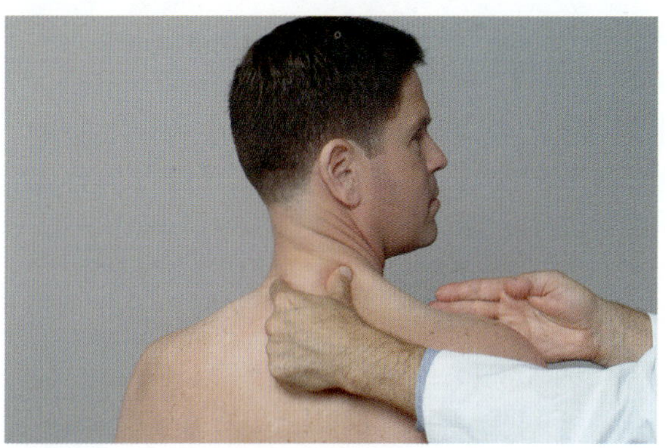

그림 3.17 4단계, 능동회전 우측(active rotation right)

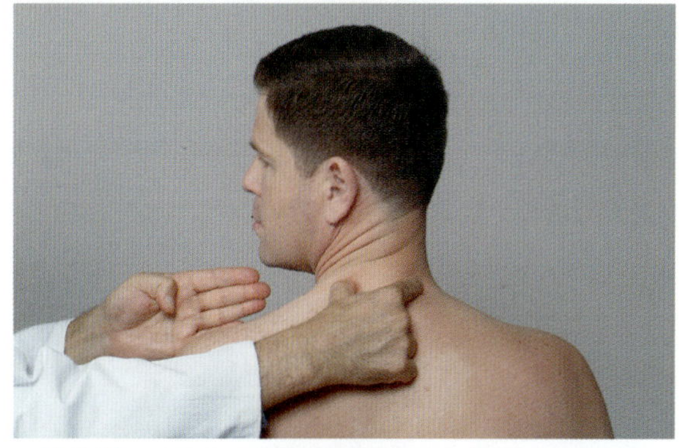

그림 3.18 4단계, 능동회전 좌측(active rotation left)

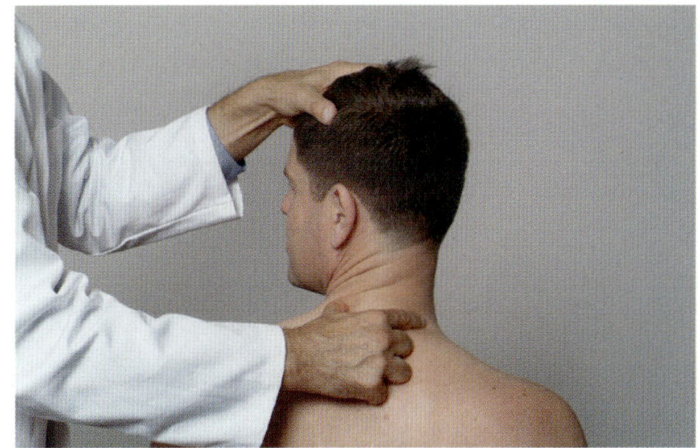

그림 3.20 5단계, 수동회전 좌측(passive rotation left)

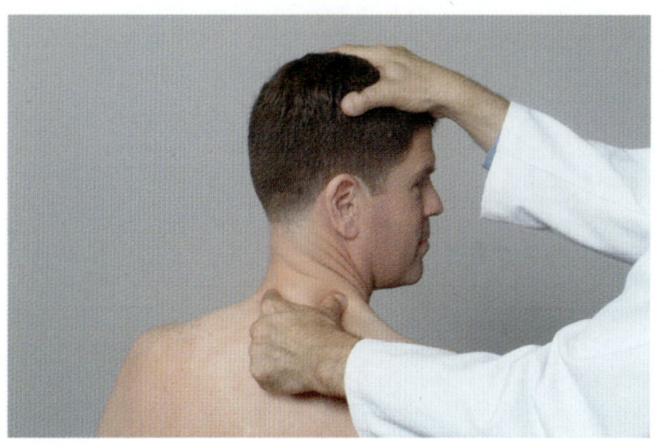

그림 3.19 5단계, 수동회전 우측(passive rotation right)

흉추 Thoracic Spine

T1-T4, 측면굽힘, 수동
T1-T4, Side Bending, Passive

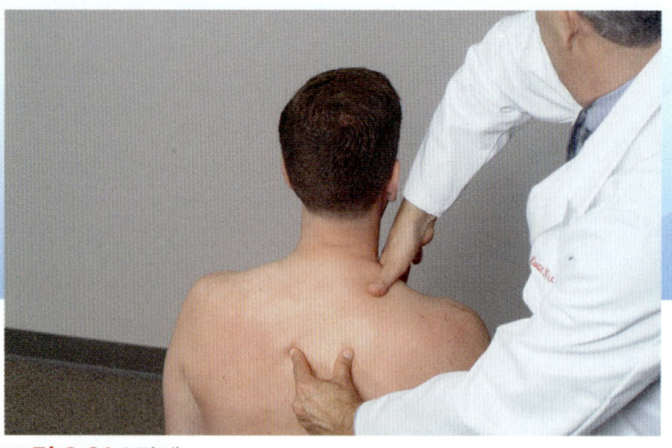
그림 3.21 3단계

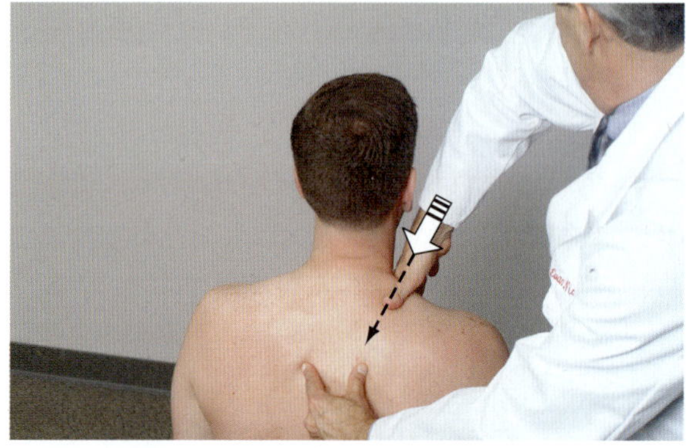
그림 3.22 4단계, 측면굽힘 우측(side heading right)

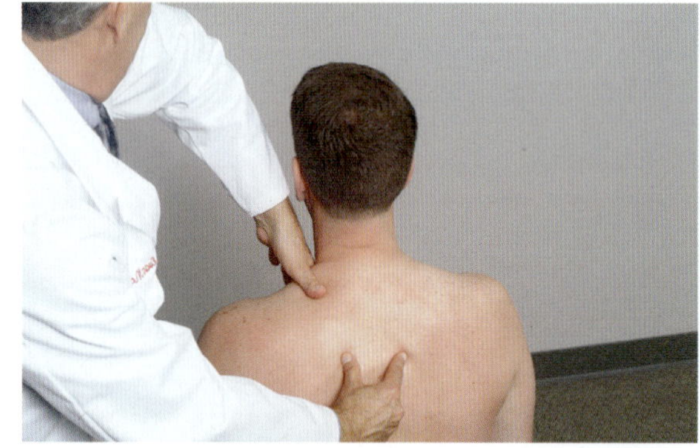
그림 3.23 4단계

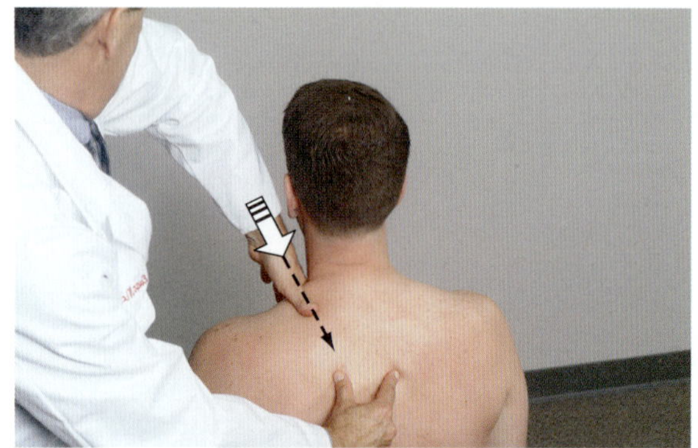
그림 3.24 4단계, 측면굽힘 좌측(side bending left)

1. 환자는 앉은자세를 취한다.
2. 치료사는 환자의 측면 또는 뒤에 선다.
3. 치료사는 좌측 엄지와 검지로 T4의 횡돌기 또는 T4와 T5의 횡돌기 사이의 공간을 촉진하여 T5 횡돌기에서 T4 횡돌기의 접근(approximation, 측면굽힘)을 검사(모니터링)할 수 있다. 치료사의 우측 집게손가락과 엄지손가락 사이의 물갈퀴(웹, web) 영역은 T1 높이에서 환자 우측 어깨의 정중선(외측, 경흉부 접합부)에 가능한 가깝게 위치시킨다(그림 3.21).
4. 치료사는 T5에서 T4의 움직임을 느낄 때까지 부드럽고 반복적인 힘을 측면 경흉추-접합부에서 T4의 척추체 방향으로 적용한다. 이때, 힘의 방향은 T4의 방향으로 검사자의 전완방향과 일치시켜 적용한다(그림 3.22). 같은 과정을 좌측에도 반복한다(그림 3.23 및 3.24).
5. 각 측면의 수동측면굽힘 정도를 기록한다. T1-T4의 정상적인 측면굽힘은 5~25도이다.

흉추 Thoracic Spine

T5–T8, 측면굽힘, 수동
T5–T8, Side Bending, Passive

1. 환자는 앉은자세를 취한다.
2. 치료사는 환자의 측면 또는 뒤에 선다.
3. 치료사는 좌측 엄지와 집게손가락은 T8의 횡돌기 또는 T8과 T9의 횡돌기 사이의 공간을 촉진하여 T9에 대한 T8의 접근(측면굽힘)를 검사할 수 있다. 치료사의 집게손가락과 엄지손가락 사이의 물갈퀴(web) 영역은 환자의 목 밑 부분과 견봉 사이의 중간지점에서 환자의 우측 어깨에 위치한다(그림 3.25).
4. 치료사가 T9에서 T8의 움직임을 느낄 때까지 부드럽고 반복적인 힘을 T8의 척추체 방향으로 적용한다. 이때 힘의 방향은 T8의 방향으로 검사자의 전완(forearm) 방향과 일치시켜 적용한다(그림 3.26). 같은 과정을 좌측에도 반복한다(그림 3.27 및 3.28).
5. 각 측면의 수동 측면굽힘 정도를 기록한다. T5–T8의 정상적인 측면굽힘은 10~30도이다.

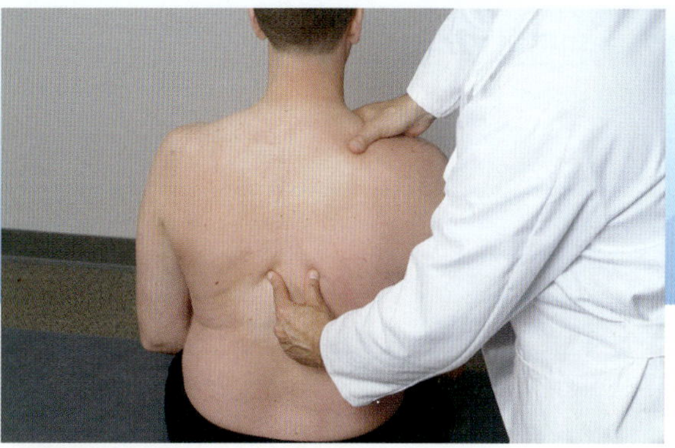

그림 3.25 3단계

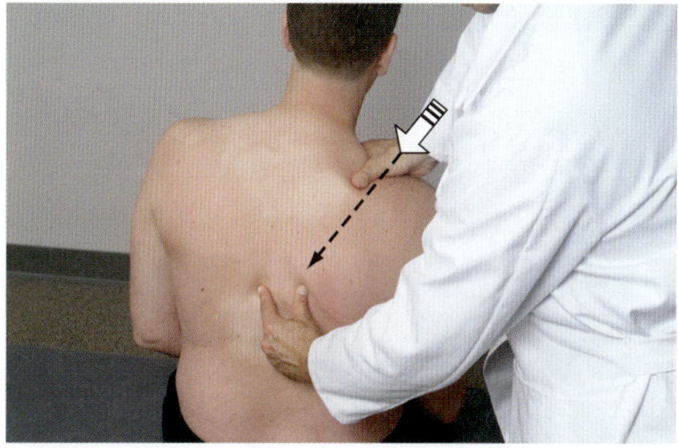

그림 3.26 4단계, 측면굽힘 우측(side bending right)

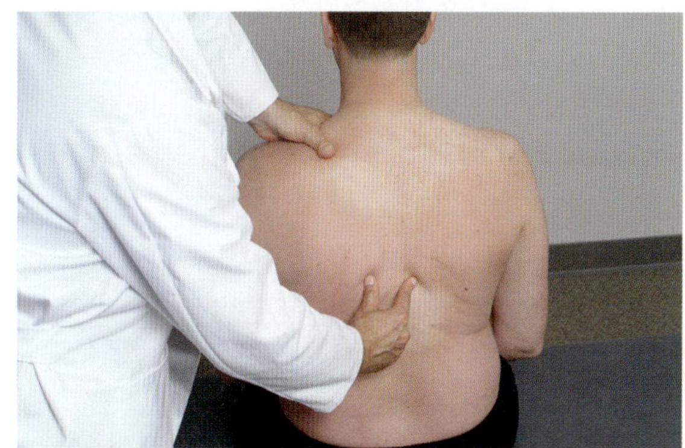

그림 3.27 4단계

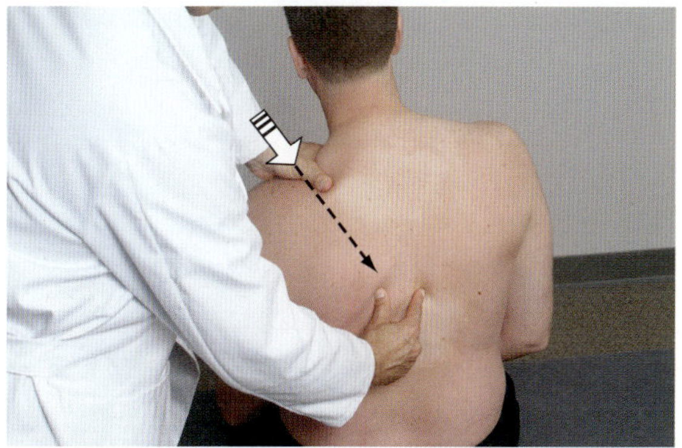

그림 3.28 4단계, 측면굽힘 좌측(side bending left)

흉추 Thoracic Spine

T9–T12, 측면굽힘, 수동
T9–T12, Side Bending, Passive

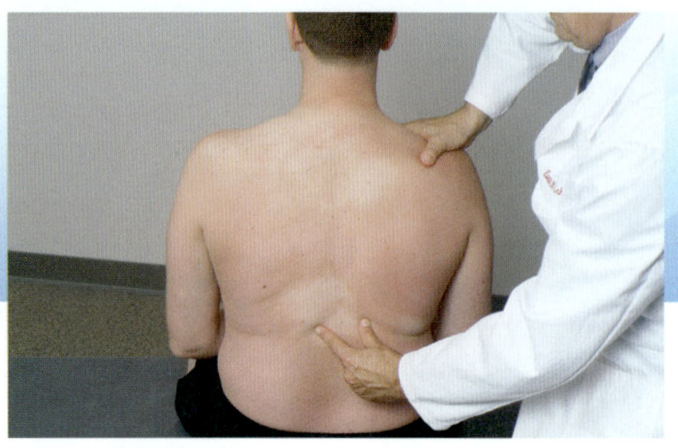
그림 3.29 3단계

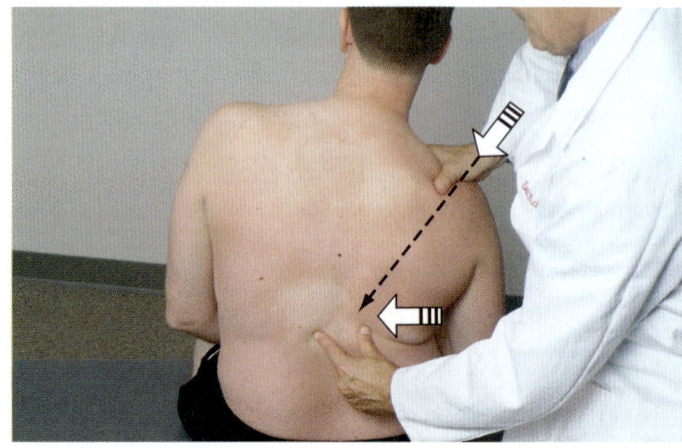
그림 3.30 4단계, 측면굽힘 우측(side heading right)

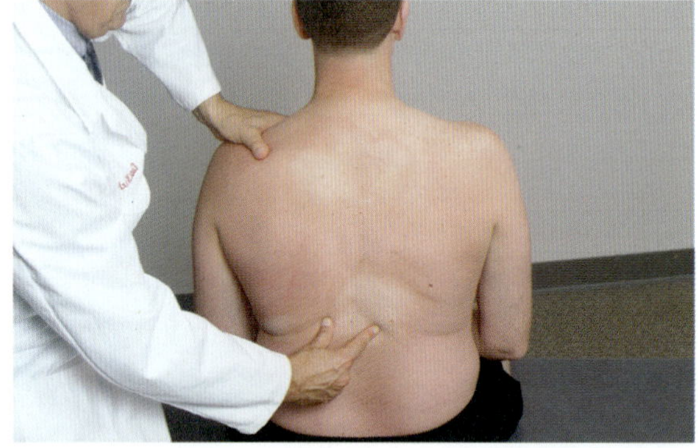
그림 3.31 4단계

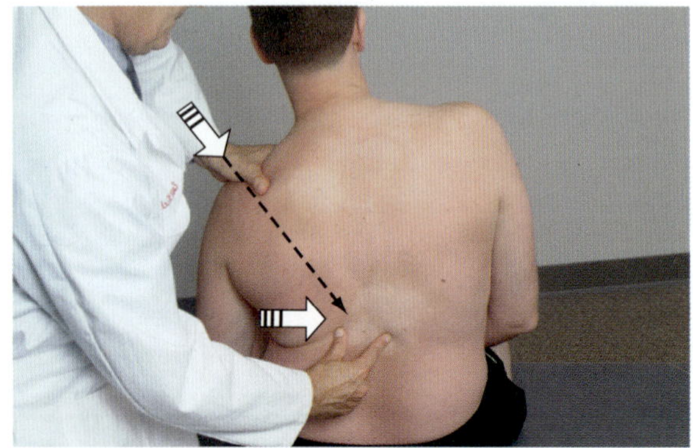
그림 3.32 4단계, 측면굽힘 좌측(side bending left)

1. 환자는 앉은자세를 취한다.
2. 치료사는 환자의 측면 또는 뒤에 선다.
3. 치료사는 좌측 엄지와 집게손가락으로 T12의 횡돌기 또는 T12와 L1 사이의 공간을 촉진하여 L1에서 T12의 접근(측면굽힘)을 검사할 수 있다. 치료사의 집게손가락과 엄지손가락 사이의 물갈퀴(web) 영역은 견봉-쇄골 부위에서 환자의 우측 어깨 측면에 위치한다(그림 3.29).
4. 치료사가 L1에서 T12의 움직임을 느낄 때까지 어깨를 통한 부드럽고 반복적인 힘을 T12의 척추체를 향해 적용한다. 이때 힘의 방향은 T12의 방향으로 검사자의 전완방향과 일치시켜 적용한다(그림 3.30). 동시에 치료사의 좌측 엄지손가락은 치료사가 L1에서 T12의 움직임을 느낄 때까지 정중선을 향해 부드러운 직선방향 자극(병진자극, translatory impulse)을 적용한다. 같은 과정을 좌측에도 반복한다(그림 3.31 및 3.32).
5. 각 측면에서 수동적 측면굽힘의 정도를 기록한다. T9–T12의 정상적인 측면굽힘은 20~40도이다.

흉추 Thoracic Spine

T9–T12, 회전, 능동
T9–T12, Rotation, Active

1. 환자는 팔꿈치가 V자 형태를 이루도록 팔짱을 끼고 앉는다.
2. 치료사는 환자 옆에 서서, 환자의 회전을 검사하는데 사용되는 T12 및 L1의 횡돌기를 촉진한다(그림 3.33).
3. 환자에게 통증없이 움직임이 가능한 범위까지 상체(몸통)를 우측으로 회전하도록 지시한다(그림 3.34). 같은 과정을 좌측에도 반복한다(그림 3.35).
4. 각 측면의 능동 및 수동 회전 정도를 기록한다. T9-T12의 일반 회전은 30~45도이다.

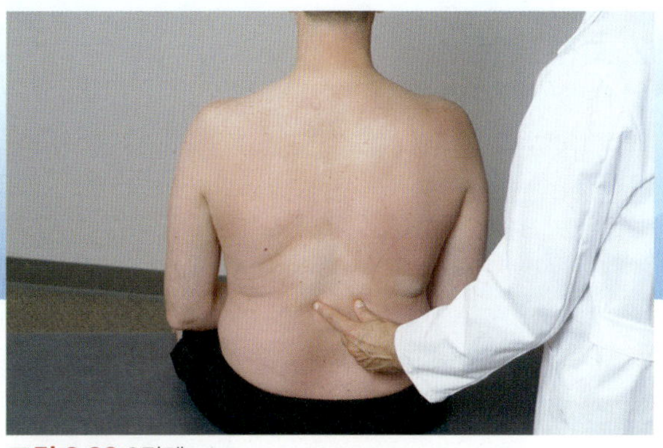

그림 3.33 2단계

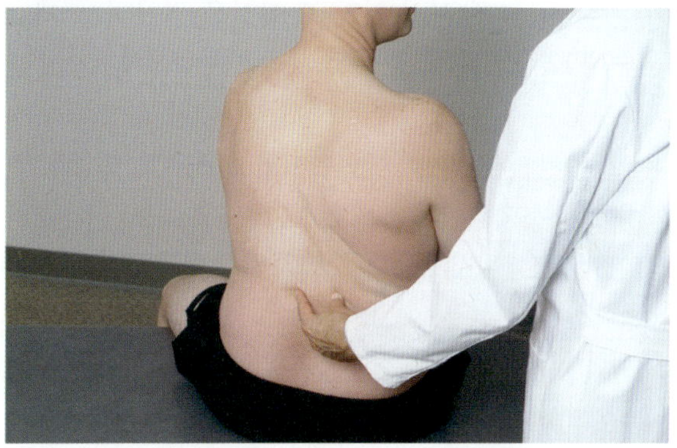

그림 3.34 3단계, 능동회전 우측(active rotation right)

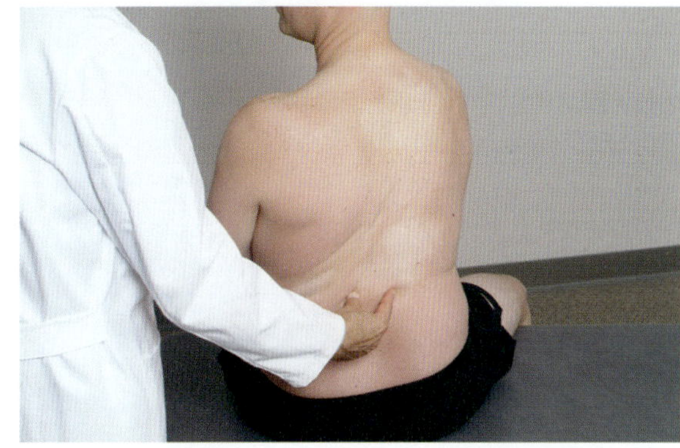

그림 3.35 3단계, 능동회전 좌측(active rotation left)

흉추 Thoracic Spine

T9–T12, 회전, 수동
T9–T12, Rotation, Passive

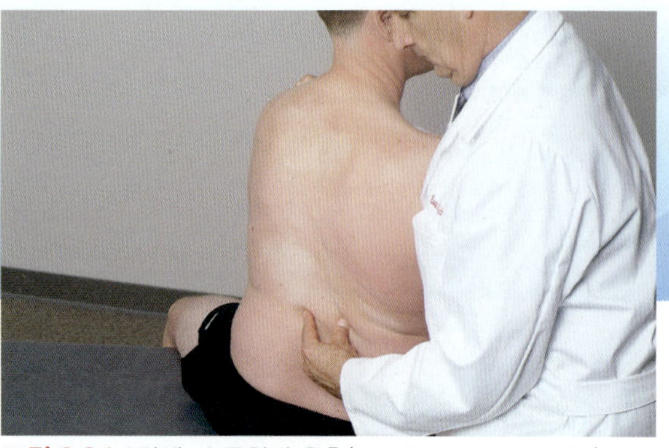
그림 3.36 3단계, 수동회전 우측(passive rotation right)

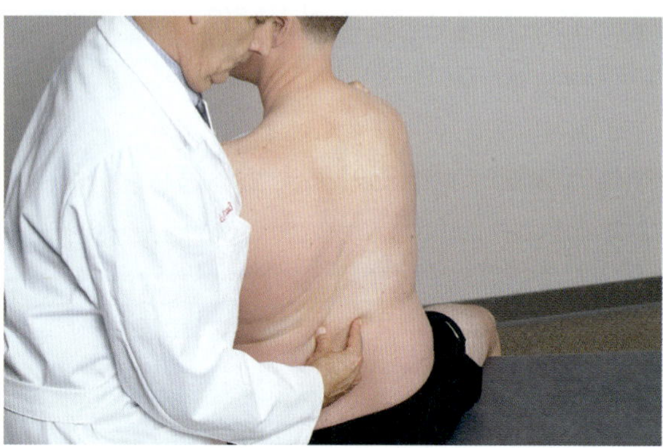
그림 3.37 3단계, 수동회전 좌측(passive rotation left)

1. 환자는 팔꿈치가 V자 형태를 이루도록 팔짱을 끼고 앉는다.
2. 치료사는 환자 옆에 서서 환자의 회전을 검사하는 데 사용되는 T12 및 L1의 횡돌기를 촉진한다(그림 3.33 참조).
3. 수동적 우측 회전을 검사하기 위해 치료사의 오른손을 환자의 팔꿈치 또는 반대측 어깨에 놓는다. 치료사는 T12 및 L1에서 동작을 관찰하면서 환자를 우측으로 회전시킨다(그림 3.36). 같은 과정을 좌측에도 반복한다(그림 3.37).
4. 각 측면의 능동 및 수동 회전정도를 기록한다. T9-T12의 일반적인 회전은 30~45도이다.

요추 Lumbar Spine

전방/후방굽힘(굴곡/신전), 능동
Forward/Backward Bending (Flexion/Extension), Active

1. 환자는 발을 어깨너비로 벌리고 중립자세로 선다.
2. 치료사는 시상면에서 환자를 보기 위해 환자 옆에 선다(그림 3.38).
3. 환자에게 무릎을 굽히지 않고 통증없이 움직임이 가능한 범위까지 앞으로 구부려 손끝이 발가락에 닫도록 지시한다(그림 3.39).
4. 능동 전방굽힘(굴곡) 정도를 기록한다. 요추의 정상적인 굴곡은 70~90도이다.
5. 그다음 요추 부위의 후방굽힘(신전) 동작을 테스트한다. 치료사는 환자에게 발을 어깨너비로 벌리고 중립자세로 서서 통증없이 움직임이 가능한 범위까지 상체를 뒤로 젖히도록 지시한다(그림 3.40).
6. 능동 후방굽힘(신전) 정도를 기록한다. 요추의 정상적인 신전은 30~45도이다.

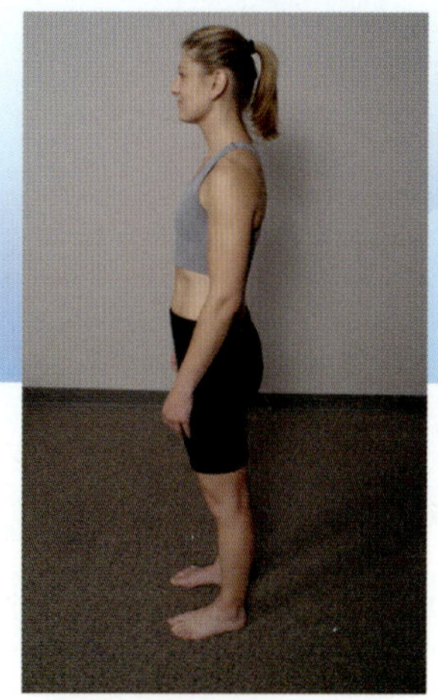

그림 3.38 2단계

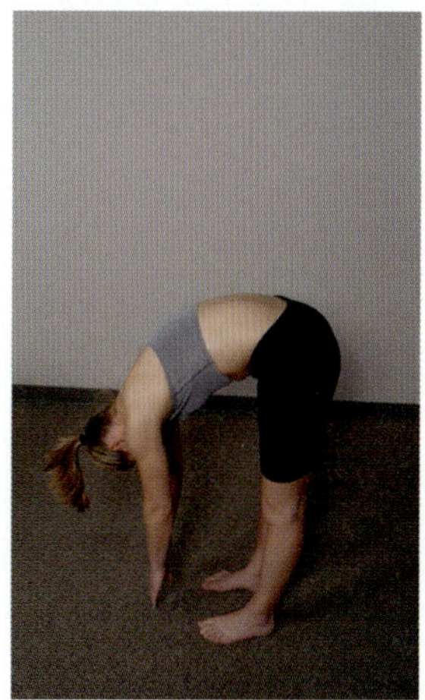

그림 3.39 3단계, 능동 전방굽힘(active forward bending)

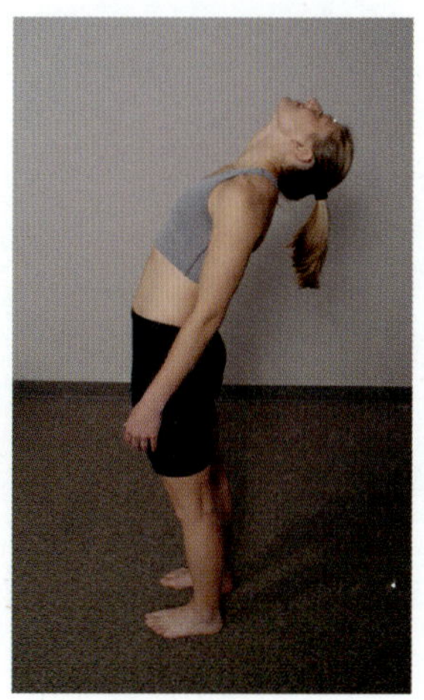

그림 3.40 5단계, 능동 후방굽힘(active backward bending)

요추 Lumbar Spine

측면굽힘, 능동
Side Bending, Active

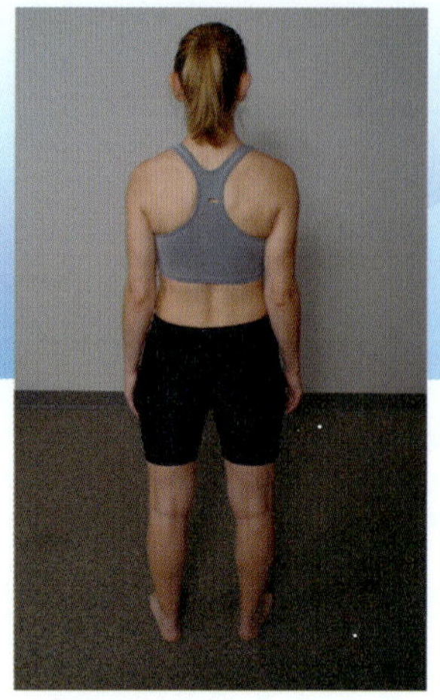
그림 3.41 2단계

1. 환자는 발을 어깨너비로 벌리고 중립자세로 선다.
2. 치료사는 관상면에서 환자를 보기 위해 환자 뒤에 선다(그림 3.41).
3. 환자는 오른손으로 무릎을 향해 손을 뻗어 통증없이 움직임이 가능한 범위까지 손이 무릎을 향해 내려가도록 한다(그림 3.42). 같은 과정을 좌측에도 반복한다(그림 3.43A, B).
4. 능동적인 좌측과 우측의 요추 측면굽힘 정도를 기록한다. 요추의 정상적인 측면굽힘은 25~30도이다.

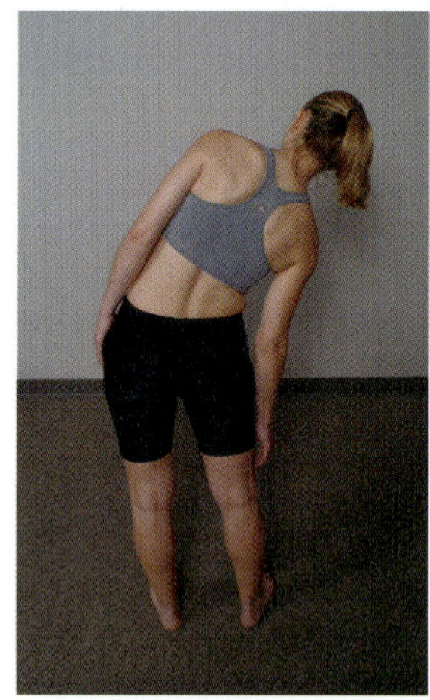
그림 3.42 3단계, 능동 측면굽힘 우측(active side bending right)

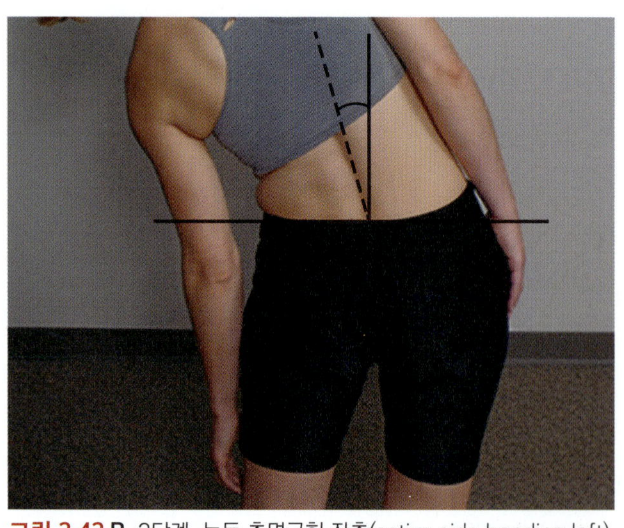
그림 3.43 B. 3단계, 능동 측면굽힘 좌측(active side bending left)

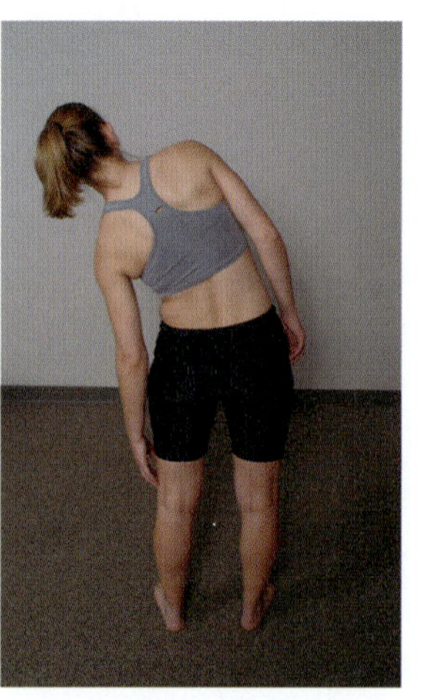
그림 3.43 A. 3단계, 능동 측면굽힘 좌측(active side bending left)

요추 Lumbar Spine

측면굽힘, 능동을 동반한 수동
Side Bending, *Passive* with Active

"Hip Drop" 검사
"Hip Drop" test

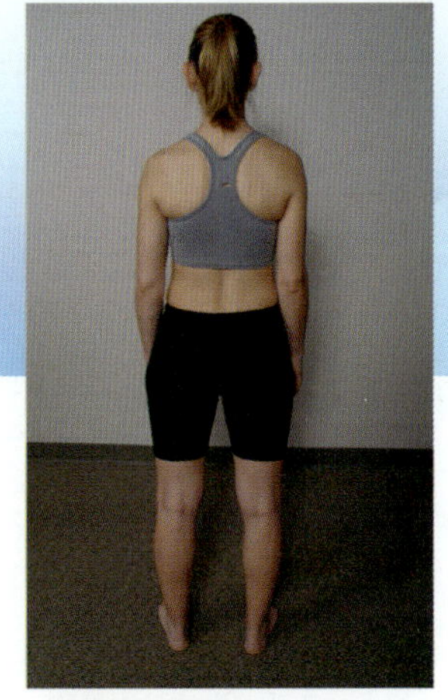

그림 3.44 2단계

1. 환자는 발을 어깨너비로 벌리고 중립자세로 선다.
2. 치료사는 관상면에서 환자를 보기위해 환자 뒤에 선다. 이때 치료사의 눈은 요추와 수평을 이루는 높이여야 한다(그림 3.44).
3. 환자에게 양쪽 다리에 체중부하가 대칭적인 상태를 유지하도록 하면서 우측 무릎을 빠르게 구부리도록 지시한다. 이에 대한 보상으로 천골 기저부는 우측이 내려가게 되고, 골반은 좌측으로 이동한다. 이로 인해 요추는 수직 정중선(중력중심선; vertical midline, gravitational line)의 우측으로 이동하여 흉-요추 부위에서 우측 볼록곡선을 생성하고, 곡선의 가장 윗부분 분절이 좌측으로 측면굽힘이 발생한다. 치료사는 요추 측면굽힘의 정도를 확인하기 위해 수직 정중선에서 우측 요추편위된 각도 또는 천골이 수평에서 기울어져 생성된 각도를 측정할 수 있다(그림 3.45). 같은 과정을 좌측에도 반복한다(그림 3.46A).
4. 3단계에서 생성된 각도를 기록한다(그림 3.46B). 요추 측면굽힘의 정상적인 범위는 25~30도이다.

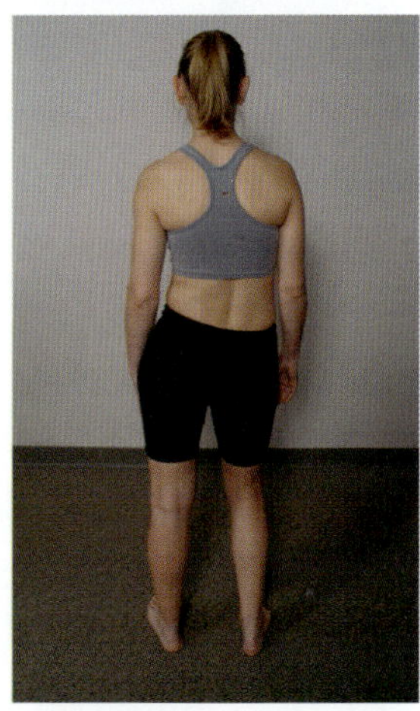

그림 3.45 3단계, 우측 무릎굴곡은 우측 천골기저부의 하방편위와 좌측 요추 측면굽힘을 만든다.

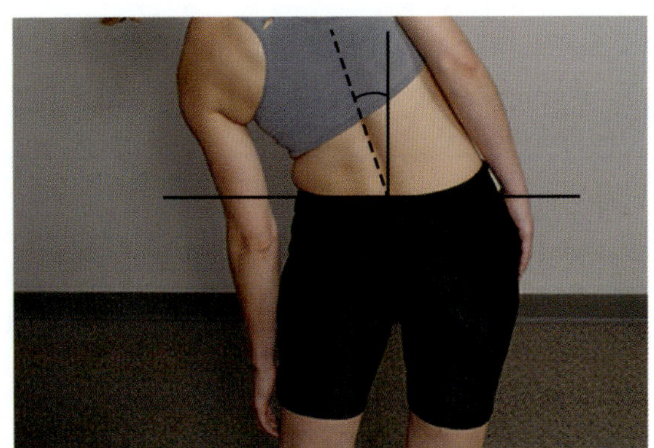

그림 3.47 B. 3단계, 좌측 무릎굴곡은 좌측 천골기저부의 하방편위와 우측 요추 측면굽힘을 만든다.

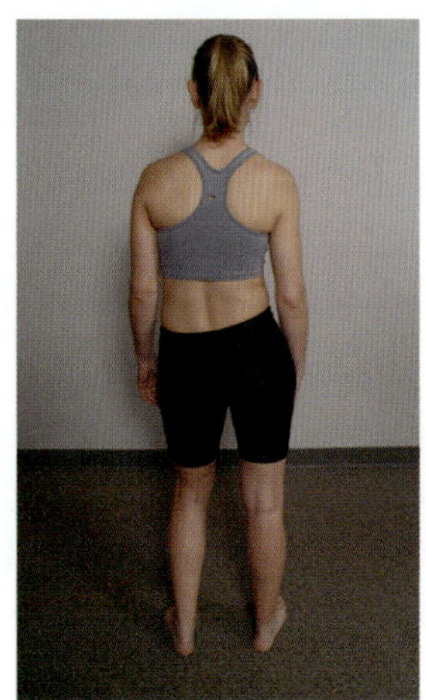

그림 3.46 A. 3단계, 좌측 무릎굴곡은 좌측 천골기저부의 하방편위와 우측 요추 측면굽힘을 만든다.

4장 오스테오파시의학의 Layer-by-Layer 촉진

Osteopathic Layer-by-Layer Palpation

- 역자: 김중석(James J.S. Kim) PT DO DNM PhD

촉진의 원리 Principles of Palpation

촉진은 오스테오파시의 의학적 진단에서 가장 중요한 부분이다. 환자에 대한 관찰 부분을 제외한 모든 오스테오파시 진단과정에서 체성기능장애의 존재를 결정하기 위해 사용하는 기준은 모두 촉진 중에 밝혀진 사실(역자 주; 조직상태, 조직반응 등)을 기반으로 한다. 여기에는 급성 및 만성상태와 관련된 조직질감 이상 또는 변화와 자율신경계 이상 및 내장기 장애(visceral disturbances) 등과 관련된 것들이 모두 포함된다. 온도, 습도, 긴장도, 영양상태, 피부 긴장감(turgor) 및 탄성 특성(elastic properties) 등을 포함한 조직의 상대적 건강상태는 모두 촉진과정에서 감지할 수 있으며, 이러한 정보들은 환자의 건강상태에 대한 다양한 단서를 제공한다(1).

촉진검사는 일반적으로 두 번째 및 세 번째 손가락패드 또는 엄지손가락패드 표면의 특정 위치를 사용하여 치료사가 검사하려는 신체부위 또는 조직의 깊이에 따라 시행된다. 때로는 매우 깊은 조직, 특히 근육의 힘줄(예: piriformis)을 촉진하는 경우, 팔꿈치의 주두를 사용하기도 한다. 촉진검사의 방법은 환자의 병력과 촉진할 영역에 따라 다르다. 일반적으로 환자는 치료사의 접촉(연구; *cybernetic loop*, Korr)에 지속적으로 반응할 수 있으므로 촉진검사를 진행하기 위해서는 환자의 반응을 최소화한 상태로 관찰과 온도검사를 시작하는 것이 좋다(2). 치료사는 촉진과정에서 환자와 신체적 접촉을 통해 체성조직의 다양한 층을 관통하기 때문에 촉진에 사용하는 감각수용체가 무엇인지, 그리고 이러한 수용체들이 손가락패드, 손바닥, 무지구(thenar) 또는 소지구(hypothenar eminences) 등의 어느 깊이 정도에 얼마나 위치하는지(예: **기계수용기** 및 **열수용기**)를 이해하는 것이 중요하다. 정보를 수집하기 위해 환자를 촉진하는 행위는 치료사로 하여금 근육 과긴장 상태에서 간질공간(interstitial spaces)의 부종으로 인한 조직질감 변화를 해석할 수 있도록 하는 복잡한 신체감각을 사용하도록 만든다. 이런 감각에는 덩어리의 깊이, 크기, 압력에 대한 저항, 그것이 움직일 수 있는지 고정되어 있는지, 박동성, 따뜻함, 차가움 등을 결정할 수 있게 해주는 다음과 같은 촉각수용체가 포함된다(3).

1. 자유신경종말(Free nerve endings)
2. 마이스너소체(Meissner corpuscles)
3. 메르켈디스크(Merkel disks)
4. 루피니기관(Ruffini organs)
5. 파치니소체(Pacinian corpuscles)
6. 크라우스소체(Krause corpuscles)

따라서 치료사는 오스테오파시 촉진검사 과정에서 조직의 상태 및 깊이 정도를 알아내기 위해 손가락패드를 사용할 수 있지만, 온도수준을 결정하기 위해 손바닥 쪽의 손목영역 또는 소지구 쪽의 손등영역 등을 사용할 수도 있다. 치료사가 표면에서 깊은 수준으로 계속 촉진해 나아가고, 분절에서 분절(척추)로, 또는 더 넓은 신체 구조적 영역으로 촉진영역을 이동함에 따라, "3차원 촉진 시각화(three-dimensional palpatory visualization)"가 가능해진다. 시간이 지남에 따라, 이러한 운동감각 테크닉에 대한 훈련은 근골격계 검사를 보다 정교하게 할 뿐만 아니라, 복부 및 기타 신체부위의 검사능력을 향상시키는 데 도움이 될 것이다.

검사순서 Examination Sequence

1. 관찰(Observation)
2. 온도(Temperature)
3. 피부표면 구조 및 질감(Skin topography and texture)
4. 근막(Fascia)
5. 근육(Muscle)
6. 힘줄(Tendon)
7. 인대(Ligament)
8. 문지름 마찰을 통한 홍반반응(Erythema friction rub)

관찰 Observation

치료사는 환자를 촉진하기 전에 검사하고자 하는 영역에 외상, 감염, 기형(anomalies), 전체적인 비대칭, 피부병변 또는 해부학적 변이 등이 있는지 확인해야 한다. 환자는 정상적인 검사가 수행될 수 있도록 가능한 편안한 자세로 있어야 한다. 이 시점에서 가장 중요한 것은 체성기능장애 및 자율신경계와 관련된 반응에 의해 나타나는 변화이다. 치료사는 체성기능장애가 있을 수 있는 단서(예: 충혈, 비정상적인 모발패턴, 모반, 모낭발진)를 찾기 위해 해당부위를 육안으로 검사해야 한다(그림 4.1).

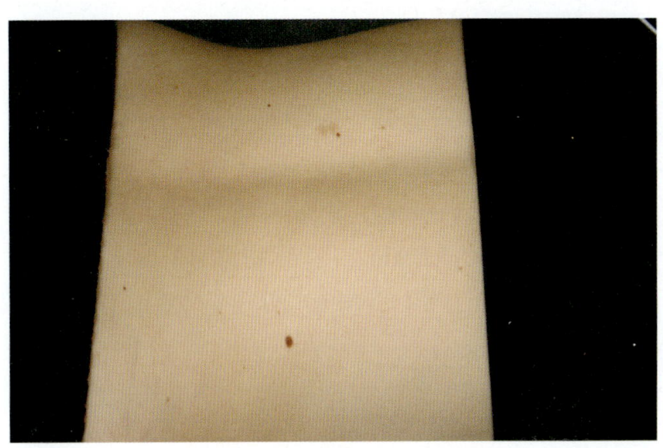

그림 4.1 환자에 대한 시각적 관찰

온도 Temperature

온도는 일반적으로 손목의 손바닥 부분 또는 소지구의 손등 쪽을 사용하여 평가한다. 치료사는 손목이나 손을 테스트할 영역보다 몇 인치 위에 놓고, 양손을 사용하여 척추 주위 양측을 동시에 평가한다(그림 4.2). 열분포의 변화는 척추 주변부의 대사과정, 외상 등의 이차효과(급성염증 또는 만성섬유화 효과)에 의해 나타나는 것일 수 있다. 열복사는 신체의 다른 부위(예: 사지, 복부)에서도 촉진될 수 있다. 해당부위의 열상태를 확인할 수 없는 경우, 치료사는 촉진하고자 하는 영역에 손을 이용해 약간의 신체적 접촉을 할 수 있다.

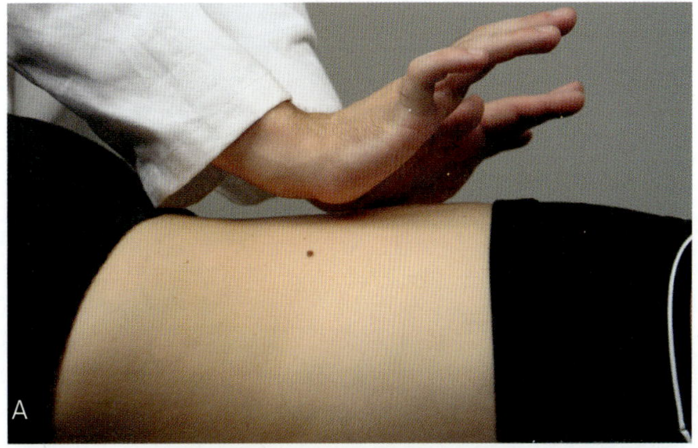

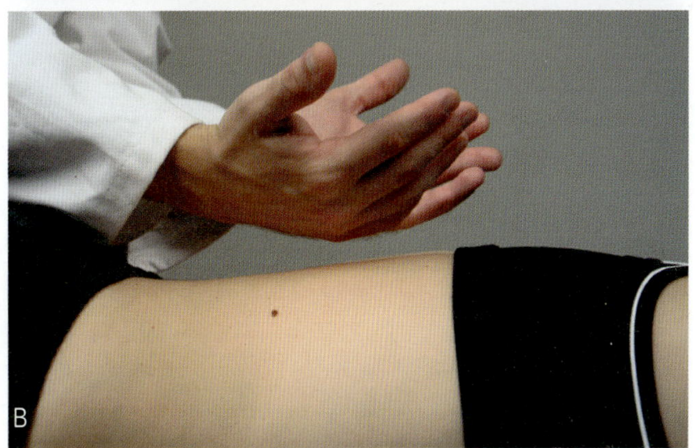

그림 4.2 A 및 B. 온도 비대칭성에 대한 평가

피부표면의 구조 및 질감 Skin Topography and Texture

이 경우 매우 가벼운 접촉을 사용해야 한다. 손가락패드로 부드럽게 촉진하면, 이 자체가 필요한 압력을 제공한다. 허용되는 압력의 정도는 손가락패드가 끌림(마찰)없이 피부 위에서 부드럽게 미끄러질 수 있는 정도이다. 이때 치료사의 조상(nail beds, 역자 주; 손톱 밑에 있는 표피가 변형된 영역) 색상에 변화가 없어야 정상적인 압력이 주어진 것이다. 치료사가 환자를 촉진할 때는 반드시 검사의 성격을 설명하고, 환자의 동의를 얻은 후에 진행하는 것이 중요하다. 따라서 손을 이용한 촉진을 적용하기 위해 많은 훈련을 통한 전문가로서의 자신감과 전문가 정신이 필요하다.

피부표면의 구조 및 질감의 평가에서는 피부습도, 피부유분, 피부두께, 피부의 거친 정도 등의 증가 또는 감소에 대한 평가가 이루어진다.

근막 Fascia

근막을 평가하기 위해 치료사는 손으로 피부를 움직이기에 충분한 압력을 가해야 한다. 이 경우 압력은 조상(nail beds)이 약간 붉게 보이는 정도이다. 치료사는 손을 위쪽(머리쪽), 아래쪽(꼬리쪽), 좌측(왼쪽), 우측(오른쪽), 시계방향 및 반시계방향 등으로 매우 부드럽게 움직여 근막의 긴장 장벽상태(느슨함과 팽팽함)를 평가한다(그림 4.3). 다양한 깊이의 근막을 평가하기 위한 최소한의 압력변화가 추가적으로 필요할 수 있다.

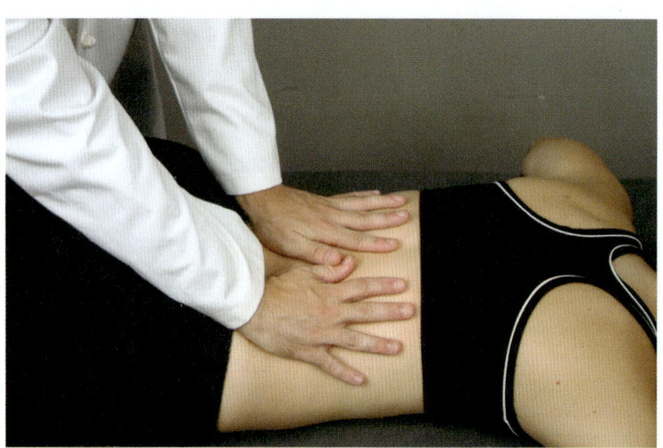

그림 4.3 느슨함과 팽팽함의 비대칭에 대한 근막평가

근육 Muscle

근육은 근막에 비해 더 깊은 곳에 위치하는 조직이다. 따라서 근육을 촉진하기 위해서는 근막에 적용된 압력보다 더 큰 촉진압력이 필요하다. 치료사는 근섬유 방향을 평가하기 위해 근막의 촉진에서 보다 약간 더 압력을 가하고, 근육의 탄력성(ropiness, 역자 주; 피부의 탄력과 같은 근육의 점성-탄력성을 의미함), 압력에 대한 저항성, 실이나 끈처럼 느껴지는 느낌(stringiness) 등이 있는지 확인한다. 근육을 촉진하기 위한 이 같은 압력은 치료사가 촉진하는 손가락의 조상(nail beds)이 하얗게 변하는 것을 통해 확인할 수 있다(그림 4.4).

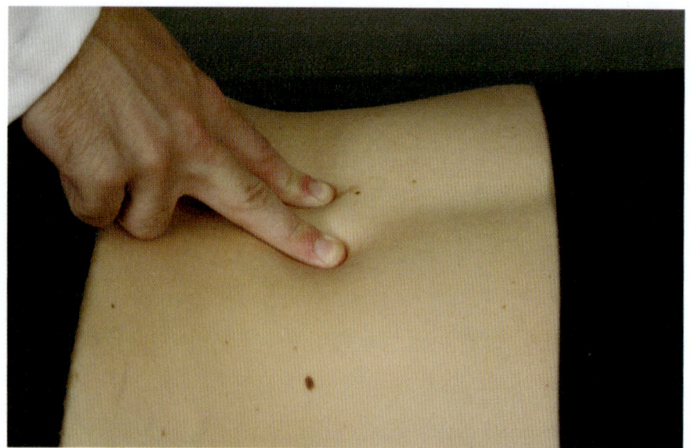

그림 4.4 근육깊이 촉진을 통한 조상(nail beds, 역자 주; 손톱 밑에 있는 표피가 변형된 영역)의 흰색 변화

힘줄 Tendons

힘줄의 촉진은 근육과의 연속성 영역부터 골(뼈) 부착영역까지 추적하며 촉진해야 한다. 힘줄 촉진의 경우, 모든 섬유비후(fibrous thickening), 탄성 변화(change in elasticity) 등을 찾아 확인하고 기록해야 한다.

인대 Ligaments

인대는 관절의 움직임 제한, 과운동성(관절이완), 통증 등이 있을 때 촉진검사 대상이 된다. 인대는 매우 다양한 형태로 존재하며 해부학적 배치에 따라 정확하게 촉진되는 경우도 있고, 그렇지 못한 경우도 있다.

문지름 마찰을 통한 홍반반응 Erythema Friction Rub

마지막 단계는 문지름 마찰을 통한 홍반반응(erythema friction rub)을 수행하는 것인데, 이때 치료사는 두번째, 그리고 세 번째 손가락패드를 척추주변에 배치하고 머리쪽에서 꼬리쪽으로 2~3회의 빠른 문지르기(strokes) 형태로 적용한다. 이것은 기능장애의 이차적 반응으로 나타날 수 있는 혈관운동 변화(창백 또는 발적)에 대해 척추 분절별로 발적을 평가하기 위한 것이다. 이 검사의 목적은 척추분절 기능장애와 관련된 자율신경 변화에 대한 척추영역을 식별하기 위한 것이기 때문에 일반적으로 사지(체지, 팔과 다리)에서는 적용되지 않는다(그림 4.5).

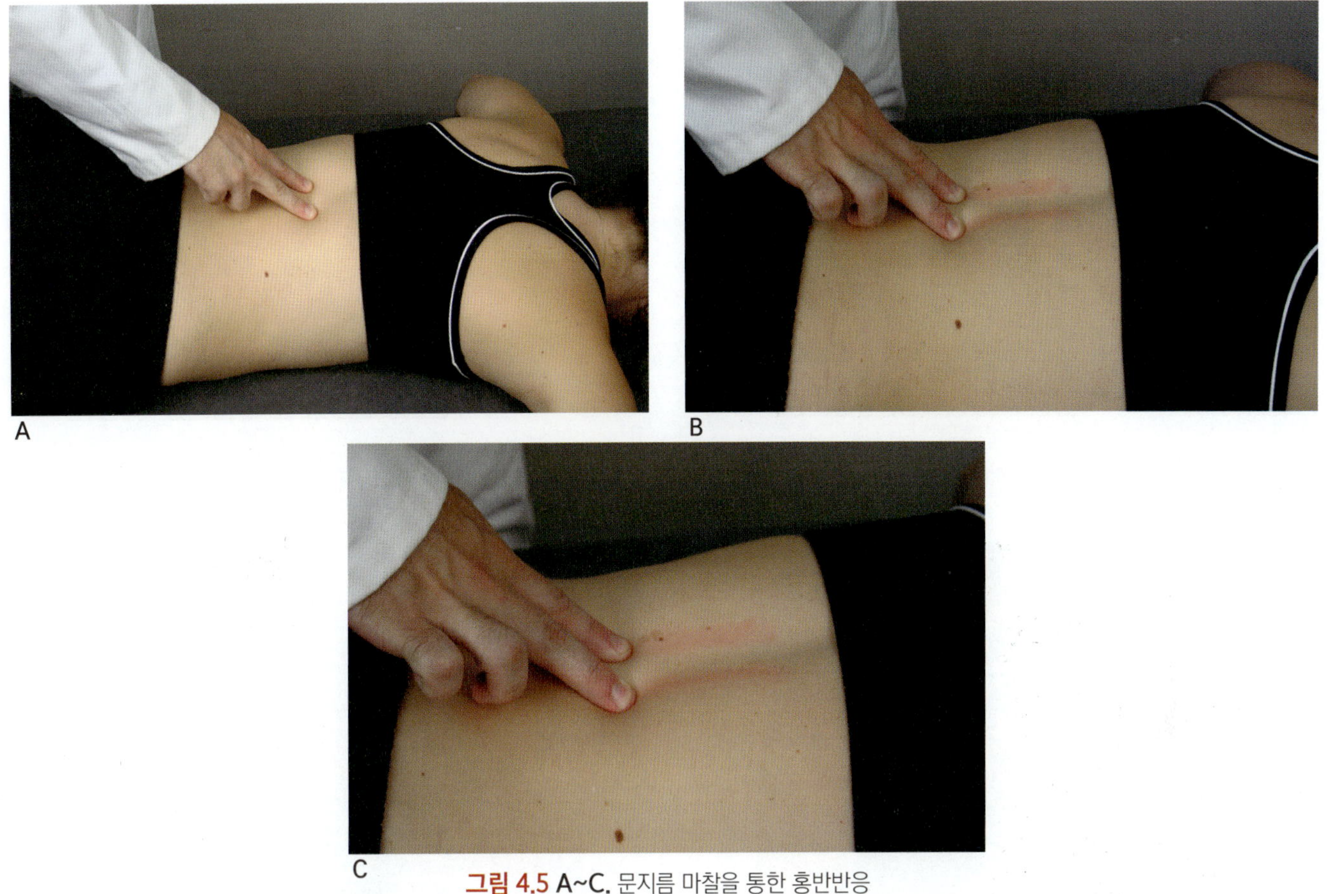

그림 4.5 A~C. 문지름 마찰을 통한 홍반반응

타진 Percussion

타진(percusion)은 숙련된 촉진 테크닉이 필요치 않은 빠르고 쉬운 촉진 테크닉이다. 이 테크닉은 복부검사, 심장 및 폐 침범에 대한 흉곽검사 등에서 일반적으로 설명되며, 오스테오파시에서는 Layer-by-Layer 촉진 접근법의 변형으로서 과긴장 및 지나친 이완(저긴장, flaccidity)을 포함한 조직질감 변화 및 근막 변화에 대한 검사를 위해 사용된다. William Johnston, DO(*Personal Communication May 2000*)는 이 방법을 자주 사용하여 후방 흉부 및 요추주변 영역의 가장 긴장된 부위를 신속하게 식별했다. 그는 이것을 "기능중심 테크닉(functional oriented techniques)"의 진단 테크닉으로 사용했으며, 기능장애에서 나타나는 과긴장 조직과 관련하여 환자를 저항의 간접적 방향으로 배치하면서 변화를 관찰했다(4). 환자는 이 평가를 위해 서거나 앉거나 누울 수 있다. 치료사는 검지와 세 번째 손가락을 사용하여 심부건반사(deep tendon reflex)를 유도하는 것처럼 손가락과 손목의 스냅(또는 휘핑, whipping)을 이용한 동작으로 조직을 타진할 수 있다. 치료사는 이를 간단하게 수행할 수 있고, 문제의 측면(좌/우, 좌측/우측)이 어느 쪽인가를 빠르게 결정하는 방법으로 사용할 수 있으며, 척추 한 분절 양측에 동시에 적용하여 척추 주변 근막의 연결구조를 빠르게 평가할 수 있다(그림 4.6A, B). 예를 들어, 치료사는 T1에서 양측에 타진을 시작하여 한 번에 한 분절씩 아래쪽으로 내려와 L5 높이까지 검사한다. 타진 결과 한 쪽이 더 단단하거나 더 조밀하게 느껴진다면 치료사는 해당영역 쪽으로 이동하여 한 손으로 타진하여 조직변화의 정도를 결정할 수 있다(즉, 좌측의 T2-T7)(그림 4.7A, B). 조직의 질감을 구별하기 어려운 경우, 두드려서 들리는 소리의 음높이를 통해 문제영역(역자 주; 팽팽한 드럼과 같이 높은 음조)을 다음 영역(역자 주; 정상적인 긴장성 또는 이완성 = 느슨한 드럼과 같이 낮은 음조)과 비교하여 쉽게 구별할 수 있다. 이것은 타진에 의해 발생되는 음향톤으로 공기, 질량 또는 유체의 존재를 알아내기 위해 흉벽에 사용되는 타진과 유사한 방법이다.

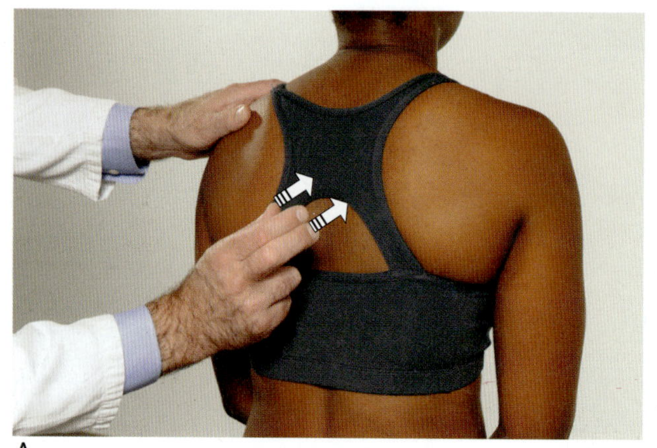
A

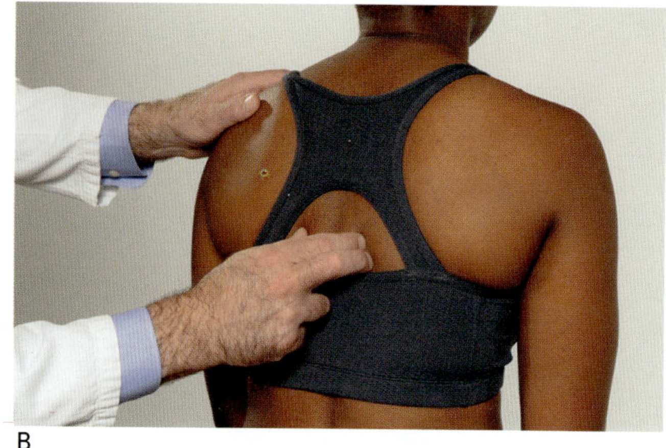
B

그림 4.6 A. 손목/손가락의 휘핑동작(whipping motion)을 이용한 양측 타진. B. 접촉상태로 조직 질감의 장력 변화 확인

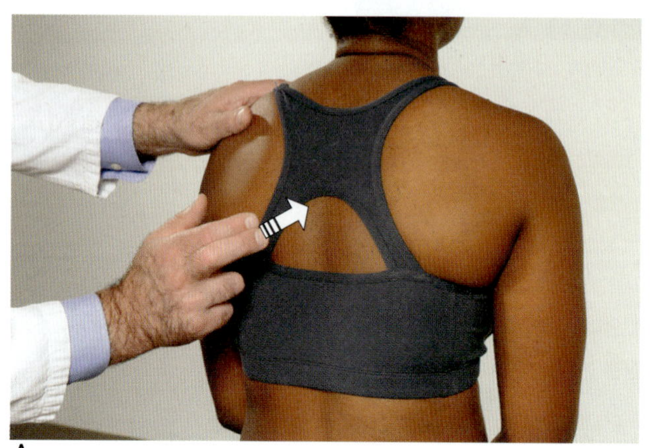
A

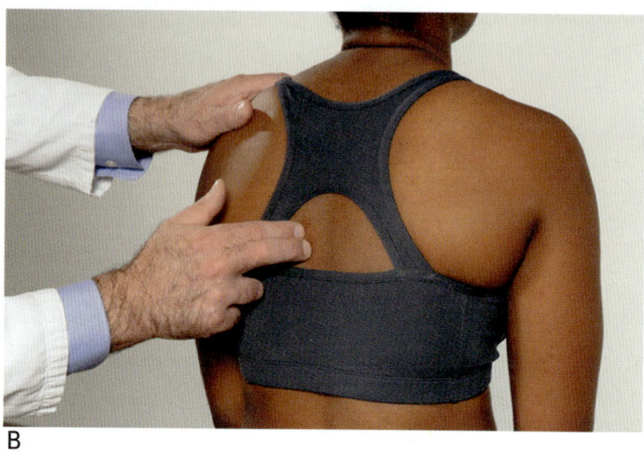
B

그림 4.7 A. 손목/손가락의 휘핑동작(whipping motion)을 이용한 편측 타진. B. 접촉상태로 조직 질감의 장력 변화 확인

흉부/요부 영역 근육의 순차적 해부 Sequential Dissection of Thoracic/Lumbar Musculature

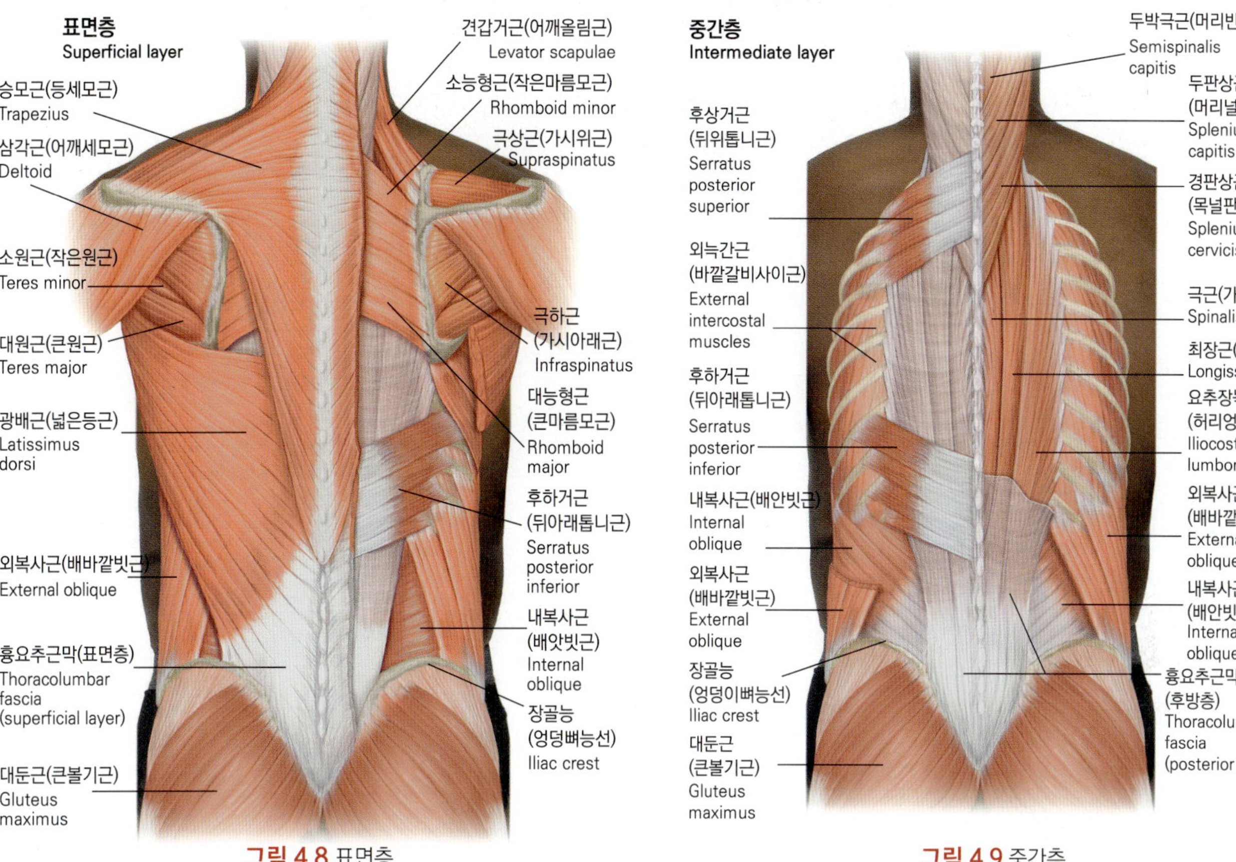

그림 4.8 표면층

그림 4.9 중간층

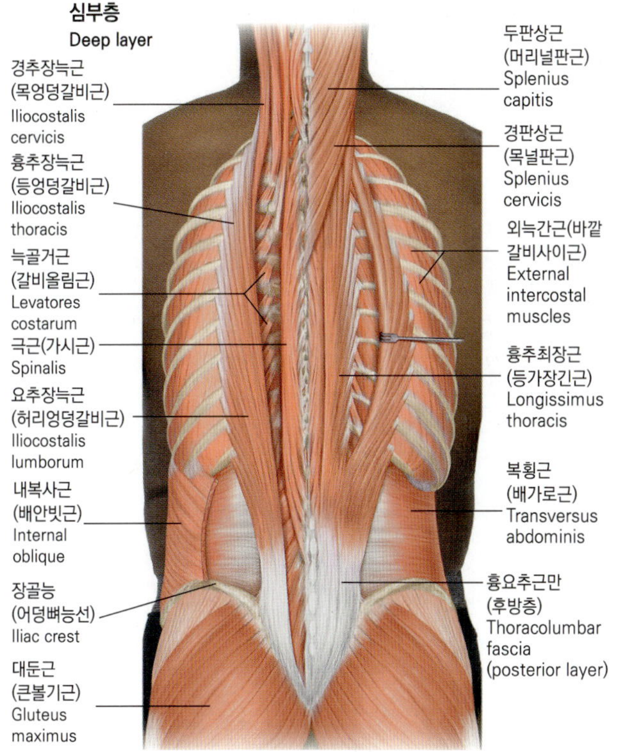

그림 4.10 심부층

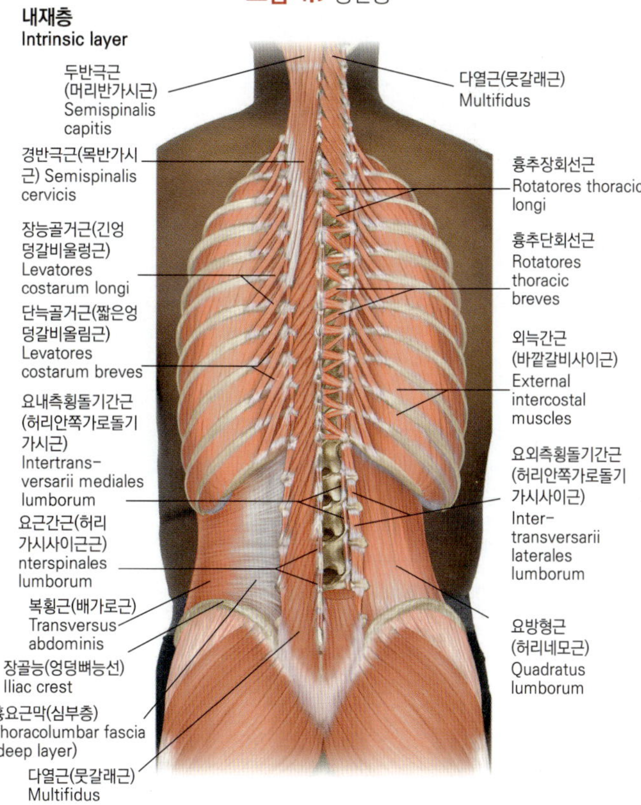

그림 4.11 내재층

흉부 횡단면 Cross Section of Thoracic Region

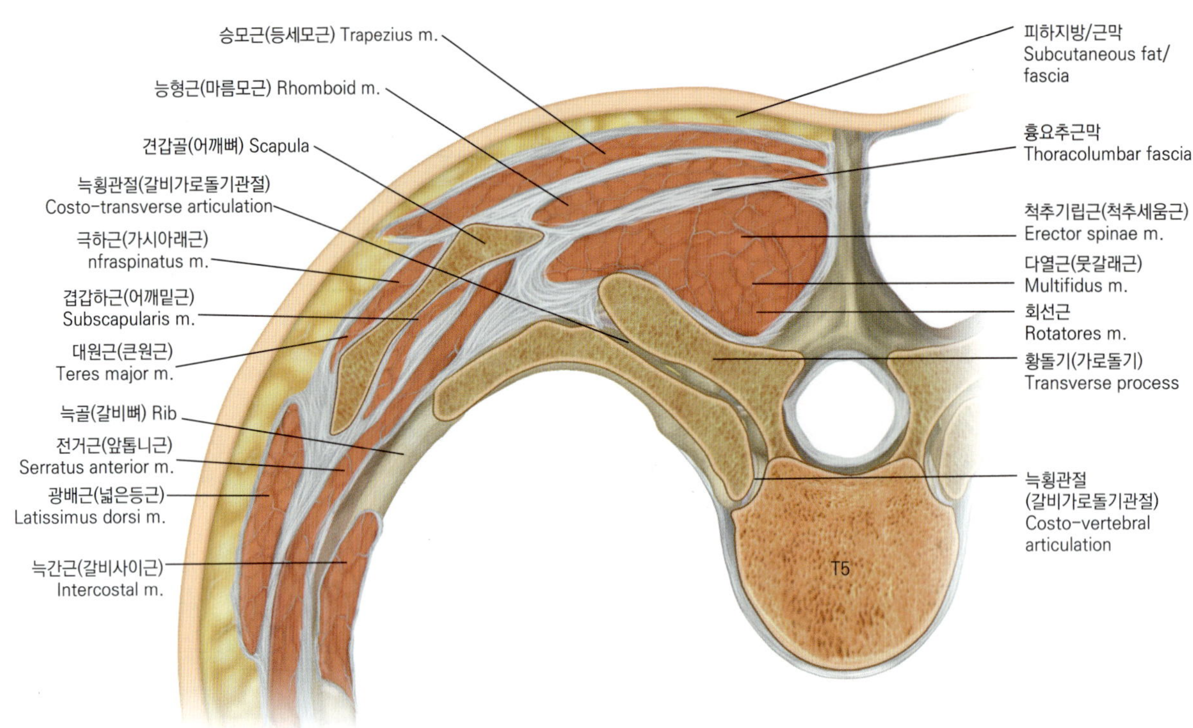

그림 4.12 흉부 횡단면

요부 횡단면 Cross Section of Lumbar Region

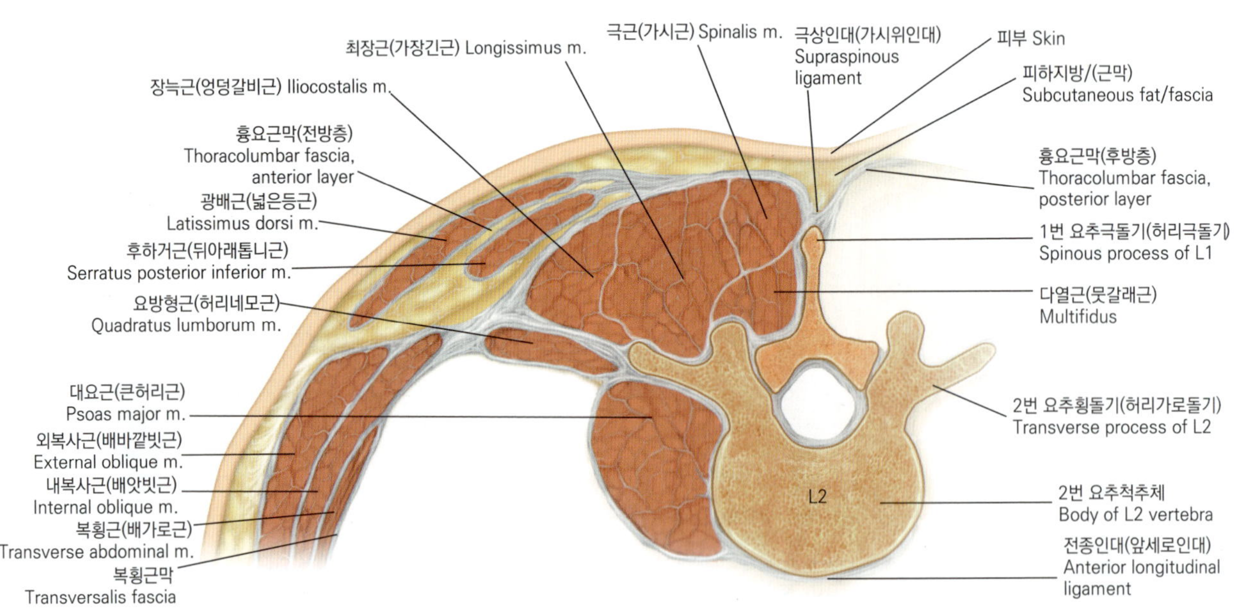

그림 4.13 요부 횡단면

경부 후방 영역 근육의 순차적 해부 Sequential Dissection of Cervical Musculature

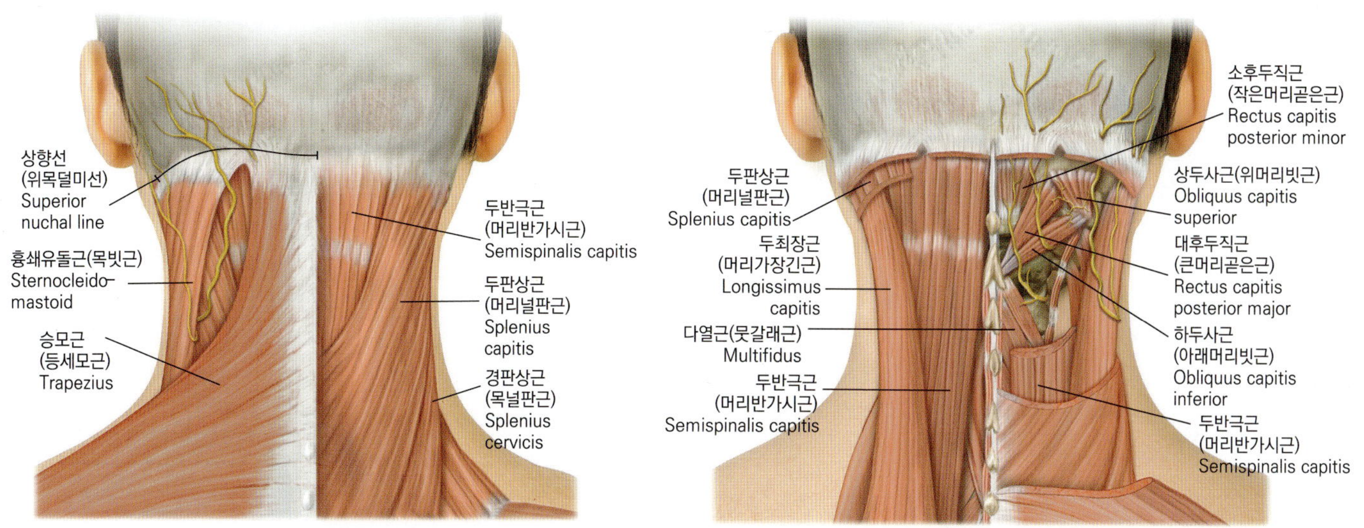

상항선 (위목덜미선) Superior nuchal line
흉쇄유돌근(목빗근) Sternocleido-mastoid
승모근 (등세모근) Trapezius
두반극근 (머리반가시근) Semispinalis capitis
두판상근 (머리널판근) Splenius capitis
경판상근 (목널판근) Splenius cervicis

그림 4.14 표면층

두판상근 (머리널판근) Splenius capitis
두최장근 (머리가장긴근) Longissimus capitis
다열근(뭇갈래근) Multifidus
두반극근 (머리반가시근) Semispinalis capitis
소후두직근 (작은머리곧은근) Rectus capitis posterior minor
상두사근(위머리빗근) Obliquus capitis superior
대후두직근 (큰머리곧은근) Rectus capitis posterior major
하두사근 (아래머리빗근) Obliquus capitis inferior
두반극근 (머리반가시근) Semispinalis capitis

그림 4.15 심부층

경부 영역 근육의 순차적 해부: C6 높이 Sequential Dissection of Cervical Musculature: Level of C6

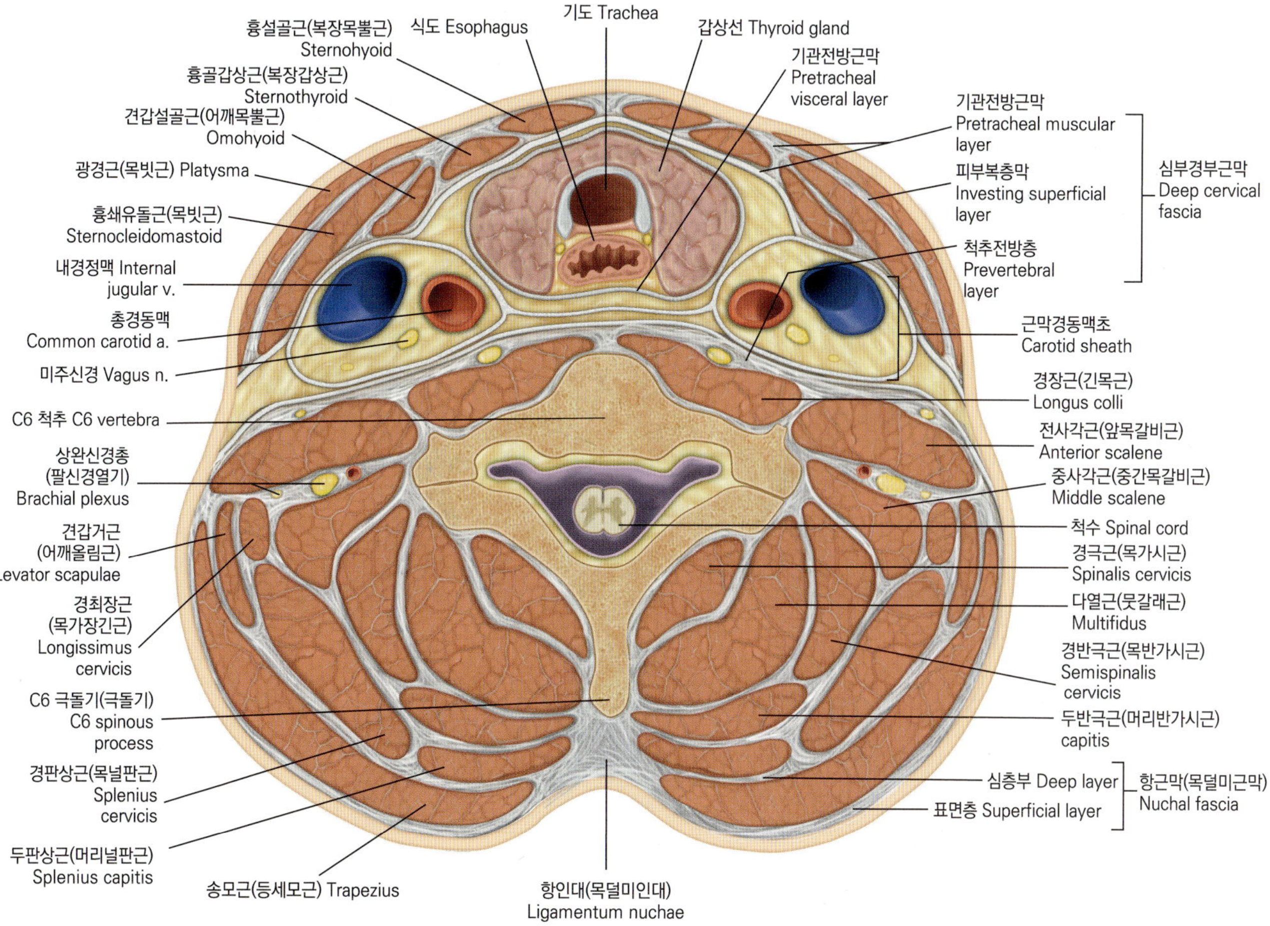

흉설골근(복장목뿔근) Sternohyoid
식도 Esophagus
기도 Trachea
갑상선 Thyroid gland
기관전방근막 Pretracheal visceral layer
흉골갑상근(복장갑상근) Sternothyroid
견갑설골근(어깨목뿔근) Omohyoid
광경근(목빗근) Platysma
흉쇄유돌근(목빗근) Sternocleidomastoid
내경정맥 Internal jugular v.
총경동맥 Common carotid a.
미주신경 Vagus n.
C6 척추 C6 vertebra
상완신경총 (팔신경얼기) Brachial plexus
견갑거근 (어깨올림근) Levator scapulae
경최장근 (목가장긴근) Longissimus cervicis
C6 극돌기(극돌기) C6 spinous process
경판상근(목널판근) Splenius cervicis
두판상근(머리널판근) Splenius capitis
송모근(등세모근) Trapezius
항인대(목덜미인대) Ligamentum nuchae
기관전방근막 Pretracheal muscular layer
피부복층막 Investing superficial layer
척추전방층 Prevertebral layer
심부경부근막 Deep cervical fascia
근막경동맥초 Carotid sheath
경장근(긴목근) Longus colli
전사각근(앞목갈비근) Anterior scalene
중사각근(중간목갈비근) Middle scalene
척수 Spinal cord
경극근(목가시근) Spinalis cervicis
다열근(뭇갈래근) Multifidus
경반극근(목반가시근) Semispinalis cervicis
두반극근(머리반가시근) capitis
심층부 Deep layer
표면층 Superficial layer
항근막(목덜미근막) Nuchal fascia

그림 4.16 경부 영역 근육의 순차적 해부: C6 높이

참고문헌 Reference

1. Nicholas A. Palpation in osteopathic medicine. Osteopath Ann 1978;6(7):36–42.
2. Korr IM. Osteopathic research: the needed paradigm shift. J Am Osteopath Assoc 1991;91(2):156.
3. Guyton A, Hall J. Textbook of Medical Physiology. 12th ed. Philadelphia, PA: Saunders, 2011.
4. Johnston WL, Friedman HD. Functional Methods: A Manual for Palpatory Skill Development in Osteopathic Examination and Manipulation of Motor Function. Indianapolis, IN: American Academy of Osteopathy, 1994.

분절간 움직임 검사
Intersegmental Motion Testing

- 역자: 전재국(Jeon Jae Guk) PT MS

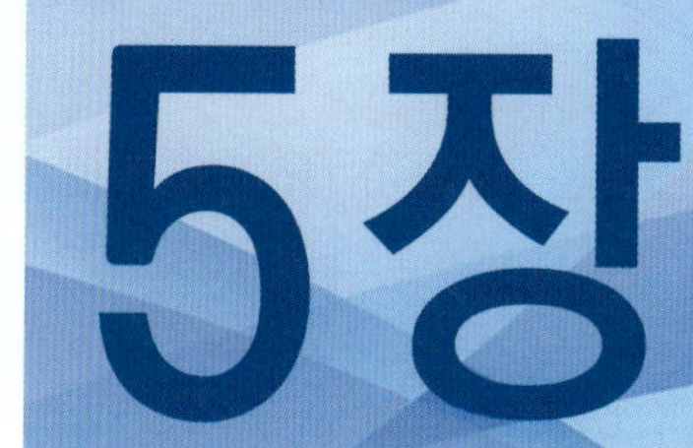

분절간 움직임 검사는 고전적으로 척추관절(후관절) 움직임의 평가로 설명된다. 이 장에서는 척추, 골반, 늑골 또는 사지에 관계없이 관절(분절, articulation)에서 움직임을 유도하는 테크닉으로 간주된다. 또한 이 장에서는 척추, 늑골 및 천장골 부위를 강조할 것이다. 관절에 따라 평가되는 움직임에는 굴곡과 신전; 회전; 측면굽힘과 회전 짝운동(coupled motion); 전방, 후방 또는 측면병진 움직임; 관절표면의 분리 또는 근접; 그리고 비틀림(torsional)이 포함될 수 있다. 이러한 유형에 대한 촉진의 중요한 측면은 검사 중인 분절에 존재하는 대칭/비대칭 및 움직임의 양뿐만 아니라 전체 범위에 걸친 움직임의 질을 결정하는 것이다. 해부학적 장벽, 생리학적 장벽 또는 제한장벽에 접근할 때 움직임의 질을 **끝느낌(*end feel*)**이라고 한다(1~3). 끝느낌의 다양한 특성은 정상과 비정상을 구별하기 위해 관절낭, **뼈 대 뼈(*bone on bone*)**, **인대 및 연부조직 근접(*ligamentous and soft tissue approximation*)**, **탄력(*springy*)**, **비어 있음(*empty*)** 등으로 설명되었다(4). 원래 Cyriax가 검사에서 정상이라고 본 것에는 뼈 대 뼈(단단하고 구부러지지 않음), 연부조직 근접(구부러져 압박) 및 조직신장(단단하거나 딱딱함/탄력 있음)이 약간 포함된다(4). Mennell은 이러한 특성과 관련된 "관절놀이(joint play)"에 대해 논의하였으며 수의적인 근육수축에 의해 시작되지 않고 독립적으로 발생한다고 설명하였다(3). 이는 환자 불편함의 진실성을 판단할 때 임상적으로 영향을 미친다. 이러한 검사를 통해 치료사는 환자의 병력과 함께 관절 움직임 장애의 원인을 더 잘 파악하여 가장 안전하고 효과적인 치료프로토콜을 개발할 수 있다.

척추 움직임의 분절(관절)의 상태를 평가하려고 할 때 우리의 관심은 환자가 제공하는 증상과 관련될 수 있는 **기능적 척추단위(*functional spinal unit*)**(5)로 향한다. 진단 목적을 위해 이 단위에는 두 개의 인접한 척추, 관련 추간판(추간판이 없는 C1–C2 제외) 및 양측 활액막 후관절(관절낭 및 인대)이 포함된다. 오스테오파시 평가에서 관절의 움직임 상태(기능 대 기능장애)를 결정하는 데 사용되는 테크닉은 특정 척추 부위(예: 흉부)가 아닌 각 특정 기능적 척추단위의 분절수준(예: C4–C5, T7–T8 및 L3–L4)과 관련되어야 한다. 따라서 이와 관련하여 우리는 척추의 가장 작은 기능적 움직임 단위를 식별하려고 시도하고 있다.

1918년 DO, Harrison H. Fryette는 보스턴에서 열린 American Osteopathic Convention에서 척추의 생리학적 움직임에 관한 첫 번째 논문을 발표하였다. Fryette는 1954년 Academy of Applied Osteopathy에서 출판한 그의 저서 *Principles of Osteopathic Technic*에서 Robert W. Lovett, MD(6)의 연구가 흉추 및 요추에 의해 나타나는 움직임에 관한 아이디어의 기초를 제공했다고 인정했다. 그의 관찰은 오스테오파시 치료사들에게 **척추 움직임의 생리학적 원칙(*physiologic principles of spinal motion*)**이라고 불리게 되었다. 그는 경추를 포함하지 않았는데 이는 경추 부위가 흉추 및 요추 부위에서 나타나는 움직임 패턴과 일치하지 않는 것으로 나타났기 때문이다. 1952년, 우리의 동료이자 멘토인 David Heilig, DO, FAAO는 Fryette 박사에게 척추 움직임의 Fryette 원칙 기원에서 경추를 포함하지 않는 것에 대해 질문하는 편지를 썼다(Heilig, 개인 서신). Heilig 박사는 환자의 경추 역학이 Fryette의 원칙을 따르지 않는다는 사실을 알아차렸다. Heilig 박사가 우리에게 공유한 Fryette의 서면 응답은 Heilig 박사에 대해 매우 긍정적이었다. 그는 Fryette가 Heilig 박사의 관찰이 자신의 관찰과 유사하다고 말했듯이 Heilig 박사가 이것을 본 것에 흥미를 느꼈다; 경추는 경추 부위와 흉추 및 요추 부위 사이의 기능해부학적 차이로 인해 그가 제안한 흉추 및 요추 모델과 일치하지 않았다고 하였다.

이것은 10년 전에 관찰되었고, Lovett(1905)와 다른 사람들에 의해 회전과 측면굽힘이 척추(짝운동)의 거의 모든 부위에서 시작될 때 (상대적으로) 동시에 발생한다고 보고하였다(6). 몇 년 후, White와 Panjabi는 그들의 문서에서 **짝운동(*coupled*)**이 "두 번째 축에 대한 다른 움직임과 한 축에 대한 하나의 움직임(병진 또는 회전)이 지속적으로 연관되는 현상"이라고 말함으로써 짝운동의 개념을 추가로 소개하였다(5). Fryette가 관찰하고 보고한 것은 이러한 움직임 관계에 대한 설명에서 한 단계 더 나아간 것이다. 그는 문제의 척추 부위가 구부러지거나 펴진 상태(비중립 자세)와 비교하여 정상, 이완(쉬운 정상) 또는 중립 자세 위치에 있을 때 회전과 측면굽힘이 어떻게 짝을 이루는지(짝운동)를 설명한 최초의 사람일 가능성이 크다.

Fryette는 척추의 생리학적 움직임의 원칙을 1원칙과 2원칙으로 설명하였다.

- **원칙 I**은 척추가 중립(시상면)에 있을 때 발생하는 짝운동(측면굽힘-회전)을 설명한다.
  - **흉추(thoracic)**와 **요추(lumbar)**가 중립위치(정상에 가까운)에 있을 때 척추그룹에 대한 측면굽힘과 회전의 짝운동은 **측면굽힘과 회전이 반대 방향(*side bending and rotation occur in opposite directions*)**으로 발생하는 것과 같다(볼록한 방향으로 회전발생)(2).
- **원칙 II**는 척추가 굽혀져 있거나(후관절이 열린 상태에서) 펴져 있을 때(후관절이 닫힌 상태에서) 발생하는 짝운동(회전-측면굽힘)을 설명한다.
  - **흉추**와 **요추**가 충분히 전방 또는 후방으로 구부러진 경우(비중립), **단일 척추단위에서 측면굽힘과 회전(*side bending and rotation in a single vertebral unit*)**의 짝운동은 같은 방향으로 발생한다(2).

1948년, C. R. Nelson, DO는 특정면에서의 각 움직임이 다른 움직임에 영향을 줄 수 있다는 척추 움직임에 관한 이론을 발표하였다. 이 문장의 뒷부분에서 이것이 척추에 어떤 영향을 미칠 수 있는지 설명하고, 느슨하고 팽팽한 움직임 장벽이 쉽게 얽혀 있어 하나의 움직임을 치료하면 잠재적으로 다른 제한요소를 완화할 수 있다. 또한 모든 움직임이 다른 움직임의 영향을 받는다고 추정할 수 있어, 더 일반적으로 설명되는 정상 대 비정상 관계보다 더 보편적인 기능장애 또는 제한과정을 허용한다. Nelson의 이론은 세 번째 원칙으로 척추 움직임의 생리학적 원칙에 통합되었다.

- **원칙** III: "모든 운동면에서 척추분절의 움직임을 시작하면 다른 운동면에서 해당 분절의 움직임이 수정된다"(2).

환자가 Fryette의 첫 번째 원칙을 따르는 움직임 매개변수를 나타낸다면, 이러한 매개변수를 Type I 역학을 따르는 것으로 설명하는 것이 일반적이다. 두 번째 원칙의 움직임 매개변수를 따르는 것은 Type II 역학이다. 기능적 척추단위에 기능장애가 있을 때, 자유운동 대 비대칭 제한 움직임의 관계는 Type I 또는 II 역학과 관련된 중립/비중립 및 측면굽힘/회전 특성을 기반으로 Type I 체성기능장애 또는 Type II 체성기능장애로 설명될 수 있다.

TYPE I 기능장애는 긴 근육 또는 근육그룹의 제한에 의해 유지되는 것으로 생각되며, 일반적으로 하나 이상의 척추분절에 걸쳐 있다(그룹 기능장애, 즉 T5–T8 N SRRL).

TYPE II 기능장애는 일반적으로 짧은 근육의 제한에 의해 유지되는 단일분절 기능장애와 같이 발생하며, 일반적으로 Type I 그룹 곡선(기능장애)의 시작 영역, 정점 또는 하단에서 발견된다.

척추 움직임 검사에서 치료사는 **3면 움직임(*three-plane motion*)** 및 측면굽힘과 회전(짝운동) 사이의 관계를 식별하려고 시도한다. 치료사는 관절에서 짝운동(coupling) 상태와 체성기능장애가 Type I(반대쪽) 또는 Type II(같은 쪽) 패턴을 나타내는지 여부를 결정할 수 있다(그림 5.1 및 5.2). 흉추 또는 요추 부위에서 기능장애 패턴이 Type I으로 밝혀지면 분절이 짝운동과 중립적 관계를 가진 것으로

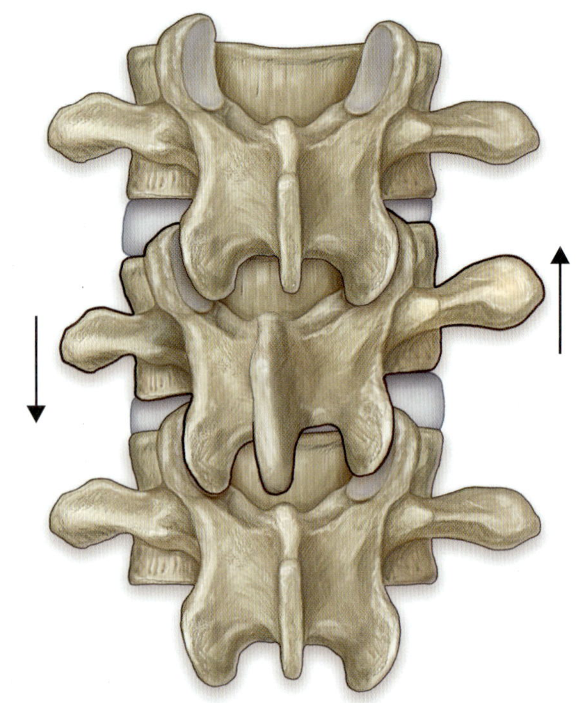

그림 5.1 Type I 짝운동 패턴
예: 중립, 좌측으로 구부러짐, 우측으로 회전됨

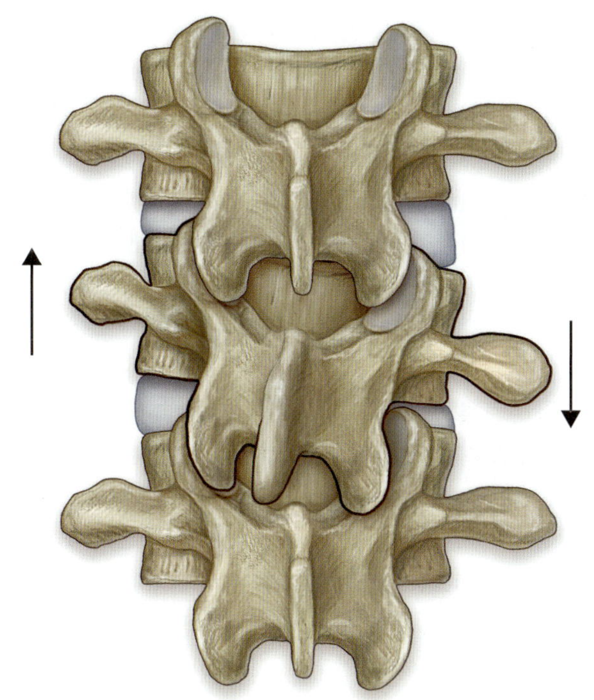

그림 5.2 Type II 짝운동 패턴
예: 신전됨, 우측으로 구부러짐, 우측으로 회전됨

검사가 완료된다. 기능장애가 Type II 짝운동 패턴을 나타내는 경우 치료사는 일반적으로 굴곡 또는 신전요소가 기능장애의 짝운동과 관련이 있는지 여부를 결정하기 위해 검사를 계속해야 한다. 경추에서 이러한 짝운동 관계는 흉추 및 요추 부위와는 다른 생체역학적 규칙을 따른다. 경추에서는 굴곡, 신전, 중립요소가 Type I 또는 Type II 짝운동으로 나타나거나 C1–C2 움직임의 경우 짝운동이 전혀 없을 수 있다. 경추 부위의 기능장애는 Fryette의 두 가지 원칙과 관련된 원칙이 함께 나타나지 않기 때문에 흉추 및 요추 부위의 중립적이고 비중립적인 패턴과 관련되지 않는 짝운동 패턴을 갖는 경추 체성기능장애를 설명하기 위해 다른 명명법(nomenclature)이 개발되었다. 따라서 경추 짝운동 패턴은 시상면에서의 움직임 선호와 관계없이 "Type I-유사(Type I-like)" 또는 "Type II-유사(Type II-like)"로 설명될 수 있다.

다음은 경추에서 일어나는 세 가지 기능적으로 다른 움직임 단위에 대한 설명이다.

1. 후두부는 관절융기의 오목함과 C1 상면의 볼록면과의 관절로 인해 후두가 굴곡, 신전 또는 중립인지 여부에 관계없이 항상 "Type I 짝운동 패턴(Type I coupled motion pattern)"을 따른다(측면굽힘과 회전이 반대방향으로 움직임).
2. C2(축추)에서 C1(환추)의 움직임은 이곳에서 발생하는 경추 전체 회전의 약 50% 가까이를 차지하는 1차적 회전이다. 다른 움직임이 있지만 짝운동은 없다.
3. C2–C6은 척추관절(후관절)의 비스듬한 평면으로 인해 후두골이 굴곡, 신전 또는 중립의 여부에 관계없이 항상 "Type II" 짝운동 패턴을 따른다(측면굽힘과 회전이 같은 방향으로 이동함).

C7의 아래쪽 척추관절(후관절)은 관상면이므로 고전적인 Fryette 역학을 따른다.

일부 치료사는 검사를 굴곡 및 신전으로 시작한 다음, 회전 및/또는 측면굽힘을 수행하여 Type I 또는 Type II 기능장애를 결정하기 위한 짝운동 요소를 결정하는 것을 선호한다. 특정 부위에 고유한 생체역학적 패턴으로 인해 가장 쉽게 검사할 수 있는 움직임이 다를 수 있다. 예를 들어, C2–C7 영역에서는 측면굽힘을 먼저 검사하는 것이 가장 좋다. 그러나 짝이 된 분절을 함께 검사하고, 짝운동 검사 전후에 굴곡 또는 신전 구성요소를 검사하는 것이 가장 좋다. 근에너지 테크닉과 같은 OMT를 시행할 때, 세 축을 모두 치료해야 하는 경우에도 마찬가지이다. 짝운동은 항상 일체화된 상태로 유지되어야 한다.

관절에서 움직임 가용성(질과 양)을 검사하는 방법에는 여러 가지가 있다. 우리는 빠른 충격으로 뼈 랜드마크(예: 경추 관절돌기)에 물리적 접촉을 사용하여 관절에 직접 움직임을 시작하는 방법을 선호한다. 이러한 형태의 움직임 검사를 언급할 때 양성이라는 용어를 사용한다. 양성 움직임 검사의 예는 기능장애의 굴곡 및 신전 구성요소에 대한 요추 스프링 검사(spring test)가 있다. 움직임의 가용성은 충격이 어느 방향으로든 즉시 확인될 수 있으며, 치료사는 촉진된 움직임이 이 위치에서 발생하고 있다는 높은 확신을 가지고 있다.

또 다른 일반적인 방법은 시각적 단서를 사용하는 것이다. 이 방법에서 치료사는 환자가 능동적으로 움직일 때 표면해부학적 랜드마크의 관계(대칭 또는 비대칭) 변화를 찾는다. 이러한 형태의 움직임 검사를 언급할 때 **추정(*presumptive*)**이라는 용어를 사용한다. 추정 움직임 테스트의 예는 천장관절 기능장애에 대한 선자세 및 앉은자세 굴곡(앞으로 굽힘) 검사이다. 치료사에게 이 형태의 움직임 검사는 지정된 관절에 움직임 감소 또는 비대칭(기능장애)이 있다는 확신을 줄 확률은 낮다. 관절의 움직임장애 이외의 많은 자세요인(예: 천골저 비대칭, 경직된 햄스트링 근육)은 이러한 유형의 검사에서 위양성을 유발할 수 있으므로 사용을 제한한다.

분절간 움직임 검사에서 나타난 움직임 선호를 문서화할 때, 오스테오파시 치료사 그룹 내에서는 다음의 약어가 허용되고 일관되게 사용되며 3개의 면(*three-plane*) 진단에서 *x*, *y* 및 *z* 구성요소를 표시하고 다음의 기능장애의 자유 움직임 특성을 설명하는 장에서도 사용됨을 이해할 수 있을 것이다: 굴곡 = F; 신전= E; 중립 = N; 우측 측면굽힘 = SR; 좌측 측면굽힘 = SL; 우측 회전 = RR; 좌측 회전 = RL.

어떤 움직임에서 제한(들)과 느슨함-팽팽함 비대칭이 존재하는지 확인한 후, 관절 기능장애를 문서화해야 한다. 오스테오파시 치료사 그룹이 근골격계 문제를 **오스테오파시 병변**(***osteopathic lesion***)에서 **체성기능장애**(***somatic dysfunction***)를 설명하는 용어로 변경하기로 결정했을 때, 기능장애를 설명하는 방식도 변경되었다. 이전에 오스테오파시 치료사는 통증을 유발하는 움직임 제한의 방향으로 병변(기능장애)을 설명하였다. 그러나 체성기능장애라는 용어가 채택되면서 짝운동 기능장애 척추단위의 위쪽 분절의 **위치(*positional*)** 관계에 따른 3차원(*x*, *y*, *z* 기본축)형 기록이 표준화 되었다. 또한 자세진단이 가장 자유로운 움직임 매개변수와 상관관계가 있음을 알 수 있었다. 그렇게 함으로써 최소한의 기능장애 매개변수로 체성기능장애를 설명하게 되었다. 이로 인해 기능상실 및/또는 통증(*loss of function and/or pain*)을 기반으로 하는 이전 "제한(restriction)" 개념에 익숙한 초보자 또는 기타 도수치료 전문가 그룹(예: 유럽 도수의학 전문가)에게 약간의 혼란이 발생하였다.

현재의 미국 오스테오파시 방법에 의한 기능장애 소견을 문서화하는 방법을 개발함에 있어, 오스테오파시 치료사는 예를 들어 NSRRL과 같이 이전에 기술된 바와 같이 많은 축약문을 사용하였다. 원래 Type I(반대측 결합) 또는 Type II(동측 결합)와 관련된 다른 척추 수준에 관련된 움직임 매개변수 때문에 Type I, 중립 기능장애를 먼저 측면 굽힘 구성요소를 작성하고 다음으로 작성하여 설명하는 것이 일반적이었다. 예를 들어 T5, NSLRR과 같은 기능장애의 회전 구성요소가 있다. 반면 Type II 기능장애에서는 회전 구성요소가 굴곡 또는 신전 구성요소를 따르고 마지막으로 측면굽힘 구성요소(예: T5, FRRSR 또는 ERRSR)가 뒤따른다. 현재 이것은 학생들이 다양한 경우에 굴곡, 신전 또는 중립 구성요소 이후에 오스테오파시 테크닉(예: 근육 에너지)과 관련된 첫 번째 장애물이 회전 또는 측면굽힘임을 기억하기를 원하는 순수주의자들(purists)에 의해 계속되었다. 이러한 짝 운동을 촉진하고 중립 및 비중립 생체역학에서 회전과 측면굽힘이 어떻게 서로 다르게 관련되는지 확인하는 것은 받침점(fulcrums)과 중심(pivot)점이 어떻게 개발되는지 이해하는 데 유용한 방법이다. 일부 오스테오파시 치료사는 약어의 마지막 문자와 관련된 움직임 자유/방향이 뒤따르는 중립적이지 않은 구성요소에 주목하여 더 축약된 변형을 선호한다; 신전, 오른쪽 회전, 오른쪽 굽힘에 대한 ERSR(ESRR)과 굴곡, 왼쪽 회전, 왼쪽 굽힘에 대한 FRSL(FSRL)이 그 예이다. 중립 기능장애에서 이것은 중립, 오른쪽 굽힘, 왼쪽 회전된 경우 NSRL로 사용할 수 있다; 그러나 실무자는 이를 올바르게 요약하기 위해 중립 생체역학의 짝 운동 관계를 완전히 이해해야 한다! 세계적으로 검사를 하는 상황에서는 약어가 없는 것이 일반적일 수 있으며 전체 기능장애, 즉 중립, 오른쪽 측면굽힘, 왼쪽 회전으로 완전히 작성된 것으로 볼 수 있다.

그룹과 단일분절 기능장애
Group and Single Segment Dysfunctions

척추 체성기능장애로 고통받는 환자는 Type I 또는 Type II 기능장애를 가질 수 있으므로 이 두 유형에 미묘한 차이가 나타날 수 있음을 이해하는 것이 중요하다. 전통적으로 Type I 기능장애는 하나 이상의 분절을 포함하는 집합적 또는 "그룹만곡" 기능장애(흉추 및 요추)로 설명되었다(1). 이러한 기능장애는 일반적인 자세 움직임, 일반적인 보상된 근막패턴 또는 경증에서 중등도의 물리적 스트레스에서 나타날 수 있다. Type II 기능장애는 고전적으로 단일분절 기능장애로 나타나며 일반적으로 그룹으로 덜 나타나는 것으로 설명된다. Type II 기능장애(흉추 및 요추)는 짝운동에 굴곡 또는 신전요소를 추가하는 움직임을 따르며, 따라서 중립자세에서 시작된 것보다 더 롱레버(long-lever)를 통해 증가된 힘을 생성한다. 이것은 때때로 Type II 기능장애에서 더한 증상이 있거나 더 고통스러운 호소를 유발할 수 있다. 임상적으로 Type I 척추 기능장애가 단일분절 기능장애로 나타나고, Type II 기능장애가 그룹 기능장애로 나타나는 예를 보았다.

늑골기능장애 Costal Dysfunctions

늑골기능장애에 대한 용어는 표준화하기가 다소 어려웠다. 늑골기능장애는 호흡/생리학적 및 비생리적/위치/구조적 움직임 패턴으로 설명되었다. 일부는 호흡의 흡기 또는 호기단계(예: 첫 번째 늑골, 흡기 우측)와 관련된 움직임의 자유도 측면에서 기능장애를 설명하는 것을 선호한다. 이는 신체의 다른 영역에서 기능장애가 설명되는 방식을 더 가깝게 따르는 반면, 어떤 사람들은 늑골을 잡는 방식으로 같은 문제를 설명하는 것을 선호한다(예: 첫 번째 늑골 우측, 흡기에 고정/잡힘)(1). 일부 임상가는 변경된 위치(돌출 또는 함몰, 전방 또는 후방)로 늑골기능장애를 설명한다.

늑골기능장애는 일반적으로 척추 기능장애를 따를 수 있기 때문에 이 영역에서 단일분절 또는 그룹 기능장애가 가능할 수 있다. 또한 척추와 늑골기능장애가 같은 수준에서 발생하는 경우, 늑골기능장애가 척추 체성요소에 의해 이차적으로 발생한 것일 수도 있으므로 척추 기능장애만 치료하는 것이 종종 효과적일 수 있다. 그러나 임상경험으로 볼 때, 일반적으로 첫 번째 늑골과 12번째 늑골(부유)이 척추와 관계없이 기능장애가 발생할 수 있다고 생각한다.

요추 분절간 움직임 검사 Lumbar Intersegmental Motion Testing

L1-L5, 회전
L1-L5, Rotation

엎드린자세, 숏레버 방법
Prone, Short-Lever Method

예: L4

1. 환자는 머리를 중립에 두거나(안면구멍이 있는 경우), 더 편안한 쪽으로 돌리고 치료대에 엎드려 눕는다. 머리가 회전하는 쪽은 수동적으로 같은 쪽의 회전효과를 증가시킨다.
2. 치료사는 치료대 양쪽에 서서 엄지손가락패드로 L4 횡돌기(장골능 높이)를 촉진한다(그림 5.3 및 5.4).
3. 치료사는 좌우측 회전의 느슨함(자유로움)을 평가하기 위해 복측(ventrally) 방향의 충격을 이용해 L4의 좌측과 우측 횡돌기를 교대로 누른다(그림 5.5 및 5.6).

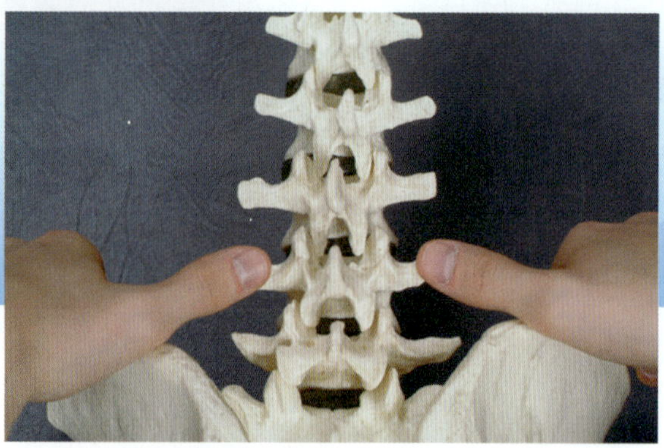
그림 5.3 2단계, 골격에 손 위치

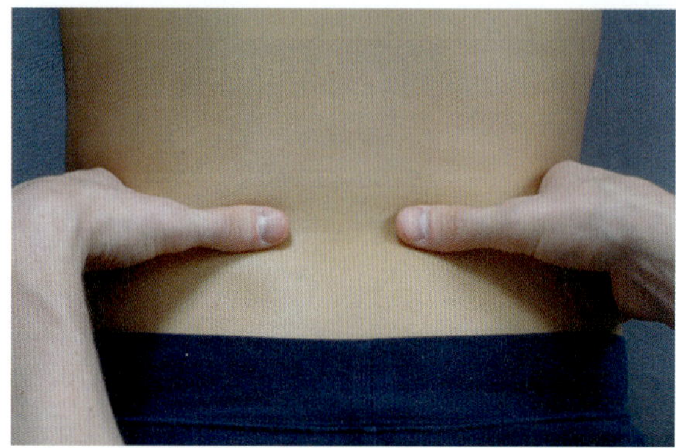
그림 5.4 2단계, 환자 위에 손 위치

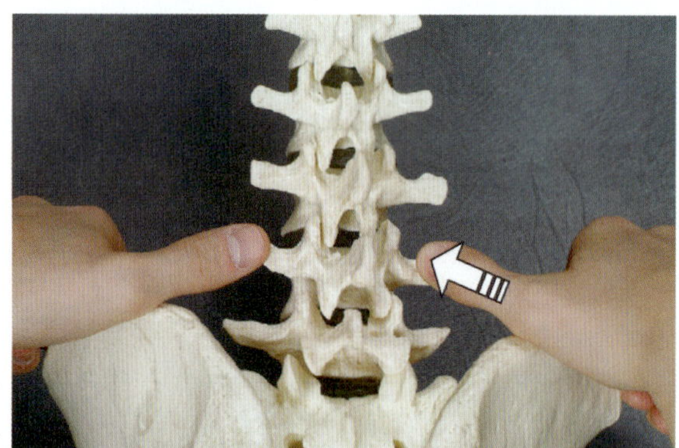
그림 5.5 3단계, 골격, 우측회전

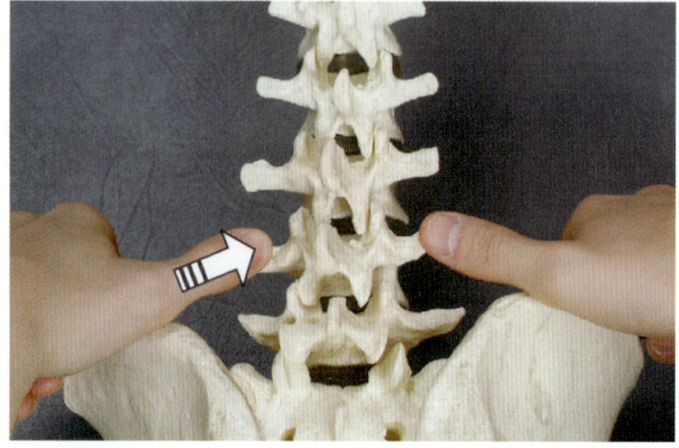
그림 5.6 3단계, 골격, 우측회전

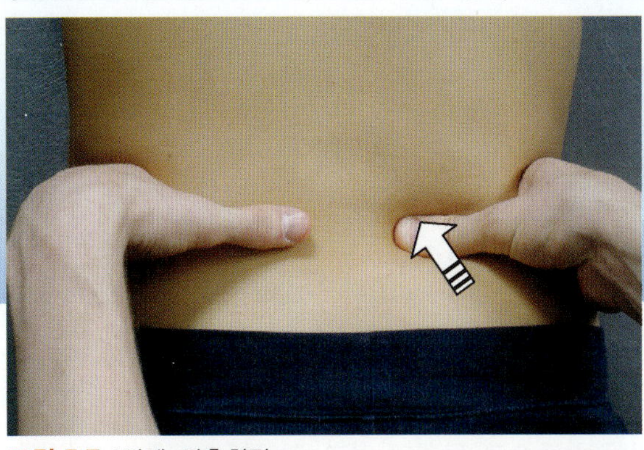
그림 5.7 4단계, 좌측회전

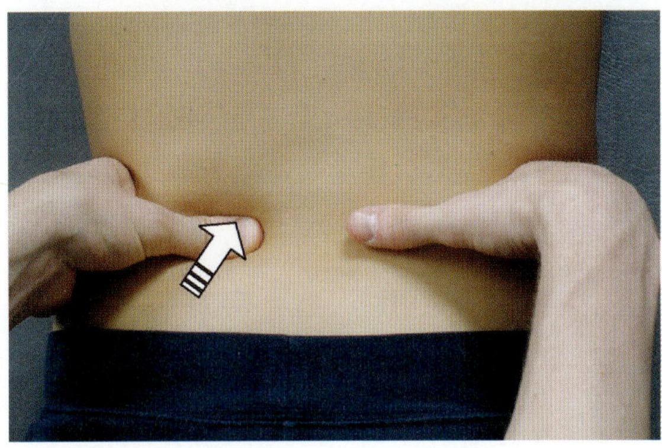
그림 5.8 5단계, 우측회전

4. 우측 횡돌기가 앞쪽(안쪽)으로 더 쉽게 움직이고(흰색 화살표), 좌측 횡돌기에 저항이 있는 경우, 분절이 좌측으로 더 자유롭게 회전하는 것이다(좌측으로 회전)(그림 5.7).
5. 좌측 횡돌기가 앞쪽으로 더 쉽게 움직이고(흰색 화살표), 우측 횡돌기에 저항이 있는 경우, 분절이 우측으로 더 자유롭게 회전하는 것이다(우측 회전)(그림 5.8).
6. 이 예에서 L4의 좌측 횡돌기는 좌측회전 기능장애에서 정적(층별, layer by layer) 촉진을 통해 더 두드러지게(후방) 나타날 수 있다.
7. 치료사는 요추의 각 부분에서 이 단계를 수행하고 더 많은 자유도 또는 움직임의 느슨함을 이끌어내는 위치에 의한 회전의 비대칭성을 설명한다.

요추 분절간 움직임 검사 Lumbar Intersegmental Motion Testing

L1-L5, 측면굽힘
L1-L5, Side Bending

엎드린자세, 숏레버 병진 방법
Prone, Short-Lever Translatory Method

예: L4

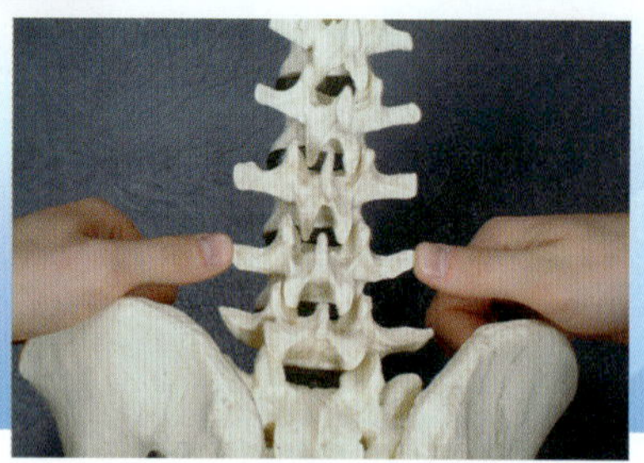

그림 5.9 2단계, 골격에 손 위치

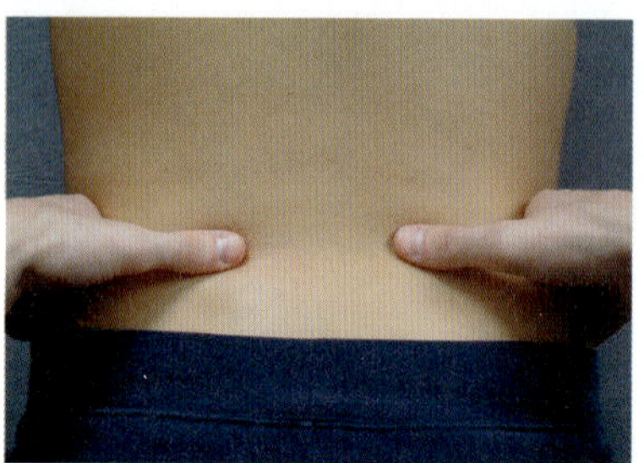

그림 5.10 2단계, 환자 위에 손 위치

1. 환자는 머리를 중립에 두거나(안면 구멍이 있는 경우) 더 편안한 쪽으로 돌리고 치료대에 엎드려 눕는다.
2. 치료사의 엄지는 횡돌기의 후외측에 위치한다(그림 5.9 및 5.10).
3. 치료사는 좌측과 우측이 쉽게 굽혀지는지 평가하기 위해 좌측과 우측으로 번갈아 병진활주를 시작한다.
4. 엄지가 분절을 좌측에서 우측으로 더 쉽게 이동하면 분절은 좌측으로 굽힘이 쉽고, 좌측굽힘이라고 한다(그림 5.11 및 5.12).
5. 엄지가 분절을 우측에서 좌측으로 더 쉽게 이동하면 분절은 우측으로 굽힘이 더 쉽고, 우측굽힘이라고 한다(그림 5.13 및 5.14).
6. 치료사는 요추의 각 부분에서 이 단계를 수행하고, 더 많은 자유도 또는 움직임의 느슨함을 이끌어내는 위치에 따른 측면굽힘의 비대칭성을 기술한다.

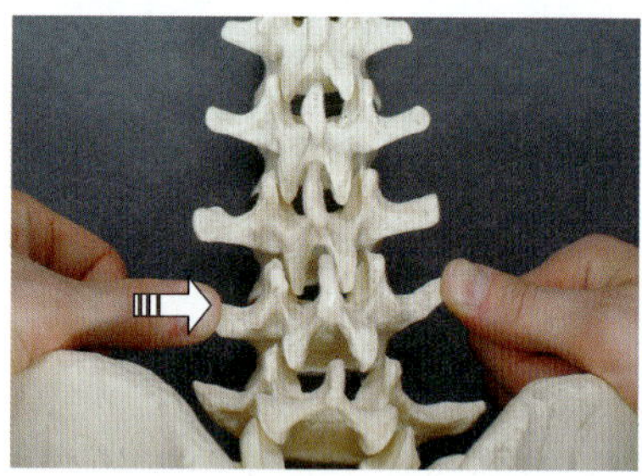

그림 5.11 4단계, 골격에서 좌측 측면굽힘

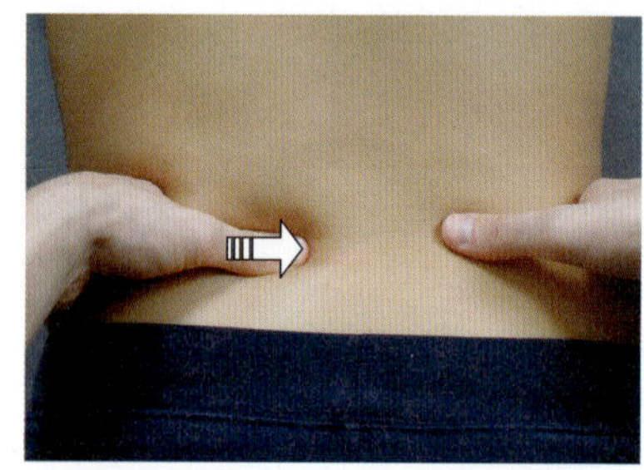

그림 5.12 4단계, 환자를 좌측 측면굽힘

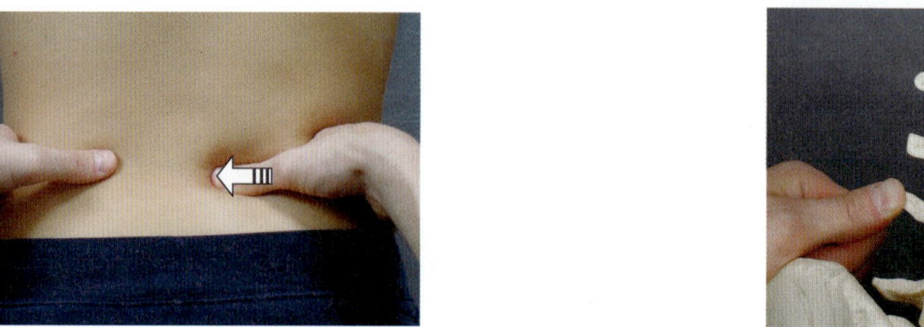

그림 5.14. 5단계, 환자를 우측 측면굽힘

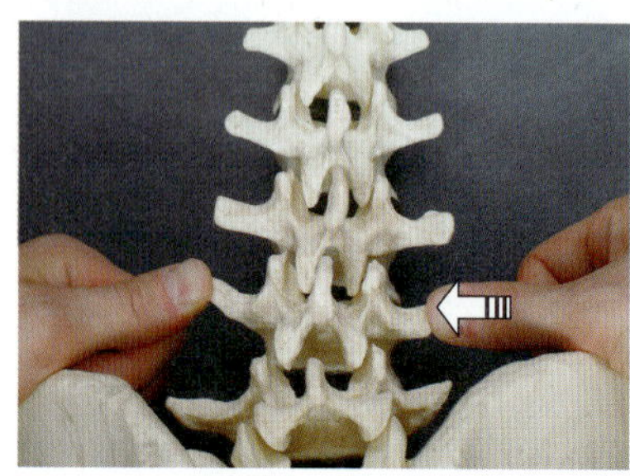

그림 5.13. 5단계, 골격에서 우측 측면굽힘

요추 분절간 움직임 검사 Lumbar Intersegmental Motion Testing

L1-L5, 신전/굴곡
L1-L5, Extension/Flexion

엎드려 스핑크스 자세/앉아서 굴곡
Prone Sphinx Position/Seated Flexion

예: L1, Type II(비중립 기능장애)
Ex: L1, Type II (Nonneutral Dysfunction)

참고: 이 진단 테크닉은 회전 및 측면굽힘 구성요소가 Type II 패턴[느슨한 쪽과 같은 쪽 패턴]으로 결합되어 있는지 확인한 후에 수행된다.

1. 환자는 머리를 중립에 두거나(안면 구멍이 있는 경우) 더 편한 쪽으로 돌리고 치료대에 엎드려 눕는다. 치료사의 엄지는 기능장애 분절의 횡돌기 후외측면에 위치한다(그림 5.15).
2. 환자에게 팔꿈치로 지지하여 치료대에서 가슴을 들어올리고, 지지하는 손으로 머리/턱을 올려서 척추 주위 근육을 이완시켜 흉요추 부위를 신전하도록 지시한다(그림 5.16).
3. 치료사는 이 위치에서 회전 구성요소를 다시 검사한다. 기능장애의 회전요소가 "개선"되면(더욱 대칭적/덜 비대칭적이 됨) 기능장애를 신전*(extended)*이라고 한다(그림 5.17). 기능장애의 회전요소가 더 비대칭이 되면 기능장애를 굴곡*(flexed)*이라고 한다.
4. 굴곡-중심 평가를 사용하여 환자를 앉히고 치료사는 환자 뒤에 서거나 앉는다. 치료사의 엄지 또는, 검지를 기능장애 분절의 횡돌기 위에 놓고 환자에게 천천히 앞으로 구부리도록 요청한다. 회전요소가 이 위치에서 더 대칭이 되면, 기능장애를 굴곡이라고 한다. 이 위치에서 회전 구성요소가 더 비대칭이 되면 신전이라고 한다(그림 5.18).
5. 치료사가 이전에 기능장애가 Type II 짝운동 패턴을 보인다고 판단한 경우, 이러한 테크닉(엎드린자세 대 앉은자세) 중 하나만 수행해야 한다.

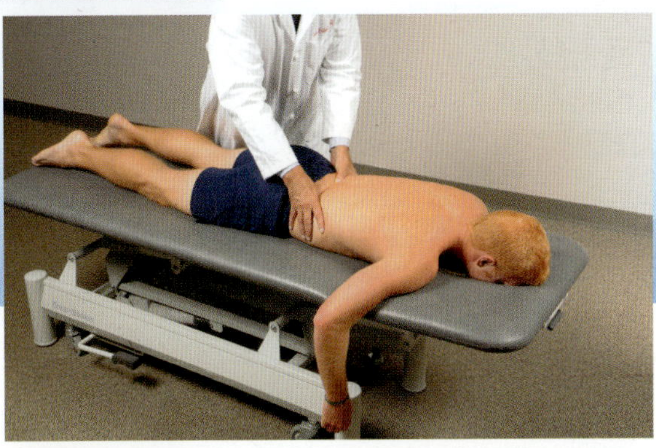
그림 5.15 1단계

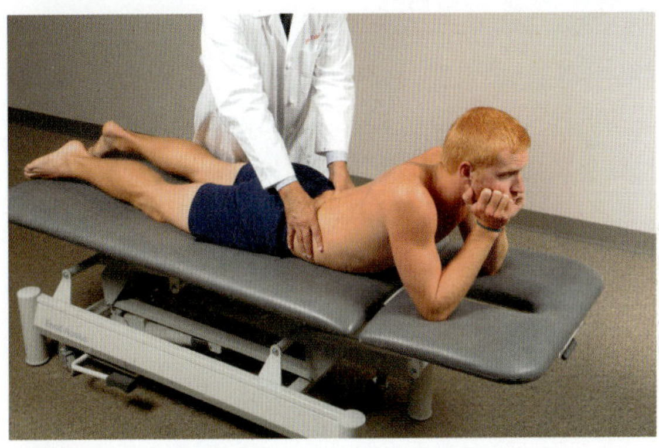
그림 5.16 2단계, 요추 스핑크스 자세

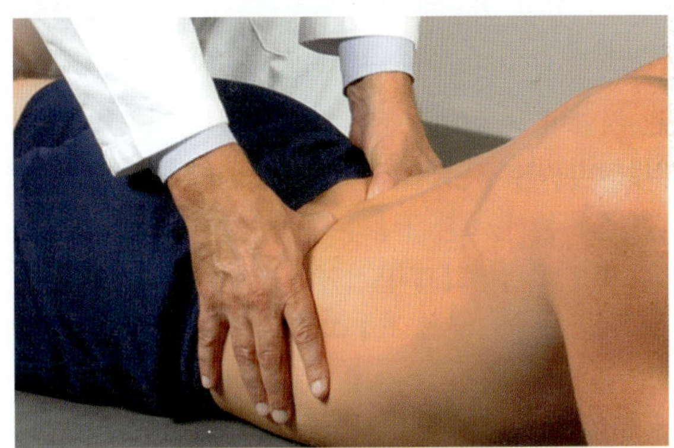
그림 5.17 3단계, 신전은 비대칭을 개선함

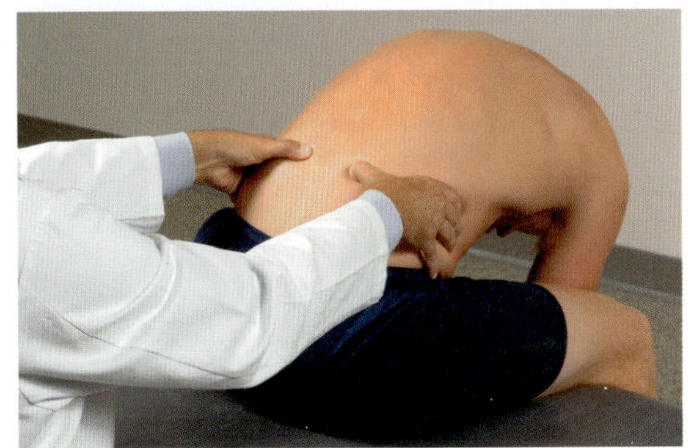
그림 5.18 4단계, 굴곡

요추 분절간 움직임 검사 Lumbar Intersegmental Motion Testing

L1-L5, 굴곡/신전
L1-L5, Flexion/Extension

엎드린자세, 스프링 검사 방법
Prone, Spring Test Method

예: L4(흉추에도 사용할 수 있음)
Ex: L4 (May Be Used in Thoracic Spine)

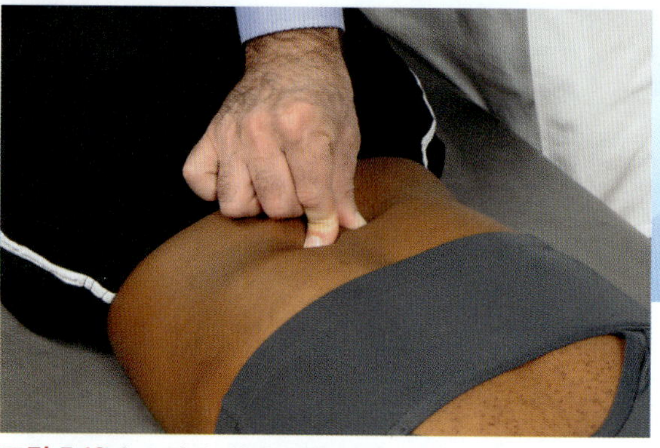

그림 5.19 A. 1단계, 엄지와 검지손가락으로 눌러봄(springing)

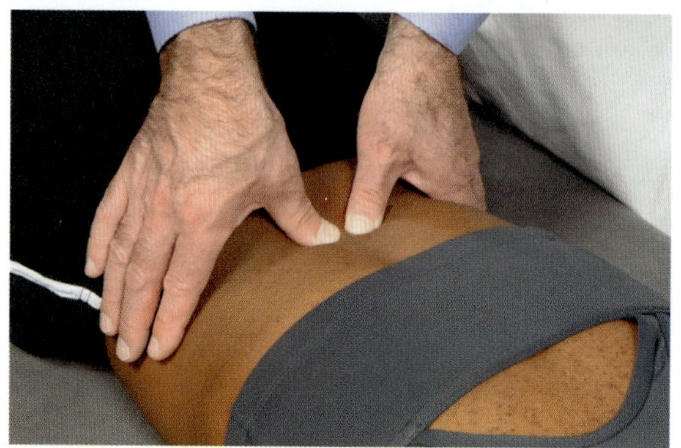

그림 5.19 B. 1단계, 엄지손가락을 양쪽에서 눌러봄

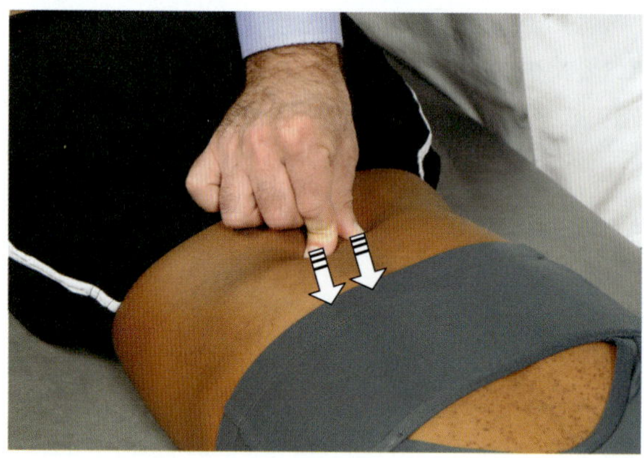

그림 5.20 2단계, 복측으로 눌러봄

참고: 이 진단 테크닉은 회전 및 측면굽힘 구성요소가 Type II 패턴(편한 쪽과 같은 쪽 패턴)으로 짝운동되어 있음을 확인한 후에 수행된다.

1. 환자는 머리를 중립에 두거나(안면 구멍이 있는 경우) 더 편안한 쪽으로 돌리고 치료대에 엎드려 눕는다. 치료사의 엄지와 검지손가락을 부척추근과 기능장애 척추단위(상부 및 하부분절)의 극돌기 사이에 두거나, 기능장애가 있는 척추단위(상부 및 하부분절)의 극돌기 사이에 양쪽 엄지를 사용할 수도 있다 (그림 5.19A 및 B).
2. 치료사는 복측으로(치료대를 향하여) 빠르고 탄력있는 충격을 가한다(그림 5.20). 이것은 전방(앞쪽) 또는 후방(뒤쪽) 천골 기능장애를 결정하는 데 사용되는 요천추 스프링 검사*(lumbosacral spring test)*와 유사하다.
3. 증가된 저항이 충족되고 분절이 쉽게 신전되지 않는 경우 Type II 짝운동과 관련된 기능장애 요소는 굴곡이다.
4. 저항이 적거나 전혀없고 분절이 쉽게 신전되는 경우 유형 II 짝운동과 관련된 기능장애 요소는 신전이다.

요추 분절간 움직임 검사 Lumbar Intersegmental Motion Testing

L1-L5, 굴곡/신전

L1-L5, Flexion/Extension

롱레버, 옆으로 누운 방법

Long-Lever, Lateral Recumbent Method

예: L5

1. 환자는 옆으로 기댄(옆으로 누운) 자세로 눕는다.
2. 치료사는 환자의 정면을 향하여 치료대 옆에 선다.
3. 치료사는 머리쪽 손의 손가락패드로 L5-S1의 극돌기(그림 5.21) 또는 L5와 S1 사이의 극간 공간(그림 5.22)을 촉진한다.
4. 치료사의 꼬리쪽 손은 환자의 구부러진 다리를 조절하면서 치료사의 허벅지로는 자세를 잡는 동안 더 나은 균형과 조절을 위해 환자의 경골결절에 위치할 수 있다(그림 5.23).
5. 치료사는 꼬리쪽 손과 허벅지로 환자의 고관절을 천천히 구부리고 펴며 머리쪽 손은 척추돌기를 지속적으로 모니터링하여 요추굴곡과 신전에 대한 S1에서 L5의 상대적 자유도를 결정한다(그림 5.24 및 5.25).
6. 치료사는 두 분절 중 상부가 하부에서 굴곡되고 신전되는 능력을 평가한다. L5가 S1에서 동일하게(대칭적으로) 굴곡되고 신전되면 L5를 중립이라고 한다. 두 분절 사이에 움직임의 비대칭이 있는 경우, 기능장애는 두 분절의 위쪽이 쉽게 움직이는 방향으로 명명된다(예: L5가 굴곡 시 더 쉽게 움직이면 L5 굴곡; 신전 시 분절이 더 자유롭게 움직이면 L5 신전).
7. 치료사는 요추의 각 부분에서 이 단계를 수행하고 더 많은 자유도 또는 움직임의 느슨함을 이끌어내는 위치에 의한 비대칭을 기술한다.

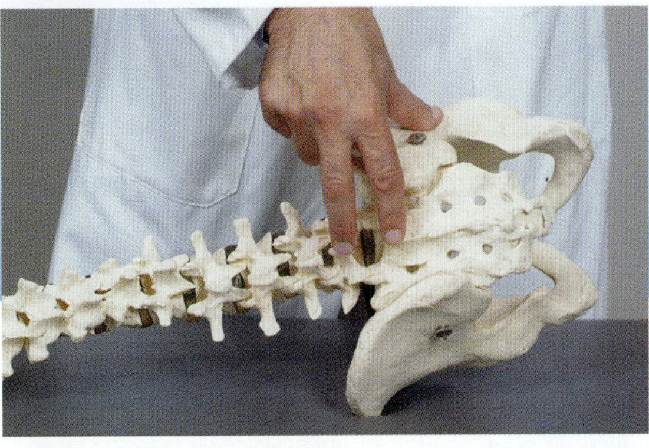
그림 5.21 3단계, 극돌기 촉진

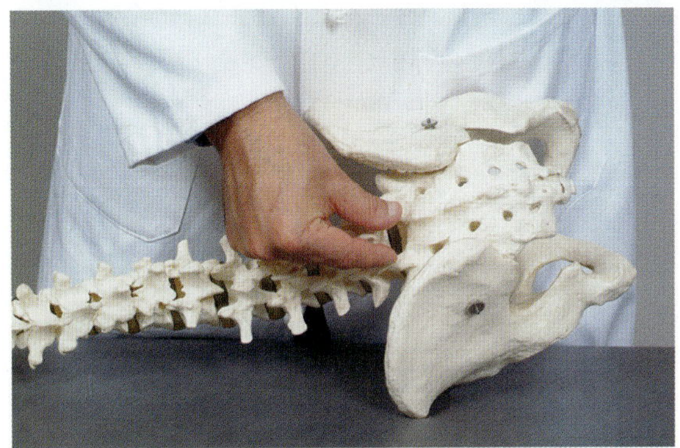
그림 5.22 3단계, L5-S1 사이 공간촉진

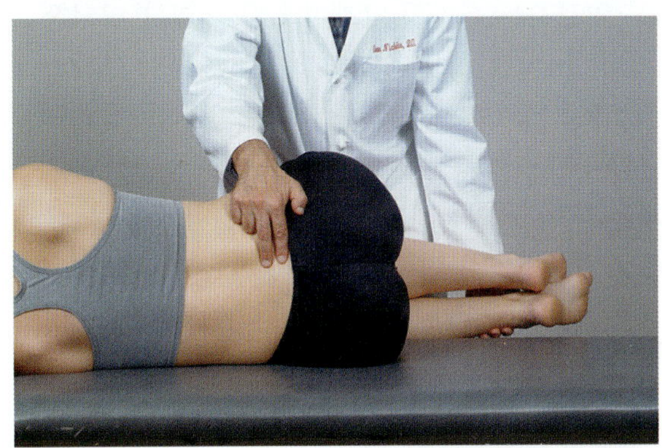
그림 5.23 4단계

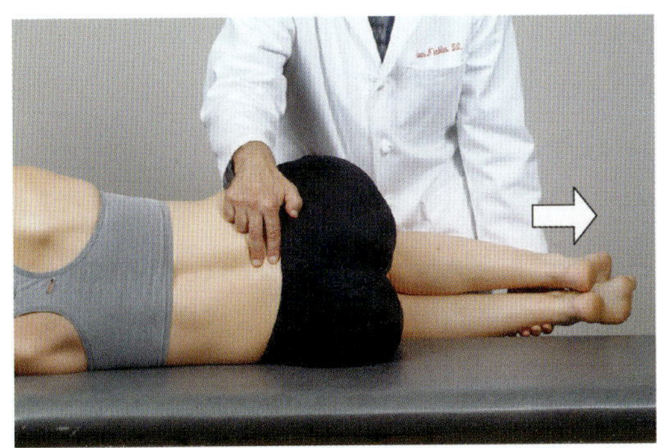
그림 5.25 5단계, 신전, 극돌기 접근

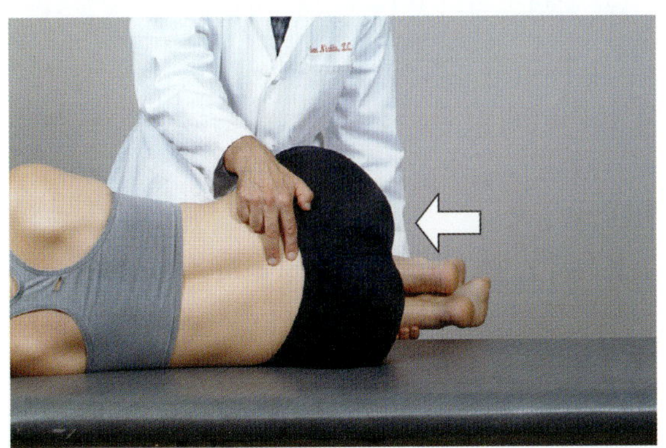
그림 5.24 5단계, 굴곡, 극돌기 분리

요추 분절간 움직임 검사 Lumbar Intersegmental Motion Testing

L1-L5, 측면굽힘
L1-L5, Side Bending

옆으로 누운자세, 롱레버 방법
Lateral Recumbent, Long-Lever Method

예: L5

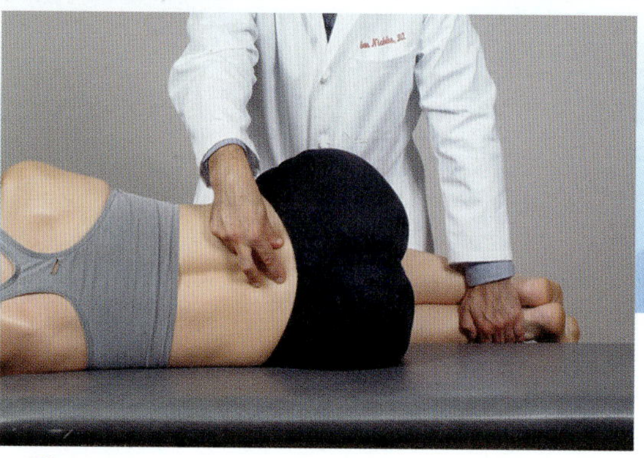

그림 5.26 1단계

1. 치료사는 환자의 고관절을 약 90도로 구부리고 환자의 다리를 치료대 가장자리에서 약간 떨어뜨려 부드럽게 움직인다(그림 5.26).
2. 치료사는 L5가 S1에 비해 중립이 될 때까지 환자의 고관절을 천천히 구부리고 편다.
3. 치료사는 머리쪽 손의 손가락패드로 L5의 좌측 및 우측 횡돌기(그림 5.27) 또는 횡돌기 사이의 공간을 촉진한다.
4. 머리쪽 손이 발이 올라간 쪽의 횡돌기가 근접하는 것(또는 환자가 누워 있는 쪽의 횡돌기의 분리)을 모니터링할 때, 치료사의 꼬리쪽 손은 천천히 환자의 발과 발목을 위로 올린다(그림 5.28).
5. 그다음, 치료사는 환자의 발과 발목을 내리고 머리쪽 손은 발이 내려간 쪽의 횡돌기의 근접(또는 환자가 누워 있는 반대쪽의 횡돌기의 분리)을 모니터링한다(그림 5.29).
6. 치료사는 우측 측면굽힘과 좌측 측면굽힘에 대한 두 부분(L5) 중 위쪽 부분의 능력을 평가한다. 이 테스트에서는 발과 발목이 움직이는 쪽에서 측면굽힘이 발생한다.
7. 치료사는 요추의 각 부분에서 이 단계를 수행하고 더 많은 자유도 또는 움직임의 느슨함을 이끌어내는 위치에 의한 측면굽힘의 비대칭성을 기술한다.

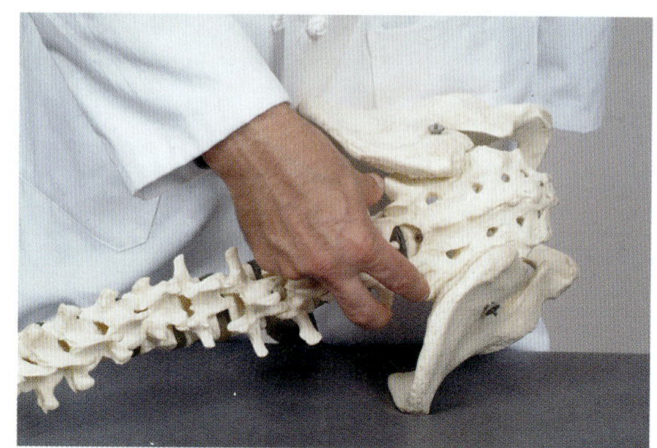

그림 5.27 3단계, L5 횡돌기의 촉진

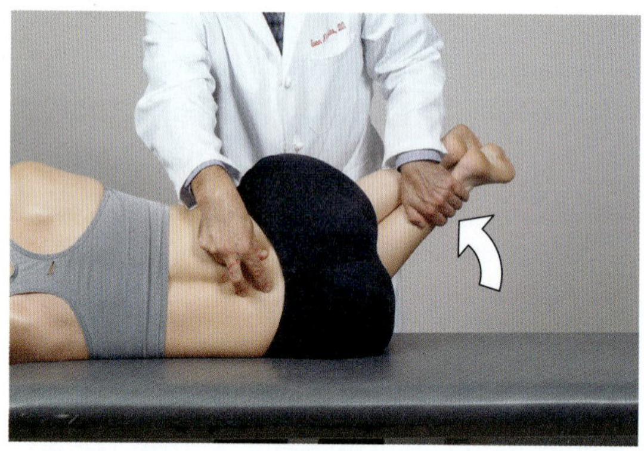

그림 5.28 4단계, 우측 측면굽힘

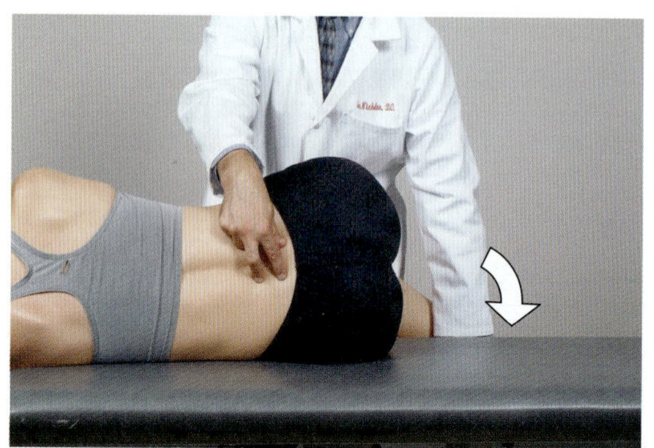

그림 5.29 5단계, 좌측 측면굽힘

흉추 분절간 움직임 검사 Thoracic Intersegmental Motion Testing

T1-T4, 굴곡/신전
T1-T4, Flexion/Extension

T1-T4, 측면굽힘/회전
T1-T4, Side Bending/Rotation

앉은자세, 롱레버 방법
Seated, Long-Lever Method

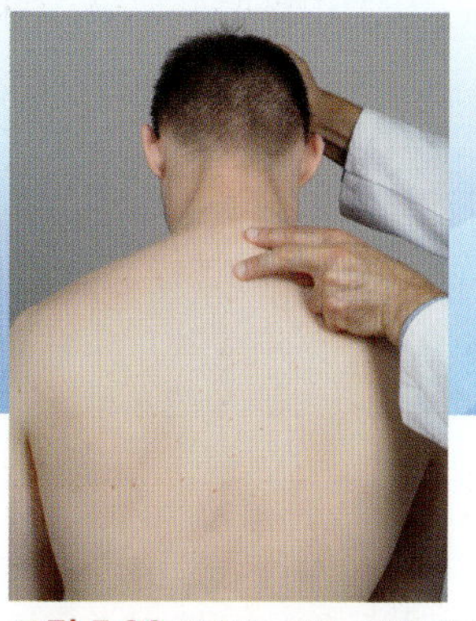

그림 5.30 3단계, 굴곡-극돌기 분리

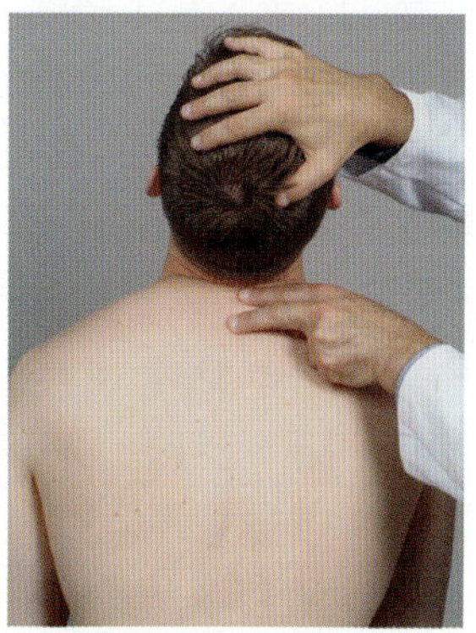

그림 5.31 3단계, 신전 극돌기 접근

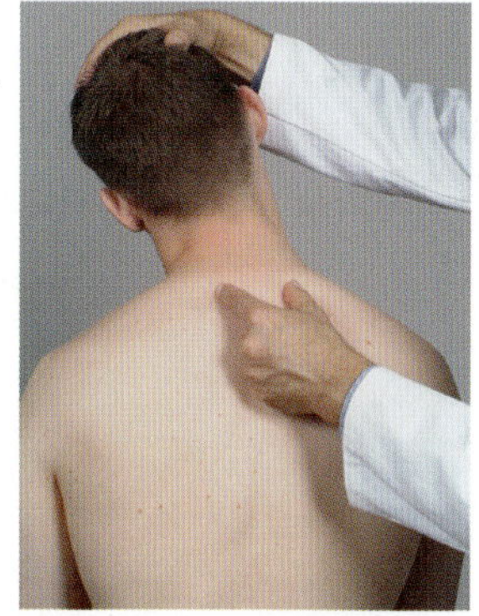

그림 5.32 4단계, 좌측 측면굽힘

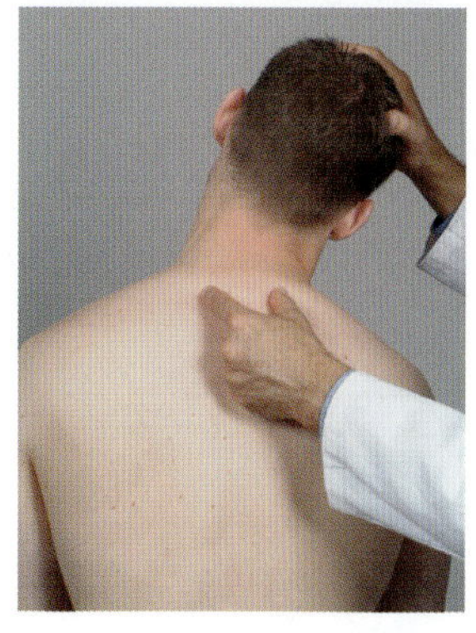

그림 5.33 4단계, 우측 측면굽힘

1. 환자는 앉고 치료사는 환자 뒤에 선다.
2. 치료사는 한 손으로 환자의 머리를 조절하고 다른 손의 검지와 세번째 손가락으로 T1과 T2의 극돌기를 촉진한다.
3. 치료사는 환자의 머리를 앞뒤로 천천히 움직이면서 상부분절이 검사하는 각 방향으로 움직이는 능력을 지속적으로 모니터링한다(그림 5.30 및 5.31).
4. 치료사는 환자의 머리를 조절하면서 T1과 T2의 좌측 횡돌기를 촉진하고, 환자의 머리를 좌측 어깨로 움직여 좌측 T1 횡돌기가 좌측 T2 횡돌기에 근접하는 능력을 평가한다. 이것은 좌측굽힘을 유발한다(그림 5.32). 그리고 우측굽힘을 유도하기 위해 우측에서 반복된다(그림 5.33).

(계속)

5. 치료사는 좌측 횡돌기를 관찰하면서 환자의 머리를 좌측으로 천천히 돌리고 좌측회전을 평가한다. 이것은 좌측에서 횡돌기의 동시적인 후방 움직임에 의해 감지된다(그림 5.34). 그리고 우측회전을 유도하기 위해 우측에서 반복된다(그림 5.35).
6. 치료사는 각 흉부 분절(T1–T4)에서 굴곡, 신전, 양측 측면굽힘 및 회전을 평가하면서 이 단계를 수행한다.
7. 치료사는 3면 모두에서 보다 자유롭거나 움직임이 느슨한 위치에 따라 결과를 문서화한다(예: T2 NSRRL; T3 FSRRR; T4 ESLRL).

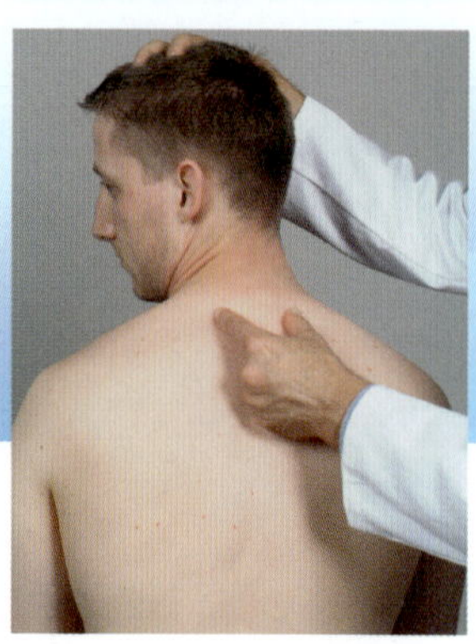

그림 5.34 5단계, 좌측회전

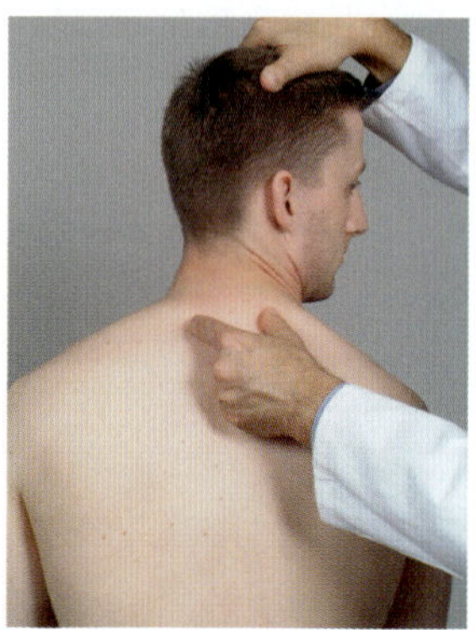

그림 5.35 5단계, 우측회전

흉추 분절간 움직임 검사 Thoracic Intersegmental Motion Testing

T1–T4, 측면굽힘
T1–T4, Side Bending

옆으로 누운자세, 롱레버 방법
Lateral Recumbent, Long-Lever Method

예: T2

1. 환자는 등이 치료대 가장자리에 가깝게 옆으로 눕는다.
2. 치료사는 환자의 머리를 향하여 치료대 옆에서 환자 앞에 앉는다.
3. 치료사는 머리쪽 손으로 환자의 머리 아래에 대고 조심스럽게 치료대에서 들어올리는 동안 꼬리쪽 손의 손가락패드를 기능장애 분절의 횡돌기 또는 그 사이의 공간 위에 놓는다(그림 5.36).
4. 치료사는 관련된 분절의 횡돌기 또는 그들 사이의 공간을 모니터링하면서 환자의 머리를 부드럽게 들어올린다. 머리가 움직이는 쪽에 측면굽힘이 시작된다. 이것은 위쪽에 있는 횡돌기의 근접과 반대쪽(치료대 쪽)에 있는 횡돌기의 분리로 나타난다(그림 5.37).
5. 치료사는 반대로 아래쪽(치료대 쪽)의 횡돌기의 근접 및/또는 반대쪽의 분리를 모니터링하면서 머리를 치료대 쪽으로 부드럽게 내린다(그림 5.38). 다시 말하지만, 머리가 움직이는 쪽으로 측면굽힘이 일어나는 방향이다.
6. 치료사는 각 흉부분절(T1–T4)에서 이 단계를 수행하고 더 많은 자유도 또는 움직임의 느슨함을 이끌어내는 위치에 의한 측면굽힘의 비대칭성을 설명한다.

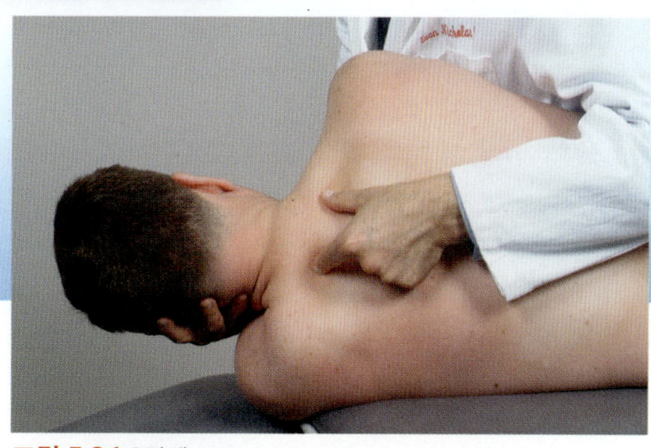
그림 5.36 3단계

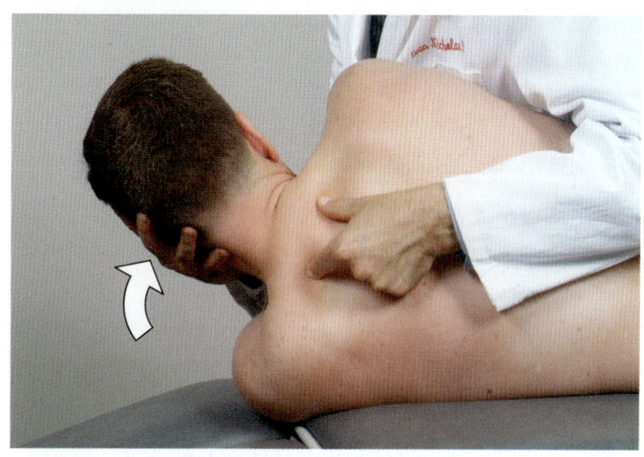
그림 5.37 4단계 우측 측면굽힘

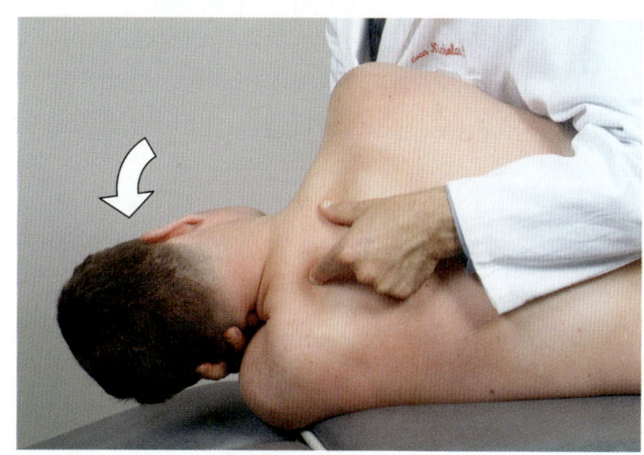
그림 5.38 5단계, 좌측 측면굽힘

흉추 분절간 움직임 검사 Thoracic Intersegmental Motion Testing

T1-T12, 굴곡/신전
T1-T12, Flexion/Extension

앉은자세, 숏레버/병진 방법
Seated, Short-Lever/Translatory Method

예: T6

1. 환자는 앉고 치료사는 환자의 뒤쪽 옆에 선다.
2. 치료사는 한 손의 엄지와 검지를 T6과 T7의 극돌기 사이에 놓거나 검지와 중지로 T6과 T7의 극돌기를 촉진한다(그림 5.39).
3. 환자의 팔을 가슴앞에서 V자 형태로 교차시킨다. 치료사의 오른팔과 손은 환자의 교차된 팔꿈치 아래에 두고 왼손은 T6-T7 사이 공간에 둔다(그림 5.40).
4. 치료사는 왼손으로 T7에서 T6의 굴곡(극돌기 분리)을 모니터링하면서 이마를 전완에 얹고 앞으로 완전히 이완하도록 환자에게 지시한다. 환자는 완전히 긴장을 풀고 억제하지 않아야 한다(그림 5.41).
5. T7에서 T6의 신전을 평가하기 위해 한쪽 손이 환자의 팔꿈치를 약간 들어올릴 때 치료사의 뒤쪽 손으로 극돌기 또는 앞쪽 공간을 부드럽게 밀거나 활주한다. 이것은 극돌기의 근접으로 알 수 있다(그림 5.42). 환자는 완전히 긴장을 풀고 억제하지 않아야 한다. 과신전을 피하도록 주의해야 한다.
6. 치료사는 흉추 부위의 각 분절에서 굴곡과 신전을 평가하고, 자세에 따른 비대칭을 설명하여 더 많은 자유도 또는 움직임의 느슨함을 유도한다.

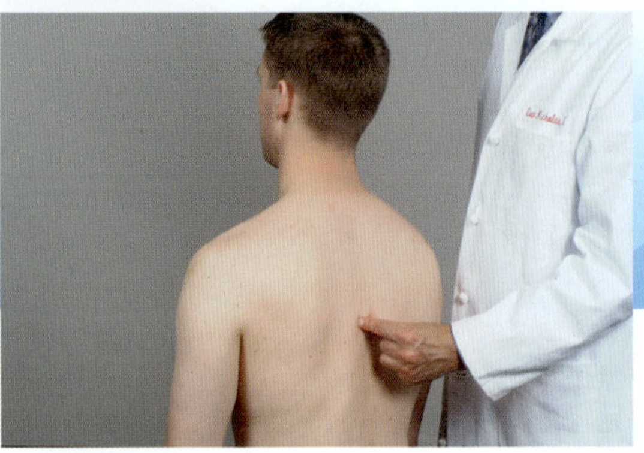

그림 5.39 2단계

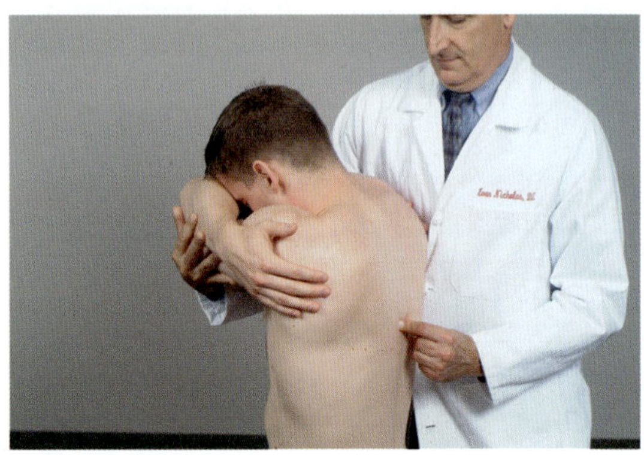

그림 5.40 3단계

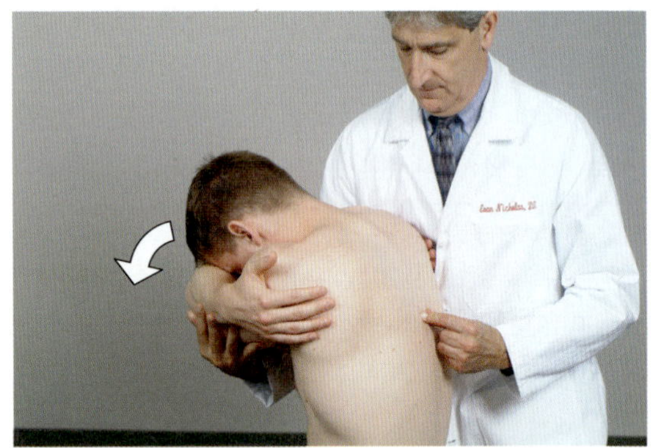

그림 5.41 4단계, 굴곡하여 극돌기 분리

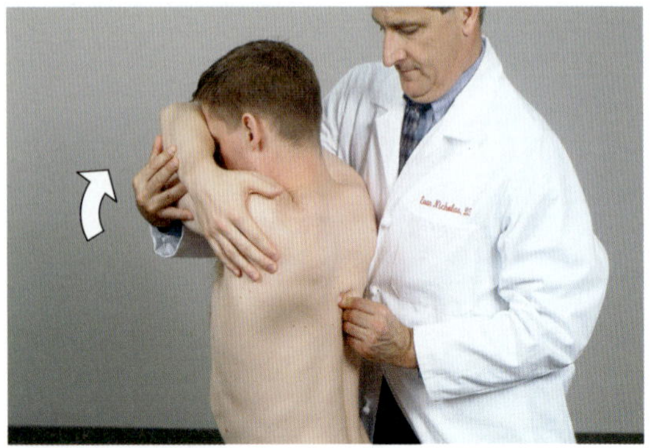

그림 5.42 5단계, 신전하여 극돌기 접근

흉추 분절간 움직임 검사 Thoracic Intersegmental Motion Testing

T1-T12, 측면굽힘
T1-T12, Side Bending

앉은자세, 숏레버/병진 방법
Seated, Short-Lever/Translatory Method

예: T6

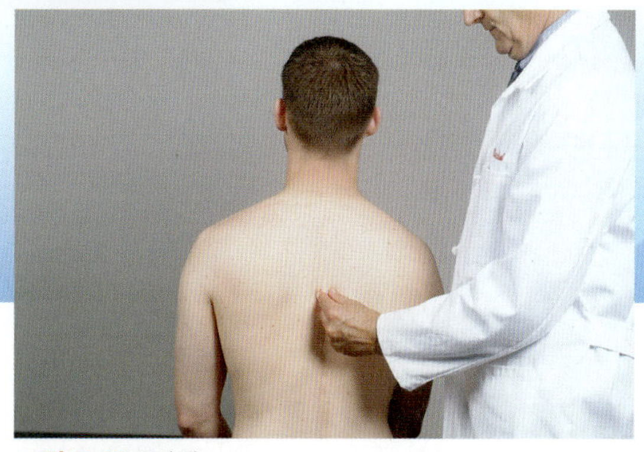

그림 5.43 2단계

1. 환자는 앉고 치료사는 환자의 뒤쪽 옆에 선다.
2. 치료사는 좌측 엄지와 검지를 T6과 T7의 극돌기 사이에 놓는다(그림 5.43). 또는 치료사의 좌측 엄지와 검지로 T6의 극돌기를 촉진한다.
3. 치료사는 오른팔로 환자의 가슴 앞쪽을 가로질러 환자의 좌측 어깨에 손을 놓고 치료사의 우측 겨드랑이는 환자의 우측 어깨에 얹는다(그림 5.44).
4. 치료사의 우측 겨드랑이가 환자의 우측 어깨에서 아래쪽으로 힘을 가하면 왼손이 동시에 T6-T7 사이 공간을 환자의 좌측으로 미끄러지듯 움직이거나 밀게 된다. 이로 인해 T7에서 T6의 우측 굽힘을 생성하는 좌측 병진효과가 발생한다(그림 5.45).
5. 치료사의 오른손으로 환자의 좌측 어깨에 아래쪽으로 힘을 가하고 왼손은 T6-T7 사이 공간을 환자의 우측으로 동시에 미끄러지게 한다. 이렇게 하면 T7에서 T6의 좌측굽힘이 발생한다(그림 5.46).
6. 치료사는 이 단계를 수행하여 흉추 부위의 각 분절에서 우측 및 좌측굽힘을 평가하고 더 많은 자유도 또는 움직임의 느슨함을 유도하는 위치에 의한 비대칭성을 설명한다.

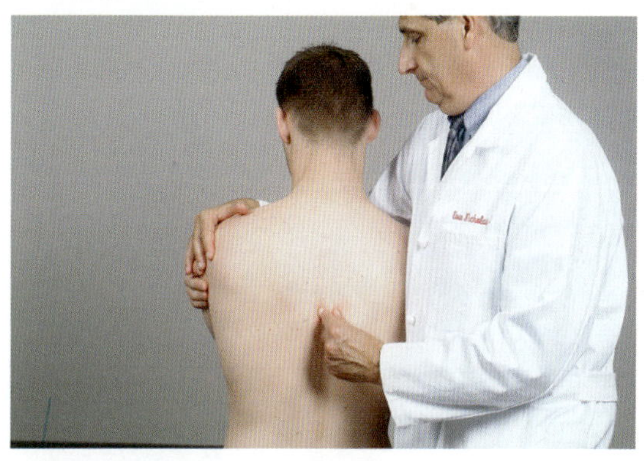

그림 5.44 3단계

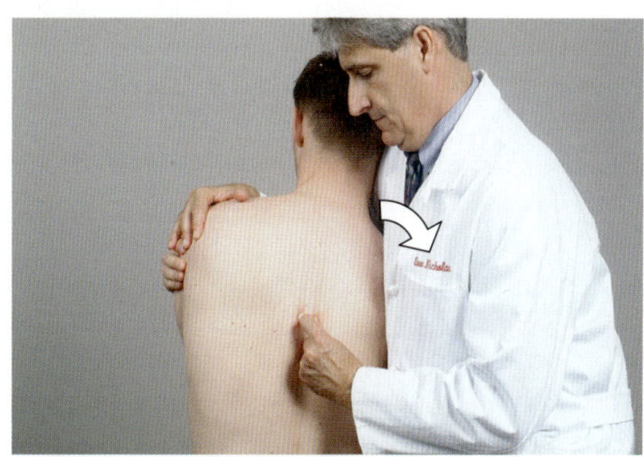

그림 5.45 4단계, 병진하여 우측 측면굽힘

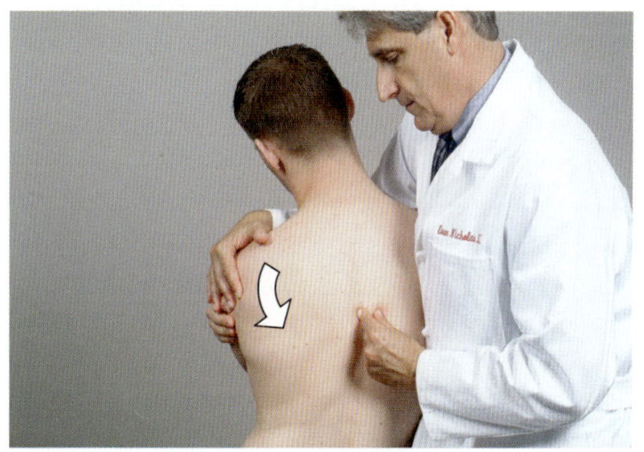

그림 5.46 5단계, 병진하여 좌측 측면굽힘

흉추 분절간 움직임 검사 Thoracic Intersegmental Motion Testing

T1-T12, 회전/측면굽힘
T1-T12, Rotation/Side Bending

엎드린자세, 숏레버 방법
Prone, Short-Lever Method

예: T7

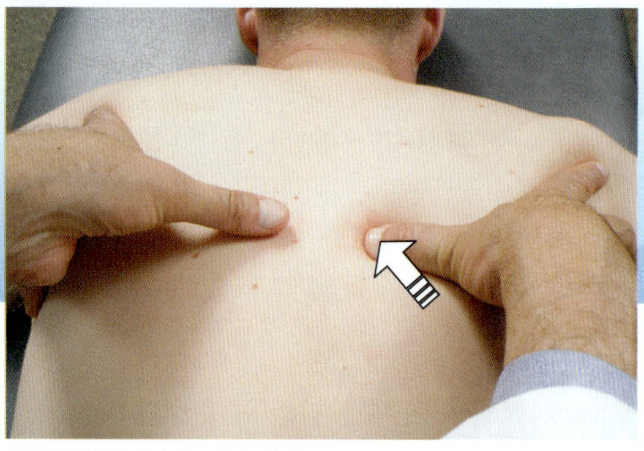
그림 5.47 4단계, 좌측회전

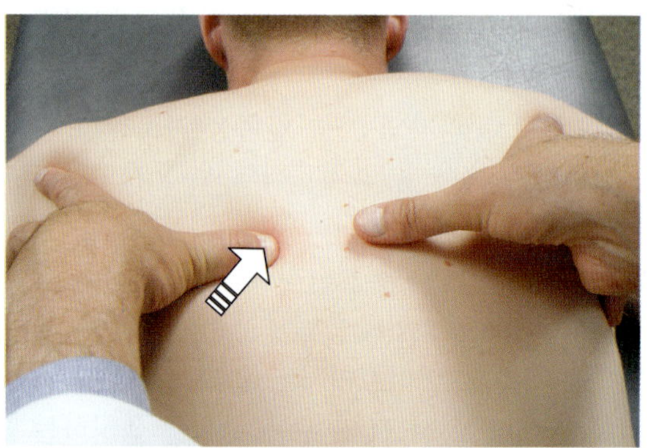
그림 5.48 4단계, 우측회전

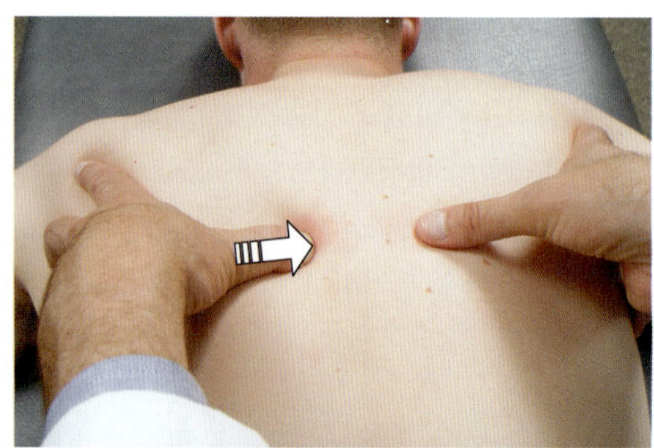
그림 5.49 7단계, 좌측 측면굽힘

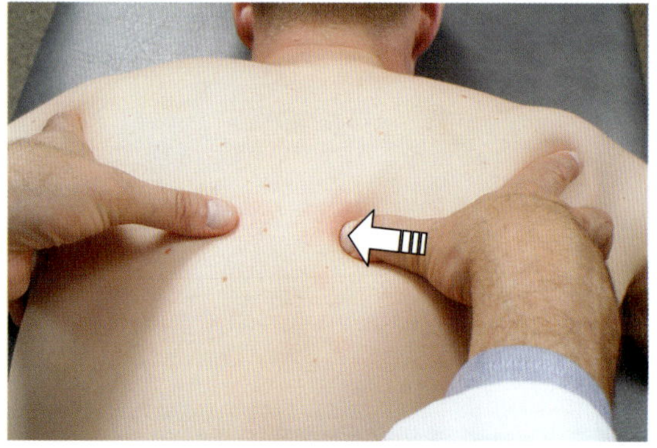
그림 5.50 7단계, 우측 측면굽힘

1. 환자는 머리를 중립에 두고 엎드려 눕는다. 이 자세가 힘들면 머리를 더 편안한 쪽으로 돌린다. 아래에서 변경사항을 확인하라.
2. 치료사는 치료대 양쪽에 서서 엄지 또는 검지패드로 T7 횡돌기를 촉진한다.
3. 치료사는 T7의 좌우 횡돌기를 번갈아 가며 움직임의 느슨함을 평가한다.
4. 우측 횡돌기가 앞쪽(안쪽)으로 더 쉽게 움직이면 분절이 좌측으로 더 자유롭게 회전하고 그 반대도 마찬가지이다(그림 5.47 및 5.48).
5. 4단계 시나리오에서 좌측 횡돌기는 층별(layer-by-layer) 촉진에서 더 두드러지게(후방) 촉진될 수 있다.
6. 그리고 횡돌기의 가장 측면을 엄지로 촉진하면서 좌측과 우측으로 번갈아 병진활주를 시작하여 측면굽힘을 검사한다.
7. 엄지가 분절을 좌측에서 우측으로 더 쉽게 움직이면 좌측굽힘이 발생하고, 그 반대도 마찬가지이다(그림 5.49 및 5.50).
8. 치료사는 흉추 부위의 각 분절에서 좌우 회전 및 측면굽힘을 평가하고, 더 많은 자유도 또는 움직임의 느슨함을 유도하는 위치에 의한 비대칭성을 설명한다.

흉추 분절간 움직임 검사 Thoracic Intersegmental Motion Testing

T8-T12, 굴곡/신전
T8-T12, Flexion/Extension

롱레버, 옆으로 기댄 방법
Long-Lever, Lateral Recumbent Method

예: T12

1. 환자는 고관절과 무릎을 구부린 상태로 옆으로 누운 자세를 한다(태아 자세).
2. 치료사는 환자의 정면을 향하여 치료대 옆에 서서 꼬리쪽 손으로 경골결절에서 환자의 무릎을 조절한다.
3. 치료사는 머리쪽 손의 검지 및/또는 긴 손가락으로 T12 및 L1의 극돌기 또는 이들 사이 공간을 촉진한다(그림 5.51).
4. 치료사는 환자의 무릎을 가슴으로 가져가며 고관절을 천천히 구부리고 치료사의 머리쪽 손으로 극돌기의 분리(굴곡)를 모니터링한다(그림 5.52).
5. 그리고 머리쪽 손이 극돌기(신전)의 근접을 모니터링하는 동안 치료사는 환자의 무릎을 가슴에서 멀리 보내 고관절을 신전한다(그림 5.53).
6. 치료사는 각 흉추분절(T8-T12)의 굴곡과 신전을 평가하고 더 자유롭거나 움직임이 느슨한 위치에 따른 비대칭을 설명한다.

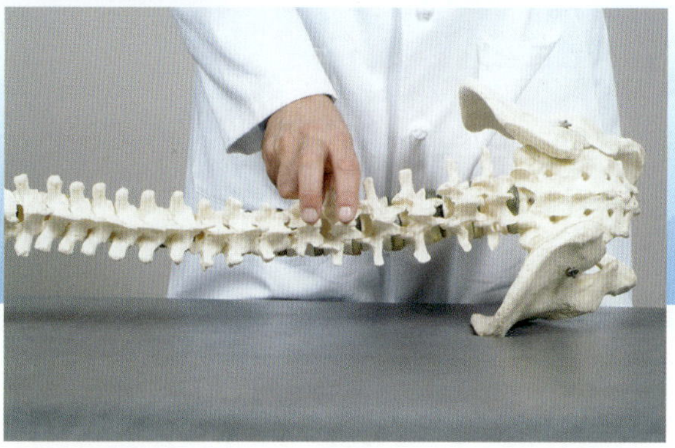

그림 5.51 3단계, T12-L1의 극돌기

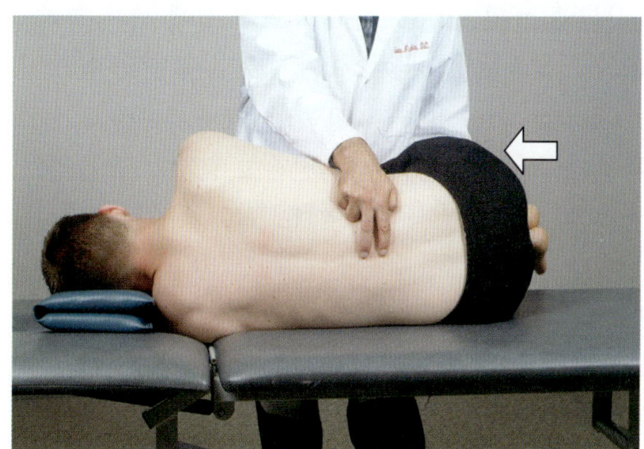

그림 5.52 4단계, 굴곡

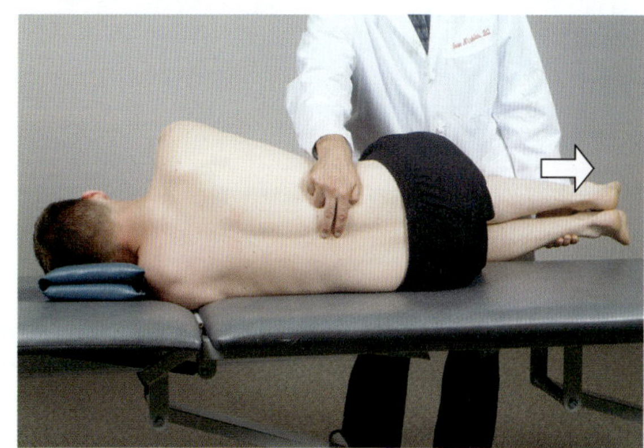

그림 5.53 5단계, 신전

흉추 분절간 움직임 검사 Thoracic Intersegmental Motion Testing

T8-T12, 측면굽힘
T8-T12, Side Bending

롱레버, 옆으로 기댄 방법
Long-Lever, Lateral Recumbent Method

예: T12

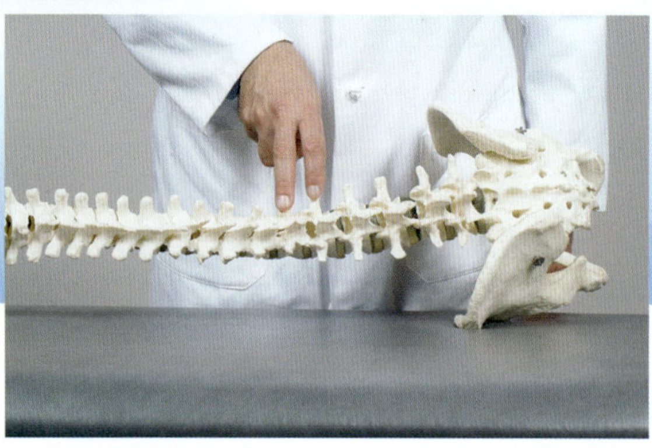
그림 5.54 3단계

1. 환자는 고관절과 무릎을 구부리고 옆으로 눕는다(태아 자세).
2. 치료사는 환자의 정면을 향해 치료대 옆에 서서 꼬리쪽 손으로 경골결절에서 환자의 무릎을 조절한다.
3. 치료사는 환자의 다리를 치료대 가장자리에서 떼고 횡돌기를 모니터링하면서 천천히 환자의 발을 천장 쪽으로 들어올린 다음 바닥 쪽으로 내린다(그림 5.54).
4. 측면굽힘은 발을 당기는 쪽의 횡돌기의 근접을 모니터링하여 평가한다(예: 발을 우측으로 하면, 우측 측면굽힘)(그림 5.55 및 5.56).
5. 치료사는 각 흉추분절(T8–T12)에서 우측 및 좌측 측면굽힘을 평가하고 움직임의 더 많은 자유도(느슨함)를 유도하는 위치에 대한 비대칭성을 설명한다.

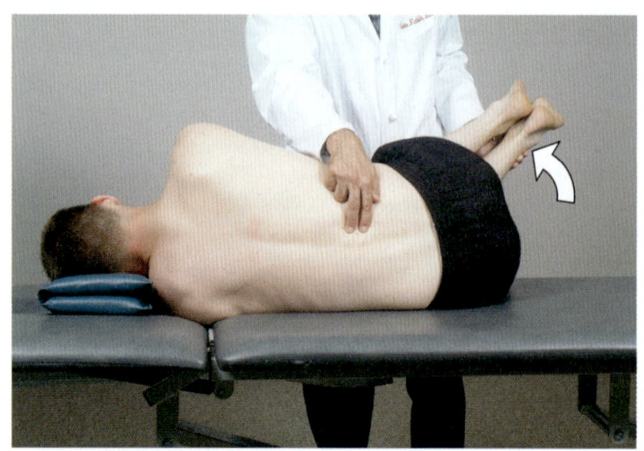
그림 5.55 4단계, 우측 측면굽힘

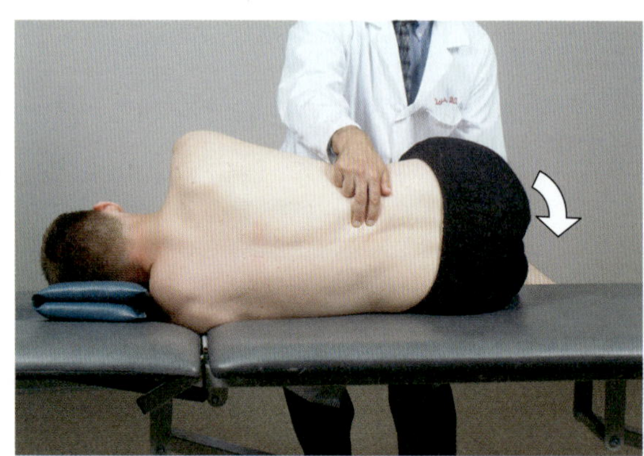
그림 5.56 4단계, 좌측 측면굽힘

늑골 움직임 검사 Costal Motion Testing

늑골 역학
Costal Mechanics

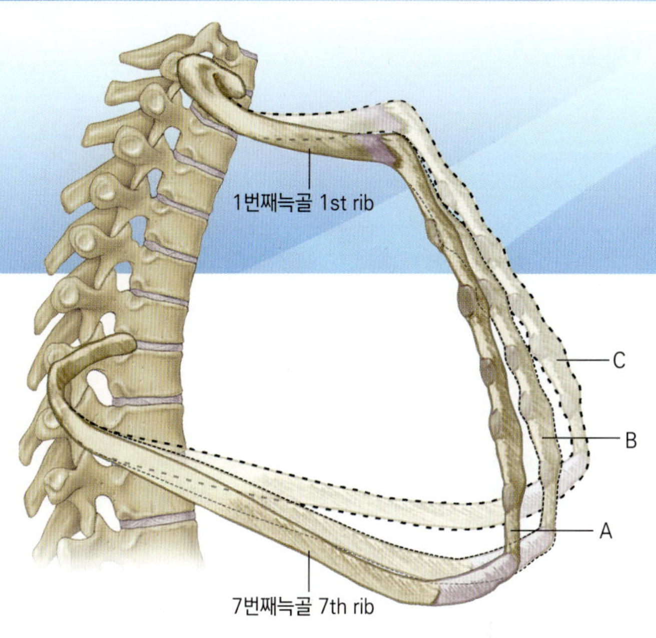

그림 5.57 자세에서 1번째 및 7번째 늑골의 측면모습으로 (*A*) 일반 호기, (*B*) 조용한 흡기 및 (*C*) 깊은 흡기시 흉골과 늑골의 움직임을 보여줌

호흡 시 흉골과 늑골은 동시적이고 결합된 패턴으로 움직이며, 흡기시 흉곽의 전후방 및 측면 직경이 확장되고, 호기시 전후방 및 측면 직경이 감소한다. 흉골과 늑골의 1번부터 10번도 흡기와 호기에서 각각 머리쪽 방향으로 올라가고 꼬리쪽으로 내려간다(그림 5.57).

흡기를 통한 늑골편위
Rib Excursion with Inhalation

척추 및 흉골 부착물이 결합되어 정상적인 흡기 중에 특정 운동 벡터를 활성화하여 가슴을 확장한다. 이 확장은 두 가지 주요 벡터경로를 통해 움직인다. 이러한 패턴은 1~6번 척추흉골 늑골(vertebrosternal ribs)과 7~10번 척추연골 늑골(vertebrochondral ribs) 모두에서 펌프 손잡이(pump-handle)와 양동이 손잡이(bucket-handle) 축을 통해 발생하는 것으로 설명된다(그림 5.58 및 5.59).

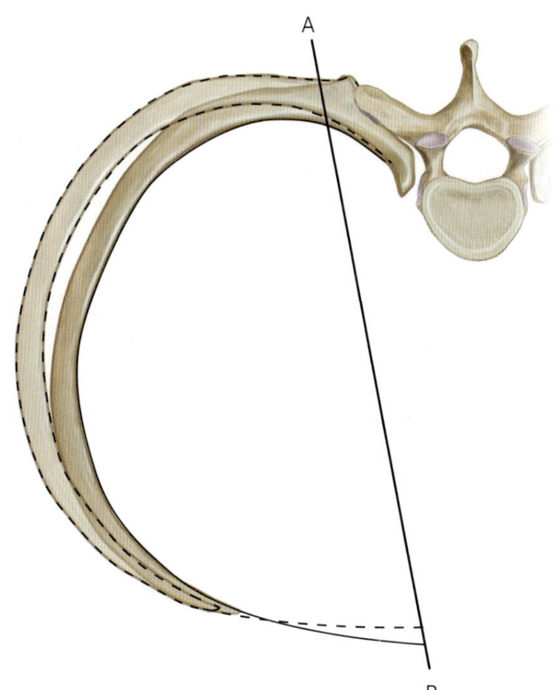

그림 5.59 척추흉골늑골의 움직임 축(*A~B*). 중단된 선(점선)은 흡기시 늑골의 위치를 나타냄

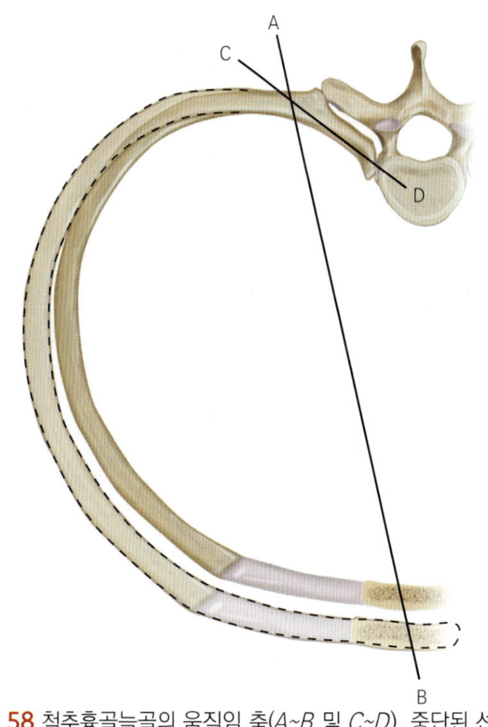

그림 5.58 척추흉골늑골의 움직임 축(*A~B* 및 *C~D*). 중단된 선(점선)은 흡기시 늑골의 위치를 나타냄

(계속)

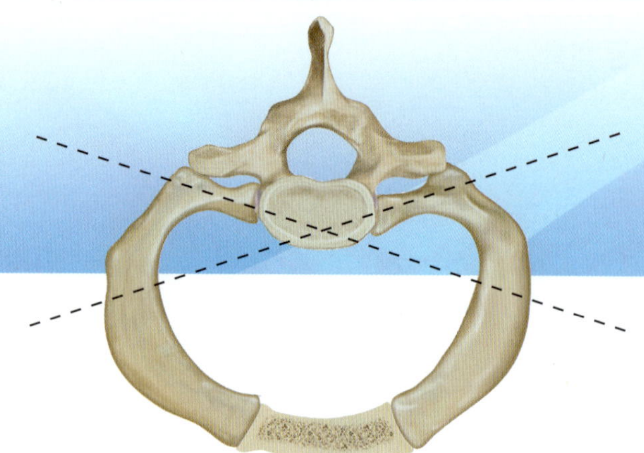

그림 5.60 늑골 1: 평면에서 가장 관상면으로 보다 순수한 "펌프 손잡이" 늑골편위를 허용함

1번 늑골과 6번 늑골의 축 경사 각도
Angle of Inclination of the Axes of Rib 1 and Rib 6

늑횡관절(costotransverse)은 늑골이 움직일 수 있는 회전축의 각도를 나타나게 하기 위해 각 척추수준에서 늑골척추(costovertebral) 관절과 결합한다. 따라서 늑골은 이 특정 회전축 내에서 움직이고, 각도는 늑골 위쪽에서 아래쪽으로 바뀐다. 전후면과 측면 바디라인과 관련된 각도는 정상호흡을 통해 발생하는 늑골운동이 전방 중앙쇄골선(MCL) 또는 측면 쇄골-겨드랑이 중앙선(clavicular-midaxillary line)에서 가장 큰지 여부를 결정한다. 1번 늑골에서 10번 늑골까지는 각 회전축에서 일부 공유움직임 매개변수를 가진다. 그러나 상부늑골의 움직임 패턴은 우세한 전방 또는 관상축과 관련되는 반면, 하부늑골에서는 관상축과의 관련성이 덜하고, 시상축이 더 우세하다. 이러한 차이는 상부늑골의 펌프손잡이 움직임 선호패턴과 하부늑골의 양동이 손잡이 선호패턴을 생성한다(그림 5.60 및 5.61).

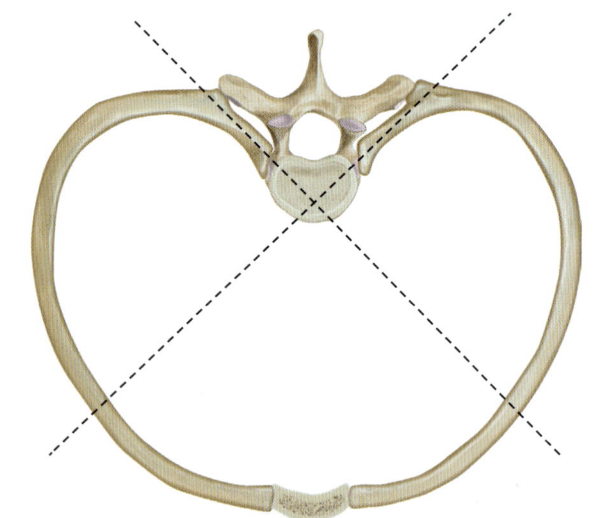

그림 5.61 늑골 6: 관상면이 작아서 늑골 1보다 "양동이 손잡이" 유형의 동작으로 움직일 수 있음

펌프 손잡이 늑골 움직임
Pump-Handle Rib Motion

펌프 손잡이 늑골 움직임이라는 용어는 물 펌프 손잡이의 움직임과 비교할 수 있는 늑골의 움직임을 설명한다. 한쪽 끝이 공간에 고정되고 반대쪽 끝이 공간을 통해 이동할 수 있도록 허용하는 축을 중심으로 회전하여 움직임이 생성된다(그림 5.62).

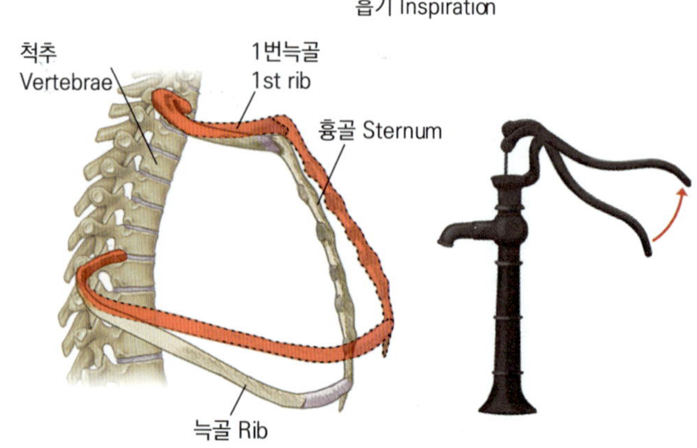

그림 5.62 펌프 손잡이 늑골 움직임

늑골 움직임 검사 Costal Motion Testing

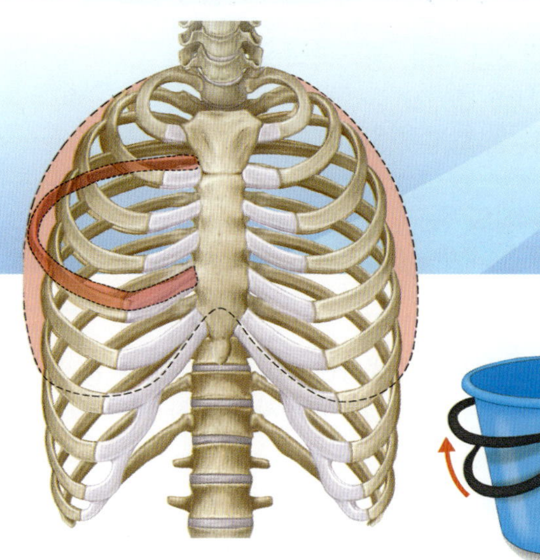

그림 5.63 양동이 손잡이 늑골 움직임

양동이 손잡이 늑골 움직임

Bucket-Handle Rib Motion

양동이 손잡이 늑골 움직임이라는 용어는 양동이가 수면에서 들어올려지고, 다시 놓일 때 양동이 손잡이의 움직임과 가장 잘 비교할 수 있어 늑골의 움직임을 설명한다. 움직임은 두 지점 사이의 영역만 공간을 통해 이동하도록 허용하는 회전축에 고정된 손잡이의 양쪽 끝에서 생성된다(그림 5.63).

"핵심늑골" 기능장애

The "Key Rib" Dysfunction

주요 병변(기능장애)이라는 용어는 "다른 이차 기능장애를 포함하여 전체적인 기능장애 패턴을 유지하는 체성 기능장애"로 정의된다(2). 이 원칙을 확장하면서 근에너지 테크닉 세미나에서 "핵심늑골"라는 용어를 도입하여 그룹 늑골기능장애가 명백할 때 어떤 늑골을 먼저 치료해야 하는지 결정하는 데 도움을 주었다(7). 주요 늑골 가정(postulate)의 예는 직접적인 테크닉(즉, 근에너지)으로 치료되는 그룹 흡기기능장애의 경우 교정력을 제한 쪽으로 유도해야 한다는 생각이다; 이 경우에는 호기. 따라서 우리가 개선하고 있는 움직임이 호기 쪽으로 유도되는 경우 가장 아래쪽 늑골을 먼저 치료해야 위쪽 늑골이 순서대로 더 쉽게 움직일 수 있다; 호기기능장애에서 우리가 개선하려는 움직임은 흡기를 향한 것이며, 가장 위쪽 늑골을 먼저 치료하고 아래쪽 늑골이 순차적인 순서를 따르도록 허용한다. 따라서 그룹 흡기 및 호기(*group inhalation and exhalation*) 늑골기능장애에서 주요 늑골은 흡기 기능장애에서 가장 아래쪽이고 호기 기능장애에서는 가장 위쪽이다(7). 이것을 설명하는 또 다른 예로는 직선으로 행진하는 사람들의 줄이고, 여기서 행진의 리더는 핵심늑골에 비유될 수 있다. 리더(핵심늑골)가 결정되어 행군방향으로 먼저 이동하고 나머지는 따라간다. 잘못된 예는 한 그룹이 다음 그룹으로 떨어지는 도미노그룹이다. 이 원칙은 항상 사실일 수도 있고 그렇지 않을 수도 있다. 체성기능장애는 당기는 방향과 반대방향으로 움직임을 제한하는 근막 잡아당기기/밀기, 관절제한에 따른 움직임의 제한 또는 경화, 부종 등을 향한 움직임의 장벽으로 작용한다. 예를 들어, 근막병인은 늑골을 한 방향으로 뒤로 당기고 반대방향으로 제한함으로써 늑골을 "끌어당길" 수 있지만, 마치 제한된 방향으로 벽이 있는 것처럼 특정 방향으로 움직임을 차단하는 관절제한으로 인해 발생할 수도 있다.

늑골 움직임 검사 Costal Motion Testing

1번 늑골과 2번 늑골, 생리학적 모델
Rib 1 and Rib 2, Physiologic Model

바로누운자세, 호흡 편위 방법
Supine, Respiratory Excursion Method

예: 펌프 손잡이 움직임
Ex: Pump-Handle Motion

1. 환자는 바로 눕고 치료사는 치료대 머리쪽에 앉거나 선다. 또는 환자는 앉고, 치료사는 환자 뒤에 설 수 있다.
2. 치료사는 쇄골 아래에 위치한 늑연골 관절에서 첫 번째 늑골을 촉진한다(상쇄골부(supraclavicular location)도 사용할 수 있음)(그림 5.64).
3. 치료사는 한 쌍의 상부(머리쪽) 및 하부(꼬리쪽) 관계를 모니터링하고 증상 측면에서 늑골이 돌출되어 있는지 여부와 위 또는 아래에 위치하는지 여부를 결정한다.
4. 치료사는 한 쌍의 첫 번째 늑골이 상하로 움직이는 능력을 모니터링하면서 환자에게 입으로 깊게 숨을 들이쉬고 내쉬도록 지시한다.
5. 증상이 있는 쪽의 늑골이 정적으로 머리쪽 방향이고 흡기시 머리쪽 방향이 더 크게(호기 시, 꼬리쪽이 더 적게) 움직이는 경우, 이를 흡기된(inhaled) 또는 흡기 늑골기능장애라고 한다(그림 5.65).
6. 증상이 있는 쪽의 늑골이 정적으로 미미하고 흡기 시 머리쪽 움직임이 적다면(호기 시, 더 큰 미미), 호기된(exhaled) 또는 호기 늑골기능장애라고 한다(그림 5.66).
7. 그다음, 치료사는 첫 번째 늑골이 만져진 곳에서 약 한 손가락 너비 아래로 한 손가락 너비 측면에서 두 번째 늑골을 촉진하고 3~6단계를 반복한다(그림 5.67).
8. 치료사는 늑골이 더 자유롭게 움직이는 호흡단계에 따른 기능장애를 의료기록에 기록한다(예: 우측 1번 늑골 흡기된/흡기기능장애, 좌측 2번 늑골 호기된/호기기능장애).

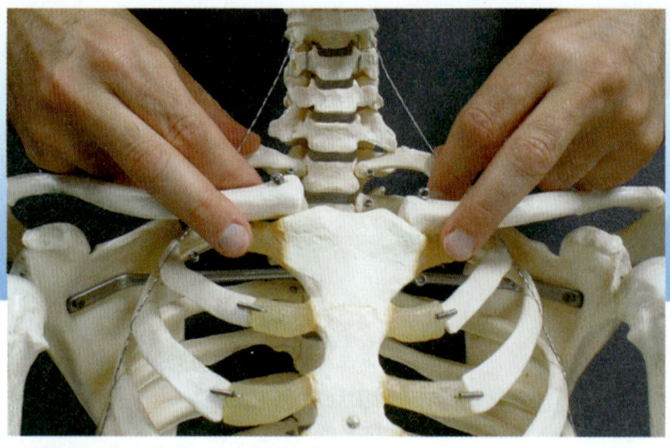
그림 5.64 2단계, 1번 늑골 촉진

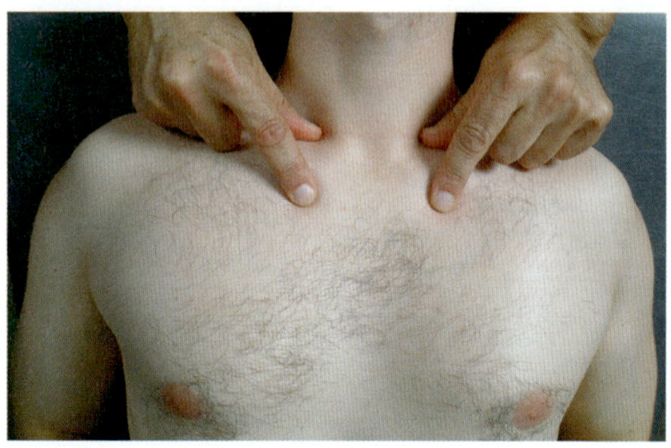
그림 5.65 5단계, 흡기늑골 기능장애

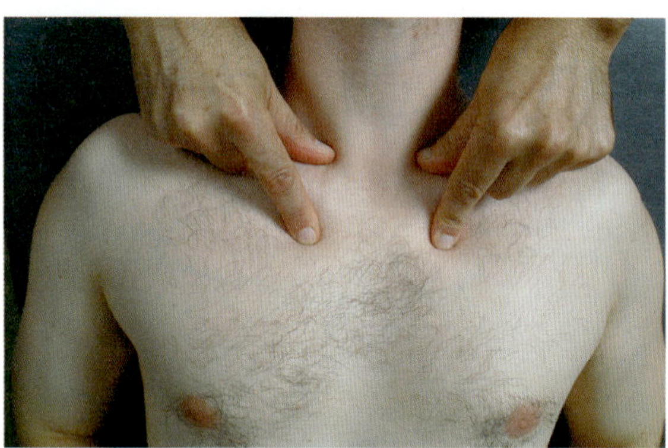
그림 5.66 6단계, 호기늑골 기능장애

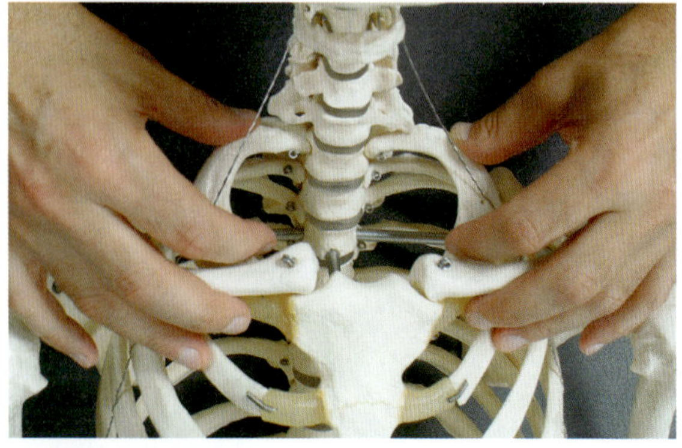
그림 5.67 7단계, 2번 늑골 촉진

늑골 움직임 검사 Costal Motion Testing

1번 늑골, 비생리학적/구조적 모델
Rib 1, Nonphysiologic/Structural Model

앉은자세, 숏레버 방법
Seated, Short-Lever Method

예: 1번 늑골, 후방으로 돌출됨
Ex: Rib 1, Elevated Posterior

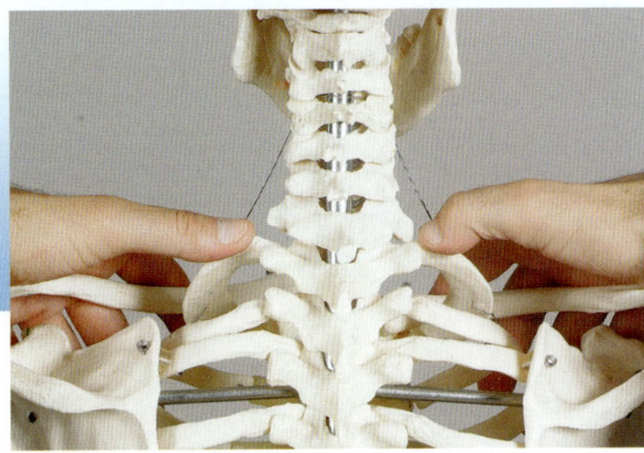
그림 5.68 2단계, 1번 늑골 촉진

1. 환자는 앉고 치료사는 환자 뒤에 선다.
2. 치료사는 늑횡관절의 바로 옆에 위치한 양쪽 1번 늑골의 후상각(늑골 결절)을 촉진한다(그림 5.68).
   참고: 승모근 가장자리를 후방으로 당겨야 할 수도 있다(그림 5.69).
3. 치료사는 엄지나 손가락패드로 고정된 압력을 가하여 각 늑골의 후방 상각(늑골 결절)에 번갈아가며 아래쪽(꼬리쪽)으로 힘을 가한다(그림 5.70 및 5.71).
4. 치료사는 첫 번째 늑골의 상대적인 머리쪽 또는 꼬리쪽 각도 관계를 모니터링하고, 증상이 있는 쪽 해당 늑골이 무증상 쪽의 해당 늑골에 비해 우월하게 두드러지는지 여부를 결정한다.
5. 후방 늑골 각도가 후방으로 두드러지고 통증이 있으며 무증상 쪽의 해당 늑골보다 아래쪽 압력에 대한 스프링(움직임)이 적으면 후방 돌출 늑골기능장애로 설명된다.
6. 이것은 갈비뼈(rib)/늑골(costal) 기능장애의 비호흡 모델이다.

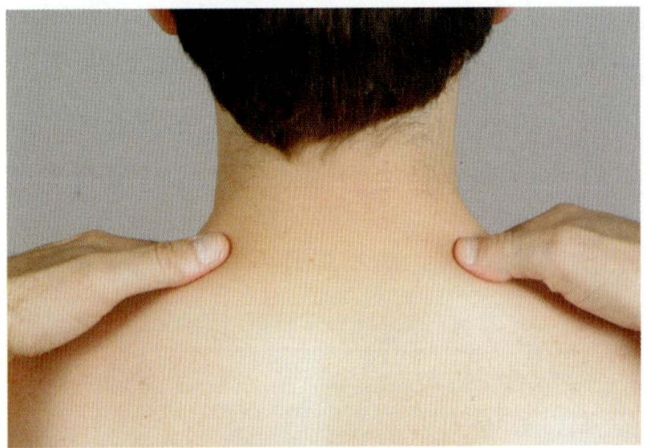
그림 5.69 2단계, 1번 늑골 촉진

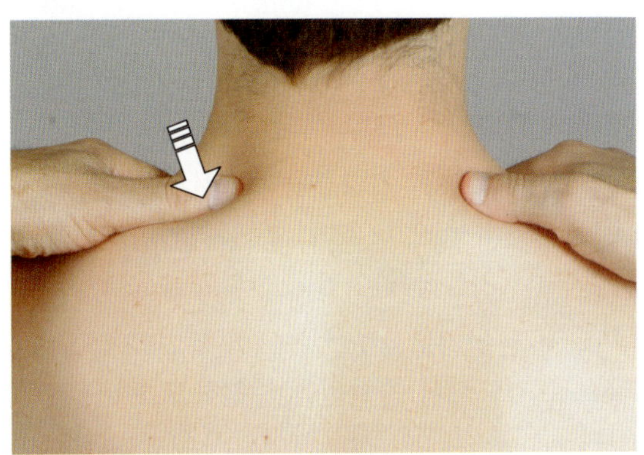
그림 5.70 3단계, 1번 늑골 촉진

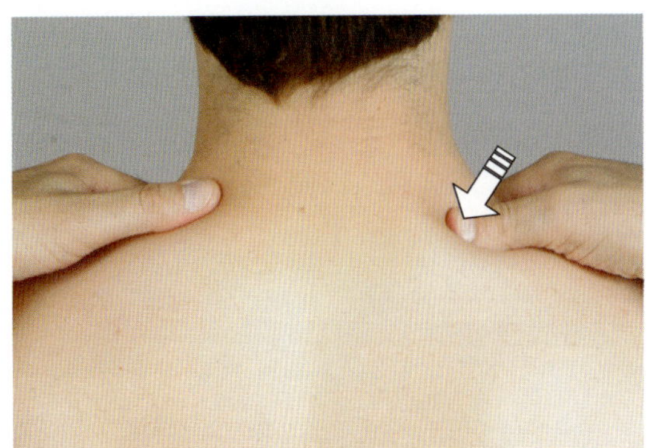
그림 5.71 3단계

늑골 움직임 검사 Costal Motion Testing

3번~6번 늑골, 생리학적 모델
Rib 3–Rib 6, Physiologic Model

바로누운자세, 호흡 편위 방법
Supine, Respiratory Excursion Method

예: 펌프/양동이 손잡이 움직임
Ex: Pump/Bucket-Handle Motions

1. 환자는 바로 눕고 치료사는 환자의 한쪽에 선다.
2. 치료사의 엄지는 펌프-손잡이 움직임을 위한 늑연골 관절에서 양옆으로 세 번째 늑골을 촉진하고, 양동이 손잡이 움직임을 위해서는 두 번째 또는 세 번째 손가락 끝으로 겨드랑이 중간선을 촉진한다(그림 5.72).
3. 치료사는 한 쌍의 상대적인 머리쪽 또는 꼬리쪽 관계를 모니터링하고 증상이 있는 쪽에서 늑골이 다소 두드러지는지 또는 위나 아래에 위치하는지 결정한다.
4. 치료사는 입으로 깊게 숨을 들이쉬고 내쉬도록 환자에게 지시하고 엄지와 손끝으로 각 늑골의 상대적인 머리쪽 및 꼬리쪽 움직임을 모니터링한다(그림 5.73).
5. 증상이 있는 쪽의 늑골이 정적으로 더 머리쪽에 있고 숨을 들이마실 때 머리쪽 움직임이 더 큰 경우(호기 시 꼬리쪽 움직임이 적음), 이를 흡기된 또는 흡기 늑골기능장애라고 한다(그림 5.74).
6. 증상이 있는 쪽의 늑골이 정적으로 더 미미하고 흡기 시 머리쪽 움직임이 적으면(호기 시, 움직임이 더 많음) 이를 호기늑골(기능장애)이라고 한다(그림 5.75).
7. 그다음, 치료사는 엄지로 4~6번 늑골의 늑연골 끝을, 손가락 끝으로 겨드랑이 중앙선을 촉진하고 3~6단계를 반복한다.
8. 치료사는 늑골이 더 자유롭게 움직이는 호흡단계에 따라 기능장애를 기록한다(예: 좌측 3번 늑골 흡기된/흡기기능장애, 우측 4번 늑골 호기된/호기기능장애).

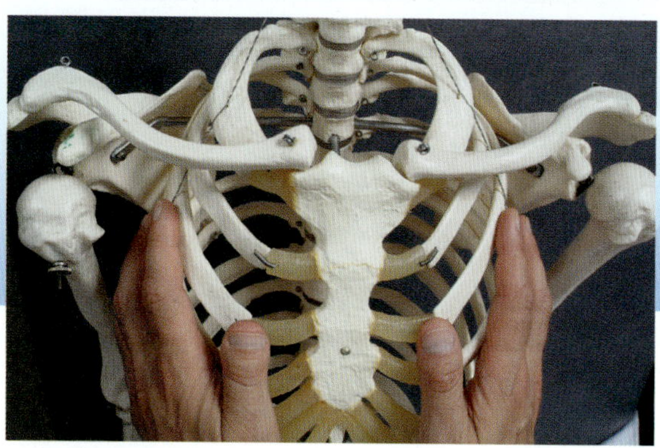
그림 5.72 2단계

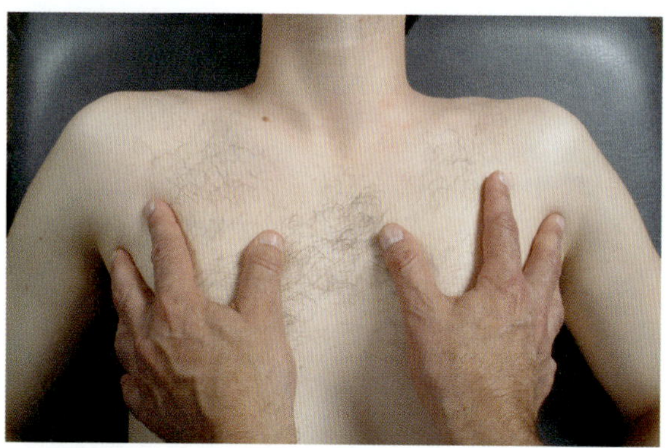
그림 5.73 4단계

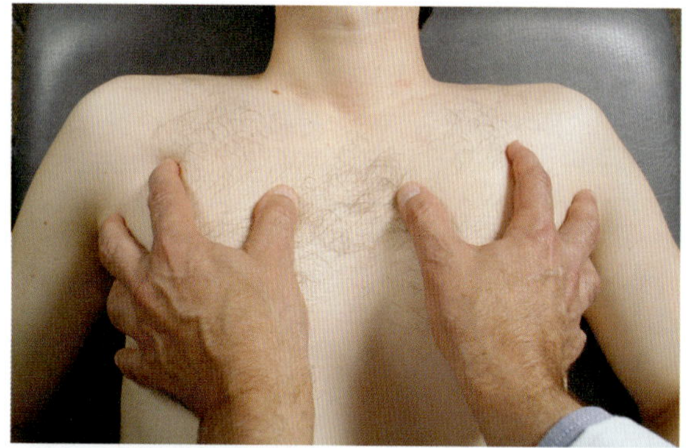
그림 5.74 5단계, 흡기늑골

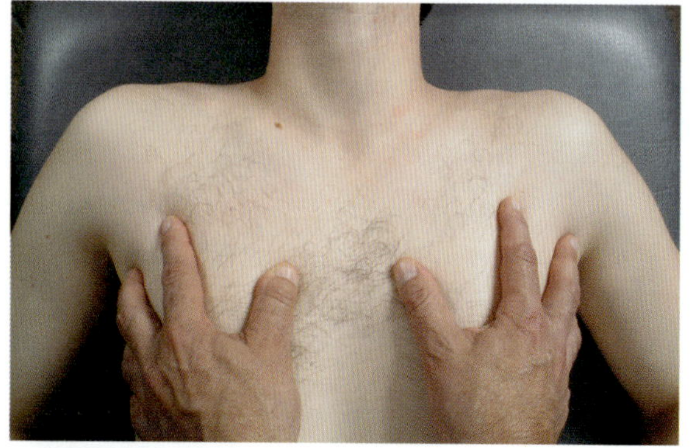
그림 5.75 6단계, 호기늑골

늑골 움직임 검사 Costal Motion Testing

7번~10번 늑골, 생리학적 모델
Rib 7–Rib 10, Physiologic Model

바로누운자세, 호흡 편위 방법
Supine, Respiratory Excursion Method

예: 펌프/양동이 손잡이 움직임
Ex: Pump/Bucket-Handle Motions

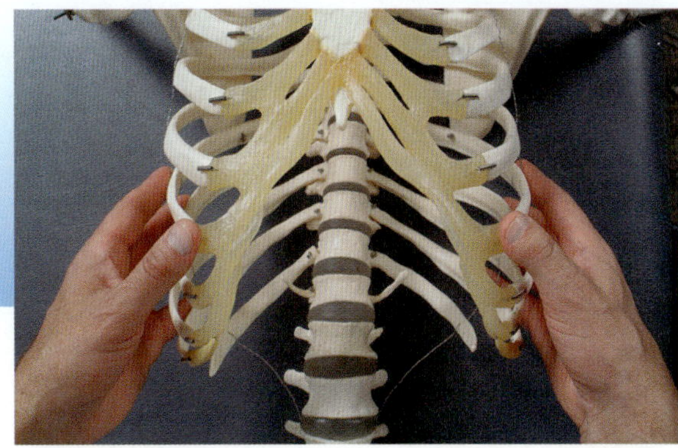
그림 5.76 2단계

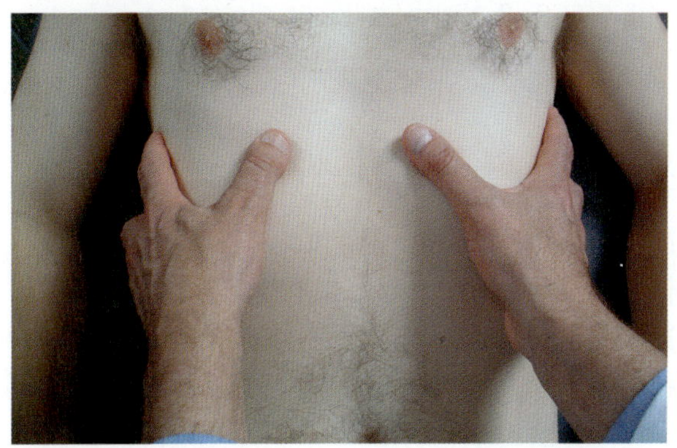
그림 5.77 2단계

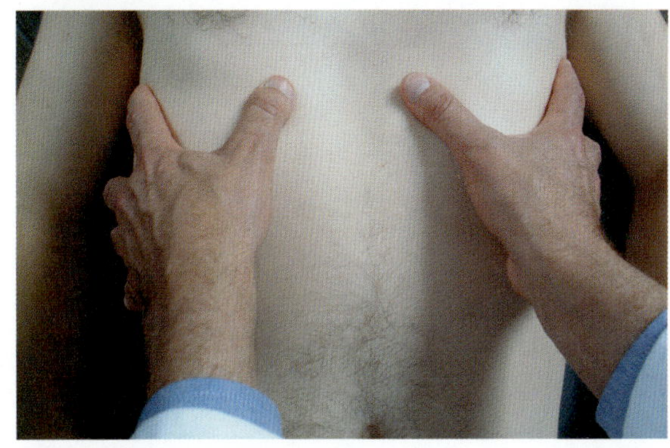
그림 5.78 5단계, 흡기 기능장애

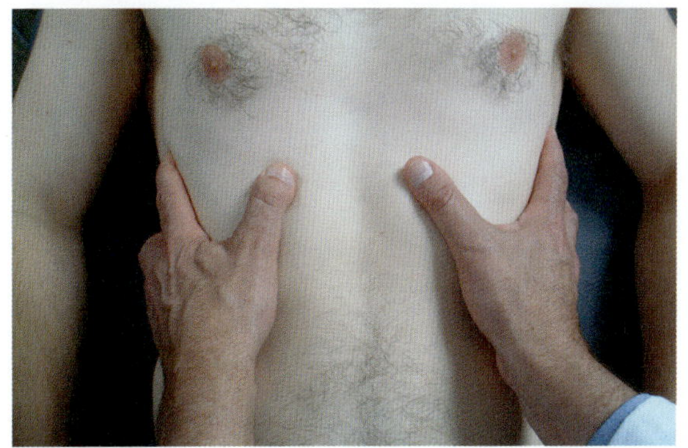
그림 5.79 6단계, 호기 기능장애

1. 환자는 바로 눕고 치료사는 환자의 한쪽에 선다.
2. 치료사의 엄지는 펌프 손잡이 움직임을 위해 늑연골 관절에서 양측으로 7번 늑골을 촉진하고 양동이 손잡이 움직임을 위해 두 번째 또는 세 번째 손가락 끝으로 겨드랑이 중앙선을 촉진한다(그림 5.76 및 5.77).
3. 치료사는 한 쌍의 상대적인 머리쪽 또는 꼬리쪽 관계를 모니터링하고 증상이 있는 쪽의 늑골이 다소 두드러지는지 또는 위나 아래에 있는지를 결정한다.
4. 치료사가 촉진하는 엄지와 손끝으로 각 늑골의 상대적인 머리쪽 및 꼬리쪽 움직임을 모니터링하면서 환자에게 입으로 깊게 숨을 들이쉬고 내쉬도록 지시한다.
5. 증상이 있는 쪽의 늑골이 정적으로 더 머리쪽에 있고 흡기시에 더 큰 머리쪽 움직임(호기시, 꼬리 움직임이 적음)이 있는 경우 흡기된 또는 흡기늑골(기능장애)이라고 한다(그림 5.78).
6. 증상이 있는 쪽의 늑골이 정적으로 더 꼬리쪽에 있고 흡기시 머리쪽 움직임이 적다면(호기시 늑골 움직임이 더 큼) 호기된 또는 호기늑골(기능장애)이라고 한다(그림 5.79).
7. 다음으로 치료사는 엄지로 늑연골 끝에서 8번에서 10번 늑골을 손가락 끝으로 겨드랑이 중앙선에서부터 순차적으로 촉진하고 3~6단계를 반복한다.
8. 치료사는 늑골이 더 자유롭게 움직이는 호흡 단계에 따라 기능장애를 기록한다(예: 좌측 8번 늑골 흡기된/흡기기능장애, 우측 9번 늑골 호기된/호기기능장애).

늑골 움직임 검사 Costal Motion Testing

11번 늑골과 12번 늑골, 생리학적 모델
Rib 11 and Rib 12, Physiologic Model

엎드린자세, 호흡 편위 방법
Prone, Respiratory Excursion Method

예: 11번 늑골, 캘리퍼 움직임
Ex: Rib 11, Caliper Motion

1. 환자는 엎드리고 치료사는 환자의 옆에 선다.
2. 치료사는 엄지와 모지구융기(thenar eminence)로 11번째 각 늑골을 촉진한다(그림 5.80 및 5.81).
3. 환자에게 입으로 깊게 숨을 들이쉬고 내쉬도록 지시한다.
4. 치료사는 각 늑골의 비대칭 움직임을 기록한다.
5. 증상이 있는 쪽은 환자의 늑골이 흡기에서 더 뒤쪽과 아래쪽으로 움직이고 호기에서는 덜 앞쪽과 위쪽으로 움직이면 흡기된 또는 흡기 늑골기능장애라고 한다(그림 5.82).
6. 증상이 있는 쪽은 환자의 늑골이 호기에서 더 앞쪽과 위쪽으로 움직이고 흡기에서는 덜 뒤쪽과 아래쪽으로 움직이는 경우 호기된 또는 호기 늑골기능장애라고 한다(그림 5.83).
7. 치료사는 늑골이 더 자유롭게 움직이는 호흡단계에 따라 기능장애를 기록한다(예: 우측 11번 늑골 흡기된/흡기기능장애, 좌측 12번 늑골 호기된/호기기능장애).

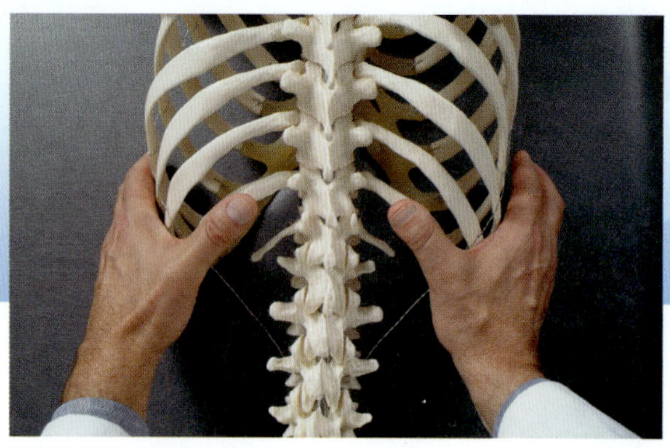
그림 5.80 2단계

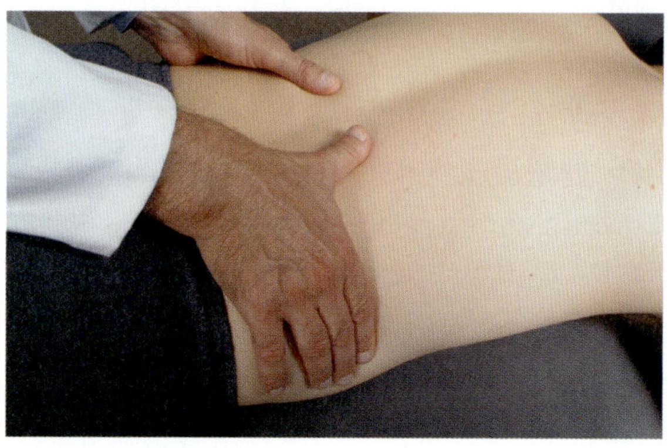
그림 5.81 2단계

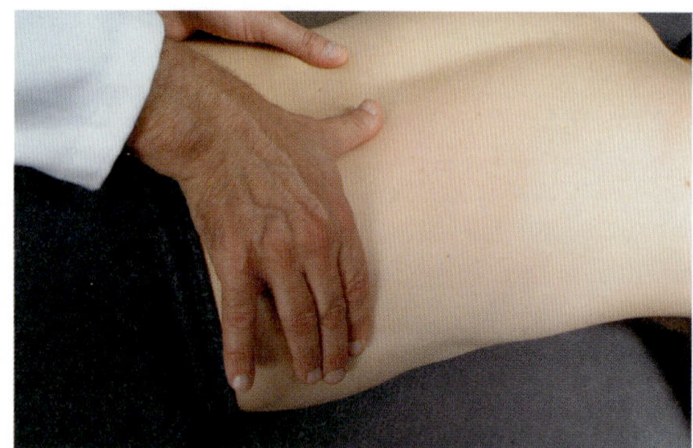
그림 5.82 5단계, 흡기 기능장애

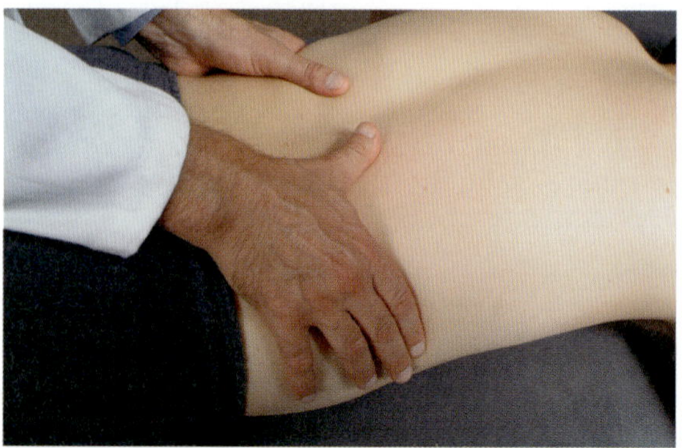
그림 5.83 6단계, 호기 기능장애

늑골 움직임 검사 Costal Motion Testing

3번~6번 늑골, 비생리학적/구조적 모델
Rib 3-Rib 6, Nonphysiologic/Structural Model

바로누운자세/엎드린자세, 숏레버 방법
Supine/Prone, Short-Lever Method

전방/후방/외측 이동
Anterior/Posterior/Lateral Translation

1. 환자는 바로 눕고 치료사는 치료대 옆에 선다.
2. 치료사는 각 손의 엄지와 검지손가락을 사용하여 평가할 늑골 위로(양쪽) 윤곽 그리기를 시도한다.
3. 쇄골 중앙선과 겨드랑이 중앙선 사이에 가장 큰 접촉/압력이 발생해야 한다(그림 5.84).
4. 그다음 치료사는 늑골의 전방 병진이동을 평가하기 위해 전방에서 후방으로 부드러운 충격을 가한다. 충격에 대한 저항은 전방 병진을 나타낸다(그림 5.85).

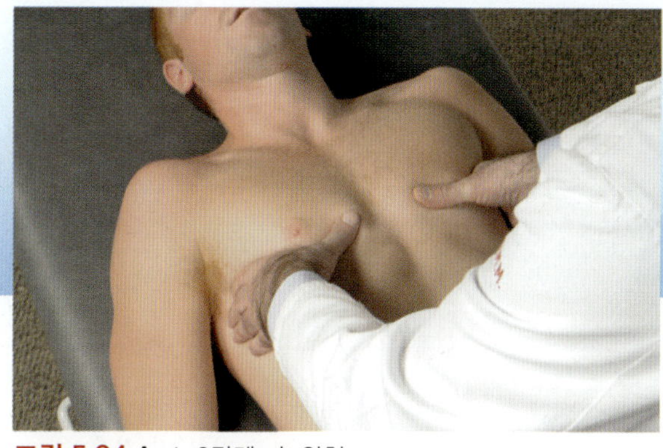
그림 5.84 A. 1~3단계, 손 위치

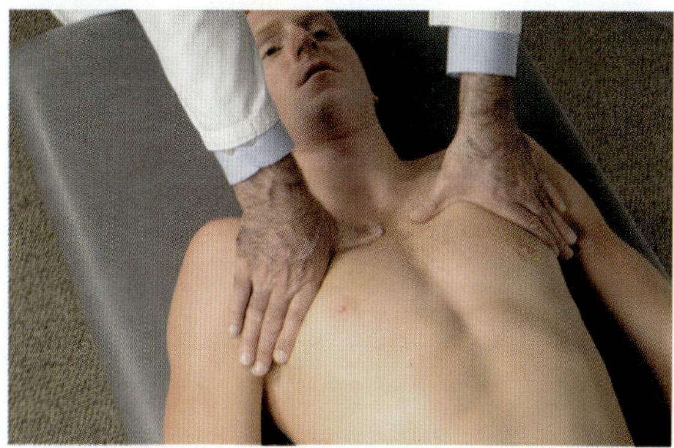
그림 5.84 B. 1~3단계, 손 위치 변경

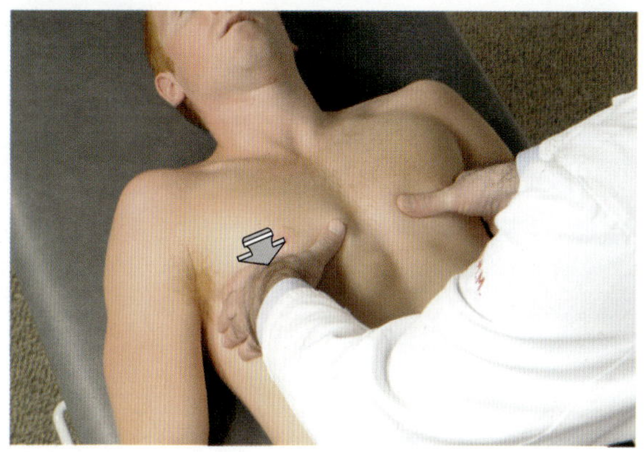
그림 5.85 4단계, 전방에서 후방으로 충격

(계속)

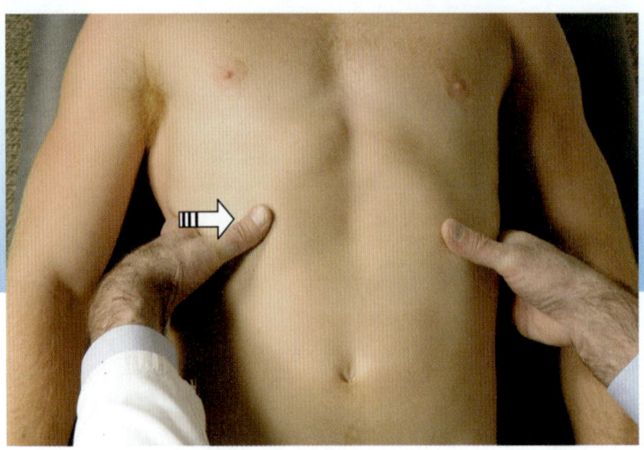

그림 5.86 5단계, 외측에서 내측으로 충격

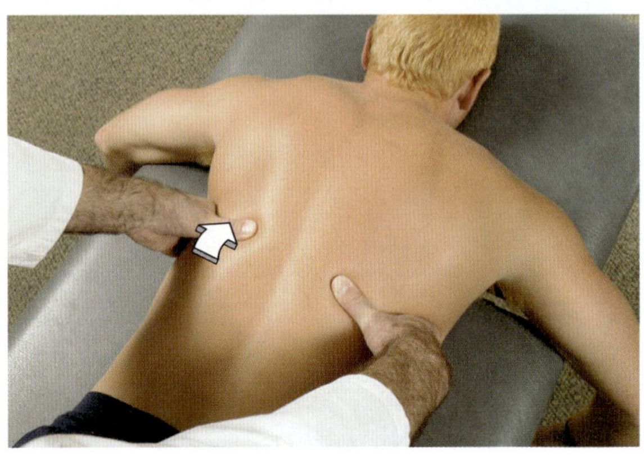

그림 5.87 9단계, 후방에서 전방으로 충격

5. 다음으로, 치료사는 늑골의 외측 병진이동을 평가하기 위해 외측에서 내측방향으로 부드러운 충격을 가한다. 충격에 대한 저항은 외측 병진이동을 나타낸다(그림 5.86).
6. 환자를 엎드린자세로 하게 하고 치료사는 치료대 옆에 선다.
7. 치료사는 각 손의 엄지와 검지손가락을 사용하여 평가할 늑골 위로(양쪽) 윤곽 그리기를 시도한다.
8. 접촉은 늑골의 각도와 겨드랑이 중앙선 사이에 있어야 한다.
9. 그다음 치료사는 늑골의 후방 병진이동을 평가하기 위해 후방에서 전방으로 부드러운 충격을 가한다. 충격에 대한 저항은 후방 병진이동을 나타낸다(그림 5.87).
10. 위의 단계에서 움직임의 자유도 또는 느슨함에 따라 기능장애 유형이 결정되지만 저항은 일반적으로 촉진하기가 가장 쉽다. 따라서 늑골기능장애의 분류는 제한과 반대로 명명된다.

경추 분절간 움직임 검사 Cervical Intersegmental Motion Testing

후두환추관절(OA, C0–C1)
Occipitoatlantal (OA, C0–C1)

굴곡/신전, 측면굽힘/회전
Flexion/Extension, Side Bending/Rotation

병진, Type I 움직임 강조
Translatory, Type I Motion Emphasis

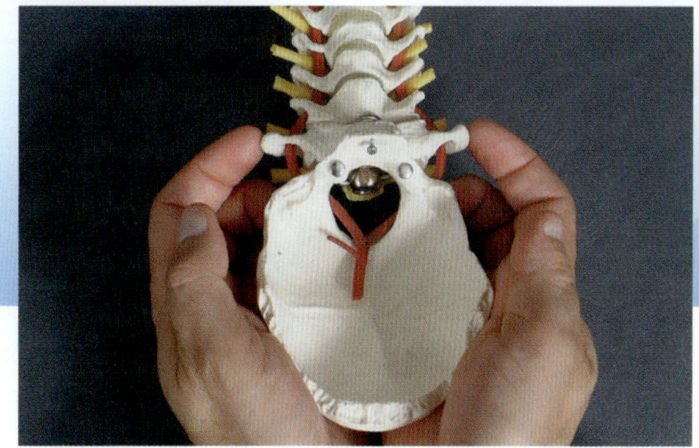

그림 5.88 A. 3단계, C1 횡돌기

1. 환자는 치료대에 반듯하게 눕는다.
2. 치료사는 치료대의 머리쪽에 앉는다.
3. 일반적으로 환자의 귓불 바로 아래에 있는 C1의 횡돌기를 치료사의 검지 또는 세 번째 손가락패드로 촉진한다(그림 5.88). 초보자의 경우 랜드마크-가이드 방법을 사용하여 C1 횡돌기를 촉진할 수 있다. 치료사의 네 번째 손가락패드를 환자의 유양돌기 위에 놓고 검지손가락패드는 하악골(gonion)의 각에 놓는다. 이것은 양측으로 이루어진다. 그다음 다른 두 손가락 사이의 중간에 세 번째 손가락패드를 정렬하여 직선을 만든다. 세 번째 손가락패드는 모두 환자의 C1 횡돌기 위에 있어야 한다. C1 횡돌기에 닿을 때까지 연조직을 통해 부드러운 압력을 가한다.
4. 치료사는 후두부 아래 분절을 움직이지 않고 "흔들의자" 동작으로 환자의 후두부를 부드럽게 굽히고 신전한다(그림 5.89).

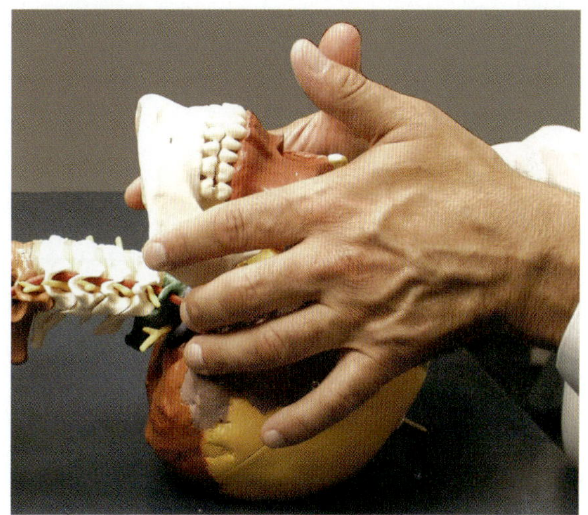

그림 5.88 B. 3단계, C1 횡돌기를 찾기 위한 랜드마크

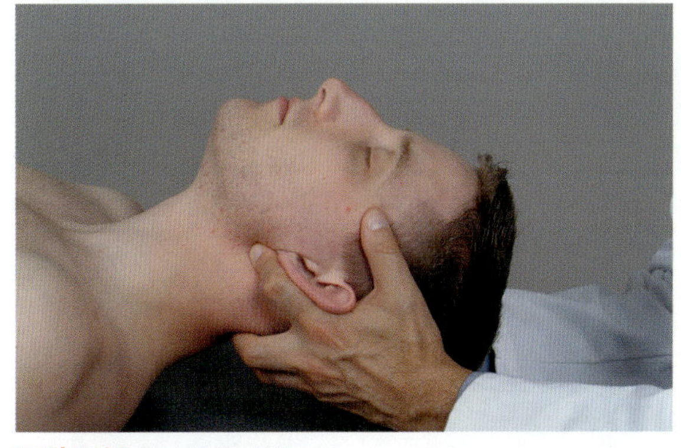

그림 5.89 B. 4단계, 신전

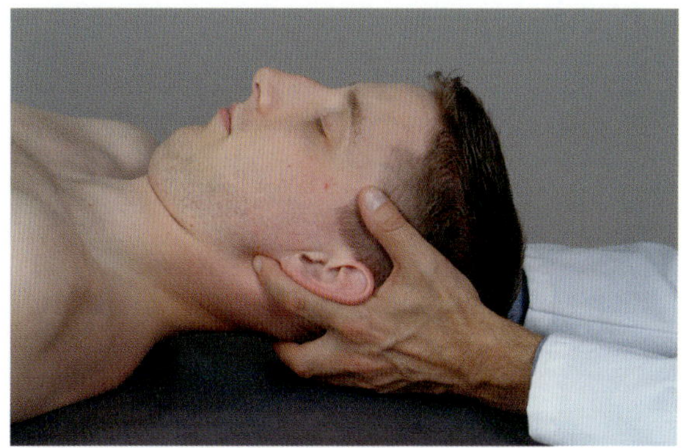

그림 5.89 A. 4단계, 굴곡

(계속)

5. 치료사는 또한 후두골 아랫부분을 움직이지 않고 후두골을 치료대에서 위로 부드럽게 움직이며(약간 신전 시작) 치료대 쪽으로 이동(약간 굴곡 시작)할 수 있다. 이는 전후방(A-P) 병진활주 움직임을 수행하는 것으로 설명할 수 있다. 이것은 직선운동이 아니라 A-P 활주 중에 약간의 호와 같은 경로를 허용한다(그림 5.90).
6. 측면굽힘 및 회전과 관련하여 Type 1 움직임 패턴으로 C1(환추) 위로 후두골이 움직인다. 이는 후두융기가 C1의 볼록한 상면과 관절을 이루기 때문에 오목하다. 측면굽힘과 회전을 평가하기 위해 치료사는 C1–C7의 움직임을 유도하지 않고 환자의 후두골을 C1 위에서 좌측과 우측으로 최소한 이동시킨다(그림 5.91 및 5.92).
7. 이러한 단계는 한 방향으로 더 많은 측면굽힘과 다른 방향으로 더 많은 회전을 나타내는 비대칭 움직임 패턴에 대해 평가되며 굴곡, 중립 및 신전 위치에서 반복되어야 한다. 후두골을 약간 신전한 후 기능장애의 측면굽힘 및 회전 구성요소가 "개선"되면(더욱 대칭/덜 비대칭이 됨) 기능장애를 신전이라고 한다. 후두골을 약간 굴곡시킨 후 기능장애의 측면굽힘 및 회전 구성요소가 개선되면(더욱 대칭/덜 비대칭이 됨) 기능장애를 굴곡이라고 한다. 기능장애의 측면굽힘 및 회전 구성요소가 굴곡 및 신전 모두에서 개선되지 않고(더욱 비대칭이 됨) 후두부가 중립일 때 "개선"(더 대칭/덜 비대칭이 됨)되는 경우 기능장애를 중립이라고 한다. 이것은 구성요소 중 기능장애의 짝운동과 관련된 구성요소를 결정하기 위한 것이다(최소 동작 비대칭을 유도하는 위치가 기능장애 구성요소임).
8. 치료사는 보다 자유롭거나 움직임이 느슨한 위치에 따라 기능장애를 문서화한다(예: C0 ESRRL; C0 FSLRR; C0 NSRRL).

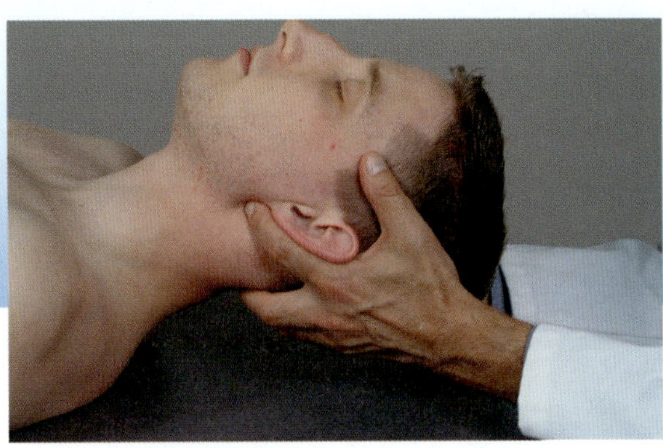
그림 5.90 A. 5단계, 신전

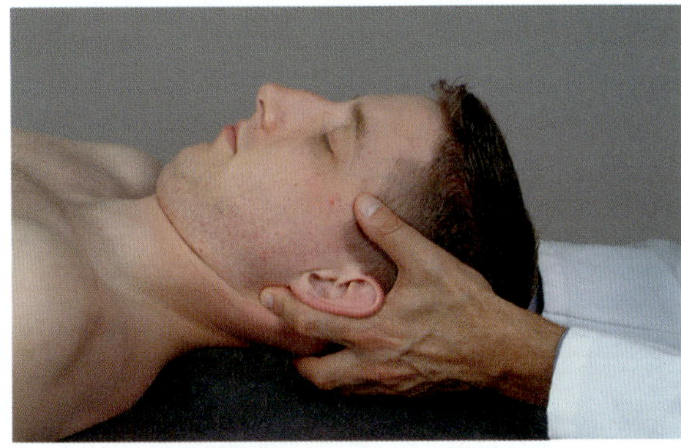
그림 5.90 B. 5단계, 굴곡

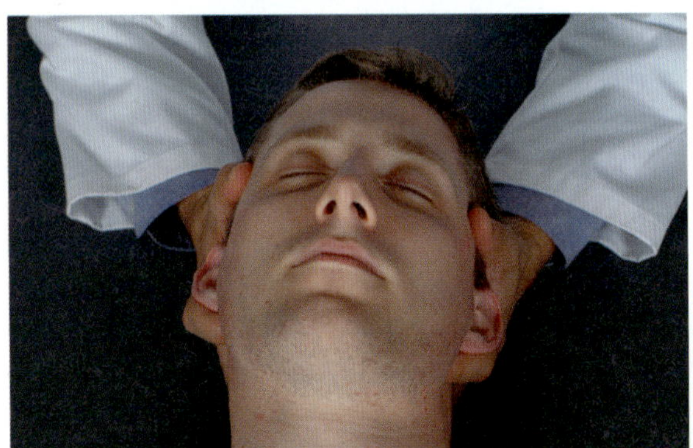
그림 5.91 6단계, 좌측굽힘/우측회전 Type I 짝운동

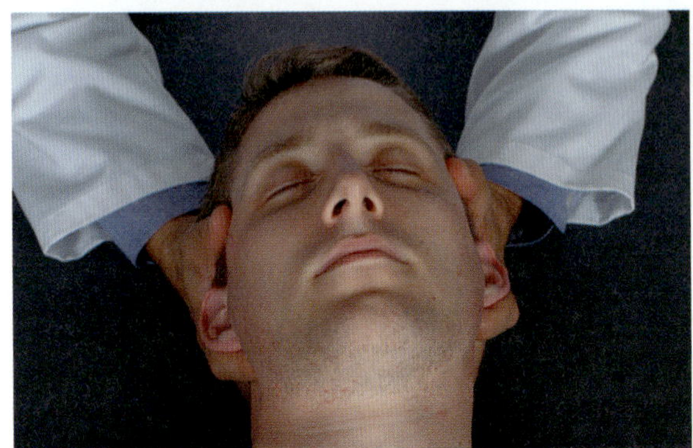
그림 5.92 6단계, 우측굽힘/좌측회전 Type I 짝운동

경추 분절간 움직임 검사 Cervical Intersegmental Motion Testing

환축추관절(AA, C1-C2)
Atlantoaxial (AA, C1-C2)

축 회전 강조
Axial Rotation Emphasis

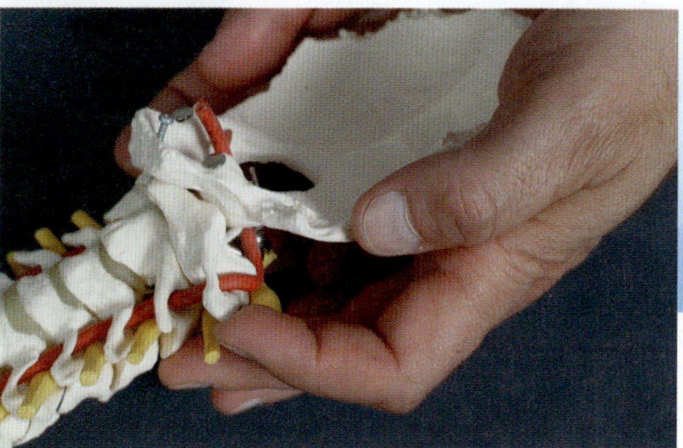
그림 5.93 2단계, 환추의 횡돌기와 C2 관절돌기

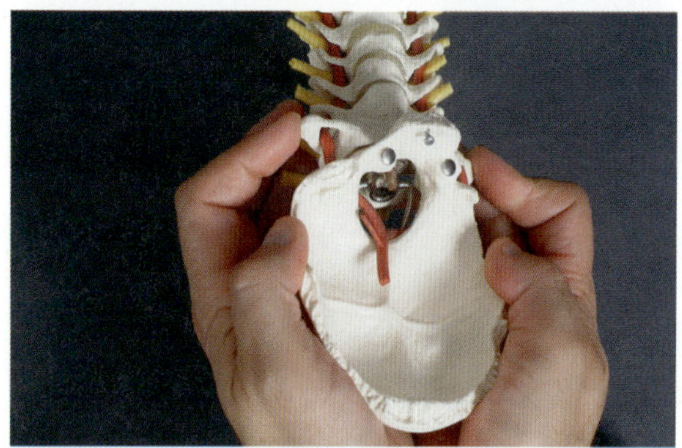
그림 5.94 3단계, 우측 회전

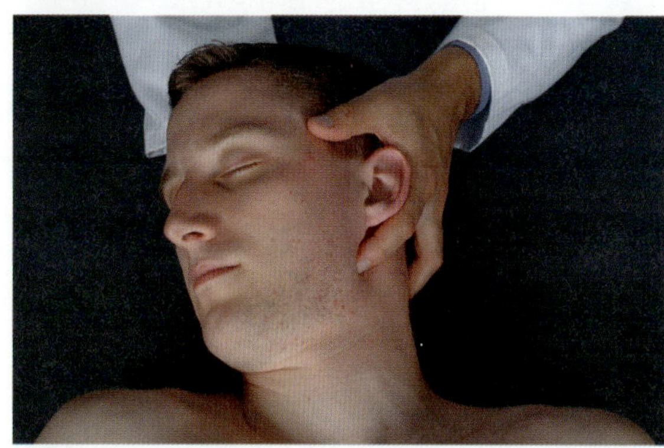
그림 5.95 4단계, C2가 움직이기 시작하면 멈춤

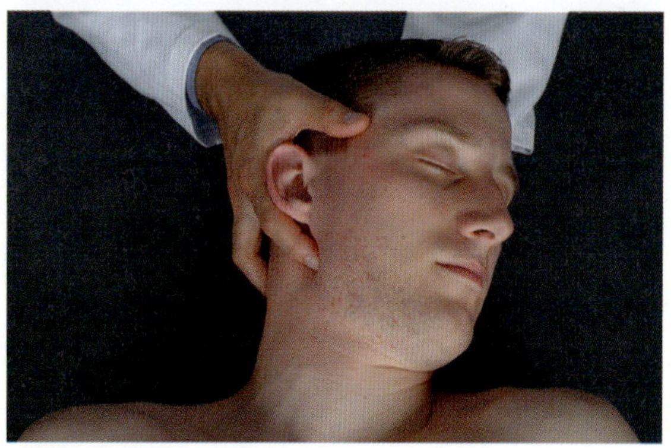
그림 5.96 5단계, 반대쪽으로 회전

1. 환자는 바로 눕고 치료사는 치료대 머리쪽에 앉는다.
2. 치료사는 검지패드로 환추(C1)의 횡돌기를 촉진하고 같은 손의 세 번째 또는 네 번째 손가락패드를 축추(C2)의 관절돌기(기둥) 위에 놓는다(그림 5.93). 초보자의 경우 C2 관절돌기를 촉진하기 위해 랜드마크-가이드 방법을 사용할 수 있다. C2 극돌기는 후두부(아래) 바로 아래에서 만져질 수 있는 첫 번째 정중선의 뼈 랜드마크이므로 치료사의 세 번째 또는 네 번째 손가락패드로 C2 극돌기를 촉진할 수 있어야 한다. 그리고 손가락패드를 측면으로 움직여 흉쇄유돌근과 승모근의 후방측면 사이의 홈(고랑)에 놓는다. 관절돌기가 위치한 곳은 이 영역에서는 깊다. 각각 다음을 통해 더 깊이 촉진을 계속한다: 두판근(splenius capitis)과 두반가시근(semispinalis capitis); 경반가시근(semispinalis cervicis); 가장 깊은 곳은 다열근과 회전근이다. 치료사가 더 아래쪽 부분(C2–C7)을 검사해야 하는 경우 이 과정이 계속된다(경추 분절간 움직임 검사 C2–C7, Type II 움직임 참조).
3. 치료사는 환자의 머리를 한 방향으로 천천히 회전시키며 측면굽힘이나 굴곡하지 않도록 주의한다(그림 5.94). (이렇게 하면 더 아래쪽 경부 움직임이 제거되고 이 수준으로 움직임 벡터가 유지된다.)
4. 머리가 회전할 때 치료사는 축추(C2)의 움직임을 모니터링하고 움직이면 멈춘다. 이것이 이 관절에 대한 움직임의 한계이다(그림 5.95).
5. 위 4단계를 반대방향에도 반복한다(그림 5.96).
6. 치료사는 보다 자유롭거나 움직임이 느슨한 위치(예: C1 RR; C1 RL)에 따르라 회전의 비대칭성을 기록한다.

경추 분절간 움직임 검사 Cervical Intersegmental Motion Testing

환축추관절(AA, C1–C2)
Atlantoaxial (AA, C1–C2)

바로누운자세, 굴곡 대안
Supine, Flexion Alternative

축 회전 강조
Axial Rotation Emphasis

1. 환자는 치료대에 반듯하게 눕는다.
2. 치료사는 치료대의 머리쪽에 앉는다.
3. 치료사는 환자의 머리와 목을 편안하게 수동 움직임 한계까지 천천히 구부려(앞으로 구부려) 후두부와 C2–C7 분절의 자유로운 짝운동을 분절적으로 제한한다(그림 5.97).
4. 치료사는 환자의 머리를 편안하게 우측 및 좌측 수동 움직임 한계까지 천천히 번갈아 회전시킨다(그림 5.98 및 5.99).
5. 치료사는 제한 및/또는 비대칭 회전에 대해 주의를 기울인다.
6. 치료사는 보다 자유롭거나 움직임이 느슨한 위치(예: C1 RR; C1 RL)에 따른 회전의 비대칭성을 기록한다.
7. **참고:** 머리와 목을 편 상태에서는 이러한 유형의 움직임 검사를 수행하면 안 된다.

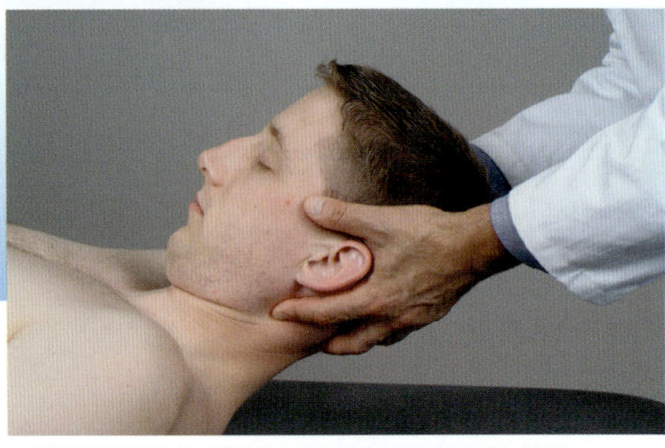

그림 5.97 3단계, 머리가 구부러진 상태에서 C1 회전

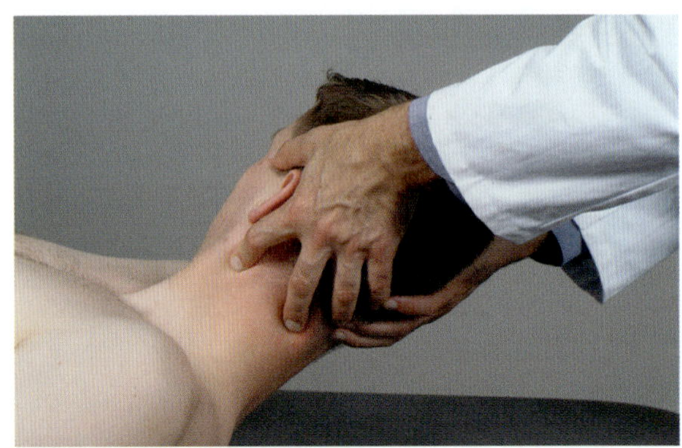

그림 5.98 4단계, 머리가 구부러진 상태에서 C1 우측회전

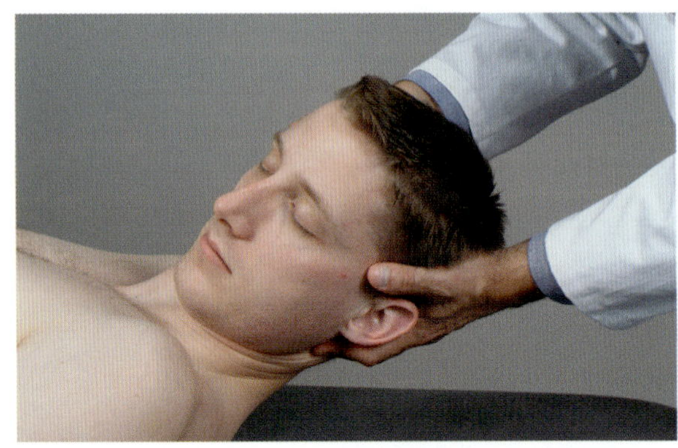

그림 5.99 4단계, 머리가 구부러진 상태에서 C1 좌측회전

경추 분절간 움직임 검사 Cervical Intersegmental Motion Testing

C2–C7, Type II 움직임
C2–C7, Type II Motion

숏레버, 병진 방법
Short-Lever, Translatory Method

예: C4, 측면굽힘/회전 강조
Ex: C4, Side Bending/Rotation Emphasis

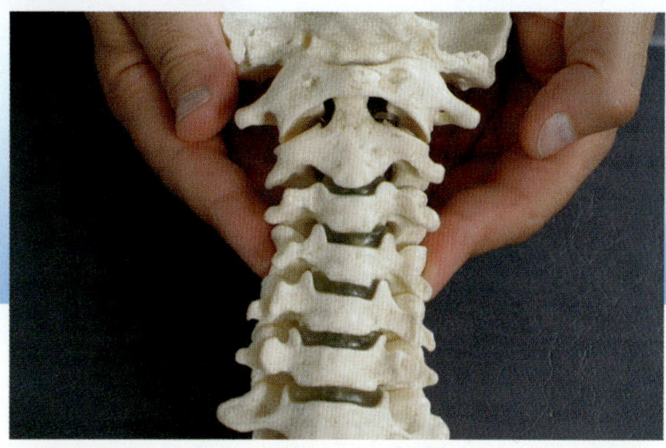

그림 5.100 2단계, 골격에 경추 관절기둥

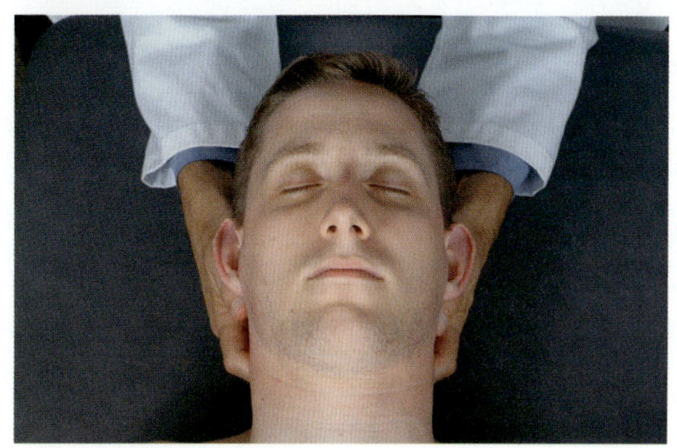

그림 5.101 2단계, 환자의 경추 관절기둥

1. 환자는 치료대에 반듯하게 눕고 치료사는 치료대 머리쪽에 앉는다.
2. 치료사는 검지 또는 세 번째 손가락의 패드로 평가할 분절의 관절돌기를 촉진한다(경추 분절간 움직임 검사 환축관절[AA, C1–C2)] 2단계 참조)(그림 5.100 및 5.101).

(계속)

3. 측면굽힘/회전의 비대칭성을 평가하기 위해 병진 움직임이 관절돌기를 통해 좌측에서 우측(그림 5.102 A 및 B, 좌측굽힘/회전), 그리고 우측에서 좌측(그림 5.103A 및 B, 우측 굽힘/회전)으로 시작된다.
4. 각 경추분절(C2–C7)은 굴곡, 신전 및 중립에서 평가되어 비대칭(측면굽힘/회전)을 개선하는 위치를 결정한다.
5. 치료사는 3면 모두에서 움직임이 더 자유롭거나 더 느슨한 위치에 따라 기능장애를 기록한다(예: C4 FSRRR, C4 ESLRL 또는 N – 굽힘 또는 신전에 대한 선호사항이 없는 경우).

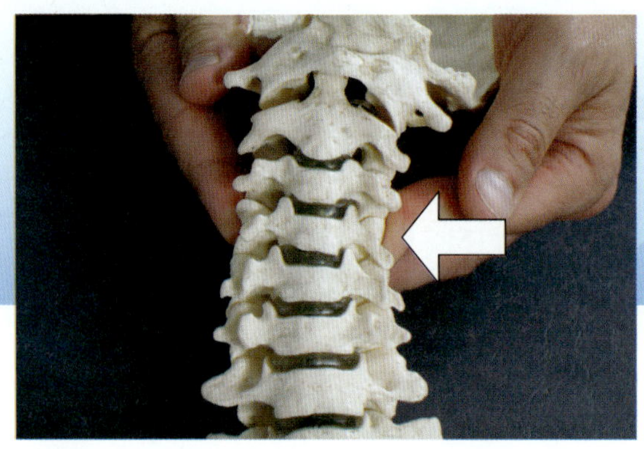
그림 5.102 A. 3단계, 좌측 측면굽힘

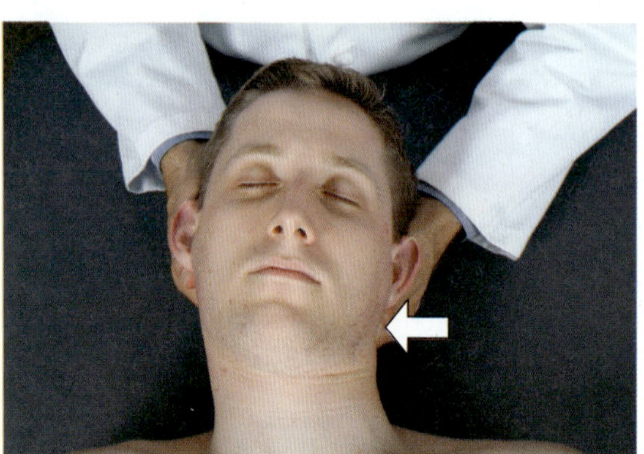
그림 5.102 B. 3단계, 좌측 측면굽힘

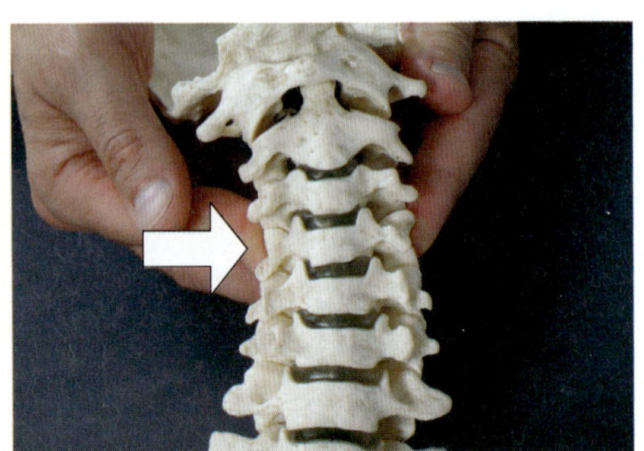
그림 5.103 A. 3단계, 우측 측면굽힘

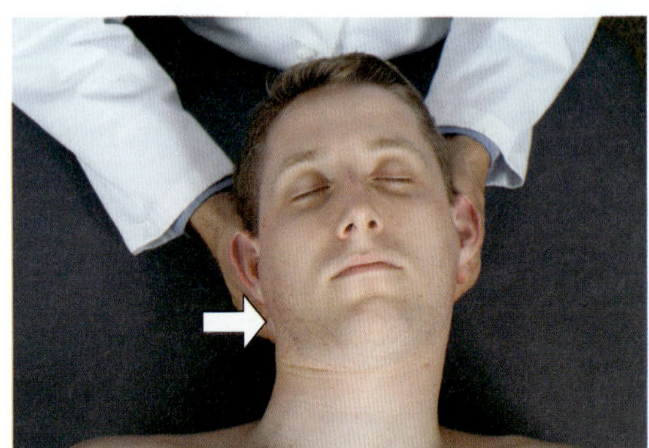
그림 5.103 B. 3단계, 우측 측면굽힘

경추 분절간 움직임 검사 Cervical Intersegmental Motion Testing

C2-C7, Type II 움직임
C2-C7, Type II Motion

롱레버 방법
Long-Lever Method

예: C3, 측면굽힘/회전 강조
Ex: C3, Side Bending/Rotation Emphasis

1. 환자는 치료대에 반듯하게 눕고 치료사는 치료대 머리쪽에 앉는다.
2. 치료사는 C4의 관절돌기를 촉진하고 머리를 귀에서 어깨까지 원호와 같은 움직임으로 C3 수준으로 부드럽게 움직여 측면굽힘을 평가한다(그림 5.104). 이 측면굽힘 움직임이 C4와 맞물리면 C3-C4 분절간 측면굽힘 한계에 도달한 것이다. 더한 측면굽힘에는 추가 분절이 포함된다.
3. C3 측면굽힘 장벽에 도달하고, 치료사는 머리/목을 같은 쪽으로 회전시키면 C3의 회전장벽에 맞물린다(그림 5.105).
4. C2에 대해 머리를 중립에 놓고 평가할 각 아래쪽 분절(C3–C4–C5–C6–C7)에 대해 굴곡을 약 5~7도 증가시킨다. 관절돌기는 한계에 도달할 때까지 우측과 좌측으로 측면굽힘/회전에 위치한다. 좌측과 각 수준에서 교대로 검사하여 반복한다(그림 5.106 및 5.107).
5. C2–C7 측면굽힘 및 회전은 척추후관절(후관절, facets)의 경사면으로 인해 짝운동이 된다. 따라서 측면굽힘과 회전은 같은 방향으로 동시에 발생한다. 세 가지 면 진단을 완료하기 위해 치료사는 굴곡 및 신전 움직임 선호도를 평가하고 어느 위치(굴곡, 신전 또는 중립)가 각 분절 수준(C2–C7)에서 비대칭을 개선하는지 기록한다.
6. 치료사는 세 가지 면 모두에서 더 자유로우며 움직임이 더 느슨한 위치에 따라 기능장애를 기록한다(예: C3 FSRRR, C3 ESLRL 또는 N – 굽힘 또는 신전에 대한 선호사항이 없는 경우).

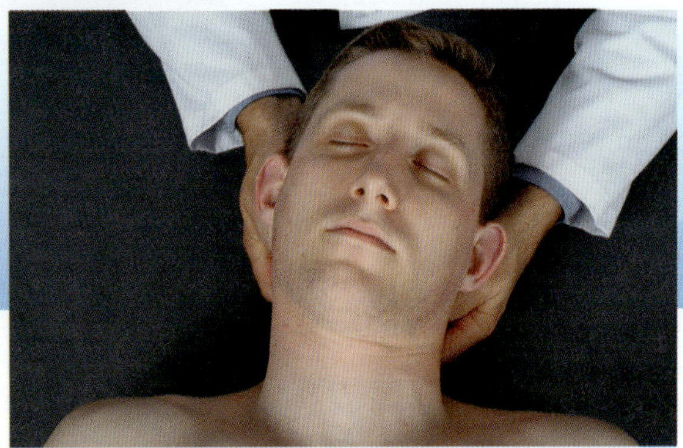
그림 5.104 2단계, "귀에서 어깨로" 방법

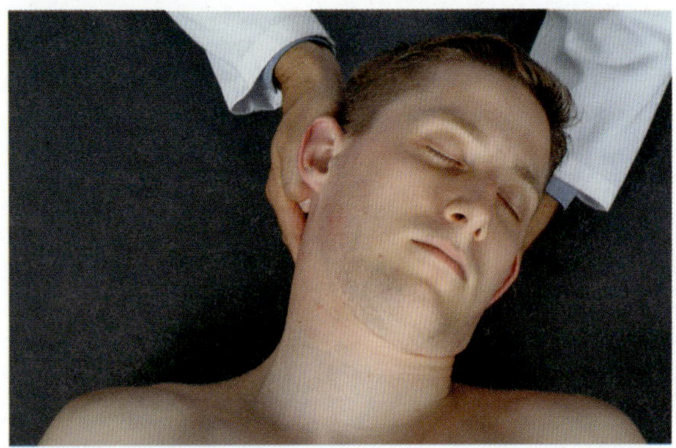
그림 5.105 3단계, 회전이 추가됨

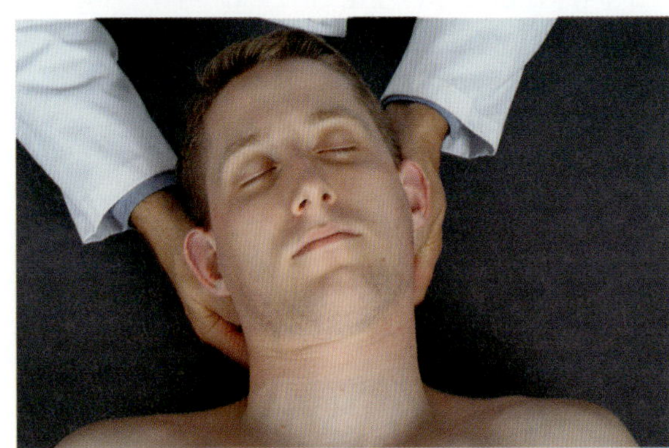
그림 5.106 4단계, 우측 측면굽힘

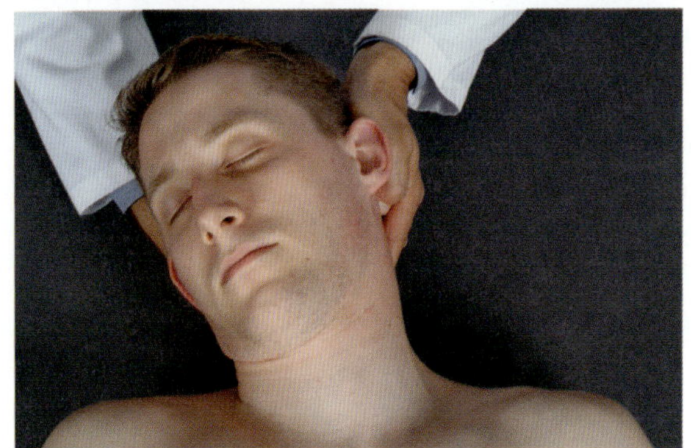
그림 5.107 4단계, 측면굽힘/우측회전

천장관절 움직임 검사 Sacroiliac Joint Motion Testing

선자세 굴곡 검사
Standing Flexion Test

예: 우측, 양성 선자세 굴곡 검사
Ex: Right, Positive Standing Flexion Test

1. 환자는 발을 어깨너비로 벌리고 똑바로 선다.
2. 치료사는 환자의 후상장골극(PSIS) 수준에서 눈을 바라보고 환자 뒤에 서거나 무릎을 꿇는다.
3. 치료사의 엄지가 환자 PSIS의 하부에 접촉한다(그림 5.108).
4. PSIS의 하부에 단단한 압력을 유지하면서 환자에게 능동으로 앞으로 구부리고 통증이 없는 범위 내에서 발가락을 닿도록 지시한다(그림 5.109).
5. PSIS에 있는 엄지가 움직임의 끝 범위에서 머리쪽으로 더 많이 움직이는 쪽이 검사 양성이다(그림 5.110).

   참고: 양성 선자세 굴곡 검사는 특정 유형의 기능장애가 아니라 천장관절(SIJ)이 제한되는 쪽을 식별한다. 실제 진단을 결정하려면 추가 신체진단 단계(예: 랜드마크의 대칭 평가, 추가 움직임 검사 및 환자의 통증 호소)가 필요하다.
6. 선자세 굴곡 검사와 앉은자세 굴곡 검사(73페이지 참조)는 역사적으로 골반과 천골 기능장애를 구별하기 위한 진단 및 치료의 근에너지 모델에 사용되었다. 다음은 둘을 구별하기 위한 진단 매개변수이다.
   a. 선자세(+) 및 앉은자세(−) = 골반(골반천골/무명골) 기능장애
   b. 선자세(+) 및 앉은자세(+) = 천골 기능장애

   참고: 저자는 선자세(기립) 굴곡 검사가 천골관절 움직임의 주관적/추정적 검사이며 여러 조건이 가양성 및 음성을 유발할 수 있다고 생각한다. 여기에는 다리 길이 불일치, 하지근육 불균형, 골반대 및 척추주위 근육, 척추측만증, 선천성 기형, SIJ의 퇴행성 변화, 강직성척추염이 포함되지만 이에 국한되지는 않는다. 보다 더 객관적이고, 수동적인 천장관절 움직임 검사를 대체해서는 안 된다.

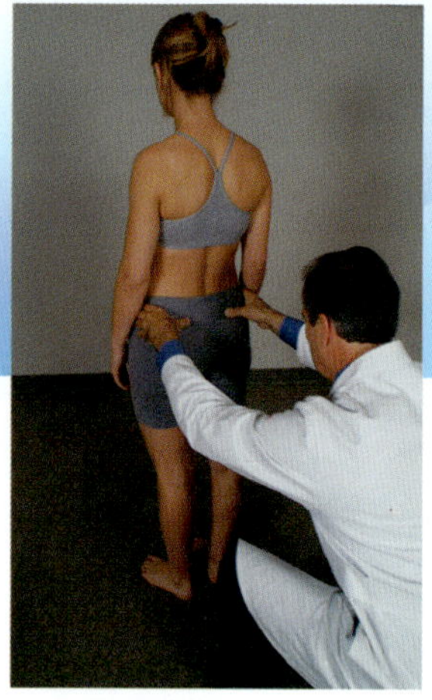

그림 5.108 3단계

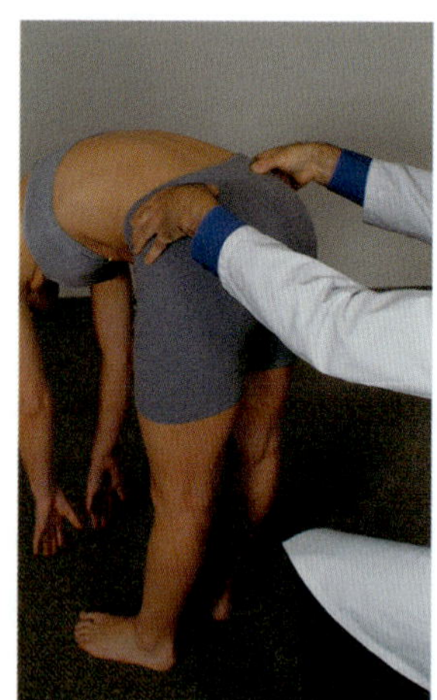

그림 5.109 4단계, 앞으로 구부리기

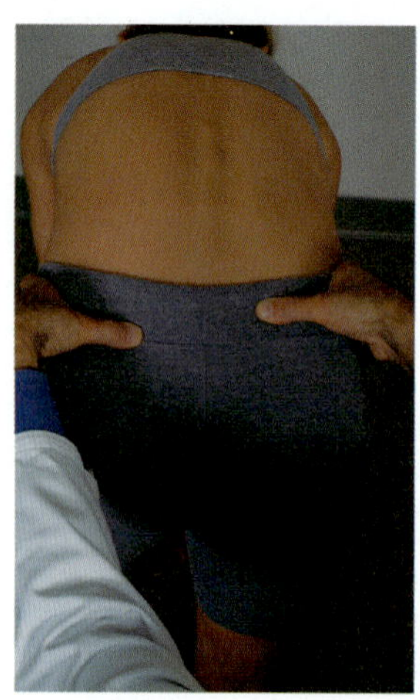

그림 5.110 5단계, 우측 선자세 굴곡 검사

천장관절 움직임 검사 Sacroiliac Joint Motion Testing

앉은자세 굴곡 검사
Seated Flexion Test

예: 우측, 양성 앉은자세 굴곡 검사
Ex: Right, Positive Seated Flexion Test

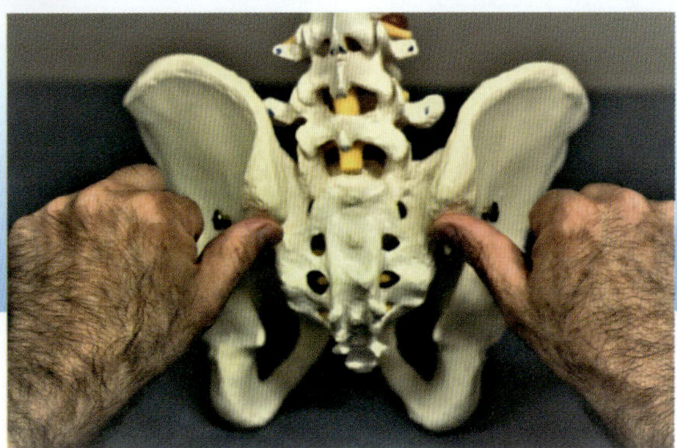
그림 5.111 A. 3단계

1. 환자는 두 발을 바닥에 평평하게 놓고 앉는다.
2. 치료사는 환자의 후상장골극(PSIS) 수준에서 눈을 바라보고 환자 뒤에 서거나 무릎을 꿇는다.
3. 치료사의 엄지가 환자 PSIS의 하부에 접촉한다(그림 5.111).
4. PSIS의 하부에 단단한 압력을 유지하면서 환자에게 통증이 없는 범위 내에서 천천히 앞으로 구부리도록 지시한다(그림 5.112).
5. PSIS에 있는 엄지가 움직임의 끝 범위에서 머리쪽으로 더 많이 움직이는 쪽에서 검사가 양성이다(그림 5.113).

   참고: 양성 앉은자세 굴곡 검사는 특정 유형의 기능장애가 아니라 천장관절(SIJ)이 제한되는 쪽을 식별한다. 실제 진단을 결정하려면 추가 신체진단 단계(예: 랜드마크의 대칭 평가, 추가 동작 검사, 환자의 통증 호소)가 필요하다.

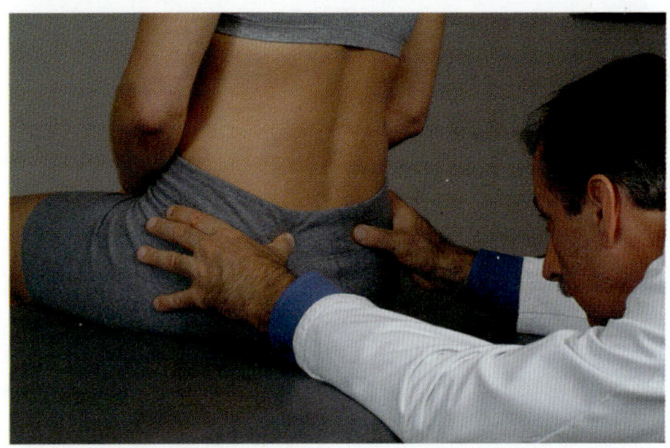
그림 5.111 B. 3단계

6. 앉은자세 굴곡 검사와 선자세 굴곡 검사는 역사적으로 골반과 천골 기능장애를 구별하기 위한 진단 및 치료의 근에너지 모델에 사용되었다. 다음은 둘을 구별하기 위한 진단 매개변수이다.
   a. 선자세(+) 및 앉은자세(−) = 골반(골반천골/무명) 기능장애
   b. 선자세(+) 및 앉은자세(+) = 천골 기능장애

   참고: 저자는 앉은자세 굴곡 검사가 천장관절 움직임의 주관적/추정적 검사라고 생각하며, 여러 조건이 위양성(pseudo-positive)과 음성을 유발할 수 있다. 여기에는 다리길이 불일치, 하지의 근육 불균형, 골반대, 척추주위 근육, 척추측만증, 선천성 기형, SIJ의 퇴행성 변화, 강직성척추염이 포함되지만 이에 국한되지는 않는다. 더 객관적이고, 수동적인 천장관절 움직임 검사를 대체해서는 안 된다.

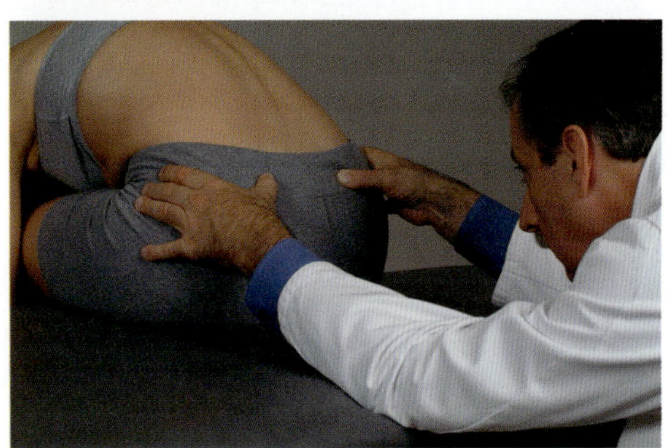
그림 5.112 4단계, 앞으로 구부리기

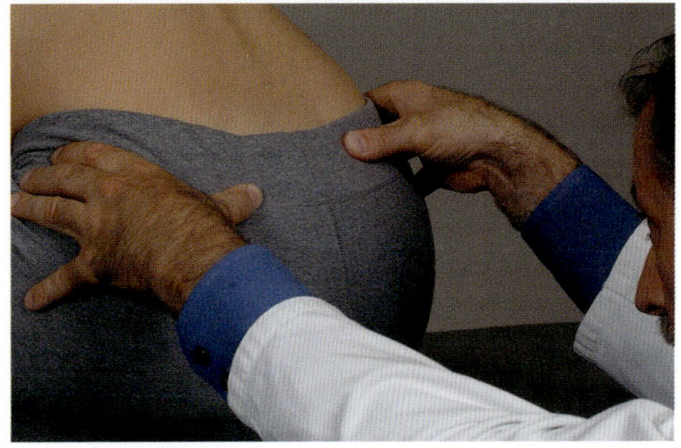
그림 5.113 5단계, 양성 앉은자세 굴곡 검사, 우측

천장관절 움직임 검사 Sacroiliac Joint Motion Testing

ASIS 압박 검사
ASIS Compression Test

바로누운자세, 숏레버 방법
Supine, Short-Lever Method

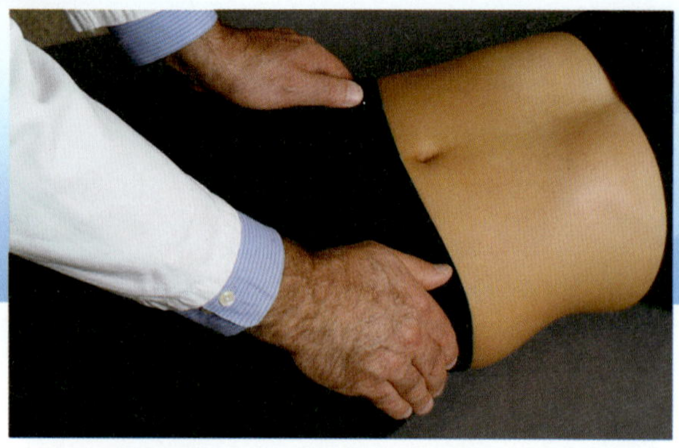
그림 5.114 2단계

1. 환자는 치료대에 반듯하게 눕는다.
2. 치료사는 환자의 전상장골극(ASIS) 수준에서 정중선을 중심으로 우세안이 있는 쪽으로 환자 옆에 선다.
3. 치료사의 손바닥이나 모지구융기(thenar eminences)는 환자의 ASIS보다 약간 더 바깥쪽과 아래쪽에 위치하게 한다(그림 5.114).
4. 치료사의 손바닥이나 모지구융기는 천골관절을 통해 전외측에서 후내측 과정으로 전달되는 벡터에서 ASIS에 경도에서 중등도의 충격을 번갈아 가한다(그림 5.115A 및 B).
5. 치료사는 천장관절이 제한되는지 여부를 결정하기 위해 양쪽의 움직임의 질(끝 느낌)과 양을 기록한다.
6. 이 검사는 특정 유형의 골반(장천/무명골) 또는 천골 기능장애가 아니라 천장관절의 가장 제한되는 쪽을 식별한다.

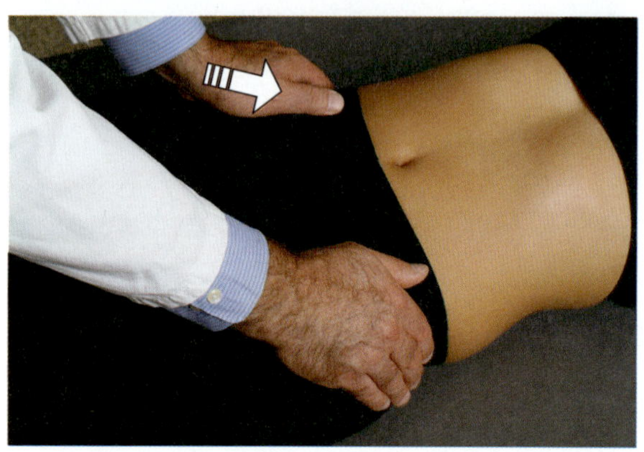
그림 5.115 A. 3단계, 바로 누워 좌측무지구 충격을 이용한 숏레버

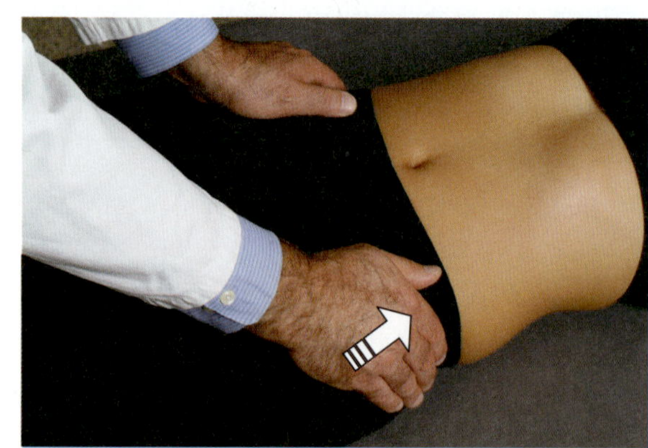
그림 5.115 B. 3단계, 바로 누워 우측무지구 충격을 이용한 숏레버

천장관절 움직임 검사 Sacroiliac Joint Motion Testing

바로누운자세, 롱레버 방법
Supine, Long-Lever Method

ASIS에 움직임 검사의 효과
Effect of Motion Testing on ASIS

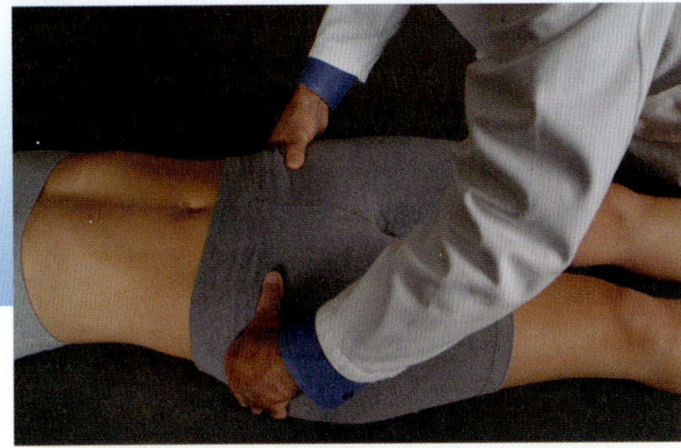

그림 5.116 3단계, "ASIS"를 촉진함

1. 환자는 치료대에 반듯하게 눕는다.
2. 치료사는 환자의 고관절 높이 치료대 옆에 선다.
3. 치료사는 환자의 전상장골극(ASIS)과 내복사뼈(medial malleoli)를 촉진하고 그 쌍의 관계(머리쪽 또는 꼬리쪽, 대칭 또는 비대칭 패턴)를 기록한다(그림 5.116).
4. 치료사는 환자의 무릎과 발목을 조절하면서 환자의 한쪽 고관절과 무릎을 구부린다(그림 5.117).
5. 치료사는 환자의 고관절을 130도 굴곡에서 시작하여 외회전 및 최종 신전을 진행하여 고관절을 중립 시작 위치로 되돌린다(그림 5.118).
6. 치료사는 움직임이 검사된 쪽의 ASIS가 원래 위치보다 더 머리쪽에 있어 보이는지 여부를 기록한다. 이 변화는 후방회전의 자유도가 이차적인 것이다.
7. 그다음 치료사는 환자의 고관절을 90도 굴곡에서 시작하여 내회전과 최종 신전을 거쳐 고관절을 중립시작 위치로 되돌리는 가동범위로 가져간다(그림 5.119).
8. 치료사는 움직임이 검사된 쪽의 ASIS가 원래 위치보다 더 꼬리쪽에 있는 것처럼 보이는지 기록한다. 이 변화는 전방회전의 자유도가 이차적인 것이다.
9. 각 관절이 후방 및 전방회전에 자유도가 있는지 여부를 결정하기 위해 양측에 반복하고, 그렇지 않은 경우, 어느 관절이 한 방향으로만 자유롭거나 제한되는지 확인한다.
10. 전방 및 후방회전 검사를 하는 동안 두 ASIS가 모두 자유롭게 움직이면 천장관절은 회전 매개변수가 정상이다. 그러나 ASIS가 한쪽 방향으로만 자유롭게 움직인다면 그것은 기능장애 패턴으로 기록될 것이다(전방회전 = 꼬리쪽으로 움직임 또는 후방회전 = 머리쪽으로 움직임).

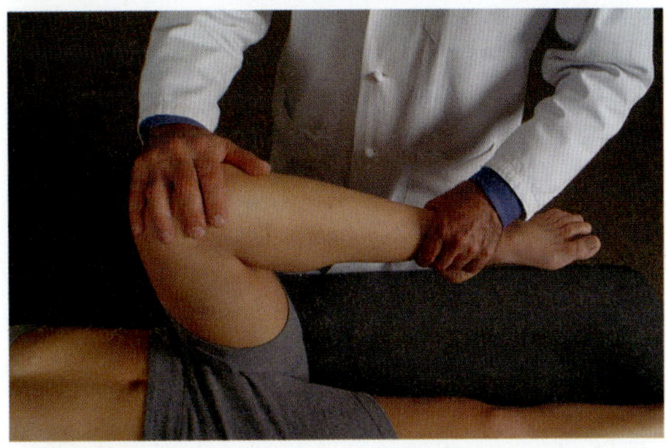

그림 5.117 4단계

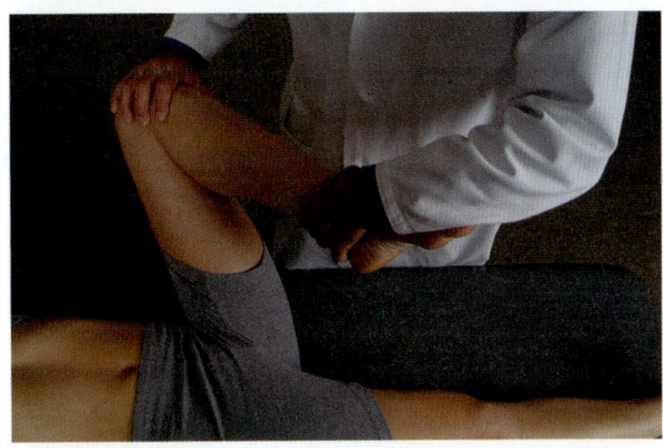

그림 5.118 5단계, 굴곡, 외회전, 신전

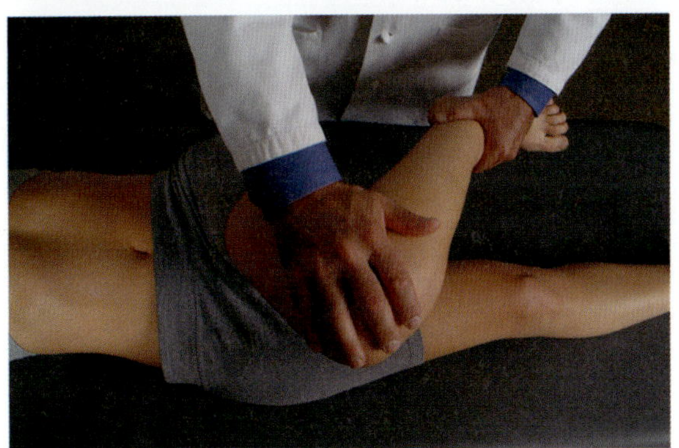

그림 5.119 7단계, 굴곡, 내회전, 신전

천장관절 움직임 검사 Sacroiliac Joint Motion Testing

엎드린자세, 롱레버 방법
Prone, Long-Lever Method

예: 좌측, 천장관절
Ex: Left, Sacroiliac Joint

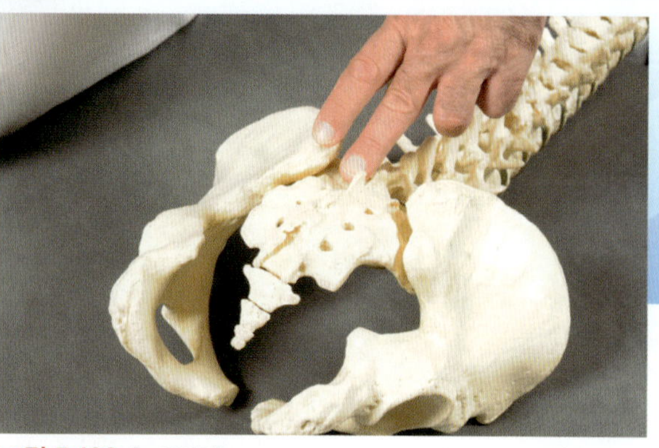
그림 5.120 A. 3단계

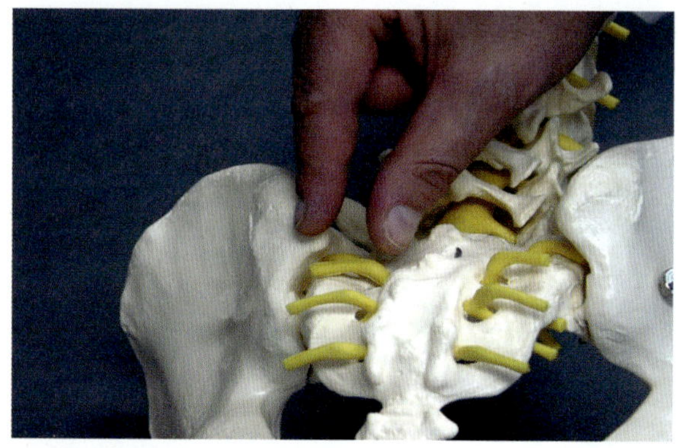
그림 5.120 B. 3단계

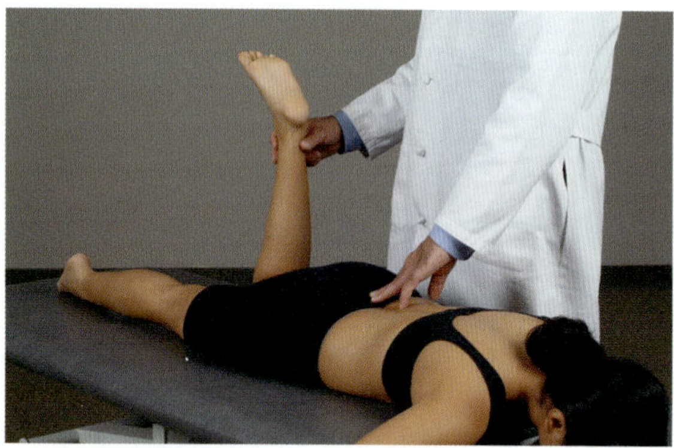
그림 5.121 4단계

1. 환자는 치료대에 엎드린다.
2. 치료사는 환자의 고관절 높이 치료대 옆에 선다.
3. 치료사는 검지패드를 후상장골극(PSIS)에 놓고 세 번째 손가락패드를 PSIS 수준의 천골에 놓는다(그림 5.120).

   변형: 치료사는 엄지를 PSIS에 놓고 검지패드를 PSIS 수준의 천골에 놓는다.
   참고: 반대쪽 천장관절을 평가하기 위해 치료사는 손을 뻗어 손가락패드를 PSIS와 천골에 대한 반대쪽에 접촉한다!
4. 치료사의 다른 손은 경골결절 수준에서 완전히 편(뻗은) 환자의 다리를 잡는다(그림 5.121).

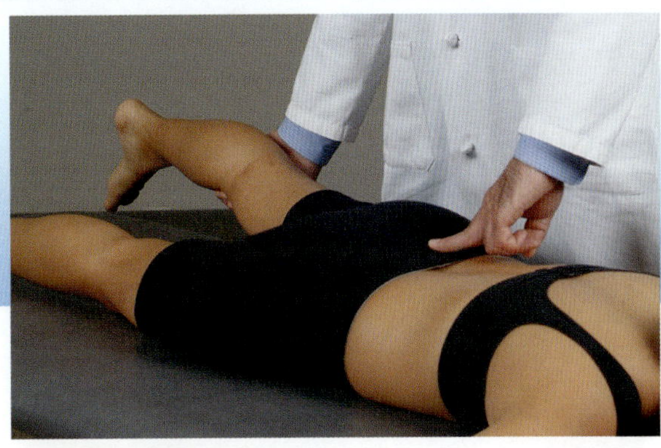
그림 5.122 5단계

5. 치료사는 편 다리를 약 20~30도 정도 부드럽게 들어 올린다(그림 5.122). 치료사는 천골에서 PSIS 움직임의 양과 느슨함/팽팽함의 질을 모니터링하면서 허벅지/고관절을 내전(그림 5.123) 및 외전한다(그림 5.124).
6. 치료사는 이 단계를 반대쪽에 반복한다.
7. 저자는 이것이 선자세 및 앉은자세의 굴곡 검사와 비교하여 천장관절 움직임을 평가하는 보다 객관적인 방법이라고 생각한다.

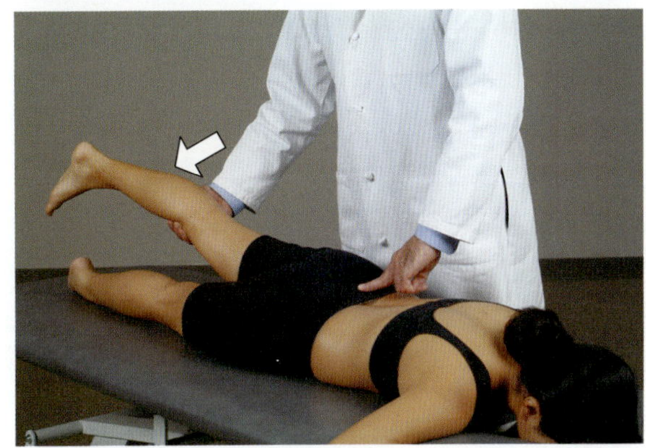
그림 5.123 5단계

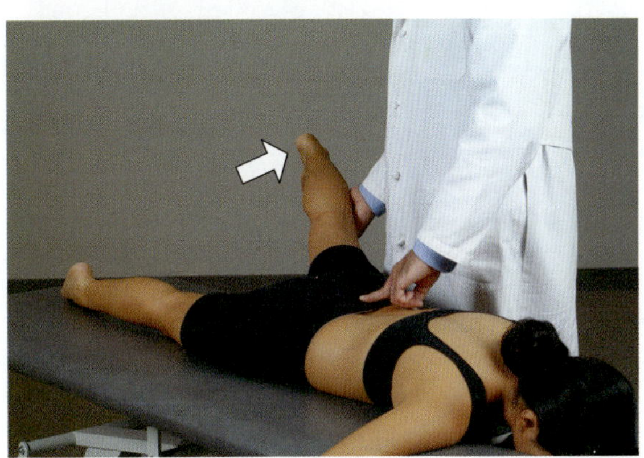
그림 5.124 5단계

천장관절 움직임 검사 Sacroiliac Joint Motion Testing

엎드린자세, 롱레버 방법
Prone, Long-Lever Method

예: 좌측, 천장관절
EX: Left, Sacroiliac Joint

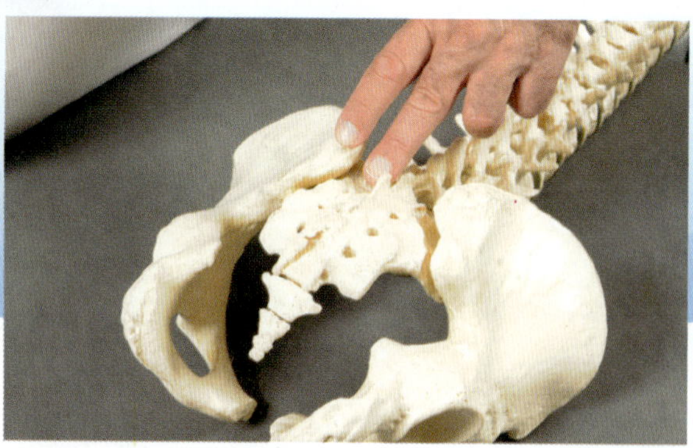

그림 5.125 A. 3단계

1. 환자는 치료대에 엎드린다.
2. 치료사는 환자의 고관절 높이 치료대 옆에 선다.
3. 치료사는 검지패드를 PSIS에 놓고 세 번째 손가락패드를 PSIS 수준의 천골에 놓는다(그림 5.125).

   변형: 치료사는 엄지를 PSIS에 놓고 검지손가락패드를 PSIS 수준의 천골에 놓는다.

   참고: 반대쪽 천장관절을 평가하기 위해 치료사는 손을 뻗어 손가락패드를 PSIS와 천골에 대한 반대쪽에 접촉한다!
4. 치료사는 환자의 발목을 잡고 수동으로 무릎을 약 90도 구부린다(그림 5.126).
5. 그리고 천골에서 PSIS의 움직임을 모니터링하면서 발목을 내측 및 외측으로 각각 이동하여 환자의 고관절을 외회전 및 내회전한다(그림 5.127 및 5.128). 이것은 천골관절의 표면을 접근시키고 분리시킨다.
6. 치료사는 이 단계를 반대쪽에 반복한다.
7. 저자는 이것이 선자세 및 앉은자세의 굴곡 검사와 비교하여 천장관절 움직임을 평가하는 보다 객관적인 방법이라고 생각한다.

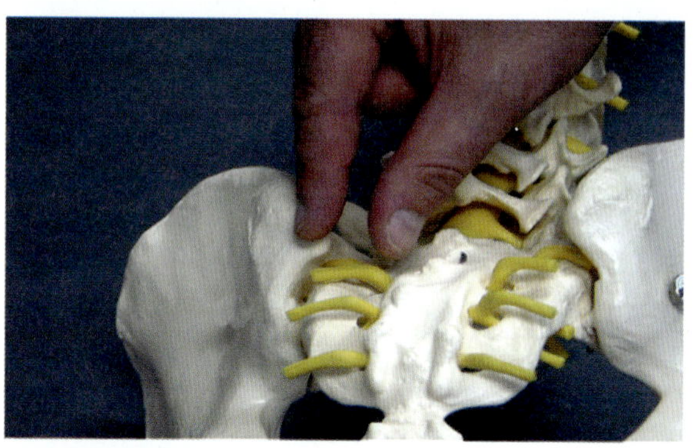

그림 5.125 B. 3단계

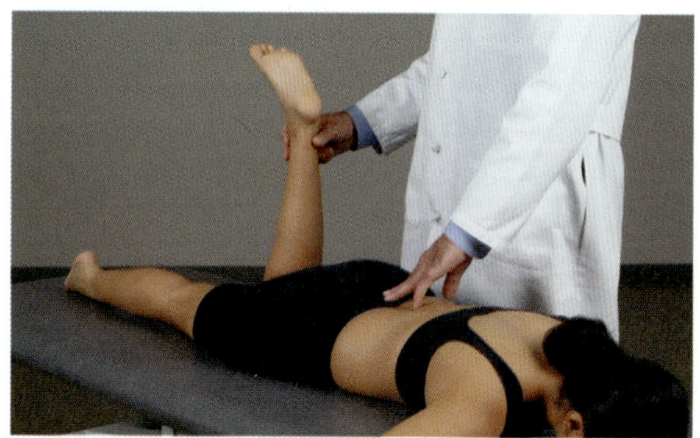

그림 5.126 4단계

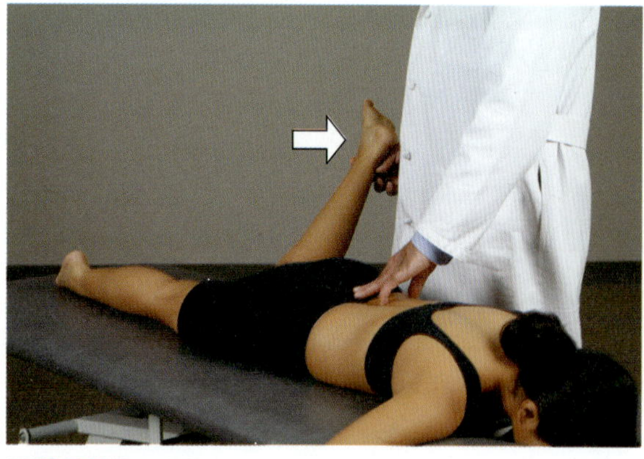

그림 5.128 5단계

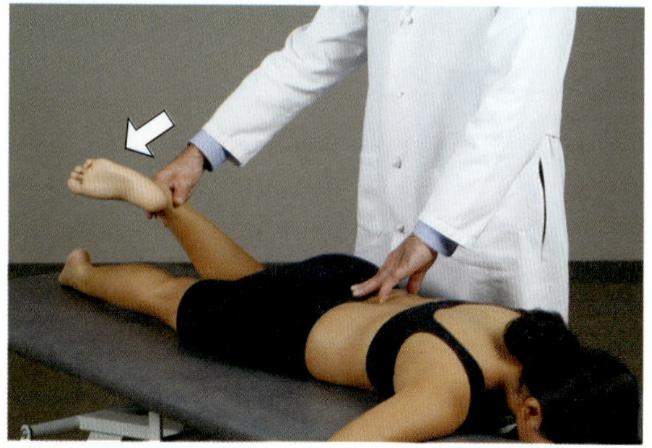

그림 5.127 5단계

천장관절 움직임 검사 Sacroiliac Joint Motion Testing

엎드린자세, 롱레버 방법
Prone, Long-Lever Method

예: 좌측, 천장관절
EX: Left, Sacroiliac Joint

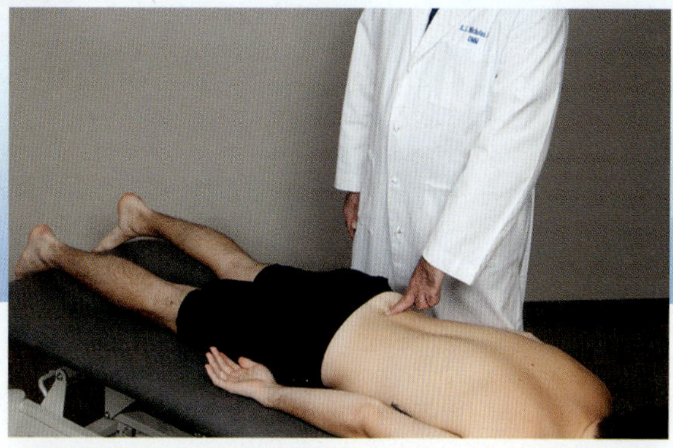

그림 5.129 3단계, SIJ 확인

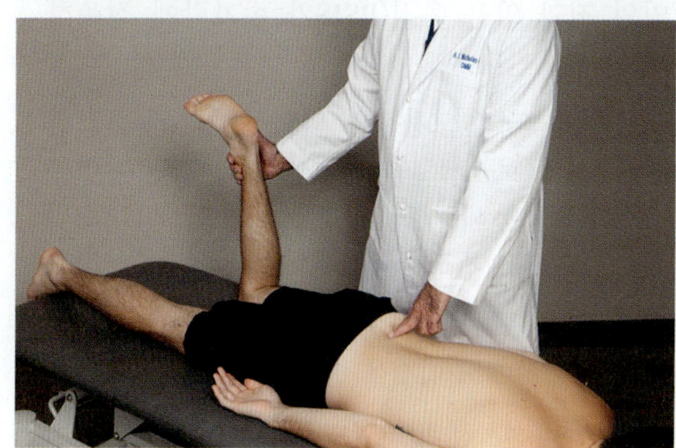

그림 5.130 4단계

1. 환자는 치료대에 엎드린다.
2. 치료사는 환자의 고관절 높이 치료대 옆에 선다.
3. 치료사는 검지패드를 PSIS에 놓고 세 번째 손가락패드를 PSIS 수준의 천골에 놓는다(그림 5.129).

   변형: 치료사는 엄지를 PSIS에 놓고 검지손가락패드를 PSIS 수준의 천골에 놓는다.
   참고: 반대쪽 천장관절을 평가하기 위해 치료사는 손을 뻗어 손가락패드를 PSIS와 천골에 대한 반대쪽에 접촉한다!
4. 치료사는 환자의 발목을 잡고 수동으로 무릎을 약 90도 구부린다(그림 5.130).

(계속)

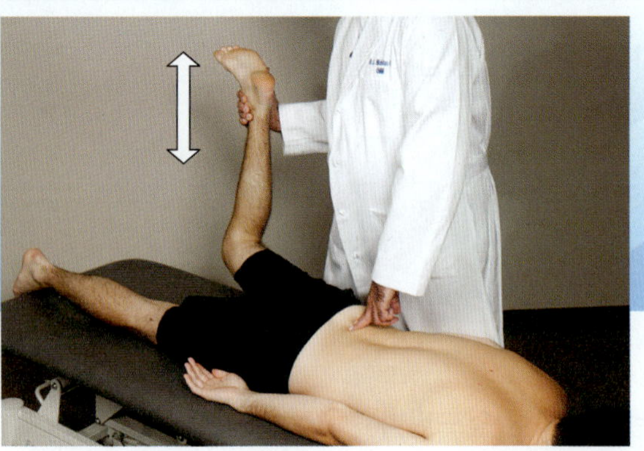
그림 5.131 5단계, 다리 올리기 및 내리기; 전방/후방 회전효과

5. 그다음 치료사는 발목에 짧게 위아래 진동(그림 5.131)을 주며, 천장관절에서 전방/후방으로 무명골 움직임의 질과 양을 촉진(PSIS가 손가락에 접촉하여)하도록 시도한다.
6. 그리고 발목을 내측(고관절의 외회전) 및 외측(고관절의 내회전)으로 빠르게 진동시켜 다리와 무명골(innominate)을 통해 약간의 "흔들림"(그림 5.132 및 5.133)을 일으키고 천장관절에서 움직임의 질과 질을 평가한다.
7. 치료사는 반대쪽에도 이것을 반복한다.
8. 저자는 이것이 선자세 및 앉은자세의 굴곡 검사와 비교하여 천장관절 움직임을 평가하는 보다 객관적인 방법이라고 생각한다.

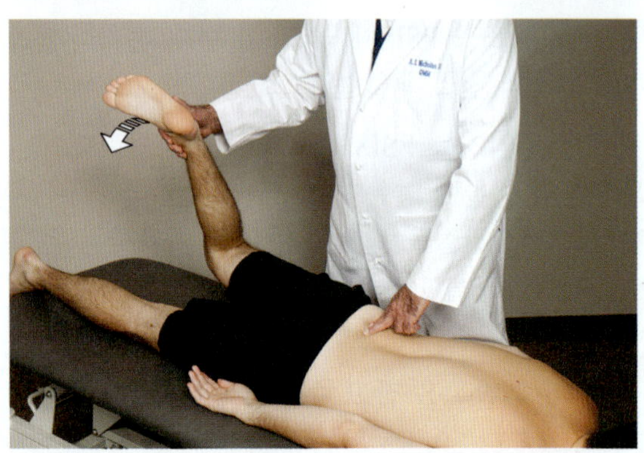
그림 5.132 6단계, 고관절의 외회전을 이용한 SIJ 접근

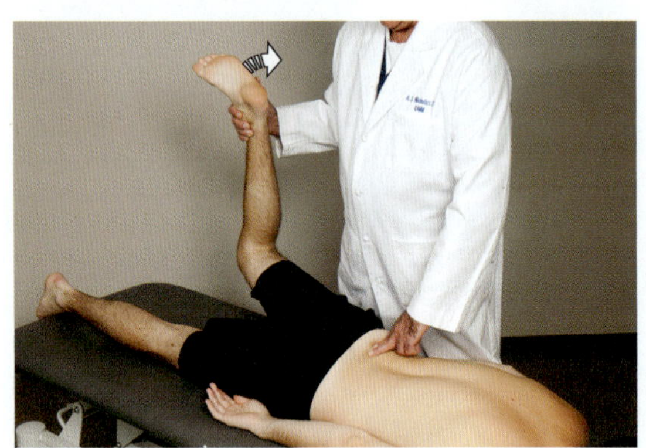
그림 5.133 6단계, 고관절의 내회전으로 SIJ 분리(틈새)

천장관절 움직임 검사 Sacroiliac Joint Motion Testing

엎드린자세, 숏레버 방법
Prone, Short-Lever Method

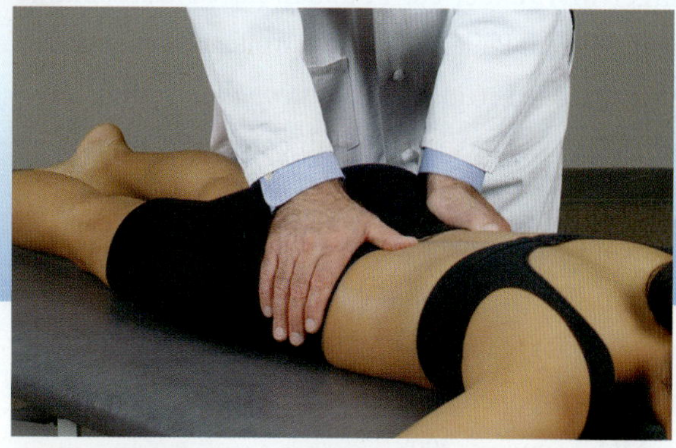
그림 5.134 3단계

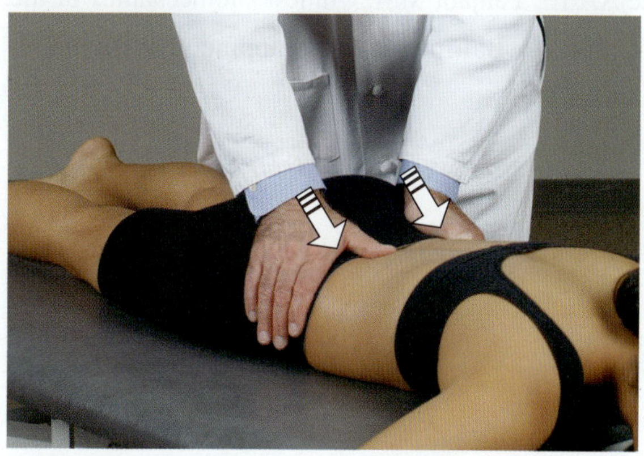
그림 5.135 4단계, 엎드려 무지구 충격을 변화한 숏레버

1. 환자는 치료대에 엎드린다.
2. 치료사는 환자의 고관절 높이 치료대 옆에 선다.
3. 치료사는 환자의 PSIS 위에 모지구융기(thenar eminences)를 놓는다(그림 5.134).
4. 치료사는 모지구융기와 함께 PSIS를 통해 경도에서 중등도의 충격을 번갈아 시작한다(그림 5.135).
5. 치료사는 천장관절이 제한되는지 여부를 결정하기 위해 양쪽의 움직임 질(끝 느낌)과 양을 기록한다.
6. 이 검사는 특정 유형의 골반(장천골/무명골) 또는 천골 기능장애가 아니라 가장 제한적인 천장관절을 식별한다.

참고문헌 Reference

1. Seffinger MA, exec. ed. Foundations of Osteopathic Medicine. 4th ed. Philadelphia, PA: Wolters Kluwer, 2018.
2. Guisti R, exec. ed. *Glossary of Osteopathic Terminology.* 3rd ed. Chevy Chase, MD: Educational Council on Osteopathic Principles of the American Association of Colleges of Osteopathic Medicine, 2017.
3. Greenman P. Principles of Manual Medicine. 3rd ed. Philadelphia, PA: Lippincott Williams & Wilkins, 2003.
4. Magee DJ. Orthopedic Physical Assessment. 5th ed. St. Louis, MO: Saunders, 2008.
5. White AA III, Panjabi MM. Clinical Biomechanics of the Spine. 2nd ed. Baltimore, MD: Lippincott Williams & Williams, 1990.
6. Lovett RW. The mechanism of the normal spine and its relation to scoliosis. Boston Med Surg J 1905;153:349–358. Spinal Curvatures and Round Shoulders. Philadelphia, PA: P. Blakiston's Son & Co., 1907; Spinal Curvatures and Round Shoulders. 2nd ed. Philadelphia, PA: P. Blakiston's Son & Co., 1911. Spinal Curvatures and Round Shoulders. 3rd ed. Philadelphia, PA: P. Blakiston's Son & Co., 1916.
7. Mitchell F Jr. The Muscle Energy Manual. Vol. 2, Evaluation and Treatment of the Thoracic Spine, Lumbar Spine, & Rib Cage. East Lansing, MI: MET Press, 1998.

PART 2

오스테오파시 도수치료 테크닉

Osteopathic Manipulative Techniques

– 역자: 전재국(Jeon Jae Guk) PT MS

1950년 후반과 1960년 중반 이전에 미국의 오스테오파시 도수치료 커리큘럼에는 3~4개의 서로 다른 테크닉 스타일만 포함되어 있었다. 일부 테크닉(즉, 간접, 롱레버 관절 테크닉)은 이전에 사용되었을 수 있지만, 초기 오스테오파시 의과대학의 오스테오파시 원리 및 실습 커리큘럼 개발에서는 고려되지 않았다. 또 다른 오스테오파시 치료사들이 다른 스타일(Sutherland, Chapman, Hoover 등)로 원리와 테크닉을 개발하고 있었지만, 대부분의 오스테오파시 의과대학에서 가르치는 형태는 연부조직, 관절 테크닉(articulatory), 고속 · 저진폭 및 다양한 림프/내장기 중심 테크닉으로만 분류되었다. 하지만 새로운 테크닉이 대중화되고, 상당수의 임상치료사가 오스테오파시 의학대학원에 합류함에 따라 가르치는 테크닉이 더욱 다양하게 많아졌으며, 이전에 OMT에서 허용되지 않았던 환자들도 보다 안전하고 효과적으로 치료를 받을 수 있게 되었다.

오스테오파시 도수치료 테크닉의 원리

6장

Principles of Osteopathic Manipulative Techniques

– 역자: 전재국(Jeon Jae Guk) PT MS

개요 Introduction

오스테오파시 도수치료 테크닉은 다양하다. 일부 테크닉은 하나 이상의 이름으로 알려져 있으며, 많은 새로운 테크닉이 개발되었고, 일부 테크닉은 수년간 방치된 후 부활하였다. 그것들을 설명하는 데 있어서 많은 변형을 겪었으며 마지막으로 오스테오파시의학 교육심의위원회의 출현과 오스테오파시 의학용어집 및 오스테오파시 도수치료 의학을 위한 교육지침에 의해 여기 본문에 설명된 스타일 또는 모듈로 표준화되었다.

직접과 간접 테크닉 Direct and Indirect Technique

테크닉은 주로 영향을 미치는 장벽 및 해부학적 영역에 따라 오스테오파시 도수치료(OMT)의 원리를 이해하는 것이 때때로 더 쉽다. 첫 번째 원리는 제한장벽의 성격과 방향에 관한 것이다. 이 원리를 사용하면 대부분의 테크닉을 직접 또는 간접으로 분류할 수 있다. 따라서 가장 제한적인 장벽(굳음, 팽팽함)과 관련된 테크닉은 직접적으로 분류되고 가장 적게 제한적인 장벽(느슨함, 헐렁함)과 관련된(또는 움직이는) 테크닉은 간접적으로 분류된다.

두 번째 원리는 기능장애의 해부학적 징후가 일차적인 것과 관련이 있다(예: 근육 대 관절). 근육 기능장애가 일차적인지 결정하기 위해 두번째 원리는 치료사에게 고속·저진폭(HVLA) 테크닉보다는 연부조직 또는 근에너지와 같은 테크닉을 사용하도록 한다. 일반적으로 직접 테크닉은 가장 제한적인 장벽에 관여하고, 간접 테크닉은 일반적으로 생리학적 장벽의 가장자리로 설명되는 최소 제한장벽에 관여한다(그림 6.1). 그러나 일부의 경우(즉, 근막이완 및 복합 테크닉), 치료사는 직접 및 간접장벽과 번갈아 상호작용할 수 있으며, 기능장애 상태는 정상 안정 중립지점의 양쪽에 제한적인 장벽을 유발하기도 한다. 이러한 양측 제한장벽은 대칭 또는 비대칭일 수 있다(그림 6.2 및 6.3). 이 양측 제한장벽은 2차원 표현을 나타내며 치료사는 이를 환자에게서 발견되는 3차원(기본축) 움직임으로 추정해야 한다.

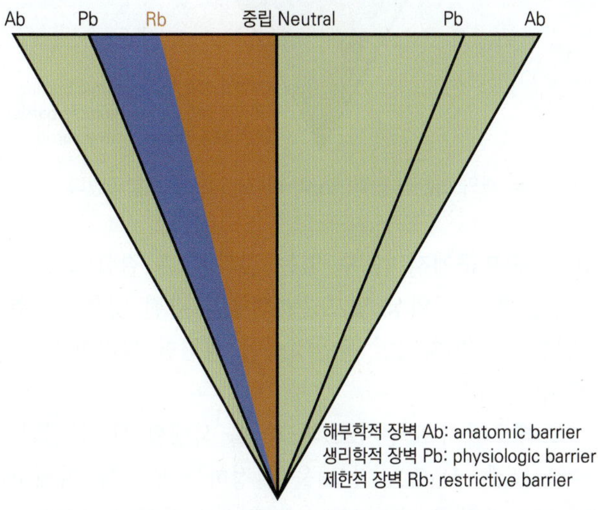

그림 6.1 제한장벽(Rb)이 있는 쪽의 반대쪽에 정상적인 생리학적 장벽(Pb)이 있는 비대칭 운동범위. **참고**: 비대칭 움직임 패턴에서 중립점은 가장 사용 가능한 가동범위 쪽으로 이동한다.

그림 6.2와 6.3에 묘사된 장벽검사는 제한적 장벽을 촉진검사하여 도출된 느슨함 또는 굳은 질감으로 치료할 수 있음을 보여준다.

임상경험에서 우리는 대칭 및 비대칭 움직임과 관련된 다른 장벽에 주목하였다. 이러한 장벽은 평균 또는 평균 생리학적 장벽을 나타내는 환자에게 존재하는 해부학적 한계와 일반적으로 설명된 생리학적 장벽 사이에서 발견된다. 이 장벽은 일반적으로 **"과가동성(*hypermobile*)"**으로 설명되는 환자의 운동범위 증가와 관련이 있다. 이러한 과가동성 장벽은 대칭(그림 6.4) 또는 비대칭(그림 6.5)으로 나타날 수 있다. 한쪽 범위에서는 정상 생리학적 범위에서 반대쪽 범위까지 과가동성으로 일방적으로 나타나거나(그림 6.6) 반대쪽에서는 과가동성으로 정상적인 생리학적 범위 내에서 제한을 보일 수 있다(그림 6.7). 이러한 과가동성 관련 장벽은 정상적인 결합조직을 가진 환자; *Ehlers-*

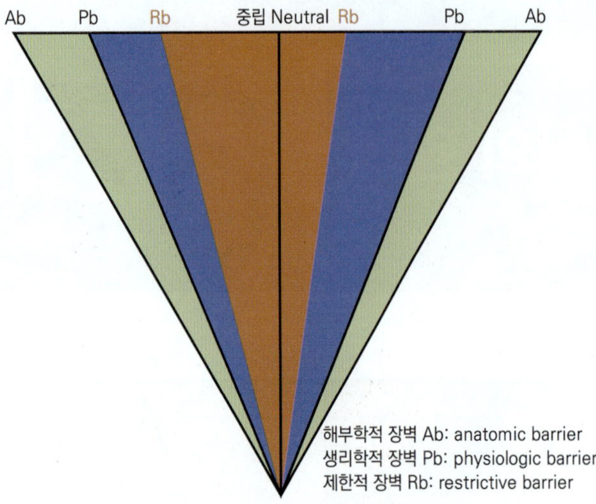

그림 6.2 두 개의 제한적 장벽(Rb)이 비대칭적으로 제한되었다.

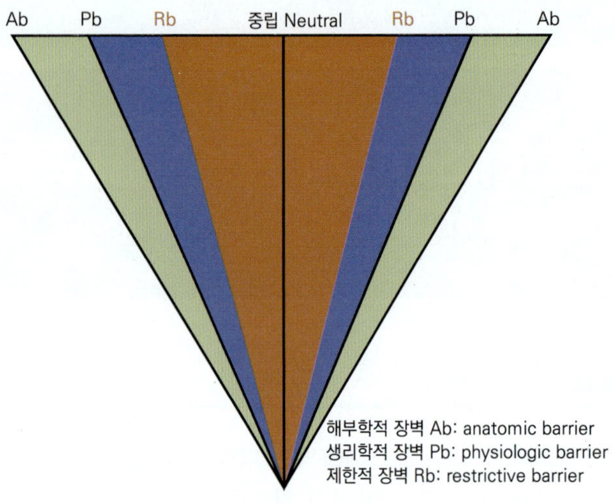

그림 6.3 두 개의 제한적 장벽(Rb)이 대칭적으로 제한되었다.

Danlos 증후군에서 볼 수 있는 것과 같은 결합조직 이상이 있는 환자나 외상 및/또는 퇴행성 관절 및/또는 추간판 질환으로 이차적인 불안정성을 경험한 환자에게서 발견될 수 있다.

오스테오파시 도수치료 테크닉을 시행할 때, 안전과 성공(예: 11장—HVLA 참조)을 결정하는 원리를 이해하는 것과 제한장벽에 세 가지 면 모두에서 직접 접근할지, 장벽(들)의 "사소한 것(feather's edge)"에 있는 세 가지 면 모두에서 직접 접근할지 또는 동일한 절차에 따라 간접적으로 접근할지 여부가 중요하다. 또한 이 테크닉은 직접과 간접장벽 사이의 균형을 요구할 수 있다. 이 경우, 조직 및/또는 관절은 균형점에 도달할 때 균형점에서 멀어지는 움직임이 모든 방향에서 동일한 저항(및 움직임 제한)을 만나도록 배치된다. 기능장애가 없는 상태에서 **균형점(*balance point*)**은 생리학적 장벽 사이에서 동등하게 중립점에 위치한다. 기능장애 상태에서 원래의 중립은 제한장벽에서 완화 또는 간접장벽으로 이동한다(그림 6.8). 기능장애 상태에서 균형점에 접근하는 테크닉은 해당 테크닉 정의로 볼 때, 간접적인 방법일 것이다. 그러나 기능장애의 해부학적 위치(예: 근막 대 관절)에 따라 균형점을 결합하려면 치료 중인 기능장애를 제어하기 위해 조직의 한 층 장벽을 통해 직접 이동해야 할 수도 있다. 기능장애가 조절되면 치료사는 기능장애 조직이나 관절을 자유로운(편안함) 쪽으로 옮기고 균형점의 위치를 결정한다. 따라서 정의에 따라 기능장애의 장벽을 완화하거나 단단하게 하는 테크닉의 방향은 기능장애를 조절하기 전에 발생하는 것이 아니라 각각 간접적인지 직접적인지를 결정한다.

5장의 분절간 움직임 검사에서 언급한 바와 같이,

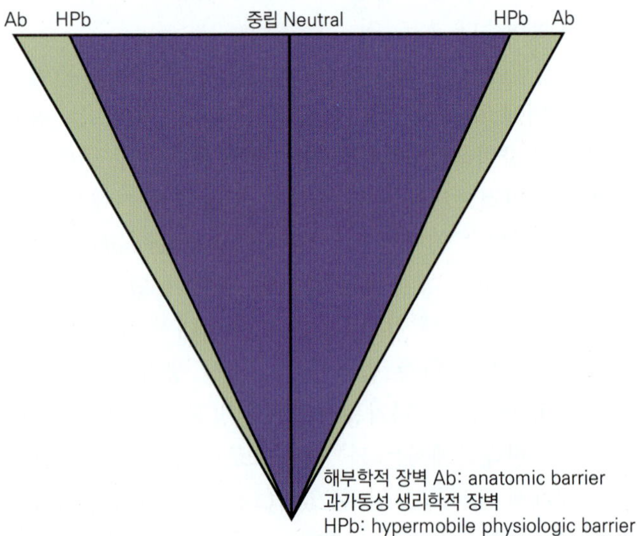

그림 6.4 대칭적 과가동성

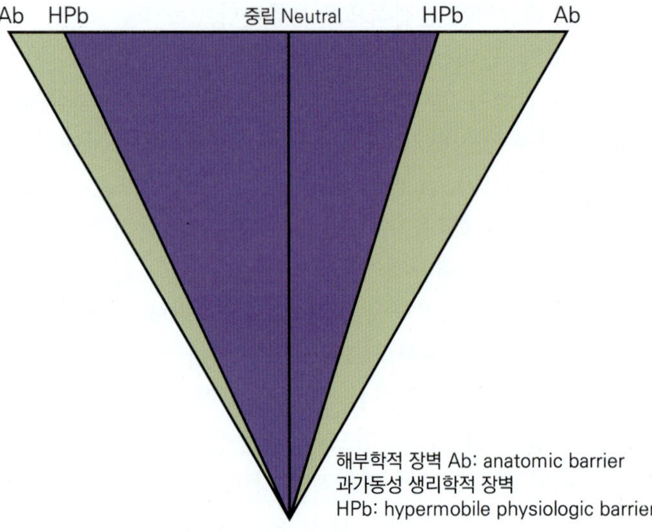

그림 6.5 두비대칭적 과가동성

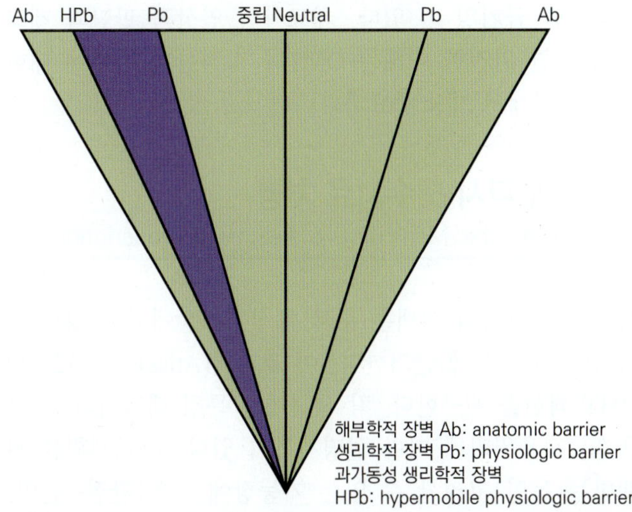

그림 6.6 편측성 과가동성(HPb), 반대쪽 한 쌍의 범위에 제한적 장벽이 있는 비대칭이 있는 것처럼 보이지만, 실제로는 생리학적 장벽(PB)이다.

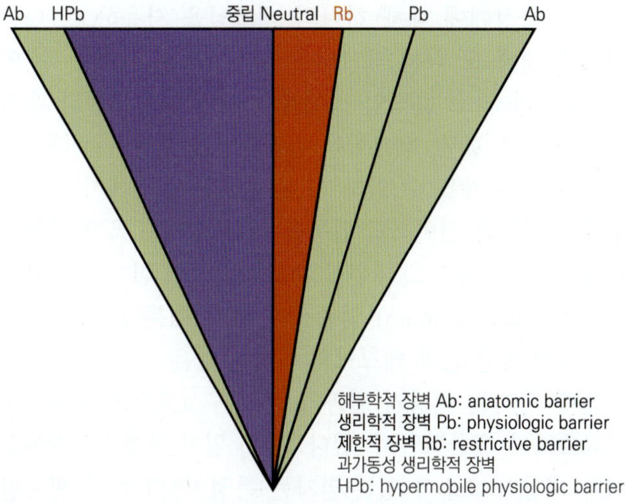

그림 6.7 한 움직임에서 편측성 과가동성(HPb)이 있는 반면, 한 쌍을 이루는 움직임은 중립과 생리학적 장벽(Pb) 사이에 제한적 장벽(Rb)이 있다.

Fryette와 여러 사람들은 척추의 다양한 생리학적 움직임 특성을 설명하였다(1~3). 이와 같은 규칙은 흉추 및 요추 부위에는 고유하지만 경추의 역학이 인식되는 방식과 거의 관계가 없음을 기억해야 한다. 미국인이 아닌 도수의학 동료는 Fryette에 다른 주의사항을 추가했지만, 또 다른 사람들이 재현한 이러한 발견의 근거에 동의한다(예: White and Panjabi, 짝운동)(3).

또한 C.R. Nelson(움직임의 원리는 움직임의 세 가지 생리학적 원리 중 세 번째 원리로 간주됨)의 의역에 의하면 한 평면에서 척추 움직임의 시작이 다른 모든 평면의 움직임에 영향을 미친다는 것을 알 수 있다(4). 오스테오파시 본문은 이 원리를 설명하였지만, 항상 관절에서 움직임이 잠재하는 비대칭적 제한결과를 유발하는 단일 제한 장벽의 맥락 내에서 설명하였다. 따라서 이 발표에 우리가 임상적으로 관찰한 것으로 확장하면 그림 6.2 및 6.3과 상관관계가 있다. 이것은 또한 고속 · 저진폭과 같은 고전적으로 테크닉화된 직접 테크닉을 간접적인 방식으로 지향하는 것을 가능하게 한다(우리는 국제적으로 가르치고 수행하는 것을 보았다). 직접적이든 간접적이든 이해해야 할 가장 중요한 기준은 검사 및/또는 치료 중인 특정 부위의 정상적인 생리학적 움직임과 관련된 조직의 순응도(예: 급성 대 만성 기능장애)이다.

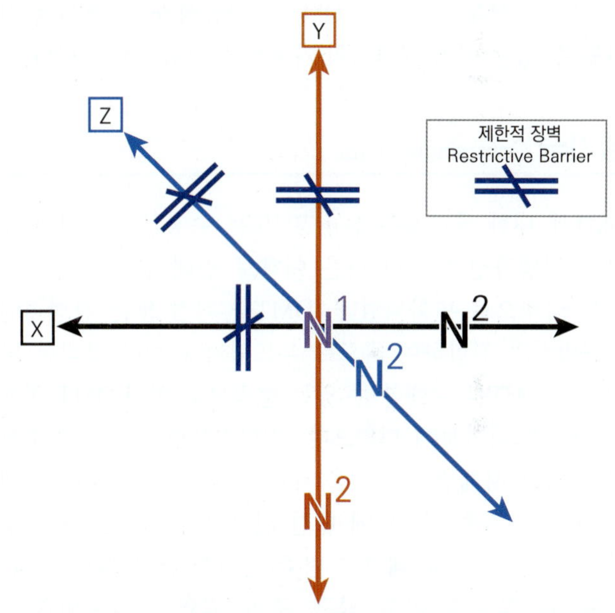

그림 6.8 단순화된 축(x, y, z) 표시에서 기능장애가 없는 관절(N1)의 중립(중간) 지점이 기능장애 상태에서 제한적 장벽에서부터 자유(느슨한)로운 생리학적 장벽(N^2) 방향으로 이동하는 방법을 보여주는 3차원 도식도. 간접 테크닉을 시도할 때 치료사는 새로운 N^2 중립(균형) 지점에서 다양한 부분에서 분절을 조절하려고 시도할 것이다.

체성기능장애 Somatic Dysfunction

체성기능장애는 OMT를 요구하는 진단기준이다. 환자의 신체검사에서 도출된 다양한 특성을 통해 치료사는 한 영역의 기능장애 특성이 다른 영역의 또 다른 기능장애 특성과 다르다는 것을 이해할 수 있다. 따라서 치료사는 하나의 기능장애에 대해 하나의 테크닉을 사용하고, 다른 하나에 대해 또 다른 테크닉을 사용하도록 선택할 수 있다. 환자가 국소 움직임 장애를 나타내지만 분절간 움직임이 정상인 경우, 해부학적 관절측면을 지향하는 테크닉이 표시되지 않을 수 있다. 또는 환자는 검사에서 척추주위 근육긴장과 전반적인 압통을 나타내지만, 특정 압통점이 없는 목 통증으로 내원할 수도 있다. 이 환자는 카운터스트레인(counterstrain) 압통점이 없기 때문에, 카운터스트레인이 아닌 근막 테크닉의 이점을 얻을 수 있다.

일부 환자는 내장기 질환의 체성 구성요소를 나타내며 치료효과가 제한적일 수 있다; 반면 일차 체성기능장애와 이차 내장기 요소가 있는 환자는 특정 OMT에 잘 반응할 수 있다(체성 및 내장기). 체성기능장애를 나타내는 또 다른 요인은 치료계획을 만들 때 사고과정을 바꿀 수 있다는 것이다. 기타 내장기 및 자율신경효과, 림프울혈 및 심한 부종은 모두 치료사가 OMT의 가능성과 그 경우에 지시될 수 있는 여러 테크닉의 가능성을 재평가하게 한다.

금기증 Contraindications

OMT에 대한 금기증은 신규 및/또는 수정된 테크닉의 개발과 질병과정에서 더 나은 이해로 인해 임상 실무기간 동안 극적으로 변화되었다. OMT를 직접 또는 간접적인 접근방식과 결합하여 극도로 부드럽거나 보다 강력한 방식으로 OMT를 수행할 수 있는 능력으로 인해 OMT 적용을 다르게 바라보게 되었으며, 일반적으로 임상적 호소상황에 따라 사례별로 결정을 내리게 되었다. 이러한 사례별 중심은 종종 테크닉에 대한 환자의 위치 선택만 변경할 수 있으며 전체 테크닉 범주에 대한 금기사항으로 간주되지는 않는다. 골절, 탈구, 종양, 감염 및 골수염과 같은 특정 상태는 해당부위에 대한 OMT의 금기사항이다. 그러나 문제부위의 근위 또는 원위 영역에서 관련된 체성기능장애에 대한 OMT를 배제하지는 않는다.

OMT의 적합성에 관한 치료사의 의견을 바꿀 수 있는 다른 조건은 다운증후군, 류마티스관절염, Klippel-Feil 증후군, 연골형성왜소증, 임신, 좌상 및 염좌, 급성추간판탈출증, 급성염증 상황, 해부학적 불안정성, 과가동성, 관절 보철물 및 내장기 장애의 심각한 징후 등이다. 이러한 상태는 OMT를 전체적으로 금기하거나 특정 부위의 특정 테크닉에만 금기일 수 있다. 치료사의 임상적 판단과 테크닉에 대한 완전한 이해는 OMT가 적절한지 여부에 대한 최종 결정에서 가장 중요하다.

오스테오파시 도수치료 처방
The Osteopathic Manipulative Treatment Prescription

사용할 테크닉의 선택은 주로 체성기능장애의 특성과 가장 현저한 증상에 근거한다. 이 교과서(Atlas)에는 12개의 OMT 섹션을 제공한다. 각 섹션에는 특정 테크닉과 그 사용 및 적용원리에 대한 설명서문이 있다. 치료계획을 선택하는 동안 고려할 수 있는 기능장애 영역(관절, 근막, 내장기, 혈관, 림프 등)은 신체적 소견(즉, HVLA 대 근에너지 대 촉진된 자세이완 대 근막이완 또는 조합)에 따라 기능장애 수준 또는 또 다른 수준에서 특정 테크닉을 사용하는 결정에 영향을 미칠 수 있다. 이에 대해서는 각 테크닉 섹션에서 더 구체적으로 설명한다.

OMT 처방은 약물처방과 유사하다: 테크닉의 유형은 선택한 약물제제의 범주와 비슷하다; OMT 테크닉을 위해 선택한 방법과 위치는 약리학적 제제의 투여경로와 유사하다; OMT와 관련된 힘과 이들이 직접적으로 또는 간접적으로 적용되는지 여부는 약물의 강도 또는 복용량과 비슷하다; OMT의 반복, 시기 및 기간은 분배된 약물의 양과 투여빈도와 비슷하다.

예를 들어, 요추 추간판척추증, 요추 협착증, 요추 체성기능장애에 대한 이차적인 만성요통을 호소하는 70세 환자는 관절 및 근막-연조직 테크닉으로 몇 주에서 몇 달에 걸쳐 매주, 치료할 수 있다. 다만, 축구연습 중 염좌로 인한 급성요통을 호소하는 16세 환자는 2~4주간 2~3일 간격으로 간접 근막이완술, 근에너지, 카운터스트레인 테크닉을 병행하여 치료할 수 있다.

OMT 시행을 안내하는 간단한 규칙은 오스테오파시 의학의 기초(*Foundations for Osteopathic Medicine*) 제2판에 설명된 적용량 지침에서 가장 잘 소개되어 있다. 일반적으로 기능장애의 특성과 제시되는 다른 임상증상, 상태의 중증도 및 에너지 고갈효과, 환자의 연령, 상태가 급성인지 만성인지를 이해해야 한다. 근거가 충분한 위험-이득 근거와 결합된 상식적인 의학적 감각이 지침원리가 되어야 한다.

참고문헌 Reference

1. Fryette HH. Principles of Osteopathic Technic. Carmel, CA: Academy of Applied Osteopathy, 1954.
2. Lovett RW. The mechanism of the normal spine and its relation to scoliosis. Boston Med Surg J 1905;153:349–358; Spinal Curvatures and Round Shoulders. Philadelphia, PA: P. Blakiston's Son & Co., 1907; 2nd ed 1911; 3rd ed. 1916.
3. White A, Panjabi M. Clinical Biomechanics of the Spine. 2nd ed. Philadelphia, PA: Lippincott Williams & Wilkins, 1990.
4. Seffinger MA, exec. ed. Foundations of Osteopathic Medicine. 4th ed. Philadelphia, PA: Wolters Kluwer, 2018.

7장 연부조직 테크닉

Soft Tissue Techniques

– 역자: 이재남(Lee Jae Nam) PT MS

테크닉 원칙 Technique Principles

연부조직 테크닉은 오스테오파시의학 교육심의위원회(ECOP)에 의해 "일반적으로 촉진을 통한 움직임 변화와 조직의 반응을 관찰하면서 측면 스트레칭, 선형 스트레칭, 심부압박, 견인, 또는 근육 기시부와 정지부를 분리하는 모든 직접적인 테크닉"으로 정의되며, 역사적으로 보면 근막치료 중 하나의 형태로 고려된다(1). 연부조직 테크닉의 일부 측면에서 보면 결과적인 **조직 반응성(*fascial creep*)**으로 물리적 상태를 변화시키는 열역학적 효과라는 측면이 근막이완과 유사하다. 그러나 이러한 반응을 일으키는 치료사의 특정한 도수치료 테크닉은 약간 다르다. 근막이완 테크닉과 비교하여 연부조직에 적용되는 힘은 환자에게 더 깊이 전달되며, 이러한 힘은 일반적으로 리드미컬하고, 번갈아가며(압박적용, 압박제거) 행해지는 방식으로 실행된다. 이 테크닉을 적용하는 동안 치료사는 환자의 반응과 치료 중인 기능장애 요소의 정도에 따라 지속적인 피드백을 받아 결정할 수 있다. 이러한 리드미컬한 방식은 치료사의 힘과 리듬을 다양하게 결합하여 치료부위의 관절에 적용되며, 림프 테크닉(16장)과 관절가동 및 결합 테크닉(17장)에서 응용하여 사용할 수 있다. (16장과 17장.)

힘은 치료 중인 조직에 전달될 수 있을 정도로 깊이 적용되어야 하며, 환자에게 적당하고 편안하게 전달되어야 한다. 이 원칙에 대한 예외는 연부조직 테크닉의 **직접적인 억제압박 변인(*direct inhibitory pressure variation*)**을 적용할 때이다. 이때는 30~60초 동안 지속적이면서 깊은 힘을 전달하도록 선택할 수 있다. 압박을 가하는 시간은 조직이 이완되는 정도에 따라 달라지며, 이는 조직의 길이가 증가하거나 또는 긴장도가 감소하는 것으로 알 수 있다(2).

테크닉 분류 Technique Classification

직접 테크닉 Direct Technique

직접 테크닉을 사용할 때, 근막 조직은 제한장벽(긴장되거나 팽팽한 부위) 쪽으로 이동한다. 직접 테크닉을 사용하기 위해 치료사는 치료 중인 조직의 기시부와 정지부, 그리고 근육이나 근막의 깊이와 유형에 대한 해부학적 관계를 이해해야 한다. 압박의 방향, 깊이 및 힘의 강도는 치료되는 특정 부위에 따라 달라진다.

테크닉 유형 Technique Styles

평행견인 Parallel Traction

평행견인에서 접촉은 치료를 적용할 근막구조의 기시부와 정지부에 하고, 힘은 근건의 축과 평행하게 전달하여 길이를 증가시킨다. 이는 기시부에 가까운 손, 정지부에 가까운 손, 또는 양손이 동시에 서로 반대방향으로 움직이면서 힘을 가하는 방법으로 행한다. 각각의 방법은 치료할 근막조직의 길이를 상대적으로 증가시킨다.

수직견인 Perpendicular Traction ("Kneading")

수직견인에서 문제부위의 근막구조는 기시부와 정지부 사이의 중간지점에서 접촉하고, 수직력은 종축으로부터 멀어지는 방향으로 적용한다.

직접 억제 압박 Direct Inhibitory Pressure

직접 억제 압박을 적용할 때, 과긴장된 근육의 근건접합부에 근막구조가 접촉하여 힘이 전달된다. 그러나 근복(muscle belly)에 깊고, 특정한 압박을 적용하면 통증이 발생하는 부작용과 멍이 생길 수 있으며 타박상을 유발할 수도 있다. 따라서 압박은 힘줄 또는 근건접합부(musculotendinous junction)에 적용해야 한다. 이러한 형태의 연부조직 테크닉은 이상근(궁둥구멍근, piriformis), 중둔근(중간볼기근, gluteus medius), 견갑거근(어깨올림근, levator scapulae) 및 장경인대(엉덩정강근막띠, iliotibial band)와 같이 통증이 있고 과도하게 긴장된 근육에 특히 유용하다. 이 기법을 적용할 때는 리드미컬하게 또는 번갈아 가며 압박을 가하고 제거하는 것이 아닌, 지속적으로 압박을 가한다. 처음에는 가볍게 적용하고 환자의 반응과 통증에 따라 압박을 증가시킬 수 있다. 치료사가 적절하게 지속적으로 압박을 적용하면, 골지건기관(골지힘줄기관, Golgi tendon organ)이 자극을 받는다. 이 자극은 근건조직이 과도하게 늘어나거나 손상되지 않도록 보호하는 반사작용을 일으킬 수 있다(3). 그러면 어느 시점에서, 근건복합체의 긴장이 감소하여 조직이 덜 긴장되고 환자는 통증이 완화될 수 있다.

적응증 Indications

1. 근골격계 선별검사의 일부로 사용하여 체성기능장애 부위(비대칭, 움직임 제한, 조직의 촉감 이상, 압통)를 신속하게 감별한다.
2. 근육의 과다긴장성(hypertonicity), 근육긴장, 근막긴장 및 **근육경련(*muscle spasm*)**을 감소시킨다.
3. 국소 또는 분절간 가동범위를 개선하기 위해 단축되고, 탄력이 없는 섬유화된 근막구조를 늘리고 탄력을 증가시킨다.
4. 국소적인 물리적, 열역학적 효과 또는 반사현상을 통해 치료 중인 특정 부위의 혈액순환을 증가시켜 원위부위의 혈액순환을 증가시킨다(예: 체성 또는 체성내장반사를 통한 혈액순환 증가).
5. 정맥 및 림프배액(lymphatic drainage)을 증가시켜 국소 또는 원위부 팽창과 부종을 감소시키고 전반적인 면역반응을 개선할 수 있다. 이는 국소조직의 영양, 산소공급 및 대사성 노폐물 제거에 도움이 된다.
6. 저긴장 근육의 신전반사(stretch reflex)를 자극한다.
7. 환자의 이완을 촉진한다.
8. 다른 오스테오파시 도수치료 테크닉이나 추가치료를 시행하는 동안 환자의 긴장을 줄인다.
9. 다른 오스테오파시 도수치료 테크닉의 효과를 강화한다.
10. 이 테크닉은 일반적으로 환자에게 기분 좋은 느낌을 주기 때문에 치료사–환자 관계를 개선시켜 준다.

금기증 Contraindications (4,5)

절대적 금기증 Absolute Contraindications

환자의 동의 또는 협조부족.

상대적 금기증 Relative Contraindications

의학적 상식이 원칙이므로 주의해서 사용한다. 예를 들어, 노인 골다공증 환자의 경우 흉곽 및 골반부위에는 엎드린자세에서 **연부조직 압박(*prone pressure*)** 테크닉이 금기일 수 있지만, 옆으로 누운자세는 더 안전하게 적용될 수 있다. 또한 급성 좌상 또는 염좌가 발생한 근막, 인대 또는 관절낭 구조에 적용하거나, 스트레칭을 하면 상태가 악화될 수 있다. 따라서 이러한 상황에서는 주의를 기울여야 하며, 조직분열(tissue disruption)과 염증이 안정될 때까지 연부조직 테크닉을 늦출 수 있다. 그러나 치료사는 유익한 효과를 얻기 위해 문제부위의 위나 아랫부분에도 적용할 수 있으며, 환자의 자세나 테크닉 방법도 변경할 수 있다.

연부조직 테크닉 사용시 기타 주의사항:

1. 급성 좌상 또는 염좌
2. 골절 또는 탈구
3. 신경학적 또는 혈관손상(예: 혈종, 심부정맥혈전증, 응고병증)
4. 골다공증 및 골감소증
5. 악성종양. 대부분의 제한사항은 악성종양의 영향을 받는 부위의 치료에 대한 것이다. 그러나 악성종양 또는 림프침범의 유형에 따라 다른 원위부 부위에 주의를 기울여야 한다.
6. 감염(예: 골수염, 패혈성 관절), 전염성 피부질환, 통증성 발진 또는 농양, 급성근막염 및 기타 피부접촉을 불가능하게 하는 상태
7. 감염, 폐색 또는 신생물로 인한 2차성 장기종대(organomegaly)
8. 진단되지 않은 내장병리(visceral pathology)/통증

일반적 고려사항 및 규칙 General Considerations and Rules

1. 환자는 편안하고 이완된 상태여야 한다.
2. 치료사는 에너지 소비를 최소화할 수 있도록 편안한

자세를 취해야 하며, 가능한 한 상지의 힘 대신 체중을 이용해야 한다.

3. 힘의 강도는 처음에는 낮아야 하고 천천히, 그리고 리드미컬하게 적용한다. 열이 발생하고 조직반응이 나타나면 견딜 수 있는 만큼 압박을 증가시킬 수 있다. 이때에도 천천히 리듬을 유지해야 한다.
4. 가해지는 힘은 항상 편안해야 하며 통증을 유발하지 않아야 한다. 편안하고 기분 좋은 느낌이 의도된 효과이다.
5. 절대 뼈에 직접 힘을 가하지 말고 근복에 압박을 가한다.
6. 마사지나 마찰 테크닉이 아니므로 손의 마찰로 환자의 피부를 문지르거나 자극하지 않아야 한다. 치료사의 손은 직접적인 힘을 적용할 때, 피부를 잡고 미끄러지지 않아야 한다.
7. 힘을 어떻게 적용할지 결정한다:
   a. 수직으로 밀거나 당겨서 근건의 장축에 견인력을 유발한다.
   b. 장축에 평행한 방향으로 견인력을 적용하여 근섬유의 기시부와 정지부 거리를 증가시킨다.

경추 부위 Cervical Region

누운자세 견인
Supine Traction

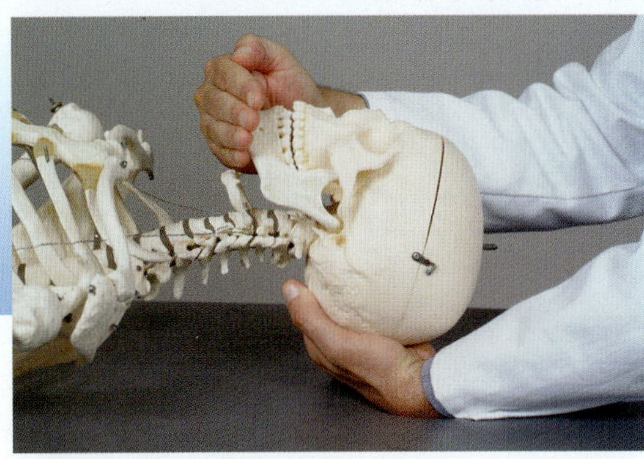
그림 7.1 3단계, 뼈대

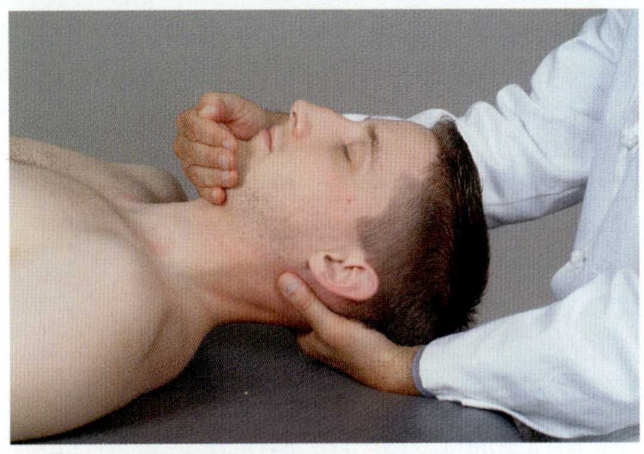
그림 7.2 3단계, 환자

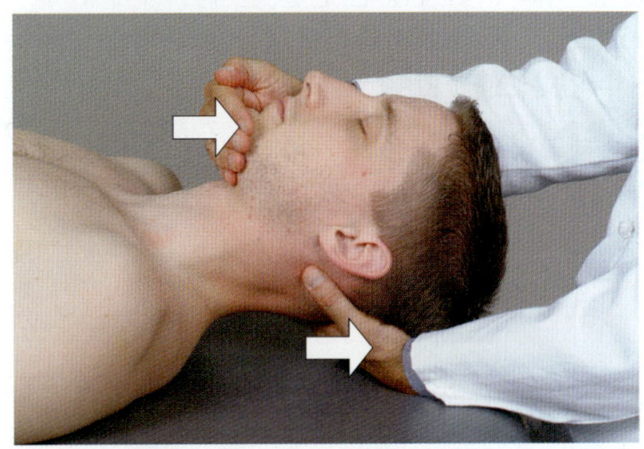
그림 7.3 4단계

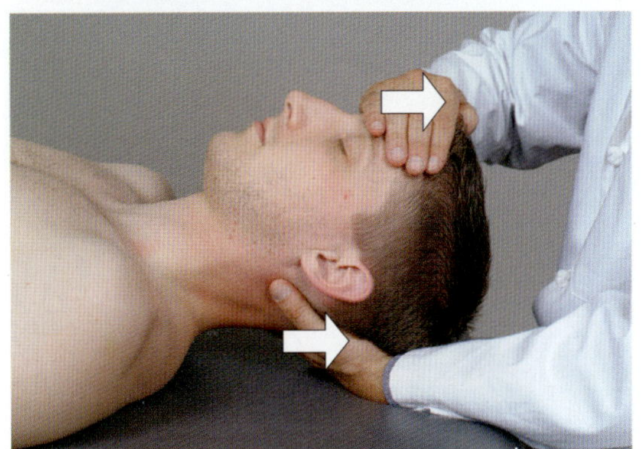
그림 7.4 8단계

1. 환자는 치료대에 누운자세를 한다.
2. 치료사는 환자의 머리가 위치한 쪽에 앉거나 선다.
3. 치료사의 한 손은 엄지와 검지 사이에 후두부를 부드럽게 받친다. 그리고 다른 손은 환자의 이마 쪽에 놓거나 턱 아래를 잡는다(그림 7.1 및 7.2). (측두하악관절[TMJ] 기능장애가 있는 환자는 주의한다.)
4. 치료사는 머리와 목이 중립위치에서 신전을 피하고 약간 굴곡된 위치에서 양손으로 머리방향으로 견인을 한다. 감싸고 있는 손으로 뒤통수를 쥐어짜면 후두유돌봉합(occipitomastoid suture, 뒤통수꼭지봉합)이 압박되므로 피해야 한다(그림 7.3).
5. 이 견인력은 천천히 적용하다 놓아주며, 환자가 견딜 수 있는 범위에 따라 진폭이 증가할 수 있다.
6. 이 테크닉은 지속적인 견인을 사용하여 적용할 수도 있다.
7. 이 테크닉은 원하는 효과를 얻기 위해 2~5분 동안 수행할 수도 있다. 특히 퇴행성디스크 질환자에게 도움이 될 수 있다.
8. TMJ 기능장애가 있는 환자의 경우 한 손을 하악(mandible, 아래턱뼈) 대신 이마에 얹어 적용할 수 있다(그림 7.4).
9. 치료사는 테크닉의 효과를 평가하기 위해 조직의 느낌(촉감) 및 기타 관련 기능장애 진단요소(TART)를 재평가한다.

경추 부위 Cervical Region

한쪽 전완 받침점
Single Forearm Fulcrum

전방굴곡/측방굴곡/회전
Forward Bending/Side Bending/Rotation

1. 환자는 치료대에 누운자세를 한다.
2. 치료사는 환자의 머리가 위치한 쪽에 앉는다.
3. 치료사는 한 손으로 환자의 목을 부드럽게 굴곡시키면서 다른 손의 손바닥을 환자의 목과 반대쪽 어깨 아래로 밀어 넣는다(그림 7.5).
4. 치료사는 환자의 머리를 전완을 따라 팔꿈치 쪽으로 부드럽게 회전시켜 한쪽 경추 부위 근육을 스트레칭 한다(그림 7.6).
5. 이 스트레칭은 원하는 효과를 얻는 데 필요한 횟수만큼 반복할 수 있으며 일반적으로 2~3분 정도 걸린다.
6. 이 절차를 반대쪽에도 적용하여 반대쪽 목을 치료할 수도 있다. 치료대 위에 놓인 손을 환자의 어깨 위에 올려놓고(그림 7.7), 4단계와 5단계를 반대방향으로 반복할 수 있다(그림 7.8).
7. 치료사는 테크닉의 효과를 평가하기 위해 조직의 느낌(촉감) 및 기타 관련 기능장애 진단요소를 재평가 한다.

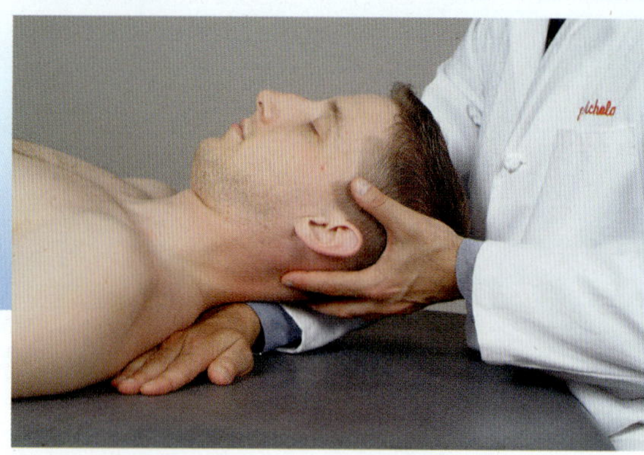
그림 7.5 3단계

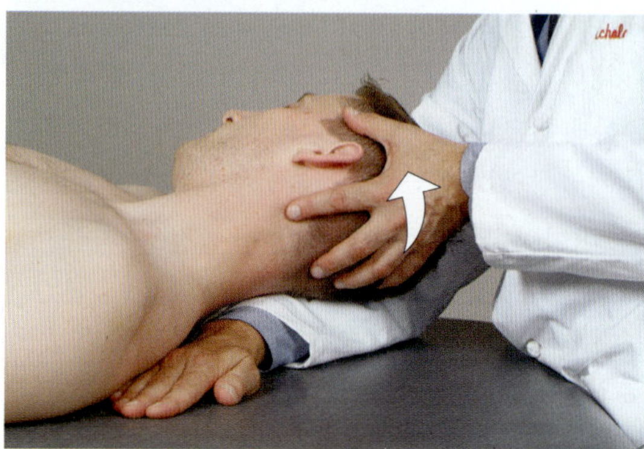
그림 7.6 4단계, 우측회전

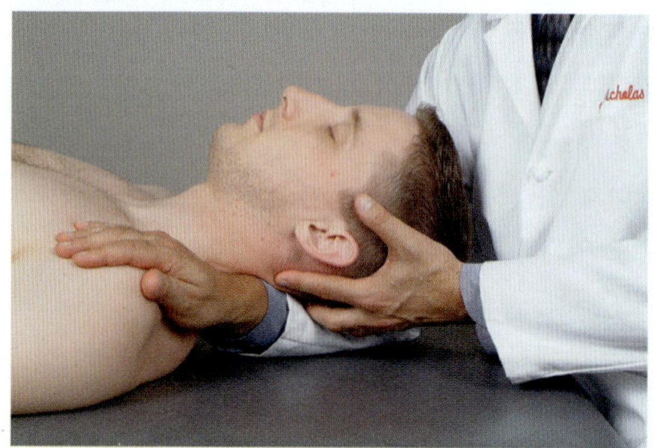
그림 7.7 6단계, 중립

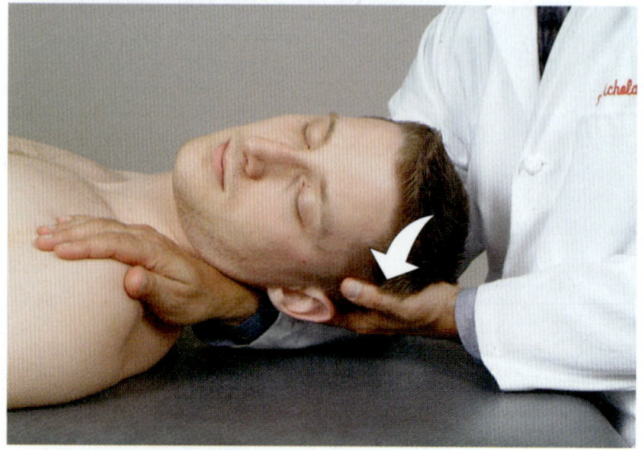
그림 7.8 6단계, 좌측회전

경추 부위 Cervical Region

양쪽 전완 받침점
Bilateral Forearm Fulcrum

전방굽힘 방법
Forward Bending Method

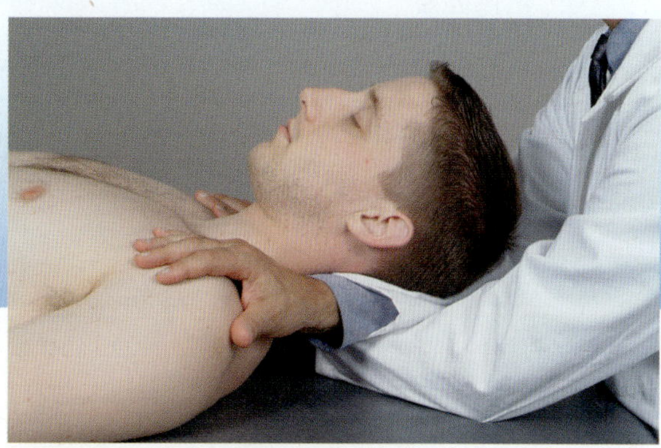
그림 7.9 3단계

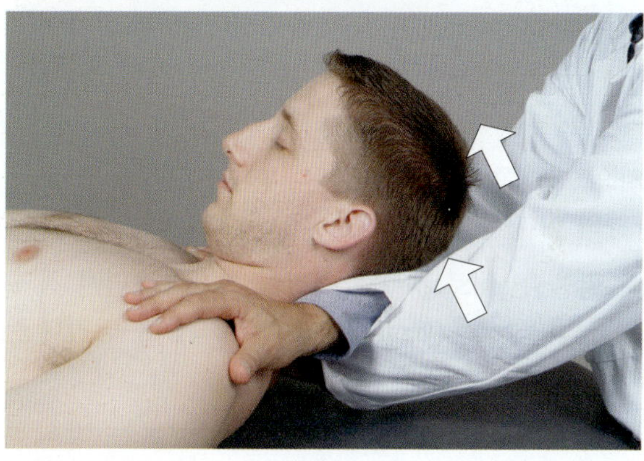
그림 7.10 4단계

1. 환자는 치료대에 누운자세를 한다.
2. 치료사는 환자의 머리가 위치한 쪽에 앉는다.
3. 치료사의 팔은 환자의 머리 아래에서 교차하고 치료사는 환자의 어깨 앞쪽 부위에 손바닥이 아래로 향하게 하여 놓는다(그림 7.9).
4. 치료사의 전완이 환자의 목을 부드럽게 굴곡시켜 경추주위 근육을 종방향(longitudinal)으로 늘린다(그림 7.10).
5. 이 테크닉은 부드럽고 리드미컬한 방식으로 적용할 수 있으며, 지속적으로도 가능하다.
6. 치료사는 테크닉의 효과를 평가하기 위해 조직의 느낌(촉감) 및 기타 관련 기능장애 진단요소를 재평가한다.

경추 부위 Cervical Region

반대쪽 견인
Contralateral Traction

누운자세, 편측 방법
Supine, Unilateral Method

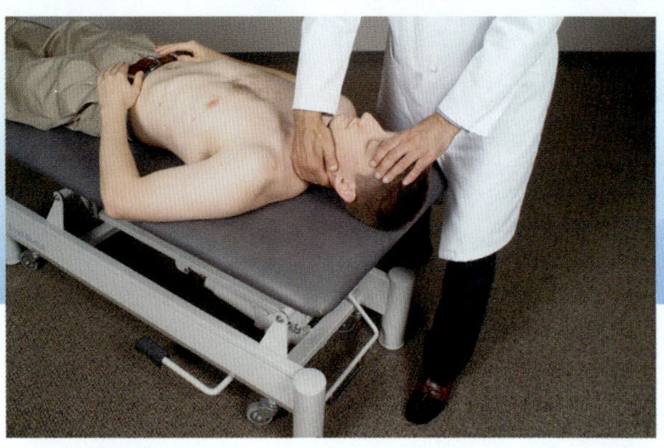

그림 7.11 3단계

1. 환자는 치료대에 누운자세를 한다.
2. 치료사는 치료하는 반대쪽에 선다.
3. 치료사의 꼬리쪽(caudad) 손은 반대편에 있는 환자의 경추주위 근육을 손가락패드로 촉지하기 위해 목 뒤로 손을 뻗는다(그림 7.11).
4. 치료사의 머리쪽(cephalad) 손은 머리를 고정하기 위해 환자의 이마에 놓는다(그림 7.12).
5. 꼬리쪽 팔을 편 채로 경추의 신전을 최소화하면서 척추주위 근육을 복측(ventrally)으로 부드럽게 당긴다(흰색 화살표, 그림 7.13).
6. 이 테크닉은 부드럽고 리드미컬하게 주무르는 방식으로 적용할 수 있으며, 지속적으로도 가능하다.
7. 치료사는 테크닉의 효과를 평가하기 위해 조직의 느낌(촉감) 및 기타 관련 기능장애 진단요소를 재평가한다.

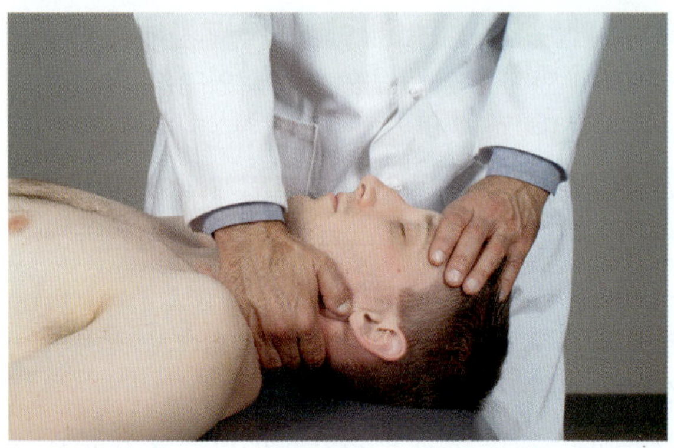

그림 7.12 4단계

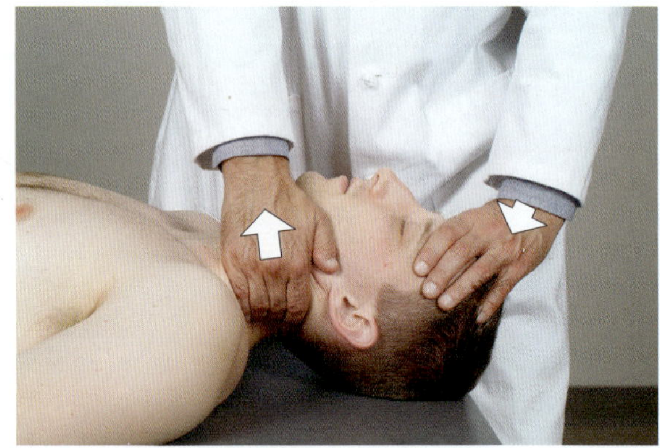

그림 7.13 5단계

경추 부위 Cervical Region

받친 상태 견인
Cradling with Traction

누운자세, 양쪽 방법
Supine, Bilateral Method

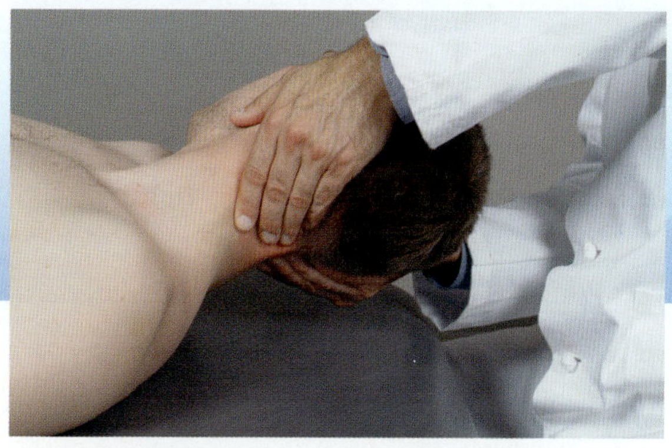
그림 7.14 3단계

1. 환자는 치료대에 누운자세를 한다.
2. 치료사는 환자의 머리가 위치한 쪽에 앉는다.
3. 치료사의 손가락은 환자의 목 양쪽 아래에 위치하여 손가락 끝은 경추 극돌기 옆으로, 손가락패드는 관절기둥(articular pillars) 위에 있는 척추주위 근육에 위치한다(그림 7.14).
4. 치료사는 연부조직에 머리쪽 종방향으로의 견인효과(그림 7.15 및 7.16)를 나타내기 위해 복측(ventrally)으로 부드럽고 중간 정도의 힘을 가한다.
5. 경추 근육에 대한 이 견인력은 천천히 풀린다.
6. 치료사의 손을 경추의 다른 분절에 접촉하도록 위치를 변경하고 4단계와 5단계를 수행하여 경추 주위근육의 다양한 부분을 스트레칭한다.
7. 이 테크닉은 부드럽고 리드미컬하게 주무르는 방식으로 적용할 수 있으며, 지속적으로도 가능하다.
8. 치료사는 테크닉의 효과를 평가하기 위해 조직의 느낌(촉감) 및 기타 관련 기능장애 진단요소를 재평가한다.

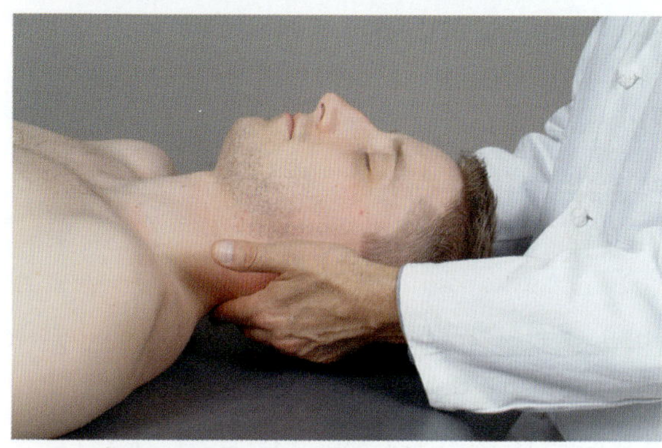
그림 7.15 4단계

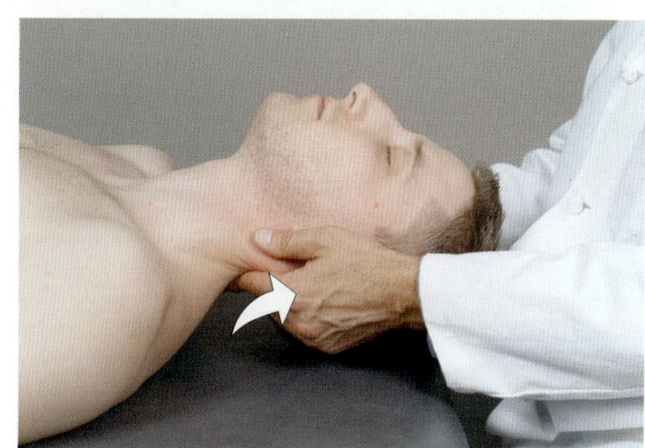
그림 7.16 4단계

경추 부위 Cervical Region

후두하 이완
Suboccipital Release

누운자세, 간헐적/억제 방법
Supine, Intermittent/Inhibitory Method

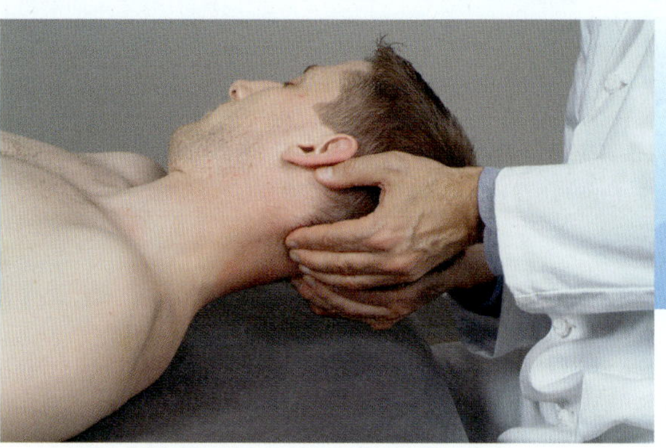
그림 7.17 3단계

1. 환자는 치료대에 누운자세를 한다.
2. 치료사는 환자의 머리가 위치한 쪽에 앉는다.
3. 치료사는 손바닥을 위로 향하게 하여 환자의 후두하 부아래 승모근, 그리고 그 바로 밑에 있는 근육과 접촉한다(그림 7.17).
4. 치료사는 몇 초 동안 천천히 부드럽게 조직에 위쪽으로 압박을 가한 다음 압박을 해제한다(그림 7.18 및 7.19).
5. 이 압박을 조직질감에 변화가 발생할 때까지 2분 동안 천천히 리드미컬하게 다시 적용하고 해제할 수 있다. 압박은 또한 30초에서 1분 동안 좀 더 지속적인 억제 스타일(constant inhibitory style)로 적용할 수도 있다.
6. 치료사는 테크닉의 효과를 평가하기 위해 조직의 느낌(촉감) 및 기타 관련 기능장애 진단요소를 재평가한다.

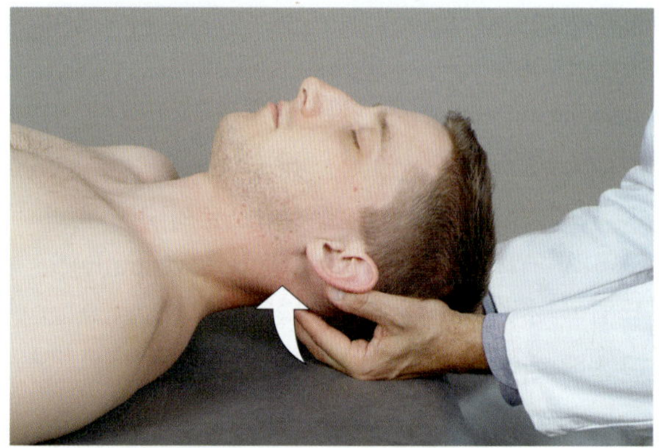
그림 7.18 4단계

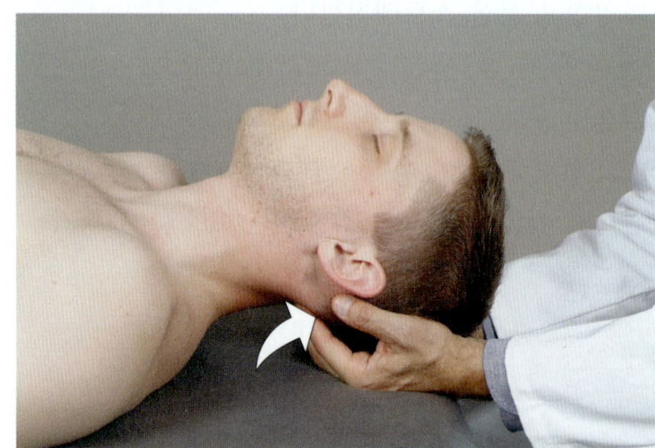
그림 7.19 4단계

경추 부위 Cervical Region

축 회전
Axial Rotation

1. 환자는 치료대에 누운자세를 한다.
2. 치료사는 환자의 머리가 위치한 쪽에 앉는다.
3. 치료사의 오므린 손(손바닥 측면)을 환자의 측두하악 부위 양쪽에 배치하여 외이도(external acoustic meatus, 바깥귀길)를 압박하지 않도록 한다(그림 7.20).
4. 치료사는 견딜 수 있는 탄성한계에서 제한장벽까지 수동적으로 환자의 머리를 좌측 축방향으로 부드럽게 천천히 회전시키고, 이 자세를 3~5초 동안 유지한다(그림 7.21).
5. 그리고 수동적 허용 탄성한계에서 환자의 머리를 우측 제한장벽까지 천천히 회전시키고 3~5초 동안 이 자세를 유지한다(그림 7.22).
6. 이것은 조직의 긴장이 풀리거나 가동범위가 개선될 때까지 이 동작을 양쪽에 반복한다.

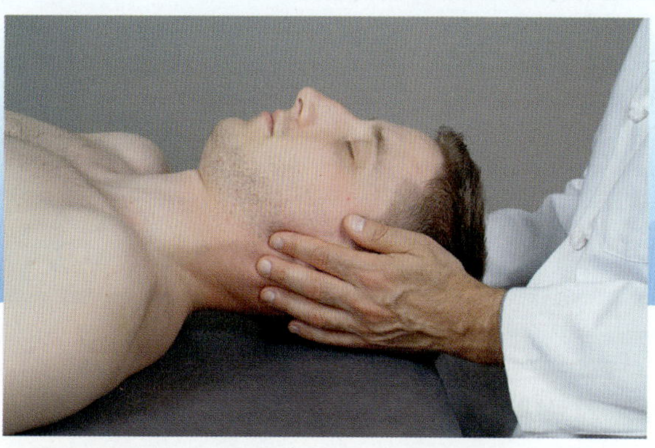
그림 7.20 3단계

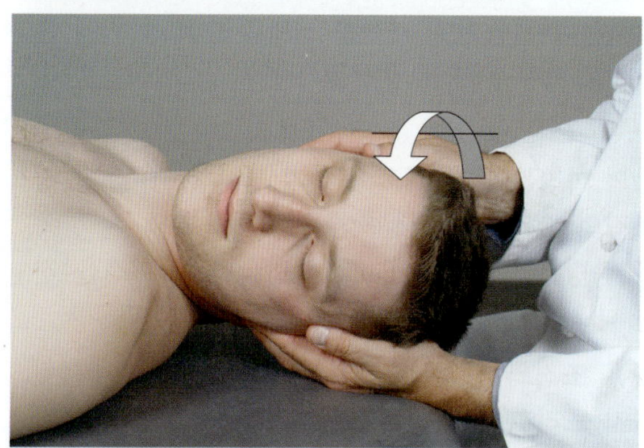
그림 7.21 4단계

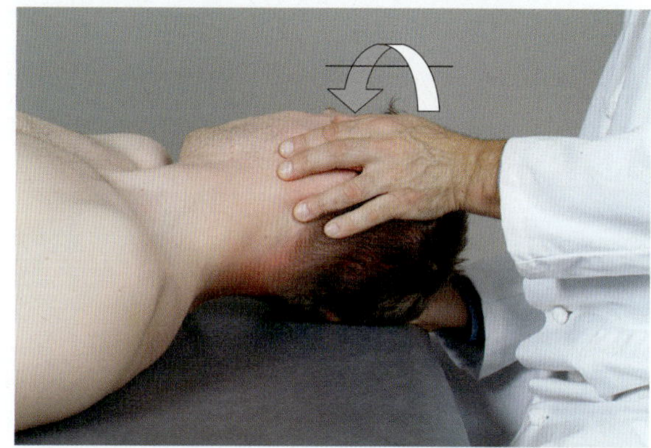
그림 7.22 5단계

경추 부위 Cervical Region

집게손가락 받친 상태
Forefingers Cradling

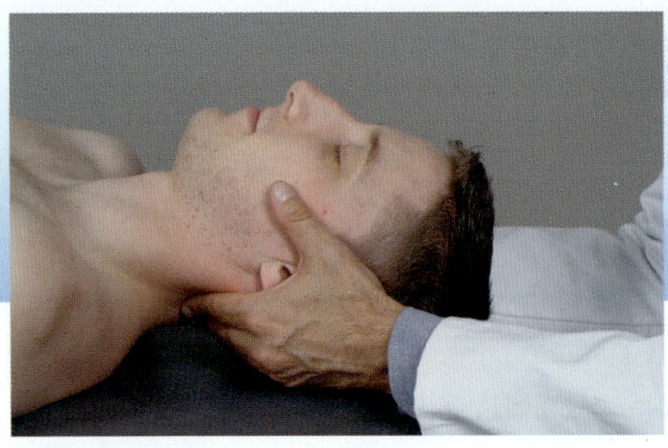

그림 7.23 3단계

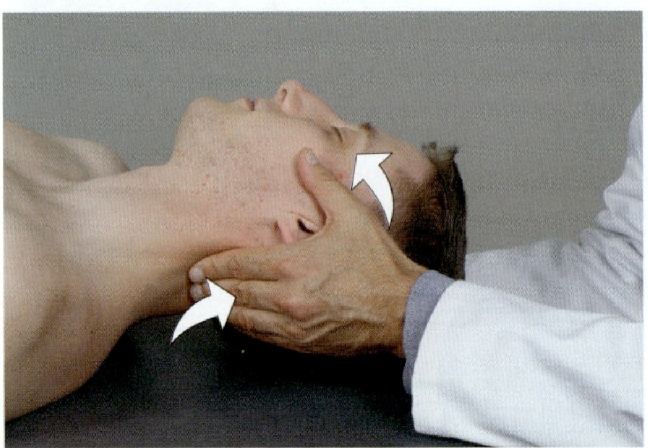

그림 7.24 4단계

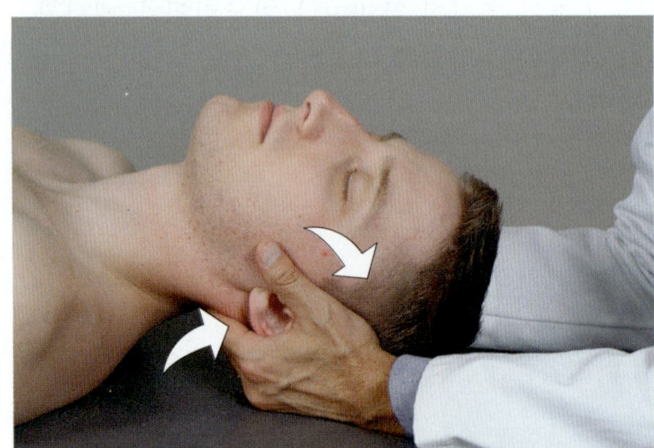

그림 7.25 4단계

1. 환자는 치료대에 누운자세를 한다.
2. 치료사는 환자의 머리가 위치한 쪽에 앉거나 선다.
3. 치료사는 관절돌기에 가까운 경추주변 조직 위에 손가락으로 측두부(귀에 압박을 가하지 않도록)를 받친다(그림 7.23).
4. 환자의 머리를 약간 뒤로 구부리고(신전 됨) 후방 경추조직의 손가락패드에서 계속 압박을 가하며 한쪽으로 측방굴곡(side bending, 측면굽힘)과 회전을 진행한 다음 반대쪽으로도 적용한다(그림 7.24 및 7.25).
5. 이것은 조직의 긴장이 풀리거나 가동범위가 개선될 때까지 느리고 리드미컬한 방식으로 반복하며, 일반적으로 2~3분 정도 소요된다.

경추 부위 Cervical Region

경추 엄지손가락 받침대
Cervical Thumb Rest

1. 환자는 머릿밑에 베개를 베거나 베지 않은 상태로 치료대에 누운자세를 한다.
2. 치료사는 환자의 머리가 위치한 쪽에 앉거나 선다.
3. 치료사는 손바닥을 위로하여 엄지와 검지로 컵 모양을 만들어 경추의 뒷부분을 받쳐준다(그림 7.26).
4. 다른 한 손은 환자 머리의 측두부와 전두부 위에 놓고 엄지손가락으로 머리를 약간 뒤로 구부리며(신전) 회전시킨다(그림 7.27 및 7.28).
5. 움직임은 아주 조금 발생한다.
6. 장력(압박)은 천천히 완화되며 천천히 다시 적용된다.
7. 압박이 반대쪽으로 바뀔 수도 있다.
8. 치료사는 테크닉의 효과를 평가하기 위해 조직의 느낌(촉감) 및 기타 관련 기능장애 진단요소를 재평가한다.

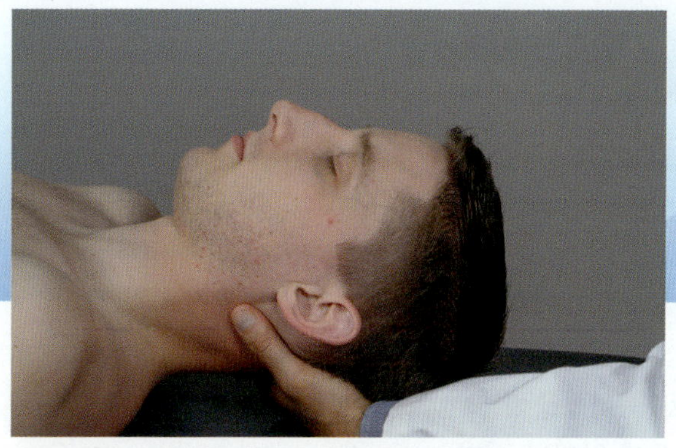

그림 7.26 3단계

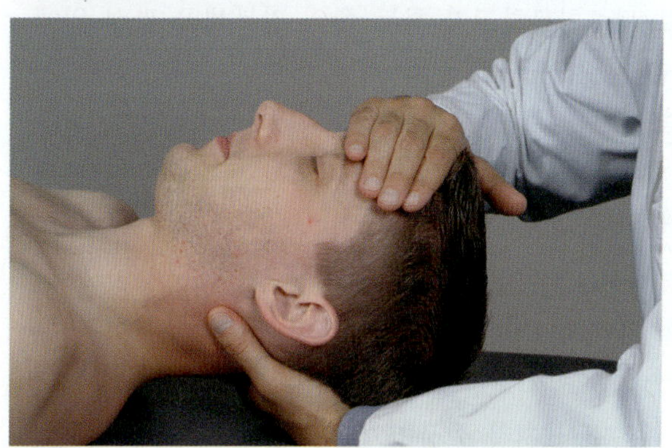

그림 7.27 4단계

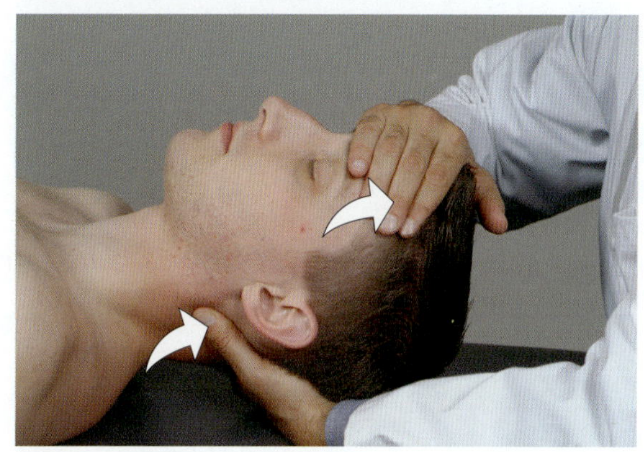

그림 7.28 4단계

경추 부위 Cervical Region

숄더블록을 통한 외측견인
Lateral Traction with Shoulder Block

바로누운자세, 측방굴곡/회전 방법
Supine, Side Bending/Rotation Method

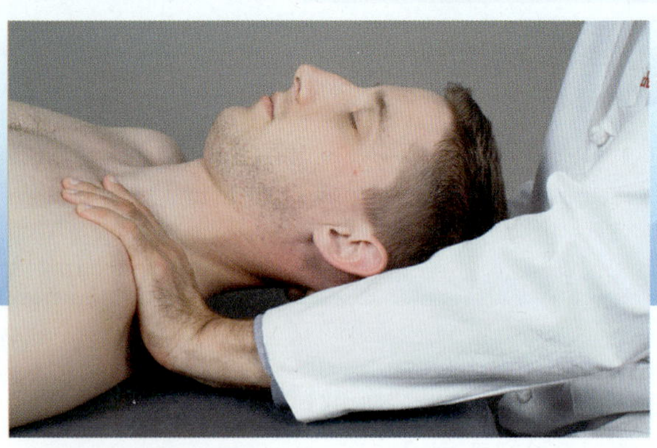
그림 7.29 2단계

1. 환자는 치료대에 눕고, 치료사는 환자의 머리가 위치한 쪽에 앉거나 선다.
2. 치료사는 치료하고자 하는 쪽의 견봉쇄골 관절 위에 한 손을 얹는다(그림 7.29).
3. 다른 손은 치료하고자 하는 쪽 환자의 머리를 조절하기 위해 중심선을 가로질러 머리를 반대쪽으로 부드럽게 민다(그림 7.30A, B).
4. 치료사는 수동적 허용 탄성한계에서 제한장벽에 도달할 때까지 머리를 움직이고 이 자세를 3~5초간 유지한 다음 천천히 머리를 중립으로 되돌린다.
5. 이는 조직의 긴장이 풀리거나 가동범위가 개선될 때까지 리드미컬하고 부드럽게 반복한다.
6. 치료사는 손을 반대로 위치시켜 반대쪽에서도 이 과정을 반복할 수 있다.
7. 치료사는 테크닉의 효과를 평가하기 위해 조직의 느낌(촉감) 및 기타 관련 기능장애 진단요소를 재평가한다.

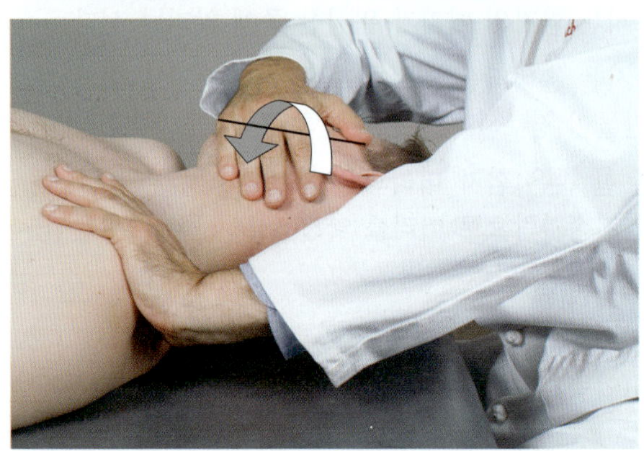
그림 7.30 A. 3단계와 4단계, 머리 앞부분 조절

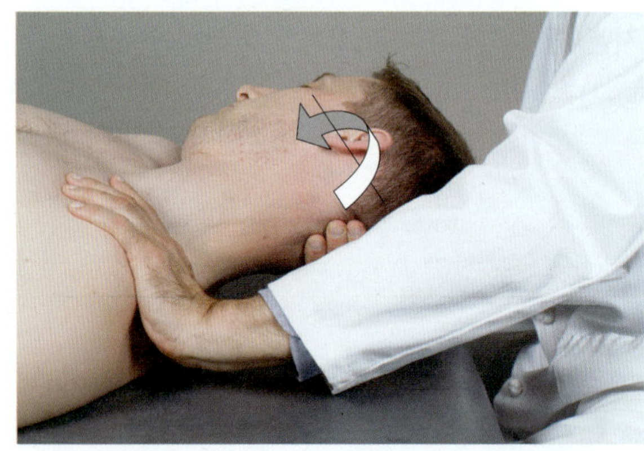
그림 7.30 B. 3단계와 4단계, 교대로, 머리 뒷부분 조절

경추 부위 Cervical Region

숄더블록을 통한 외측견인
Lateral Traction with Shoulder Block

앉은자세, 측방굴곡/회전 방법
Seated, Side Bending/Rotation Method

1. 환자는 치료대에 앉는다.
2. 치료사는 환자의 우측 뒤에 서서 환자가 치료사의 가슴에 편안하게 기대도록 한다.
3. 치료사는 우측 전완을 환자의 턱 아래로 통과시켜 손을 컵 모양으로 하여 환자의 좌측 귀 주위에 부드럽게 놓는다(그림 7.31).
4. 치료사는 왼손을 환자의 좌측 어깨의 상부 승모근(superior trapezius)과 쇄골 상부부위에 놓는다(그림 7.32).
5. 치료사는 오른손으로 환자의 머리를 우측으로 부드럽게 회전시키고, 왼손은 좌측 어깨에 꼬리쪽 방향으로 힘을 약하게 가하는 동안 머리를 부드럽게 잡아당긴다(그림 7.33).
6. 이 테크닉은 부드럽고 리드미컬한 방식으로 적용할 수 있으며, 지속적으로도 가능하다.
7. 필요한 경우, 반대쪽을 치료하기 위해 이 테크닉을 반대에도 적용할 수도 있다.
8. 치료사는 테크닉의 효과를 평가하기 위해 조직의 느낌(촉감) 및 기타 관련 기능장애 진단요소를 재평가한다.

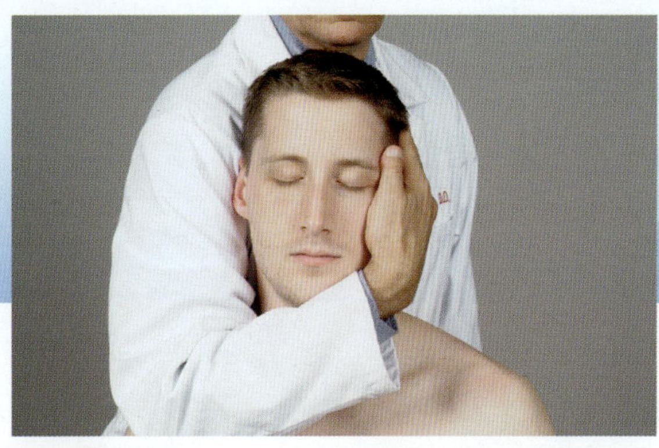

그림 7.31 3단계

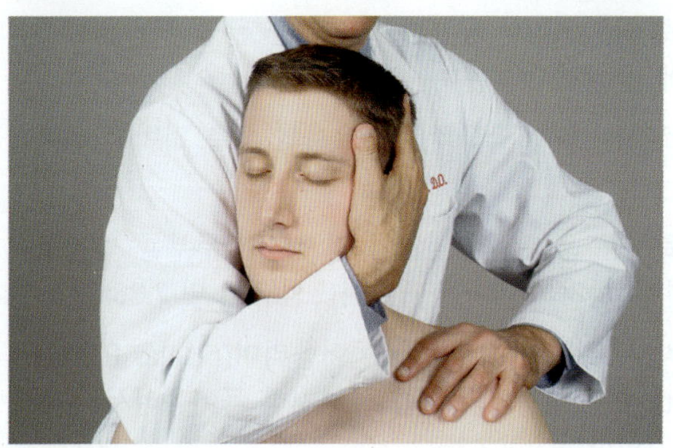

그림 7.32 4단계

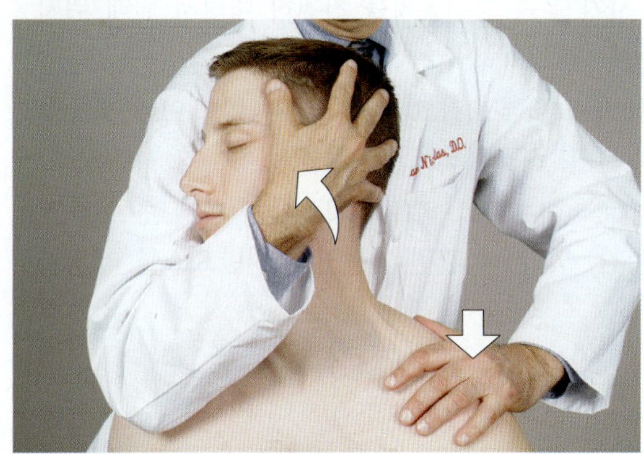

그림 7.33 5단계

경추 부위 Cervical Region

경추 견인
Cervical Traction

앉은자세, 하지를 이용한 방법
Seated, Lower Extremity Assist Method

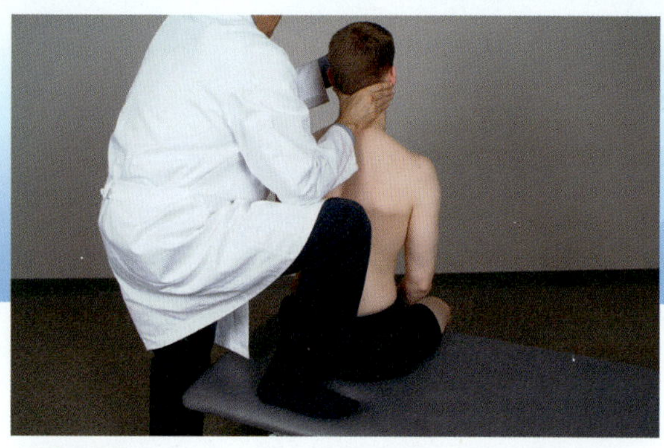
그림 7.34 5단계

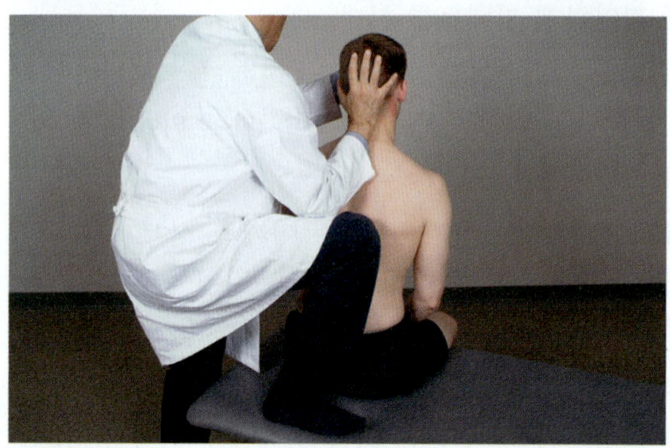
그림 7.35 5단계. 대체 가능한 손 위치

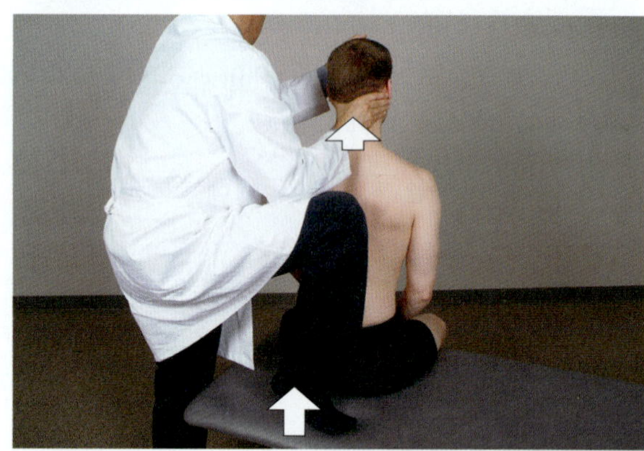
그림 7.36 6단계

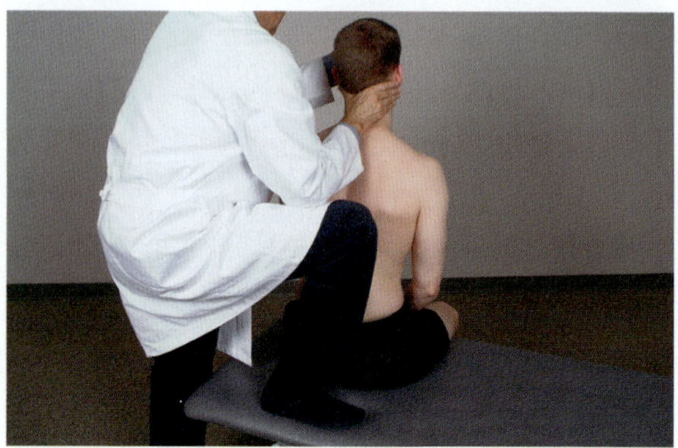
그림 7.37 7단계

1. 환자가 치료대에 앉는다.
2. 치료사는 환자의 좌측 뒤에 서 있는다.
3. 치료사는 오른쪽 무릎과 고관절을 굴곡시켜 치료대 위에 발을 올려놓는다.
4. 치료사는 우측 팔꿈치를 치료사의 우측 허벅지 위에 놓는다.
5. 치료사는 오른손의 엄지와 검지로 후두부를 받치고 왼손은 환자의 이마를 잡는다(그림 7.34 및 7.35).
6. 그리고 우측 발뒤꿈치를 들어올리며(plantar flexing foot) 우측 허벅지와 무릎을 천천히 들어올려서 경추를 견인한다(그림 7.36).
7. 치료사가 우측 발뒤꿈치를 천천히 내려서 원래 위치로 되돌리면 견인력은 완화된다(그림 7.37).
8. 이 테크닉은 부드럽고 리드미컬한 방식으로 적용할 수 있으며, 지속적으로도 가능하다.
9. 치료사는 테크닉의 효과를 평가하기 위해 조직의 느낌(촉감) 및 기타 관련 기능장애 진단요소를 재평가한다.

경추 부위 Cervical Region

받친상태 견인
Cradling with Traction

앉은자세, 가슴에 머리를 고정한 방법
Seated, Head on Chest Method

1. 환자는 치료대에 앉는다.
2. 치료사는 한쪽 다리를 다른 쪽 다리 앞에 두어 균형을 잡으며 환자를 향하여 선다.
3. 환자는 치료사의 쇄골하와(infraclavicular fossa, 빗장아래오목) 또는 흉골에 전두골을 갖다 댄다(그림 7.38).
4. 치료사의 손가락패드는 관절기둥 위에 있는 경추주위 척추근육의 내측 면을 촉지한다(그림 7.39).
5. 치료사가 몸을 뒤로 기울이며 환자를 치료사 쪽으로 끌어당긴다. 이는 치료사의 손이 연조직과 맞물리면서 머리쪽 견인력과 함께 부드러운 복부 힘을 발휘하게 된다. 또한 종방향 견인효과(stretch)를 생성한다(그림 7.40)
6. 이 테크닉은 부드럽고 리드미컬한 방식으로 적용할 수 있으며, 지속적으로도 가능하다.
7. 치료사는 테크닉의 효과를 평가하기 위해 조직의 느낌(촉감) 및 기타 관련 기능장애 진단요소를 재평가한다.

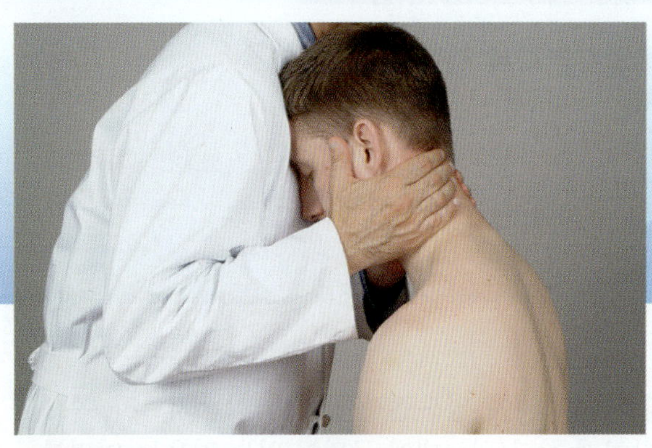
그림 7.38 3단계

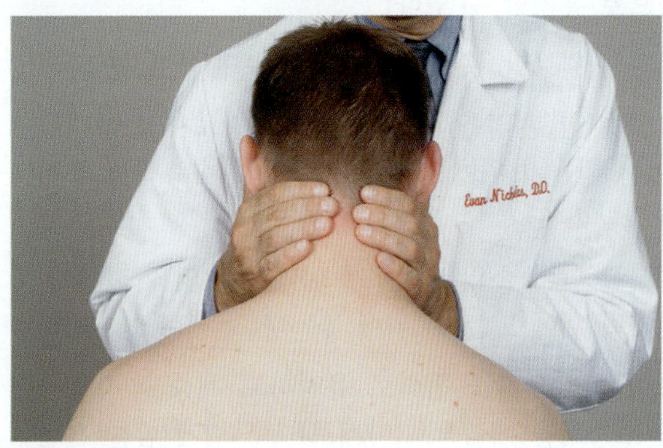
그림 7.39 4단계

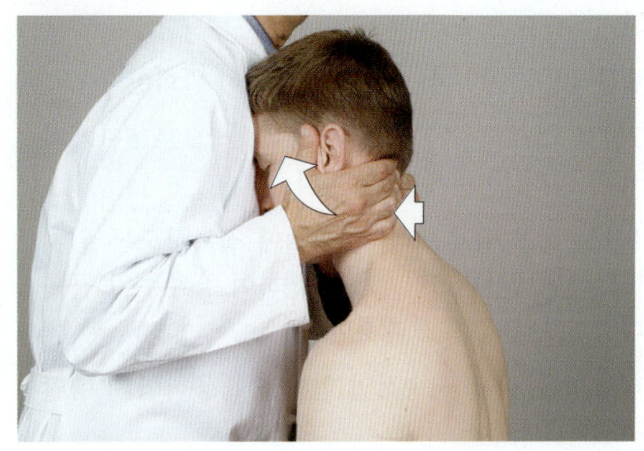
그림 7.40 5단계

흉추 부위 Thoracic Region

편측성 엎드린자세 압박
Unilateral Prone Pressure

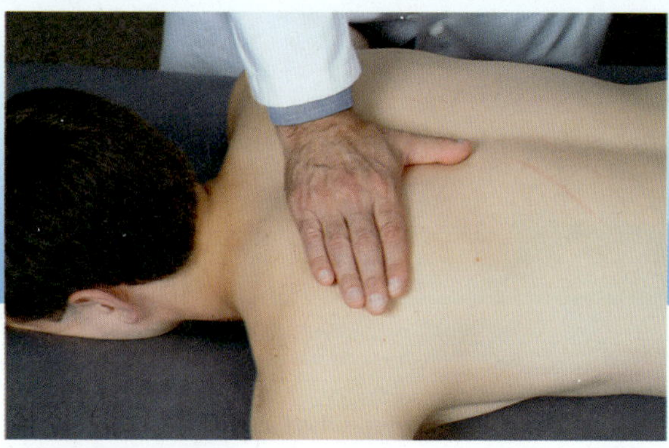
그림 7.41 3단계

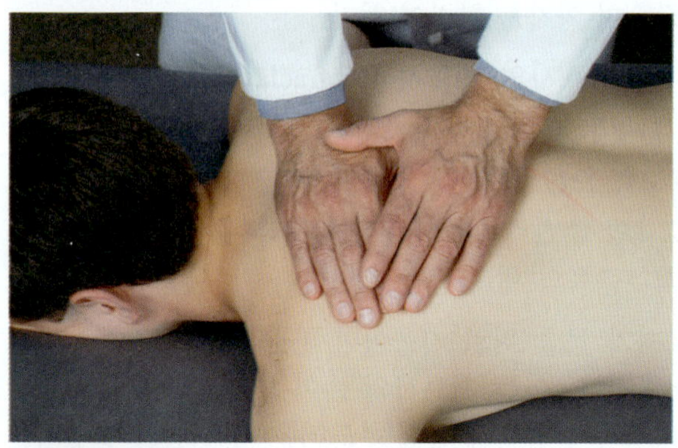
그림 7.42 4단계

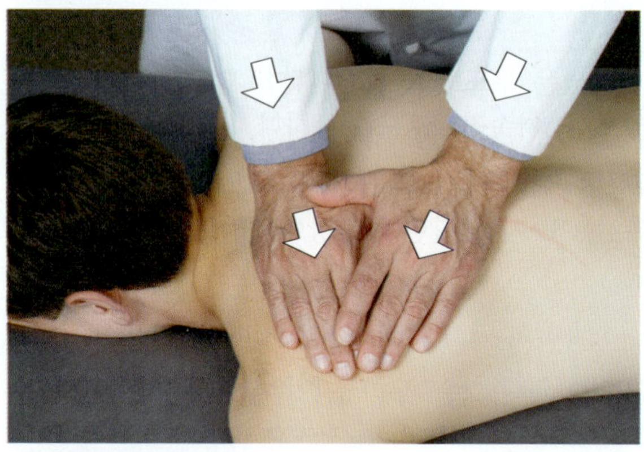
그림 7.43 5단계

1. 환자는 치료대에 엎드린자세로 머리는 치료사 쪽으로 향하게 한다(치료대에 구멍이 있는 경우는 머리를 중립으로 유지할 수 있다).
2. 치료사는 치료할 부위의 반대편 치료대 쪽에 선다.
3. 치료사는 한 손의 엄지와 모지구를 치료사의 반대편에 있는 횡돌기 위에 흉추주위 근육의 내측면에 촉지한다(그림 7.41).
4. 치료사는 다른 손의 모지구를 아래쪽 손의 외전된 엄지손가락 위에 또는 손 위에 놓는다(그림 7.42).
5. 치료사는 팔꿈치를 똑바로 유지하고 체중을 사용하여 연부조직을 배측으로(아래로) 부드럽게 힘을 가한 다음 흉추주위 근육에 수직면으로 힘을 가한다(그림 7.43).
6. 이 힘을 몇 초 동안 유지하다가 천천히 완화한다.
7. 부드럽고 리드미컬하게 주무르는 방식으로 5단계와 6단계를 여러 번 반복할 수 있다.
8. 치료사는 손을 흉추의 다른 분절에 접촉하도록 위치시키고, 5단계부터 7단계를 수행하여 흉추주위 근육의 다양한 부분을 스트레칭한다.
9. 이 테크닉은 깊고 지속적인 압박을 사용하여 수행할 수도 있다.
10. 치료사는 테크닉의 효과를 평가하기 위해 조직의 느낌(촉감) 및 기타 관련 기능장애 진단요소를 재평가한다.

흉추 부위 Thoracic Region

편측성 엎드린자세 압박
Unilateral Prone Pressure

대체 방법 “캣워크”
Alternating “Catwalk” Variation

1. 환자는 치료대에 엎드린자세로 머리는 치료사 쪽으로 향하게 한다(치료대에 구멍이 있는 경우는 머리를 중립상태로 유지할 수 있다).
2. 치료사는 치료할 부위의 반대편 치료대 쪽에 선다.
3. 치료사는 양손 손바닥을 치료사의 반대쪽 횡돌기 위, 흉추주위 근육의 내측면에 나란히 내려놓는다(그림 7.44).
4. 치료사는 꼬리쪽 손(caudad hand)으로 밑에 있는 근막과 근육이 맞물리도록 충분히 아래쪽으로 압박을 가한다(그림 7.45).
5. 치료사는 측면 압박을 추가하여 근막구조를 편안한 탄성한계로 가져간다(그림 7.46).
6. 이 힘을 몇 초 동안 유지하다가 천천히 완화한다.
7. 꼬리쪽 손으로 압박을 풀면서 치료사의 머리쪽 손(cephalad hand)은 아래쪽 면에 힘을 추가하기 시작한다(그림 7.47).
8. 아래쪽과 측면에 가하는 힘의 조합, 그리고 이 압박의 완화를 두 손 사이에서 번갈아 가며 적용한다.
9. 두 손으로 하는 아래쪽과 측면 압박은 몇 초 동안 리드미컬하게 적용해야 한다.
10. 치료사는 테크닉의 효과를 평가하기 위해 조직의 느낌(촉감) 및 기타 관련 기능장애 진단요소를 재평가한다.

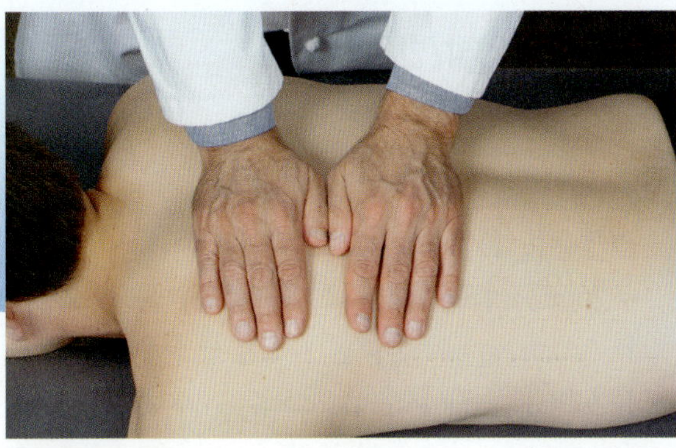

그림 7.44 3단계

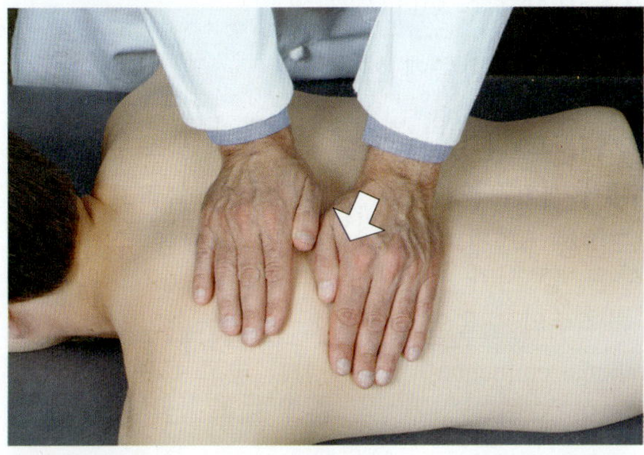

그림 7.45 4단계

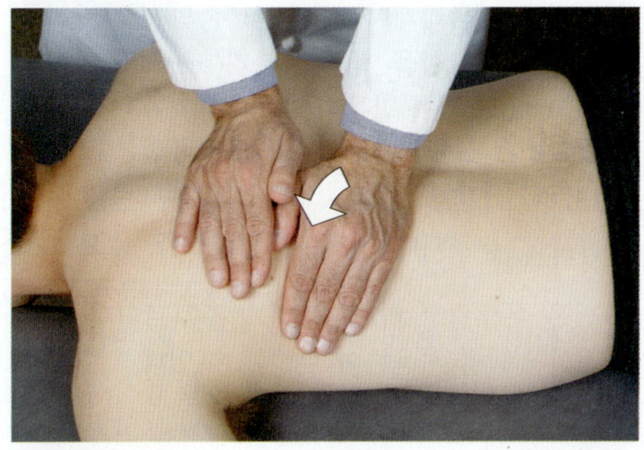

그림 7.46 5단계

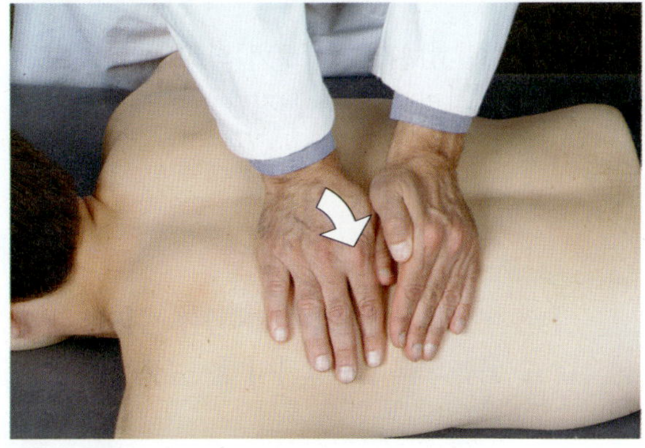

그림 7.47 7단계

흉추 부위 Thoracic Region

양측성 엎드린자세 압박/반대압
Bilateral Prone Pressure/Counterpressure

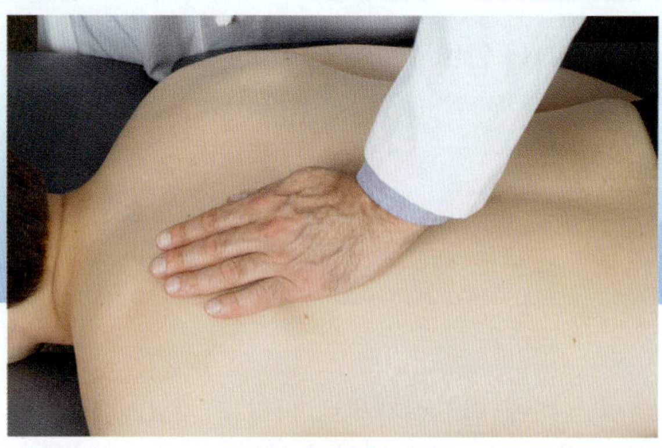
그림 7.48 4단계

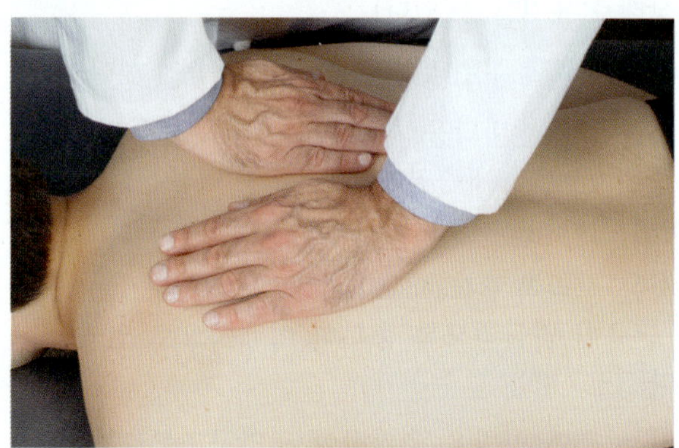
그림 7.49 4단계

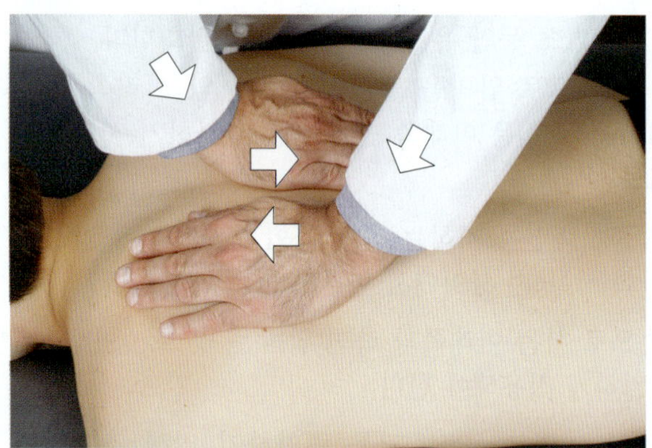
그림 7.50 5단계

1. 환자는 치료대에 엎드린자세로 머리는 치료사 쪽으로 향하게 한다(치료대에 구멍이 있는 경우는 머리를 중립으로 유지할 수 있다).
2. 치료사는 치료대 한쪽에 선다.
3. 치료사는 꼬리쪽 손의 엄지손가락과 모지구를 치료사의 반대편에 있는 횡돌기 위, 흉추주위 근육의 내측면에 놓고 손가락 끝이 머리쪽을 향하도록 한다.
4. 치료사는 치료사가 서 있는 쪽의 흉추 횡돌기 위, 환자의 척추주위 근육의 내측면에 머리쪽 손의 소지구(hypothenar eminence, 새끼두덩)를 놓고 촉지한다(그림. 7.48 및 7.49).
5. 치료사는 엇갈려 있는 양손으로 부드럽게 힘을 가하여 연부조직을 맞물리게 한 다음 각 손의 손가락이 가리키는 방향으로 힘을 가하여 분리(separation) 및 신연(distraction) 효과를 만든다(그림 7.50).
6. 흉곽 외상이 발생할 수 있으므로 환자의 상태(예: 심한 골다공증)에 따라 복측 힘과 종방향 스트레칭의 정도가 달라질 수 있다.
7. 이 테크닉은 부드럽고 리드미컬하게 주무르거나 깊고 지속적인 압박을 사용하여 수행할 수 있다.
8. 치료사는 기능장애가 남아 있는 부위를 고려하여 머리쪽 손과 꼬리쪽 손의 위치를 재배치하여 반대로도 할 수 있다.
9. 치료사는 테크닉의 효과를 평가하기 위해 조직의 느낌(촉감) 및 기타 관련 기능장애 진단요소를 재평가한다.

흉추 부위 Thoracic Region

편측성 레버리지
Unilateral Side Leverage

짧은/긴-지렛대 방법
Short/Long-Lever Method

1. 환자는 치료하는 쪽을 아래로 하고 옆으로 누운(side lying)자세를 한다.
2. 치료사는 환자를 향하여 치료대 옆에 앉는다
3. 치료사는 환자의 어깨 위로 꼬리쪽 손을 뻗어 환자가 누워 있는 쪽의 상부흉추 횡돌기 위, 척추주위 근육의 내측면에 엄지손가락과 모지구를 놓는다(그림 7.51).
4. 치료사는 머리쪽 손으로 환자의 얼굴 아래쪽, 머리를 감싸고 귀주위를 촉지한다(그림 7.52).
5. 머리쪽 손은 머리를 부드럽게 들어올려 경추 및 상부흉추를 측굴시키면서 편안한 조직 탄성한계에 까지 굴곡을 약간 추가할 수 있으며, 이때 꼬리쪽 손은 연부조직과 접촉을 위해 복측과 외측을 향해 부드러운 힘으로 누른다(그림 7.53).
6. 5단계는 부드럽고 리드미컬하게 주무르거나 깊고 지속적인 압박을 사용하여 여러 번 반복할 수 있다.
7. 치료사의 꼬리쪽 손은 상부흉추의 여러 분절에 접촉하도록 위치를 변경하고, 5단계와 6단계를 적용하여 상부흉추 근육의 다양한 부분을 스트레칭한다(그림 7.54).
8. 치료사는 테크닉의 효과를 평가하기 위해 조직의 느낌(촉감) 및 기타 관련 기능장애 진단요소를 재평가한다.

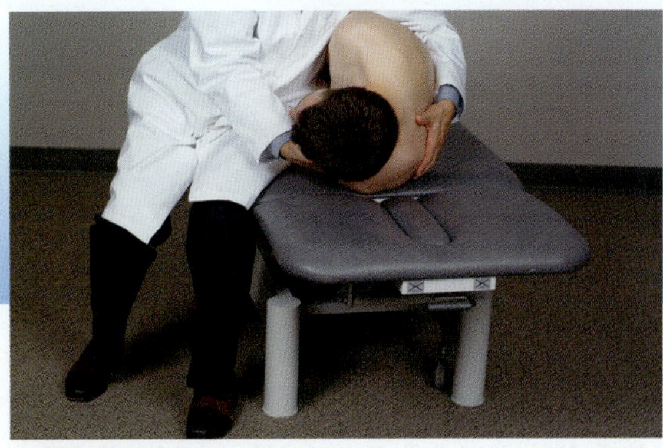
그림 7.51 3단계

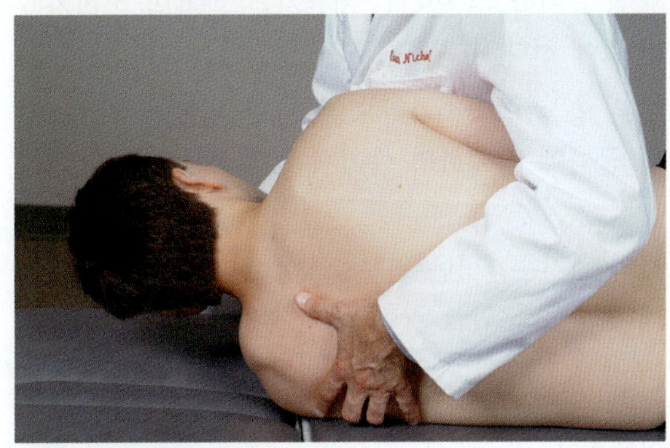
그림 7.52 4단계

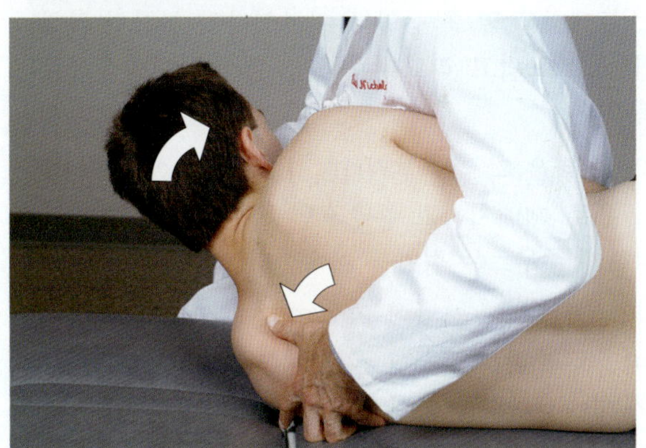
그림 7.53 5단계

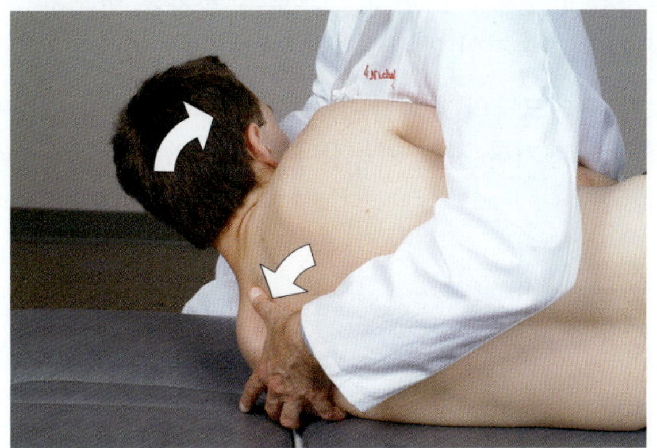
그림 7.54 7단계

흉추 부위 Thoracic Region

양쪽 엄지 압박
Bilateral Thumb Pressure

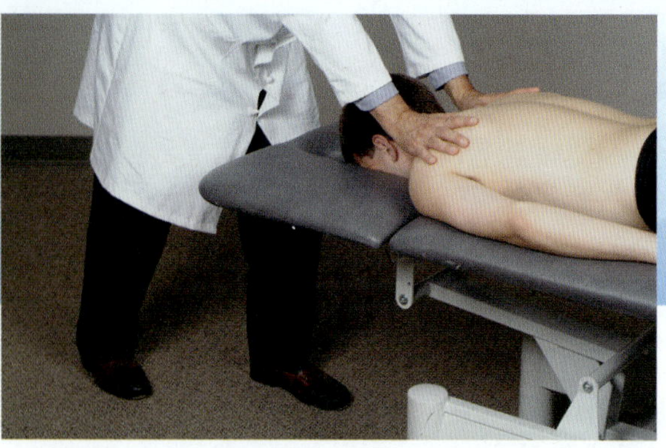
그림 7.55 2단계

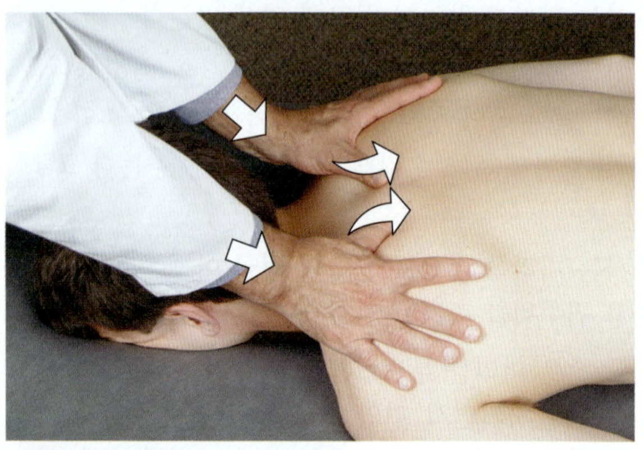
그림 7.56 3단계

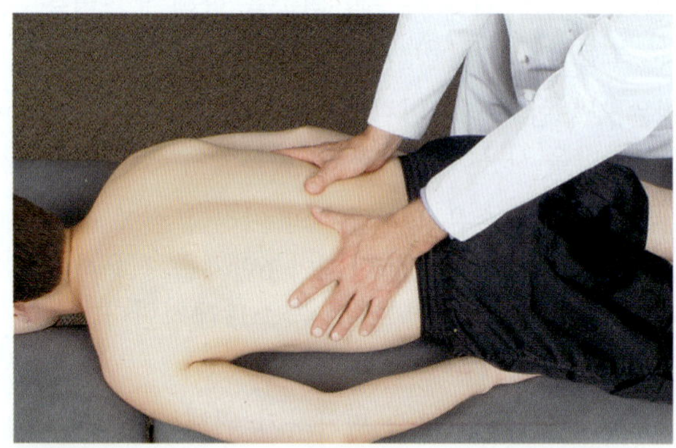
그림 7.57 6단계

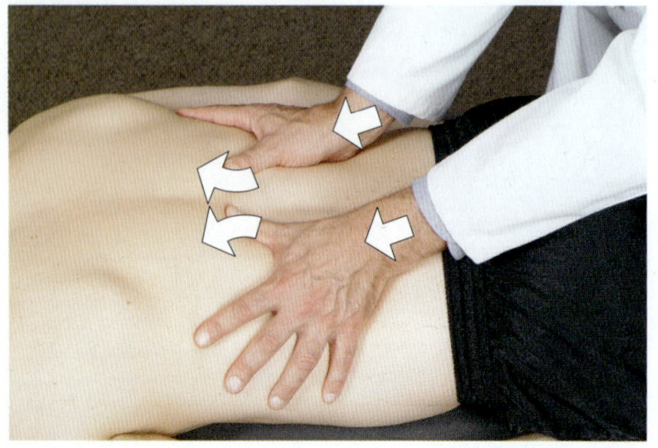
그림 7.58 7단계

1. 환자는 치료대에 엎드린자세로 머리는 치료사 쪽으로 향하게 한다(치료대에 구멍이 있는 경우는 머리를 중립으로 유지할 수 있다). 치료사는 환자의 머리가 위치한 쪽에 선다.
2. 치료사는 양손 엄지손가락으로 T1의 횡돌기 위, 척추주위 근육에 접촉하며 손가락은 옆으로 펼친다(그림 7.55).
3. 치료사의 엄지손가락은 연부조직에 밀착시키도록 부드럽게 복측으로 힘을 가하고 조직의 편안한 탄성한계에 도달할 때까지 꼬리쪽과 측면에 약간의 힘을 추가한다(그림 7.56). 자극을 줄 수 있으므로 피부를 문지르지 말아야 한다.
4. 이 스트레칭은 몇 초 동안 유지하였다가 천천히 완화시킨다. 부드럽고 리드미컬하게 주무르는 방식으로 반복한다.
5. 엄지손가락을 각 흉추분절(T2, T3에서 T12 등)의 횡돌기 위로 재배치하고 흉추후만증의 정점까지 리드미컬하게 주무르는 절차를 계속한다(보통 T7–T8).
6. 그다음 치료사는 환자의 골반위치로 이동하여 환자의 머리쪽을 향하여 선다. 치료사는 손가락을 옆으로 편 상태에서 엄지손가락은 환자의 머리쪽 방향으로 T12의 횡돌기 위에 평행하게 촉지한다(그림 7.57).
7. 치료사는 T12에서 T1까지 주무르는 절차를 반복하거나 깊고 지속적인 압박을 사용한다(그림 7.58).
8. 치료사는 테크닉의 효과를 평가하기 위해 조직의 느낌(촉감) 및 기타 관련 기능장애 진단요소를 재평가한다.

흉추 부위 Thoracic Region

양측 승모근 압박
Bilateral Trapezius Pressure

직접 억제 방법
Direct Inhibitory Method

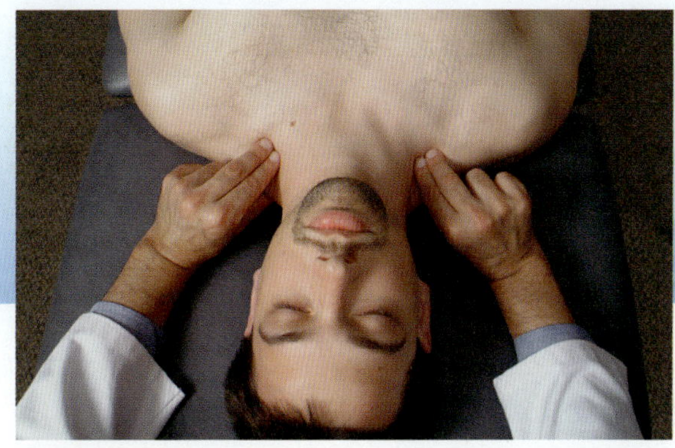
그림 7.59 3단계

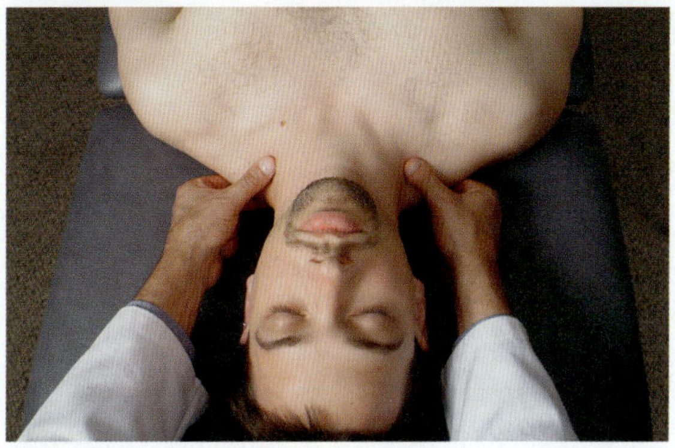
그림 7.60 3단계. 대체자세

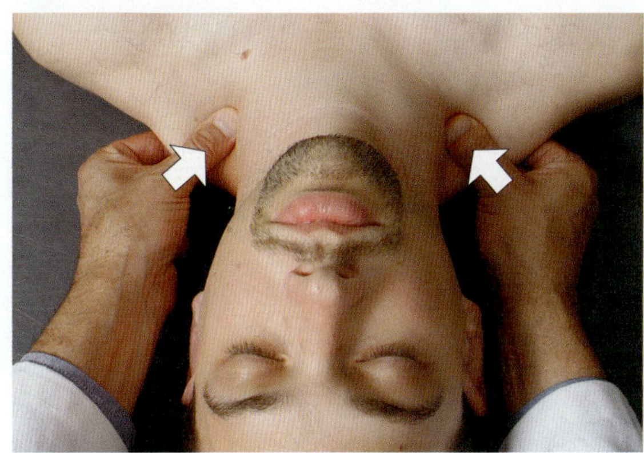
그림 7.61 4단계

1. 환자는 치료대에 누운자세를 한다.
2. 치료사는 환자의 머리가 위치한 쪽에 앉는다.
3. 치료사의 엄지손가락(패드 위쪽)은 승모근의 후면경계에서 엄지손가락 두 손가락 너비 정도 아래쪽에 놓고 검지와 세 번째 손가락(패드 아래쪽)은 승모근의 전면경계에서 두 손가락 너비 정도 아래쪽, 각 승모근에 놓는다(그림 7.59). 엄지손가락과 손가락패드는 치료사에게 더 편한 위치로 바꿀 수 있다(그림 7.60).
4. 치료사는 엄지손가락과 손가락 사이의 승모근에 천천히 압박을 가한다(그림 7.61).
5. 이 압박은 조직의 느낌(촉감) 변화가 있을 때까지 또는 1~2분 동안 유지한다.

흉추 부위 Thoracic Region

숄더블록이 있는 상부흉추
Upper Thoracic with Shoulder Block

옆으로 누운자세 방법
Lateral Recumbent Method)

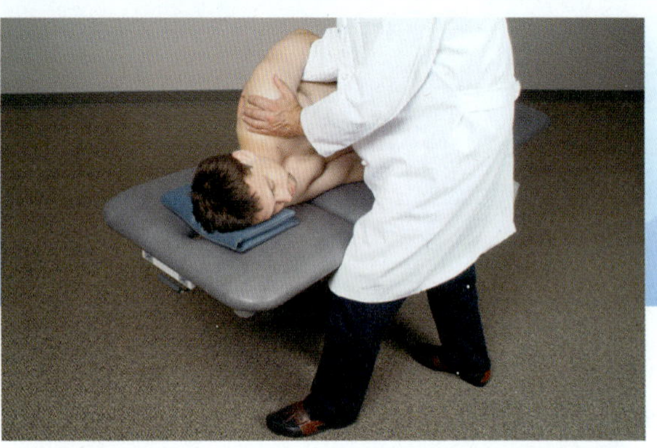
그림 7.62 3단계

1. 환자는 치료할 쪽이 위를 향하도록 옆으로 눕는다.
2. 치료사는 환자를 향하여 치료대 옆에 선다.
3. 치료사의 꼬리쪽 손을 환자의 팔 아래로 하여 환자의 척추근육 내측에 있는 흉추 횡돌기 위에 손가락 패드를 놓는다(그림 7.62).
4. 치료사의 머리쪽 손을 환자 어깨 앞부분에 접촉시켜 효과적인 반대압을 적용한다(그림 7.63). **참고:** 필요에 따라 환자의 팔을 약 120도 정도 굴곡시켜 어깨에 놓은 치료사의 팔 위에 걸칠 수 있다(그림 7.64).
5. 치료사의 꼬리쪽 손은 부드러운 힘을 복측으로 가하여 연부조직에 밀착시키고 흉추 옆근육을 측면으로 수직 신장이 일어나게 한다(그림 7.65).
6. 이 스트레칭을 몇 초간 유지한 후 천천히 완화시킨다.
7. 조직질감이상(변화)을 관찰하면서 5단계와 6단계를 부드럽고 리드미컬하게 주무르는 방식으로 반복한다.
8. 치료사는 꼬리쪽 손을 흉추의 다른 분절에 재위치하고, 각 부위에서 5~7단계를 수행한다.
9. 이 테크닉은 깊고 지속적인 압박을 사용하여 수행할 수도 있다.
10. 치료사는 테크닉의 효과를 평가하기 위해 조직의 느낌(촉감) 및 기타 관련 기능장애 진단요소를 재평가한다.

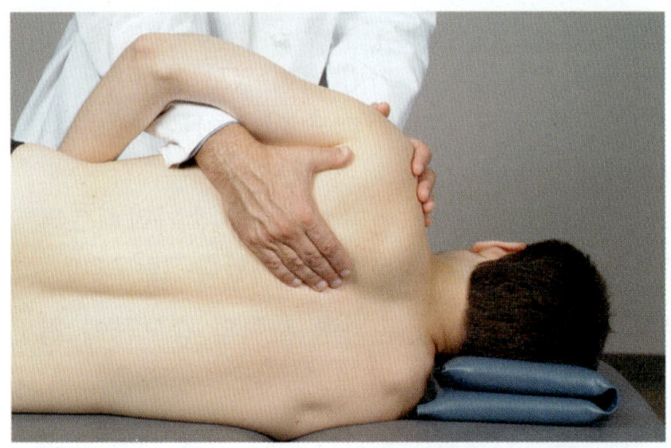
그림 7.63 4단계

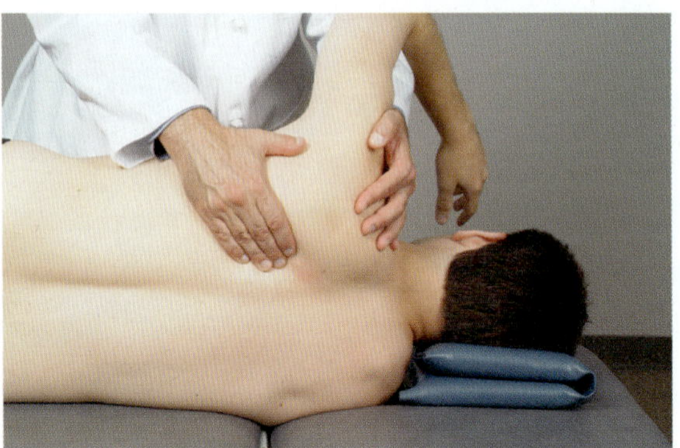
그림 7.64 4단계, 대체자세

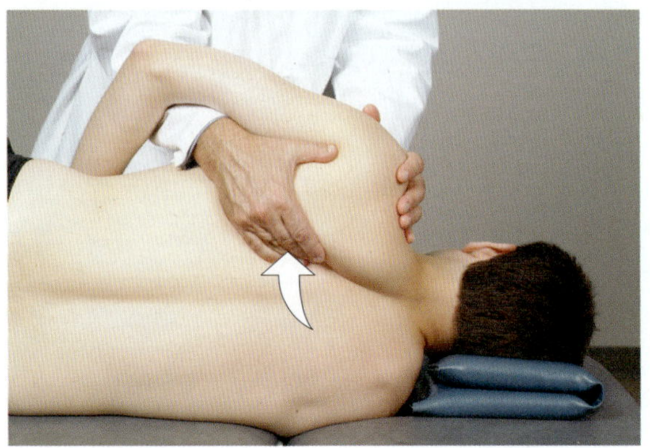
그림 7.65 5단계

흉추 부위 Thoracic Region

흉추 중부-하부
Mid- and Lower Thoracic Region

옆으로 누운자세 방법
Lateral Recumbent Method

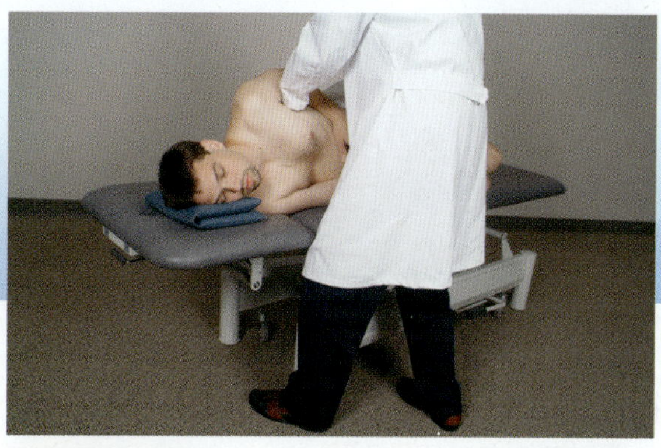
그림 7.66 3단계

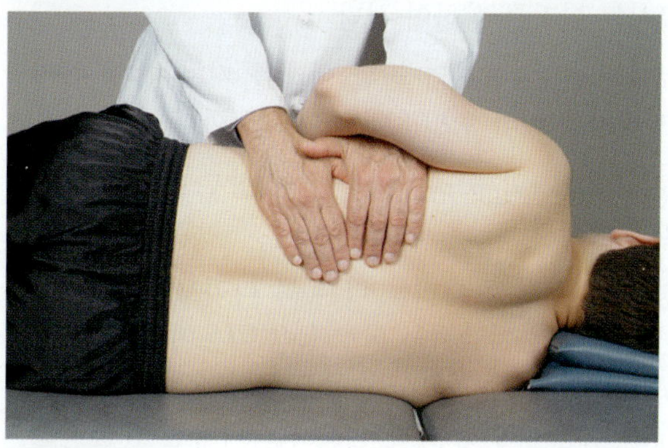
그림 7.67 3단계

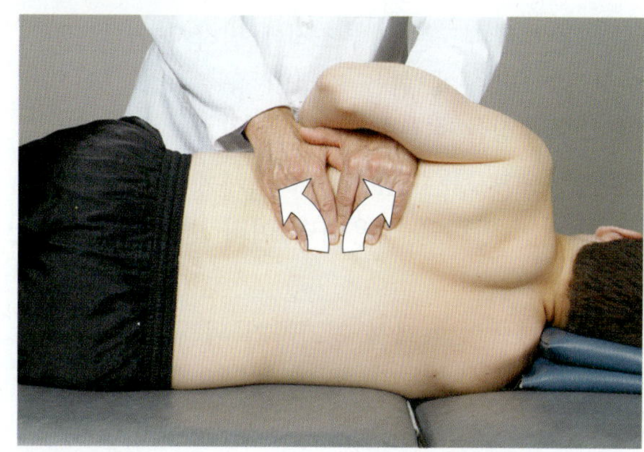
그림 7.68 4단계

1. 환자는 치료할 쪽을 위로 향하게 하여 옆으로 눕는다.
2. 치료사는 환자를 향하여 치료대 옆에 선다.
3. 치료사는 환자의 팔 아래로 양손을 뻗고, 손가락패드가 흉추 횡돌기 위, 척추근육의 내측면에 닿게 한다(그림 7.66 및 7.67).
4. 치료사의 손이 연부조직과 밀착시키도록 복측으로 부드럽게 힘을 가하여 흉추주위 근육 측면으로 수직 신장이 일어나게 한다(그림 7.68).
5. 이 스트레칭을 몇 초간 유지한 후 천천히 완화시킨다.
6. 4단계와 5단계를 부드럽고 리드미컬하게 주무르는 방식으로 반복한다.
7. 치료사는 손을 흉추의 다른 분절에 재위치하고 흉추주위 근육의 다양한 부분을 스트레칭하기 위해 4단계부터 6단계를 적용한다.
8. 이 테크닉은 깊고 지속적인 압박을 사용하여 수행할 수도 있다.
9. 치료사는 테크닉의 효과를 평가하기 위해 조직의 느낌(촉감) 및 기타 관련 기능장애 진단요소를 재평가한다.

흉추 부위 Thoracic Region

상부흉추 신전
Upper Thoracic Extension

"위아래" 테크닉 "
Under and Over" Technique

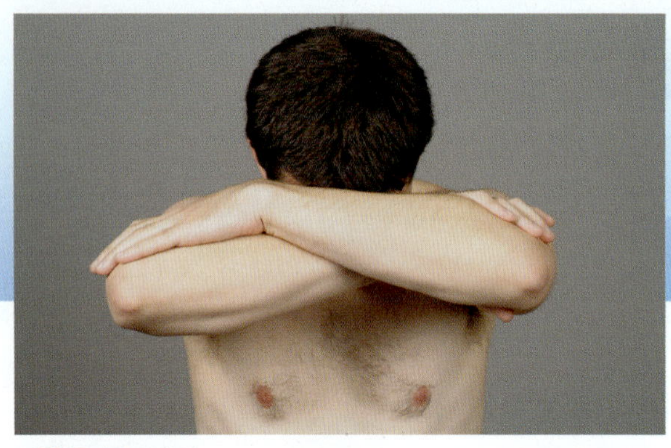
그림 7.69 1단계

1. 환자는 팔짱을 끼고 엄지손가락을 팔 오금(antecubital fossa)에 걸고 앉는다(그림 7.69).
2. 치료사는 환자를 향하여 선다.
3. 치료사의 손은 환자의 전완 아래를 거쳐 어깨 위에 놓고 환자의 이마가 팔뚝에 놓이도록 한다.
4. 치료사의 손가락패드는 횡돌기 위, 상부 흉추주위 근육과 접촉한다(그림 7.70).
5. 균형을 위해 한쪽 다리를 다른 쪽 다리보다 약간 뒤로한 자세에서 치료사는 뒤로 몸을 기울여 환자를 앞으로 끌어당긴다. 치료사는 동시에 환자의 전완을 지렛대로 사용하여 흉추 신전을 최소화하면서 들어올린다(그림 7.71).
6. 치료사의 손가락패드는 연부조직에 밀착시켜 부드럽게 복측 및 머리쪽에 힘을 가하여 흉추주위 근육의 종방향 스트레칭을 적용한다(그림 7.72).
7. 5단계와 6단계를 부드럽고 리드미컬하게 주무르거나 깊고 지속적인 압박을 사용하여 여러 번 반복할 수 있다.
8. 치료사는 테크닉의 효과를 평가하기 위해 조직의 느낌(촉감) 및 기타 관련 기능장애 진단요소를 재평가한다.

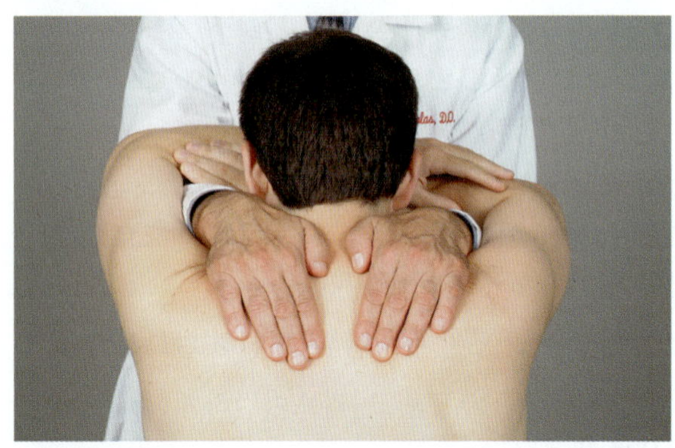
그림 7.70 4단계

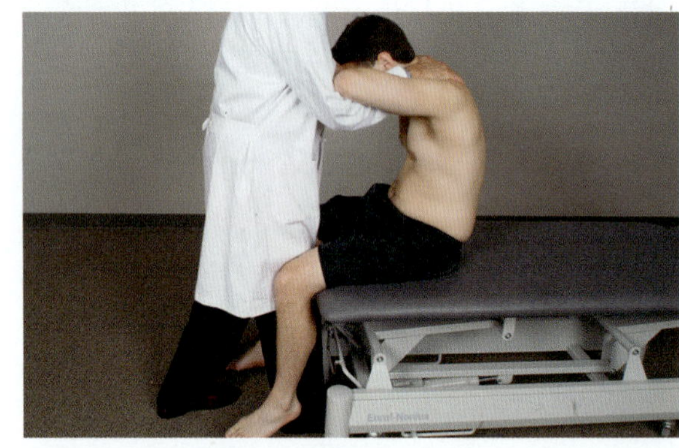
그림 7.71 5단계

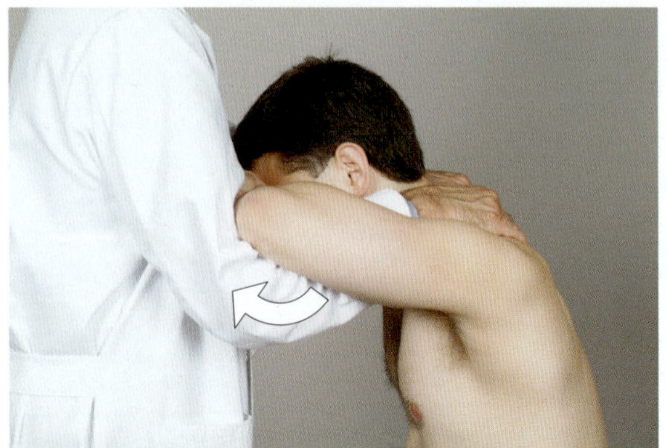
그림 7.72 6단계

흉추 부위 Thoracic Region

중부흉추 신전
Midthoracic Extension

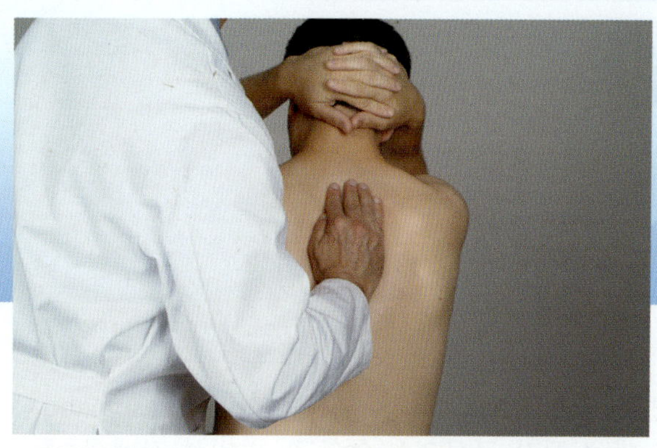

그림 7.73 4단계

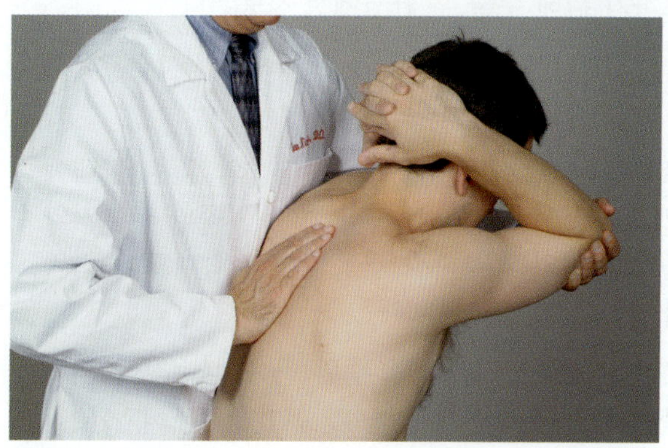

그림 7.74 4단계

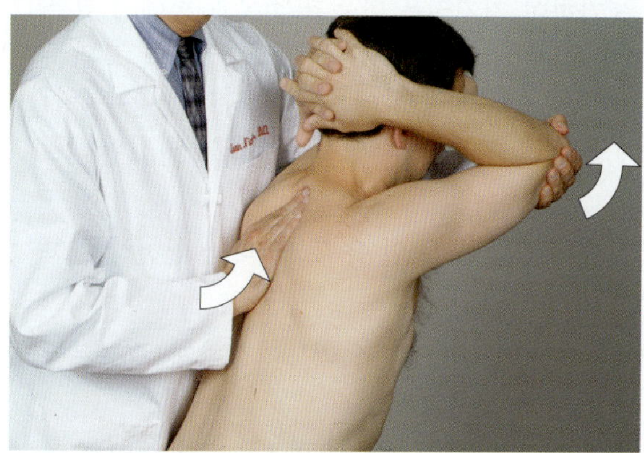

그림 7.75 5단계

1. 환자는 양손을 목 뒤로 깍지 낀 채 치료대 끝에 앉는다.
2. 치료사는 환자 옆에 선다
3. 치료사는 환자의 상완 아래로 손을 뻗어 환자의 먼쪽 팔꿈치를 잡는다. 환자의 다른 팔꿈치는 치료사의 팔오금(antecubital fossa, 전주)과 팔뚝에 놓여 있다.
4. 치료사의 다른 손은 손가락이 머리쪽을 향하게 하여 흉추 극돌기 위에 컵 모양으로 얹고, 모지구와 소지구를 접촉하게 한다(그림 7.73 및 7.74).
5. 치료사는 복측과 머리쪽에 부드럽게 힘을 가하여 연부조직에 밀착시키고 종방향 스트레칭을 수행하며, 다른 한 손으로는 환자의 팔꿈치를 들어올려 최소한의 흉추신전을 만든다(그림 7.75). **주의:** 극돌기를 직접 아래로 누르거나 흉추를 과신전하지 않아야 한다.
6. 이 테크닉은 부드럽고 리드미컬하게 또는 깊고 지속적인 압박으로 수행할 수 있다.
7. 치료사의 등쪽 손은 흉추의 여러 분절에서 위치를 변경하고 5단계와 6단계를 수행하며 흉추주위 근육의 여러부분을 스트레칭한다.
8. 치료사는 테크닉의 효과를 평가하기 위해 조직의 느낌(촉감) 및 기타 관련 기능장애 진단요소를 재평가한다.

흉추 부위 Thoracic Region

"늑골 상승"
"Rib Raising"

누운자세, 신전 방법
Supine, Extension Method

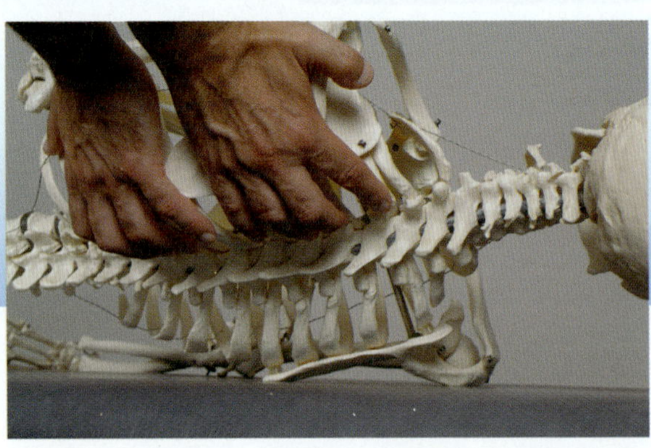
그림 7.76 2단계

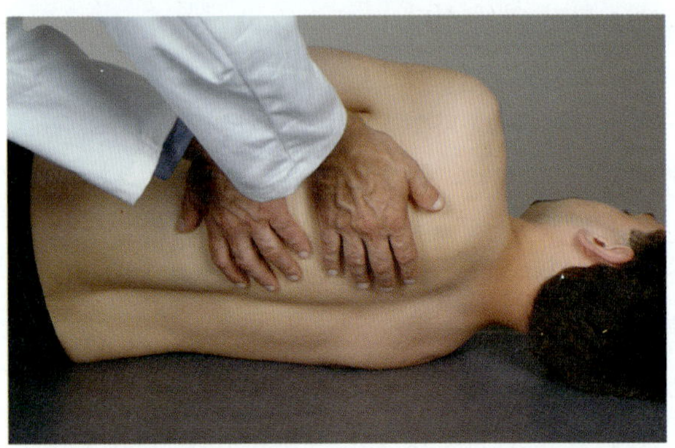
그림 7.77 2단계

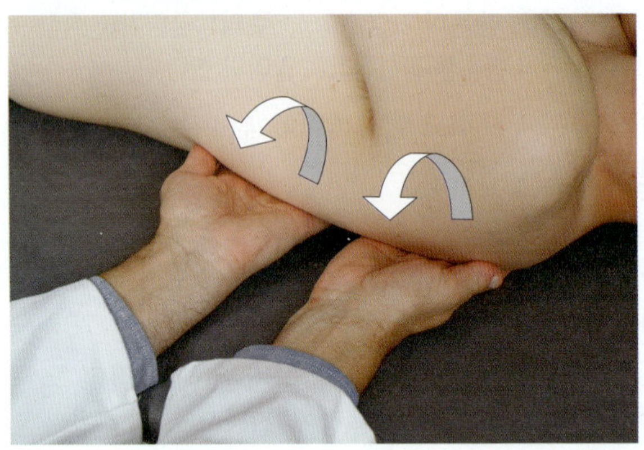
그림 7.78 3단계

이 방법은 일반적으로 내장체성 반사(viscerosomatic reflexes)의 신체적 구성요소(수술 후 마비성 장폐색증)를 치료하기 위해 수술 후 환경에서 사용된다.

1. 환자는 치료대나 병원침대에 바로 누운자세를 하고, 치료사는 치료할 쪽에 앉는다.
2. 치료사는 손(손바닥을 위로)을 환자의 흉추 아래에 놓고(그림 7.76) 치료사와 가장 가까운 쪽의 극돌기와 횡돌기 사이의 흉추주위 근육에 손가락패드를 접촉한다(그림 7.77).
3. 치료사는 연부조직과 흉추주위 근육에 수직이 되도록 복측으로 부드럽게 힘을 가하여 연부조직과 밀착시킨다. 이는 치료대 위의 팔꿈치를 통해 아래쪽으로 압박을 가하여 지지점을 만들고 손목과 손에서 복측 레버작용을 일으켜 연부조직을 밀착시키도록 도와준다. 손가락은 치료사를 향해 동시에 당겨서 흉추주위 근육에 수직으로 측면 스트레칭을 발생시킨다(그림 7.78).
4. 이 스트레칭을 몇 초 동안 유지하였다가 천천히 완화한다.
5. 3단계와 4단계를 부드럽고 리드미컬하게 주무르는 식으로 여러 번 반복한다.
6. 치료사의 손이 흉추의 여러 분절에 닿도록 위치를 변경하고 3~6단계를 수행하여 흉추주변 근육의 여러 부위를 스트레칭시킨다.
7. 이 테크닉은 깊고 지속적인 압박을 사용하여 수행할 수도 있다.
8. 치료사는 테크닉의 효과를 평가하기 위해 조직의 느낌(촉감) 및 기타 관련 기능장애 진단요소를 재평가한다.

요추 부위 Lumbar Region

편측성 엎드린자세 압박
Unilateral Prone Pressure

1. 환자는 치료대에 엎드린자세로 머리는 치료사 쪽으로 향하게 한다(치료대에 구멍이 있는 경우는 머리를 중립으로 유지할 수 있다).
2. 치료사는 치료할 쪽의 반대편 치료대 측면에 선다(그림 7.79).
3. 치료사는 한 손의 엄지와 모지구를 치료사의 반대편에 있는 횡돌기 위, 환자의 요추부 근육의 내측면에 놓는다(그림 7.80).
4. 치료사는 다른 손의 모지구를 아래쪽 손의 외전된 엄지손가락에 놓는다(그림 7.81).
5. 치료사는 체중을 사용하여 팔꿈치를 곧게 유지하고, 연부조직과 요추부 근육이 외측방향으로 밀착되도록 수직으로 부드럽게 힘을 가한다(그림 7.82).
6. 이 힘을 몇 초 동안 유지하고 천천히 완화한다.
7. 5단계와 6단계를 부드럽고 리드미컬하게 주무르는 식으로 여러 번 반복할 수 있다.
8. 치료사의 손이 요추의 여러 분절에 닿도록 위치를 바꾸고 5~7단계를 수행하여 요추주위 근육의 여러 부위를 스트레칭한다.
9. 이 테크닉은 깊고 지속적인 압박을 사용하여 수행할 수도 있다.
10. 치료사는 테크닉의 효과를 평가하기 위해 조직의 느낌(촉감) 및 기타 관련 기능장애 진단요소를 재평가한다.

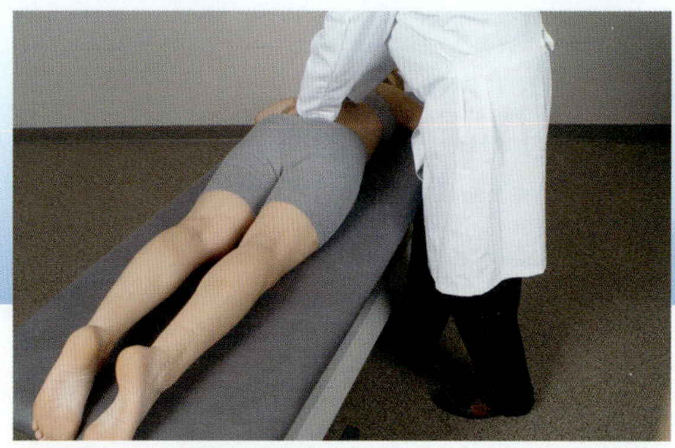

그림 7.79 2단계

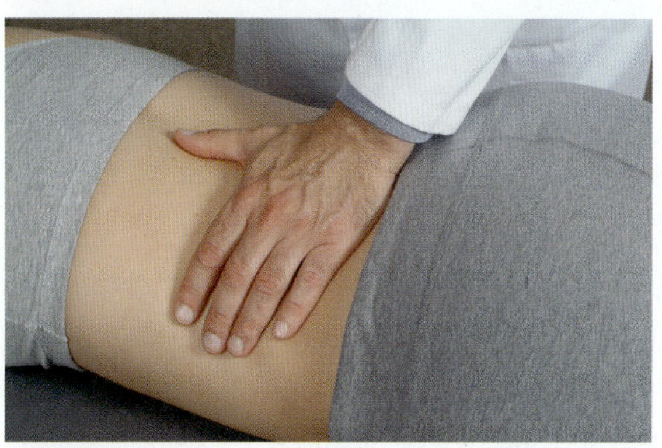

그림 7.80 3단계

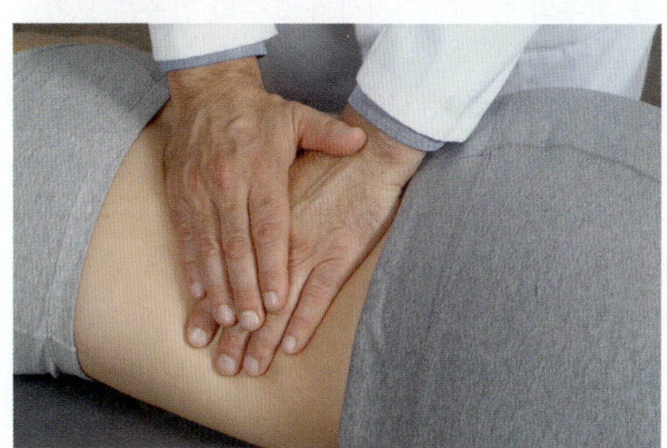

그림 7.81 4단계

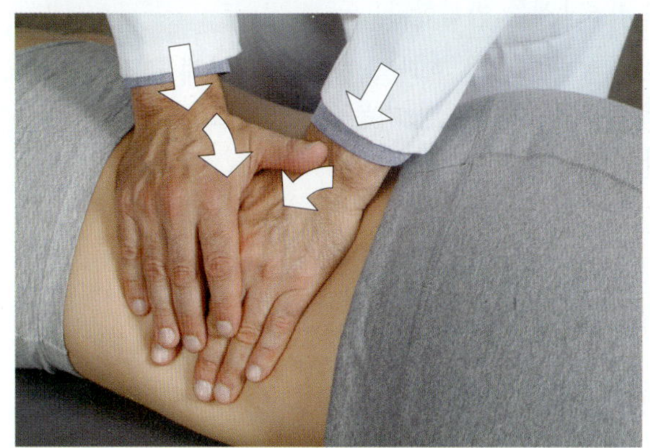

그림 7.82 5단계

요추 부위 Lumbar Region

엎드린자세 견인
Prone Traction

두 손으로, 요천추 방법
Two-Handed, Lumbosacral Method

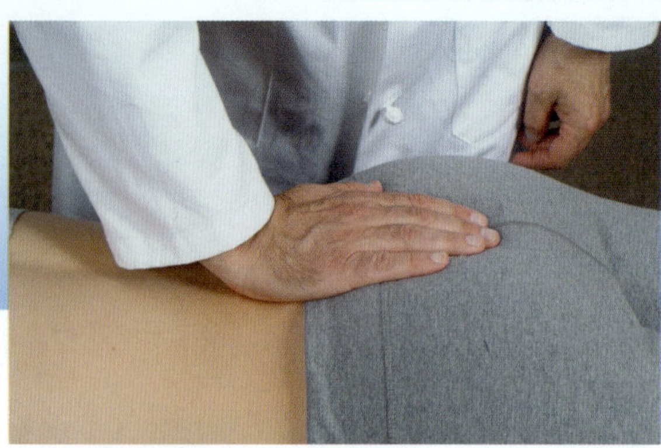

그림 7.83 3단계

1. 환자는 엎드린자세로 고개를 치료사 쪽으로 돌린다(치료대에 구멍이 있는 경우, 머리를 중립으로 유지한다.)
2. 치료사는 환자의 골반높이 치료대 측면에 선다.
3. 치료사의 머리쪽 손의 손바닥을 환자의 천골 기저부 위에 놓고 손가락이 미골(coccyx, 꼬리뼈)을 향하도록 한다(그림 7.83).
4. 치료사는 다음 중 하나 또는 둘 모두를 수행한다:
   a. 치료사의 꼬리쪽 손은 손가락이 머리방향을 향하게 하여 요추의 극돌기 위에 놓고, 모지구와 소지구로 척추 연부조직에 접촉한다(그림 7.84).
   b. 손을 척추의 한쪽에 위치시켜 요추의 먼쪽은 모지구 또는 가까운 쪽은 소지구로 척추 연부조직에 접촉할 수도 있다.

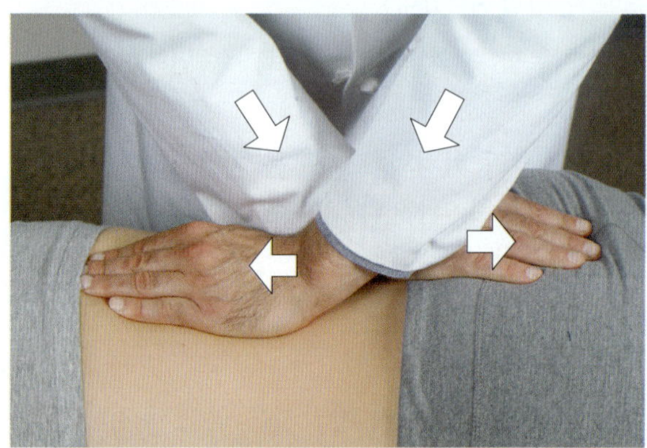

그림 7.84 4a 단계

5. 치료사는 복부 쪽으로 부드럽게 힘을 가하여 연부조직을 밀착시키고, 각 손의 손가락이 가리키는 방향으로 분리 및 분산효과를 만든다(그림 7.85). 극돌기를 직접 누르면 안 된다.
6. 이 테크닉은 부드럽고 리드미컬하게 주무르거나 깊고 지속적인 압박을 사용하여 적용할 수 있다.
7. 치료사의 꼬리쪽 손을 요추의 다른 분절에 재위치시키고 4~6단계를 반복한다.
8. 치료사는 테크닉의 효과를 평가하기 위해 조직의 느낌(촉감) 및 기타 관련 기능장애 진단요소를 재평가한다.

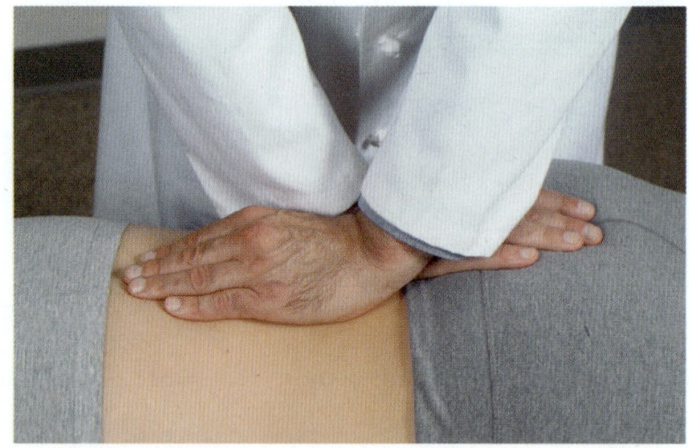

그림 7.85 5단계

요추 부위 Lumbar Region

양측성 엄지 압박
Bilateral Thumb Pressure

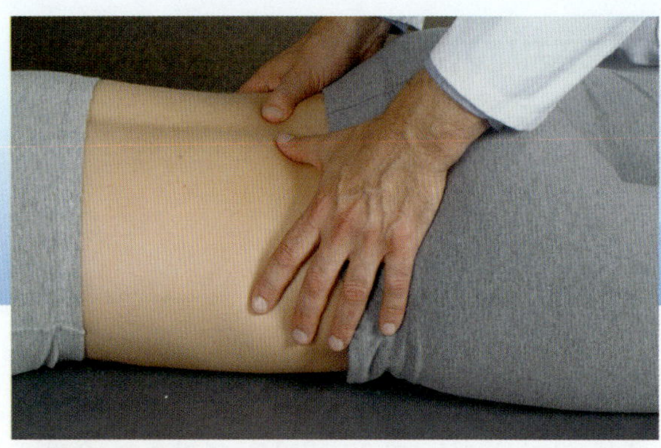
그림 7.86 3단계

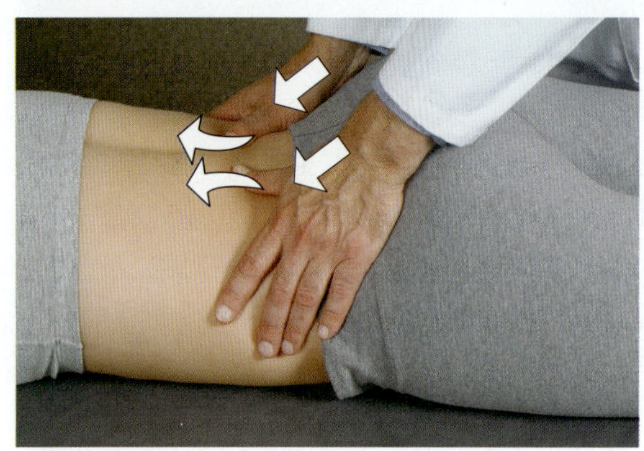
그림 7.87 4단계

1. 환자가 엎드린자세에서 고개를 치료사 쪽으로 돌린다(치료대에 구멍이 있는 경우, 머리를 중립으로 유지한다).
2. 치료사는 환자의 허벅지 또는 무릎높이 치료대 측면에 선다.
3. 치료사는 양손 엄지손가락을 척추 양쪽에 놓고 손가락을 옆으로 벌린 상태에서 L5의 횡돌기 위에 있는 척추주위 근육에 접촉한다(그림 7.86).
4. 치료사의 엄지손가락은 연부조직이 움직임의 장벽 또는 한계에 도달할 때까지 머리쪽과 측면으로 부드럽게 힘을 가한다(그림 7.87). **참고:** 엄지손가락으로 피부를 문지르면 피부에 자극을 주거나 쓸릴 수 있으므로 문지르면 안 된다.
5. 이 스트레칭을 몇 초간 유지하고 천천히 완화시킨 후, 부드럽고 리드미컬하게 주무르듯 반복한다.
6. 치료사의 엄지손가락을 각 요추분절(L4, L3, L2, L1)의 횡돌기 위에 위치시키고 4단계와 5단계를 반복수행하여 요추주위 근육의 여러 부위를 스트레칭한다.
7. 이 테크닉은 깊고 지속적인 압박을 사용하여 수행할 수도 있다.
8. 치료사는 테크닉의 효과를 평가하기 위해 조직의 느낌(촉감) 및 기타 관련 기능장애 진단요소를 재평가한다.

요추 부위 Lumbar Region

편측성, 엎드린자세 가위 테크닉
Unilateral, Prone Scissors Technique

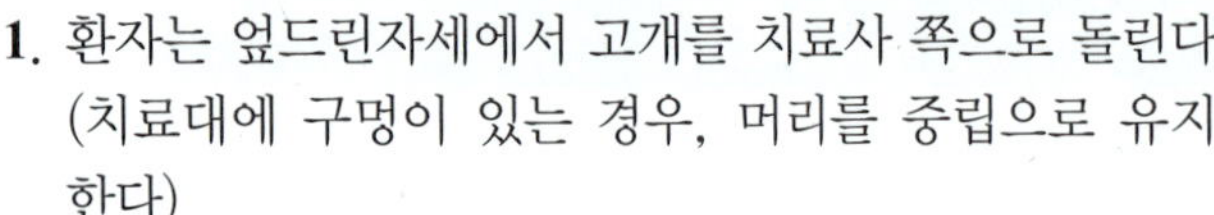

1. 환자는 엎드린자세에서 고개를 치료사 쪽으로 돌린다(치료대에 구멍이 있는 경우, 머리를 중립으로 유지한다).
2. 치료사는 치료할 쪽의 반대편 치료대 측면에 선다(그림 7.88).
3. 치료사는 치료할 무릎 근위부 또는 경골결절을 잡기 위해 꼬리쪽 손을 뻗는다(그림 7.89).
4. 치료사는 환자의 다리를 들어올려 고관절을 신전시키고 가위효과(scissors effect)를 내기 위해 반대쪽 다리 쪽으로 내전시킨다(그림 7.90).
5. 치료사는 환자의 다리를 팔로 지탱할 수 있도록 치료사의 꼬리쪽 손을 다리의 원위부에 놓았다가 근위부에 놓을 수도 있다.
6. 치료사는 요추 횡돌기 위에 있는 환자의 척추주위 근육에 머리쪽 손의 엄지와 모지구를 대고, 복측과 외측으로 부드럽게 힘을 가하여 연부조직을 밀착시키는 동시에 고관절의 신전 및 내전의 양을 증가시킨다(그림 7.91).
7. 이 힘은 몇 초 동안 유지되고 천천히 완화된다.
8. 6단계와 7단계를 천천히, 리드미컬하게, 주무르는 식으로 여러 번 반복한다.
9. 그다음 치료사의 머리쪽 손을 재배치하여 요추의 다른 부위에 닿도록 위치를 바꾸고, 6~8단계를 수행하여 요추주위 근육의 여러 부위를 스트레칭한다.
10. 이 테크닉은 깊고 지속적인 압박을 사용하여 수행할 수도 있다.
11. 치료사는 테크닉의 효과를 평가하기 위해 조직의 느낌(촉감) 및 기타 관련 기능장애 진단요소를 재평가한다.

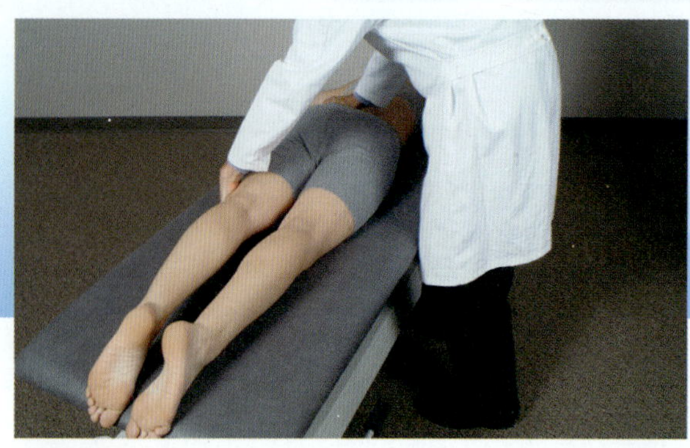

그림 7.88 2단계

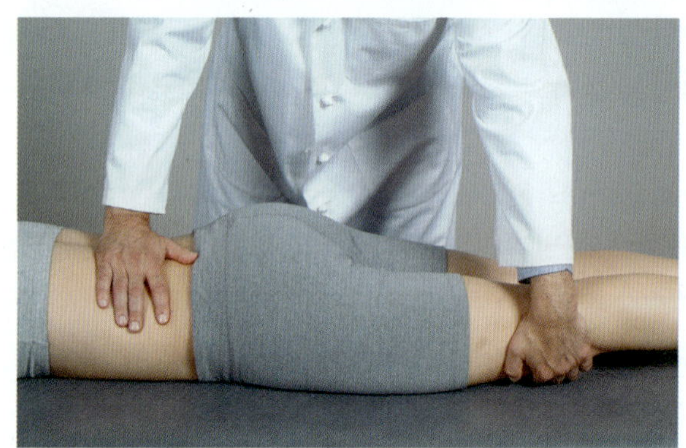

그림 7.89 3단계

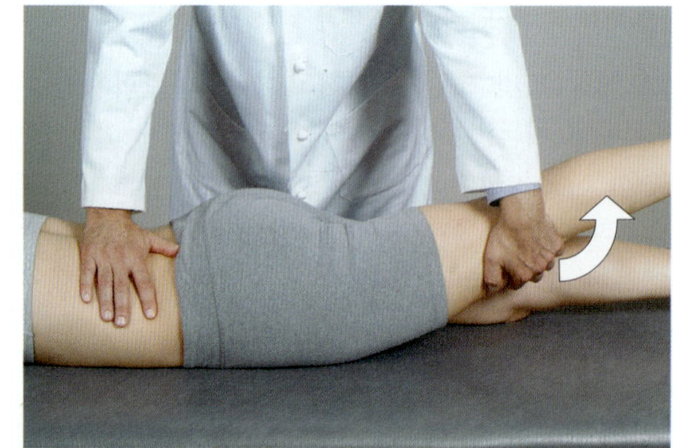

그림 7.90 4단계

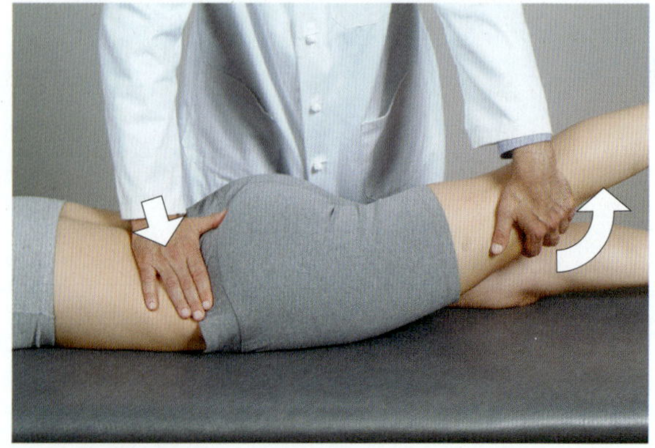

그림 7.91 6단계

요추 부위 Lumbar Region

엎드린자세 카운터레버리지 압박
Prone Pressure with Counterleverage

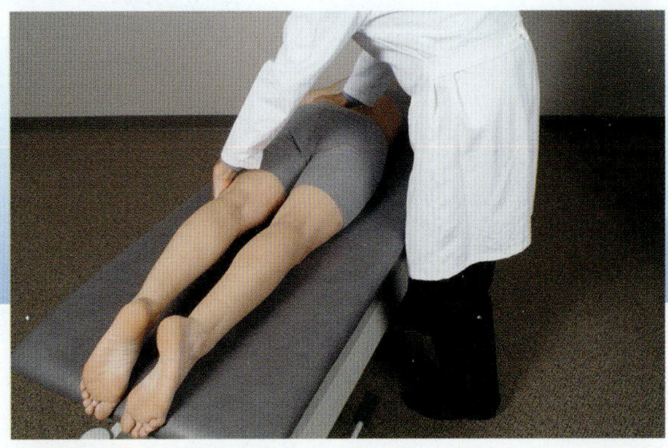
그림 7.92 2단계

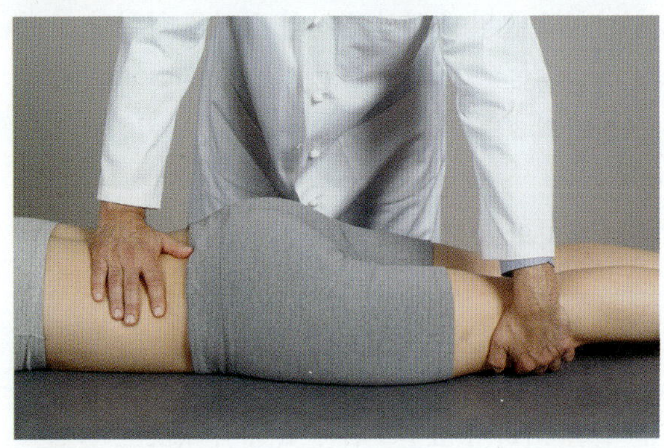
그림 7.93 4단계

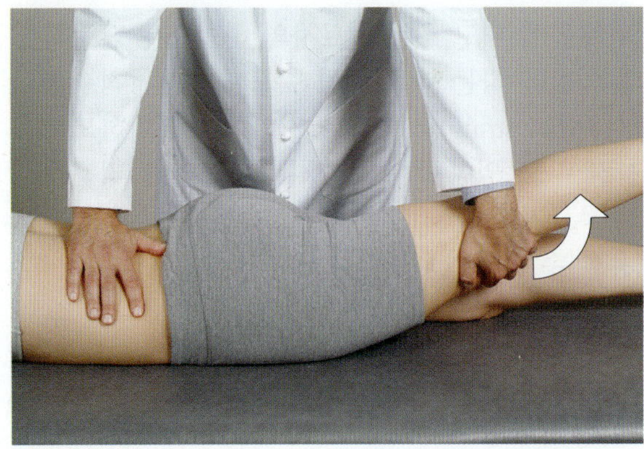
그림 7.94 5단계

1. 환자는 치료대에 엎드린자세로 머리는 치료사 쪽으로 향하게 한다(치료대에 구멍이 있는 경우는 머리를 중립으로 유지할 수 있다).
2. 치료사는 치료할 쪽의 반대편 치료대 측면에 선다(그림 7.92).
3. 치료사는 꼬리쪽 손의 엄지와 모지구를 치료사 반대편 요추 횡돌기 위에 있는 척추근육의 내측면에 놓는다.
4. 치료사의 꼬리쪽 손은 치료할 쪽 전상장골극에 접촉하여 천장을 향해 부드럽게 들어올린다(그림 7.93).
5. 연부조직에 밀착시키기 위해 치료사의 머리쪽 손은 요추주위 근육에 수직으로 부드럽게 복측 및 외측 힘을 가한다(그림 7.94).
6. 이 힘을 몇 초 동안 유지하고 천천히 완화한다.
7. 4~6단계를 천천히 리드미컬하게 주무르는 식으로 여러번 반복한다.
8. 그다음 치료사의 머리쪽 손을 재배치하여 요추의 여러 부위에 접촉하고 4~6단계를 반복하여 요추주위 근육의 여러 부위를 스트레칭한다.
9. 이 테크닉은 깊고 지속적인 압박을 사용하여 수행할 수도 있다.
10. 치료사는 테크닉의 효과를 평가하기 위해 조직의 느낌(촉감) 및 기타 관련 기능장애 진단요소를 재평가한다.

요추 부위 Lumbar Region

편측성 압박
Unilateral Pressure

옆으로 누운자세(고관절/슬관절 굴곡)
Lateral Recumbent (Hips/Knees Flexed)

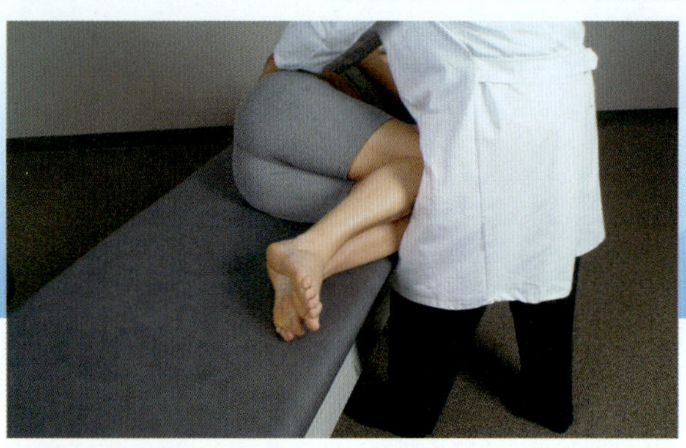
그림 7.95 3단계

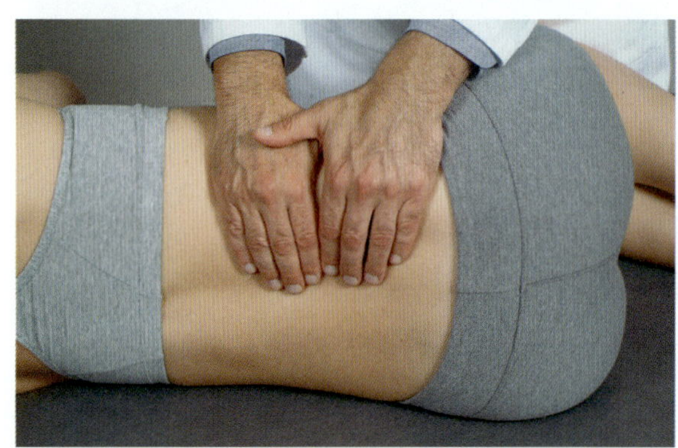
그림 7.96 4단계

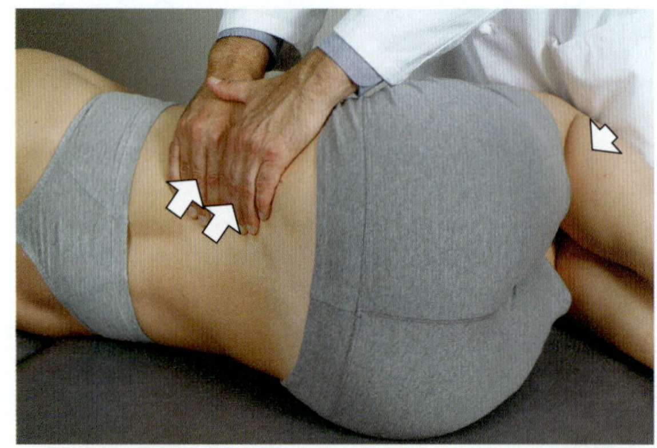
그림 7.97 5단계

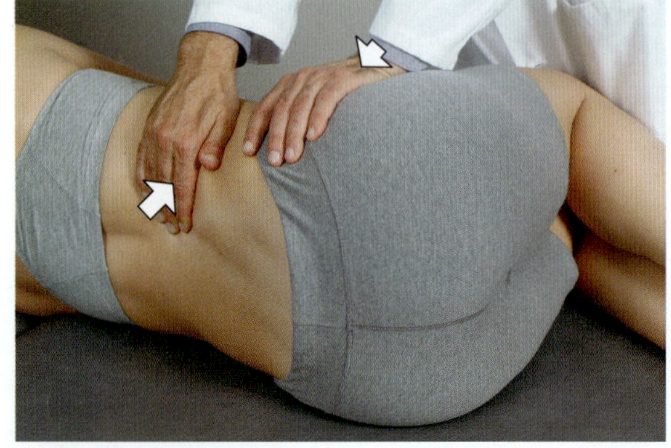
그림 7.98 7단계

1. 환자는 치료면이 위로 향하도록 옆으로 누운자세를 취한다.
2. 치료사는 치료대 옆에 서서 환자의 정면을 향한다.
3. 환자의 고관절과 슬관절을 굴곡시키고, 치료사의 허벅지를 환자의 슬개골 아래 부위에 대고 위치한다(그림 7.95).
4. 치료사는 환자의 등에 손을 뻗어 치료대에 닿지 않는 쪽의 요추 횡돌기 위에 있는 환자 척추 근육의 내측에 손가락패드를 놓는다(그림 7.96).
5. 연부조직을 맞물리게 하기 위해 복부와 측면으로 부드러운 힘을 가하여 요추주위 근육을 수직으로 늘린다(그림 7.97).
6. 환자의 무릎에 대고 있는 치료사의 허벅지는 단순히 버팀대 역할을 하는 데 사용될 수도 있지만, 척추근에 활시위(bowstring)와 종방향 견인력을 결합하도록 굴곡시킬 수도 있다. 이 테크닉은 부드럽게 리듬을 타며 주무르거나 깊고 지속적인 압박을 가하는 식으로 적용할 수 있다.
7. 이 테크닉은 머리쪽 손으로 척추주위 근육을 복부 쪽으로 당기는 동안 꼬리쪽 손으로 전상장골극을 지지함으로써 완화시킬 수 있다(그림 7.98).
8. 치료사는 손을 요추의 다른 부위에 접촉하도록 재배치하고 4~6단계를 수행하여 요추주위 근육의 여러 부위를 스트레칭한다.
9. 치료사는 테크닉의 효과를 평가하기 위해 조직의 느낌(촉감) 및 기타 관련 기능장애 진단요소를 재평가한다.

요추 부위 Lumbar Region

누운자세 신전
Supine Extension

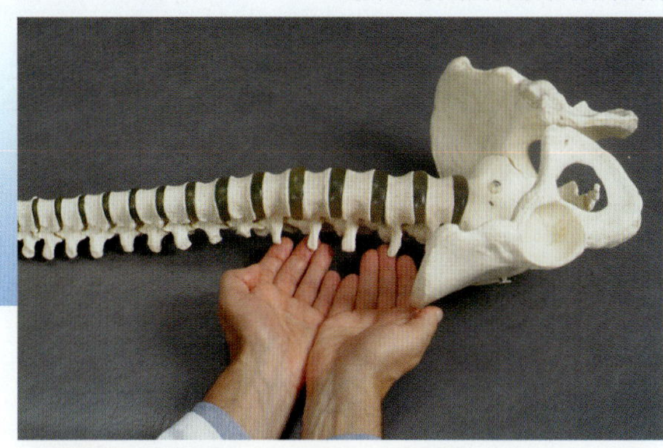
그림 7.99 3단계

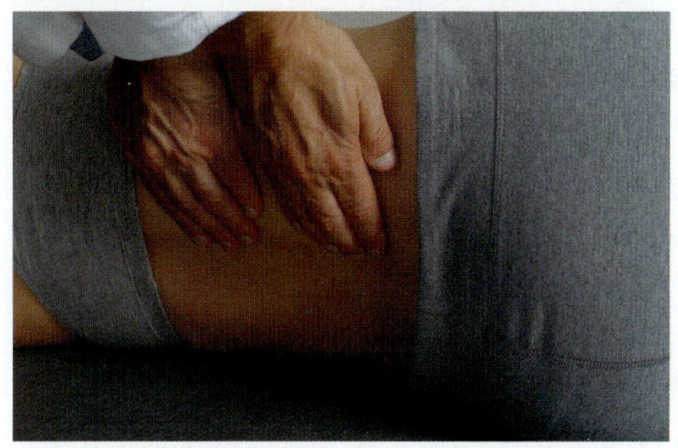
그림 7.100 3단계

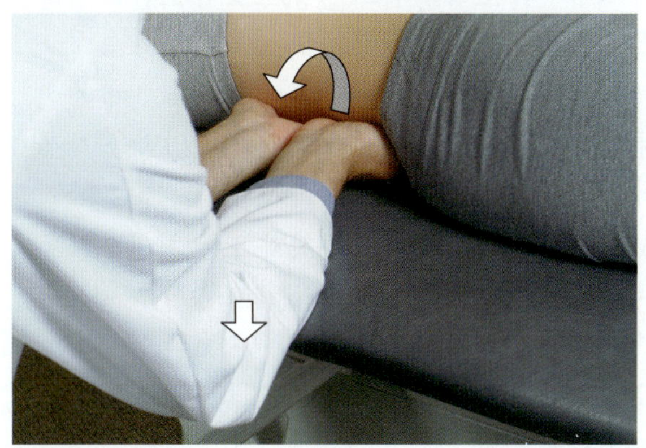
그림 7.101 4단계

1. 환자는 누운자세를 한다(환자의 고관절과 슬관절은 편안함을 위해 굴곡시킬 수도 있다).
2. 치료사는 치료할 환자의 옆에 앉는다.
3. 치료사의 손(손바닥을 위로)은 환자의 요추 아래에 대고, 손가락패드는 치료사에게 가장 가까운 쪽의 극돌기와 횡돌기 사이에 있는 환자의 허리 척추주위 근육에 접촉한다(그림 7.99 및 7.100).
4. 연부조직과 밀착시키기 위해 치료사는 흉부 추간근에 수직으로 부드럽게 복측 및 외측 힘을 가한다. 손목과 손을 통하여 복측방향으로 지렛대 작용의 받침점(fullcrum)을 생성시킬 수 있는데 이는 치료대 위에 있는 팔꿈치를 아래방향으로 압력을 가함으로써 촉진할 수 있다(그림 7.101).
5. 손가락을 동시에 치료사 쪽으로 당겨 흉추주위 근육에 수직으로 측면 스트레칭을 적용한다.
6. 이 스트레칭을 몇 초간 유지한 후 천천히 풀어준다.
7. 4~6단계를 부드럽고 리드미컬하게 주무르는 식으로 여러 번 반복한다.
8. 치료사는 손을 요추의 다른 부위에 접촉하도록 재배치하고 4~6단계를 수행하여 요추주위 근육의 여러 부위를 스트레칭한다.
9. 이 테크닉은 깊고 지속적인 압박을 사용하여 수행할 수도 있다.
10. 치료사는 테크닉의 효과를 평가하기 위해 조직의 느낌(촉감) 및 기타 관련 기능장애 진단요소를 재평가한다.

요추 부위 Lumbar Region

롱레버, 카운터레버리지
Long-Lever, Counterleverage

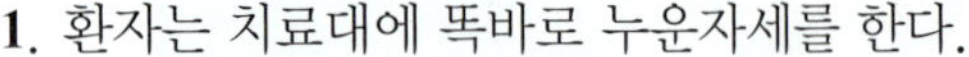

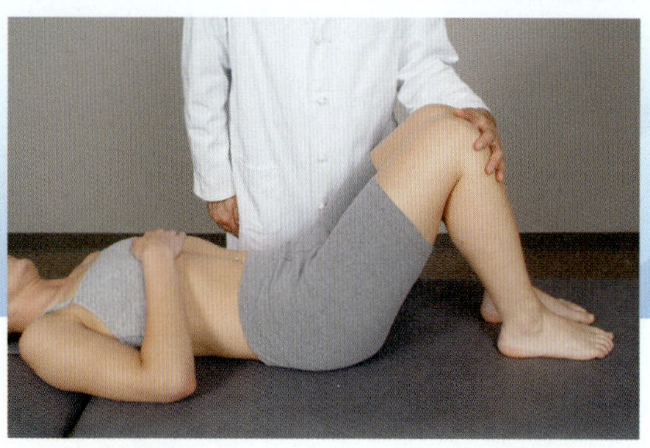
그림 7.102 2단계

1. 환자는 치료대에 똑바로 누운자세를 한다.
2. 치료사의 꼬리쪽 손으로 환자의 고관절과 슬관절을 각각 약 90도 굴곡시킨다(그림 7.102).
3. 치료사의 머리쪽 손은 환자의 기능장애가 있는 요추 부위 아래에 놓는다.
4. 치료사는 경골결절 부위를 잡고 환자의 하지 양쪽으로 조절하여 무릎을 천천히 측면으로 이동시킨다(그림 7.103).
5. 환자의 무릎이 치료사로부터 멀어질 때 치료사는 요추주위 조직의 긴장도를 지켜본다.
6. 그리고 조직의 편안한 탄성한계에 도달할 때까지 환자의 척추주위 조직을 위쪽(전방)으로 부드럽고 강하게 당긴다(그림 7.104).
7. 그다음, 환자의 무릎을 약간 더 멀리 이동시키고 이 자세를 몇 초 동안 유지한 다음 천천히 압박을 해제한다(그림 7.105).
8. 이것은 조직의 긴장이 풀릴 때까지 또는 최대 2분 동안 리드미컬하게 번갈아 가며 압박을 가하고 해제하는 식으로 반복한다.
9. 치료사는 테크닉의 효과를 평가하기 위해 조직의 느낌(촉감) 및 기타 관련 기능장애 진단요소를 재평가한다.

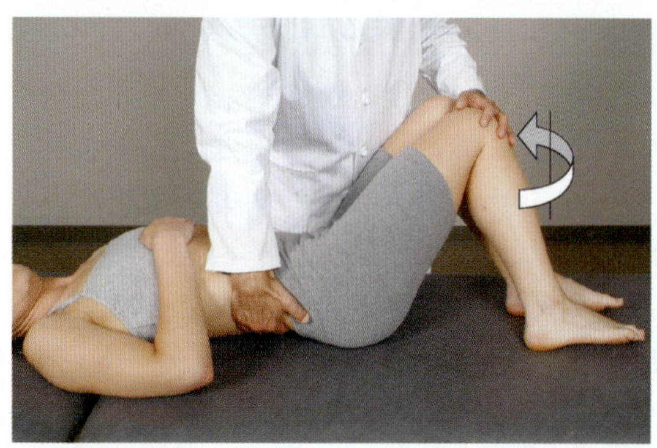
그림 7.103 4단계

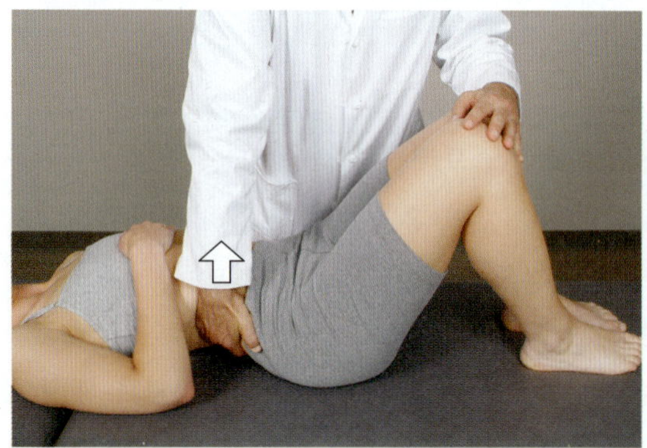
그림 7.104 6단계

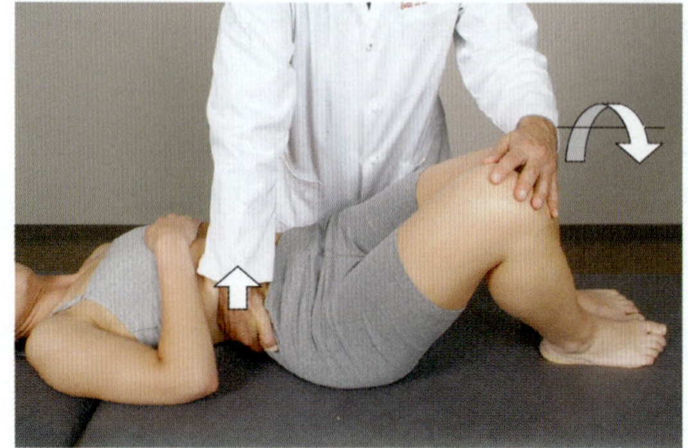
그림 7.105 7단계

요추 부위 Lumbar Region

편측성 근막 과긴장성
Unilateral Myofascial Hypertonicity

앉은자세, 회전 방법
Seated, Rotation Method

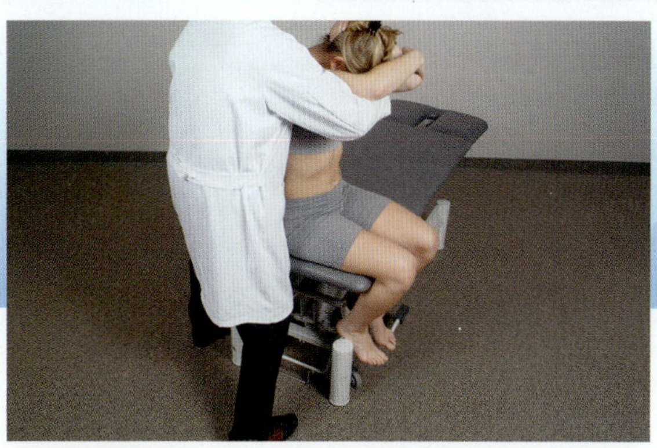
그림 7.106 2단계

1. 환자는 치료대 끝에 앉고 치료사는 환자 뒤 우측, 기능장애가 있는 반대편에 선다.
2. 환자에게 왼손을 목 뒤에 놓고 오른손으로 좌측 팔꿈치를 잡도록 지시한다. 치료사는 환자의 우측 겨드랑이 아래로 오른손을 뻗어 환자의 좌측 위팔을 잡는다(그림 7.106).
3. 치료사는 좌측 엄지손가락과 모지구를 환자의 요추 횡돌기 위, 좌측 척추근육의 내측에 놓는다(그림 7.107).
4. 환자에게 몸을 앞으로 숙이고 힘을 빼도록 한 다음, 체중을 치료사의 오른팔에 싣게 한다.
5. 치료사의 왼손이 연부조직에 밀착시키도록 오른팔과 손으로 환자를 우측으로 회전시키면서 부드럽게 복측 및 측면 힘을 가하여 수직으로 스트레칭한다(그림 7.108).
6. 이 스트레칭을 몇 초간 유지한 후 천천히 풀어준다.
7. 5단계와 6단계를 부드럽고 리드미컬하게 주무르는 식으로 여러 번 반복한다.
8. 치료사의 왼손을 재배치하여 요추의 나머지 기능장애 분절에 접촉시켜 5~7단계를 반복한다.
9. 이 테크닉은 깊고 지속적인 압박을 사용하여 수행할 수도 있다.
10. 치료사는 테크닉의 효과를 평가하기 위해 조직의 느낌(촉감) 및 기타 관련 기능장애 진단요소를 재평가한다.

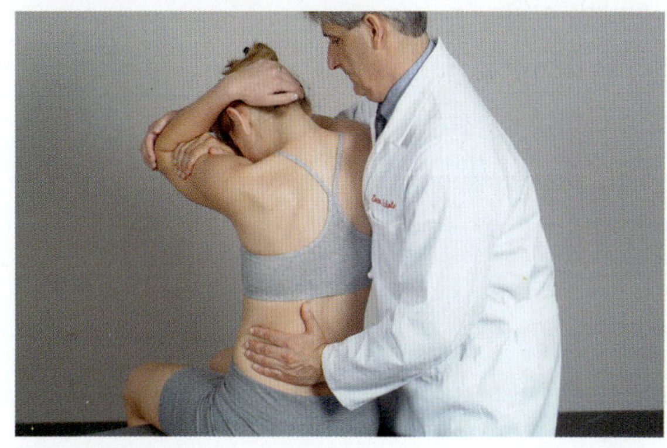
그림 7.107 3단계

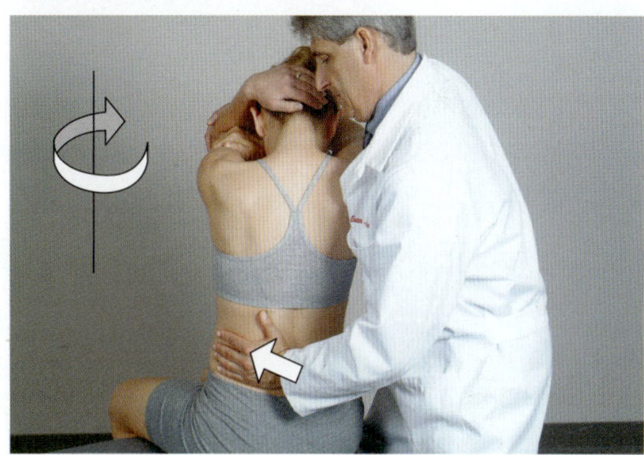
그림 7.108 5단계

골반 부위 Pelvic Region

좌골직장와/골반 횡격막
Ischiorectal Fossa/Pelvic Diaphragm)

엎드린자세, 고관절의 내회전
Prone, with Internal Rotation of Hips

직접 억제 강조
Direct Inhibition Emphasis

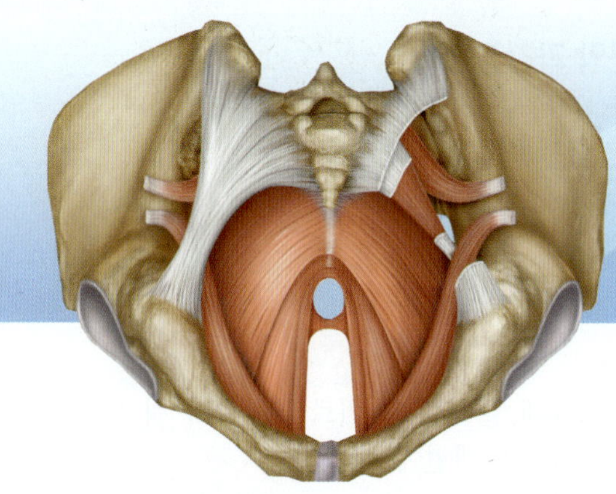

그림 7.109 A. 골반저(Pelvic floor)

골반의 해부학적 구조는 그림 7.109A에 나와 있다.

둔부부위(gluteal region, 볼기부위)의 해부학은 그림 7.109B에 나와 있다.

1. 환자는 엎드린자세로 눕고 치료사는 치료대 아래쪽(환자의 다리쪽)에 선다.
2. 환자의 슬관절을 약 90도 정도 굴곡시키고 고관절은 약간 내회전시킨다.

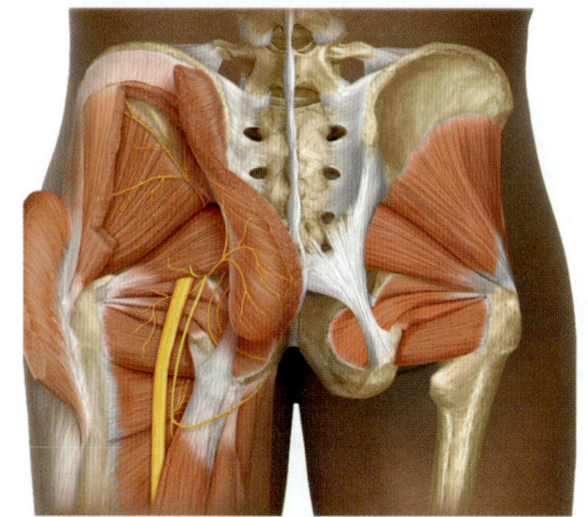

그림 7.109 B. 둔부

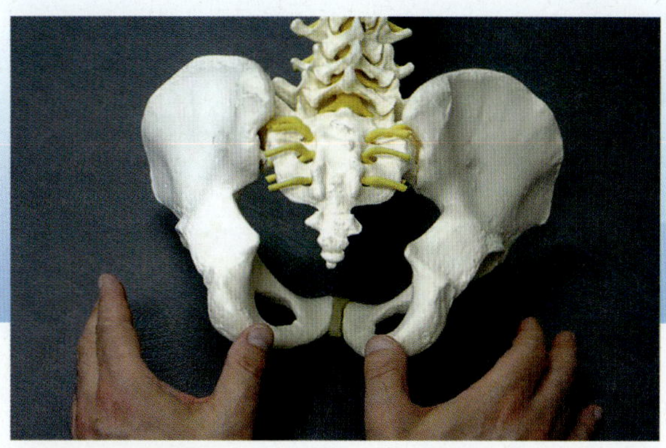
그림 7.110 A. 3단계

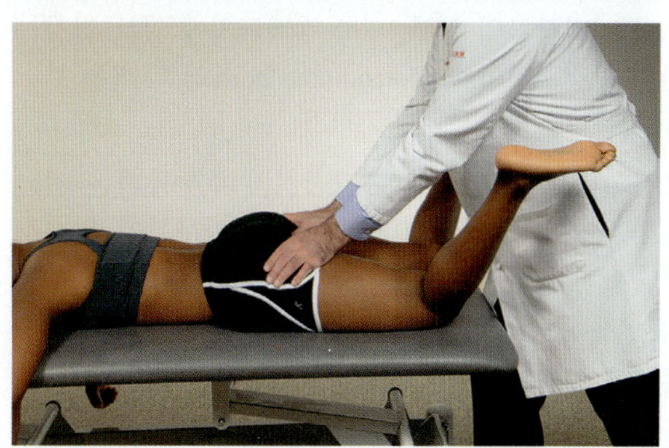
그림 7.110 B. 1~3단계

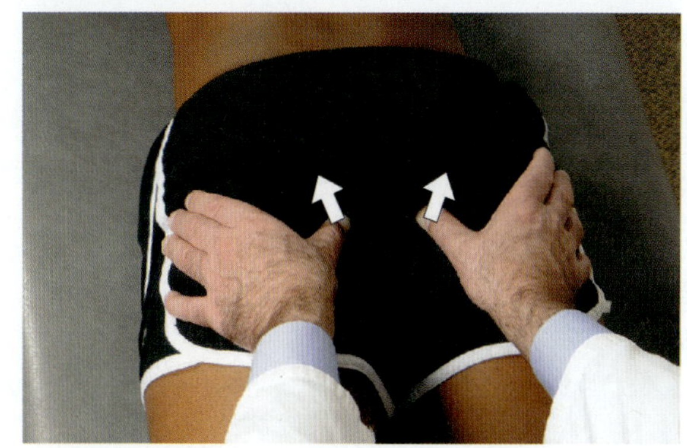
그림 7.111 5단계, ILA를 향한 엄지손가락 압박

3. 그다음 치료사는 환자의 다리 사이에 손을 뻗어 엄지손가락으로 좌골결절의 바로 내측과 약간 머리쪽에 위치한 좌골직장와(ischiorectal fossae, 궁둥항문오목)를 촉지한다(그림 7.110A, B).
4. 치료사는 "골반 횡격막(pelvic diaphragm)"의 제한장벽에 도달할 때까지 부드럽지만 강하게 좌골직장와에 압박(화살표)을 가한다.
5. 그리고 엄지손가락으로 천골의 하외측각(inferior lateral angles, ILA)을 향해 외측방향으로 힘을 가한다(그림 7.111).
6. 이 압박은 풀릴 때까지 유지하거나, 치료사가 엄지손가락으로 계속 압박을 유지하는 동안 환자에게 기침하도록 지시할 수도 있다.
7. 위의 과정을 3~5회 반복할 수 있다.
8. 치료사는 테크닉의 효과를 평가하기 위해 조직의 느낌(촉감) 및 기타 관련 기능장애 진단요소를 재평가한다.

상지 부위 Upper Extremity Region

견갑거근 과긴장성
ILevator Scapula Hypertonicity

직접 억제 강조
Direct Inhibition Emphasis

1. 환자는 앉고 치료사는 환자의 뒤에서 기능장애가 있는 쪽에 선다.
2. 치료사는 견갑골의 상부, 내측 경계근처에 있는 견갑거근의 근건경계(musculotendinous border) 아래쪽 부분을 찾는다(그림 7.112 및 7.113).
3. 치료사의 엄지손가락 또는 팔꿈치의 주두돌기는 견갑골의 견갑거근 근육이 정지하는 근건부분에 위치한다(그림 7.114 및 7.115).
4. 근건부위에 부드럽게 압박하거나 근건 접합부의 가장자리를 따라 수직으로 밀면서 치료사는 조직의 저항을 느낀다.
5. 치료사는 장벽에 더 효과적으로 도달하기 위해 압박의 벡터를 아래쪽, 내측 또는 외측으로 변경할 수 있다.
6. 치료사는 경련(spasm)이 풀릴 때까지 이 방식으로 일정한 압박을 유지한다. 이 테크닉은 20초에서 1분 정도 소요될 수 있다.
7. 치료사는 테크닉의 효과를 평가하기 위해 조직의 느낌(촉감) 및 기타 관련 기능장애 진단요소를 재평가한다.

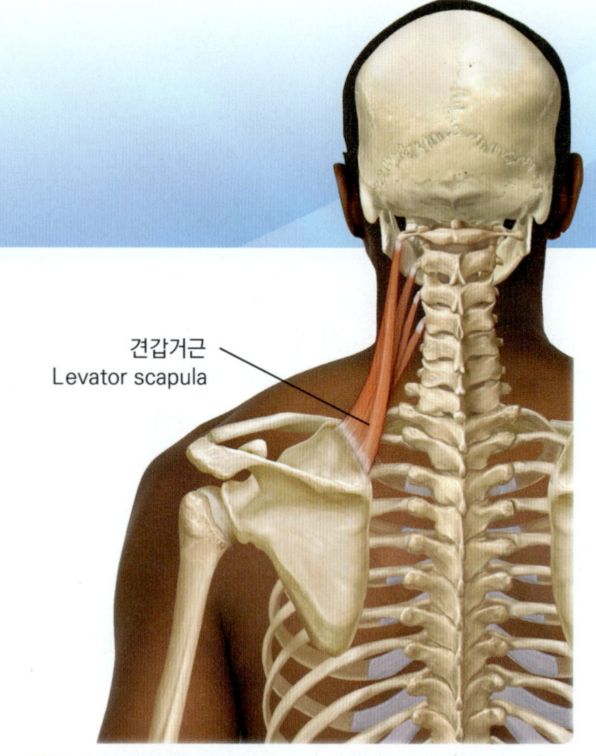

그림 7.112 견갑거근

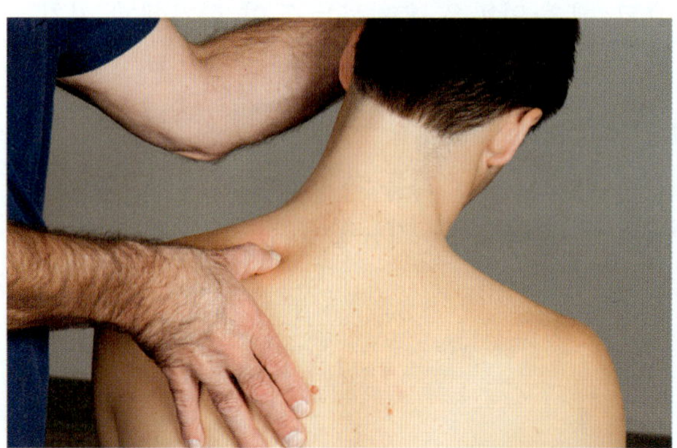

그림 7.113 2단계

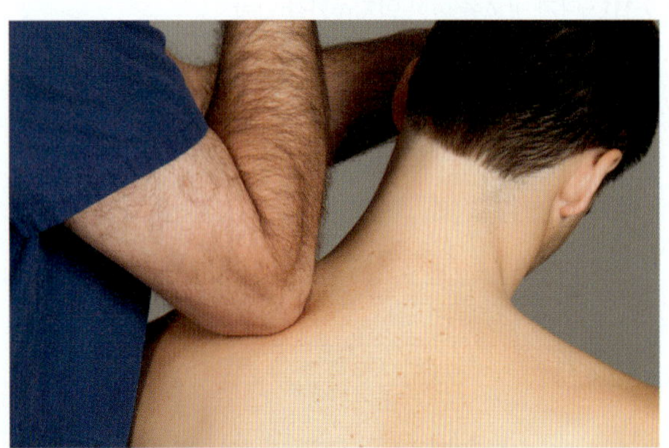

그림 7.115 3단계, 장벽을 향한 직접적인 벡터

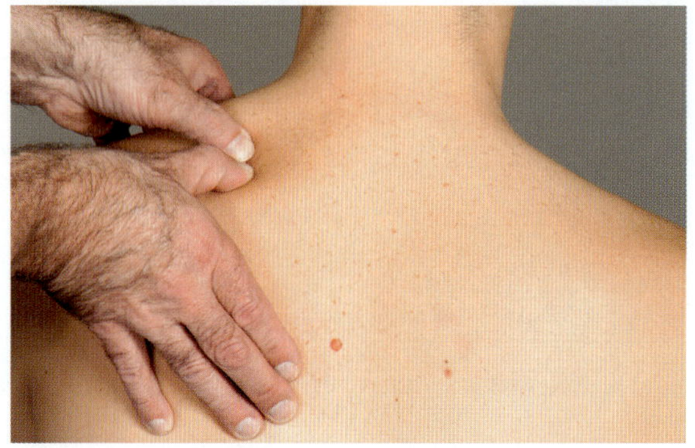

그림 7.114 3단계, 장벽을 향한 직접적인 벡터

상지 부위 Upper Extremity Region

소원근 과긴장성
Teres Minor Hypertonicity

직접 억제 강조
Direct Inhibition Emphasis

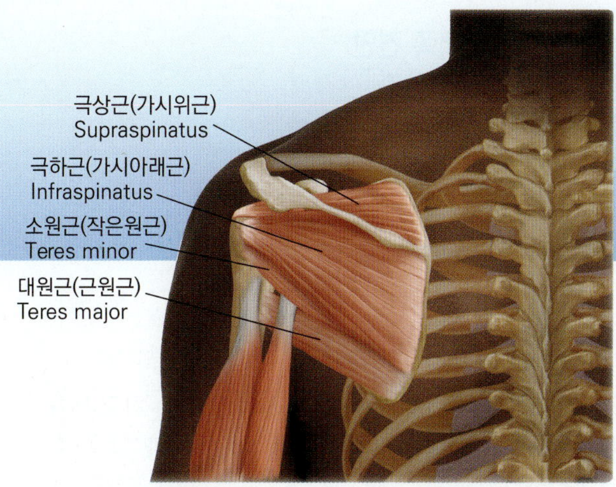

그림 7.116 소원근

1. 환자는 손상된 어깨를 위쪽으로 한 채 옆으로 누운자세(side-lying)로 눕거나 앉는다.
2. 치료사는 환자 뒤의 치료대 옆에 선다.
3. 치료사는 후방 겨드랑이 주름에서 소원근을 찾는다 (그림 7.116).
4. 치료사의 엄지손가락패드는 긴장도가 최대인 지점에서 근섬유에 직각으로 놓는다(엄지손가락 압박이 근육과 평행하게 향함)(그림 7.117).
5. 치료사는 경련이 풀릴 때까지 위쪽, 내측, 약간 전방(화살표, 그림 7.118)에 일정한 압박을 유지한다.
6. 치료사는 테크닉의 효과를 평가하기 위해 조직의 느낌(촉감) 및 기타 관련 기능장애 진단요소를 재평가한다.

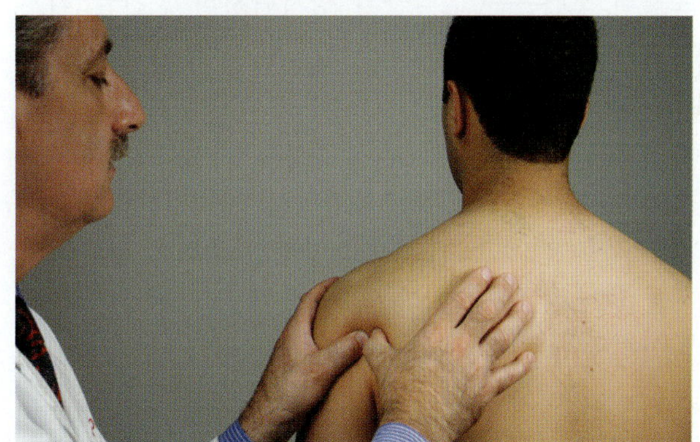

그림 7.117 4단계, 엄지손가락을 가장 긴장된 지점에 놓는다.

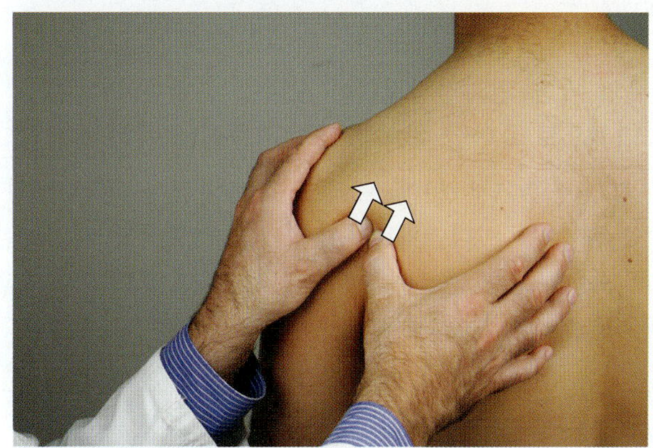

그림 7.118 5단계

상지 부위 Upper Extremity Region

상완골 중간부 반대쪽 견인
TMidhumeral Counterlateral Traction

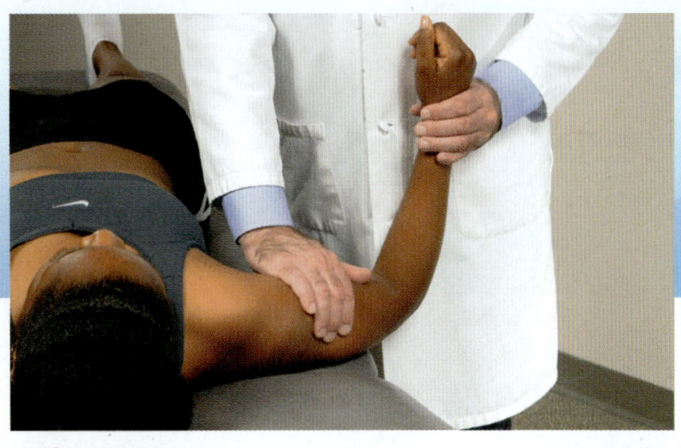

그림 7.119 3단계

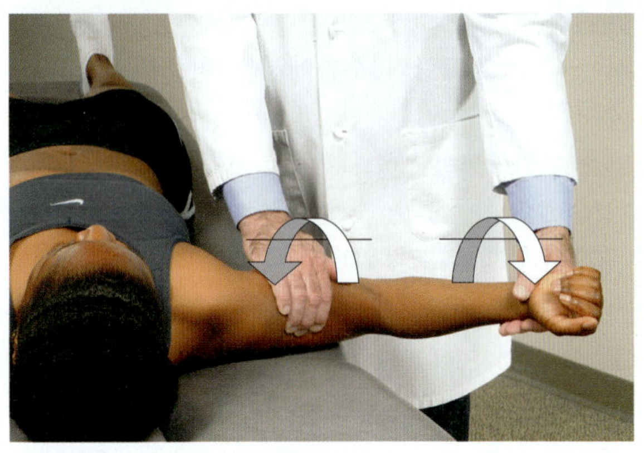

그림 7.120 4단계

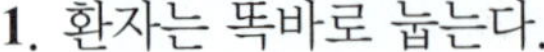

1. 환자는 똑바로 눕는다.
2. 환자의 오른팔을 60~90도 정도 외전시켜 치료사가 외전된 팔과 환자의 몸통 사이에 서 있거나 앉을 수 있도록 한다.
3. 치료사의 오른손은 삼각근의 정지위치의 상완골 외측에 손바닥을 놓고 왼손은 환자의 우측 전완/손목을 잡는다(그림 7.119).
4. 환자의 팔꿈치를 45~90도 굴곡시킨 다음 치료사는 환자의 어깨/팔을 천천히 외회전시키면서 삼각근의 건 정지부를 압박한다. 그리고 압박한 조직이 환자의 신체를 향해 약간 내측으로 향하게 하는 근막 끌림을 유발시킨다(그림 7.120).
5. 제한 근막장벽에 도달하면 치료사는 환자의 어깨를 안쪽으로 돌리고 상완골의 압박을 완화하여 긴장을 천천히 풀어준다. 어깨는 압박이 풀릴 정도로만 내회전시키고 팔을 중립으로 되돌릴 필요는 없다.
6. 환자의 팔을 외회전시키면서 상완골 근막을 압박하고 내측으로 끌어당기는 식으로 이 동작을 반복한다.
7. 이 절차는 2~5분 동안 느리고 리드미컬한 방식으로 반복할 수 있다. 치료사가 더 긴 스트레칭 시간이 필요하다고 판단하는 경우, 근막장벽에 도달한 후 10~20초 동안 압박을 유지할 수 있다.
8. 치료사는 테크닉의 효과를 평가하기 위해 조직의 느낌(촉감) 및 기타 관련 기능장애 진단요소를 재평가한다.

하지 부위 Lower Extremity Region

골반대 근육의 과긴장
Hypertonicity of Hip Girdle Muscles

직접 억제 방법
Direct Inhibition Method

예: 좌측 이상근
Ex: Left Piriformis

1. 환자는 증상이 있는 쪽이 위를 향하도록 옆으로 누워 양쪽 고관절을 90~120도로 굴곡시킨다.
2. 환자의 슬관절을 약 100도까지 굴곡시킨다.
3. 치료사는 환자의 고관절 높이에서 치료대를 향해 환자 앞에 선다.
4. 치료사는 과긴장성 또는 통증이 있는 이상근(piriformis, 궁둥구멍근)을 대전자(greater trochanter, 큰돌기) 상부보다 약간 후방 및 하부에서 찾는다(그림 7.121).
5. 치료사는 촉진부위가 이완될 때까지 엄지손가락패드로 근육의 내측(치료대를 향해 아래쪽)으로 강한 압박을 유지한다(그림 7.122).
6. 대안: 치료사는 엄지손가락 대신 팔꿈치의 주두를 사용할 수 있다(그림 7.123). 주두는 압박(화살표)에 민감하여 건의 저항과 해부학적인 감별이 가능하다. 또한 이 스타일의 테크닉은 엄지손가락에 피로를 줄일 수 있으므로 치료사에게도 더 쉽다.
7. 치료사는 테크닉의 효과를 평가하기 위해 조직의 느낌(촉감) 및 기타 관련 기능장애 진단요소를 재평가한다.

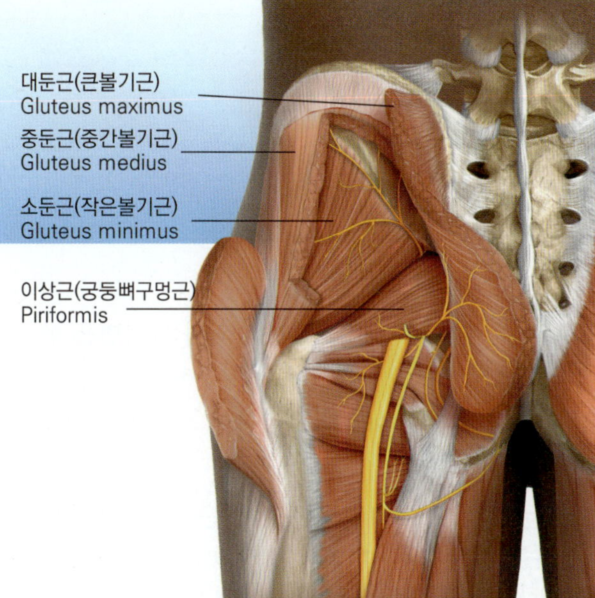

그림 7.121 골반대/이상근

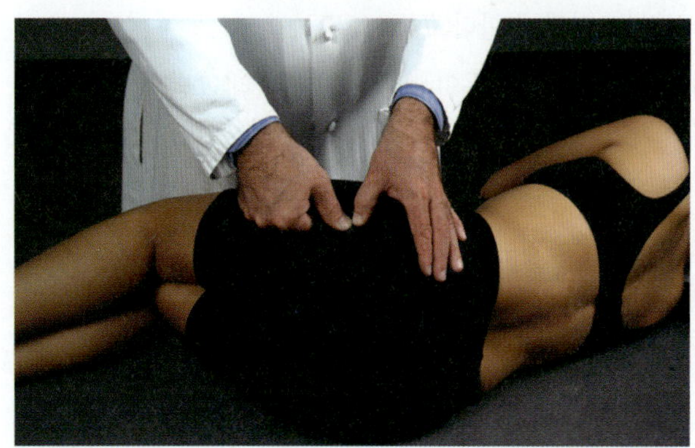

그림 7.122 5단계

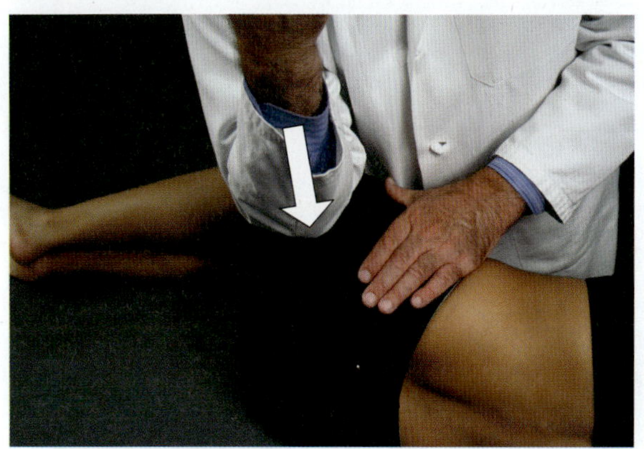

그림 7.123 6단계, 팔꿈치로 대체하는 접촉

하지 부위 Lower Extremity Region

장경인대 장력
Iliotibial Band Tension

옆으로 누운자세, 경찰법/유날법
Lateral Recumbent, Effleurage/Petrissage

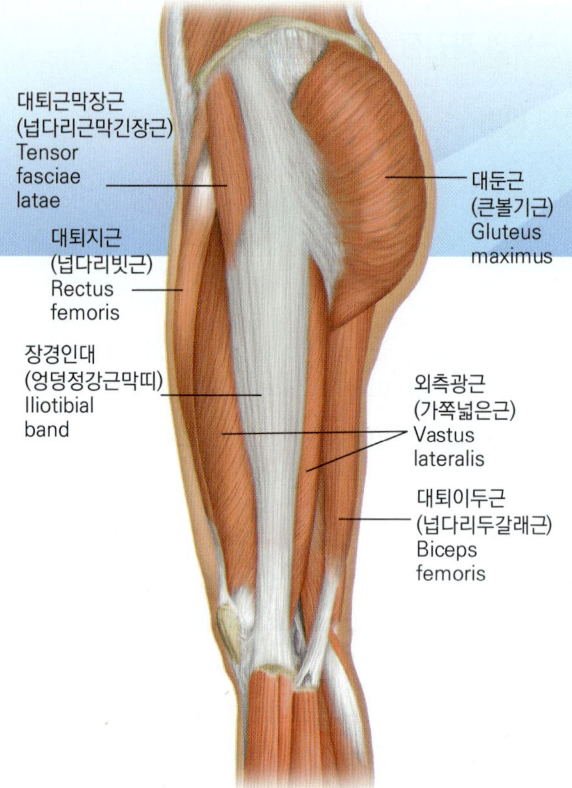

그림 7.124 장경인대(Iliotibial band, 엉덩정강근막띠)

1. 환자는 우측 옆으로 눕고 치료사는 환자의 정면을 향하여 선다.
2. 치료사의 왼손은 환자의 좌측 장골의 후외측에 얹어 골반을 안정시킨다.
3. 치료사는 오른손으로 "주먹"을 쥐고 근위지골의 편평한 부분을 원위, 외측 허벅지 위에 놓는다(그림 7.124 및 7.125).
4. 치료사는 원위부 ITB에 약간의 압박을 가하고 대퇴골쪽으로 미끄러지게 한다(그림 7.126).
5. 이 과정을 1~2분 동안 반복한 다음 테크닉의 효과를 평가하기 위해 조직의 느낌(촉감) 및 기타 관련 기능장애 진단요소를 재평가한다.
6. 원하는 경우 치료사는 원위에서 근위까지, 근위에서 원위까지, 그리고 번갈아가며 스트로킹(stroking)을 수행하며 원위 ITB에서 끝낼 수 있다(그림 7.127).

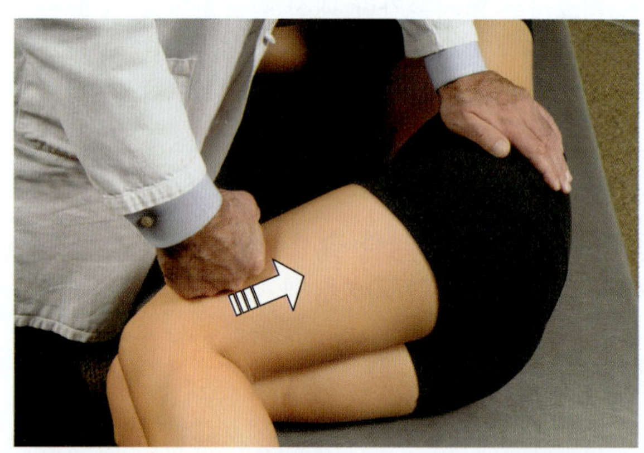

그림 7.125 1~3단계, 손의 위치

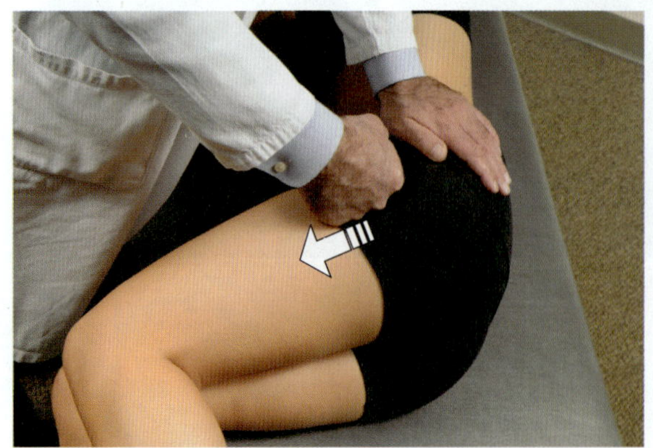

그림 7.127 6단계, 근위부에서 원위부 스트로크(stroke)

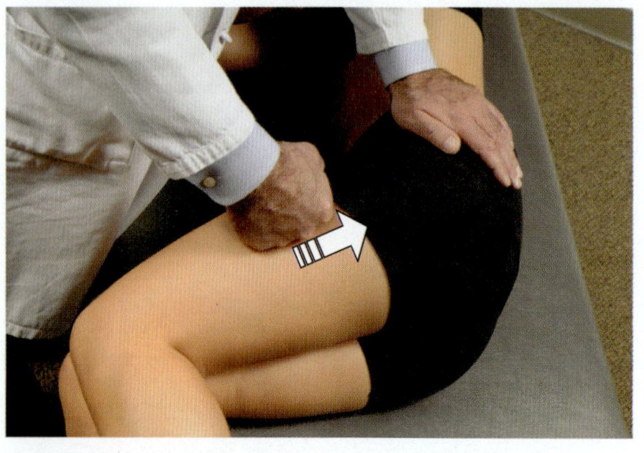

그림 7.126 4단계, 원위부에서 근위부 스트로크(stroke)

하지 부위 Lower Extremity Region

장경인대 장력
Iliotibial Band Tension

엎드린자세, 카운터레버리지
Prone, Counterleverage

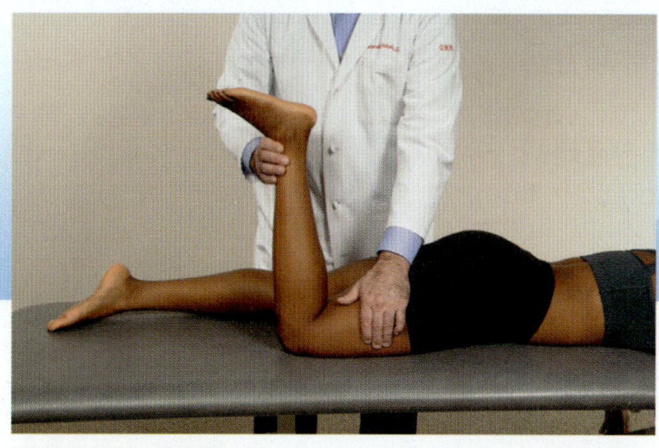
그림 7.128 1~3단계

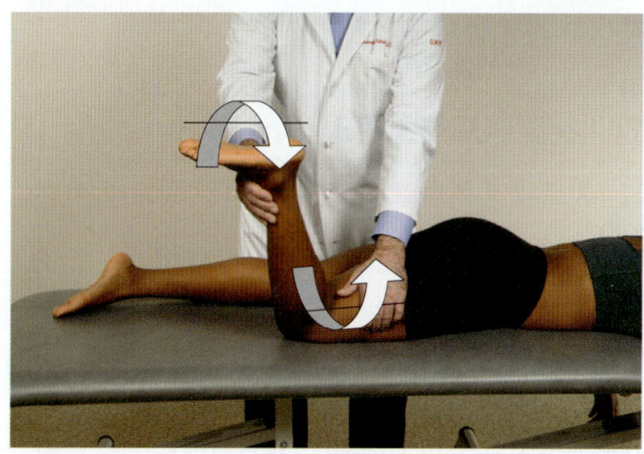
그림 7.129 4단계, 장경인대 스트레칭

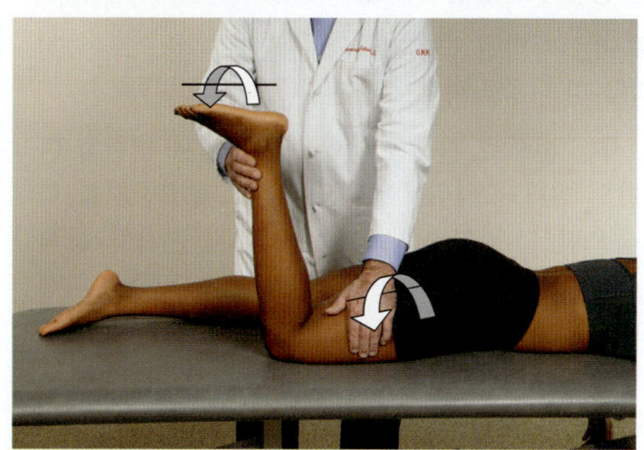
그림 7.130 6단계, 압박의 완화

1. 환자는 엎드린자세로 눕고 치료사는 환자의 좌측에 선다.
2. 환자의 우측 무릎을 90도 굴곡시킨다.
3. 치료사의 오른손은 환자의 우측 발 또는 하퇴를 잡고 왼손은 손바닥이 아래로 향하게 하여 환자의 우측 허벅지 외측 위에 놓는다(그림 7.128).
4. 치료사는 환자의 발과 하퇴를 외측으로 밀기 시작하는 동시에 오른손을 환자의 허벅지 외측으로 압박하여 장경인대(ITB)를 후방 내측 제한장벽까지 당긴다(그림 7.129).
5. 장경인대의 제한장벽에 도달하면 치료사는 10~20초 동안 긴장을 유지시킨 후 천천히 긴장을 풀고 조직의 최대 이완이 나타날 때까지 반복하거나 이 테크닉을 느리고 리드미컬하게 수행하여 몇 분에 걸쳐 또는 조직이 최대로 개선될 때까지 반복할 수 있다.
6. 장경인대의 긴장을 풀기 위해 치료사는 환자의 발/하퇴를 중앙선 쪽으로 뒤로 당기면서 허벅지 외측 압박을 줄인다(그림 7.130).
7. 치료사는 테크닉의 효과를 평가하기 위해 조직의 느낌(촉감) 및 기타 관련 기능장애 진단요소를 재평가한다.

하지 부위 Lower Extremity Region

족저근막 과긴장
Plantar Fascia Hypertonicity

종방향 스트레치
Longitudinal Stretch

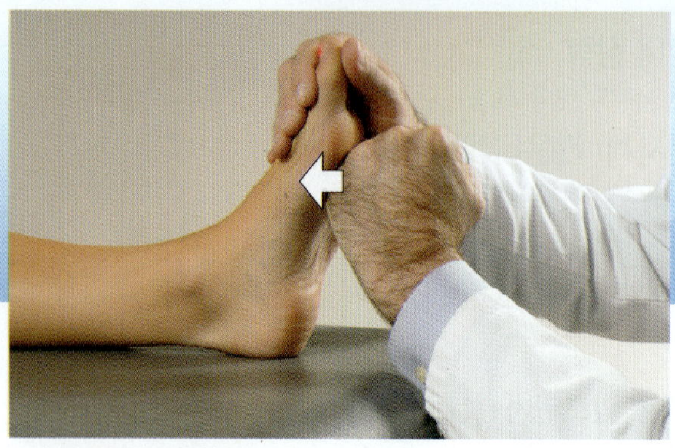
그림 7.131 2~3단계

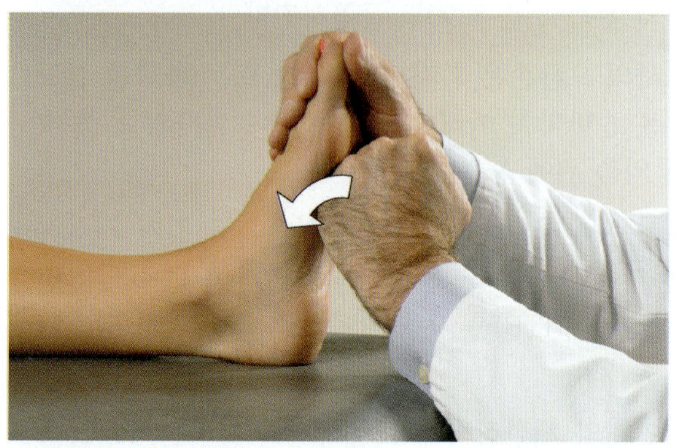
그림 7.132 압박을 가하기 시작함

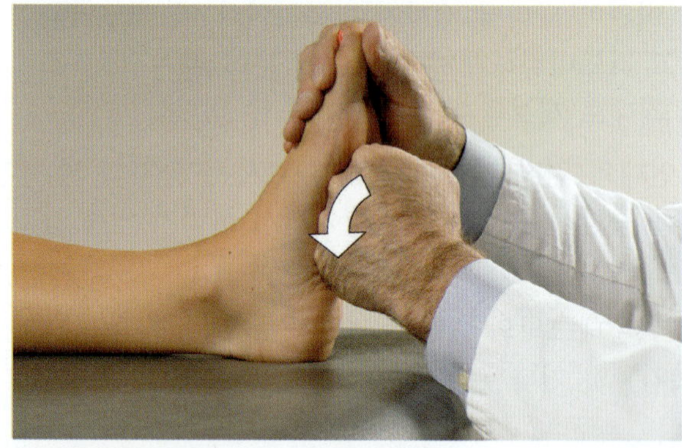
그림 7.133 5단계

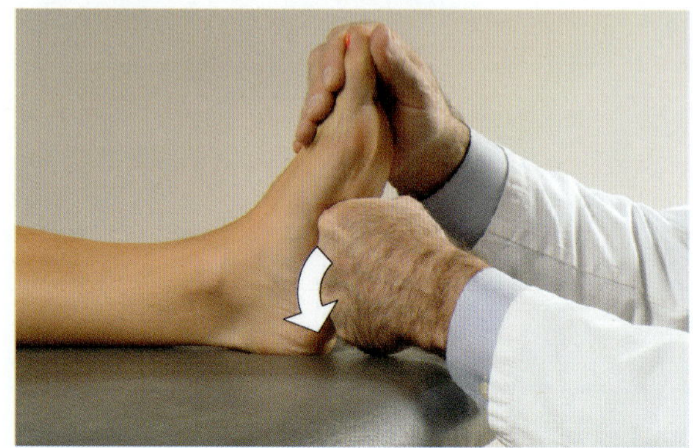
그림 7.134 5단계

적응증

- 족저근막염
- 경직성 후천성 족저근막염

일반적인 이완 및 림프 배출 테크닉

1. 환자는 치료대에 똑바로 눕고, 치료사는 치료대 아래쪽에 앉는다.
2. 치료사는 한 손을 환자의 발등 위에 올려놓고 조절/안정화시킨다.
3. 치료사는 주먹 쥔 제5지골 근위부의 편평한 부분을 환자의 원위중족골(metatarsals, 발허리뼈) 바로 근위부인 발바닥에 놓는다(그림 7.131).
4. 치료사는 주먹쥔 근위지골의 편평한 부분으로 족저근막을 따라 종골쪽으로 굴린다(그림 7.132).
5. 치료사는 손으로 적당히 압박을 가하면서 천천히 환자 발의 발바닥 원위부에서 근위부로 발뒤꿈치를 향해 훑으면서, 점차적으로 치료사의 각 손가락 등쪽(즉, 5번째 → 4번째 → 3번째 → 2번째)도 접촉하게 한다(그림 7.133 및 7.134).
6. 이 동작을 1~2분 동안 또는 환자가 견딜 수 있을 때까지 느리고 리드미컬하게 반복한다.
7. 치료사는 테크닉의 효과를 평가하기 위해 조직의 느낌(촉감), 중족부 및 전족의 가동성을 재평가한다.

하지 부위 Lower Extremity Region

족저근막 과긴장
Plantar Fascia Hypertonicity

내측 종아치
Medial Longitudinal Arch

반대압 스프링 강조
Counterforce Springing Emphasis

적응증

- 평발(Pes planus)
- 딱딱한 중족부

테크닉

1. 환자는 바로 눕고 치료사는 치료대 아래쪽에 서거나 앉는다.
2. 치료사는 양쪽 엄지손가락을 환자 발의 종아치(longitudinal arc, 세로활)에 놓고 양손가락은 환자 발의 등쪽면에 펼쳐 놓는다(그림 7.135).
3. 머리쪽 손/엄지손가락으로 힘을 주어 발등을 옆으로 감싸며 아치를 들어올린다.
4. 꼬리쪽 손은 발을 내측으로 감싸 아치를 들어올리는 반대압(counterforce)을 준다.
5. "짜기(wringing)" 움직임으로 양손을 반대방향으로 비틀어 아치를 다시 세운다(그림 7.136). 이 롤링(rolling), 스트레칭 움직임은 원하는 효과를 얻을 때까지 또는 환자가 견딜 수 있을 때까지 반복한다.
6. 그림 7.137 및 7.138은 손 배치를 변형하여 수행하거나 대체할 수 있는 대안을 보여준다.
7. 치료사는 테크닉의 효과를 평가하기 위해 조직의 느낌(촉감), 중족부 및 전족의 움직임을 재평가한다.

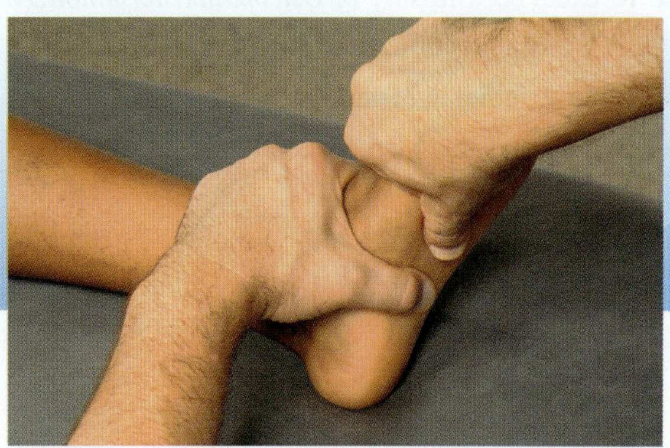
그림 7.135 1~2단계

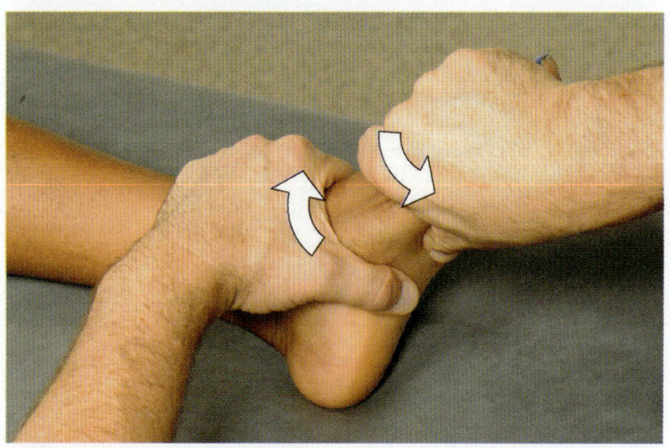
그림 7.136 3~5단계 "아치" 복위

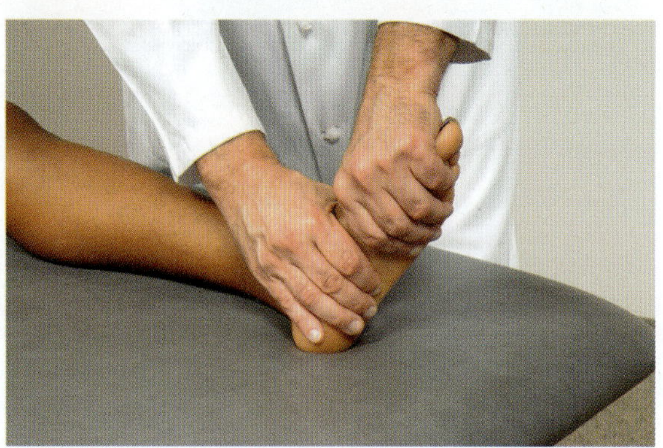
그림 7.137 6단계

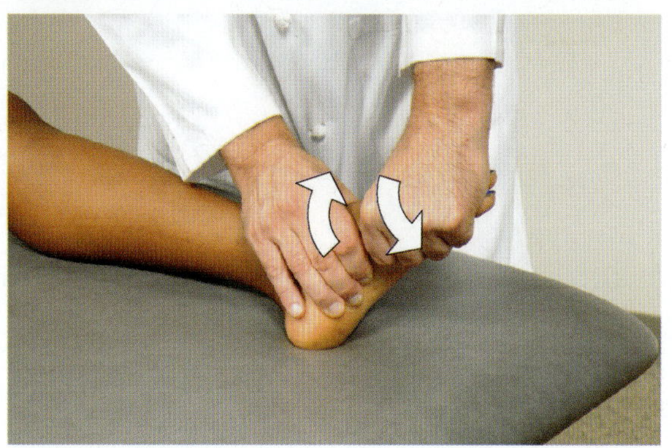
그림 7.138 6단계

참고문헌 Reference

1. Guisti R, exec. ed. *Glossary of Osteopathic Terminology.* 3rd ed. Chevy Chase, MD: Educational Council on Osteopathic Principles of the American Association of Colleges of Osteopathic Medicine, 2017.
2. Chila A, exec. ed. Foundations of Osteopathic Medicine. 3rd ed. Philadelphia, PA: Wolters Kluwer Health/ Lippincott Williams & Wilkins, 2011.
3. Greenman P. Principles of Manual Medicine. 3rd ed. Philadelphia, PA: Lippincott Williams & Wilkins, 2003.

근막이완 테크닉

Myofascial Release Techniques

– 역자: 이준용(Lee Jun Yong) PT MS

8장

기관 시스템으로서의 근막

Fascia as an Organ System

최근까지 근막은 의과대학의 교육과정에서 많은 시간을 요구하는 중요한 조직으로 인식되지 않았다. Gray와 Hollinshead은 해부학 교재에서 모든 근막을 일반적으로 해부학 연구실과 수술 중에 해부된 조직, 즉 "근막은 육안으로 볼 수 있을 만큼 충분히 큰 결합조직의 집합체 이상을 의미하지 않는 사용이 모호한 용어이다." 또한 "근막은 수술에서 그리고 해부학에서 적용되는 다소 막연한 용어이다"로 언급하였다. Hollinshead도 "어떤 의미에서 근막은 시작도 끝도 없으며 근막에 대한 모든 설명은 필연적으로 다소 임의적이다"라고 언급하였다(1,2).

하지만 최근에는 건강유지와 질병예방 모두에 기관시스템으로서 중요한 근막에 대한 관심이 높아져 2007년 하버드 의과대학에서는 제1회 국제근막연구회의(FRC)가 열렸다. 이 회의에서 오스테오파시 치료사가 생각하고 있던 것과 더 밀접하게 관련되어 있는 근막에 대하여 보다 보편적인 정의가 나왔다. 이는 "근막은 인체에 퍼져 있는 결합조직시스템의 유연한 조직 구성요소로 전신에 3차원적 거미줄과 유사한 연속적인 매트릭스를 형성하여 구조적 지지를 넘어서는 다양한 기능을 제공한다. 근막은 모든 기관, 근육, 뼈 및 신경섬유를 상호 침투하고 둘러싸며 신체시스템의 기능을 위한 고유한 환경을 만든다. 따라서 그것은 건막, 인대, 힘줄, 망막, 관절낭, 기관 및 혈관층, 신경외막, 수막, 골막, 근육의 모든 근내막 및 근육간 섬유를 포함한 모든 섬유결합조직으로 확장된다"로 바꿔 말할 수 있다.

테크닉 원칙 Technique Principles

Ward는 근막이완 테크닉을 "패턴화된 연부조직과 관절의 제한을 반사적으로 이완시키고 늘리기 위해 고안된 것"이라고 설명한다(3). 이 오스테오파시 도수치료 스타일은 초기 오스테오파시 도수치료 및 연부조직 테크닉과 역사적으로 관련이 있어 그 뿌리가 초기 오스테오파시 치료사에게 돌아갈 수 있음에도 불구하고 Ward는 뚜렷한 테크닉을 개발하기 위해 다른 많은 테크닉의 원칙을 결합했다(4). 오스테오파시의학 교육심의위원회는 근막이완 테크닉을 "Andrew Taylor Still과 그의 초기 학생들이 처음으로 묘사한 치료방법과 같이 체성기능장애 및 관련 근막 및 근육조직의 제한을 완화시키기 위해 지속적으로 촉진 피드백을 활용하는 치료방법"으로 정의했다(5). 이 테크닉을 다른 오스테오파시 도수치료 테크닉(특히 연부조직의 경우)과 비교하면 손 위치와 힘 벡터 방향이 유사하고 다양한 해부학적 조직유형, 근육의 기시 및 정지 등에 영향을 미치는 데 사용되는 원리가 이 스타일에서 중요하다. 반면에 연부조직 테크닉은 역사적으로 직접적인 방식으로 분류되지만 근막이완 테크닉은 직접적 또는 간접적인 방식으로 수행될 수 있다. 따라서 혹자는 복합테크닉으로 분류하기도 한다(2). 근막이완 테크닉을 연부조직 테크닉과 비교하면 (a) 근막이완의 관통압력이 근육조직을 둘러싼 근막구획에만 관여할 만큼 깊다는 사실이고, (b) 장벽에 가해지는 압력은 근막이완 테크닉에서 일정하지만, 고전적인 연부조직(억제 스타일이 아님) 테크닉은 번갈아가며 압력을 주고 압력을 빼는 반복적인 테크닉이라는 것이 차이점이다.

근막이완 테크닉은 한 손 또는 두 손으로 수행할 수 있다. 임상적으로는 두 손 방식이 진단과 치료에 더 효과적일 수 있다. 오스테오파시 치료사는 연부조직 순응도(느슨함, 완화, 자유도) 및 뻣뻣함(팽팽함, 결속, 제한)을 결정하기 위해 정밀한 판별촉진을 사용할 것이다. 그러나 기능장애 상태에서는 일반적이거나 보편적인 장벽(제한)이 있을 수 있으므로 이러한 조직은 순응도의 질 또는 양이 비대칭적이다. 따라서 하나 이상 또는 더 많은 방향으로의 자유도와 제한이 존재할 수 있다. 이와 같은 비대칭은 임상적으로 긴장-느슨함 또는 느슨함-팽팽함 관계를 갖는 것으로 설명된다. Ward는 긴장-느슨함 비대칭이 통증과 불안정성이 존재할 수 있는 느슨한 부위에서 임상적으로 더 관련이 있을 수 있다고 지적한다(3). 따라서 치료사는 (a) 긴장 또는 직접적인 장벽이 이차적으로 느슨한 반응을 일으키거나 (b) 느슨한 부위가 본질적으로 불안정한 원인-그리고-결과 상황이 있을 수 있다는 것을 알고 있어야 하며 어느 한 방향으로 장벽을 완화하는 것은 임상적으로 타당하지 않을 수 있다.

장벽은 환자의 수동 또는 능동으로 식별할 수 있다. 치료 역시 이러한 대안으로 구성될 수 있다. 환자의 호흡보조, 특히 지시된 등척성 근육수축(예: 주먹을 쥐거나 입을 악무는 것), 혀 움직임 또는 안구 움직임 등은 종종 테크닉을 강화하는 데 사용된다. 이것은 일반적으로 이완-강화 방법(release-enhancing maneuvers, REMS)이라고 하며 빠른 안구운동과 혼동되면 안 된다. 이 방법은 또한 항상성을 추구하는 신체의 자연적인 경향의 고유한(내재적) 힘; 기침을 포함한 호흡력(협력/보조); 특정 근육수축에 의한 환자 협력; 치료사가 이끄는 힘; 그리고 진동력(진폭 포함)과 같은 활성화하는 힘으로 설명되었다(4).

근막은 근육과 신체의 나머지 부분에 너무 깊숙이 결합되어 있기 때문에 근막에 가해지는 힘은 인대 및 관절낭(관절) 조직을 촉진하고 치료되는 특정 부위에서 매우 멀리 있는 구조에도 영향을 미칠 수 있다. 따라서 이 테크닉은 광범위한 반응(즉, "tensegrity: 장력을 이용해 만들어진 안정된 구조체" 관계)에 영향을 미칠 수 있다. 예를 들어, 7번 및 8번 흉추 주변영역을 이완하면 승모근에 대한 테크닉의 긍정적인 효과를 통해 환자의 후두하(suboccipital) 증상을 덜 겪게 할 수 있다.

Ward가 설명한 것처럼 근막이완에는 여러 가지 물리적 또는 해부학적 측면이 중요하다(3). 여기에는 Wolff 법칙, Hooke 법칙 및 Newton 제3법칙이 포함된다. 그것들은 변형과 같은 힘에 대한 다양한 반응과 치료사와 환자 사이의 물리적 접촉이 동일하거나 반대되는 힘 크기를 갖는다는 사실과 관련된다. 따라서 이러한 구조에 압력이 가해지면 열역학 법칙과 에너지 보존이론을 도입하여 환자의 조직에서 일어나는 변화를 예측할 수 있다. Joule은 작업으로 수행된 에너지의 양이 열로 변환된다는 사실을 발견했다. 결과적인 변화는 근막구조뿐만 아니라 압전기, 세포역학신호변환 또는 이력현상(hysteresis)을 포함한 다양한 물리적 및 생체전기현상의 결과로 세포 구성요소에서도 발생할 수 있다(6). 이렇게 조직에서 질의 변화가 발생하면, 치료사는 촉진을 통해 이를 조직의 연화, 신장 또는 이완으로 감지할 수 있으며, 테크닉의 이름에서 알 수 있듯이 조직의 동시 증가연장과 관련된 장력의 이완을 감지할 수 있다(4,6). 이 현상은 변화하는 벡터의 후속 이완과 함께 시간이 지남에 따라 계속될 수 있으며, 치료사는 직접 또는 간접 스타일의 근막이완 테크닉을 적절하게 따라야 한다. 이와 같이 조직에 영향을 미치는 지속적인 치료로 탄성특성을 영구적으로 변경할 수 있는 기회가 존재할 수 있다(가소성 변화).

O'Connell은 근막치료의 효과에 대한 또 다른 근거로 **압전기(*piezoelectricity*)**를 포함하였다. 이 이론도 역학적 스트레스 또는 부하로 인한 생체전기적 반응이 발생하여 세포수준(섬유아세포, 연골세포 및 조골세포)에서 **세포역학신호변환(*mechanotransduction*)** 과정을 통합한다. 연구에 따르면 이것은 콜라겐의 작용을 통해 뼈에서 발생할 수 있으며 근막은 콜라겐이 풍부한 조직이므로 근막에 이 과정을 추정하는 이론이 최근에 추진되었다(6).

움직임 선호도의 근막패턴
Fascial Patterns of Motion Preference

오스테오파시 치료사들은 오랫동안 척추측만증, 척추 움직임의 결합패턴, 관절 기능장애의 빈도 및 유형 등을 포함한 다양한 신체패턴의 임상적 관찰과 관련된 질문을 제기해 왔다. J. Gordon Zink 및 W. Neidner의 관찰에 기초하여, 몸 전체의 근막 움직임의 선호방향을 분류하고 기록하는 시스템을 미국 오스테오파시 의과대학에서 45년 이상 가르쳐 왔다(7). 패턴은 여러 가지 원인과 관련이 있다고 이론화되었다. 미국, 유럽 및 호주의 많은 지역에서는 가르치는 경험뿐만 아니라 환자와 학생에 대한 경험에서 Zink가 권장하는 것을 일관되게 따른다. 이러한 패턴은 근막 느슨함-팽팽함 비대칭의 평가 및 치료뿐만 아니라 이 책의 16장에서 언급한 림프계 및 면역계에 미치는 영향에서도 중요할 수 있다. 보다 현대적인 이론이 우리 동료인 헝가리의 Gellert Kovacs 박사에 의해 제안되었다. 그는 이러한 패턴이 운동사슬과 관련하여 운동능력을 향상시키는 것과 관련된 스프링-장력기전과 관련이 있을 수 있다고 제안한다. 느슨함-팽팽함 관계가 패턴을 전환하는 이러한 과도기적 교차위치는 사지뿐만 아니라 몸통의 상부 및 하부 교차-신전 패턴에 영향을 미칠 수 있다(8; 개인적인 의사소통).

이 패턴에 대한 인식은 치료사가 근막 긴장도와 운동의

근막 선호도를 쉽게 평가하는 데 도움이 될 수 있다. 이러한 **일반적인 패턴**(*common patterns*)은 표면조직과 평행하고 부드럽게 적용된 압력 벡터로 쉽게 도출되며, 순차적 오스테오파시 근골격 검사에서 가장 큰 제한의 부위를 드러내는 추가진단 구성요소이다. 그것들은 척추의 전이영역(후두골 - C1, C7 - T1, T12–L1 및 L5–S1; 그림 8.1A, B)의 신체의 전방보기에서 강조되는 운동 자유도의 느슨함-팽팽함 비교에서 **근막완화**(**fascial ease**)가 **보상된 교대**(***compensated alternating***) 및 **비보상 비교대 패턴**(***uncompensated nonalternating patterns***)으로 도해에 자주 설명되었다. 그러나 이

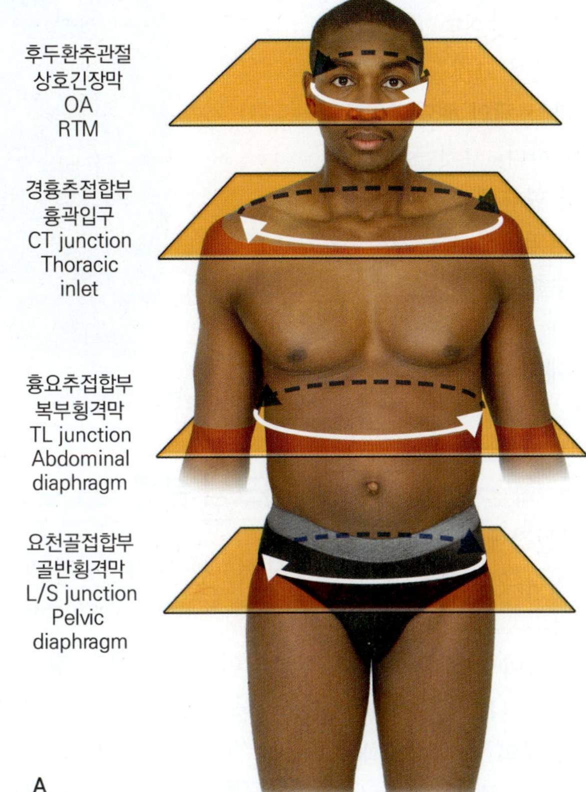

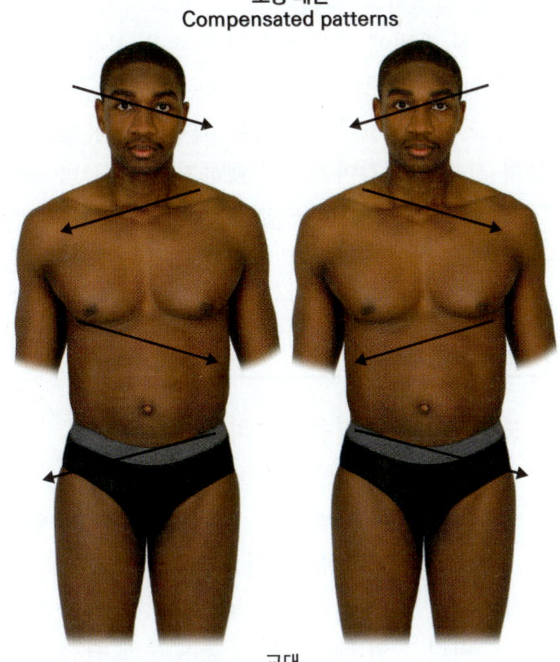

그림 8.1 **A, B.** 4개의 주요 횡격막의 전이 영역 진단

러한 접합영역에 표시된 완화패턴은 몇 개의 분절 위와 아래로 확장될 수 있다. 이에 대한 예는 경흉추 접합부 패턴이 실제로 경추중간에서 상부흉추를 통하여 보일 수 있다는 것이다.

수천 명의 의과대학 학생에 대한 수년간의 임상 및 수업관찰에서 발견한 것은 이러한 패턴이 몸통영역, 상지 및 하지, 머리주위에 원주형으로 나타나는 것으로 보인다는 것을 깨닫는 것이 중요할 수 있다. 따라서 그것들은 2차원의 전방 느슨함-팽팽함 패턴이 아니라 신체의 해당영역 주변의 벡터를 따르는 패턴으로 보아야 한다. 그것들은 천층부, 중간부, 심부근육 및 근막관계의 합류에 의해 생성된 벡터로 보인다. 예를 들어, 요천추 영역에서 좌측에서 우측으로의 전방 근막완화는 동일한 수준에서 우측에서 좌측 후방완화와 연관될 것이다.

보상된 교대 패턴은 체성기능장애와 연관될 수도 있고 그렇지 않을 수도 있다. 우리의 경험에 따르면, 그것들은 만성적인 자세 스트레스의 일부 형태와 관련되어 경미한 체성기능장애를 초래하는 반면, 비보상, 비교대 패턴은 일반적으로 더 심각한 체성기능장애와 관련이 있다. 흥미롭게도, 그것들은 오른손잡이나 왼손잡이와 관련이 없는 것으로 보인다. 그러나 우리는 그것들이 해당영역에서 근막완화 방향을 따르는 움직임의 **관절(*articular*)** 패턴과 종종 연관되어 있는 것으로 보인다는 것을 발견했다. 예를 들어, 관절, 척추 체성기능장애의 일반적인 패턴은 해당영역의 근막패턴을 따르는 것으로 매우 자주 나타난다. 그리고 일반적인 보상 교대 패턴과 관련된 매우 일반적인 체성기능장애 패턴이다: 후두–C1, 굴곡, 우측 측면굽힘, 좌측회전(FSRRL); C4–T2, 굴곡, 우측 측면굽힘, 우측회전(FSRRR); T10–L2, 중립, 우측 측면굽힘, 좌측회전(NSRRL); 및 L4–L5, 중립, 좌측 측면굽힘, 우측회전(NSLRR). 관절 기능장애 패턴과 자주 관련되는 것으로 보이는 다른 일반적인 패턴은 그림과 같이 우측 무명골(전방 회전)을 통한 하내측 근막이완과 좌측 무명골(후방 회전)을 통한 상외측 근막이완의 골반 관계이다(그림 8.2).

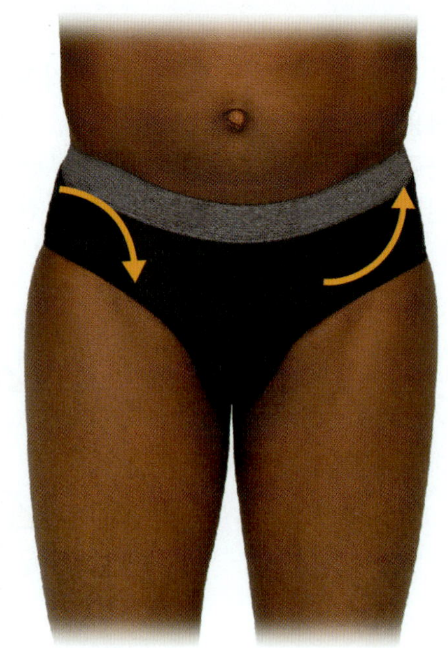

그림 8.2 골반/무명골 영역과 관련된 일반적인 근막 완화 패턴

테크닉 분류 Technique Classification

직접, 간접 또는 양손 결합 테크닉
Direct, Indirect, or Combined with Two-Handed Technique

근막이완은 제한적 장벽(긴장, 결속)에 밀착되도록 직접적으로 수행되거나 긴장 또는 운동 비대칭의 완화(느슨함, 자유로운) 방향에서 생리적 또는 제한적 장벽과 접촉되도록 간접적으로 수행될 수 있다(6장 참조, "오스테오파시 도수치료 테크닉의 원리"). 또한 치료사가 한 손을 사용하여 긴장된 장벽에 접근하고 다른 손을 사용하여 느슨한 장벽에 접근하는 동시, 직접 또는 간접 접근방식으로 수행할 수도 있다. 또한 치료사는 직접적인 유형과 간접적인 유형 사이를 번갈아가며 수행하거나 두 장벽 극단 사이의 "중립" 지점에서 균형을 잡을 수도 있다(기능적 테크닉과 유사).

테크닉 유형 Technique Styles

가벼운, 보통 또는 무거운 힘 적용
Light, Moderate, or Heavy in Force Application

근막이완 테크닉은 힘이 차별화된 수준으로 향할 수 있다는 점에서 매우 흥미롭고 유용하다; 치료사는 관찰 중인 장벽을 향해(직접) 또는 멀어지는 방향으로(간접적) 힘을 가할 수 있다. 따라서 이 테크닉은 통증 수준에 관련 변화가 있는 급성 및 만성 임상증상에 유용하다.

적응증 Indications

1. 잠재적으로 움직임이 제한된 영역과 조직질감 변화를 신속하게 확인하기 위해 근골격계 선별검사의 일부로 사용한다.
2. 근육긴장과 근막긴장을 감소시킨다.
3. 국소 또는 분절간 가동범위를 개선하기 위해 단축되고 탄력이 없거나 섬유화된 근막구조를 늘리고 탄력을 증가시킨다.
4. 긴장된 조직의 탄력성을 증가시킴으로 인해 느슨한 조직에 조직 일관성을 향상시켜 긴장-느슨함 비대칭을 감소시킨다.
5. 국소 신체 및 열역학적 효과 또는 원위영역의 순환을 개선하기 위한 반사현상(예: 체성체성반사, 체성내장반사를 통해)으로 치료 중인 특정 영역으로의 순환을 개선한다.
6. 정맥 및 림프배액를 증가시켜 국소 또는 원위 팽윤(swelling) 및 부종을 줄이고 잠재적으로 전반적인 면역반응을 개선한다.
7. 다른 오스테오파시 도수치료 테크닉의 효과를 증가시킨다.

금기증 Contraindications (7,8)

절대적 금기증 Absolute Contraindications

1. 체성기능장애가 없는 경우.
2. 환자 동의나 협조 부족.

상대적 금기증 Relative Contraindications

근막 테크닉은 매우 가벼운 압력으로 직접 또는 간접적으로 수행할 수 있어 이차적으로 보상 및 비보상 반응과 운동 후 통증과 같은 치료 후 통증 이외의 다른 부작용 가능성이 거의 없다. 치료사는 병변부위의 근위 또는 원위에서 치료하고 환자의 위치나 테크닉 방식을 변경하여 유익한 효과를 얻을 수 있다. 다른 테크닉과 마찬가지로 치료 후 필요에 따라 물 섭취량을 늘리고 얼음팩을 적용하면 좋다.

1. 급성염좌 또는 좌상
2. 골절 또는 탈구
3. 신경 또는 혈관손상
4. 골다공증 및 골감소증
5. 악성종양: 대부분의 제한은 악성종양이 발생한 부위의 치료에 대한 것이다. 그러나 악성종양 또는 림프침범의 유형에 따라 다른 말단부위에 주의를 기울여야 한다.
6. 연부조직 또는 뼈 감염(예: 골수염)
7. 열린 상처; 농양
8. 심부정맥혈전증 또는 색전증의 위험
9. 대동맥류

일반적 고려사항 및 규칙 General Considerations and Rules

1. 치료사는 층별 촉진원칙을 사용하여 피부와 피하 근막구조를 포착하기에 충분한 압력으로 환자를 촉진한다. 이것은 연부조직 테크닉보다 한 단계 낮은 압력이다. 피부 위에서 손을 움직이면 손이 피부 위에서 미끄러지지 않고 피부가 손과 함께 움직여야 한다.
2. 치료사는 x축과 y축을 통해 선택, 움직임의 직선방향(시계바늘)으로 촉진하는 손을 부드럽게 움직인다. z축은 이미 표면근막에 접근할 수 있도록 신체에 대한 층별 촉진 압력을 주고 있다.
3. 조직순응도의 대칭 대 비대칭이 테스트된 직선방향으로 기록된다.
4. 치료사는 360도 기준의 직선이동과 시계방향 및 반시계 방향 회전이동을 포함하여 다양한 움직임 방향을 추가할 수 있다. 그리고 조직순응도의 대칭 대 비대칭을 기록한다.
5. 순응도를 결정하기 위해 치료사가 사용하는 압력은 환자의 임상증상(급성통증 대 만성최소통증) 및 치료사가 상황에 적합하다고 믿는 것에 따라 최소 또는 중간 정도일 수 있다.
6. 이러한 방향에서 조직의 완화 및 결속장벽을 결정한 후, 치료사는 직접(결속을 향하여) 또는 간접(완화를 향하여) 테크닉에서 부드러운지 중간 정도의 압력이 적절한지 여부를 결정한다. 다시 말하지만 이것은 임상증상 및 검사소견에 의해 결정된다. 일반적으로 가장 부드러운 방법이 가장 안전하다.

7. 치료사는 손으로 조절하는 근막조직을 적절한 장벽 쪽으로 천천히 이동시키고 장벽을 만났을 때 그 조직지점에서 압력을 완화하지 않고 유지한다. 치료사는 약 20~30초 후에 조직순응성의 변화가 발생한다는 것을 알아차려야 한다. 이것은 원래 결정된 장벽을 통한 조직의 움직임[점진적 변화(creep) 또는 근막의 점진적 변화(fascial creep)]에 의해 입증된다.
8. 치료사는 이 변화를 따르고 더 이상 천천히 움직임의 추가근거가 발생하지 않을 때까지 장벽에 계속 적용한다. 이 현상이 멈추기 전에 많은 순응도의 변화(천천히 움직임)가 있을 수 있다.
9. 치료사는 조직의 순응도와 질이 개선되었는지 확인하기 위해 조직을 재평가한다. 이 테크닉은 같은 부위 또는 다른 부위에서 반복될 수 있으며 환자의 반응성에 따라 3일 이상의 간격으로 후속치료가 처방될 수 있다.

체성기능장애와 관련된 근위-원위 관계(tensegrity)와 다양한 조직수준으로 인해 근막이완 테크닉을 시행할 때 환자 접촉과 자세를 지정하는 방법은 무수히 많을 수 있다. 우리는 일반적으로 사용되는 많은 테크닉을 설명했지만 치료사가 지침을 따르고 환자에게 가장 적합한 특정 전략이나 치료 프로토콜을 개발할 수 있기 때문에 자세한 문구 없이 또 다른 많은 테크닉을 설명했다.

경추 부위 Cervical Region

바로누운자세로 감싸안기
Supine Cradling

직접 또는 간접
Direct or Indirect

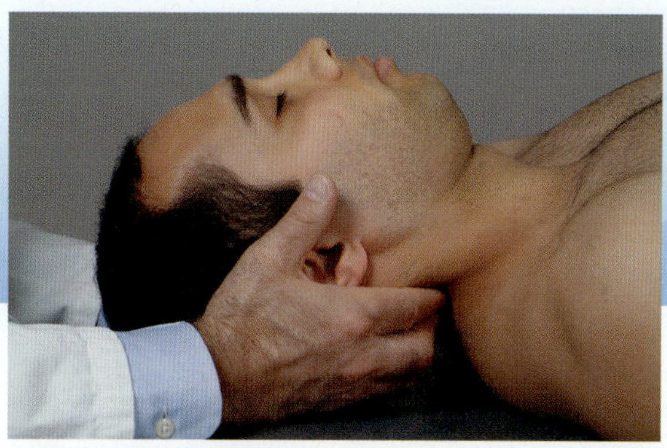
그림 8.3 2단계, 관절돌기

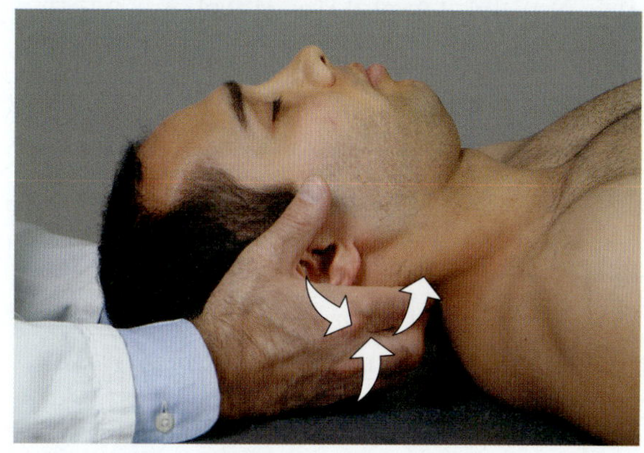
그림 8.4 4단계, 장벽 만나기

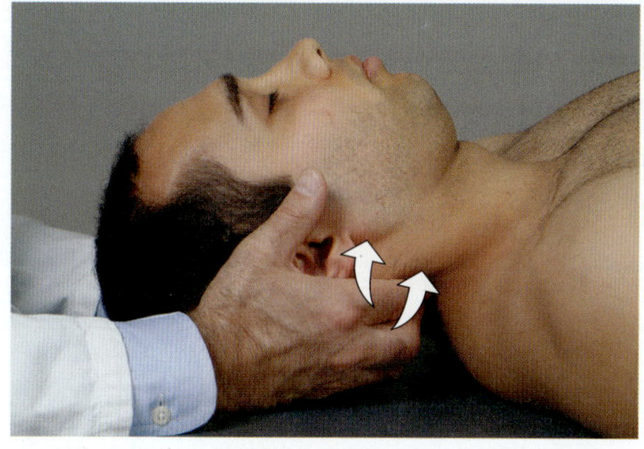
그림 8.5 5단계, 간접 장벽

1. 환자는 바로 눕고 치료사는 치료대 위쪽에 앉는다.
2. 치료사의 손은 기능장애가 있는 환자의 관절돌기(기둥) 아래에 손바닥이 위로 향하도록 놓는다(그림 8.3).
3. 치료사는 손이 미끄러지지 않도록 환자의 피부와 근막을 조절하기에 충분한 힘으로 환자의 후방 경부조직을 위쪽으로 들어올린다.
4. 치료사는 느슨함-팽팽함 대칭 또는 비대칭 관계를 위해 아래, 위, 좌측 및 우측 원주회전 가용성을 관찰한다(그림 8.4).
5. 느슨함-팽팽함 비대칭의 존재를 확인한 후 치료사는 느슨함-팽팽함 장벽을 간접적으로 또는 직접적으로 만난다(그림 8.5).
6. 힘은 중등도 정도로 매우 부드럽게 적용된다.
7. 이 힘을 20~60초 동안 또는 이완이 촉진될 때까지 유지된다. 치료사는 이를 계속할 수 있으며 재발하지 않을 때까지 추가로 이완(천천히 움직임)을 진행할 수 있다. 심호흡 또는 기타 이완강화 기전이 도움이 될 수 있다.
8. 치료사는 테크닉의 효과를 평가하기 위해 근막 느슨함-팽팽함 장벽 및 기타 관련 기능장애 진단요소(TART)를 재평가한다.

경추 부위 Cervical Region

전방 경추/쇄골상부
Anterior Cervical/Supraclavicular

직접
Direct

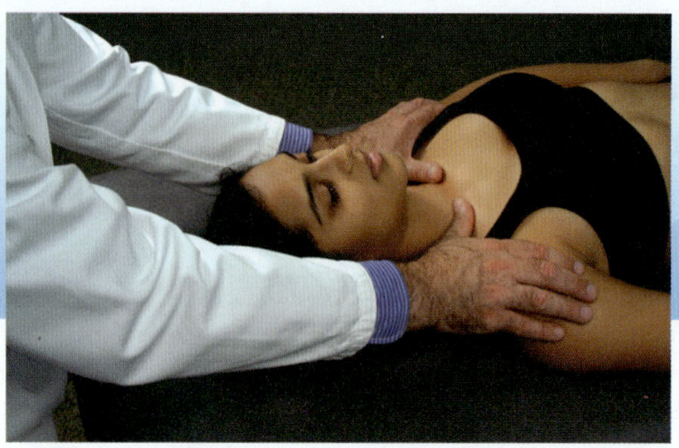

그림 8.6 1, 2단계

1. 환자는 바로 눕고 치료사는 치료대 위쪽에 앉거나 선다.
2. 치료사는 엄지손가락을 외전시켜 환자의 흉쇄유돌근 바로 옆, 쇄골상와(supraclavicular fossa)의 쇄골 위로 엄지손가락과 엄지두덩을 놓는다(그림 8.6).
3. 치료사는 약간 뒤쪽에서 아래쪽으로(화살표, 그림 8.7) 힘을 적용한다. 즉, 발쪽으로 향하게 한다.
4. 치료사는 손을 좌우로, 앞뒤로 움직여(화살표, 그림 8.8) 제한장벽에 밀착시킨다.
5. 대칭 제한이 있는 것으로 보이면 양손을 양쪽 제한방향으로(화살표, 그림 8.9) 향하게 할 수 있다.
6. 긴장이 풀리면 엄지손가락을 옆으로 더 멀리 밀 수 있다.
7. 이 압력은 더 이상 개선되지 않을 때까지 유지한다.
8. 치료사는 테크닉의 효과를 평가하기 위해 근막 느슨함-팽팽함 장벽 및 기타 관련 기능장애 진단요소를 재평가한다.

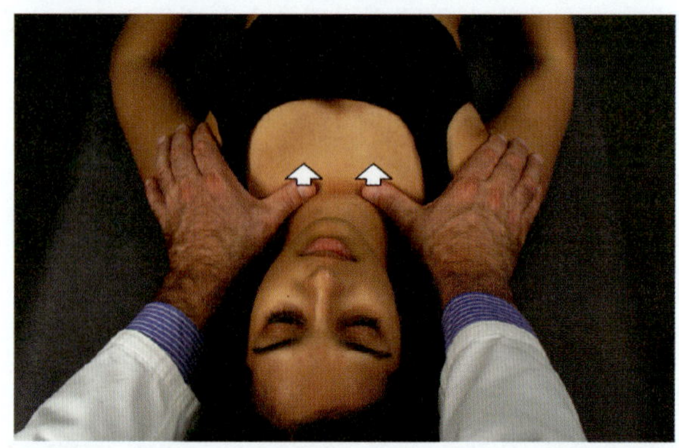

그림 8.7 3단계

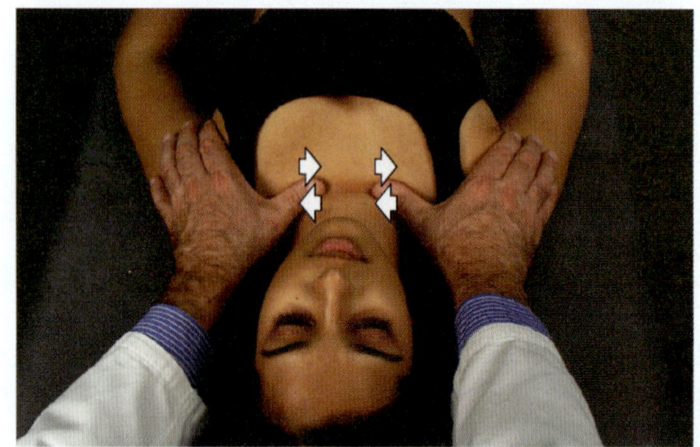

그림 8.8 4단계

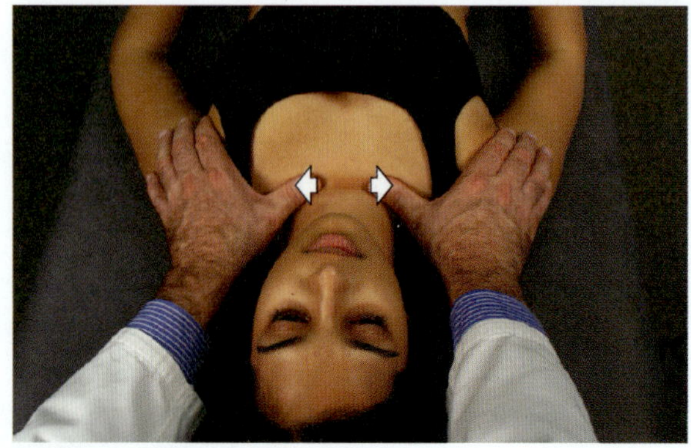

그림 8.9 5단계, 필요하다면 양측 긴장

흉추 부위 Thoracic Region

흉곽 입구/출구
Thoracic Inlet/Outlet

앉은자세, "자동차 핸들"
Seated, "Steering Wheel"

직접 또는 간접
Direct or Indirect

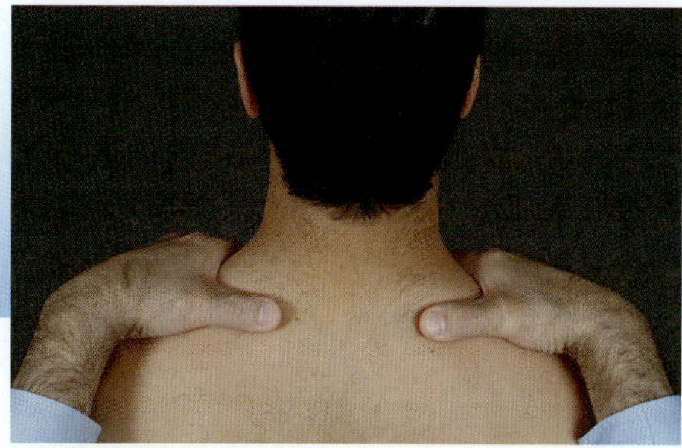

그림 8.10 2단계

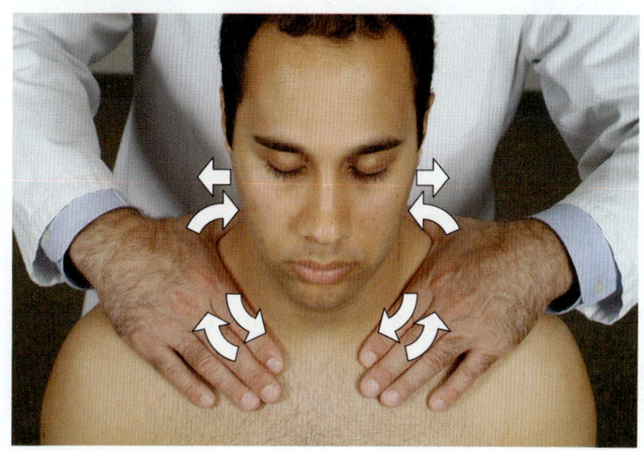

그림 8.11 3단계

1. 환자는 치료대 위에 앉고, 치료사는 환자 뒤에 선다.
2. 치료사는 목과 견갑대(경흉부접합부)의 모서리에서 어깨 위에 손바닥을 내려놓는다(그림 8.10).
3. 치료사는 엄지손가락을 늑골 1 후방부위에 대고 검지와 3번째 양쪽 손가락을 쇄골 바로 위, 아래의 흉쇄관절에 위치시킨다(그림 8.11).
4. 치료사는 환자의 피부에서 미끄러지지 않게 하며 피부와 근막을 조절하기에 충분한 힘으로 환자의 후방경부조직을 위쪽으로 들어올린다.
5. 치료사는 느슨함-팽팽함 대칭 또는 비대칭 관계를 위해 위아래, 그리고 좌우로 원주회전 및 비틀림(뒤틀림) 동작의 가용성을 관찰한다.
6. 느슨함-팽팽함 비대칭의 존재를 확인한 후 치료사는 느슨함-팽팽함 장벽을 간접적 또는 직접적으로 마주치게 될 것이다.
7. 힘은 중등도 정도로 매우 부드럽게 적용한다.
8. 이 힘을 20~60초 동안 또는 이완이 촉진될 때까지 유지된다. 치료사는 이를 계속할 수 있으며 재발하지 않을 때까지 추가적으로 이완(천천히 움직임)도 할 수 있다. 심호흡 또는 기타 이완강화 기전이 도움이 될 수 있다.
9. 치료사는 테크닉의 효과를 평가하기 위해 근막 느슨함-팽팽함 장벽 및 기타 관련 기능장애 진단요소를 재평가한다.

흉추 부위 Thoracic Region

흉추 부위 엎드린자세
Prone Regional Thoracic

직접 또는 간접
Direct or Indirect

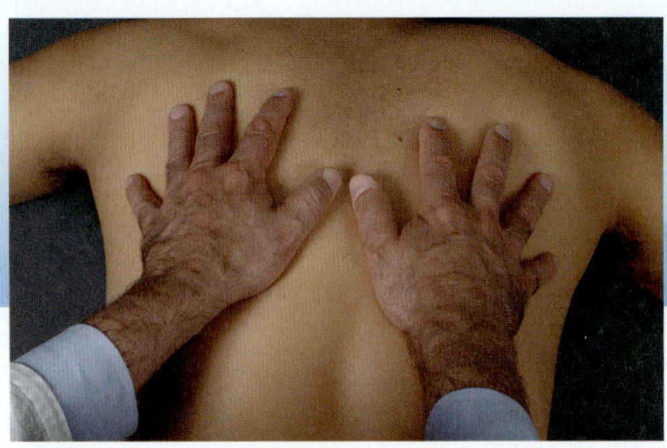
그림 8.12 3단계

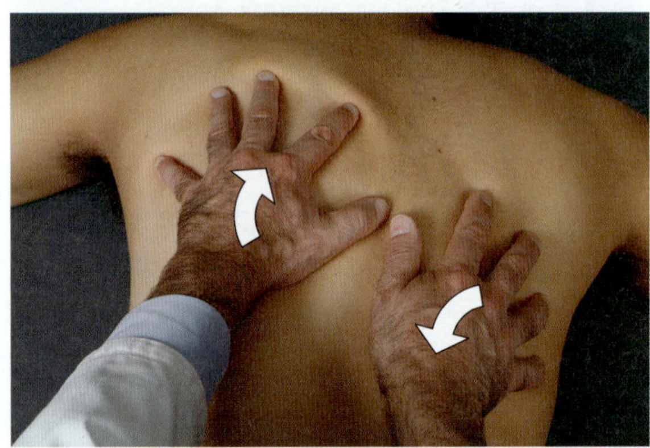
그림 8.13 5단계, 하방과 상방장벽

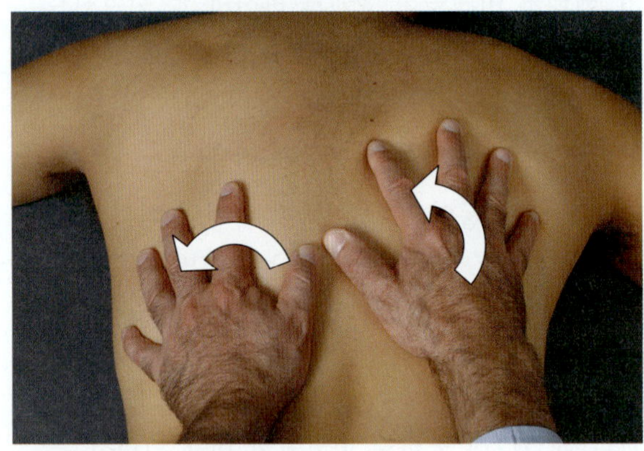
그림 8.14 5단계, 원주 장벽

1. 환자는 치료대에 엎드려 눕는다.
2. 치료사는 환자의 장골능에서 약간 머리쪽으로 옆에 선다.
3. 치료사는 양손 손가락을 약간 벌린 상태에서 각 측면의 척추주위 바로 옆에 손바닥을 놓는다(그림 8.12).
4. 치료사는 피부 아래의 근막을 제어할 수 있게 아래 방향의 충분한 힘으로 흉부조직에 접촉시킨다. 이때 피부위로 미끄지지 않도록 주의한다.
5. 치료사는 느슨함-팽팽함 시계방향 및 시계반대 방향 관계의 용이한 결합을 위해 위아래, 그리고 좌우측으로 원주회전 및 비틀림(뒤틀림) 동작 가용성을 관찰한다(그림 8.13 및 8.14).
6. 느슨함-팽팽함 비대칭의 존재를 확인한 후 치료사는 느슨함-팽팽함 장벽을 간접적 또는 직접적으로 마주치게 될 것이다.
7. 힘은 중등도 정도로 매우 부드럽게 적용한다.
8. 이 힘은 20~60초 동안 또는 이완이 촉진될 때까지 유지한다. 치료사는 이를 계속할 수 있으며 재발하지 않을 때까지 추가적으로 이완(천천히 움직임)도 할 수 있다. 심호흡 또는 기타 이완강화 기전이 도움이 될 수 있다.
9. 치료사는 테크닉의 효과를 평가하기 위해 근막의 느슨함-팽팽함 장벽 및 기타 관련 기능장애 진단요소를 재평가한다.

흉추 부위 Thoracic Region

가슴, 흉추/흉곽
Pectoral, Thoracic/Rib Cage

바로누운자세, 긴-지렛대 견인
Supine, Long-Lever Traction

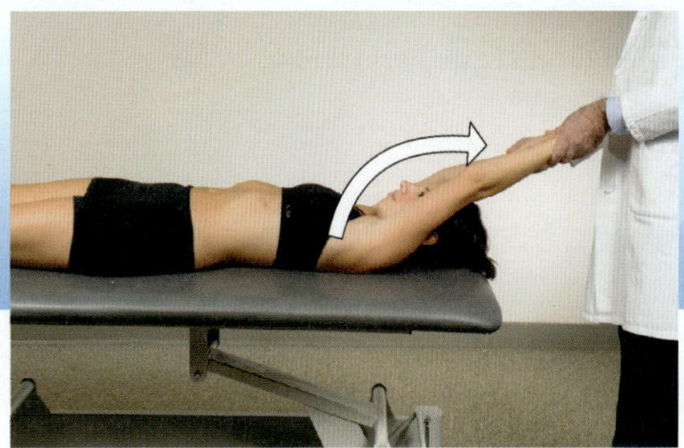
그림 8.15 1, 2단계, 옆에서 보기

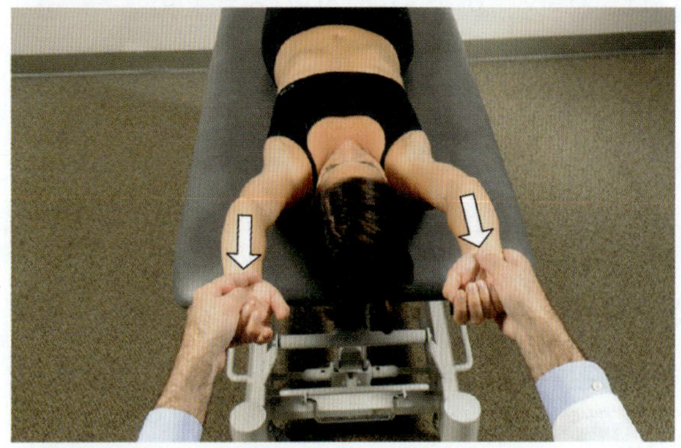
그림 8.16 3단계, 머리쪽 보기

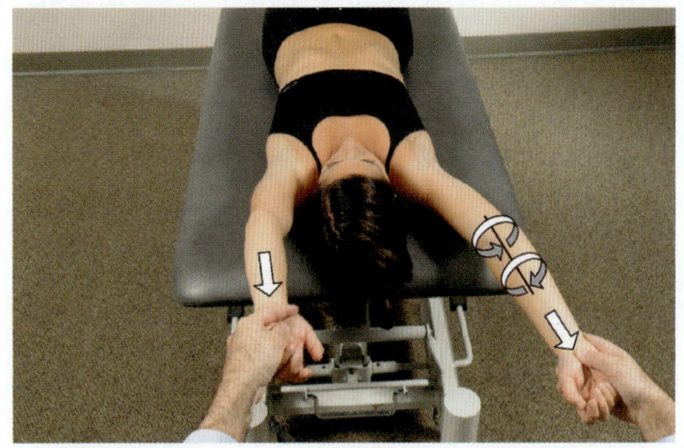
그림 8.17 4단계, 견인; 우측 외전; 우측 내/외회전

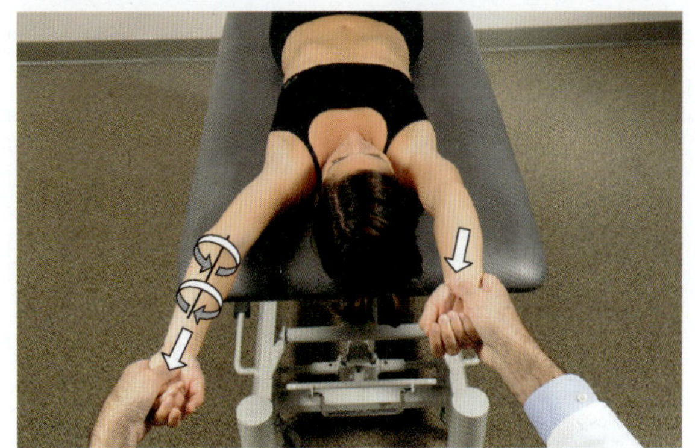
그림 8.18 4단계, 견인; 좌측 외전; 좌측 내/외회전

1. 환자는 치료대 위에 바로 눕고 치료사는 치료대 위쪽에 앉거나 선다.
2. 환자의 팔꿈치를 펴서 제한장벽을 만날 때까지(정상 굴곡은 약 180도) 팔을 위로 들어올려 천천히 어깨를 굴곡한다(그림 8.15).
3. 치료사는 어깨를 각각의 굴곡장벽에 조심스럽게 위치시킨다. 이 시점에서 장벽에 도달할 때까지 각 어깨에 머리쪽 방향 견인력이 부드럽게 적용된다. 어깨 외전에서 느슨함-팽팽함 장벽에 대한 관찰도 평가된다(그림 8.16).
4. 어깨의 외회전과 내회전은 전완을 (각각) 한계까지 완전히 회외 및 회내함으로써 생성된다. 치료사는 환자의 상태에 따라 어깨를 환자의 개별 근막장벽에 위치시킨다(그림 8.17 및 8.18).
5. 반응을 촉진하기 위해 환자는 완전히 숨을 들이쉬고 5~10초 동안 숨을 참은 다음 숨을 내쉬는 "이완-강화 방법"(*release-enhancing maneuver,* REM)을 할 수 있다.
6. 이완이 촉진되면 치료사는 새로운 제한장벽에 견인 및 회전방법을 추가하여 진행한다. 선호하는 경우 치료사는 완화장벽을 향해 간접적으로 이 테크닉을 수행할 수 있지만, 임상 경험에서 직접 방법이 가장 성공적이다.
7. 치료사는 테크닉의 효과를 평가하기 위해 근막 느슨함-팽팽함 장벽 및 기타 관련 기능장애 진단요소를 재평가한다.

흉추 부위 Thoracic Region

견흉관절 어깨가슴관절
Scapulothoracic Articulation

직접
Direct

1. 환자는 좌측 옆으로 눕고 치료사는 치료대 옆에서 환자를 마주보고 선다.
2. 치료사는 환자의 우측 어깨 위에 오른손을 놓고 엄지/검지의 갈퀴막공간(webbing)으로 쇄골을 고정한다. 치료사의 손가락패드는 견갑거근과 능형근의 정지에서 견갑골의 상내측각에 접촉한다.
3. 치료사의 왼손은 환자의 오른팔 아래에 두고, 치료사의 손가락패드는 견갑골 하방의 견갑하내측 모서리에 놓는다(그림 8.19).
4. 치료사는 환자의 견흉관절 및 관련 근막구성요소에 대한 접근 및 조절을 위해 조직에 부드러운 압력을 추가한다. 그리고 견갑골을 아래/꼬리쪽(그림 8.20) 및 위/머리쪽(그림 8.21)으로 움직여 느슨함-팽팽함 장벽 관계를 평가한다.

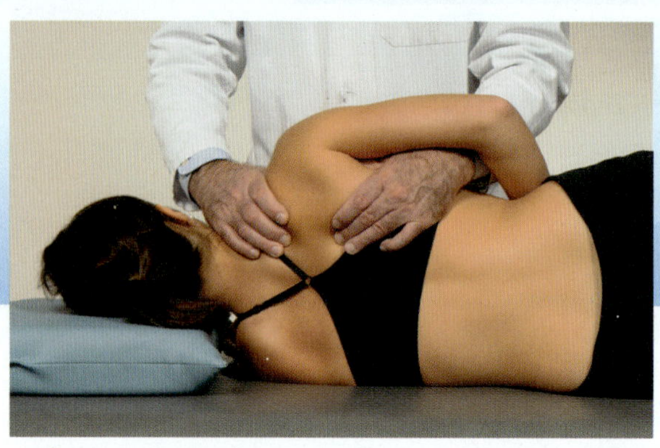

그림 8.19 1~3단계, 손 위치

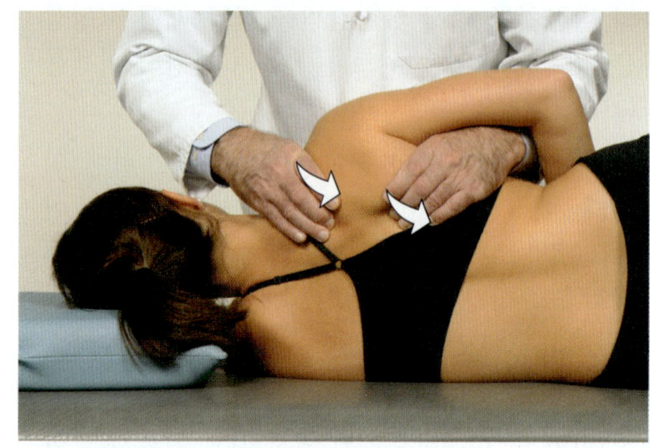

그림 8.20 4단계, 꼬리쪽 장벽 평가하기

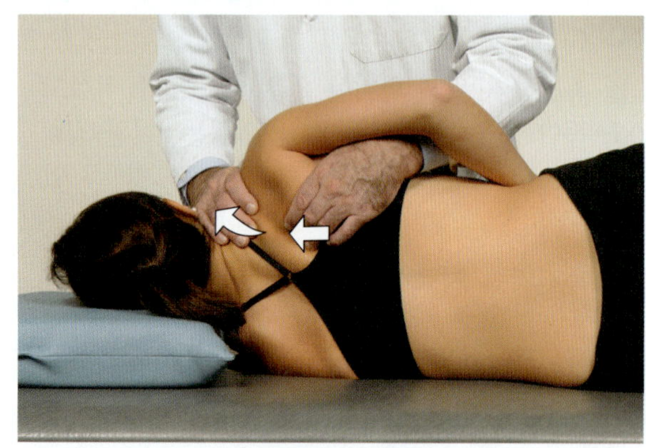

그림 8.21 4단계, 머리쪽 장벽 평가하기

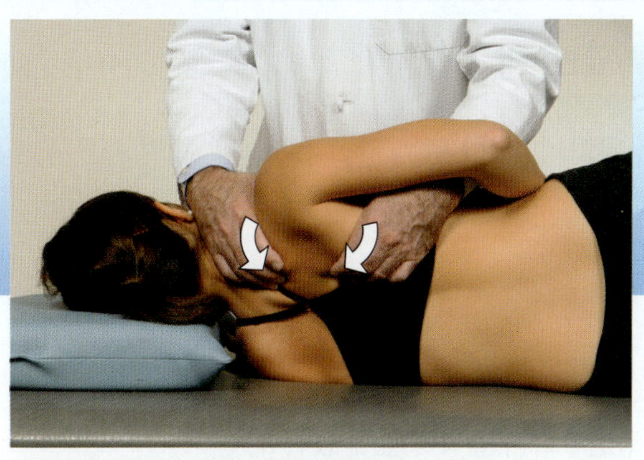
그림 8.22 5단계, 안쪽 장벽 평가하기

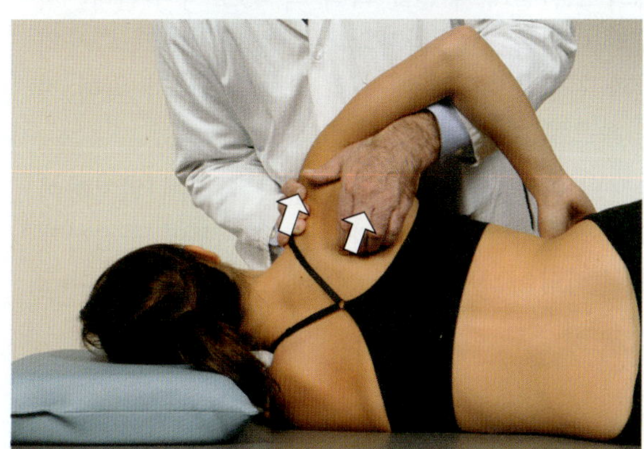
그림 8.23 5단계, 바깥쪽 장벽 평가하기

5. 다음으로, 치료사는 척추 정중선(그림 8.22)을 향해 견흉관절을 이동하고 견갑골을 측면(그림 8.23)으로 당기며 느슨함-팽팽함 장벽을 평가한다.

6. 결합된 느슨함-팽팽함 관계를 감지한 후 치료사는 최대 느슨함-팽팽함 비대칭을 발달시킨 움직임의 조합을 결정한 다음 견흉관절을 최대 제한장벽에서 유지한다. 제한적인 근막장벽(들)을 감지할 때 치료사는 매우 부드럽게 "중등도 정도로 직접" 힘을 가하고 20~60초 동안 또는 이완이 촉진될 때까지 이 긴장을 유지한다.

7. 반응을 촉진하기 위해 환자는 완전히 숨을 들이쉬고 5~10초 동안 숨을 참은 다음 숨을 내쉬는 "이완-강화 방법"(REM)을 할 수 있다.

8. 이완이 촉진되면 치료사는 새로운 제한장벽에 장력을 추가하여야 한다. 선호하는 경우 치료사는 완화장벽을 향해 간접적으로 이 테크닉을 수행할 수 있지만 임상경험에서 직접 테크닉이 가장 성공적이다.

9. 치료사는 테크닉의 효과를 평가하기 위해 근막 느슨함-팽팽함 장벽 및 기타 관련 기능장애 진단요소를 재평가한다.

요천추 영역 Lumbosacral Region

요천추/골반근막
Lumbosacral/Pevic Fascia

바로누운자세, 직접 또는 간접
Supine, Direct or Indirect

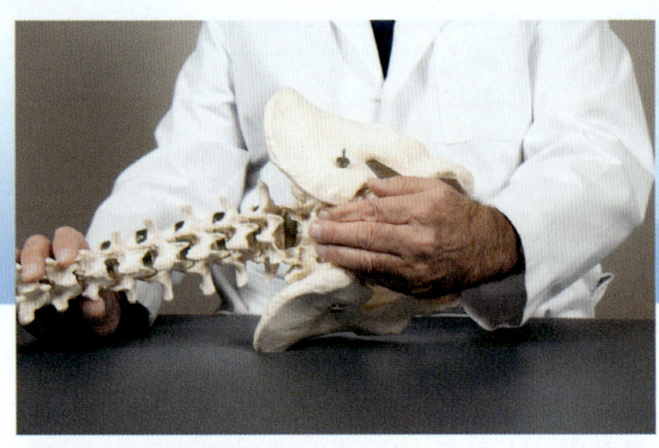

그림 8.24 A. 천골에 손 놓기

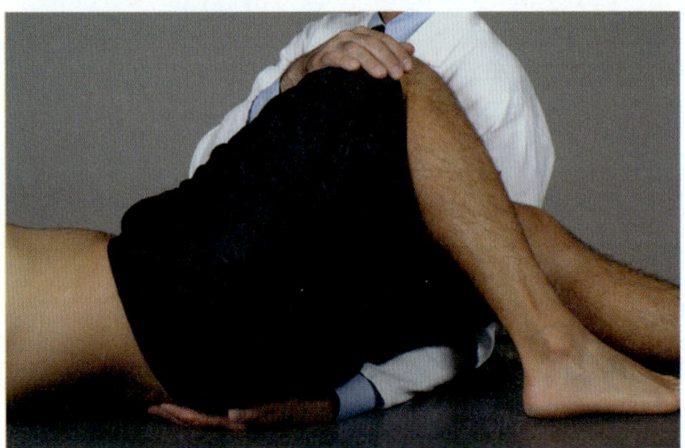

그림 8.24 B. 2, 3단계

1. 환자는 치료대 위에 바로 눕고 치료사는 환자의 대퇴골 중간부터 무릎위치 옆에 앉는다.
2. 환자의 고관절과 무릎을 각각 약 45도 구부린다. 치료사의 머리쪽 손은 환자의 무릎을 조절하고 환자의 골반과 천골을 치료대에서 약간 들어올리기 위해 치료사 쪽으로 무릎을 당긴다.
3. 치료사의 다른 손은 손바닥이 천골 아래에 위치하여 치료사의 손가락 끝 패드가 천골 기저부에 근접하게 하고 손바닥이 천골첨(sacral apex)에 닿도록 한다(그림 8.24A 및 B).

4. 고관절을 중립으로 되돌린 후 치료사는 환자의 골반의 전상장골극(ASIS) 위에 손을 댄다(그림 8.25A 및 B).

5. 치료사는 치료대 위에 놓인 팔의 팔꿈치에 부드럽게 기대어 앉는다. 이는 치료사의 팔을 고정하고 천골을 안정시키는 데 도움이 된다. 천골에 놓인 손은 이완된 상태를 유지해야 한다. 조절을 위해 전완을 사용하여 치료사는 ASIS를 통해 교차하는 힘을 추가하여 좌측 및 우측 골반/체간 회전 및 거상/하강을 시작한다(그림 8.26).

6. 느슨함-팽팽함 비대칭의 존재를 확인한 후 치료사는 느슨함에 간접적으로 또는 팽팽함에 직접적으로 중등도 정도의 힘을 부드럽게 가한다.

7. 이 힘은 20~60초 동안 또는 이완이 촉진될 때까지 유지한다. 치료사는 이를 계속할 수 있으며 재발하지 않을 때까지 추가적으로 이완(천천히 움직임)을 할 수 있다. 심호흡 또는 기타 이완강화기전이 도움이 될 수 있다.

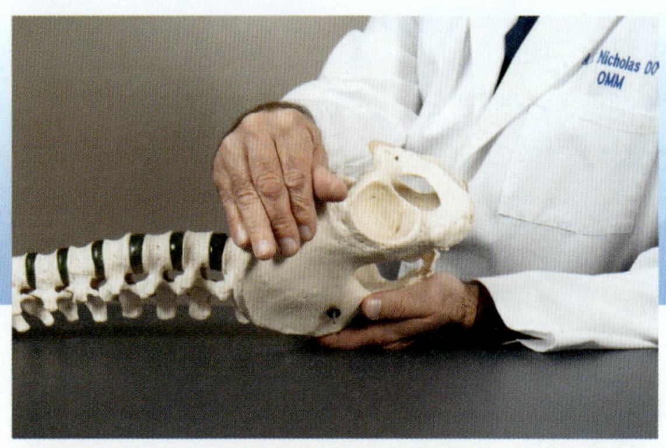

그림 8.25 A. 천골과 전상장골극에 손 놓기

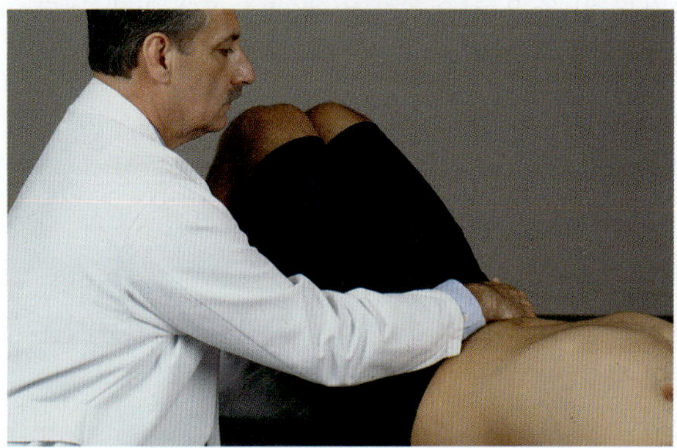

그림 8.25 B. 4단계

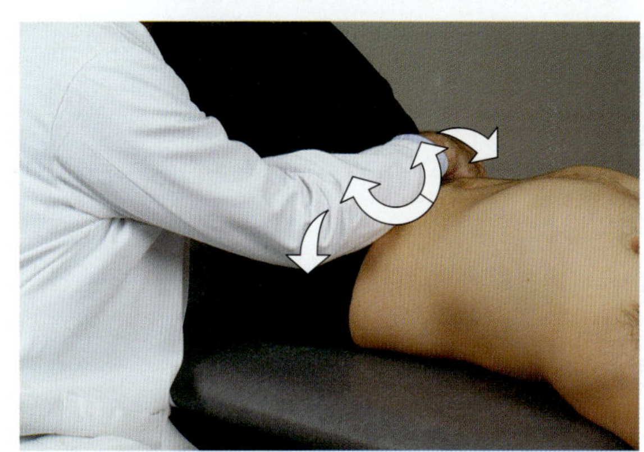

그림 8.26 5, 6단계

요천추 영역 Lumbosacral Region

요추/요천추 근막
Lumbar/Lumbosacral Fascia

엎드린자세, 직접 또는 간접
Prone, Direct or Indirect

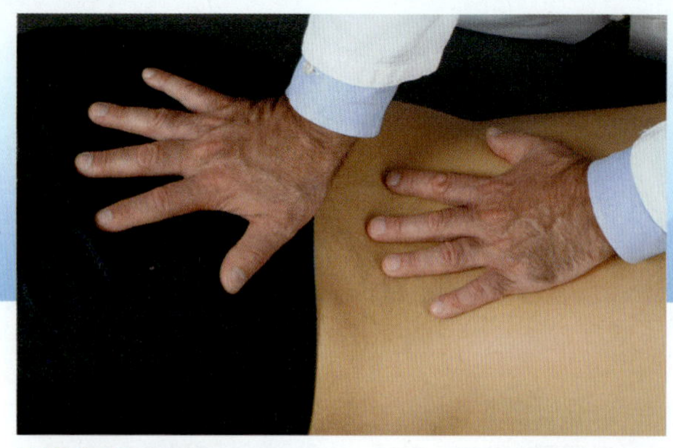

그림 8.27 2단계

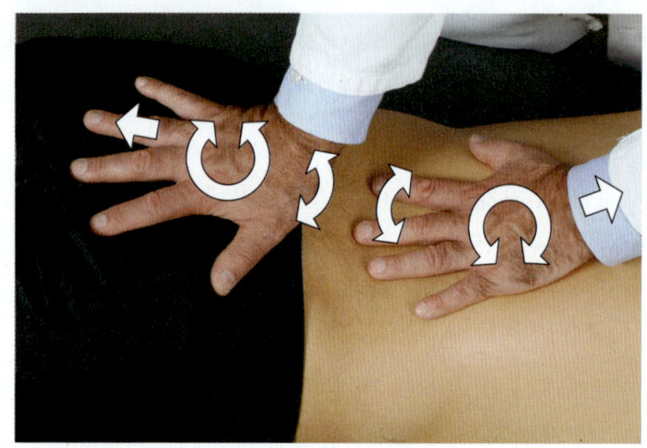

그림 8.28 3단계, 느슨함-팽팽함 비대칭

1. 환자는 치료대 위에 엎드려 눕는다. 치료사는 환자 옆에 선다.
2. 치료사는 한 손을 하요추분절(예: L4–L5) 위에 놓고 다른 한 손은 상요추분절(예: L1–L2) 위에 놓는다(그림 8.27).
3. 치료사는 느슨함-팽팽함 비대칭에 대하여 상하 활주, 좌우 회전, 시계방향 및 시계반대 방향 동작 가용성을 관찰한다(그림 8.28).
4. 느슨함-팽팽함 비대칭의 존재를 확인한 후 치료사는 느슨함-팽팽함 장벽을 간접적으로 또는 직접적으로 접촉한다.
5. 힘은 중등도 정도로 매우 부드럽게 적용한다.
6. 이 힘은 20~60초 동안 또는 이완이 촉진될 때까지 유지한다. 치료사는 이를 계속할 수 있으며 재발하지 않을 때까지 추가적으로 이완(천천히 움직임)을 할 수 있다. 심호흡 또는 기타 이완강화 기전이 도움이 될 수 있다.
7. 치료사는 테크닉의 효과를 평가하기 위해 근막 느슨함-팽팽함 장벽 및 기타 관련 기능장애 진단요소를 재평가한다.

상지 Upper Extremities

골간막, 뼈사이막(요척골, 노자)
Interosseous Membrane (Radioulnar)

직접 또는 간접
Direct or Indirect

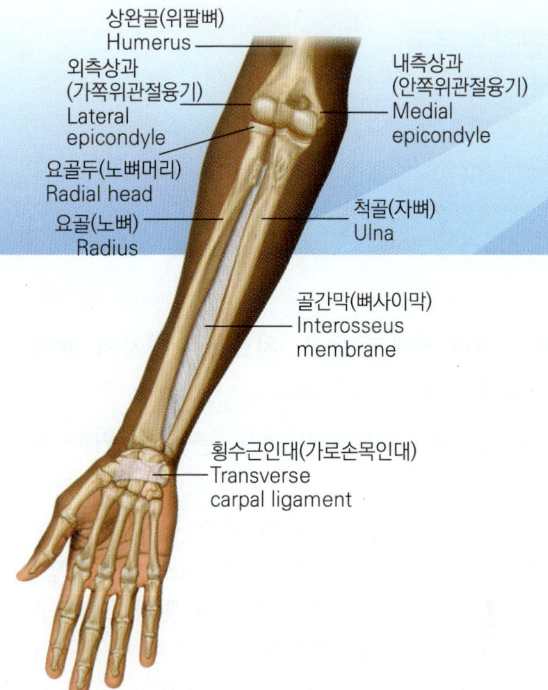

그림 8.29 골간막, 우측 전완

1. 환자는 앉거나 똑바로 눕는다. 치료사는 환자의 환측 앞이나 옆에 서거나 앉는다.
2. 치료사는 골간막 위로 환측 전완을 촉진하고 팽팽함, 섬유밴드, 통증 또는 느슨함-팽팽함 조직탄성 비대칭의 근거를 기록한다(그림 8.29).
3. 치료사는 손바닥과 손가락으로 전완을 감싸면서 골간막의 전방 기능장애 부분 위에 엄지손가락을 놓는다(그림 8.30).
4. 치료사는 느슨함-팽팽함 비대칭에 대하여 머리쪽과 꼬리쪽, 좌우측 회전, 시계방향과 시계반대 방향의 움직임 가용성을 관찰한다(그림 8.31).
5. 느슨함-팽팽함 비대칭의 존재를 확인한 후 치료사는 느슨함-팽팽함 장벽을 간접적으로 또는 직접적으로 접촉한다.
6. 힘은 중등도 정도로 매우 부드럽게 적용한다.
7. 이 힘은 20~60초 동안 또는 이완이 촉진될 때까지 유지된다. 치료사는 이를 계속할 수 있으며 재발하지 않을 때까지 추가적으로 이완(천천히 움직임)을 할 수 있다. 심호흡 또는 기타 이완강화 기전이 도움이 될 수 있다.
8. 치료사는 테크닉의 효과를 평가하기 위해 근막 느슨함-팽팽함 장벽 및 기타 관련 기능장애 진단요소를 재평가한다.

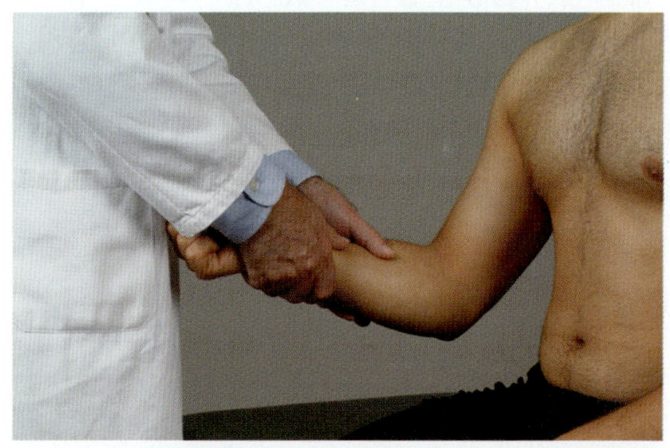

그림 8.30 3단계

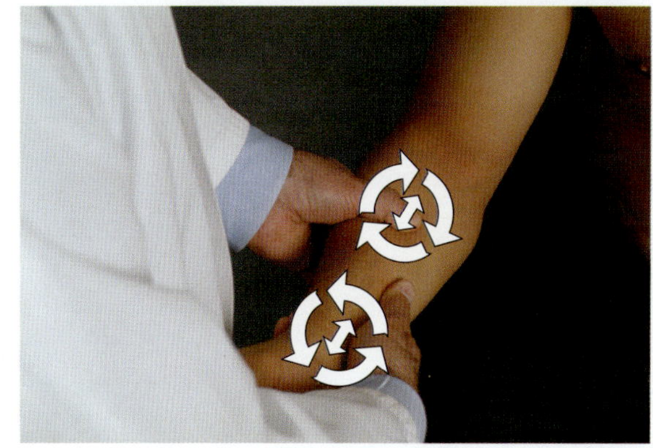

그림 8.31 4단계

상지 Upper Extremities

손목, 수근관 손목굴
Wrist, Carpal Tunnel

직접
Direct

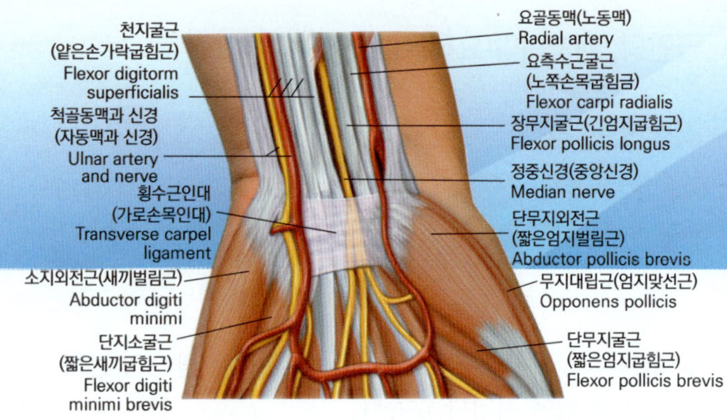

그림 8.32 A. 수근관

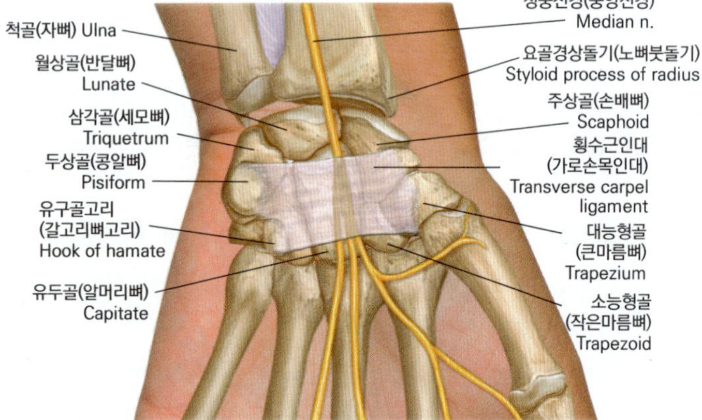

그림 8.32 B. 수근관

1. 환자는 앉거나 똑바로 눕고, 치료사는 환자의 앞에 서거나 옆에 선다.
2. 환자의 손은 "해부학적 위치"에서 손바닥이 위로 향하게 한다.
3. 치료사의 엄지손가락을 환자의 횡수근인대의 내측 및 외측 부착부에 놓는다. 무지구(thenar, 엄지두덩) 쪽에는 주상골과 대능형골의 결절이 있다. 소지구(hypothenar, 새끼두덩) 쪽에는 두상골과 유구골의 갈고리 모양의 돌기가 있다(그림 8.32~8.34).
4. 치료사의 손가락은 손목의 등쪽 표면을 감싸고 손목관절에 약간의 안정화 압력을 가한다. 치료사는 엄지손가락으로 손의 기저부의 손바닥면을 누르며 엄지손가락을 벌림으로써(화살표) 횡수근인대(굴근대)를 늘리려고 시도한다(그림 8.35).

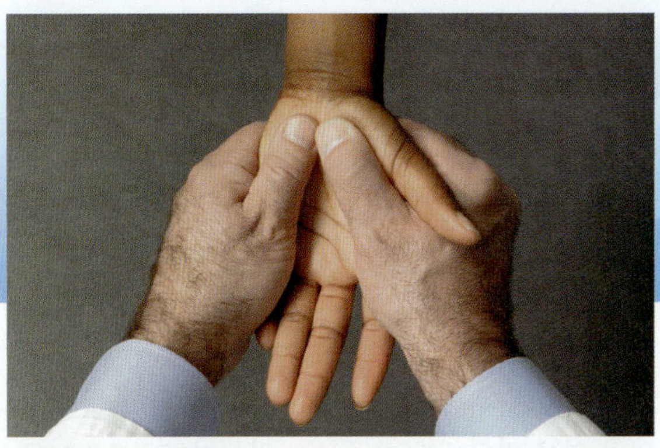
그림 8.33 2, 3단계

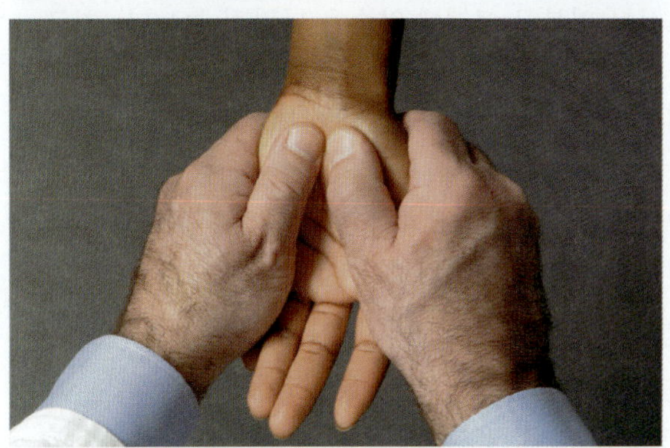
그림 8.34 2, 3단계, 손 위치 변형

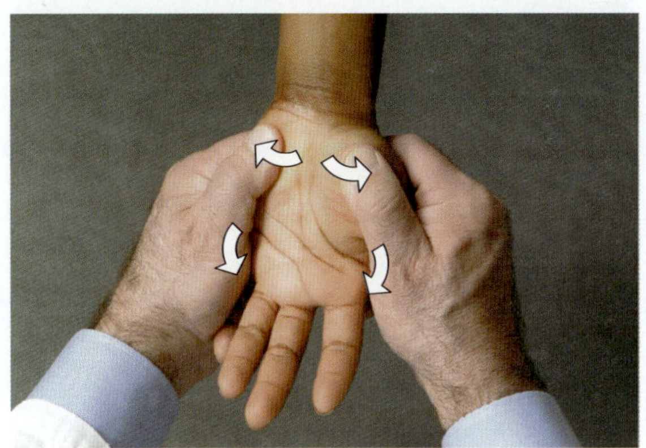
그림 8.35 4단계, 굴근지대의 직접 신장

5. 이 압력은 20~60초 동안 또는 조직긴장의 이완이 감지될 때까지 유지한다. 이 과정에서 치료사의 엄지손가락이 뼈의 표식(bony landmarks), 피부 또는 표면 근막 위로 미끄러지지 않아야 하며, 이완을 달성하기 위해 고정된 상태를 유지해야 한다.
6. 과정 중 손목터널 통증이나 감각이상 등의 증상이 나타나면 긴장을 풀어주어야 하며, 증상이 완화되면 20~60초간 유지하고 또 증상이 악화되면 긴장을 다시 풀어주면서 반복한다.
7. 치료사는 테크닉의 효과를 평가하기 위해 근막 느슨함-팽팽함 장벽 및 기타 관련 기능장애 진단요소를 재평가한다.

하지 Lower Extremities

비복근(장딴지근) 과긴장
Gastrocnemius Hypertonicity

견인을 동반한 직접 또는 간접
Direct or Indirect with Traction

1. 환자는 똑바로 눕고 치료사는 환자의 종아리 바로 원위부위치 옆에 치료대를 마주보고 앉는다(그림 8.36).
2. 치료사는 비복근 아래에 양손을 나란히 놓는다. 치료사는 손가락을 약간 구부리고(화살표, 그림 8.37) 치료사의 손가락 끝에 하퇴를 편안히 내려놓아야 한다.
3. 치료사의 손가락으로 위로 힘(왼쪽 화살표, 그림 8.38)을 가한 다음 다리의 무게를 사용하여 근육을 아래로 당겨(오른쪽 화살표) 부위를 압박한다.
4. 이 압력은 이완이 발생할 때까지 유지한다.
5. 치료사는 테크닉의 효과를 평가하기 위해 근막 느슨함-팽팽함 장벽 및 기타 관련 기능장애 진단요소를 재평가한다.

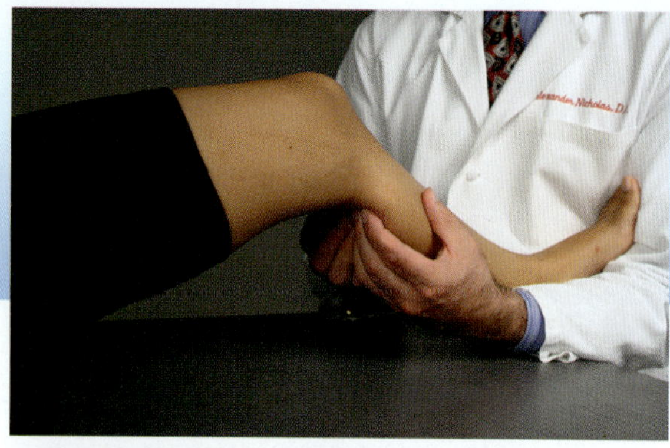

그림 8.36 1단계

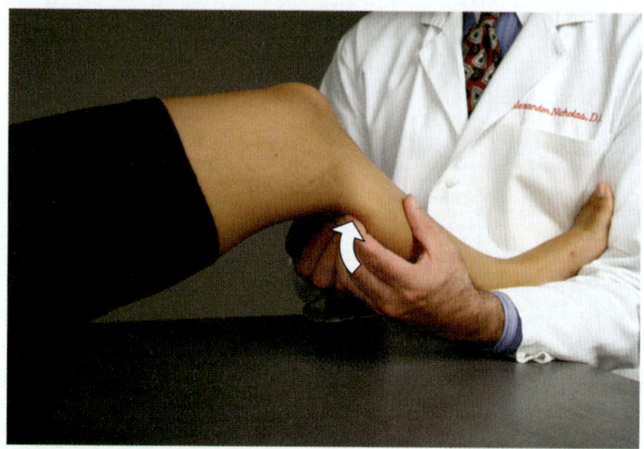

그림 8.37 2단계

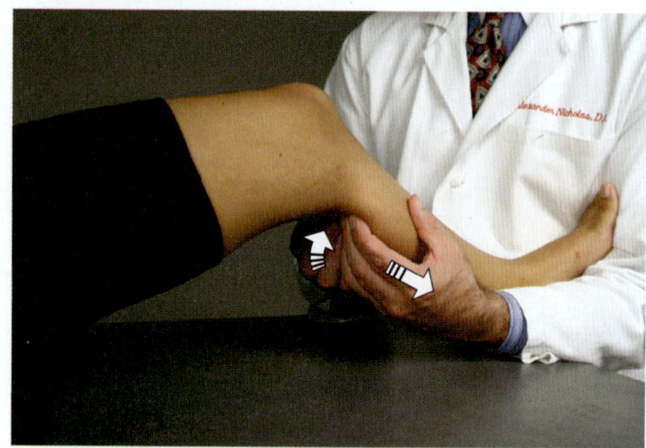

그림 8.38 3단계

하지 Lower Extremities

바로누운자세 다리 견인
Supine Leg Traction

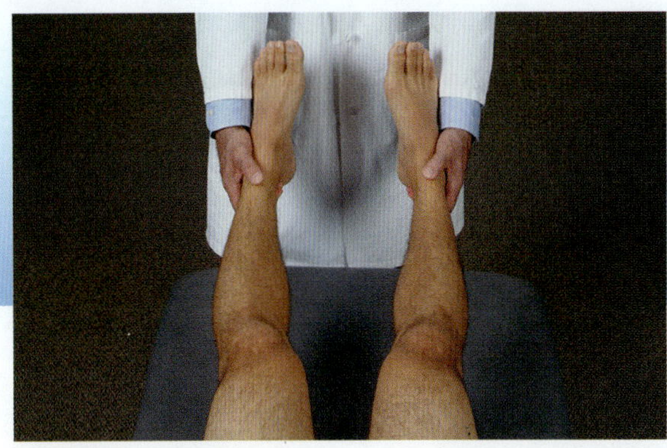
그림 8.39 3단계

1. 환자는 치료대에 바로 눕고 치료사는 환자의 발쪽에 선다.
2. 치료사의 손(손바닥을 위로)은 환자의 아킬레스건과 종골부위 아래에 놓고 조절한다.
3. 치료사는 양쪽 다리를 치료대에서 20~30도 정도 들어올린다(그림 8.39).
4. 치료사는 하퇴 및 엉덩이, 천장관절에 긴장이 미치도록 다리를 통해 약간의 견인력을 추가하여 뒤로 몸을 부드럽게 기울인다(그림 8.40).
5. 치료사는 다리를 통해 내회전 또는 외회전 및 외전 또는 내전을 추가한다. 그리고 이 움직임과 골반, 고관절, 무릎 또는 가장 분명한 기타 구조의 어느 수준에서 느슨함-팽팽함 비대칭이 발생하는지 식별하기 위해 시도할 수 있다(그림 8.41).
6. 느슨함-팽팽함 비대칭의 존재를 확인한 후 치료사는 느슨함-팽팽함 장벽을 간접적으로 또는 직접적으로 접촉한다(그림 8.42).
7. 힘은 중등도 정도로 매우 부드럽게 적용한다.
8. 이 힘은 20~60초 동안 또는 이완이 촉진될 때까지 유지한다. 치료사는 이를 계속할 수 있으며 재발하지 않을 때까지 추가적으로 이완(천천히 움직임)을 시킬 수 있다. 심호흡 또는 기타 이완강화 기전이 도움이 될 수 있다.
9. 치료사는 테크닉의 효과를 평가하기 위해 근막 느슨함-팽팽함 장벽 및 기타 관련 기능장애 진단요소를 재평가한다.

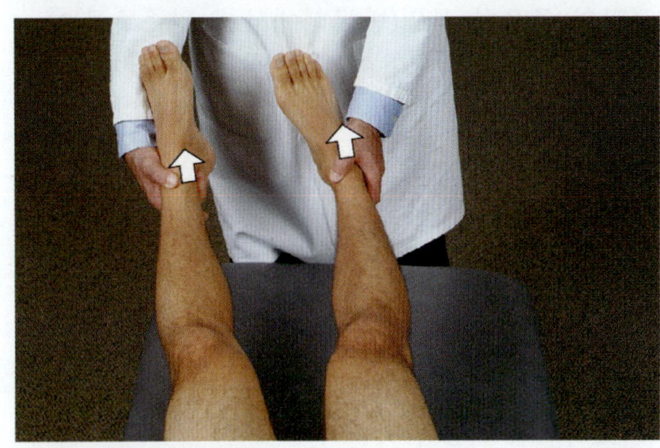
그림 8.40 4단계, 하퇴를 통한 견인

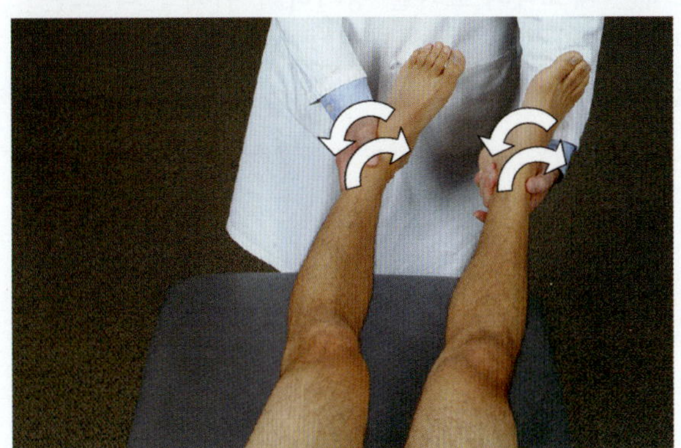
그림 8.41 5단계, 내/외회전 그리고 외전/내전

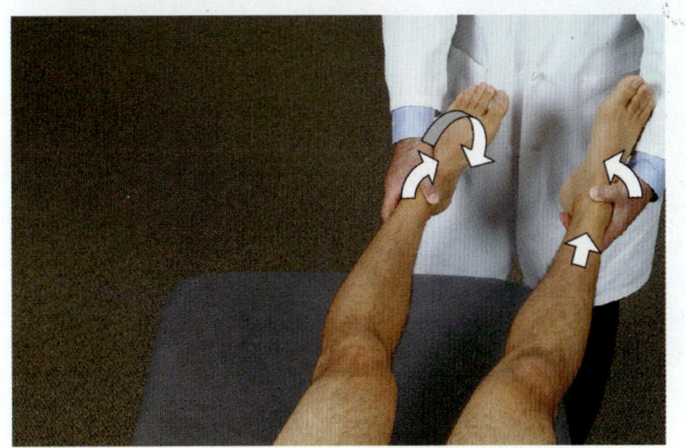
그림 8.42 6단계, 간접 그리고 직접 장벽

하지 Lower Extremities

족저근막염
Plantar Fasciitis

직접
Direct

1. 환자는 치료대 위에 바로 눕고 치료사는 치료대의 발쪽에 앉는다.
2. 족저근막의 중요한 부위(발목뼈에서 원위중족골)에 치료사의 엄지를 X자 모양으로 교차시키며 손가락패드를 댄다(그림 8.43).
3. 엄지손가락으로 원위 및 측면 안쪽으로 힘(화살표, 그림 8.44)을 가한다. 이 압력은 제한(결속)장벽을 만날 때까지 계속된다.
4. 이완이 촉진될 때까지 압력을 유지한다.
5. 발의 저측굴곡(그림 8.45)과 배측굴곡(그림 8.46)을 번갈아 시도하면서 이를 반복한다.
6. 치료사는 테크닉의 효과를 평가하기 위해 근막 느슨함-팽팽함 장벽 및 기타 관련 기능장애 진단요소를 재평가한다.

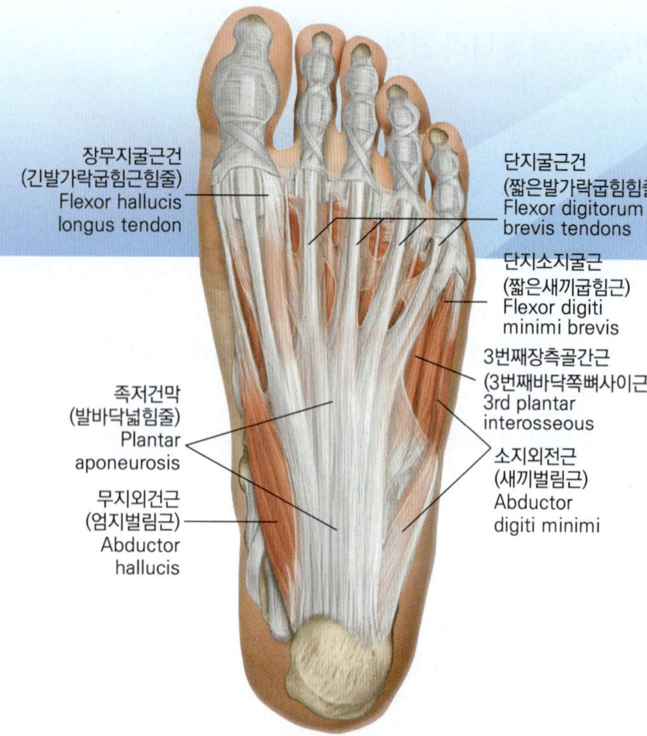

그림 8.43 족저근막

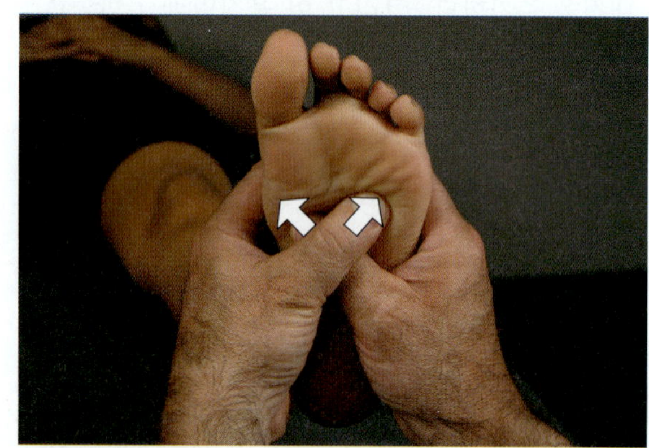

그림 8.44 1~3단계

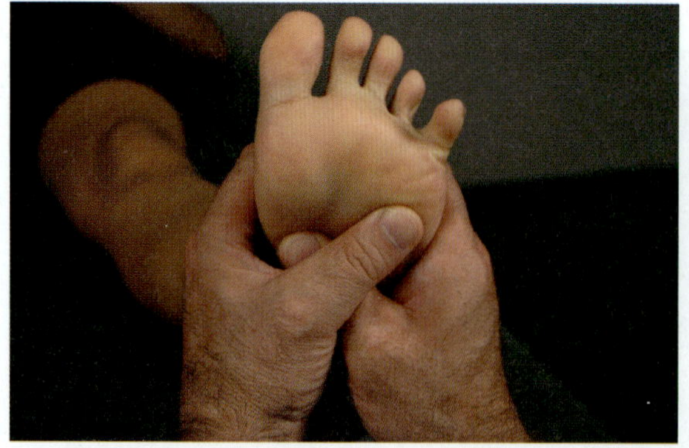

그림 8.46 5단계, 배측굴곡

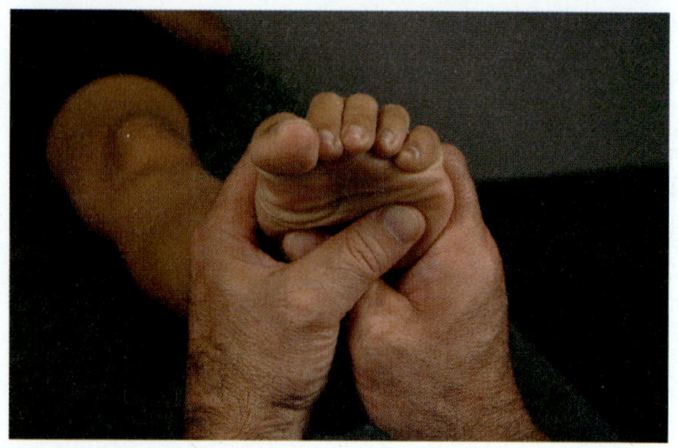

그림 8.45 5단계, 족저굴곡

두개골 영역 Cranial Region

두개골 근막
Cranial Fascia

직접 또는 간접
Direct or Indirect

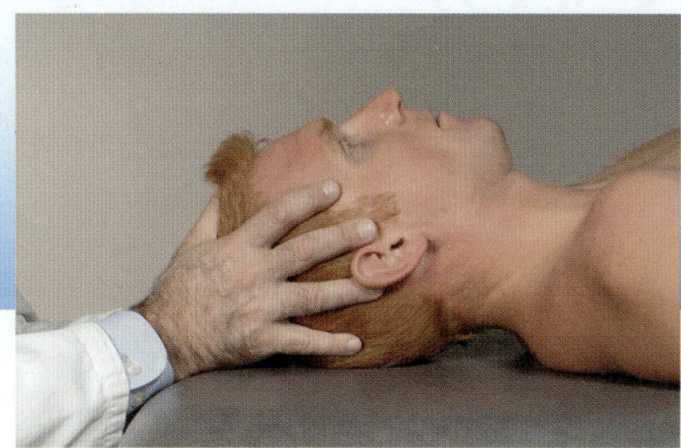
그림 8.47 1, 2단계, 옆에서 보기, "vault hold"

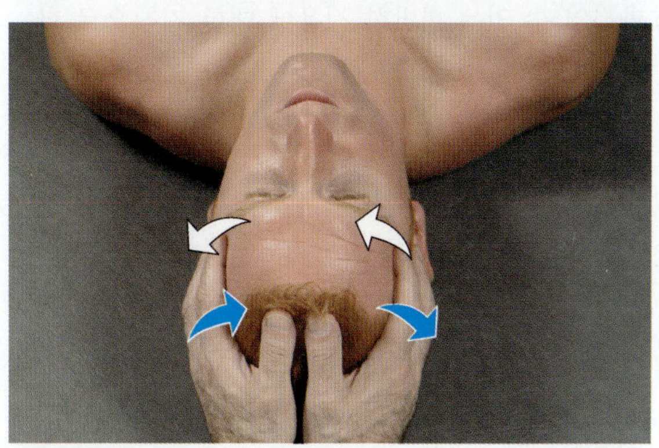
그림 8.48 4단계, 회전장벽 평가하기

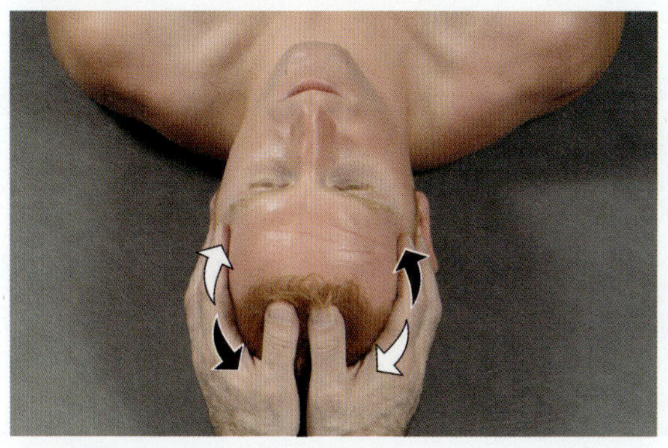
그림 8.49 5단계, 측굴장벽 평가하기

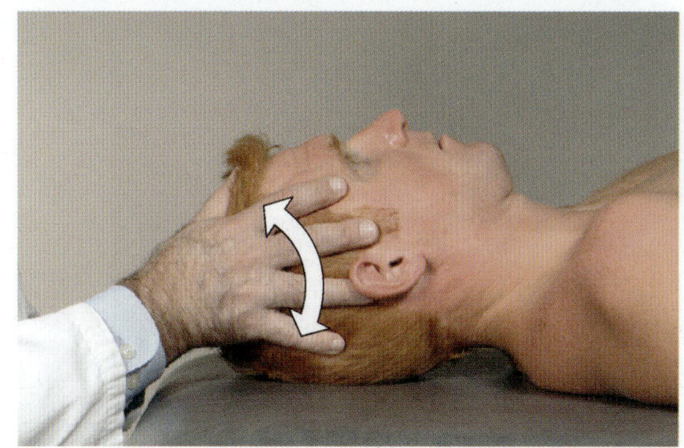
그림 8.50 5단계, 굴곡/신전장벽 평가하기

1. 환자는 치료대 위에 바로 눕고 치료사는 치료대 머리 쪽에 앉는다.
2. 치료사는 18장에서 설명된 "두개관 잡기(vault hold)"와 유사하게 환자의 머리에 손바닥을 놓는다(그림 8.47).
3. 치료사는 표층근막과 접촉하도록 두개골 연부조직에 부드럽게 압박을 가한다.
4. 치료사는 조직을 통해 우측 회전력(파란색 화살표)을 추가하고, 좌측 회전력(흰색 화살표)을 추가하여 비대칭 느슨함-팽팽함 근막장벽이 있는지 확인한다(그림 8.48).
5. 치료사는 우측면으로 굽히며 힘(검은색 화살표)을 추가하고 좌측면으로 굽히며 힘(흰색 화살표)을 추가하여 측면굽힘(측면 거상/하강)에서 비대칭 느슨함-팽팽함 근막장벽이 있는지 확인한다(그림 8.49).
6. 치료사는 굴곡과 신전에서 비대칭적인 느슨함-팽팽함 근막장벽이 있는지 확인하기 위해 상하 손목 활주 동작을 추가한다(그림 8.50).
7. 이러한 비대칭 근막 움직임(회전, 측면굽힘, 굴곡 및 신전)으로 느슨함-팽팽함 제한장벽을 각각 또는 결합("겹침")하여 처리할 수 있다.
8. 치료사는 느슨함-팽팽함 장벽들을 접촉하기 위해 "간접적으로"(느슨한 쪽으로) 또는 직접적으로(팽팽한 쪽으로) 두개골 근막에 중등도의 힘을 부드럽게 적용한다.
9. 치료사는 조직과 계속 결합하여 더 이상 발생하지 않고 이완이 촉진될 때까지 "근막 천천히 움직임(fascial creep)"을 계속 수행한다. 이완이 촉진될 때까지 20~60초가 소요될 수 있다.
10. 치료사는 테크닉의 효과를 평가하기 위해 근막 느슨함-팽팽함 장벽 및 기타 관련 기능장애 진단요소를 재평가한다.

추가영역 적용 Additional Regional Applications

추가 근막이완 테크닉
Additional Myofascial Release Techniques

그림 8.51~8.61은 근막이완(직접, 간접)의 지속적인 원리를 보여주지만 설명은 없다. 그림에 표시된 영역의 치료에 효과적일 수 있는 힘방향 적용에 대한 지침으로 화살표를 사용했다.

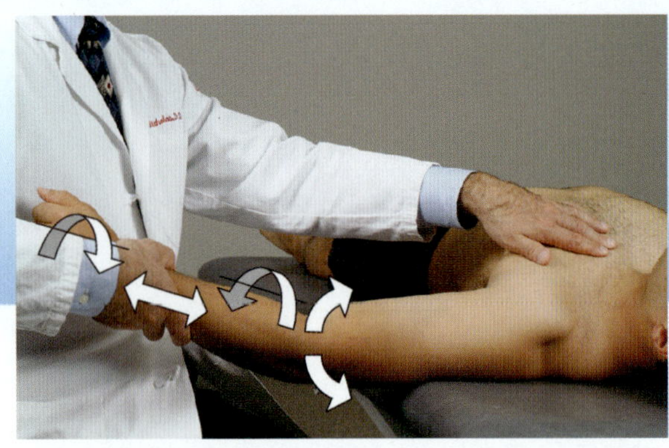

그림 8.51 흉쇄관절과 상완 견인

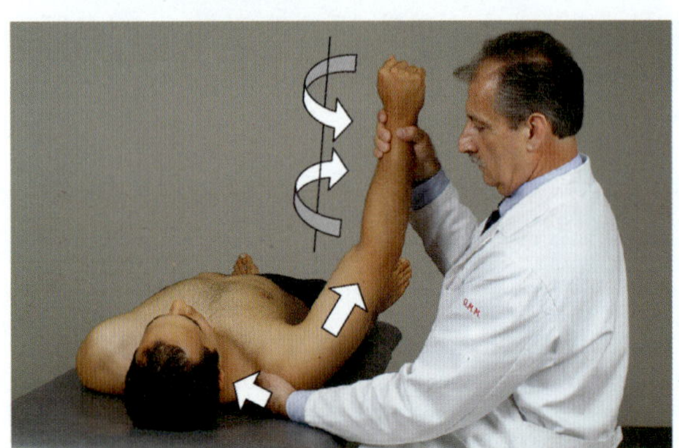

그림 8.52 장축 이완

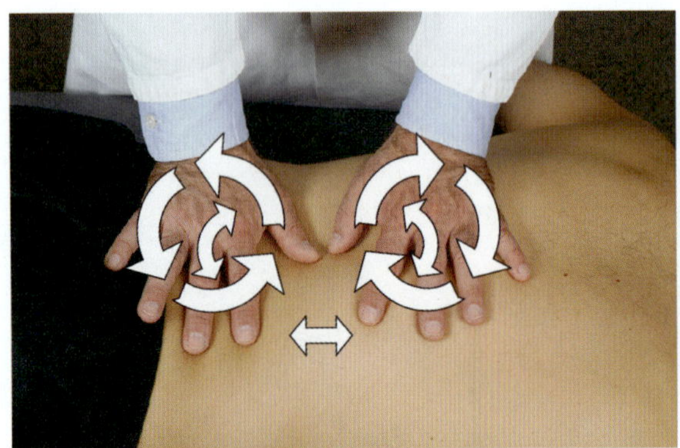

그림 8.55 흉요부 이완

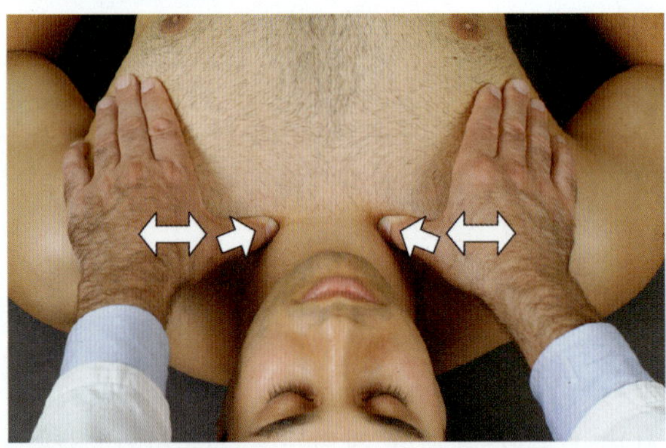

그림 8.53 사각근 이완

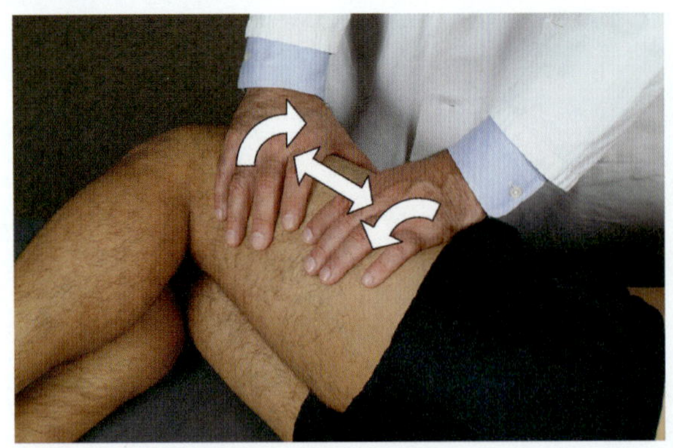

그림 8.56 장경대-대퇴근막장근 이완

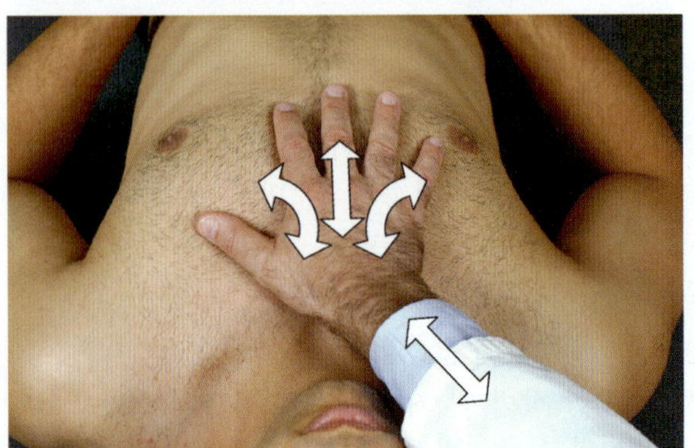

그림 8.54 흉골근 이완

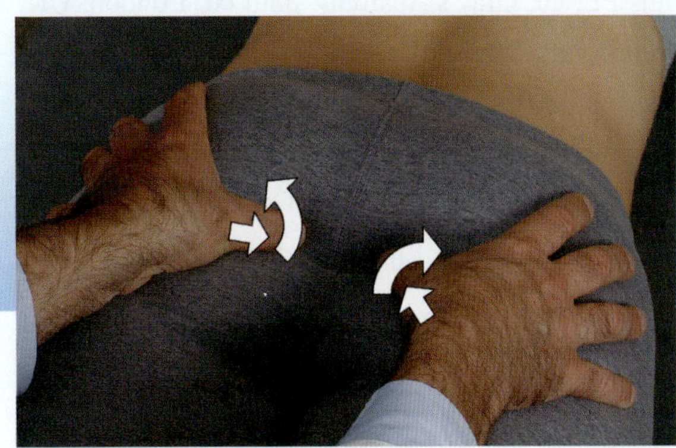
그림 8.57 천골-미골 이완

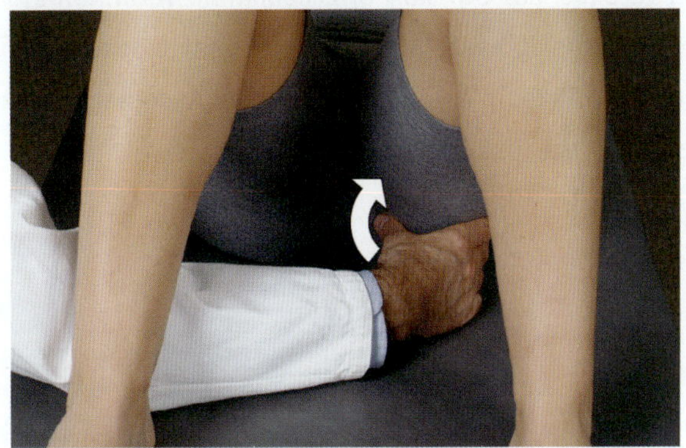
그림 8.58 좌골직장와(골반 횡격막) 이완

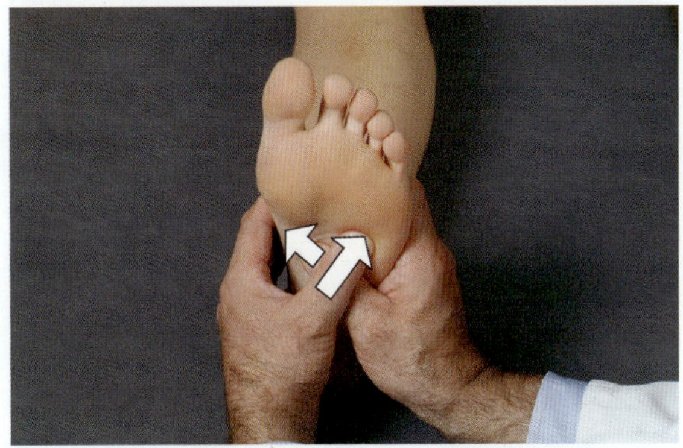
그림 8.59 족저근막 이완

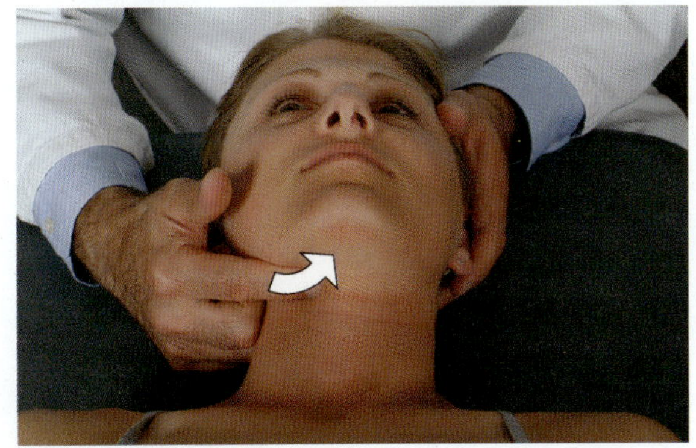
그림 8.61 설골 이완

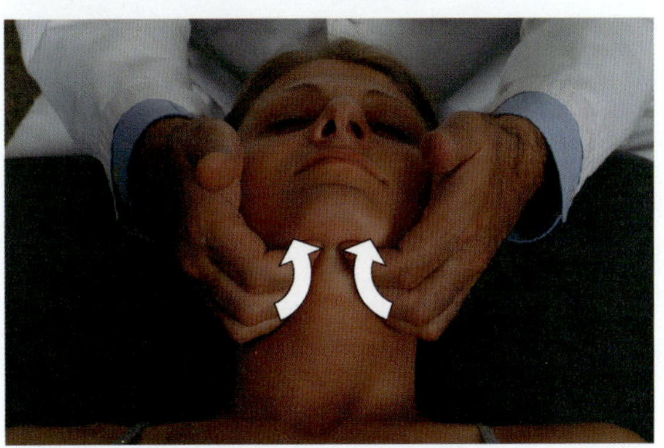
그림 8.60 하악하 이완

참고문헌 Reference

1. Williams PL, ed. Gray's Anatomy. 38th ed. London, UK: Churchill Livingstone, 1995.
2. Rosse C, Gaddum-Rosse P. Hollingshead's Textbook of Anatomy. 5th ed. Philadelphia, PA: Lippincott-Raven, 1997.
3. Ward RC, exec. ed. Foundations for Osteopathic Medicine. 2nd ed. Baltimore, MD: Lippincott Williams & Wilkins, 2003.
4. DeStefano L. Greenman's Principles of Manual Medicine. 4th ed. Baltimore, MD: Lippincott Williams & Wilkins, 2011.
5. Guisti R, exec. ed. *Glossary of Osteopathic Terminology.* 3rd ed. Chevy Chase, MD: Educational Council on Osteopathic Principles of the American Association of Colleges of Osteopathic Medicine, 2017.
6. Chila A, exec. ed. Foundations of Osteopathic Medicine. 3rd ed. Philadelphia, PA: Wolters Kluwer Health/ Lippincott Williams & Wilkins, 2011.
7. Seffinger MA, exec. ed. Foundations of Osteopathic Medicine. 4th ed. hiladelphia, PA: Wolters Kluwer, 2018.
8. Hensel K, exec. ed. *A Teaching Guide for Osteopathic Manipulative Medicine*. 2nd ed. Chevy Chase, MD: Educational Council on Osteopathic Principles of the American Association of Colleges of Osteopathic Medicine, 2018.

카운터스트레인 테크닉
Counterstrain Techniques

9장

- 역자: 김중석(James J.S. Kim) PT DO DNM PhD

테크닉 원칙 Technique Principles

Lawrence H. Jones, DO, FAAO(1912~1996)는 1936년 로스앤젤레스에 있는 California College of Osteopathy를 졸업했다. 그 시대 대부분의 오스테오파시 도수치료교육이 그러했듯이, 그 역시 주로 연부조직, 관절움직임(articulatory), "추력 테크닉(thrust techniques)" 등의 교육을 받았으며, 오리건주 온타리오(Ontario, Oregon)에서 진료할 때는 주로 이 테크닉들을 사용하였다.

1955년, Dr. Jones는 새로운 오스테오파시 진단 및 치료방법을 개발하게 되는 사건을 접하게 된다. 한 젊은 남성환자가 10주간의 요통병력으로 Dr. Jones에게 내원했는데, 이 환자는 똑바로 서거나 편안하게 잠을 잘 수가 없었다. Dr. Jones는 "추력 테크닉"으로 환자를 여러 번 치료했지만 환자의 고통스러운 상태는 지속되었다. 이 시기에 Dr. Jones는 밀려드는 환자로 매우 바쁜 시간을 보내고 있었는데, 어느 날 이 환자가 진료를 받기 위해 찾아왔을 때, 환자를 치료대에서 통증이 완화되는 자세로 천천히 움직이게 한 다음, 잠시 기다리라고 하고 다른 환자를 치료하기 위해 치료실을 나갔다. 그가 돌아왔을 때 환자는 통증없이 똑바로 설 수 있었다(1–5).

이 극적인 임상반응에 흥미를 느낀 Dr. Jones는 이 혁신적인 접근방식으로 환자를 계속 관찰하면서 치료하게 되었다. 처음에 그는 후방 척추주위 영역에서 작고 국소적인 조직압통(tissue tenderness) 부위를 확인하기 시작했는데, 이 부위의 압통은 환자가 최대한 편안한 자세를 취한 후에 크게 감소하거나, 완화되는 것을 확인하였다. 그러나 이러한 후방지점을 치료하는 것은 환자의 약 절반에서만 유익한 것이 관찰을 통해 입증되었다. 이에 Dr. Jones는 환자의 전방 영역에 관심을 가지게 되는데, 그가 전방 치료점(anterior point)을 식별하기 시작하면서 그의 치료 접근방식의 효과는 크게 증가했다. Dr. Jones는 후방 척추주위 영역에서 발견되는 압통지점이 환자의 증상 또는 통증영역과 관련이 있다고 믿었다. 그러나 전방 치료점은 해당 영역을 살펴볼 때까지 일반적으로 통증이 없으며, 척추관절 기능장애의 징후 및 신체 뒤쪽 부분의 통증과 관련된다는 것을 확인하였다(2). 처음에 Dr. Jones는 척추와 골반에서 특정 "병변(lesion)" 또는 체성기능장애(somatic dysfunction)와 관련되어 일관적으로 나타나는 해부학적 위치에서 이 지점의 이름을 지정하고, 도식화(mapping)한 다음, 사지와 두개골에 이러한 지점이 있는지 확인하기 위해 관찰 영역을 확장하였다. Dr. Jones는 이러한 작고 국소적인 조직 압통부위를 처음에는 "트리거포인트(trigger point)"라고 불렀으나, 나중에 자신의 포인트가 Travell의 트리거포인트(trigger point-1,4,5)와 같은 특성을 갖지 않는다는 것을 확인하고, 용어를 압통점(Tender Point)으로 변경했다(1,4,5).

Dr. Jones는 처음에는 자신의 치료접근법을 "자세에 의한 자발적 이완(spontaneous release by positioning)"라고 불렀으나, 나중에는 "스트레인/카운터스트레인(strain/counterstrain)"이라는 더 짧은 용어를 사용하기로 결정했다(1,6,7). 현재 카운터스트레인(CS)은 대부분의 오스테오파시 치료사와 오스테오파시 도수의학(osteopathic manipulative medicine)을 가르치는 강사들이 사용하는 용어이며, 이 테크닉은 "오스테오파시의 진단방법 중 하나로, 근막 압통점(myofascial tender point)에 의해 진단되는 체성기능장애를 가진 환자를 치료하는 간접치료 테크닉으로써, 압통점을 관찰하면서 조직이 자발적으로 이완되는 위치를 사용하여 치료하는 오스테오파시 도수치료 테크닉"으로 정의된다(6).

Dr. Jones는 카운터스트레인 테크닉의 생리학적 이론을 이해하기 위해서는 근방추의 알파 구심성(α-afferent) 및 감마 원심성(γ-efferent) 사이의 공동활성화(coactivation)와 체성기능장애 사이의 관계에 대한 이해가 필요하다고 하였다. 그의 이러한 생리학적 이론에 대한 생각은 Kirksville College of Osteopathy and Surgery의 Irwin

Korr, PhD의 1975년 논문인 "고유수용기와 체성기능장애(*Proprioceptors and somatic dysfunction*, 1–3)"에 영향을 받았으며, Dr. Korr의 이러한 논문내용은 Dr. Jones의 카운터스트레인 테크닉을 뒷받침하고 있다.

Dr. Jones는 압통점의 발달에 관한 손상 메커니즘(mechanism of injury)에 대한 가설을 설정하고, 카운터스트레인 테크닉 적용을 통해 환자로부터 적절한 반응을 이끌어내는 방법을 이론화하였다(5,8).

1. 인체에 손상을 발생시키는 일련의 사건은 근막구성요소에서 특정되거나, 또는 일반화되고, 급속한 단축(shortening)을 생성하는 동시에 반대조직을 늘어지게(lengthening) 만들 수 있다.
2. 구심성 피드백(afferent feedback)은 "스트레인"(스트레스)으로 인한 근막손상 가능성을 나타낸다.
3. 인체는 영향을 받는 근막조직을 빠르게 수축시켜 스트레스를 받는 근막 구성요소(주동근, agonist)의 상대적인 과수축을 유발하여, 근막손상을 방지하려고 한다.
4. 이에 대한 반응으로 반대쪽 근육(길항근, antgonist)에서 (빠른) 신장(lengthening)이 생성된다.
5. 따라서 길항근에서 생성된 압통점으로 인해 발생하는 부적절한 반사가 일어나게 된다.
6. 이 결과, 과긴장성근막조직(hypertonic myofascial tissue)이 유발되고 움직임 제한이 발생하게 된다.

Glover와 Rennie는 압통점 발달에 대해 다음과 같은 신경생리학적 근거를 제안했다(8,9).

1. 외상은 미시적(microscopic) 수준 또는 생화학적 수준에서 근막조직에 변화를 일으킨다.
2. 외상의 힘은 근섬유와 미세순환에 손상을 일으킨다.
3. 추가 조직손상을 막고 손상된 조직을 복구하기 위해 신경화학적 반응이 촉발된다. 조직 내 산소/pH가 낮아지게 되어 bradykinin이 형성되고, 물질 P가 방출되어 혈관확장과 조직부종이 발생한다. 이 단계에서 프로스타글란딘(prostaglandins) 방출이 일어나게 되고, 염증반응이 촉진된다.
4. 조직손상으로 인한 부종은 소동맥, 모세혈관, 세정맥 및 림프관을 압박하여 정상적인 순환을 감소시킨다.
5. 조직손상과 이러한 화학물질의 존재는 기계적 자극에 대한 민감성을 감소시킨다.
6. 조직파괴와 그에 따른 대사 및 화학적 변화는 통각수용활동(nociceptive activity)을 생성하여 접촉 또는 (압통)지점에 대한 민감도를 증가시킬 수 있다.
7. 미세순환의 손상은 근육내 압력을 변화시키고, 세포대사를 감소시킴으로써 근육피로를 유발할 수 있다.
8. 이러한 대사변화는 근섬유 주변의 화학적 기질(matrix)에 영향을 미치고, 통각수용 활동을 일으켜 압통을 유발할 수 있다.

현재 연구들은 근방추의 해부학 및 신경생리학적 이해와 체성기능장애와 함께 존재하는 통각 및 순환과정에 대한 깊은 통찰력을 바탕으로 체성기능장애 및 카운터스트레인 테크닉의 임상적 효능과 관련된 압통점 발생에 대하여 최소 세 가지 메커니즘의 상호작용을 제안하고 있다.(1,7,9).

고유수용성이론(*The proprioceptive theory*)은 체성기능장애 또는 손상 초기단계에서 부적절한 고유수용성반사로 인해 국소 근섬유가 과긴장 상태로 유지될 때 압통점이 발생한다고 설명하고 있다.

압통점이 발생하는 경우는 다음의 두 가지 중 하나이다.

1. 단축된 근육이 갑자기 길어지거나, 근육이 과도하게 늘어나거나, 과부하가 걸리는 경우
2. 조직손상을 방지하기 위해 방어적으로 시작된 근육수축

근육 A(예: 이두박근)가 갑자기 길어지면, 근방추의 방추내 섬유도 길어진다. 근육 A는 손상을 피하기 위해 알파운동뉴런(α motor neuron)의 방어적 보호반사(nocifensive) 활성화를 통해 반사적으로 수축한다.

이두박근(및 그 협력근)과 같은 근육 A의 반사적 수축은 반대근육인 근육 B(삼두박근, triceps)의 갑작스러운 신장을 발생시킨다. 또는 근육 B의 갑작스러운 신장은 반사적인 수축을 발생시킬 수 있다.

이 변경된 운동뉴런 활동은 두 개의 반대되는 근육수축을 유지하고, 근육 A 또는 B에 압통점을 생성할 수 있다. 이러한 활동은 초기손상이 치유된 후에도 지속될 수 있다.

카운터스트레인 테크닉을 이용한 치료는 손상된 근육을 단축시키기 위해 정확한 신체위치를 이용함으로써, 근육 A와 B 모두의 비정상적인 근방추활동과 근육수축을 감소시킨다.

지속적인 비정상대사이론(*The sustained abnormal metabolism theory*)은 조직손상이 국소부 신체위치를 변경시켜 국소 미세순환 및 조직대사에 영향을 미친다고 설

명하고 있다. 국소허혈(localized ischemia) 발생은 국소부 영양소공급 및 대사폐기물 제거 능력의 감소를 발생시킨다. 또한 전 염증성사이토카인(pro-inflammatory cytokine) 생산이 증가하게 된다. 이러한 변화는 감각뉴런의 활성화 역치(firing threshold)를 낮추어 국소신경감작(localized neuronal sensitization)을 유발한다. 이러한 변화는 촉진(palpation)되는 동안 국소적인 부종과 압통으로 나타나게 된다. 카운터스트레인 테크닉에 사용되는 정확한 신체 위치는 국소 혈관순환을 개선시키고, 염증 매개체의 국소 생성을 감소시킨다.

손상된 인대근반사이론(*The impaired ligamentomuscular reflex theory*)은 고유수용이론과 유사하다. 그러나 이 이론은 인대 및 관련 근막구조가 긴장상태에 놓일 때 발생하는 보호반사로 인해 기능장애가 발생할 수 있다고 한다. 인대의 국소적 긴장은 인대긴장을 증가시키는 근육수축을 반사적으로 억제하고, 긴장을 줄이는 근육수축을 자극할 수 있다.

요약하면, 카운터스트레인 압통점 민감도는 국소 및 원격의 여러 기본요인을 반영하는 근막조직 기능의 변화를 나타낸다고 볼 수 있다. 손상 후, 통각방어반응(nocifensive response)은 순환계 변화, 근긴장도 증가 또는 인대손상과 결합된다. 이는 손상된 근막조직에서 감소된 근육의 작업능력, 증가된 조직 민감성, 변경된 근방추 및 고유수용성 활동 등에 의해 허혈(ischemia)을 생성함으로써, 압통점을 만들어낸다.

2017년에는 일반적인 용어인 압통점(tender point)과 그리고 Travell 발통점(1)과 압통이 있을 수 있는 조직질감변화 영역을 구별하기 위해 카운터스트레인 포인트(counterstrain point)라는 용어가 채택되었다. 카운터스트레인 포인트는 1로 정의되며, 종종 압통을 나타내고, 자세이완 테크닉에 반응하는 조직질감이상(tissue texture abnormality)의 개별 영역을 말한다(2). 이 지점이 바로 Lawrence Jones, D.O.가 개발한 카운터스트레인 테크닉에 사용되는 포인트이다(6).

카운터스트레인 테크닉은 체성기능장애와 관련된 카운터스트레인 포인트를 식별하고, 치료하는 테크닉으로 설명할 수 있음으로 근막 구성요소 이외의 기능장애에 대한 다른 구성요소 대부분이 이 테크닉의 적용에서 부분적으로 무시될 수 있다. 이로 인해, 구조적 구성요소의 비대칭성, 조직질감이상(만성 및 급성 현상)의 관계, 그리고 가장 중요한 부분인 부분적 또는 분절간 움직임 제한/비대칭성 등이 오스테오파시 도수치료에서 카운터스트레인 테크닉 적용 시 "편안함 기반(comfort-based)" 위치지정(positioning)에 고려되지 않는 경향이 있다. 따라서 카운터스트레인 테크닉은 대부분 근막구성요소(카운터스트 레인포인트가 위치한 근막구조 등)에 의해 확인되는 경향이 있으며, 이는 카운터스트레인 테크닉의 다양한 전통적인 치료 자세의 결정요인이었다.

Dr. Jones는 관절을 가장 편안한 위치에 위치시킴으로써, 계속되는 부적절한 고유수용기활동을 감소시킬 수 있다고 믿었다. 이러한 믿음에 대한 노력을 통해 그는 분절 또는 근막기능장애와 관련된 압통에 대한 많은 국소 영역을 도식화(mapping)할 수 있었다. Dr. Jones의 카운터스트레인 포인트의 위치와 기능장애와의 관계는 일반적으로 체성기능장애의 관절, 위치(또는 자세), 움직임을 기반으로 하는 정의에 공통적으로 적용되는 굴곡/신전, 회전 및 측면굽힘의 x, y, z축 매개변수(parameters)를 사용하지 않는다. 카운터스트레인 테크닉은 근육(또는 근막) 기능장애에도 사용되며, 두 가지 유형의 기능장애 간에 겹치는 부분이 있으므로 카운터스트레인 포인트가 서로 혼동될 수 있다. 이것은 약간의 혼란을 야기하여 전통적인 치료 자세가 항상 카운터스트레인 포인트를 제거하지 않는다는 것을 해결하기 위해, **독립 압통점(*maverick tender points*)**과 같은 용어가 사용되었다. 예를 들어, 과긴장 상태의 심부 경부근육은 표면 또는 중간 깊이 근육과 유사한 영역 또는 주요 관절 구성요소의 경부 기능장애로 인한 **반사 압통점(*reflex tender point*)**에 압통이 있을 수 있다. 그러나 통증을 감소시키는 자세는 서로 반대일 수도 있고, 전혀 다른 자세일 수도 있다. 따라서 이 사실을 인식하는 것을 통해 독립 압통점에 대하여 이해해야 하며, 치료사의 압통점에 대한 이해는 관절 관계뿐만 아니라, 특정 표층-심부 근육-압통점 관계를 포함하고 있어야 한다. Dr. Jones는 일부 영역에서 특정근육을 언급하지만 척추영역에서는 척추관절 관점에서 분절수준의 기능장애에 더 집중했던 것으로 보인다.

임상검사에서 카운터스트레인 포인트는 종종 기능장애 분절의 개방된 면[open-faceted (stretched)]에서 나타난다. 예를 들어, C5, FSRRR 기능장애의 경우, 환자의 경추 좌측에서 카운터스트레인 포인트를 가장 쉽게 찾을 수 있다. 따라서 이것은 FSRRR 기능장애가 있는 경우, 우측면은 닫히고 좌측면은 열린다는 것을 말한다. 이 경우, 카운터스트레인 포인트는 제한된 짝운동(restricted coupled motion)이 일어나는 쪽에 있는 것이다.

따라서 이 테크닉에서 임상적으로 중요한 또 다른 기준은 다양한 관절유형의 기능장애에서 치료위치에 대한 기능장애 패턴의 적절한 연관성이다. 이러한 관절요소와 관련된 측면은 체성기능장애의 완전한 진단에 중요한 구성요소이며, 학생들은 중립 및 비중립 결합관계를 이해하는데 많은 시간을 할애해야 하므로, 진단 및 치료에 대한 교육에 이들(치료위치 및 기능장애 패턴)을 포함함으로써 오스테오파시 치료사로 하여금 전체 치료효과를 높일 수 있을 것이다. 중립 및 비중립 기능장애(각각 유형 I 및 II)에는 특정 카운터스트레인 포인트와 카운터스트레인 포인트를 완화하는 자세가 있을 수 있다. 그러나 출판된 대부분의 문헌(2–5,9,10)에는 회전 및 측면굽힘의 반대측 결합(유형 I)과 동측 결합(유형 II)에 대한 자세변경에 대하여 언급이 거의 없다. 가장 널리 알려진 생각은 굴곡기능장애가 전방 카운터스트레인 포인트를 생성하고, 신전기능장애가 후방 카운터스트레인 포인트를 생성한다는 것이다. 그렇다면, 중립기능장애(neutral dysfunctions)는 어느 방향에서 카운터스트레인 포인트가 나타나는가? Philadelphia College of Osteopathic Medicine의 실험실과 유럽 오스테오파시 세미나에서 수년 동안 오스테오파시 도수의학을 가르치면서, 이 주제에 대하여 참석자를 대상으로 소규모 비익명설문조사(nonblinded surveys)를 여러 번 수행했다. 우리는 제한된 연구결과를 통해, 중립기능장애가 전방 및 후방 카운터스트레인 포인트를 생성할 수 있다는 것을 확인하였다. 이것은 추가 연구 및 잠재적 연구 영역이 될 수 있다.

카운터스트레인 치료를 위한 많은 자세를 검토한 결과, 일부 자세는 유형 I 기능장애(예: 포인트 방향으로 측면굽힘, 포인트에서 먼 방향으로 회전[STRA])의 치료를 위한 자세의 예로 나타났고, 다른 자세는 유형 II 기능장애(예: 포인트에서 먼 방향으로 측면굽힘, 포인트에서 먼 방향으로 회전[SARA])가 치료를 위한 자세의 예로 나타났다. 모든 치료테크닉의 가장 중요한 측면은 진단이다. 적절한 진단 및 주요 기능장애의 결정, 주요 구성요소가 관절인지 근막인지 또는 둘 모두인지 여부를 결정하여야 치료가 최적화될 수 있다.

테크닉 분류 Technique Classification

간접 Indirect

이전에 논의한 바와 같이 카운터스트레인 포인트에서 압통을 완화하기 위한 카운터스트레인 테크닉의 환자 자세지정은 비정상 통증반사[예: 알파(α)-감마(γ)]가 일어나는 곳에 어떤 스트레스의 결과로 인한 기능장애 근막조직에 정확하게 유도되어야 할 것이다. 카운터스트레인 테크닉을 사용한 치료 접근방식은 길어진 근막구조(근육)의 긴장을 감소시키거나, 또는 움직임 자유도(motion freedom)의 *x*, *y*, *z*축을 사용하여 관절의 기능장애 구성요소(articular dysfunction's components)에 동일하게 수행하는 것이다. 따라서 환자 자세지정은 조직이 팽팽함(bine) 또는 제한(restriction) 상태에서 벗어나, 느슨함(ease) 또는 자유로운(freedom) 상태로 이동하는 것을 말한다. 오스테오파시의학 교육심의위원회의 정의에 따르면, 이러한 카운터스트레인 테크닉은 치료의 간접적인 범주에 속한다. 환자에게 적용되는 자세지정 위치가 기능장애의 형태에 따라 다를 수 있음으로 치료사는 환자를 배치(자세지정)하기 전에 기능장애가 일차적 또는 이차적 근막요소(예: 요추증상을 유발하는 요근과긴장)인지 여부와, 일차적으로 관절과 관련된 유형 I 기능장애 또는 유형 II 기능장애가 있는지 여부를 반드시 확인해야 한다.

테크닉 유형 Technique Styles

시간지정 또는 이완지정 Time Defined or Release Defined

치료사는 치료위치를 90초 동안 유지한 다음, 재평가를 위해 중립시작 위치로 재배치(reposition)하는 시간지정방법(time-defined method)을 사용한다. 다른 방법으로는 지정된 시간인 90초 이전에 발생할 수 있는 조직이완의 촉진(palpation)을 통해 재평가를 위한 중립시작 위치로의 재배치를 결정할 수 있다. 이것은 치료사가 촉진을 통해 조직의 이완, 안정, 파동 또는 이와 유사한 현상을 느낀 후, 지정된 시간(time defined)을 무시하고, 재평가를 위해 환자의 위치를 중립시작 위치로 재배치하는 것을 말한다.

적응증 Indications

1. 관절 또는 근막에서 발생한 급성 및 아급성, 만성 체성기능장애
2. 체성기능장애(예: 늑골기능장애를 유발하는 내장체성반사)와 관련된 전신증상의 보조치료(adjunctive treatment)

금기증 Contraindications (1,7)

절대적 금기증 Absolute Contraindications

1. 체성기능장애가 없는 경우
2. 환자의 동의가 없거나 협조가 부족한 경우
3. 환자의 자세에 따라 부정적인 영향을 받는 급성외상(골절, 심한 좌상/염좌, 힘줄/인대 파열)이 있는 경우
4. 엄격한 자세제한으로 인해 치료가 불가능한 중증질환이 있는 경우
5. 치료를 위한 자세지정 시, 원하지 않는 신경 또는 혈관 부작용을 일으킬 가능성이 있는 치료 영역의 불안정성이 있는 경우
6. 치료 위치가 상태를 악화시킬 가능성이 있는 혈관 또는 신경학적 증후군(예: 기저기능부전 또는 신경공 손상)이 있는 경우
7. 국소부 유합을 동반한 중증 퇴행성척추증 또는 일반적으로 움직임 제한이 있어 치료 자세를 취할 수 없는 경우

상대적 금기증/주의사항 Relative Contraindications/Precautions

1. 자발적인 이완이 불가능하여 적절한 자세가 어려운 환자
2. 체위만으로는 통증의 정도나 통증의 변화를 분별할 수 없는 참을성이 강한 환자
3. 치료사의 지시 및 질문을 이해할 수 없는 환자(예: 생후 6개월 이하 환자)
4. 결합조직질환/류마티스질환, 골다공증, 파킨슨병 등이 있는 환자 = 카운터스트레인 적용을 위한 자세가 원위부 결합조직 또는 관절염 문제를 악화시키거나, 적용자세를 위한 움직임이 불가능한 환자

일반적 고려사항 및 규칙 General Considerations and Rules (1,4,7,9,11)

치료사는 오스테오파시 도수치료 테크닉을 시행하기 전에 체성기능장애를 진단하고, 심각도(severity)를 결정하며, 금기사항과 주의사항을 고려해야 한다. 카운터스트레인 테크닉을 사용하여 체성기능장애를 치료하기 위한 기본단계 또는 전통적인 치료순서는 다음과 같다.

1. 중립적이고 편안한 자세에서 환자의 체성기능장애와 관련된 가장 중요한 카운터스트레인 포인트을 찾는다. 카운터스트레인 포인트는 일반적으로 근육의 뼈 부착점 근처, 인대, 근복에 위치한다. 또한 체성기능장애와 관련된 분절, 관련된 척수신경의 피부분절에서도 발견될 수 있다(1,4). 카운터스트레인 포인트는 일반적으로 국소적으로 예민한 압통이 있고, 다른 조직과 분리된 형태이며, 손가락 끝보다 작고, 방사되지 않으며, 긴장되고 부종이 있는 조직질감을 나타낸다(1,4). Dr. Jones는 이러한 지점을 "피부 안이나 바로 아래가 아니라, 근막, 근육, 힘줄 또는 인대에 위치해 있으며, 직경이 약 3mm인 가장 예민한 부분을 포함하여, 가로 1cm 이하로 측정된다"고 하였다(2).
   a. 진단된 체성기능장애와 관련된 카운터스트레인 포인트를 찾으려면, 손가락패드나 엄지손가락으로 단단하고, 직접적인 몇 온스의 온/오프 압력(on/off pressure, 4kg/cm^2)을 사용해야 한다. 압력의 양은 조상(nail bed, 역자 주: 손톱 밑에 있는 표피가 변형된 영역)을 희게 하기에는 충분하지만, 건강한 조직에는 압통을 일으키지 않는 정도의 압력으로 설명할 수 있다. 특히, 손톱이 긴 경우 손가락 끝을 사용해서는 안 되며, 이 압력을 적용 시 손끝에서 원형 움직임(circular motion)이 일어나서는 안 된다.
   b. 한 영역에 카운터스트레인 포인트가 여러 개 있는 경우, "가장 압통에 민감하거나, 가장 심한" 지점을 먼저 치료한다. 동일한 압통이 여러 지점에 연속적으로 있는 경우에는 가운데에 있는 지점을 먼저 치료한다. 또한 원위점(distal point)(3)보다 근위점(proximal points)을 먼저 치료한다.
2. 효과적인 피드백을 위해서는 환자와 함께 "압통" 척도를 설정해야 한다.

a. 환자가 이해하기 쉽도록 카운터스트레인 포인트의 통증수준을 100%, 10, 1달러($1) 등과 같은 숫자 또는 화폐단위로 정량화(quantify)한다. 우리는 치료사나 훈련 중인 치료사 또는 학생이 환자 자신의 통증을 0에서 10의 척도로 측정하도록 하는 아날로그통증척도(analog pain scale)와 카운터스트레인에서 사용하는 통증수준의 척도를 혼동하는 경향이 있기 때문에, 화폐단위의 사용이 카운터스트레인 교육에서 가장 적합하다고 생각한다. "이 통증의 정도가 10입니다."라고 말할 경우, 아날로그통증척도에서는 "당신의 통증은 무엇입니까?"라는 의미를 내포하고 있기 때문에, "이 통증의 정도가 10입니다."라고 말하는 대신, 화폐단위(금전적 규모)를 사용할 경우, 이러한 혼동이 발생할 가능성이 거의 없다.

3. 천천히 그리고 조심스럽게 가벼운 압력으로 카운터스트레인 포인트의 조직질감과 장력을 관찰하면서, 환자를 편안함 또는 최적/최대(optimal/maximum)로 편안한 위치에 수동적으로 위치시킨다.
   a. 먼저 기능장애 및 카운터스트레인 포인트 위치의 전통적인 치료 자세에서 압통의 전체적 감소를 확인한 후, 온/오프 압력(on/off pressure)을 적용하여 카운터스트레인 포인트를 다시 확인하면서 압통(통증)이 완전히 사라질 때까지 작은 움직임을 통해 미세조정(fine-tune)을 적용한다.
   b. 카운터스트레인 포인트를 완전히 제거할 수 없는 경우, 통증의 70% 감소가 이루어지는 위치를 치료효과 위치로 지정할 수 있다. 그러나 통증정도가 올라갈 때마다 치료효과의 10%가 손실된다. 예를 들어, 카운터스트레인 포인트에서 통증정도가 70%만 줄어들었다면, 치료효과가 70%밖에 되지 않는 것이고, 감소가 70% 미만이라면, 치료 실패 가능성이 훨씬 커진다. 따라서 최종 목표는 가능할 때마다 자세지정을 통해 통증을 100% 줄이는 것이다.
   c. 일반적으로 전방지점은 관련된 분절수준에 따라 어느 정도의 굴곡이 필요하고, 후방지점은 관련된 분절수준에 따라 어느 정도의 신전이 필요하다.
   d. 정중선지점은 일차적인 굴곡 또는 신전이 필요하다.
   e. 포인트가 외측에 많을수록 일반적으로 더 많은 측면굽힘 또는 회전이 필요하다. 그러나 기능장애의 특성(근막, 관절 또는 분절유형 I; 유형 II)과 움직임 매개변수(parameters)의 확인이 가장 적절한 위치(자세지정)를 찾는 방법이다.

4. 환자가 수동적인(안정된) 상태를 유지하는 동안, 치료자세를 90초 동안 유지한다. 늑골기능장애(costal dysfunctions)의 경우, 120초가 필요한 것으로 연구되었다. 오스테오파시의학 교육심의위원회의 다양한 구성원 및 Dr. Jones의 동료들 간의 개인적 의사소통 내용에서는 늑골기능장애에도 90초의 시간이면 충분하다고 한다. Dr. Jones는 늑골기능장애를 치료하는 자세가 환자가 완전히 긴장을 풀기 어렵게 만든다고 믿었으며, 따라서 긴장을 풀 수 있는 30초의 시간을 추가 제공하였다. 이것이 늑골기능장애에 대해 전통적으로 사용된 지정된 시간(time-defined)인 120초를 적용하는 방법으로 홍보되었지만, 실제 임상적으로는 90초면 충분하다. 현재 카운터스트레인 테크닉을 적용하여 치료되는 모든 기능장애에는 90초 시간단위(time frame)가 표준적으로 적용된다(1,7,9). 우리는 Dr. Jones가 다양한 시간의 추가 또는 감소형태의 적용에 대한 시도를 진행했고, 90초 동안 위치를 유지하는 것이 가장 효과적인 방법이라는 결론에 도달한 것에는 이유가 있다고 믿는다. 우리는 이 테크닉으로 진단되고, 성공적으로 치료되는 대부분의 문제가 이전에 확인된 신경학적 피드백 메커니즘(neurologic feedback mechanisms)의 재설정을 포함하며, 이러한 메커니즘을 사용하려면 원하는 임상결과를 달성하는 데 최적의 시간이 필요하다고 믿는다. 카운터스트레인과 유사하게 보일 수 있는 다른 테크닉(예: 자세촉진이완 테크닉, facilitated positional release)은 다른 이완 향상 메커니즘을 사용하기 때문에 카운터스트레인과 정확히 비교할 수는 없다.

5. 효과적인 자세를 유지하면서 가능한 전체 치료기간 동안 손가락패드가 카운터스트레인 포인트에 유지되어야 하기 때문에, 치료사는 치료기간 동안 카운터스트레인 포인트에서 간헐적으로(대략 30초마다) 통증수준을 재확인해야 한다.
   a. 조직에 손가락패드로 치료압력을 가해서는 안 된다.
   b. 손가락패드가 해당 포인트에서 이동하게 되면,

카운터스트레인 포인트 위치가 재평가를 위해 정확하게 재배치되지 않을 수 있다. 또한 환자는 가끔 치료사의 손가락패드가 원래의 카운터스트레인 포인트에 있다고 믿지 않으므로 관찰하는 손가락패드의 정확한 위치에 의문을 제기할 수 있다. 해당부위에 주의를 기울여 집중하면 원래 부위에 있다는 사실을 환자에게 자신 있게 확신시킬 수 있다.

c. 또한 시간 대신 촉진에 의한 조직이완지표(tissue release marker)를 사용하는 경우, 치료사는 조직 질감변화를 지속적으로 감지하기 위해, 반드시 카운터스트레인 포인트에 손가락패드를 위치시키고 있어야 한다.

6. 90초 후(시간지정치료, time-defined treatment) 또는 조직이 이완되는 것처럼 보일 때(이완지정치료, release-defined treatment) 모두에서 카운터스트레인 포인트와 "가벼운" 접촉을 유지하며, 저항이 가장 적은 경로를 통해 수동적으로 환자를 카운터스트레인 포인트를 확인한 원래의 중립상태로 천천히 되돌린다. 환자의 자발적 근육수축이 있어서는 안 되기 때문에, 환자가 도와주고 있다고 느껴지면, 움직임을 멈추고 긴장을 풀도록 요청해야 한다.
7. 카운터스트레인 포인트를 다시 확인한다. 카운터스트레인 포인트의 압통이 0으로 낮아졌다면, 계속해서 압통의 상태가 0으로 유지될 가능성이 높다. 그러나 치료 후 통증이 어느 정도 증가할 가능성도 있다. 치료 후, 압통이 원래 할당된 수준인 10에서 3으로 낮게 평가된다면, 단 90초 만에 70%의 효과가 달성된 것이다. 이러한 효과는 시간이 지남에 따라 환자의 증상을 계속해서 개선할 수도 있지만 대부분의 환자는 재평가 및 치료를 위해 며칠 내에 후속조치가 필요할 수 있다.
8. 테크닉의 효과를 확인하기 위해, 체성기능장애(비대칭, 움직임 제한, 조직질감이상)의 다른 관련 진단구성요소를 재평가한다.

카운터스트레인 테크닉 적용과정을 단순화하여 기억하는 방법(shorthand rules)은 다음과 같다.

1. 체성기능장애를 진단한다.
2. 체성기능장애와 관련된 카운터스트레인 포인트를 찾는다.
3. 환자에게 카운터스트레인 포인트의 압통이 10 또는 100 또는 1달러 가치의 통증이라고 알려준다.
4. 카운터스트레인 포인트의 압통을 100%, 또는 가능한 100%에 가깝지만, 최소 70%까지 줄이는 자세로 환자를 배치한다.
5. 카운터스트레인 포인트에 가볍게 접촉을 유지하면서 이 자세를 90초 동안 유지한다.
6. 카운터스트레인 포인트와의 접촉을 유지한 상태로, 저항이 가장 적은 경로를 통해 이완된 환자를 수동적으로 중립위치로 되돌린다.
7. 카운터스트레인 포인트와 기능장애의 다른 진단구성요소를 다시 확인한다.

치료 후, 24~48시간 동안 일반적인 통증반응이 나타날 수 있다. 이것은 임상경험에서는 드문 일이지만, 다른 임상가들에 의해 보고되었다(3). 한 번의 방문에서 6개 이상의 카운터스트레인 포인트를 치료하는 것이 이러한 통증반응과 관련이 있는 것으로 보인다. 이런 상황이 발생하면, 환자에게 수분섭취를 늘리고, 필요에 따라 3시간마다 15~20분 동안 통증부위에 냉찜질을 하도록 지시한다. 치료의 간격은 치료사의 임상적 판단에 따라 이루어져야 하지만, 일반적으로 3일 간격이 적절하다. 환자의 반응에 따라 환자에게 필요한 치료빈도가 결정된다.

카운터스트레인 테크닉의 약어
Abbreviations for Counterstrain Technique (4)

Yates와 Glover는 많은 학생들이 구체적으로 위치한 카운터스트레인 포인트의 위치를 기억하는 데 도움이 되는 간단한 설명을 도입했다. 이 암기방법(short-hand, 역자 주: 단순화 하여 기억하는 방법)은 동작유형(이동방향)에 대한 이니셜을 사용하고, 식별된 방향으로 더 크거나 작은 움직임을 각각 대문자와 소문자로 표기한다. 이 암기방법의 일반적인 약어는 A, 전방; P, 후방; F 또는 f, 굴곡; E 또는 e, 신전; SR 또는 Sr, 우측 측면굽힘; SL 또는 Sl, 좌측 측면굽힘; RR 또는 Rr, 우측회전; RL 또는 Rl, 좌측회전; IR 또는 ir, 내회전; ER 또는 er, 외회전; ABD 또는 Abd, 외전; ADD 또는 Add, 내전; SUP 또는 sup, 회외; PRO 또는 pro, 회내이다. 특정 약어는 카운터스트레인 포인트에 가까워지는 움직임(t-T) 또는 멀어지는 움직임(a-A)을 나타낸다. 대문자는 특정 동작이 더 많다는 것을 의미하며 소문자는 더 적음을 의미한다(6). 다른 약어는 극돌기(SP), 횡돌기(TP), 장골릉(CR), 후두골(OCC) 등과 같이 명백한 뼈의 랜드마크(bony landmarks)를 나타낸다.

테크닉은 단계별 순서대로 설명되거나 묘사된다. 카운터스트레인 적용과정은 각 기능장애에 대해 동일하므로, 개별 테크닉을 설명하는 내용은 간단하게 요약되어 있다. 각 기능장애의 공통요소는 카운터스트레인 포인트의 위치와 전통적인 치료 자세이다. 테크닉에서 처음에 등장하는 이러한 부분은 강조 표시된 테크닉의 고유한 측면과 함께, 전체 카운터스트레인 적용과정을 설명한다. 이후에 등장하는 테크닉의 모든 적용과정은 특정 체성기능장애 및 카운터스트레인 포인트에 대한 고유한 정보로만 설명한다. 카운터스트레인 포인트의 위치는 Dr. Jones(1,2), Yates 및 Glover(4), Myers(5), ECOP 교육가이드(7), Rennie 및 Glover(9), Snider 및 Glover(11) 등의 설명과 우리의 임상적 결론을 편집한 것이다.

전방경추 부위 Anterior Cervical Region

전방경추 카운터스트레인 포인트
Anterior Cervical Counterstrain Points

전방경추(AC) 카운터스트레인 포인트는 표 9.1에 요약되어 있다. 해부학적 상관관계 및 위치는 그림 9.1 및 9.2에 설명되어 있다.

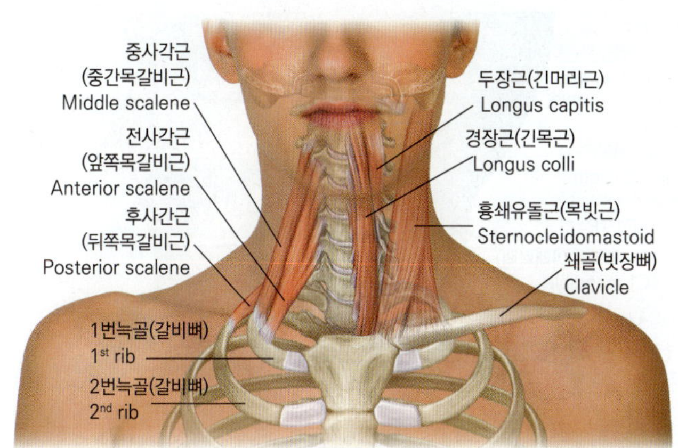

그림 9.1 해부학적 상관관계

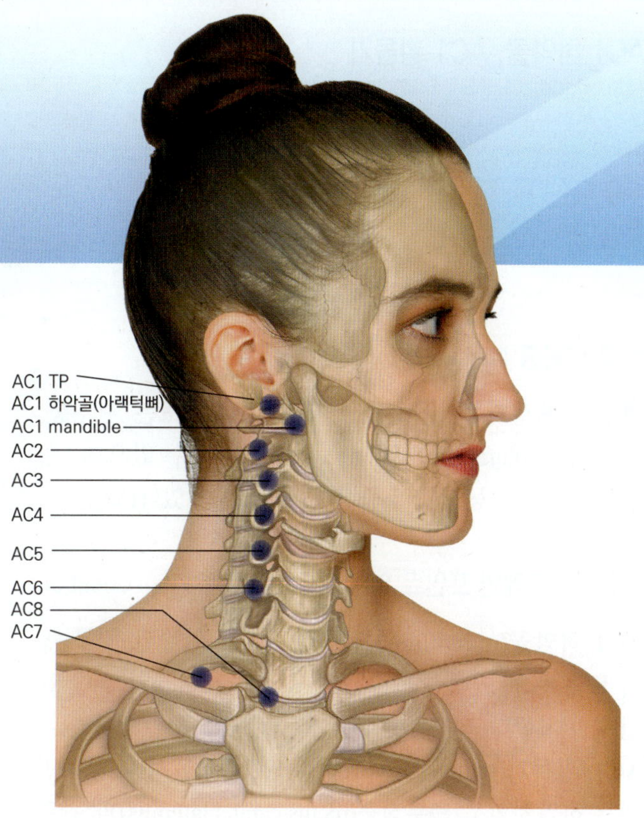

그림 9.2 전방경추 카운터스트레인 포인트

표 9.1 일반적인 전방경추 카운터스트레인 포인트 Common Anterior Cervical Counterstrain Points

카운터스트레인 포인트	위치	전통적인 치료 자세	약어(머리글자)
전방경추 1 AC1 하악골 AC1 횡돌기 (가로돌기, transverse process)	귓볼 높이에서 하악지(아래턱뼈오름가지, ramus)의 후방면 하악지(아래턱뼈오름가지, ramus)와 유양돌기(꼭지돌기, mastoid) 사이의 C1 횡돌기의 외측면	포인트로부터 먼 방향으로 회전; 최소한의 굴곡과 측면굽힘으로 미세조정	RA
전방경추 2–6 AC2–AC6	해당 경추의 횡돌기 앞/뒤 결절(tubercles)의 전외측면(anterior lateral aspect)	기능장애 분절의 높이에서 굴곡; 포인트에서 먼 방향으로 측면굴곡과 회전	F Sa Ra
전방경추 7 AC7	흉쇄유돌근의 쇄골부착부위의 쇄골의 후상면(posterosuperior surface)	C7 높이에서 굴곡; 포인트에 가까운 방향으로 측면굽힘과 먼 방향으로 회전	F St Ra
전방경추 8 AC8	흉쇄유돌근의 흉골부착부에서 쇄골의 상부 내측 말단	AC7 아래에서 굴곡; 포인트에서 먼 방향으로 측면굽힘과 회전	f–F Sa Ra

전방경추 부위 Anterior Cervical Region

AC1 하악골, AC1 횡돌기
AC1 Mandible, AC1 Transverse Process

치료 적응증 Indication for Treatment

경추의 체성기능장애(C1) 환자는 전두통 또는 편두통, 시야 흐림(blurring of vision) 등을 호소할 수 있으며, 측두하악관절 기능장애의 증상처럼 보일 수 있다(5,9).

카운터스트레인 포인트 위치 Counterstrain Point Location

AC1 하악골(mandible): 전두직근(4)과 관련된 귓불 높이 또는 바로 아래, 하악지(ramus of mandible)의 후방 표면에 위치한다(그림 9.3). 후방에서 전방으로 압박하라.

AC1 횡돌기(transverse process): C1 횡돌기의 외측면에서 하악지와 외측두직근(rectus capitis lateralis)과 관련된 유양돌기 사이 중간에 위치한다(4,5). 외측면에서 내측으로 압박하라.

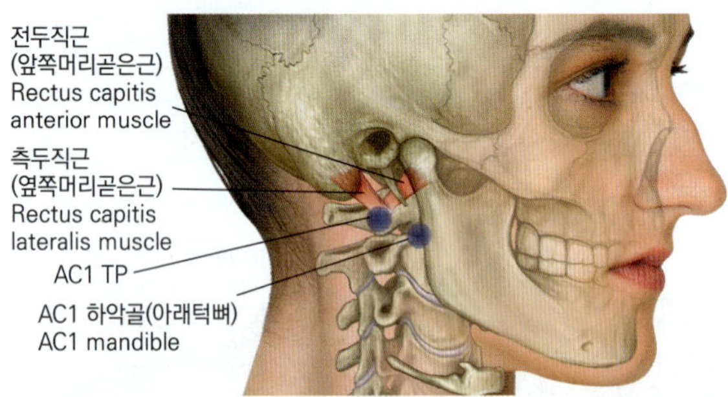

그림 9.3 AC1 카운터스트레인 포인트 위치

카운터스트레인 적용과정 Counterstrain Sequence

1. 환자는 반듯이 눕고, 치료사는 치료대의 머리부분에 앉는다.
2. 치료사는 한 손가락의 패드를 이용해 어느 정도의 압력으로 적절한 포인트를 눌러 압통의 초기 수준을 100% 또는 0~10의 척도에서 10으로 정량화(quantify)한다.
3. 치료사는 압력을 해제하지만, 포인트에 가벼운 접촉을 유지하면서 치료과정 내내 이를 관찰한다.
4. 환자의 머리를 포인트에서 먼 방향으로 90도 회전시킨다.

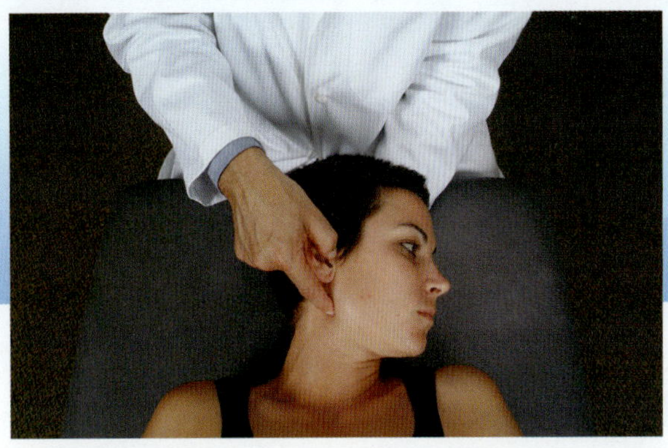
그림 9.4 AC1: RA

5. 치료사는 압통이 완전히 사라지거나, 가능한 100%에 가깝게 감소될 때까지(적어도 70%가 감소될 때까지), 움직임의 작은 원호(small arcs of motion, 약간의 굴곡과 함께 회전량을 늘리거나 줄이는 방식 또는 포인트에서 먼 방향으로 측면굽힘 방식)를 이용해 미세조정을 한다(그림 9.4~9.6).

6. 치료사는 환자가 완전히 이완된 상태에서 최소 90초 동안 이 자세를 유지한다.

7. 90초 후, 치료사는 저항이 가장 적은 경로를 통해 수동적으로 환자를 천천히 중립위치로 되돌린다. 치료사는 환자에게 완전히 이완된 상태를 유지하고, 어떤 방식으로든 움직이는 데 도움을 주지 않도록 주의시킨다.

8. 치료사는 테크닉의 효과를 결정하기 위해 카운터스트레인 포인트와 기능장애의 다른 진단요소를 재평가한다. 일반적으로 기능장애의 성공적인 치료를 위해서는 처음에 나타난 압통의 최소 70%의 감소가 필요하다.

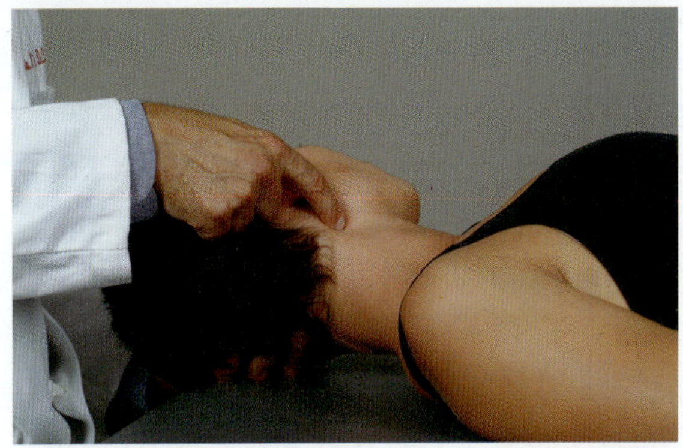
그림 9.5 AC1: RA

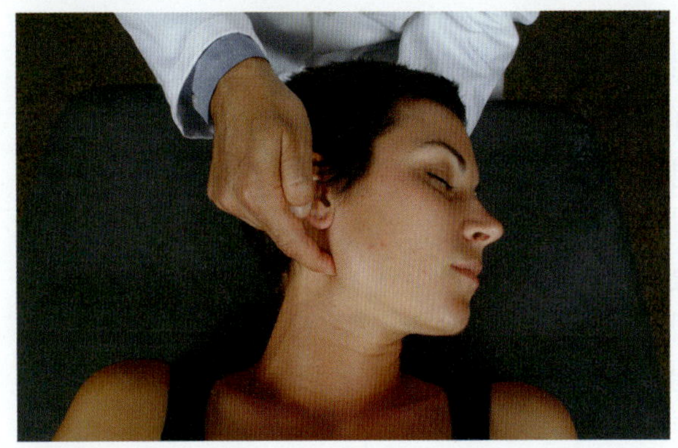
그림 9.6 AC1: f RA

전방경추 부위 Anterior Cervical Region

AC2-AC6

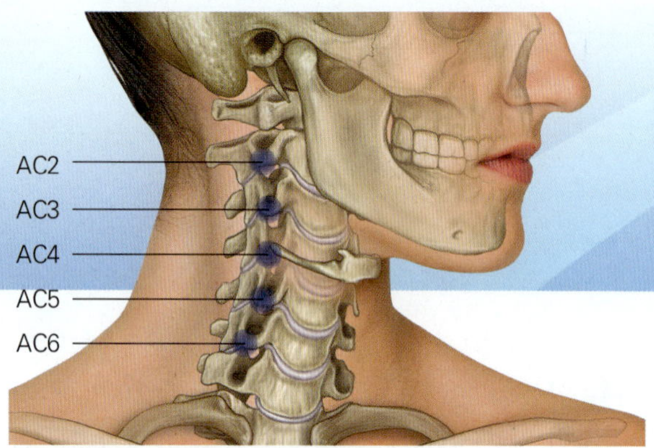

그림 9.7 AC2-AC6 카운터스트레인 포인트

치료 적응증 Indication for Treatment

경추의 체성기능장애(C2-C6). 환자는 후외측(posterolateral) 목 통증을 호소할 수 있다.

카운터스트레인 포인트 위치 Counterstrain Point Location

해당 기능장애 경추의 횡돌기 앞/뒤 결절의 전외측면. **AC2**는 중사각근(middle scalene) 및 경장근(longus colli)과 관련이 있다. **AC3** 및 **AC4**는 두장근 및 경장근과 연결되는 전사각근, 중사각근과 관련되어 있다; **AC5** 및 **AC6**은 두장근 및 경장근과 연결되는 전사각근, 중사각근, 후사각근과 관련되어 있다. 후방에서 내측으로 압박하라(그림 9.7).

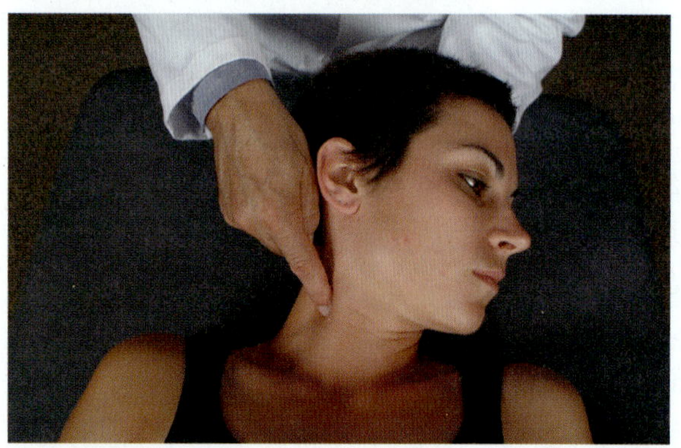

그림 9.8 AC4: F Sa Ra

치료 자세 Treatment Position: F Sa Ra

1. 환자의 머리와 목을 기능장애 분절높이에서 굴곡 및 측면굽힘하고, 포인트에서 먼 방향으로 회전시킨다(그림 9.8~9.11).
2. 치료사는 압통이 완전히 사라지거나, 가능한 100%에 가깝게 감소될 때까지(적어도 70%가 감소될 때까지), 움직임의 작은 원호(굴곡량, 측면굽힘, 회전 등을 포인트에서 먼 방향으로 늘리거나 줄이는 방식)를 이용해 미세조정한다.

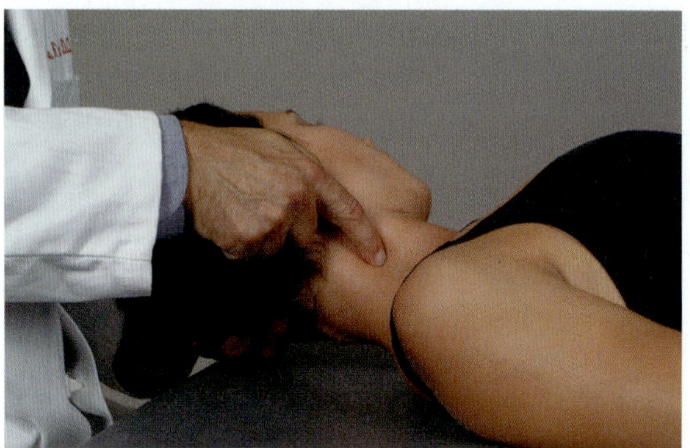

그림 9.9 AC4: F Sa Ra

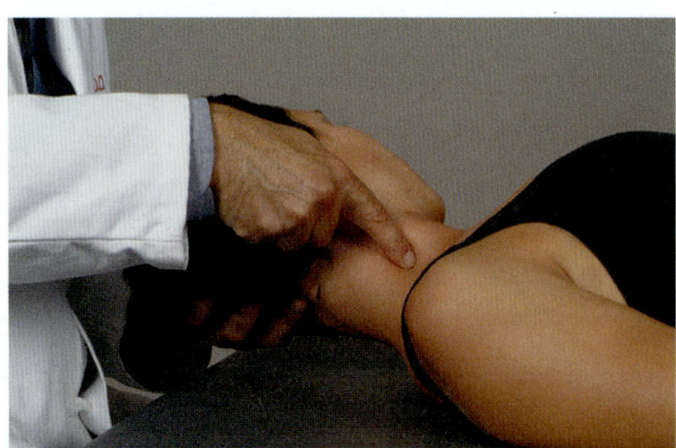

그림 9.11 AC6: F Sa Ra

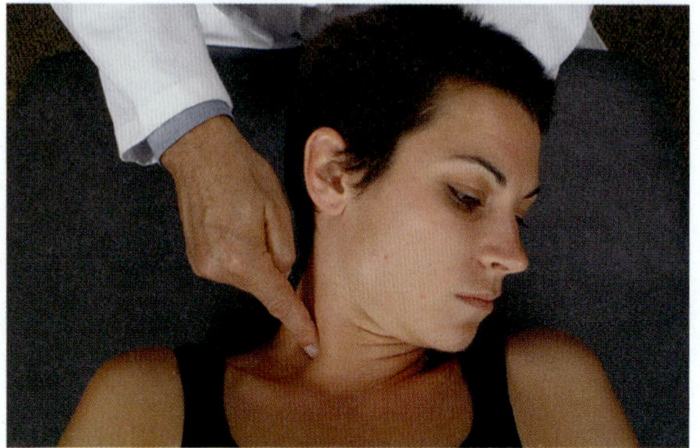

그림 9.10 AC6: F Sa Ra

전방경추 부위 Anterior Cervical Region

AC7

치료 적응증 Indication for Treatment

경추의 체성기능장애. 환자는 하부경추 부위에 통증을 호소할 수 있다.

카운터스트레인 포인트 위치 Counterstrain Point Location

흉쇄유돌근의 쇄골 부착부위에서 쇄골의 후상면. 상부에서 하부로 압박하라(그림 9.12).

치료 자세 Treatment Position: F Sa Ra

1. 환자의 머리와 목을 C7 높이에서 굴곡, 포인트에서 먼 방향으로 회전, 포인트에 가까운 방향으로 측면굽힘 한다(그림 9.13~9.15).
2. 치료사는 압통이 완전히 사라지거나, 가능한 100%에 가깝게 감소될 때까지(적어도 70%가 감소될 때까지), 움직임의 작은 원호(굴곡량을 늘리거나 줄이는 방식, 포인트 방향으로 측면굽힘, 포인트에서 먼 방향으로 회전방식)를 이용해 미세조정을 한다.

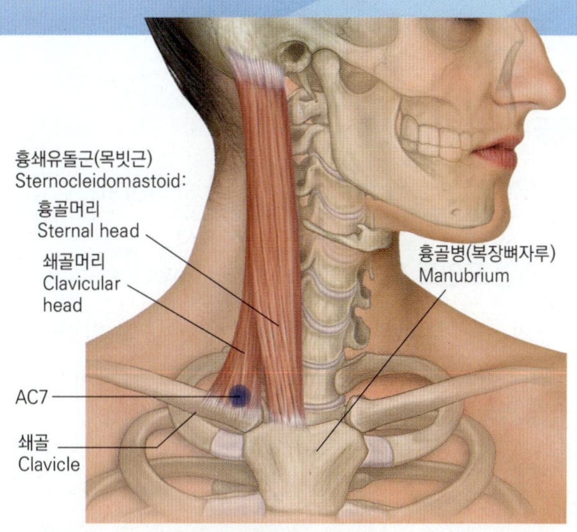

그림 9.12 AC7 카운터스트레인 포인트

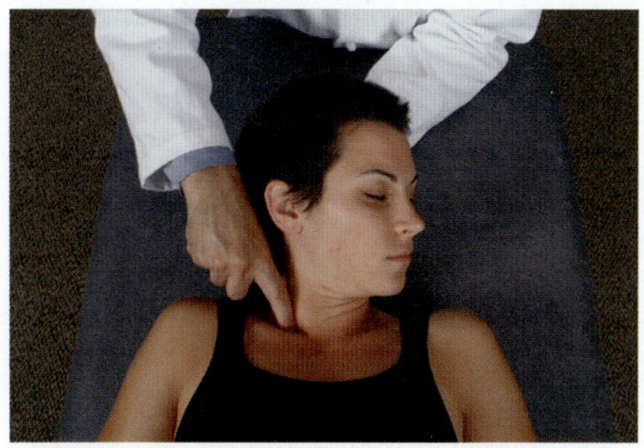

그림 9.13 AC7: F St Ra

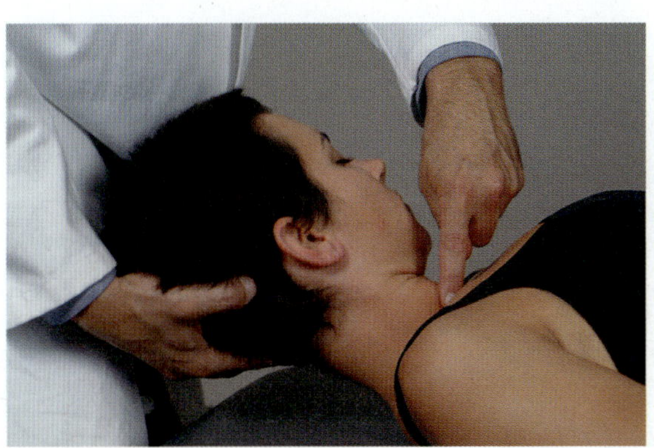

그림 9.15 AC7: F St Ra(손 배치의 다른 방법)

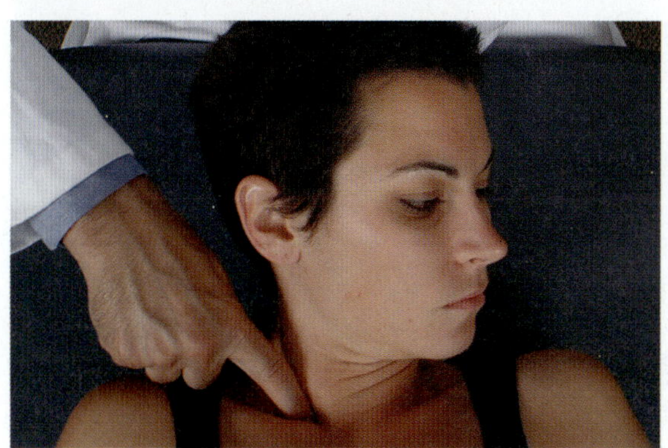

그림 9.14 AC7: F St Ra

전방경추 부위 Anterior Cervical Region

AC8

치료 적응증 Indication for Treatment

경추의 체성기능장애. 임상양상은 AC7과 유사하다.

카운터스트레인 포인트 위치 Counterstrain Point Location

흉쇄유돌근의 흉골부착부에서 쇄골의 상부내측 말단. 후하방외측(posterior, inferior, and lateral)으로 압박하라 (그림 9.16).

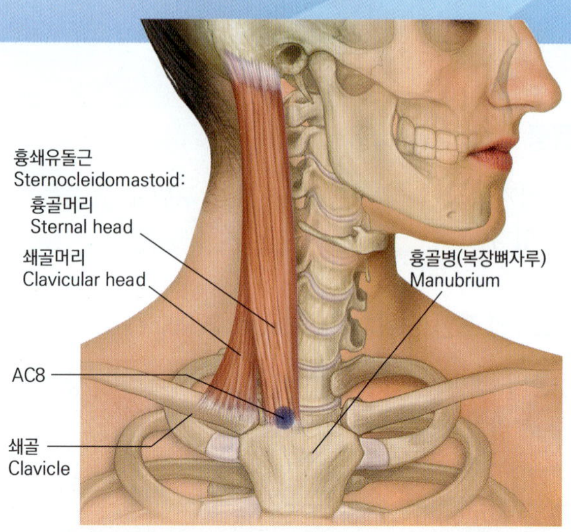

그림 9.16 AC8 카운터스트레인 포인트

치료 자세 Treatment Position: f-F Sa Ra

1. 환자의 머리와 목을 C7 보다 낮은 높이(<C7)에서 굴곡, 포인트에서 먼 방향으로 회전, 포인트에서 먼 방향으로 측면굽힘한다(그림 9.17~9.19).
2. 치료사는 압통이 완전히 사라지거나, 가능한 100%에 가깝게 감소될 때까지(적어도 70%가 감소될 때까지), 움직임의 작은 원호(굴곡량, 측면굽힘, 회전 등을 포인트에서 먼 방향으로 늘리거나 줄이는 방식)를 이용해 미세조정을 한다.

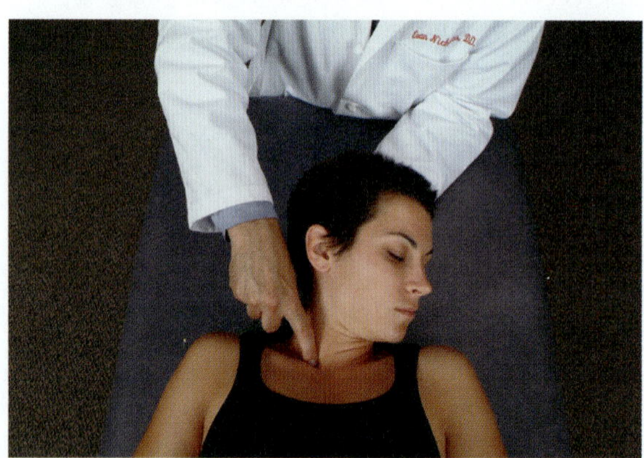

그림 9.17 AC8: f-F Sa Ra

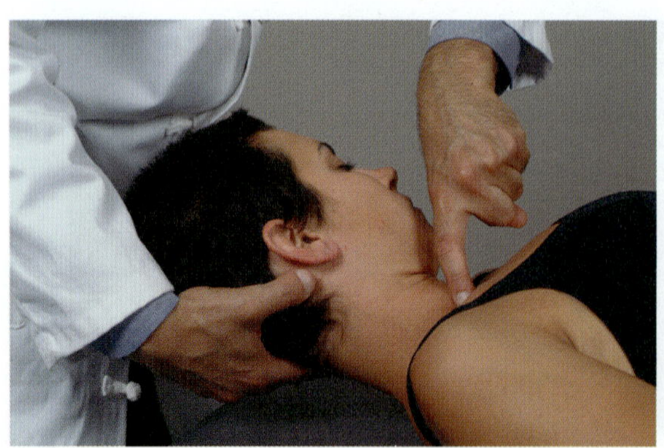

그림 9.19 AC8: f-F Sa Ra(손 배치의 다른 방법)

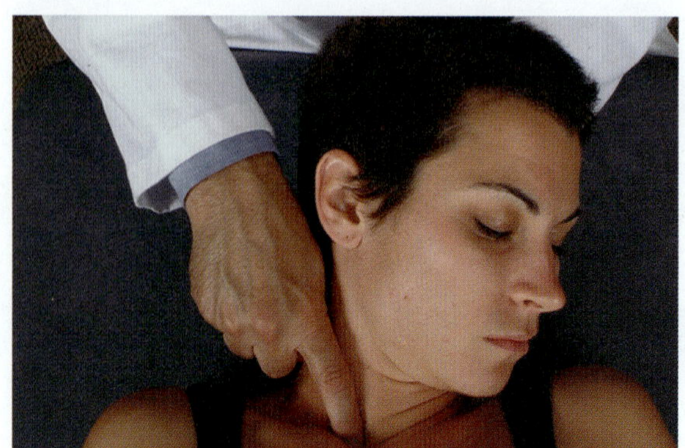

그림 9.18 AC8: f-F Sa Ra

후방경추 부위 Posterior Cervical Region

후방경추 카운터스트레인 포인트
Posterior Cervical Counterstrain Points

후방경추(PC) 카운터스트레인 포인트는 표 9.2에 요약되어 있다. 해부학적 상관관계와 위치는그림 9.20과 9.21에 설명되어 있다.

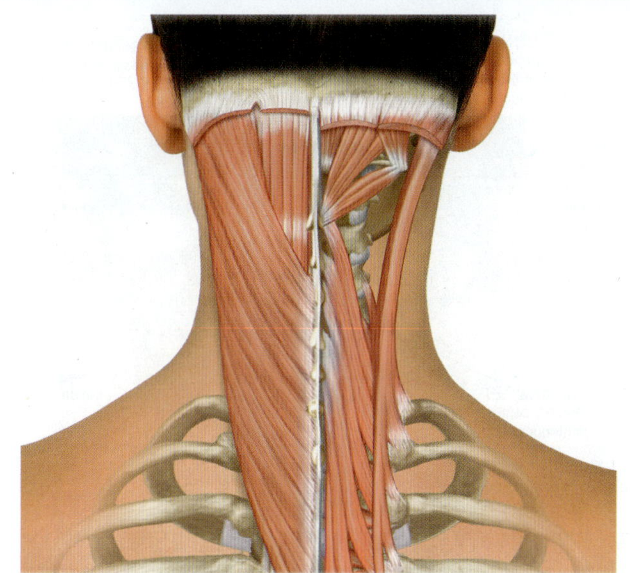

그림 9.20 해부학적 상관관계

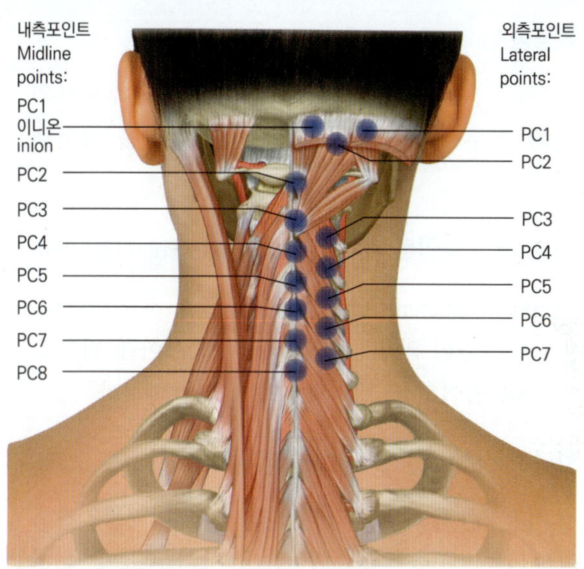

그림 9.21 후방경추 카운터스트레인 포인트

표 9.2 일반적인 후방경추 카운터스트레인 포인트 Common posterior Cervical Counterstrain Points

카운터스트레인 포인트	위치	전통적인 치료 자세	약어(머리글자)
PC1 외후두융기(inion, 이니온)	하항선(inferior nuchal line, 아래목덜미선), 이니온(inion) 외측	후두환추관절(C0-C1)의 굴곡; 포인트에서 가까운 방향으로 측면굽힘 미세조정, 먼 방향으로 회전	F St Ra
PC1(후두골)	후두골과 유양돌기 사이 중간의 하항선, 두판상근, 대후두직근/소후두직근 및 상두사근과 관련됨(4,5)	후두하조직의 근막장력을 줄이기 위해 머리를 약간 압박하며 후두환추관절의 신전(필요에 따라 포인트에서 먼 방향으로 약간의 측면굽힘 및 회전)	e-E Sa Ra
PC2(후두골)	대후두신경(greater occipital nerve)과 관련된 두반극근(semispinalis capitis) 내의 하항선(5)	후두하조직의 근막장력을 줄이기 위해 머리를 약간 압박하며 후두환추관절의 신전(필요에 따라 포인트에서 먼 방향으로 약간의 측면굽힘 및 회전)	e-E Sa Ra
PC2 극돌기 정중선	C2 극돌기의 위쪽 또는 위쪽 측면/끝부분	위와 동일	e-E Sa Ra
PC3 극돌기 정중선	C2 극돌기의 아래쪽 또는 아래쪽 측면/끝부분	굴곡, 포인트에서 먼 방향으로 측면굽힘 및 회전	f-F Sa Ra
PC4-PC8 극돌기 정중선	극돌기의 아래쪽 또는 아래쪽 측면. PC4는 C3 극돌기의 아래쪽. 나머지 카운터스트레인 포인트는 이 패턴을 따름	기능장애 분절의 최소 또는 중간 정도의 측면굽힘과 포인트에서 먼 방향으로 최소 또는 중간 정도의 회전을 동반한 신전	e-E Sa Ra
PC3-PC7 외측	기능장애 분절과 관련된 관절돌기의 후외측 측면	기능장애 분절의 최소 또는 중간 정도의 측면굽힘과 포인트에서 먼 방향으로 최소 또는 중간 정도의 회전을 동반한 신전	e-E Sa Ra

후방경추 부위 Posterior Cervical Region

PC1 이니온
PC1 Inion

치료 적응증 Indication for Treatment

후두부 또는 경추의 체성기능장애. 환자는 후두하부위의 통증과 전두부/안와주위(periorbital) 두통을 나타낼 수 있다(5,9).

카운터스트레인 포인트 위치 Counterstrain Point Location

하항선(inferior nuchal line)의 두반극근과 소후 두직근 내측경계와 관련된 외후두융기(Inion) 바로 아래 외측(그림 9.22) 근육 덩어리를 전방과 외측으로 압박하라.

치료 자세 Treatment Position: F 후두골 F occiput (F St Ra)

1. 치료사는 환자의 앞머리 부분에 꼬리쪽 움직임(caudad motion)을 유도하면서, 환자의 후두부에 머리쪽 견인(cephalad traction)을 유도함으로써, 환자의 머리를 굴곡한다(그림 9.23~9.25).
2. 치료사는 압통이 완전히 사라지거나, 가능한 100%에 가깝게 감소될 때까지 또는 적어도 70%까지 감소될 때까지 움직임의 작은 원호를 통해 미세조정을 한다(굴곡량을 늘리거나 줄이는 방식, 포인트에 가까운 방향으로 최소한의 측면굽힘 및 포인트에서 먼 방향으로 최소한의 회전이 필요할 수 있음).

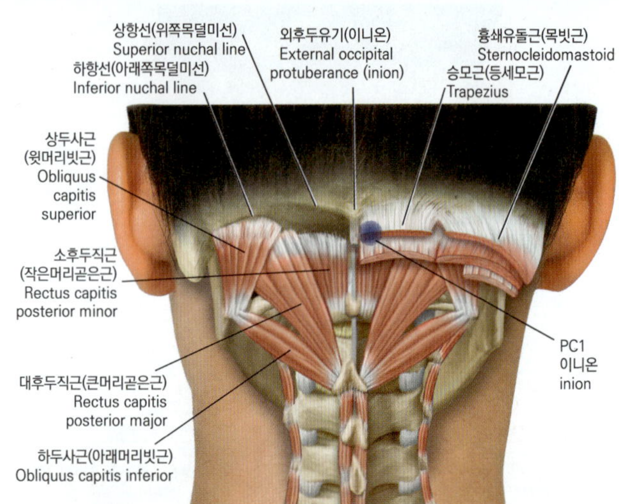

그림 9.22 PC1 외후두융기(Inion) 카운터스트레인 포인트

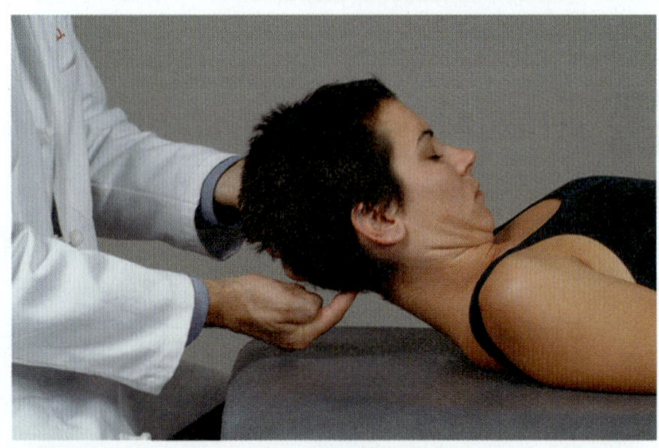
그림 9.23 PC1 외후두융기: F 후두골(F St Ra)

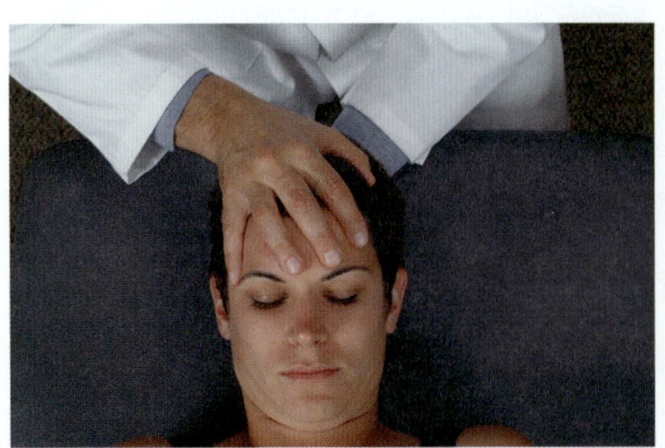
그림 9.25 PC1 외후두융기: F 후두골(F St Ra)

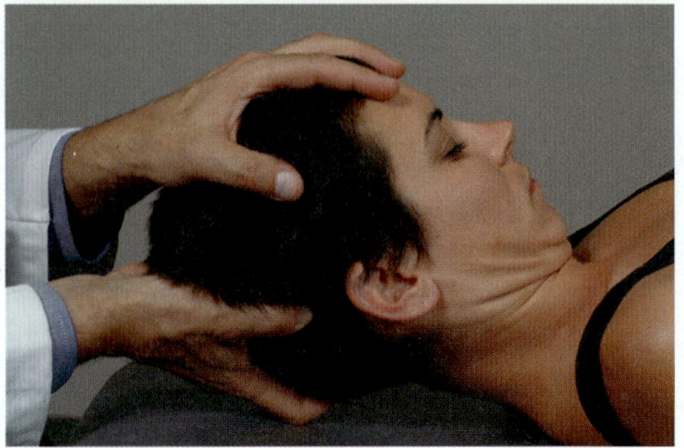
그림 9.24 PC1 외후두융기: F 후두골(F St Ra)

후방경추 부위 Posterior Cervical Region

PC1 후두골, PC2 후두골
PC1 Occiput, PC2 Occiput

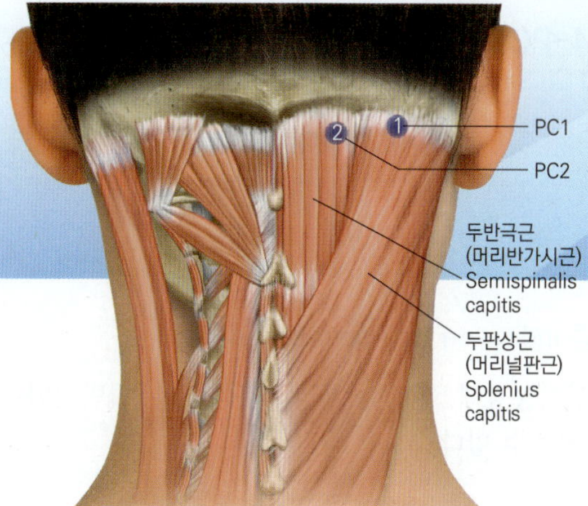

그림 9.26 PC1 후두골(occiput); PC2 후두골 카운터스트레인 포인트

치료 적응증 Indication for Treatment

후두부 또는 경추의 체성기능장애. 환자는 후외측의 두통과 눈 뒤에 통증이 나타날 수 있다. PC2는 눈 주위 또는 측두부 두통을 일으키는 경향이 있다(5,9).

카운터스트레인 포인트 위치 Counterstrain Point Location

PC1(occiput): 두판상근, 대후두직근/소후두직근, 상두사근(obliquus capitis superior)과 관련된 대후두융기와 유양돌기 사이의 하항선 중앙에 있다(4,5).
PC2(occiput): 대후두신경(greater occipital nerve)(5)과 관련된 두반극근 근육 내의 하항선 안에 있다. 전방으로 압박하라(그림 9.26).

치료 자세 Treatment Position: e–E Sa Ra

1. 환자의 머리를 기능장애가 있는 척추 높이에서 신전한다. 약간의 후두부 압박이 필요할 수 있다(그림 9.27 및 9.28).
2. 치료사는 압통이 완전히 사라지거나, 가능한 100%에 가깝게 감소될 때까지(적어도 70%가 감소될 때까지), 움직임의 작은 원호(신전량을 늘리거나 줄이는 방식, 포인트에서 먼 방향으로 약간의 측면굽힘과 회전방식)를 이용해 미세조정을 한다.
3. 다른 방법: 신전, 포인트에서 먼 방향으로 회전, 미세조정(그림 9.29 및 9.30).

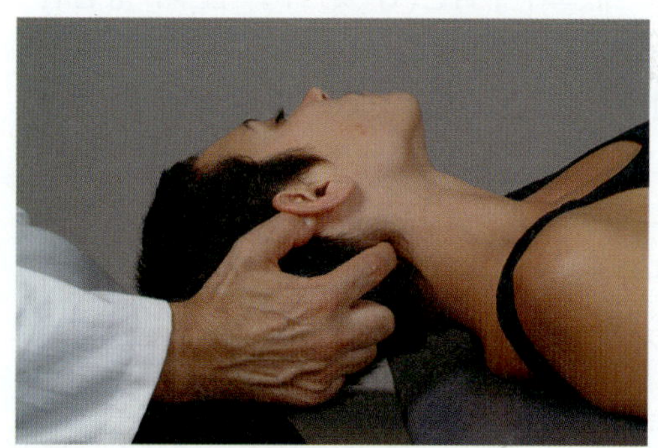
그림 9.27 PC1 후두골(occiput): e–E Sa Ra

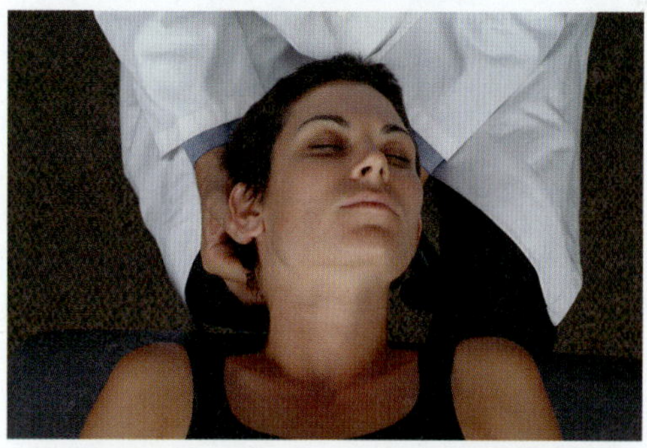
그림 9.28 PC1 후두골(occiput); PC2 후두골: e–E Sa Ra

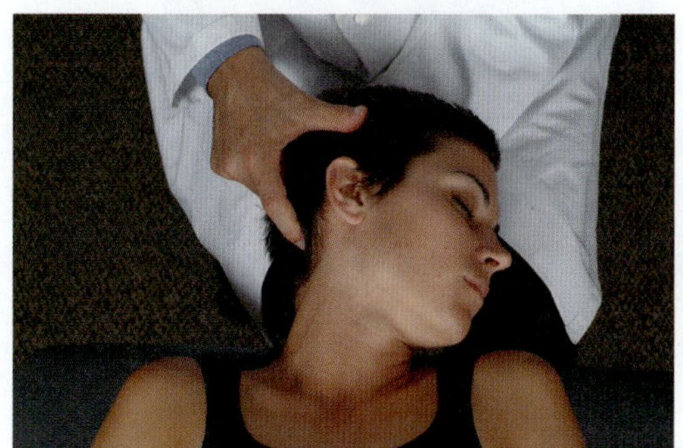
그림 9.30 PC1 후두골(occiput); PC2 후두골: e RA, 다른 방법

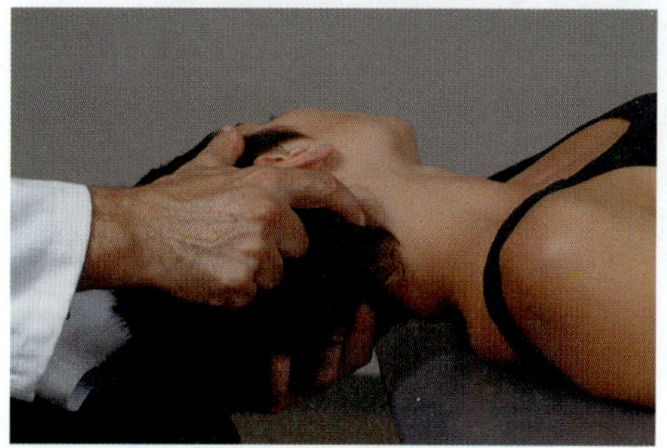
그림 9.29 PC1 후두골(occiput); PC2 후두골: e RA, 다른 방법

후방경추 부위 Posterior Cervical Region

PC2, PC4-PC8 극돌기(중심선)
PC2, PC4-PC8 Spinous Process (Midline)

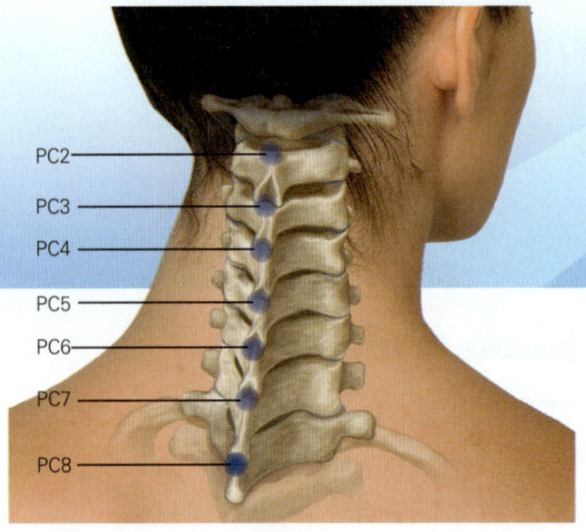

그림 9.31 PC2-PC8 정중선(midline) 카운터스트레인 포인트

치료 적응증 Indication for Treatment

경추의 체성기능장애. 환자는 후방경부통증 및 일반적인 두통이 나타날 수 있다.

카운터스트레인 포인트 위치 Counterstrain Point Location

PC2 정중선: C2 극돌기의 위쪽 또는 위쪽 측면/끝부분. 해부학적으로 대/소후두직근(4) 및 하두사근과 상관관계가 있을 수 있다(그림 9.31).

PC4–PC8 정중선: 극돌기의 아래쪽 또는 아래쪽 측면(끝부분). PC4는 C3 극돌기 아래쪽. PC5는 C4의 극돌기 아래쪽. 나머지 카운터스트레인 포인트는 이 패턴을 따른다. 해부학적으로 두반극근, 다열근 또는 회전근과 상관관계가 있을 수 있다(5,9).

치료 자세 Treatment Position: e-E Sa Ra

1. 환자의 머리를 기능장애 분절높이에서 신전한다(PC2, 그림 9.32; PC5, 그림 9.33 및 9.34; PC7, 그림 9.35). 포인트에서 먼 방향으로 최소한의 측면굽힘과 회전이필요할 수 있다.
2. 치료사는 압통이 완전히 사라지거나, 가능한 100%에 가깝게 감소될 때까지(적어도 70%가 감소될 때까지), 움직임의 작은 원호(신전량을 늘리거나 줄이는 방식, 포인트에서 먼 방향으로 약간의 측면굽힘과 회전방식)를 이용해 미세조정을 한다.

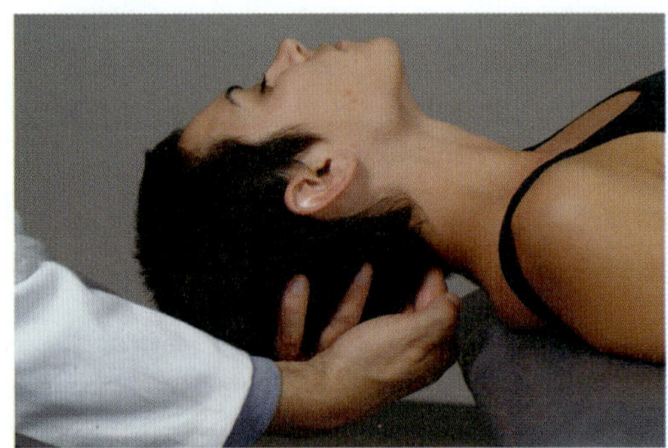
그림 9.32 PC2: e Sa Ra

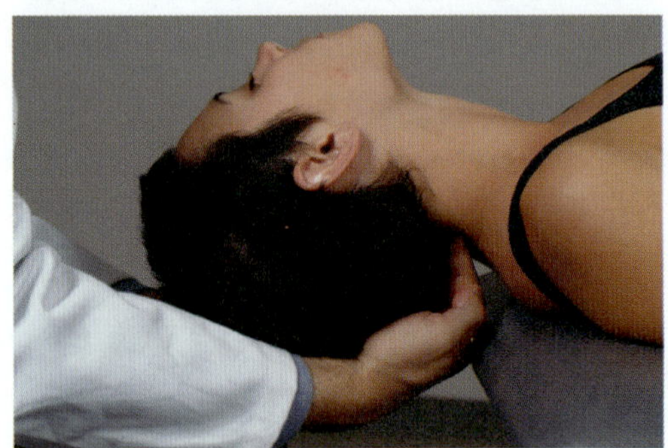
그림 9.33 PC5: e-E Sa Ra

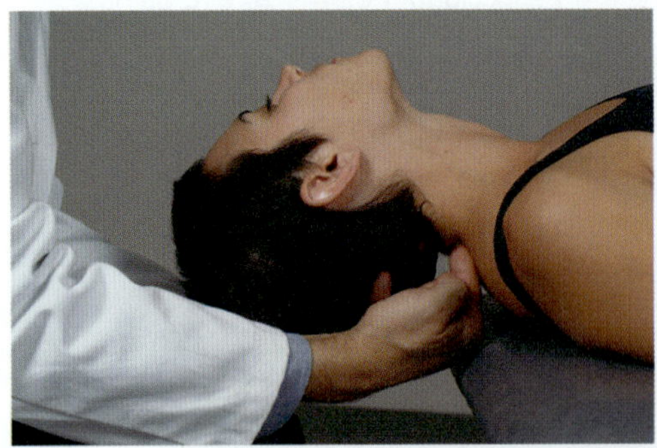
그림 9.35 PC7: e-E Sa Ra

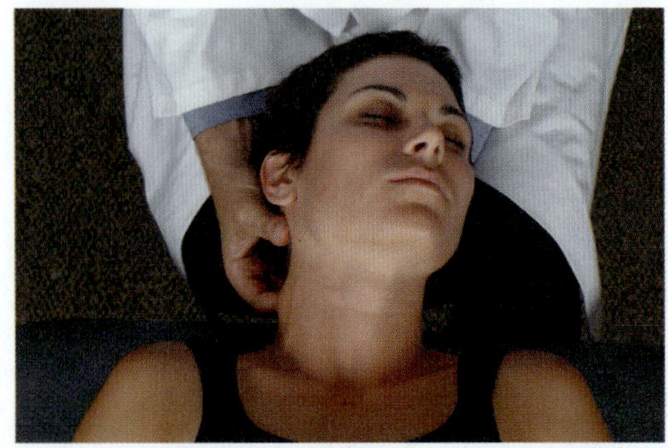
그림 9.34 PC5: e-E Sa Ra

후방경추 부위 Posterior Cervical Region

PC3 극돌기(중심선)
PC3 Spinous Process (Midline)

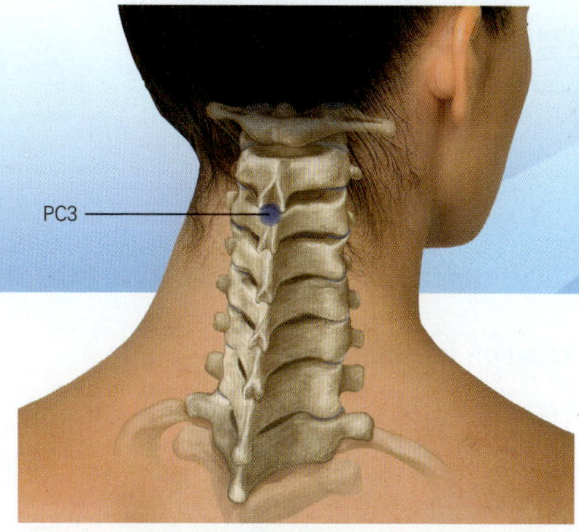

그림 9.37 PC3 정중선 카운터스트레인 포인트

치료 적응증 Indication for Treatment

경추의 체성기능장애. 환자는 후두하부위 두통, 이통(earache), 이명(tinnitus) 또는 현기증(vertigo)이 나타날 수 있다(5, 9).

카운터스트레인 포인트 위치 Counterstrain Point Location

C2 극돌기의 아래쪽 끝부분 또는 아래쪽 외측면. 해부학적으로 대후두신경(greater occipital nerve), 세번째 후두신경, C3 신경근(즉, 중사각근, 두장근, 경장근)에 의해 신경이 지배하는 근육의 자극과 관련될 수 있다(9). 후방에서 전방으로 압박하라(그림 9.36 및 9.37).

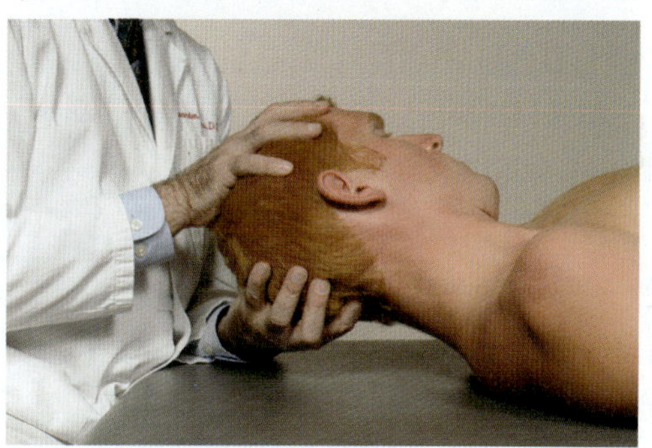

그림 9.38 PC3: f-F Sa Ra

치료 자세 Treatment Position: f-F Sa Ra

1. 환자의 머리를 최소의 측면굽힘과 포인트에서 멀어지는 방향으로 회전하면서 기능장애 분절높이까지 굴곡한다(그림 9.38).
2. 치료사는 압통이 완전히 사라지거나, 가능한 100%에 가깝게 감소될 때까지(적어도 70%가 감소될 때까지), 움직임의 작은 원호(굴곡량을 늘리거나 줄이는 방식, 포인트에서 먼 방향으로 측면굽힘과 회전방식)를 이용해 미세조정을 한다.

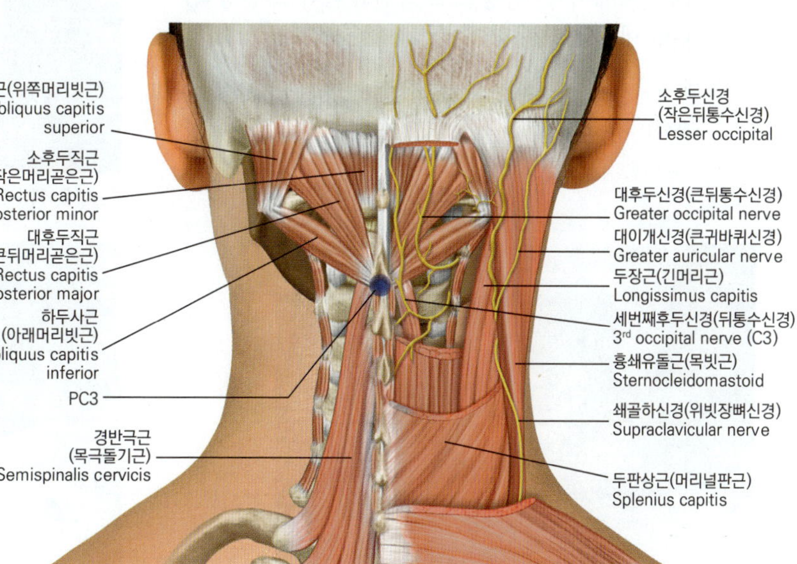

그림 9.36 PC3 정중선(midline) 카운터스트레인 포인트

후방경추 부위 Posterior Cervical Region

PC3-PC7 관절돌기외측
PC3-PC7 Articular Process (Lateral)

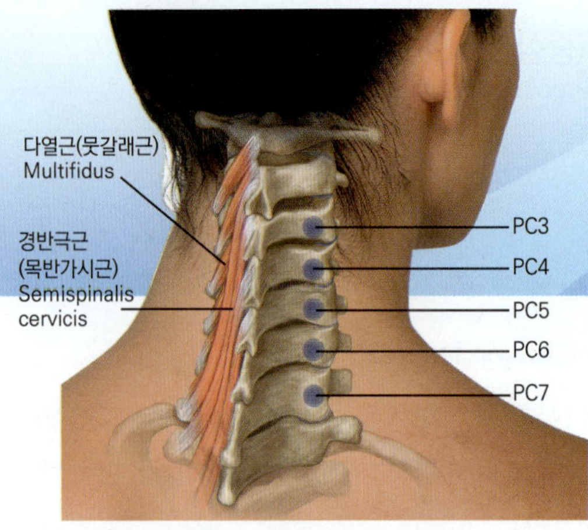

그림 9.39 PC3-PC7 외측(lateral) 카운터스트레인 포인트

치료 적응증 Indication for Treatment

경추의 체성기능장애. 환자는 목통증과 두통을 호소할 수 있다.

카운터스트레인 포인트 위치 Counterstrain Point Location

기능장애 분절과 관련된 관절돌기의 후외측면. 해부학적으로 횡극근 그룹(경반극근, 두반극근, 다열근, 회전근)과 관련이 있을 수 있다(5,9)(그림 9.39).

치료 자세 Treatment Position: E Sa-A Ra-A

1. 환자의 머리와 목을 포인트에서 먼 방향으로 최소 또는 중간정도의 측면굽힘 및 회전과 함께 기능장애 분절높이까지 신전한다(각각 그림 9.40~9.43, PC3, PC3, PC6 및 PC6).
2. 치료사는 압통이 완전히 사라지거나, 가능한 100%에 가깝게 감소될 때까지(적어도 70%가 감소될 때까지), 움직임의 작은 원호(신전량을 늘리거나 줄이는 방식, 포인트에서 먼 방향으로 측면굽힘과 회전방식)를 이용해 미세조정을 한다.

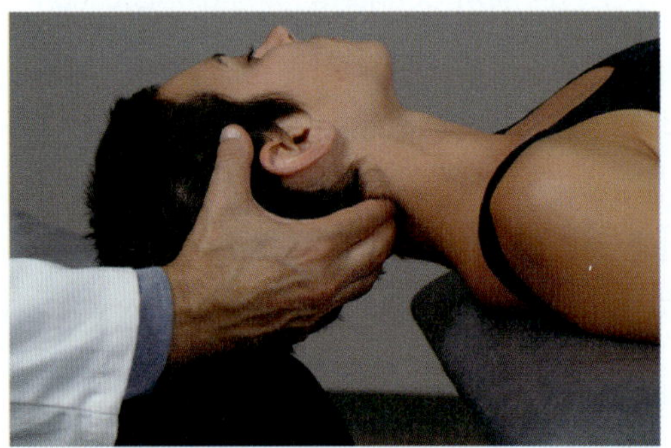

그림 9.40 PC3: e-E Sa Ra

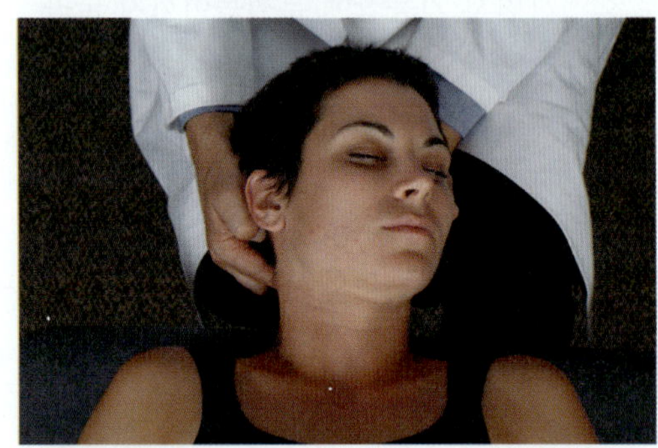

그림 9.41 PC3: e-E Sa Ra

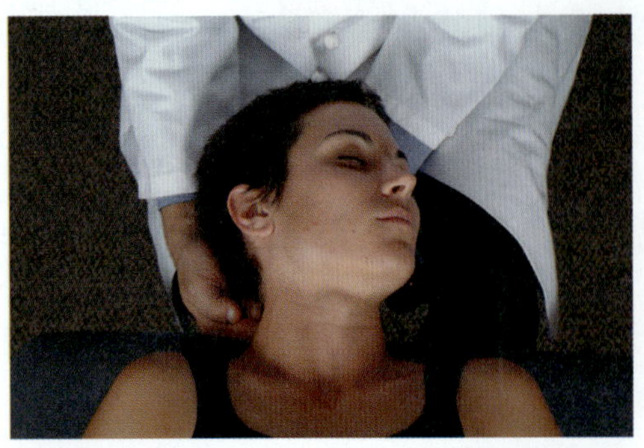

그림 9.43 PC6: e-E Sa Ra

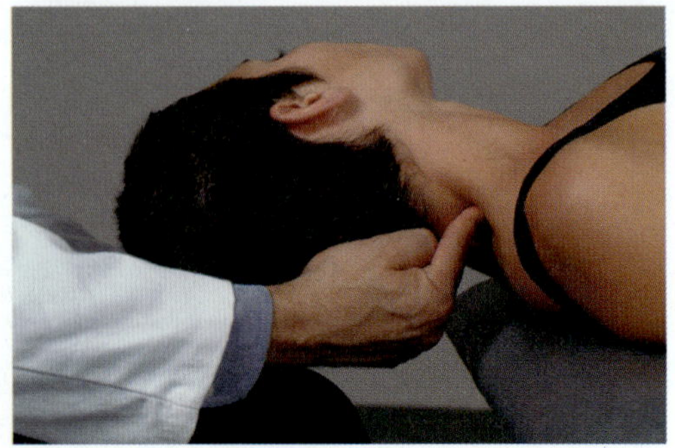

그림 9.42 PC6: e-E Sa Ra

전방흉추 부위 Anterior Thoracic Region

전방흉추 카운터스트레인 포인트
Anterior Thoracic Counterstrain Points

전방흉부(AT) 카운터스트레인 포인트는 표 9.3에 요약되어 있다. 해부학적 상관관계와 위치는그림 9.44와 9.45에 설명되어 있다.

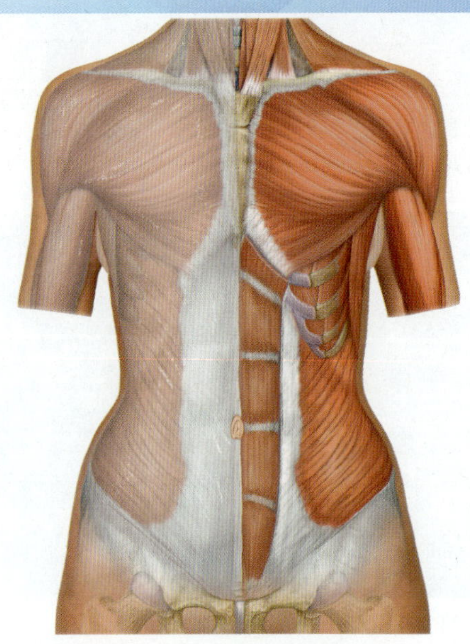

그림 9.44 해부학적 상관관계

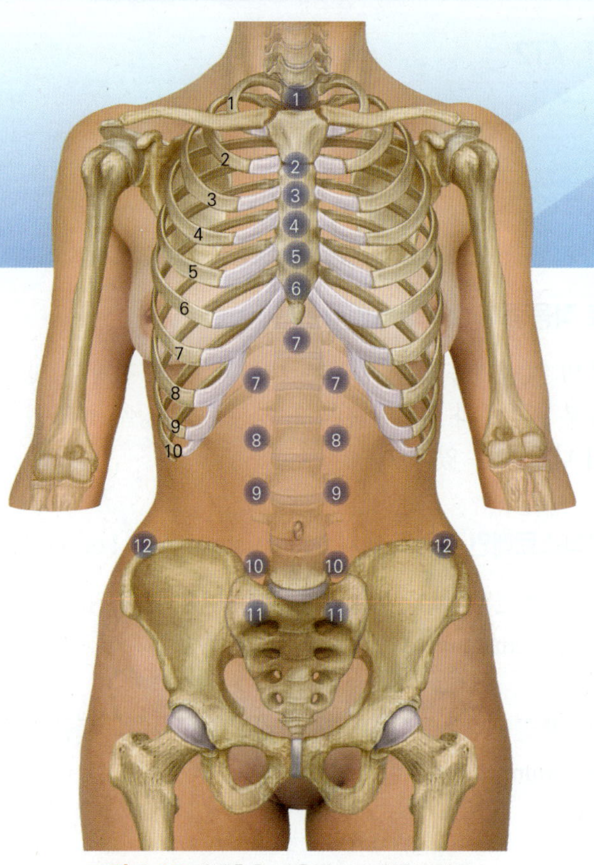

그림 9.45 전방흉추 카운터스트레인 포인트

표 9.3 일반적인 전방흉추 카운터스트레인 포인트 Common Anterior Thoracic Counterstrain Points

카운터스트레인 포인트	위치	전통적인 치료 자세	약어(머리글자)
AT1 정중선 AT2 정중선	정중선 또는 흉골절흔(episternal notch) 바로 옆 흉골과 흉골의 접합부 정중선 또는 바로 측면(Louis 각)	기능장애 높이에서 굴곡 측면굽힘 또는 회전으로 미세조정	f-F
AT3-AT6	해당 늑골 높이의 흉골(정중선 또는 정중선 측면)	기능장애 높이에서 굴곡 측면굽힘 또는 회전으로 미세조정	f-F
AT7-AT9	포인트는 복직근 내 정중선의 측면에 있음 AT7: 검상돌기(xiphoid)의 아래쪽 끝 또는 검상돌기와 배꼽 사이의 1/4 지점 AT8: 검상돌기와 배꼽 사이의 1/2 지점 AT9: 검상돌기와 배꼽 사이의 3/4 지점	환자-앉은자세 기능장애가 있는 높이에서굴곡, 포인트에 가까운 방향으로 측면굽힘, 포인트에서 먼 방향으로 회전	F St Ra
AT10-AT12	AT10: 배꼽과 치골결합에서 1/4 지점 AT11: 배꼽과 치골결합의 1/2 지점 AT12: 장골능의 전상면의 액와중심선과 만나는 지점	환자-고관절과 무릎을 구부린 상태로 누운 자세 해당 척추 높이에서 굴곡, 포인트에서 가까운 방향으로 무릎(골반) 회전(상대적으로 몸통은 포인트에서 멀어짐), 포인트 방향으로 측면굽힘(발목/발)	F St-T Ra-A

전방흉추 부위 Anterior Thoracic Region

AT1, AT2

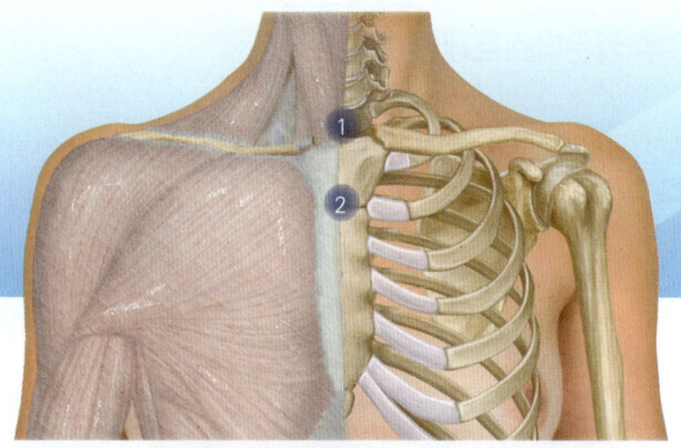

그림 9.46 AT1-AT2 카운터스트레인 포인트

치료 적응증 Indication for Treatment

흉추의 체성기능장애. 환자는 머리와 목의 전방부 및 상흉부 후만증과 관련된 전방흉벽 통증 및 상부 허리통증이 나타날 수 있다(9).

카운터스트레인 포인트 위치 Counterstrain Point Location

AT1: 흉골근막(sternal fascia) 및 대흉근과 관련된 흉골절흔(episternal notch)의 정중선 또는 정중선 바로 옆(5) (그림 9.46)

AT2: 흉골근막 및 대흉근과 관련된 흉골체와 흉골병(manubrium)의 접합부(루이스 각)의 정중선 또는 바로 옆(5)

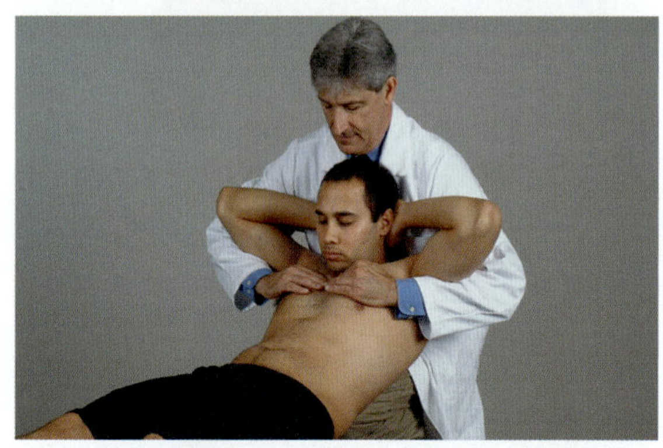

그림 9.47 AT1-AT2: f-F

치료 자세 Treatment Position: f-F

1. 환자는 양손을 머리/목 뒤로 깍지 낀 상태로 치료대에 앉는다.
2. 치료사는 환자 뒤에 서서, 팔로 환자의 겨드랑이 아래와 가슴을 감싸듯이 하여 양손을 흉골 위에 놓는다.
3. 환자는 치료사의 가슴과 허벅지에 등을 기대고, 치료사는 기능장애가 있는 흉추 분절높이까지 목을 굴곡시킨다(그림 9.47~9.49).
4. 치료사는 압통이 완전히 사라지거나, 가능한 100%에 가깝게 감소될 때까지(적어도 70%가 감소될 때까지), 움직임의 작은 원호(굴곡량을 늘리거나 줄이는 방식, 포인트가 정중선의 좌측 또는 우측에 있다면, 최소의 측면굽힘과 회전방식)를 이용해 미세조정을 한다.

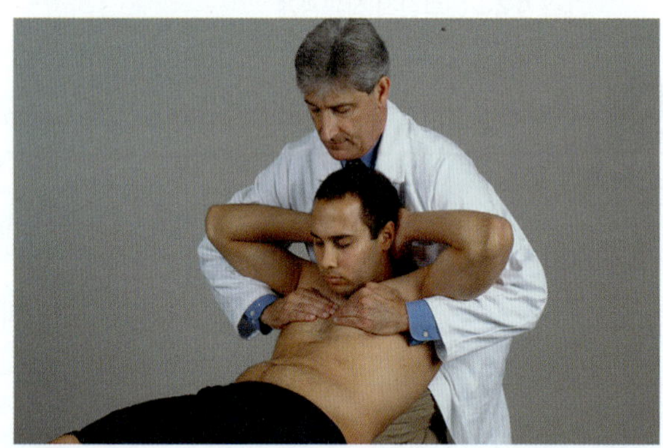

그림 9.48 AT1-AT2: f-F

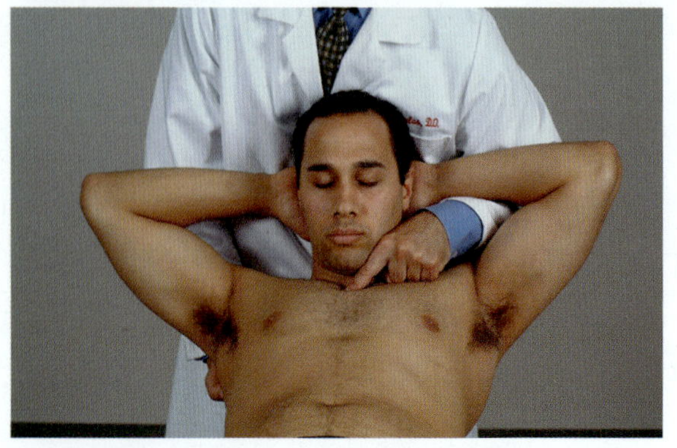

그림 9.49 AT1-AT2: f-F, 다른 방법의 손 위치

전방흉추 부위 Anterior Thoracic Region

AT3–AT6

치료 적응증 Indication for Treatment

흉추의 체성기능장애. 임상양상은 AT1–AT2와 유사하며, 위식도역류(gastroesophageal reflux) 증상을 나타낼 수 있다(9).

카운터스트레인 포인트 위치 Counterstrain Point Location

AT3–AT6: 해당 늑연골/늑골 높이의 흉골(정중선 또는 정중선 측면)에 위치하며, 흉골근막 및 대흉근과 관련될 수 있다(5,9)(그림 9.50).

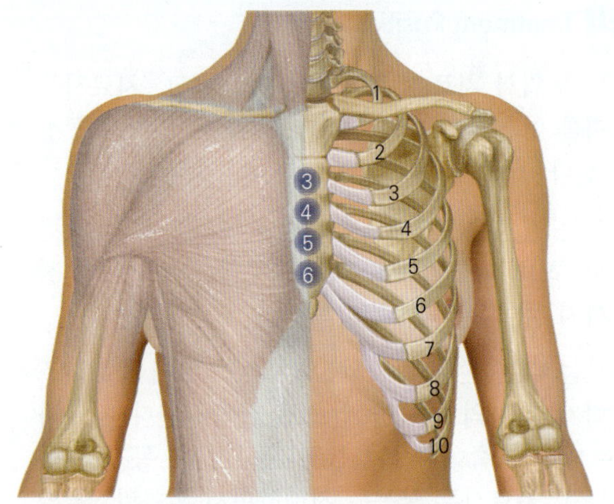

그림 9.50 AT3–AT6 카운터스트레인 포인트

(계속)

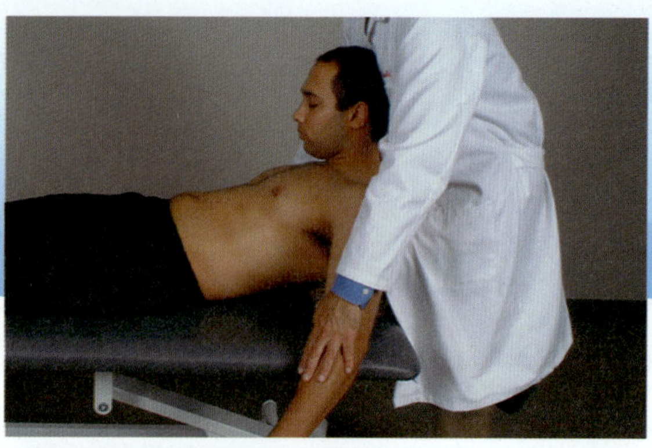
그림 9.51 AT3–AT6: F IR(팔, arms)

치료 자세 Treatment Position: f–F

1. 환자는 누워서 치료대 측면에서 팔을 떼고, 치료사는 허벅지를 이용해 환자의 상흉추 부위 뒤를 지지한 상태로 선다.
2. 치료사는 검지손가락패드를 이용하여 포인트를 촉진하면서, 허벅지에 기대고 있는 환자를 기능장애 분절 높이까지 들어올린다.
3. 치료사는 다른 손을 환자의 머리와 목 뒤에 놓고, 조심스럽게 환자의 가슴을 앞으로 굴곡시킨다(치료사는 손 대신 가슴이나 복부를 사용하여 이 동작을 할 수 있음). 치료사는 굴곡을 진행하면서 손가락 끝 위치에서 오목한 부분이 생기는 것을 감지해야 한다(그림 9.51 및 9.52).
4. 다른 테크닉: 환자는 누워서 치료대 측면에서 팔을 떼고, 치료사는 가슴을 이용해 환자의 상흉추 부위 뒤를 지지한 상태로 선다. 치료사는 흉추를 원하는 높이까지 굴곡하기 위해 환자의 팔을 뒤로 당기면서, 가슴과 복부를 앞으로 기울인다(그림 9.53). 이 변형된 테크닉은 치료사는 전반적인 치료과정에서 포인트를 확인하기 어렵다는 단점이 있다.
5. 치료사는 압통이 완전히 사라지거나, 가능한 100%에 가깝게 감소될 때까지(적어도 70%가 감소될 때까지), 움직임의 작은 원호(굴곡량을 늘리거나 줄이는 방식, 최소의 측면굽힘과 회전방식)를 이용해 미세조정을 한다.

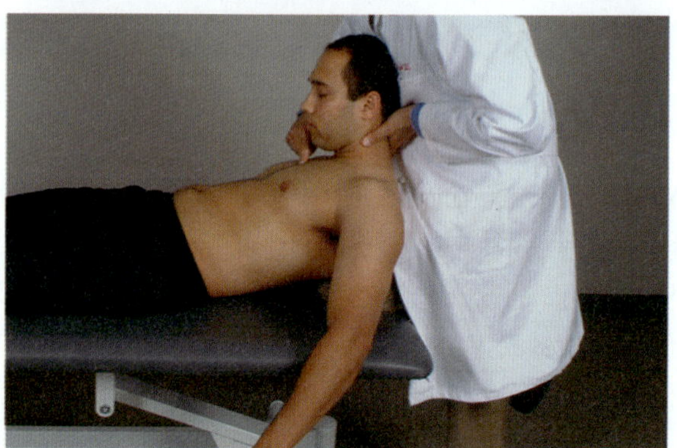
그림 9.52 AT3–AT6: F IR 다른 방법의 손 위치

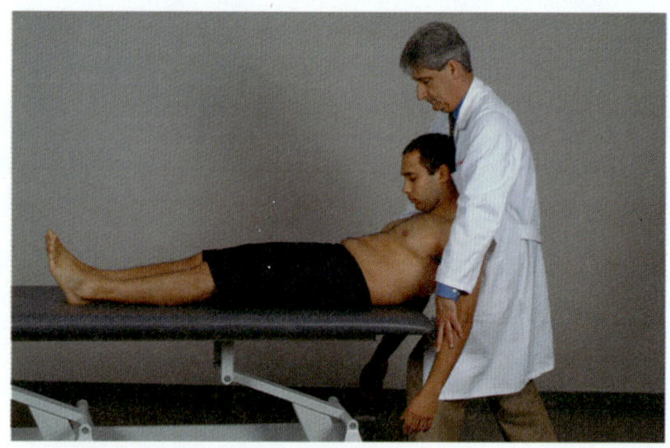
그림 9.53 AT3–AT6: F IR(팔, arms)

전방흉추 부위 Anterior Thoracic Region

AT7-AT9

치료 적응증 Indication for Treatment

흉추의 체성기능장애. 환자는 중흉부통증, 상복부, 옆구리 통증, 위식도역류증상을 나타낼 수 있다.

카운터스트레인 포인트 위치 Counterstrain Point Location

해부학적으로 복직근(rectus abdominis, 배곧은근)(5,9), 외복사근/내복사근(external/internal oblique, 바깥배빗근/내측배빗근), 복횡근(transversus abdominis, 배가로근)(9) 등과 관련이 있을 수 있다(그림 9.54).

AT7: 검상돌기(xiphoid, 칼돌기)의 아래쪽 끝 또는 검상돌기와 배꼽을 연결한 선에서 정중선의 측면으로 ¼ 지점(그림 9.54)

AT8: 검상돌기의 끝과 배꼽을 연결한 선의 중간지점(정중선의 측면)

AT9: 검상돌기의 끝과 배꼽을 연결한 선에서 정중선의 측면으로 ¾ 지점

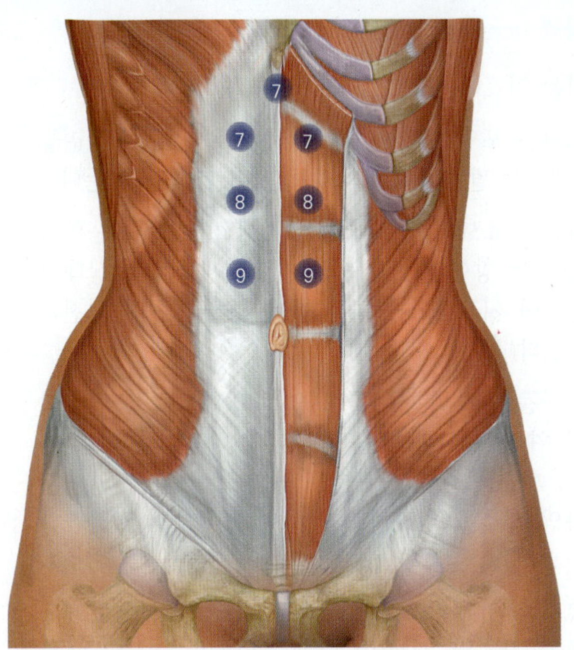

그림 9.54 AT7-AT9 카운터스트레인 포인트

(계속)

치료 자세 Treatment Position: F St Ra

1. 환자는 치료대에 앉고, 치료사는 환자 뒤에 선다.
2. 치료사는 포인트의 반대쪽 발을 치료대 위에 올려놓고, 환자는 팔을 치료사의 허벅지 위, 베개에 놓는다.
3. 환자는 치료사의 복부에 등을 기대고, 치료사는 환자의 포인트 방향 팔이 가슴을 가로질러 내전된 상태로 이동하여 치료하고자 하는 높이에서 굴곡 및 회전을 유도한다(그림 9.55).
4. 치료사는 환자의 흉추를 포인트 방향으로 측면굽힘하기 위해, 치료대에 올린 다리의 허벅지를 위로 올리고, 환자의 어깨를 포인트 방향으로 이동시키면서 환자의 흉추를 치료하고자 하는 높이까지 굴곡한다(그림 9.56).
5. 치료사는 압통이 완전히 사라지거나, 가능한 100%에 가깝게 감소될 때까지(적어도 70%가 감소될 때까지), 움직임의 작은 원호(굴곡량을 늘리거나 줄이는 방식, 측면굽힘과 회전방식)를 이용해 미세조정을 한다.

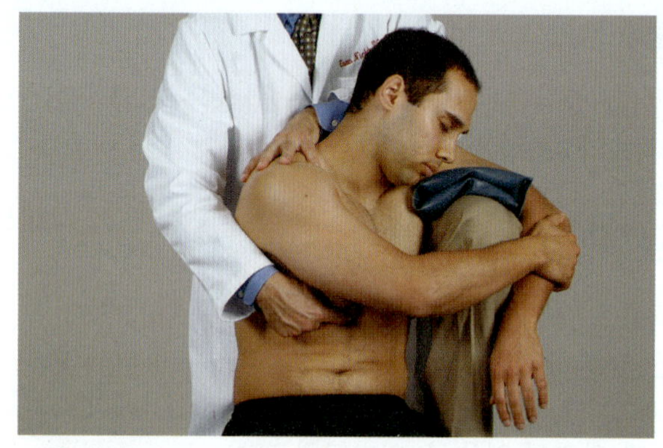

그림 9.55 AT7–AT9: F St Ra

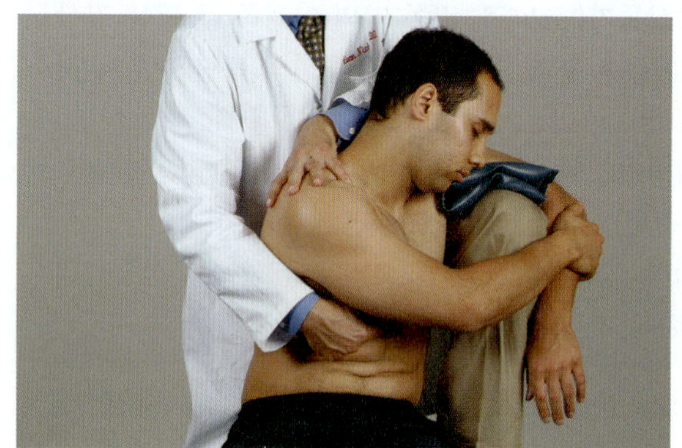

그림 9.56 AT7–AT9: F St Ra(미세조정, fine-tune)

전방흉추 부위 Anterior Thoracic Region

AT9–AT12

치료 적응증 Indication for Treatment

흉부 또는 요추 부위의 체성기능장애. 환자는 하부흉부 또는 상부요추 통증, 하부복통 또는 옆구리 통증을 나타낼 수 있다(9).

카운터스트레인 포인트 위치 Counterstrain Point Location

해부학적으로 복직근(4,5), 외복사근/내복사근, 복횡근(9)과 관련이 있을 수 있다(그림 9.57).

AT9: 검상돌기와 배꼽을 연결한 선에서 정중선측면으로 ¾ 지점

AT10: 배꼽과 치골결합(pubic symphysis)을 연결한 선에서 정중선 측면으로 ¼ 지점

AT11: 배꼽과 치골결합 사이를 연결한 선의 중간지점(정중선 측면)

AT12: 액와중심선과 장골릉의 상면 및 전방면이 만나는 지점

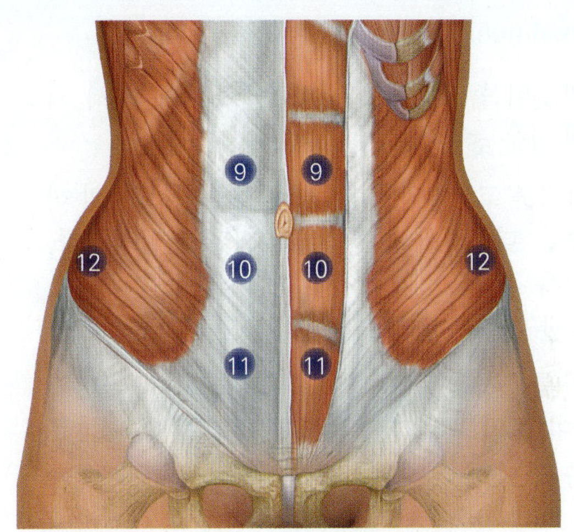

그림 9.57 AT9–AT12 카운터스트레인 포인트

(계속)

치료 자세 Treatment Position: F St-T Ra-A

1. 환자는 반듯이 눕고, 치료사는 포인트 쪽에 서서 치료대 위에 발을 놓는다.
2. 환자의 하지를 고관절와 무릎을 굴곡하여 치료사의 허벅지에 놓은 다음, 원하는 높이까지 추가 굴곡한다. 추가 굴곡을 제공하기 위해 치료대의 끝을 올리거나, 환자의 골반 아래에 베개를 놓을 수 있다.
3. 환자의 무릎을 포인트 방향으로 당김으로써 골반과 하부분절이 포인트에 가까운 방향으로 회전하고, 몸통과 상부분절은 포인트에서 먼 방향으로 회전하도록 한다.
4. 환자의 발목을 포인트에 가까운 방향으로 이동시켜 기능장애 부분이 포인트 방향으로 측면굽힘되도록 한다(AT9–AT11, 그림 9.58; AT12, 그림 9.59 및 9.60). 측면굽힘 구성요소는 관련된 근막구조, 섬유의 방향, 기능장애에 대한 관절구성요소의 개입여부 등에 따라 달라질 수 있다.
5. 치료사는 압통이 완전히 사라지거나, 가능한 100%에 가깝게 감소될 때까지(적어도 70%가 감소될 때까지), 움직임의 작은 원호(고관절 굴곡, 회전, 측면굽힘 등의 양을 늘리거나 줄이는 방식)를 이용해 미세조정을 한다.

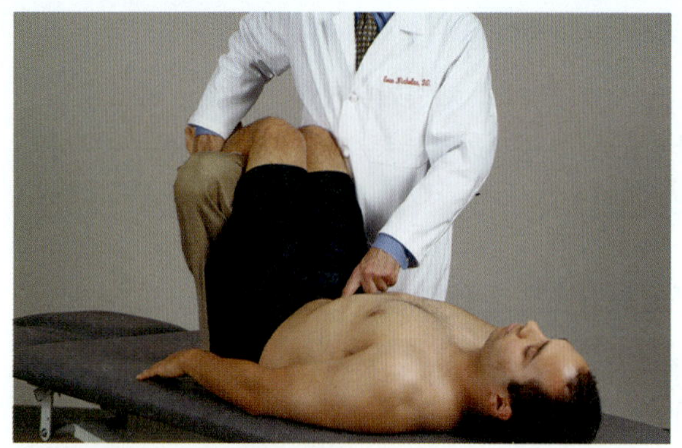

그림 9.58 AT9–AT11: F St-T Ra-A

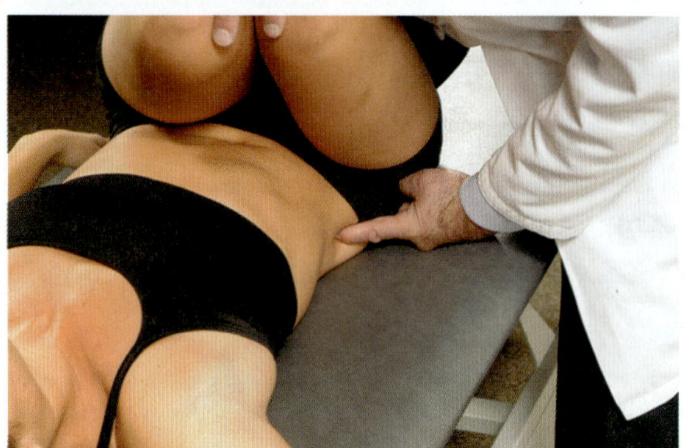

그림 9.59 AT12: F St Ra

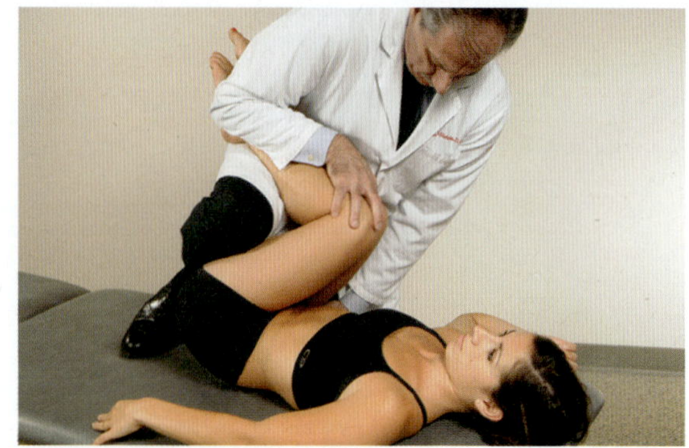

그림 9.60 AT12: F St Ra

후방흉추 부위 Posterior Thoracic Region

후방흉추 카운터스트레인 포인트
Posterior Thoracic Counterstrain Points

후방흉부(PT)의 카운터스트레인 포인트는 표 9.4에 요약되어 있다. 해부학적 상관관계와 위치는 그림 9.61~9.63에 설명되어 있다.

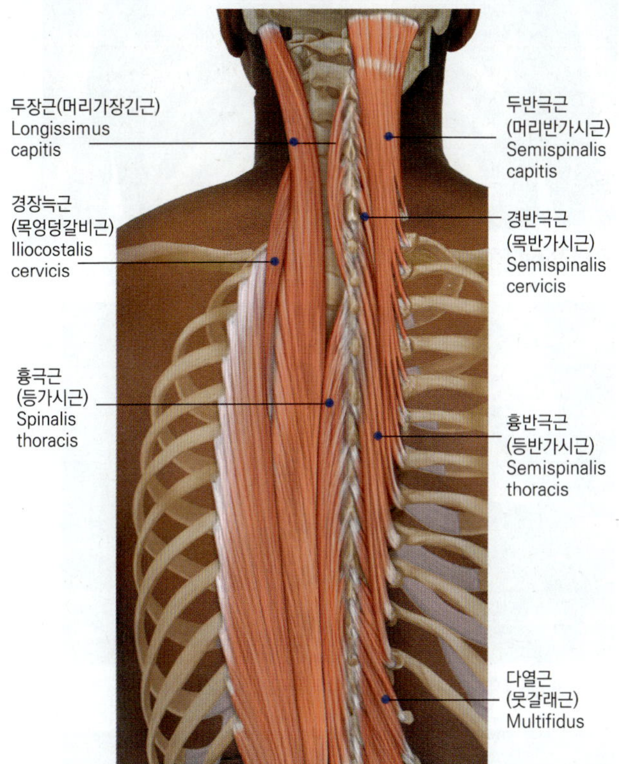

그림 9.61 해부학적 상관관계

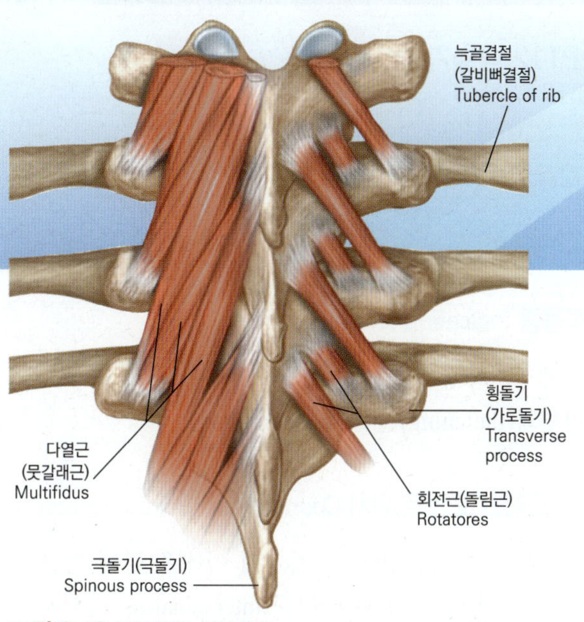

그림 9.62 해부학적 상관관계

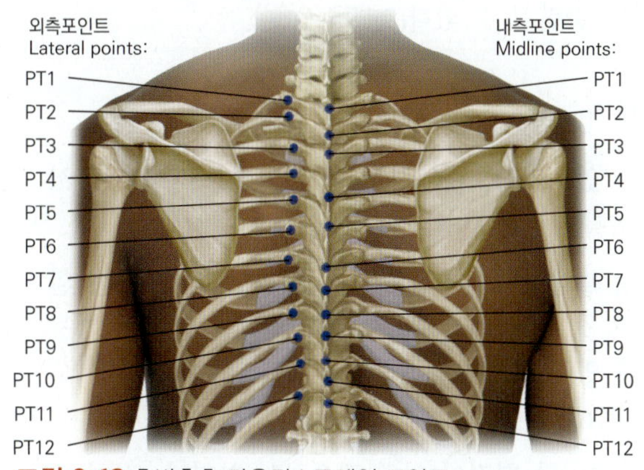

그림 9.63 후방흉추 카운터스트레인 포인트

표 9.4 일반적인 후방흉추 카운터스트레인 포인트 Common Posterior Thoracic Counterstrain Points

카운터스트레인 포인트	위치	전통적인 치료 자세	약어(머리글자)
PT1-PT12 정중선 (midline)	정중선, 기능장애 분절의 극돌기 아래쪽/끝부분	기능장애 높이까지 신전 회전 및 측면굽힘이 최소화. C0-C1관절 및 경추 부위의 신전을 피함.	e-E
PT1-PT12 후방 (posterior)	기능장애 분절의 편위 된 극돌기의 아래쪽 측면/끝부분 **참고**: 척추회전은 극돌기 편위측의 반대쪽이다.	기능장애 높이까지 신전, 포인트에서 먼 방향으로 측면굽힘 및 회전	e-E SA RA
PT1-PT12 횡돌기 (transverse process)	기능장애 분절의 횡돌기 후외측	신전, 포인트에서 먼 방향으로 측면굽힘, 포인트에 가까운 방향으로 회전	e-E SA RT

후방흉추 부위 Posterior Thoracic Region

PT1-PT12 극돌기(중심선)
PT1-PT12 Spinous Process (Midline)

치료 적응증 Indication for Treatment

흉추의 체성기능장애. 환자는 등 중앙의 압통과 흉부후만의 편평화(flattening)를 보일 수 있다(9).

카운터스트레인 포인트 위치 Counterstrain Point Location

기능장애 분절의 정중선 내 극돌기의 아래쪽 끝에 있으며, 흉부의 극상인대 또는 극간근(interspinales, 가시사이근), 극근(spinalis, 가시근), 반극근(semispinalis, 반가시근) 등과 관련될 수 있다(9)(그림 9.64).

치료 자세 Treatment Position: e-E

1. 환자는 엎드리고, 치료사는 치료대의 머리부분에 서서 치료대에 무릎/허벅지를 올려놓는다.
2. 환자의 팔을 치료대 옆에 늘어뜨리고, 치료사는 환자의 턱을 잡아 목과 흉추를 부드럽게 들어올려 기능장애가 있는 흉부분절 높이까지 신전한다(PT3, 그림 9.65, PT6, 그림 9.66).
3. 측면굽힘이나 회전이 거의 필요하지 않거나, 전혀 필요하지 않다.

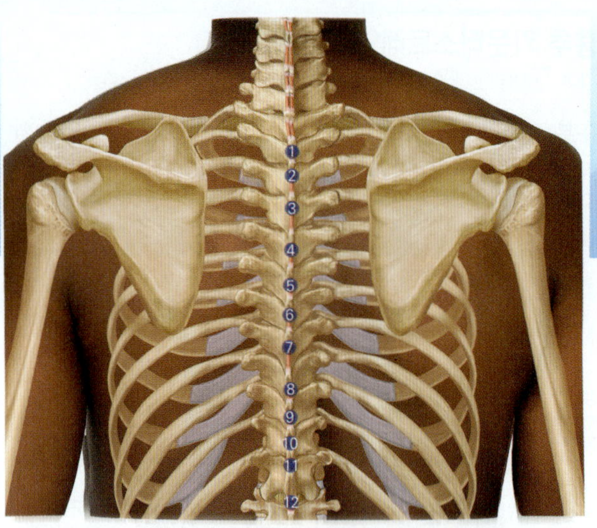

그림 9.64 PT1-PT12 카운터스트레인 포인트

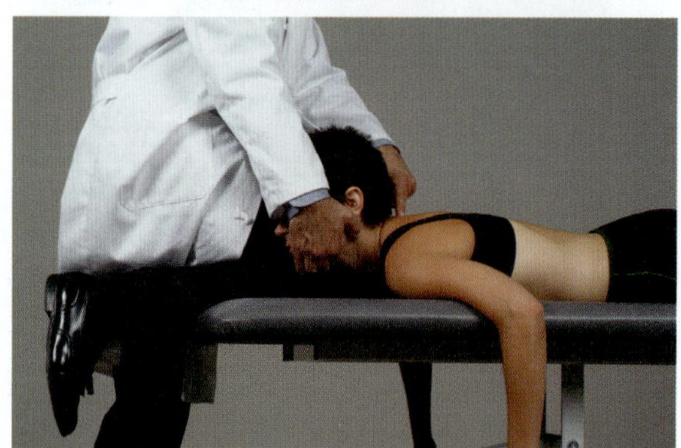
그림 9.65 PT3: e-E

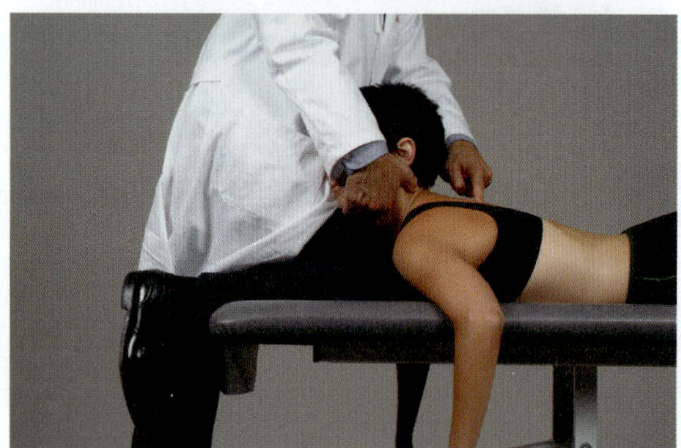
그림 9.66 PT3: e-E

4. 하부 흉추 부위의 정중선 지점을 치료할 때, 환자의 팔과 어깨는 치료대와 평행하게 앞쪽으로 구부러지고, 치료사의 허벅지는 필요한 신전을 제공할 수 있도록 배치해야 한다(PT9, 그림 9.67).
5. 후두환추관절(O–A) 및 상부 경추 부위의 과신전을 피하기 위한 누운자세는 치료사가 환자를 조절하기 쉽고, 환자에게는 보다 편안함을 제공할 수 있기 때문에, 환자가 엎드린자세 보다 좋을 수 있다(PT1–PT4, 그림 9.68).
6. 치료사는 압통이 완전히 사라지거나, 가능한 100%에 가깝게 감소될 때까지(적어도 70%가 감소될 때까지), 움직임의 작은 원호(신전량을 늘리거나 줄이는 방식)를 이용해 미세조정을 한다.

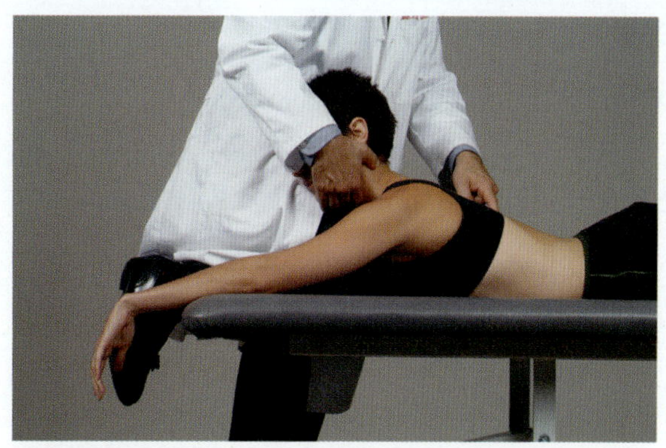

그림 9.67 PT9: E

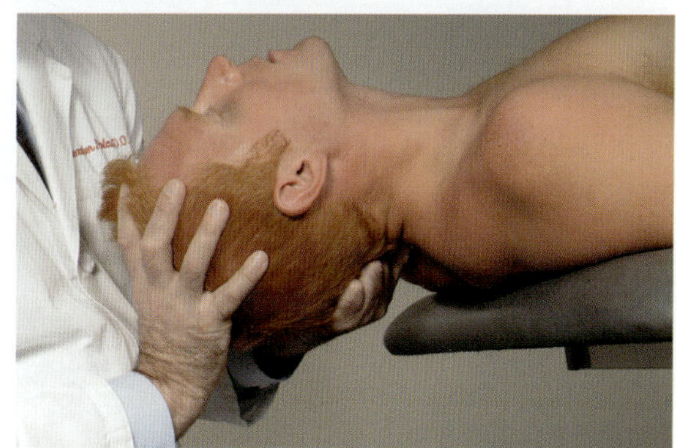

그림 9.68 PT1–PT4: e–E

후방흉추 부위 Posterior Thoracic Region

PT1-PT9 극돌기(하외측)
PT1-PT9 Spinous Process (Inferolateral)

치료 적응증 Indication for Treatment

흉추의 체성기능장애(somatic dysfunction)

카운터스트레인 포인트 위치 Counterstrain Point Location

기능장애 분절의 편위된 극돌기 하외측. 아래쪽에서 위쪽으로 45도 각도로 압박하라(그림 9.69).
우측 반극근과 다열근의 과긴장성은 척추분절을 우측으로 측면굽힘하고, 좌측으로 회전시키며, 극돌기를 오른쪽으로 편위시킨다(9).

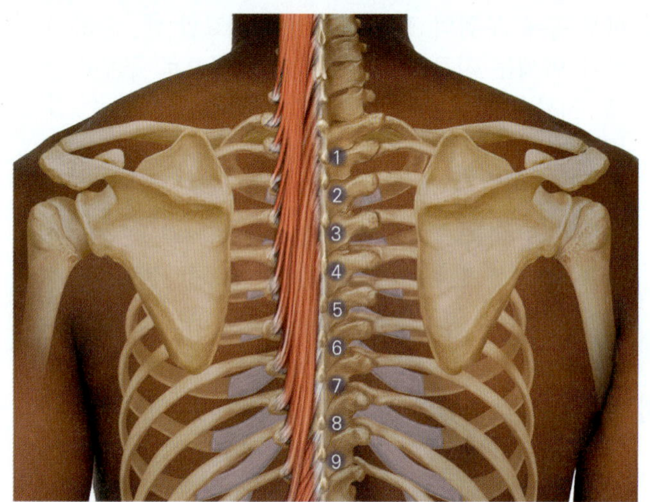

그림 9.69 PT1-PT9 카운터스트레인 포인트

치료 자세 Treatment Position: E Sa Ra

PT1–PT4(예: 우측으로 편위된, T2 극돌기의 하외측 카운터스트레인 포인트)

1. 환자는 목과 위쪽 등이 치료대 가장자리 아래로 떨어뜨리게 하고 눕는다.
2. 치료사는 후두부 및 경추 부위의 과신전을 방지하기 위해 환자의 머리를 지지한 상태로 치료대의 머리부분에 앉는다.
3. 치료사는 압통이 완전히 사라지거나, 가능한 100%에 가깝게 감소될 때까지(적어도 70%가 감소될 때까지) 기능장애 높이까지 신전하고, 포인트에서 먼 방향으로 측면굽힘과 회전을 적용하여 미세조정을 한다(그림 9.70).

PT5–PT9(예: 우측으로 편위(deviate) 된, T6 극돌기의 하외측 카운터스트레인 포인트)

1. 환자는 엎드리고, 치료사는 포인트 옆에 서거나 앉는다.
2. 환자의 머리/목을 좌측으로 회전시킨다(포인트에서 먼 방향).
3. 환자의 우측 팔/어깨(포인트쪽)를 굴곡하여 머리 옆에 놓고, 좌측 팔은 몸 옆에 편안하게 놓는다.
4. 환자의 좌측 어깨를 후방 및 꼬리쪽 방향으로 당김으로써 신전, 포인트에서 먼 방향으로 회전 및 측면굽힘, 및 극돌기의 편위를 유도한다(그림 9.71).
5. 치료사는 압통이 완전히 사라지거나, 가능한 100%에 가깝게 감소될 때까지(적어도 70%가 감소될 때까지), 움직임의 작은 원호(신전, 회전, 측면굽힘 등의 양을 늘리거나 줄이는 방식)를 이용해 미세조정을 한다.

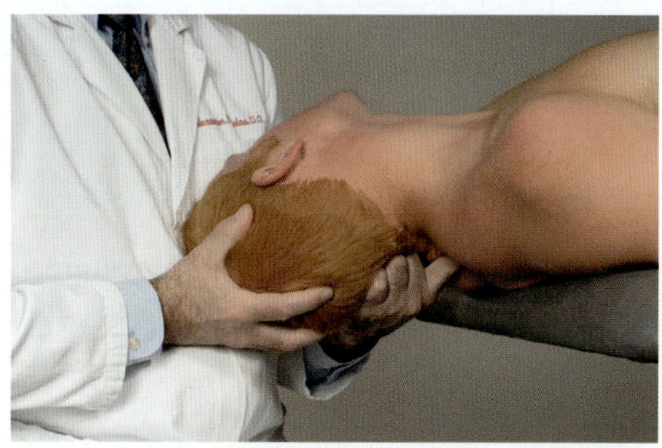

그림 9.70 PT2 우측 극돌기(spinous process) 카운터스트레인 포인트

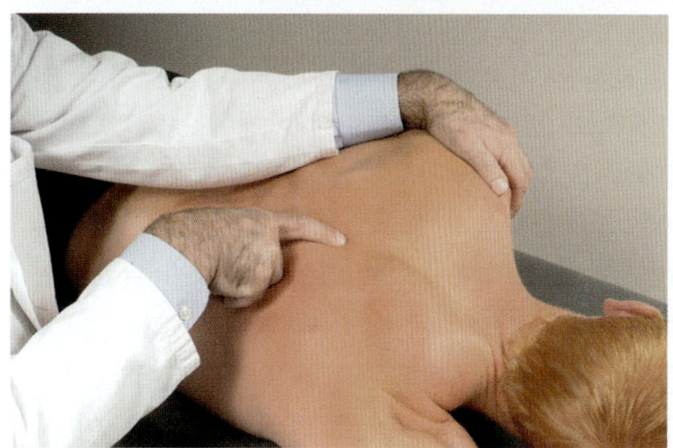

그림 9.71 PT6 우측 극돌기(spinous process) 카운터스트레인 포인트

후방흉추 부위 Posterior Thoracic Region

PT4-PT9 횡돌기
PT4-PT9 Transverse Process

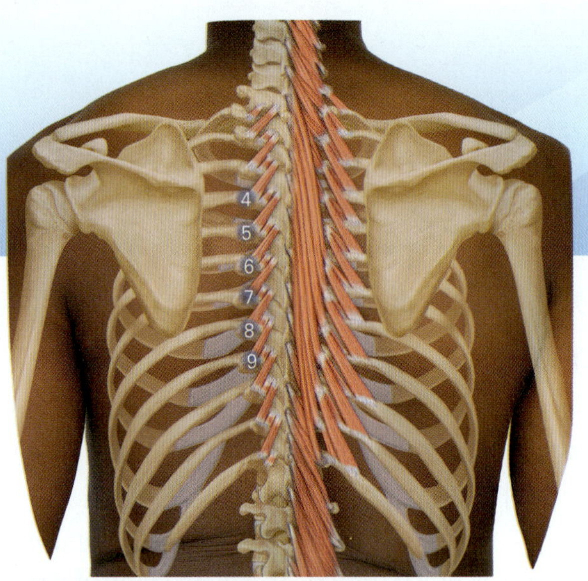

그림 9.72 PT4-PT9 카운터스트레인 포인트

치료 적응증 Indication for Treatment

흉추의 체성기능장애(somatic dysfunction)

카운터스트레인 포인트 위치 Counterstrain Point Location

흉장근(longissimus thoracis), 늑골거근(levatores costarum, 갈비올림근), 반극근(semispinalis), 다열근, 회전근 등과 관련된 횡돌기의 후외측(9)(그림 9.72)

치료 자세 Treatment Position: E Sa RT

1. 환자는 머리를 포인트 방향으로 돌린 상태로 엎드리고, 치료사는 치료대 머리쪽에 앉는다. 치료사는 전완을 환자의 포인트쪽 겨드랑이 아래에 놓고 후외측 흉벽에 손을 놓는다. 치료사는 전완을 이용해 환자의 어깨를 들어올림으로써 포인트쪽의 신전 및 회전을 만들고, 환자의 어깨 외전을 이용해 몸통의 측면굽힘을 유도한다(그림 9.73).
2. 다른 방법: 환자는 머리를 포인트 방향으로 돌린 상태로 엎드리고, 치료사는 포인트 반대쪽에 선다. 이 자세의 적용은 포인트쪽의 환자 팔을 이용한 외전을 통해 환자의 몸통을 포인트에서 먼 방향으로 측면굽힘하기가 쉽다는 장점이 있다. 환자의 좌측 어깨를 후방 및 머리쪽(cephalad)으로 당김으로써 포인트 방향으로 신전과 회전을 유도하고, 포인트에서 먼 방향으로 측면굽힘을 유도한다(그림 9.74).
3. 측면굽힘요소(side bending component)는 특정 근막구조, 섬유의 방향, 기능장애에 대한 관절요소 등의 관련성 여부에 따라 달라질 수 있다.
4. 치료사는 압통이 완전히 사라지거나, 가능한 100%에 가깝게 감소될 때까지(적어도 70%가 감소될 때까지), 움직임의 작은 원호(신전, 회전, 측면굽힘 등의 양을 늘리거나 줄이는 방식)를 이용해 미세조정을 한다.

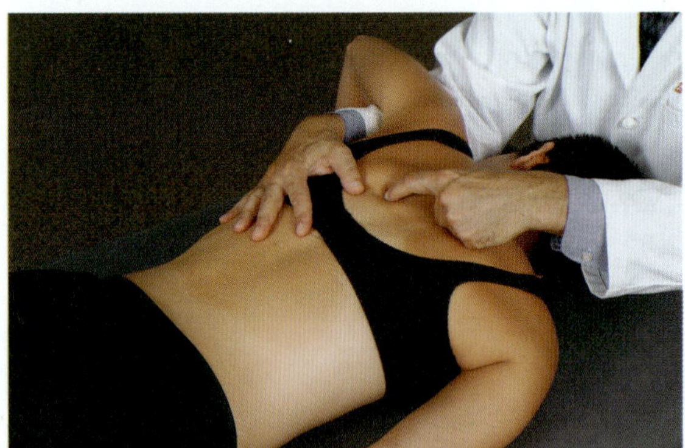
그림 9.73 PT6: e-E Sa-A Rt-T

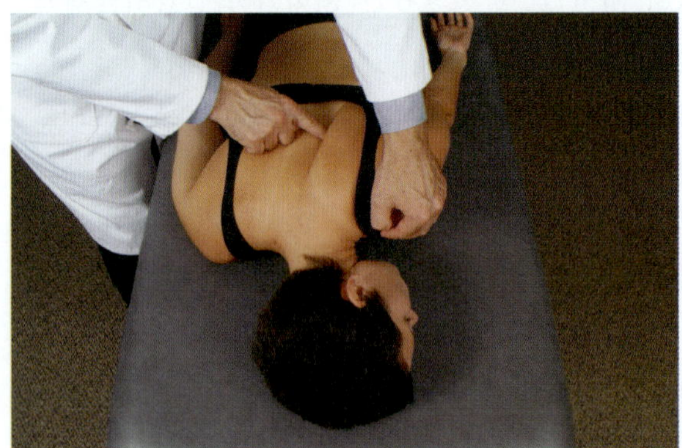
그림 9.74 PT6: e-E Sa-A Rt-T

후방흉추 부위 Posterior Thoracic Region

PT10–PT12 극돌기(하외측)
PT10–PT12 TSpinous Process (Inferolateral)

PT10–PT12 횡돌기 T
PT10–PT12 ransverse Process

치료 적응증 Indication for Treatment

흉추의 체성기능장애(somatic dysfunction)

카운터스트레인 포인트 위치 Counterstrain Point Location

PT10–PT12 극돌기(하외측): 기능장애 분절의 편위된 극돌기의 하외측(그림 9.75)

PT10–PT12 횡돌기: 기능장애 분절의 횡돌기 후외측(그림 9.75)

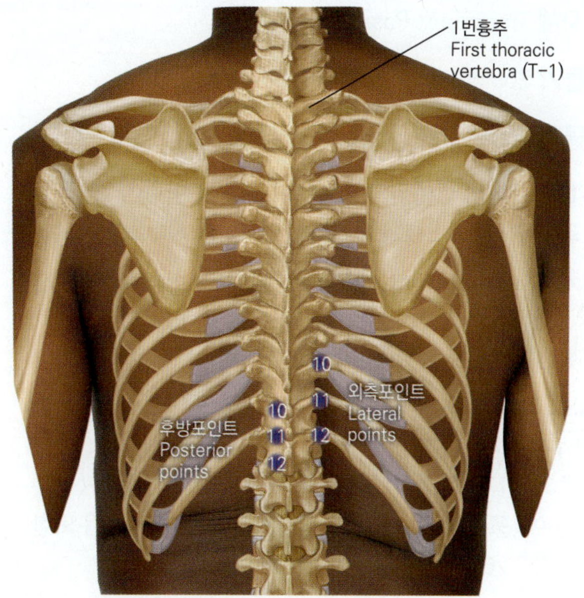

그림 9.75 PT10–PT12 후방(극돌기, spinous process); 외측(횡돌기, transverse process) 카운터스트레인 포인트

(계속)

치료 자세 Treatment Position:

극돌기 Spinous process: e–E Sa Ra

횡돌기 Transverse process: e–E Sa Rt

T10–T12(예: 좌측편위와 우측 회전을 동반한 T11 극돌기의 좌측 카운터스트레인 포인트)

1. 환자는 엎드리고, 치료사는 극돌기 포인트의 반대쪽에 선다. 환자의 다리를 압통이 가장 많이 감소하는 위치로 위치시킨다. 치료사는 포인트쪽의 전상장골극(ASIS)을 잡고, 몸을 뒤로 기울여, 포인트쪽의 골반(하부분절과 함께)이 위쪽으로 들리면서 포인트 방향으로 신전과 회전이 일어나도록 유도하며, 몸통(상부분절)이 포인트에서 먼 방향으로 회전하도록 유도한다(그림 9.76).

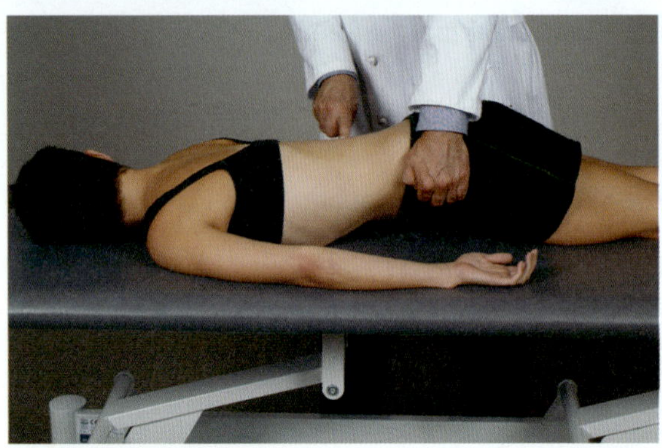

그림 9.76 좌측 극돌기 포인트 PT11: e–E SA RA

T10–T12(예: 우측 회전을 동반한 T11 횡돌기의 우측 카운터스트레인 포인트)

1. 환자는 엎드리고, 치료사는 횡돌기 포인트 쪽에 선다. 환자의 다리를 압통이 가장 많이 감소하는 위치에 위치시킨다. 치료사는 포인트 반대쪽에 있는 전상장골극(ASIS)을 잡고, 몸을 뒤로 기울여 포인트 반대쪽의 골반(하부분절과 함께)이 위쪽으로 들리면서 포인트에서 먼 방향으로 신전과 회전이 일어나도록 유도하며, 몸통(상부분절)이 포인트 방향으로 회전하도록 유도한다(그림 9.77).
2. 치료사는 압통이 완전히 사라지거나, 가능한 100%에 가깝게 감소될 때까지(적어도 70%가 감소될 때까지), 움직임의 작은 원호(신전, 회전, 측면굽힘 등의 양을 늘리거나 줄이는 방식)를 이용해 미세조정을 한다.

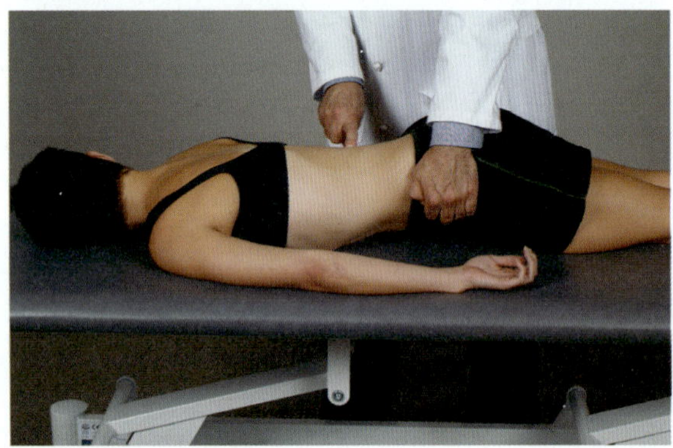

그림 9.77 우측 횡돌기 포인트 PT11: e–E SA RT

전방늑골 부위 Anterior Costal Region

전방늑골 카운터스트레인 포인트
Anterior Costal Counterstrain Points

전방늑골(AR) 카운터스트레인 포인트는 표 9.5에 요약되어 있다. 해부학적 상관관계와 위치는 그림 9.78과 9.79에 설명되어 있다.

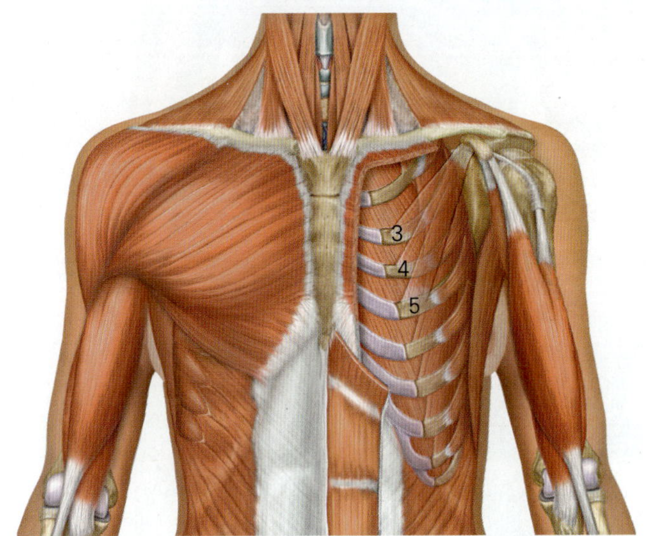

그림 9.78 해부학적 상관관계

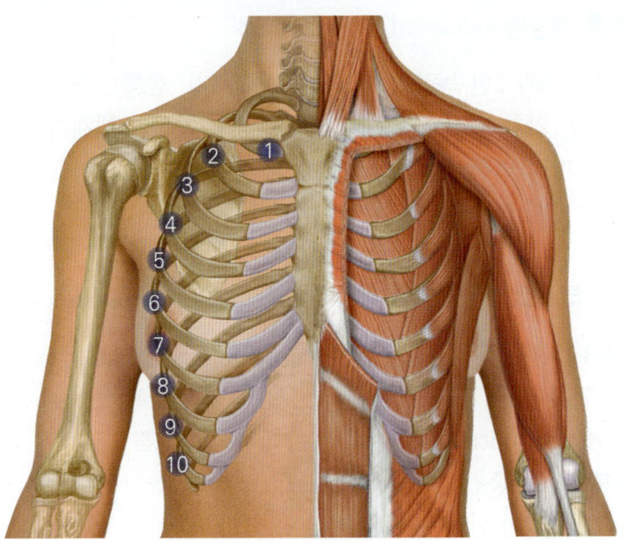

그림 9.79 전방늑골 카운터스트레인 포인트

표 9.5 일반적인 전방늑골 카운터스트레인 포인트 Common Anterior Costal Counterstrain Points
(Dr. Jones의 용어 "함몰된 늑골-Depressed Ribs"s)

카운터스트레인 포인트	위치	전통적인 치료자세	약어(머리글자)
AR1	쇄골 아래 첫 번째 흉연골관절	환자 누운자세 – 경추와 흉추를 이용하여 포인트 방향으로 굴곡, 측면굽힘, 회전	f-F St RT
AR2	쇄골중간선에서 두 번째 늑골의 윗면	위의 내용과 동일	Same as above
AR3-AR10	전방액와선의 기능장애가 있는 늑골이 만나는 지점	환자 앉은자세, 포인트 방향으로 굴곡, 측면굽힘, 회전	f-F ST RT

전방늑골 부위 Anterior Costal Region

AR1, AR2

호기 상태로 함몰된 1번 늑골, 2번 늑골

Rib 1, Rib 2 Depressed (Exhaled)

치료 적응증 Indication for Treatment

1번 늑골과 2번 늑골의 체성기능장애(호기, 함몰). 환자는 과도한 기침(coughing), 재채기(sneezing), 기침과 재채기에 의한 머리의 전방이동 등으로 인해 전흉벽의 통증을 호소할 수 있다(9).

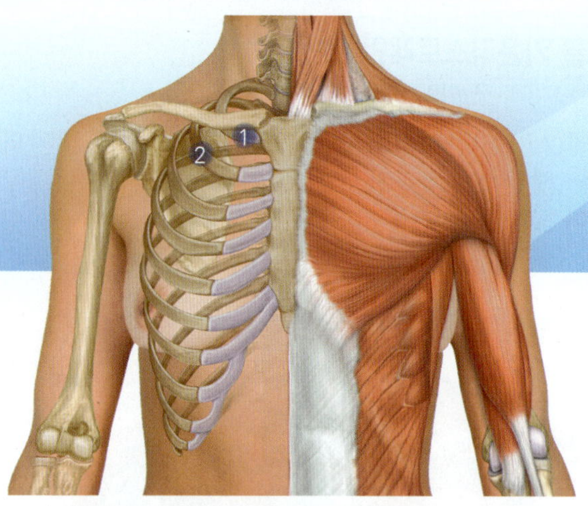

그림 9.80 AR1; AR2 카운터스트레인 포인트

카운터스트레인 포인트 위치 Counterstrain Point Location

AR1: 대흉근 및 내늑간근(internal intercostal muscles, 안쪽갈비사이근)과 관련된 첫 번째 흉연골관절(chondrosternal articulation)의 쇄골 아래지점(9)(그림 9.80)

AR2: 쇄골중간선(midclavicular line, 빗장중간선)과 두 번째 늑골이 만나는 위쪽 지점

치료 자세 Treatment Position: f-F St RT

1. 환자는 눕고, 치료사는 치료대 머리쪽에 서거나 앉는다.
2. 환자의 머리와 목을 기능장애가 있는 늑골 높이까지 굴곡시킨다.
3. 환자의 머리와 목을 포인트 방향으로 측면굽힘 및 회전한다(그림 9.81~9.83).
4. 치료사는 압통이 완전히 사라지거나, 가능한 100%에 가깝게 감소될 때까지(적어도 70%가 감소될 때까지), 움직임의 작은 원호(신전, 회전, 측면굽힘 등의 양을 늘리거나 줄이는 방식)를 이용해 미세조정을 한다.

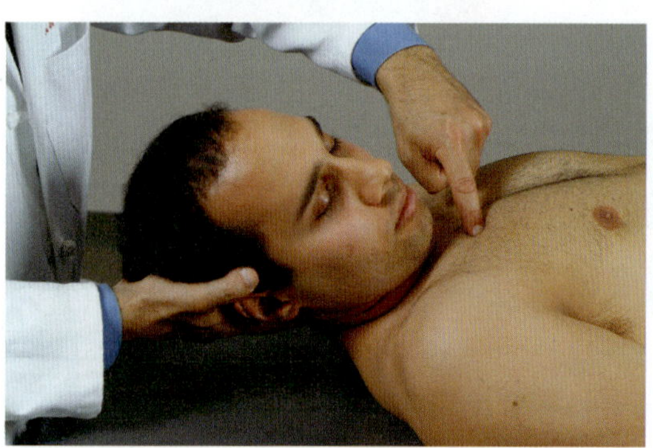

그림 9.81 AR1–AR2: f–F St RT

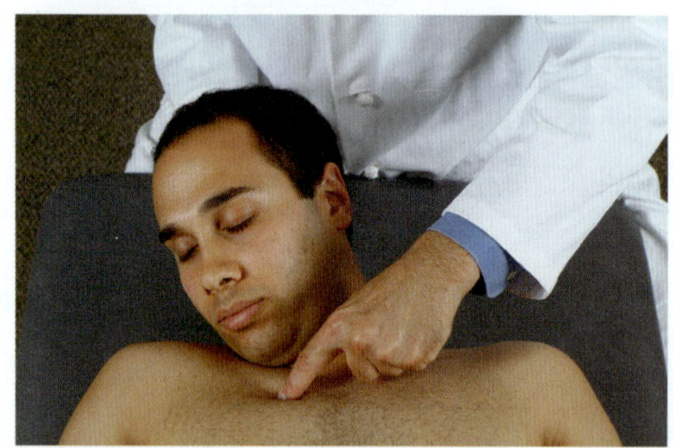

그림 9.82 AR1–AR2: f–F St RT

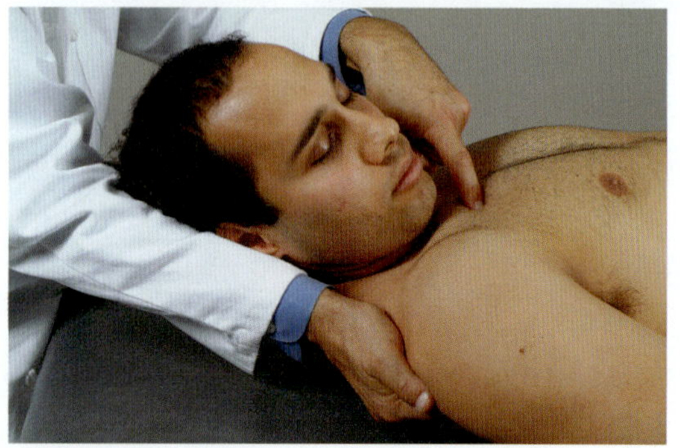

그림 9.83 AR1–AR2: f–F St RT(손 배치의 다른 방법)

전방늑골 부위 Anterior Costal Region

AR3–AR10
호기상태로 함몰된 3번~10번 늑골
Rib 3–Rib 10 Depressed (Exhaled)

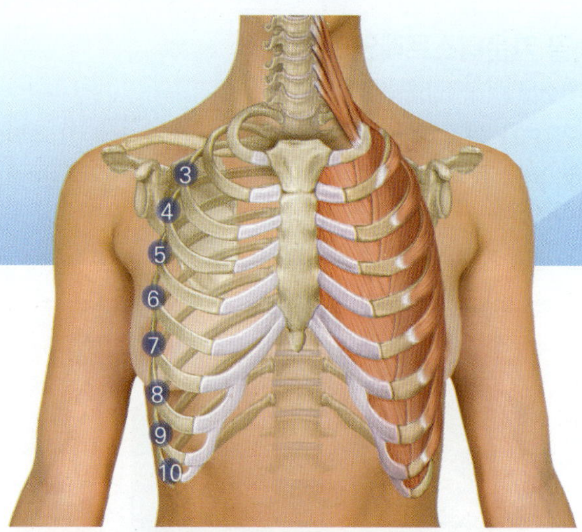

그림 9.84 AR3–AR10 카운터스트레인 포인트

치료 적응증 Indication for Treatment

3번~10번 늑골의 장애(호기, 함몰). 환자는 과도한 기침, 재채기 또는 상지의 과도한 사용으로 인한 긴장 등으로 측면 흉벽(lateral chest wall)의 통증을 호소할 수 있다(5,9).

카운터스트레인 포인트 위치 Counterstrain Point Location

AR3–AR10: 전방액와선과 기능장애가 있는 늑골이 만나는 지점. AR3-AR8은 내늑간근(9) 및 전거근(serratus anterior, 앞톱니근)(5,9) 등과 관련이 있다.
AR9–AR10은 내늑간근(9)과 관련이 있다(그림 9.84).

치료 자세 Treatment Position: f–F St–T Rt–T

1. 환자는 고관절과 무릎을 굴곡한 상태로 포인트에서 먼쪽이 치료대에 가깝게 하여 옆으로 앉는다. 편안함을 위해 환자는 포인트쪽 다리를 치료대 앞쪽에 떨어뜨리고, 다른 쪽 다리는 그 아래에서 교차하도록 하는 제세를 취할 수 있다.
2. 치료사는 발을 포인트의 반대측 치료대에 올리고, 허벅지가 환자의 겨드랑이 아래에 있는 상태로 환자 뒤에 선다(포인트를 향해 측면굽힘 유도한다).
3. 환자의 흉곽을 기능장애가 있는 늑골 높이까지 약간 굴곡한다.
4. 포인트쪽 환자의 팔을 신전하여 치료대 뒤쪽 가장자리에 매달리도록 하여 회전을 유도하고, 포인트 방향으로 추가 측면굽힘을 유도한다(그림 9.85 및 9.86).
5. 치료사는 압통이 완전히 사라지거나, 가능한 100%에 가깝게 감소될 때까지(적어도 70%가 감소될 때까지), 움직임의 작은 원호(신전, 회전, 측면굽힘 등의 양을 늘리거나 줄이는 방식)를 이용해 미세조정을 한다.

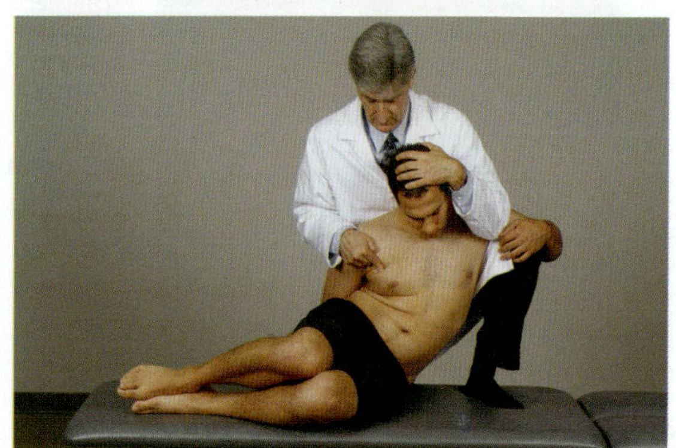
그림 9.85 AR3–AR10: f–F St–T Rt–T

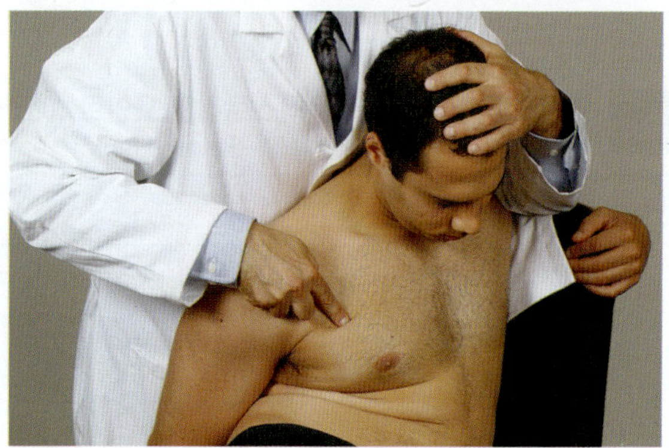
그림 9.86 AR3–AR10: f–F St–T Rt–T

후방늑골 부위 Posterior Costal Region

후방늑골 카운터스트레인 포인트
Posterior Costal Counterstrain Points

후방늑골(PR) 카운터스트레인 포인트는 표 9.6에 요약되어 있다. 해부학적 상관관계와 위치는그림 9.87과 9.88에 설명되어 있다.

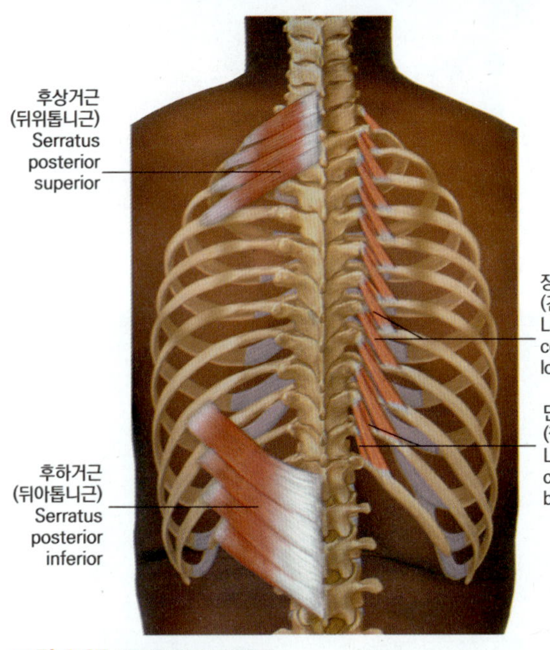

그림 9.87 해부학적 상관관계

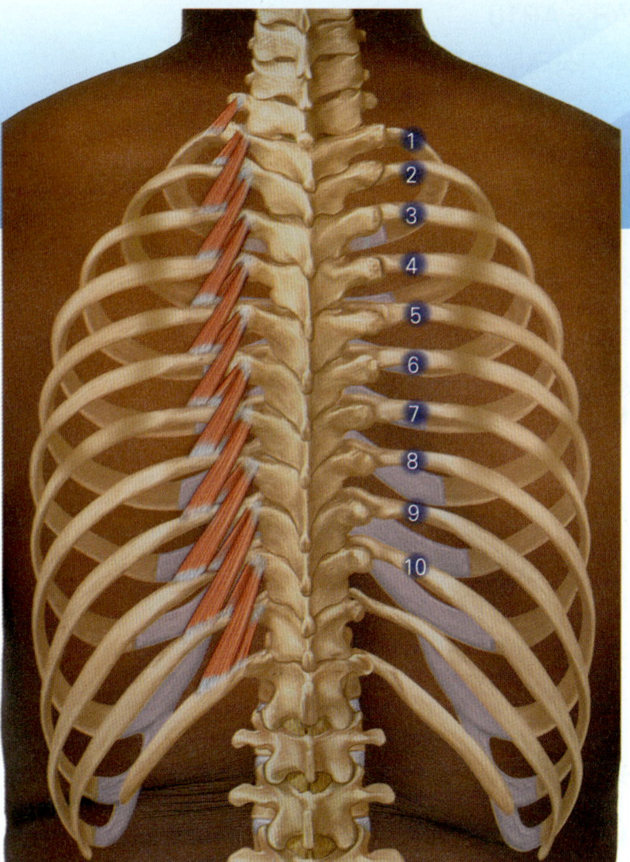

그림 9.88 후방늑골 카운터스트레인 포인트

표 9.6 일반적인 후방늑골 카운터스트레인 포인트 Common Posterior Costal Counterstrain Points
(Dr. Jones의 용어 "돌출된 늑골- Elevated Ribs")

카운터스트레인 포인트	위치	전통적인 치료 자세	약어(머리글자)
PR1	1번 늑골의 후상방면, 늑횡관절의 바로 외측 지점	환자 앉은자세: 신전, 포인트에서 먼 방향으로 측면굽힘, 포인트에 가까운 방향으로 회전	e SA Rt
PR2-PR10	해당 늑골의 후상각 지점	환자 앉은자세: 포인트에서 먼 방향으로 굴곡 및 측면굽힘, 회전	f-F Sa-A Ra-A

후방늑골 부위 Posterior Costal Region

PR1
후방으로 돌출된 1번 늑골
Rib 1 Elevated (Posterior)

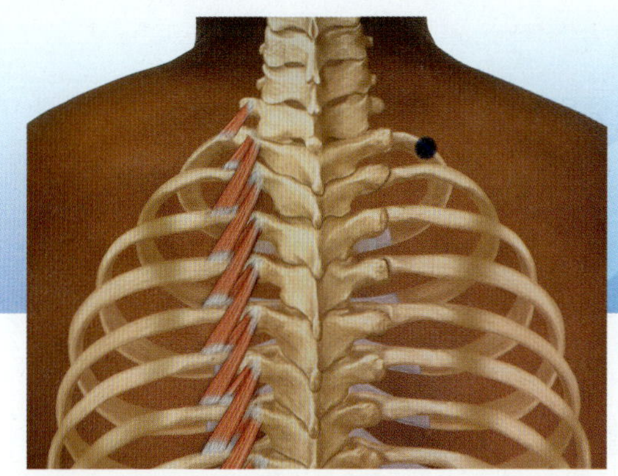
그림 9.89 PR1 카운터스트레인 포인트

치료 적응증 Indication for Treatment

후방으로 돌출된 1번 늑골의 체성기능장애. 환자는 외상, 양손을 머리 위로 하고 자는 자세, 목과 흉부 상부의 갑작스러운 움직임 등으로 인한 경흉추접합부(cervicothoracic junction)의 통증을 호소할 수 있다(9).

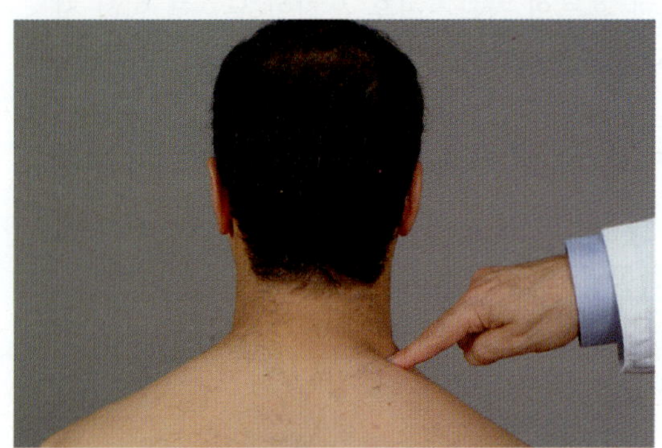
그림 9.90 PR1 카운터스트레인 포인트

카운터스트레인 포인트 위치 Counterstrain Point Location

PR1: 늑횡관절(costotransverse articulation)의 바로 외측 1번 늑골의 후방 상부 늑골각 지점(그림 9.89)

치료 자세 Treatment Position: e SA Rt

1. 환자는 앉고, 치료사는 환자 뒤에 선다.
2. 치료사는 포인트 반대쪽 발을 치료대에 올리고, 허벅지를 환자의 겨드랑이 아래 놓이도록 한다.
3. 치료사는 검지패드로 1번 늑골 포인트를 관찰(모니터링)한다(그림 9.90).
4. 치료사는 다른 손으로 환자의 머리와 목을 부드럽게 신전시켜, 1번 늑골과 접촉하게 한 후, 움직임을 주의깊게 관찰하면서 머리와 목을 포인트에서 먼 방향으로 측면으로 굽힌다. 이것이 1번 늑골과 밀착하게 하는 벡터화(vectored to engage) 과정이다.
5. 치료사는 포인트 방향으로 머리를 회전시킨다(그림 9.91 및 9.92).
6. 치료사는 압통이 완전히 사라지거나, 가능한 100%에 가깝게 감소될 때까지(적어도 70%가 감소될 때까지), 움직임의 작은 원호(신전, 회전, 측면굽힘 등의 양을 늘리거나 줄이는 방식)를 이용해 미세조정을 한다.
7. 다른 자세: 치료대의 머리부분에 치료사가 앉은상태로 환자가 그 위에 눕는다. 위에서 설명한 대로 3~6단계를 진행한다.

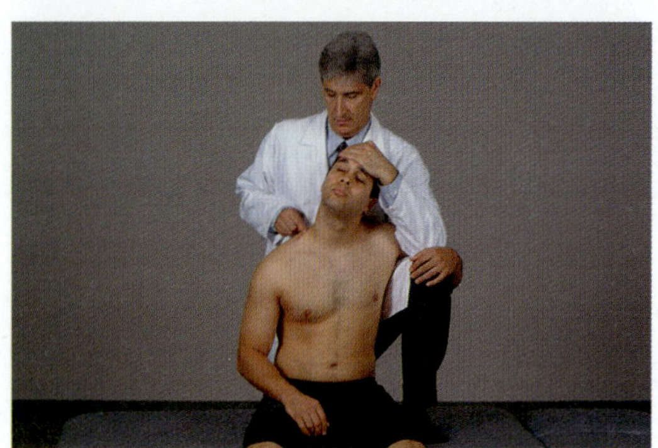
그림 9.91 PR1: e SA Rt

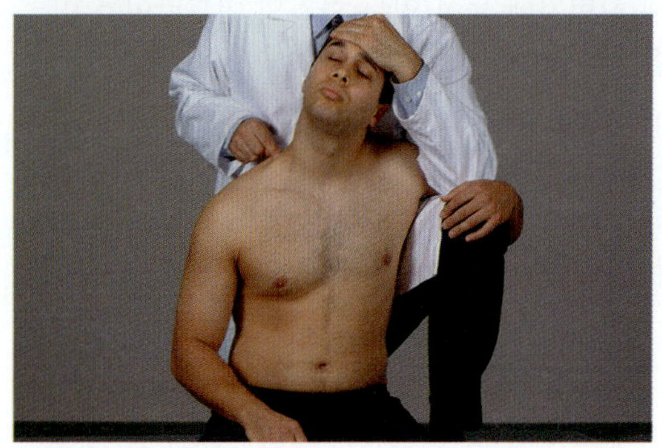
그림 9.92 PR1: e SA Rt

후방늑골 부위 Posterior Costal Region

PR2-PR10
후방으로 돌출된 2번~10번 늑골
Rib 2-Rib 10 Elevated (Posterior)

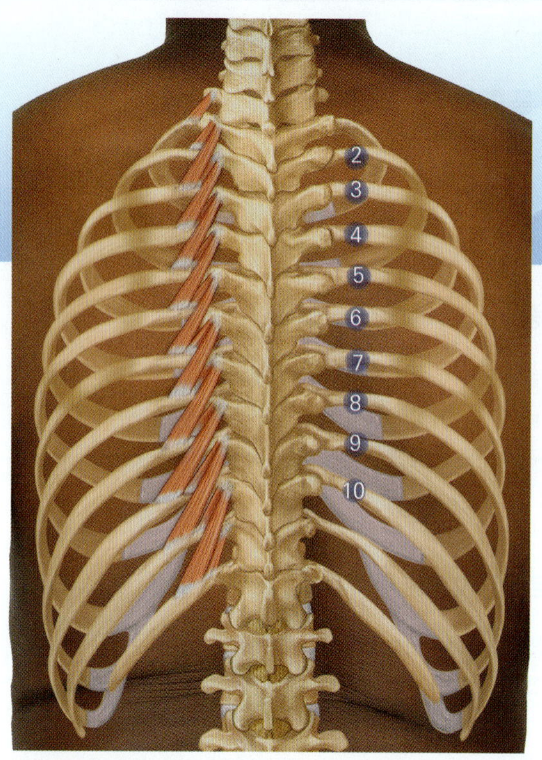

그림 9.93 PR2-PR10 카운터스트레인 포인트

치료 적응증 Indication for Treatment

후방으로 돌출된 2번~10번 늑골의 체성기능장애. 환자는 외상, 양손을 머리 위로 하고 자는 자세(overhead sleeping position), 목과 흉부의 갑작스러운 움직임 등으로 인한 상흉부 또는 어깨 주위의 통증을 호소할 수 있다(9).

카운터스트레인 포인트 위치 Counterstrain Point Location

PR2–PR6: 늑골거근 또는 후상거근(9)과 관련된 기능장애가 있는 늑골각의 상면지점(그림 9.93)
PR7–PR10: 늑골거근과 관련된 기능장애가 있는 늑골각의 상면지점(9)(그림 9.93)

치료 자세 Treatment Position: f-F Sa-A Ra-A

1. 환자는 치료대 측면에 다리를 놓고 앉는다(편안함을 위해 포인트 반대쪽 다리를 치료대 아래로 떨어뜨려 놓을 수도 있다).
2. 치료사는 허벅지가 환자의 겨드랑이 아래에 놓이도록 하여 포인트쪽 발을 치료대에 올려놓은 자세로 환자 뒤에 선다.
3. 치료사는 기능장애가 있는 늑골 높이까지 환자의 머리, 목, 흉부를 부드럽게 굴곡시킨다.
4. 치료사는 몸통을 포인트에서 먼 방향으로 측면굽힘하기 위해 허벅지에 놓여 있는 환자의 겨드랑이를 이용하여 환자의 어깨를 들어올린다.
5. 환자에게 어깨와 팔을 포인트에서 먼 방향으로 천천히 펴고, 팔을 늘어뜨리도록 지시한다. 이것은 포인트에서 먼 방향으로 측면굽힘과 회전을 유도하기 위한 것이다(그림 9.94 및 9.95).
6. 치료사는 압통이 완전히 사라지거나, 가능한 100%에 가깝게 감소될 때까지(적어도 70%가 감소될 때까지), 움직임의 작은 원호(굴곡, 회전, 측면굽힘 등의 양을 늘리거나 줄이는 방식)를 이용해 미세조정을 한다.

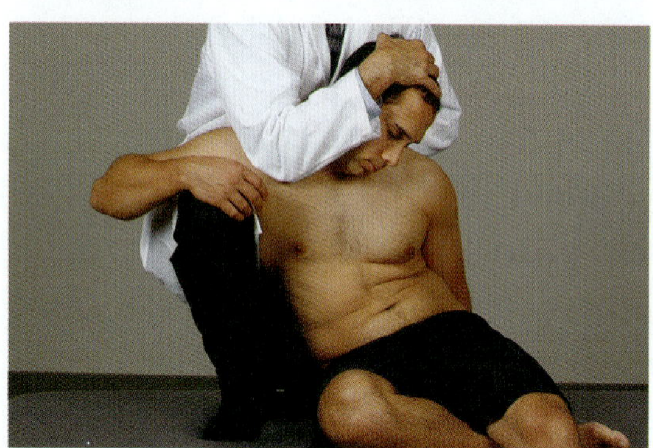
그림 9.94 PR2-PR10: f-F Sa-A Ra-A

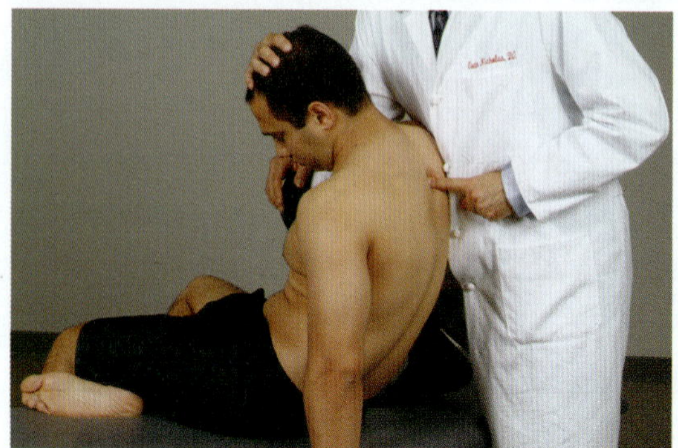
그림 9.95 PR2-PR10: f-F Sa-A Ra-A

전방요추 부위 Anterior Lumbar Region

전방요추의 카운트스트레인 포인트
Anterior Lumbar Counterstrain Points

전방요추(AL) 카운트스트레인 포인트는 표 9.7에 요약되어 있고, 그림 9.96에 설명되어 있다.

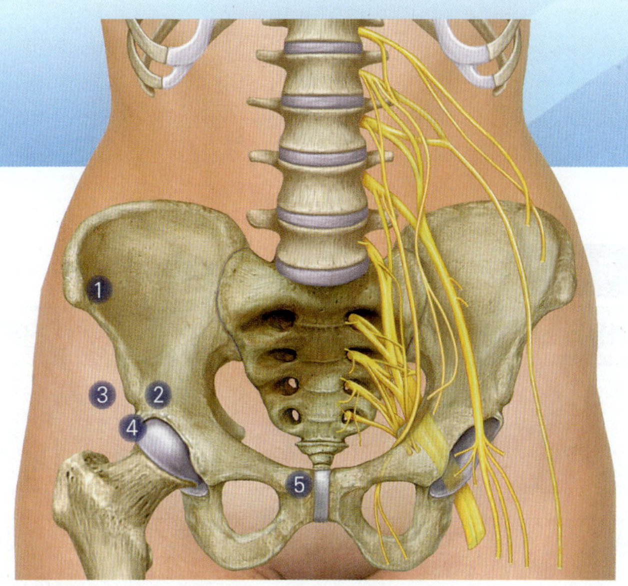

그림 9.96 전방늑골 카운터스트레인 포인트

참고(NOTE): 전통적인 치료 자세를 위한 약어(acronyms)는 기능장애와 관련된 두 분절 중 위쪽 분절 움직임과 관련된 참조지점(reference point)을 나타낸다. 따라서 치료사는 환자의 양쪽에 어느 곳에나 설 수 있으며, 기능장애에 따라 측면굽힘 및 회전요소를 변경할 수 있다. 기능장애 아래 분절에서 움직임이 시작되는 이러한 누운 자세에 적용되는 테크닉에서 환자의 무릎과 골반이 치료사 방향으로 움직일 때, 아직 맞물리지 않은 분절(즉, 둘 중 위쪽 분절)이 상대적으로 회전하게 된다. 즉, 치료사가 기능장애 분절을 이 움직임에 통합하지 않고, 아래 분절에서 회전 움직임을 시작하면 기능장애 분절은 상대적으로 반대방향으로 회전한다. 예를 들어, 치료사가 환자의 우측에 서서 환자의 무릎을 우측으로 당기면, 골반과 천골은 치료사를 향해 회전하는 반면, L5는 움직임이 없는 상태이므로 상대적으로 좌측으로 회전되는 것이다. 이 상태에서 치료사가 무릎을 더 우측으로 당기면, 다음 상위분절(L5)이 우측으로 회전하고, 따라서 움직임이 일어나는 최상위 분절(L5)의 위쪽 분절(L4)은 움직임이 없는 상태이므로 상대적으로 좌측으로 회전된 것이다.

척추 영역의 다양한 근막구조 층 및 근섬유의 방향, 관절 기능장애의 생리학적 움직임 패턴 등으로 인해 "전통적인 치료 자세"가 항상 카운터스트레인 포인트의 압통을 완전히 완화하지 못할 수도 있다. 카운터스트레인 테크닉의 간접적인 특성에 의해 카운터스트레인 포인트가 유형 I 또는 유형 II 기능장애와 관련이 있는 경우, 기능장애 분절을 세 평면(3D) 모두에서 "편리한" 위치에 위치시켜야만 압통을 완화시킬 수 있다.

(계속)

표 9.7 일반적인 전방요추 카운터스트레인 포인트 Common Anterior Lumbar Counterstrain Points

카운터스트레인 포인트	위치	전통적인 치료 자세	약어(머리글자)
		AL1, AL5에 적용시, 치료사는 포인트와 같은 쪽에 선다. (AL2-AL4에 적용시, 포인트의 반대쪽에 선다.) 고관절과 무릎이 굴곡된 상태로 환자가 눕도록 하여, 포인트 주변 조직을 단축시킨다.	
AL1	전상장골극(ASIS)의 내측 지점	L1 방향으로 굴곡, 포인트 방향으로 측면굽힘(발목), 몸통회전이 일어날 때까지 포인트 방향으로 L1에서 멀어지도록 무릎(골반)을 이동	F St-T Ra-A
AL2	전하장골극(AIIS)의 내측 지점	해당 척추높이까지 굴곡, 포인트에서 먼 방향으로 측면굽힘(발목), 몸통회전이 일어날 때까지 포인트에서 먼 방향으로 해당 척추분절에 가까워지도록 무릎(골반)을 이동	F Sa-A Rt-T
AL3	전하장골극의 외측 지점	위와 동일(AL2)	F Sa-A Rt-T
AL4	전하장골극의 아래 지점	위와 동일(AL2)	F Sa-A Rt-T
AL5	치골결합의 바로 측면에 있는 치골지의 전상방 지점	굴곡, 포인트에서 먼 방향으로 측면굽힘(발목), 몸통회전이 일어날 때까지 포인트 방향으로 해당척추분절에서 멀어지도록 무릎(골반)을 이동	F Sa-A Ra-A

전방요추 부위 Anterior Lumbar Region

AL1

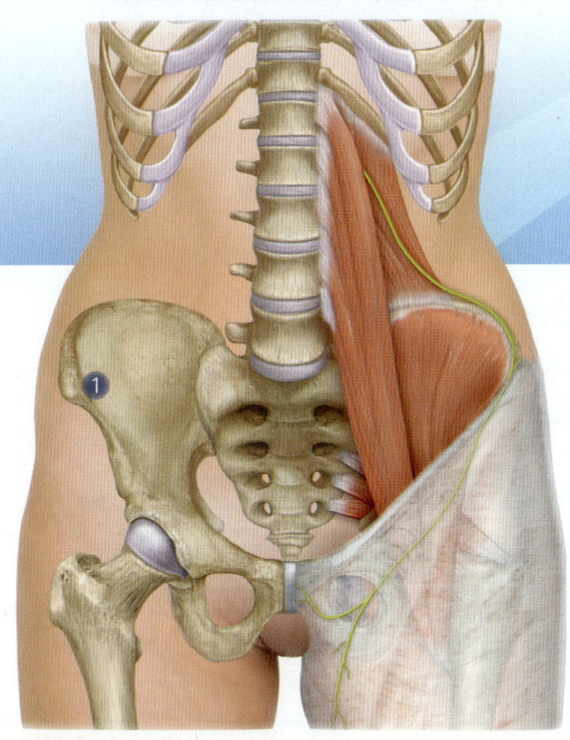

그림 9.97 AL1 카운터스트레인 포인트

치료 적응증 Indication for Treatment

요추 또는 골반부위의 체성기능장애. 환자는 흉요추 부위, 하복부 외벽, 허벅지 앞쪽에 통증을 호소할 수 있다(5,9).

카운터스트레인 포인트 위치 Counterstrain Point Location

전상장골극(ASIS)의 내측 지점; 내측에서 외측으로 압박; 해부학적으로 장요근 그룹(5,9)뿐만 아니라, 복횡근 및 내복사근(장골서혜신경 = L1신경근)과 상관관계가 있을 수 있다(그림 9.97).

치료 자세 Treatment Position: F St-T Ra-A

1. 환자는 눕고, 치료사는 포인트 쪽에 선다.
2. 환자의 고관절과 무릎을 구부려 치료사의 허벅지에 놓은 다음, 관련된 두 분절 중 아래 분절이 움직일 때까지 더 굴곡한다(L2).
3. 환자의 무릎을 치료사 쪽으로 당기고, 골반과 요추를 L2 높이까지 회전시키면, L1은 상대적으로 포인트에서 먼 방향으로 회전하게 된다.
4. 환자의 발목과 발을 L2 높이까지 치료사 방향으로 당김으로써, 요추를 포인트 쪽으로 측면굽힘을 유도한다(그림 9.98 및 9.99).
5. 치료사는 압통이 완전히 사라지거나, 가능한 100%에 가깝게 감소될 때까지(적어도 70%가 감소될 때까지), 움직임의 작은 원호(굴곡, 회전, 측면굽힘 등의 양을 늘리거나 줄이는 방식)를 이용해 미세조정을 한다.

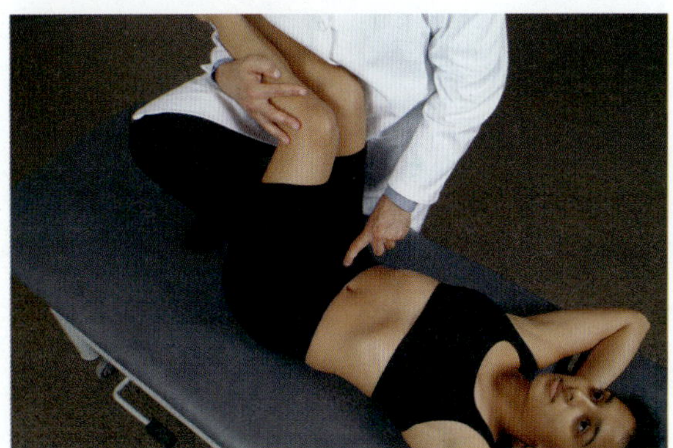
그림 9.98 AL1: F St-T Ra-A

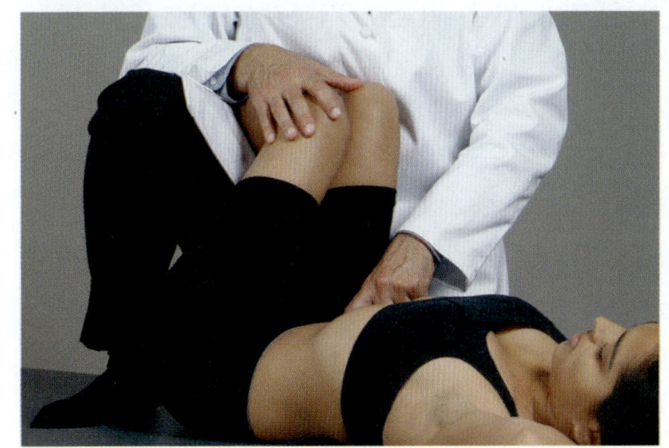
그림 9.99 AL1: F St-T Ra-A

전방요추 부위 Anterior Lumbar Region

AL2

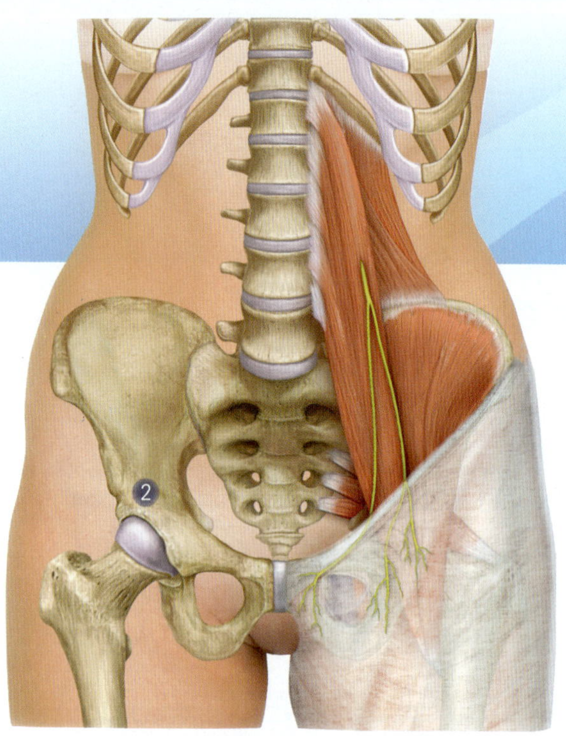

그림 9.100 AL2 카운터스트레인 포인트

치료 적응증 Indication for Treatment

요추의 체성기능장애. 환자는 허리와 고관절의 전외측방 통증을 호소할 수 있다.

카운터스트레인 포인트 위치 Counterstrain Point Location

전하장골극(AIIS)의 내측 지점; 내측에서 외측으로 압박(그림 9.100); 해부학적으로 외복사근(4), 음부대퇴신경(genitofemoral nerve)(L1–L2 신경근) 및 장요근군(9)과 관련이 있을 수 있다.

치료 자세 Treatment Position: F Sa-A Rt-T

1. 환자는 눕고, 치료사는 포인트 반대쪽 치료대 옆에 선다.
2. 치료사는 꼬리쪽 발을 치료대 위에 놓고, 환자의 무릎을 치료사의 허벅지에 올려놓는다. 이 자세는 환자를 편안하게 조절할 수 있어 좋은 자세이다.
3. 환자의 고관절과 무릎을 L3 높이까지 굴곡한다.
4. 환자의 고관절과 무릎을 치료사 쪽으로 당기고, 골반과 요추를 L3 수준으로 회전시킴으로써, L2가 상대적으로 포인트 방향으로 회전되도록 유도한다.
5. 환자의 발목과 발을 치료사를 향해(포인트에서 먼 방향으로) L3 높이까지 가져옴으로써, 요추가 포인트에서 먼 방향으로 측면굽힘이 일어나도록 유도한다(그림 9.101 및 9.102). F SA(발목) RA(무릎/골반) RT(몸통).
6. 치료사는 압통이 완전히 사라지거나, 가능한 100%에 가깝게 감소될 때까지(적어도 70%가 감소될 때까지), 움직임의 작은 원호(굴곡, 회전, 측면굽힘 등의 양을 늘리거나 줄이는 방식)를 이용해 미세조정을 한다.

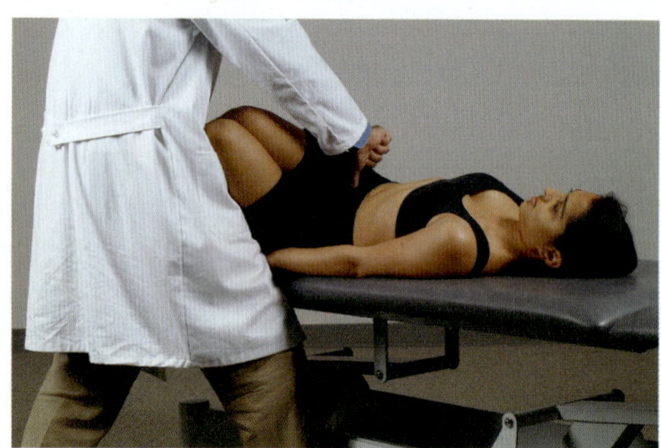

그림 9.101 AL2: F Sa-A Rt-T

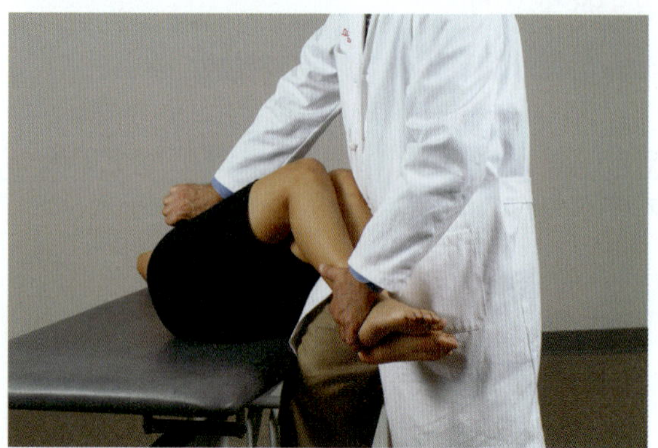

그림 9.102 AL2: F Sa-A Rt-T

전방요추 부위 Anterior Lumbar Region

AL3, AL4

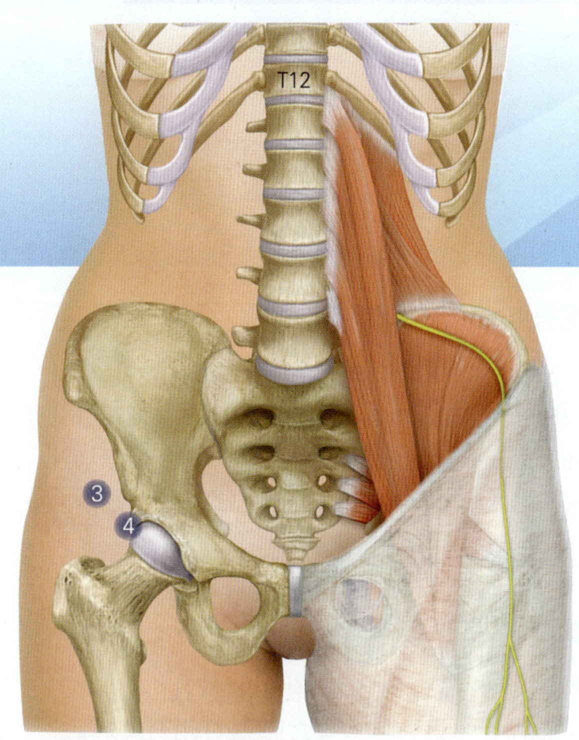

그림 9.103 AL3, AL4 카운터스트레인 포인트

치료 적응증 Indication for Treatment

요추 또는 골반부위의 체성기능장애. 환자는 허리, 사타구니 및 고관절의 전외측방 통증을 호소할 수 있다(5,9).

카운터스트레인 포인트 위치 Counterstrain Point Location

AL3: 전하장골극(AIIS)의 측면 지점; 내측으로 압박
AL4: 전하장골극 바로 아래 지점; 머리쪽으로 압박

해부학적으로 장골근(5)의 측면경계, 요근, 외측대퇴피부신경(L2–L3)이 나오는 L3 및 L4 신경근, 대퇴부 및 폐색신경(obturator nerves)(L2–L4)(9)와 관련되어 있을 수 있다(그림 9.103).

치료 자세 Treatment Position: F Sa-A Rt-T

1. 환자는 눕고, 치료사는 포인트 반대쪽 치료대 옆에 선다.
2. 치료사는 환자의 조절과 편안함을 위해, 꼬리쪽 발을 치료대 위에 올려놓고, 환자의 다리를 치료사의 허벅지에 놓는다.
3. 환자의 고관절과 무릎을 관련된 두 분절 중 아래쪽 분절까지만 움직이도록 충분히 굴곡한다.
4. 환자의 고관절과 무릎을 치료사 쪽으로 당겨서 골반과 요추를 해당 기능장애 영역의 하부분절 높이까지 회전시킴으로써, 상부분절이 포인트 방향으로 상대적으로 회전하도록 유도한다.
5. 환자의 발목과 발을 치료사 쪽으로(포인트 방향에서 먼 방향으로) 가져옴으로써, 요추가 포인트에서 먼 방향으로 측면굽힘할 수 있도록 유도한다(그림 9.104 및 9.105).
6. 치료사는 압통이 완전히 사라지거나, 가능한 100%에 가깝게 감소될 때까지(적어도 70%가 감소될 때까지), 움직임의 작은 원호(굴곡, 회전, 측면굽힘 등의 양을 늘리거나 줄이는 방식)를 이용해 미세조정을 한다.

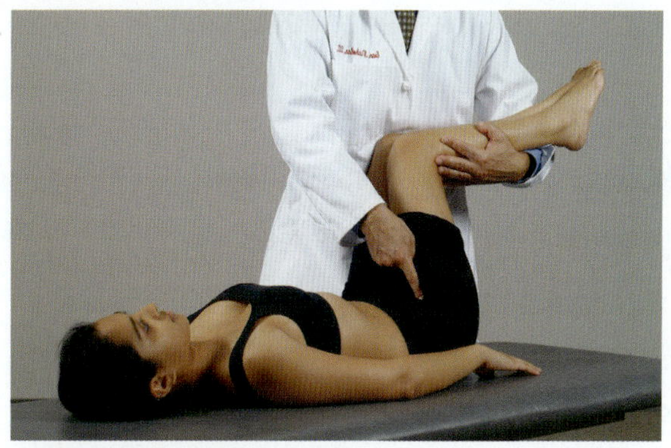
그림 9.104 AL3; AL4: F Sa-A Rt-T

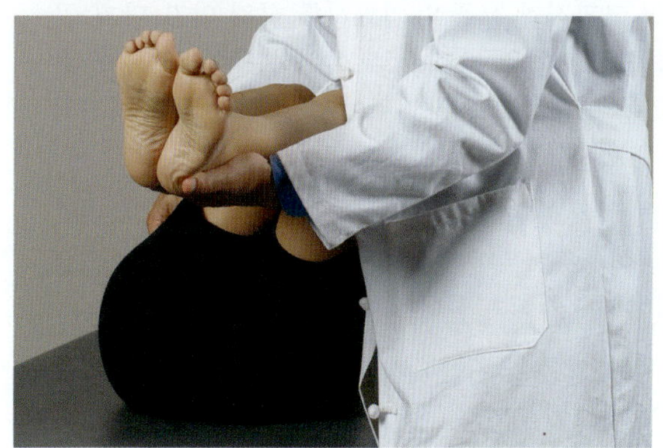
그림 9.105 AL3; AL4: F Sa-A Rt-T

전방요추 부위 Anterior Lumbar Region

AL5

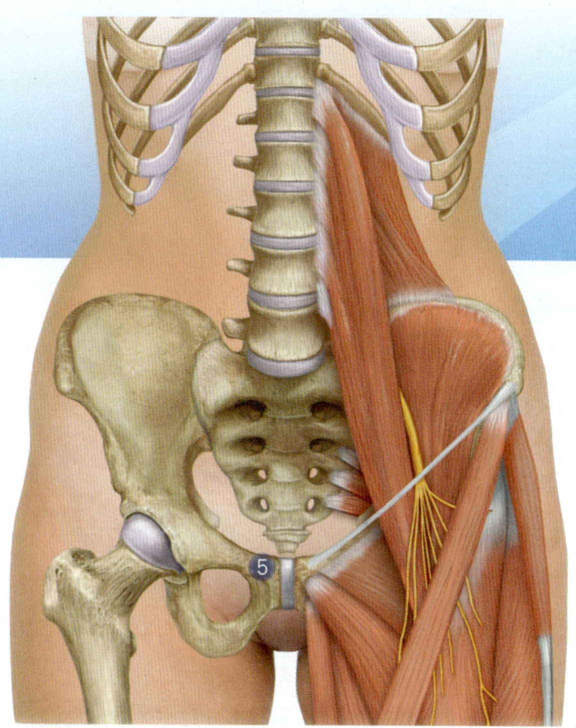

그림 9.106 AL5 카운터스트레인 포인트

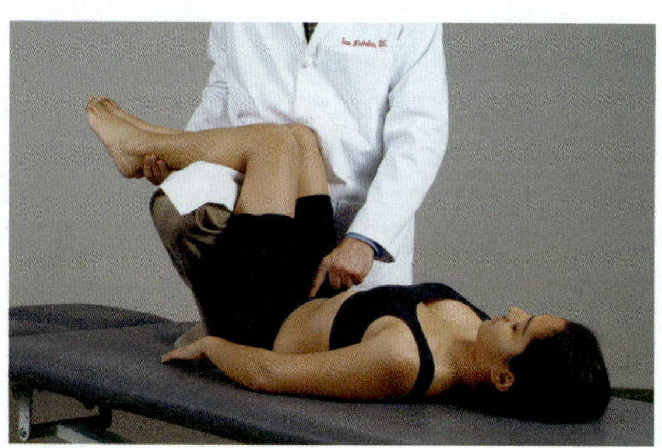
그림 9.107 AL5: F Sa-A Ra-A

치료 적응증 Indication for Treatment

요추, 천골 또는 골반부위의 체성기능장애. 환자는 치골전단 기능장애(pubic shear dysfunction) 또는 폐쇄신경 포착(obturator nerve entrapment)(9)으로 인해 치골부위의 압통을 호소하거나(9), 허리, 천골 또는 골반통증(5)을 호소할 수 있다.

카운터스트레인 포인트 위치 Counterstrain Point Location

치골결합의 바로 옆 치골지의 전상방 지점. 후방으로 압박한다(그림 9.106). 해부학적으로 복직근(5), 장내전근(adductor longus, 긴모음근), 치골전단기능장애 또는 폐색신경 포착의 연관통 영역(9)과 상관관계가 있을 수 있다.

치료 자세 Treatment Position: F Sa-A Ra-A

1. 환자는 눕고, 치료사는 포인트쪽 옆에 선다.
2. 치료사는 꼬리쪽 발을 치료대 위에 올리고, 환자의 다리를 허벅지에 올려놓는다.
3. 환자의 고관절과 무릎을 천골(S1)까지만 충분히 굴곡한다.
4. 환자의 고관절과 무릎은 치료사를 향해 약간 당겨 골반/천골이 포인트 방향으로 회전하도록 유도함으로써, L5는 상대적으로 포인트에서 먼 방향으로 회전되도록 유도한다.
5. 환자의 발목과 발을 치료사에게서 약간 멀어지도록 밀어내어, 포인트에서 멀어지는 방향으로 측면굽힘이 일어나도록 유도한다(그림 9.107).
6. 치료사는 압통이 완전히 사라지거나, 가능한 100%에 가깝게 감소될 때까지(적어도 70%가 감소될 때까지), 움직임의 작은 원호(굴곡, 회전, 측면굽힘 등의 양을 늘리거나 줄이는 방식)를 이용해 미세조정을 한다.

전방골반 부위 Anterior Pelvic Region

전방골반 카운터스트레인 포인트
Anterior Pelvic Counterstrain Points

전방골반 카운터스트레인 포인트는 표 9.8에 요약되어 있고, 그림 9.108에 설명되어 있다.

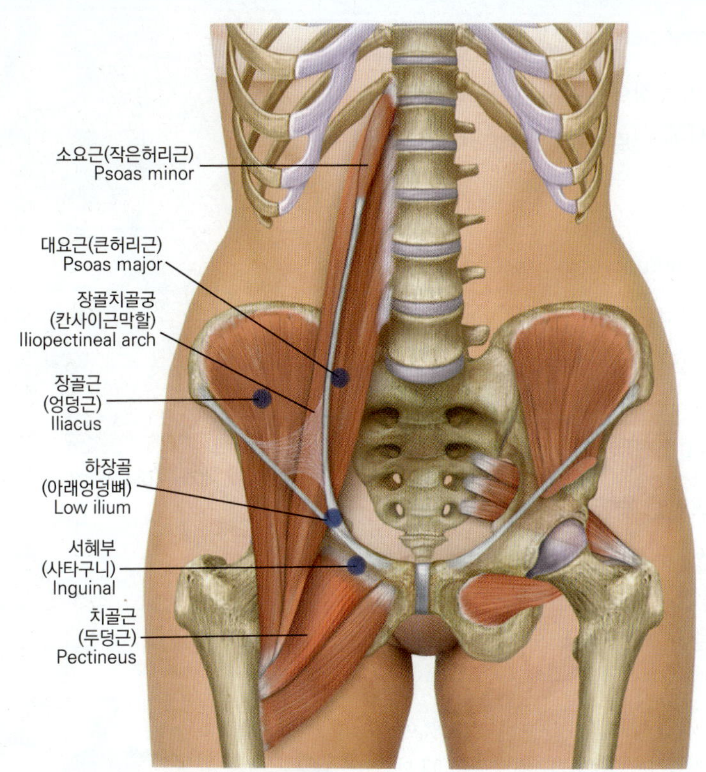

그림 9.108 전방골반 카운터스트레인 포인트

표 9.8 일반적인 전방골반 카운터스트레인 포인트 Common Anterior Pelvic Counterstrain Points

카운터스트레인 포인트	위치	전통적인 치료 자세	약어(머리글자)
요근(Psoas)	ASIS에서 정중선까지 거리의 ⅔ 지점; 요근을 향해 뒤쪽방향으로 깊게 압박	현저한 양측 고관절 굴곡; 요추방향으로 측면굽힘: 고관절 외회전이 필요할 수 있음	F ST
장골근(Iliacus)	ASIS에서 정중선까지 거리의 1/3 지점; 장골근을 향해 뒤쪽측면 방향으로 깊게 압박	무릎을 구부린 상태에서 고관절의 현저한 양측 굴곡 및 외회전	F ER
하부장골(Low ilium)	소요근의 부착부와 관련된 장골융기(iliopectineal, iliopubic) 상면	동측 고관절의 현저한 굴곡	F
서혜부(Inguinal)	치골근 또는 서혜인대의 부착부와 관련된 치골결절의 외측면	반대쪽 허벅지가 동측 허벅지 위로 교차된 상태의 고관절 굴곡. 영향을 받는 쪽 고관절에 약간의 내회전을 만들기 위해 동측 아래쪽 다리를 외측으로 당김	F ADD IR

전방골반 부위 Anterior Pelvic Region

대요근(큰허리근)
Psoas Major

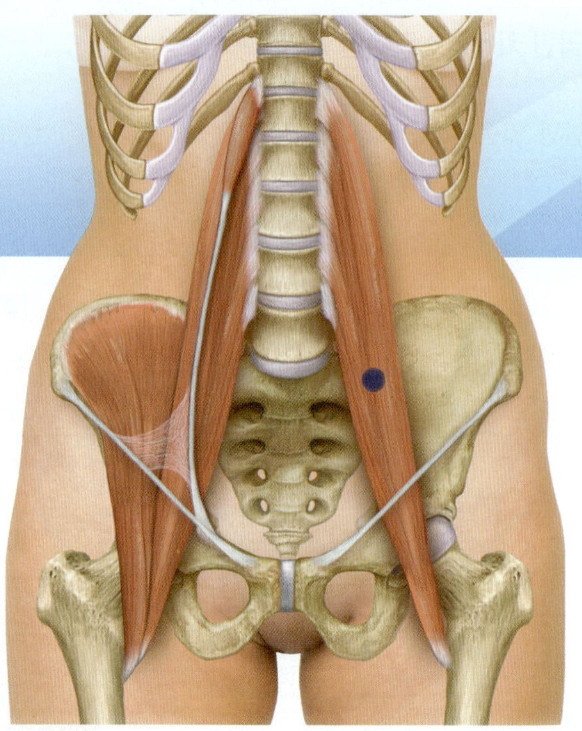

그림 9.109 대요근(psoas major) 카운터스트레인 포인트

치료 적응증 Indication for Treatment

요추 또는 골반부위의 체성기능장애. 환자는 흉요추 부위, 고관절 전방, 허벅지, 서혜부(groin, 사타구니)(9)의 통증을 호소할 수 있다.

카운터스트레인 포인트 위치 Counterstrain Point Location

ASIS에서 정중선까지 거리의 ⅔ 지점. 요근 근복를 향해 후방으로 깊게 압박하라(그림 9.109).

치료 자세 Treatment Position: F ST er (hips)

1. 환자는 눕고, 치료사는 포인트쪽 옆에 선다.
2. 치료사는 환자의 고관절/무릎을 뚜렷하게 굴곡하고, 고관절을 약간 외회전시킨다. 요추를 측면굽힘하기 위해, 환자의 무릎을 치료사 쪽으로 당긴다(그림 9.110).
3. 치료사는 압통이 완전히 사라지거나, 가능한 100%에 가깝게 감소될 때까지(적어도 70%가 감소될 때까지), 고관절 굴곡, 측면굽힘, 회전 등의 양을 늘리거나 줄이는 방식을 이용해 미세조정을 한다.

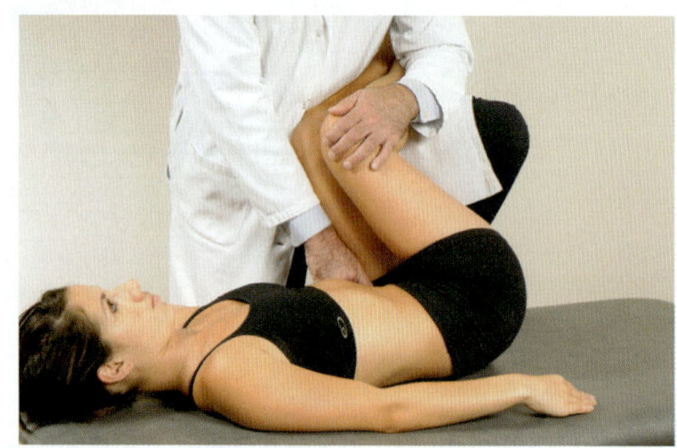

그림 9.110 요근(psoas): F ST er(고관절, hips)

전방골반 부위 Anterior Pelvic Region

장골근(엉덩근)
Iliacus

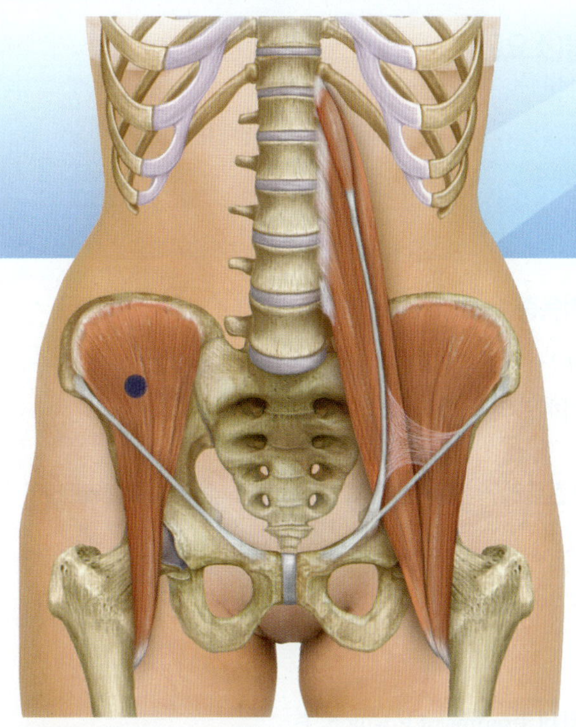
그림 9.111 장골근(iliacus) 카운터스트레인 포인트

치료 적응증 Indication for Treatment

요추 또는 골반부위의 체성기능장애. 환자는 흉요추 부위, 고관절 전방, 허벅지(9) 등의 통증을 호소할 수 있다.

카운터스트레인 포인트 위치 Counterstrain Point Location

ASIS에서 정중선까지 거리의 1/3 지점. 장골근을 향해 후외측으로 깊게 압박하라(그림 9.111).

치료 자세 Treatment Position: F ER (hips) Abd (knees)

1. 환자는 눕고, 치료사는 치료대 옆에 선다.
2. 치료사는 발을 치료대 위에 올려놓고, 환자의 고관절/무릎을 굴곡하여, 허벅지에 놓는다.
3. 치료사는 환자의 발목을 교차시키고, 환자의 양쪽 고관절을 외회전시킨다(발목은 교차하고 무릎을 옆으로 빼낸 자세)(그림 9.112 및 9.113).
4. 치료사는 압통이 완전히 사라지거나, 가능한 100%에 가깝게 감소될 때까지(적어도 70%가 감소될 때까지), 고관절 굴곡, 외회전 등의 양을 늘리거나 줄이는 방식을 이용해 미세조정을 한다.

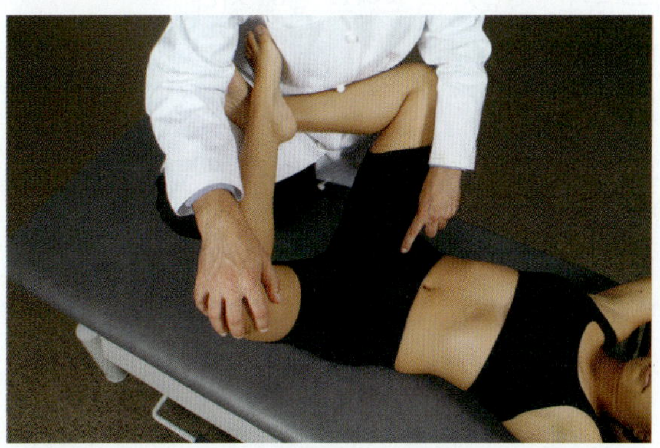
그림 9.112 장골근: F ER(고관절) Abd(무릎)

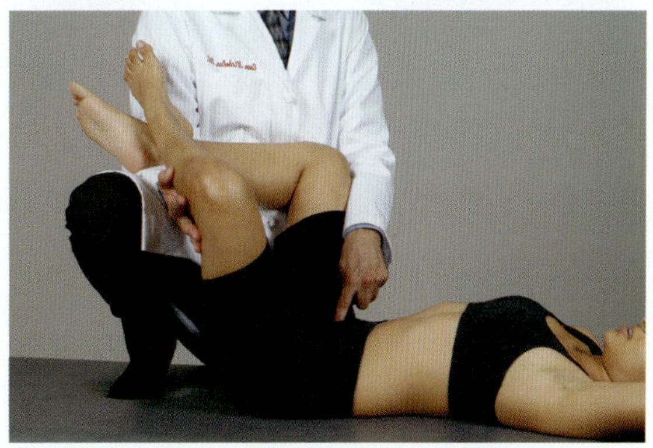
그림 9.113 장골근: F ER(고관절) Abd(무릎)

전방골반 부위 Anterior Pelvic Region

하장골(소요근)
Low Ilium (*Psoas Minor*)

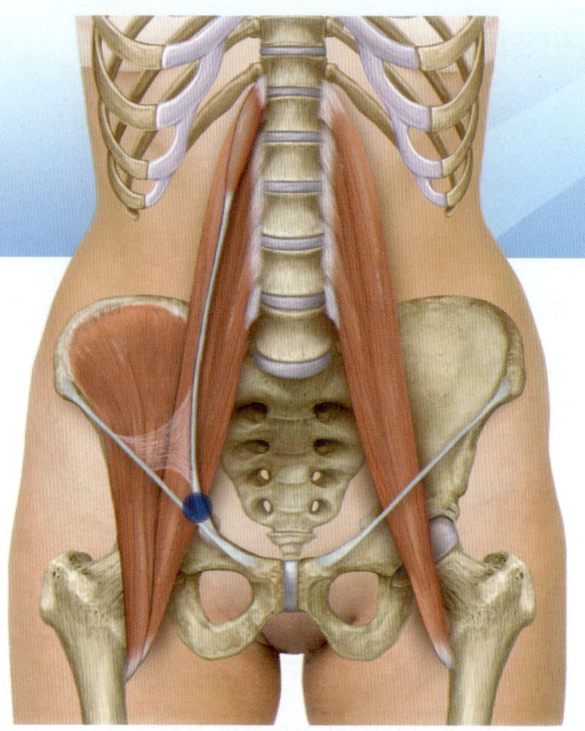
그림 9.114 하장골(low ilium, 아래엉덩뼈) 카운터스트레인 포인트

치료 적응증 Indication for Treatment

요추 또는 골반부위의 체성기능장애. 환자는 고관절 전방 또는 서혜부의 통증을 호소할 수 있다(5).

카운터스트레인 포인트 위치 Counterstrain Point Location

소요근(psoas minor, 작은허리근)의 부착점과 관련된 장골융기(iliopectineal, iliopubic eminence)의 윗면(그림 9.114).

치료 자세 Treatment Position: F

1. 환자는 눕고, 치료사는 포인트 옆에 선다.
2. 포인트쪽 환자의 고관절을 충분히 굴곡한다(그림 9.115).
3. 치료사는 압통이 완전히 사라지거나, 가능한 100%에 가깝게 감소될 때까지(적어도 70%가 감소될 때까지), 고관절 굴곡량을 늘리거나 줄이는 방식을 이용해 미세조정을 한다.

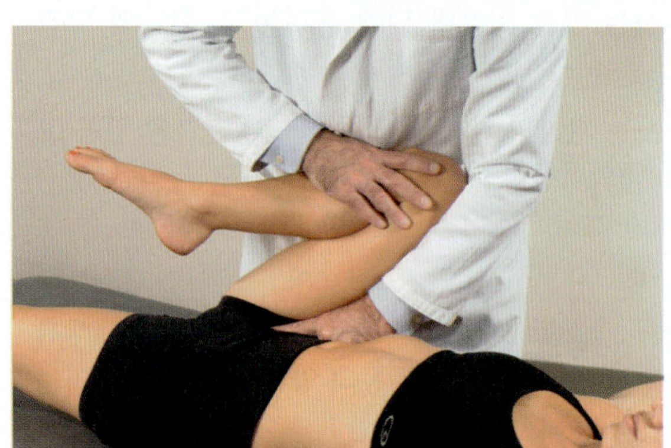
그림 9.115 하장골: F

전방골반 부위 Anterior Pelvic Region

서혜부(치골근)
Inguinal (*Pectineus*)

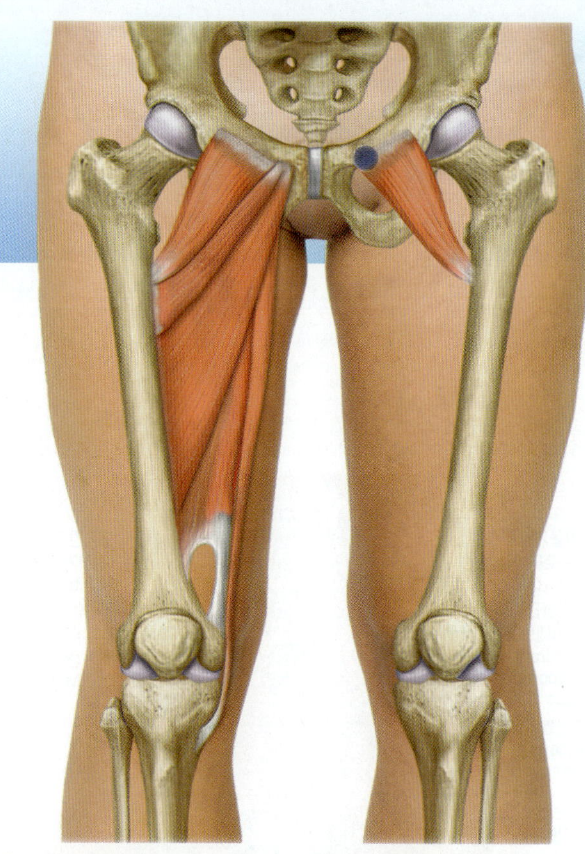

그림 9.116 서혜부(inguinal) 카운터스트레인 포인트

치료 적응증 Indication for Treatment

골반부위의 체성기능장애. 환자는 고관절 전방, 허벅지, 서혜부(사타구니), groin 등의 통증을 호소할 수 있다.

카운터스트레인 포인트 위치 Counterstrain Point Location

치골근 또는 서혜부인대의 부착점과 관련된 치골결절(pubic tubercle)의 외측면. 후방 내측으로 압박하라(그림 9.116).

치료 자세 Treatment Position: F ADD IR

1. 환자는 눕고, 치료사는 포인트쪽 옆에 선다.
2. 치료사는 발을 치료대 위에 올려놓고, 환자의 고관절/무릎을 굴곡하여, 허벅지에 놓는다.
3. 치료사는 환자의 반대쪽 허벅지를 같은쪽 허벅지 위에 놓는다.
4. 치료사는 고관절의 내전 및 내회전을 유도하기 위해 환자의 같은쪽 다리를 치료사 쪽으로 (포인트 방향/치료사 방향, toward TPt./Dr.) 당긴다(그림 9.117).
5. 치료사는 압통이 완전히 사라지거나, 가능한 100%에 가깝게 감소될 때까지(적어도 70%가 감소될 때까지), 고관절 굴곡, 내회전, 내전 등의 양을 늘리거나 줄이는 방식을 이용해 미세조정을 한다.

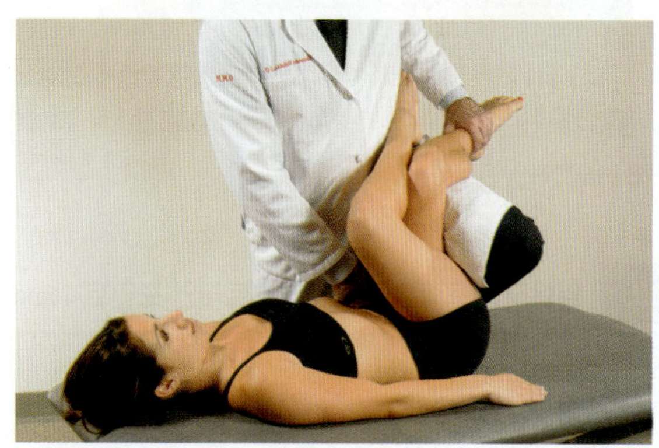

그림 9.117 서혜부: F ADD IR

후방요추 부위 Posterior Lumbar Region

후방요추 카운터스트레인 포인트
Posterior Lumbar Counterstrain Points

후방요추(PL) 카운터스트레인 포인트는 표 9.9에 요약되어 있다. 해부학적 상관관계 및 위치는 그림 9.118 및 9.119에 설명되어 있다.

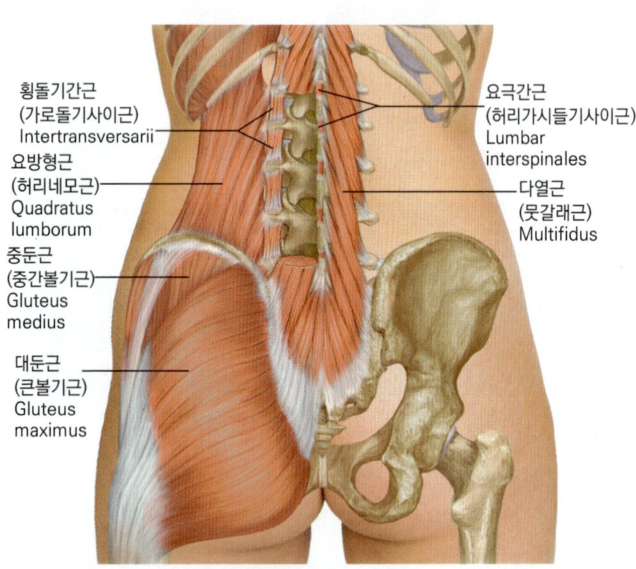

그림 9.118 해부학적 상관관계

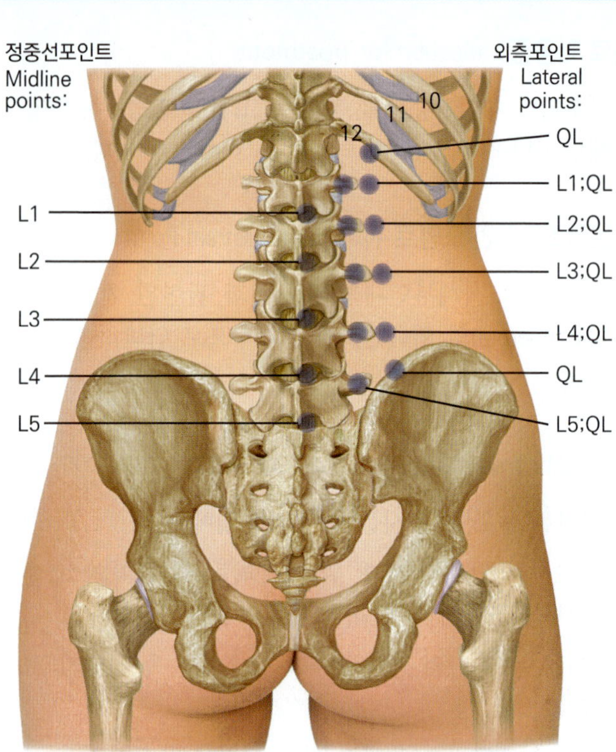

그림 9.119 후방요추 카운터스트레인 포인트

표 9.9 일반적인 후방요추 카운터스트레인 포인트 Common Posterior Lumbar Counterstrain Points

카운터스트레인 포인트	위치	전통적인 치료 자세	약어(머리글자)
PL1-PL5 극돌기 (spinous process)	기능장애 분절의 편위된 극돌기의 아래쪽 측면/끝부분 **참고:** 척추회전은 극돌기 편위의 반대쪽이다.	환자 엎드린자세: 골반/하부분절을 향해 포인트 측면의 사지 또는 ASIS를 들어올려 해당 척추 높이까지 신전함으로써, 상부분절을 상대적으로 포인트에서 먼 방향으로 회전시킴	e-E St-T Ra-A
PL1-PL5 횡돌기 (transverse process)	기능장애 분절의 횡돌기 후외측	위와 같음	e-E St-T Ra-A
요방형근(허리네모근, Quadratus lumborum)	늑골12의 아래쪽 요추 횡돌기의 측면 끝부분 장골능 상부	고관절/허벅지 신전, 외전 및 외회전. 포인트 방향으로 요추의 측면굽힘이 필요할 수 있음	E ABD ER

후방요추 부위 Posterior Lumbar Region

PL1-PL5

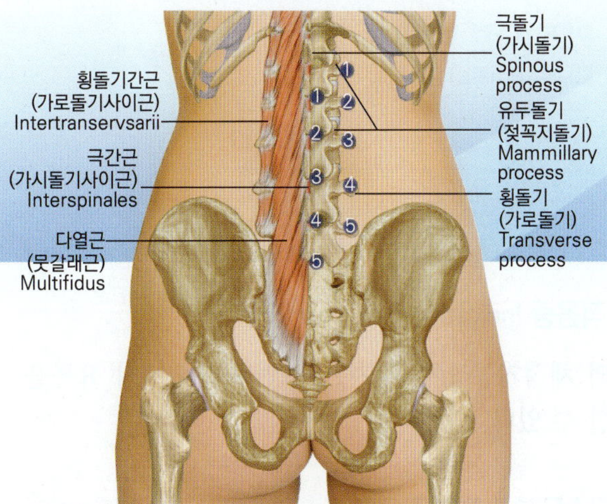

그림 9.120 PL1-PL5 후외측(posterior and lateral) 카운터스트레인 포인트

치료 적응증 Indication for Treatment

요추의 체성기능장애. 환자는 포인트 부위에 요통을 호소할 수 있다.

카운터스트레인 포인트 위치 Counterstrain Point Location

PL1-PL5 극돌기: 기능장애 분절의 편위된 극돌기 아래 외측면

PL1-PL5 횡돌기: 기능장애 분절의 횡돌기 후외측면(그림 9.120)

치료 자세 Treatment Position: e-E Add RA

1. 환자는 엎드려 눕고, 치료사는 환자를 조절 및 자세 지정이 쉬운 쪽 치료대 옆에 선다.
2. 환자의 허벅지/고관절을 신전, 내전, 외회전시킴으로써 골반과 하부분절이 포인트 방향으로 회전하고, 상부분절은 상대적으로 포인트에서 먼 방향으로 회전하도록 유도한다(그림 9.121 및 9.122).
3. 치료사는 압통이 완전히 사라지거나, 가능한 100%에 가깝게 감소될 때까지(적어도 70%가 감소될 때까지), 움직임의 작은 원호(고관절 신전, 내전, 외회전 등의 양을 늘리거나 줄이는 방식)를 이용해 미세조정을 한다.

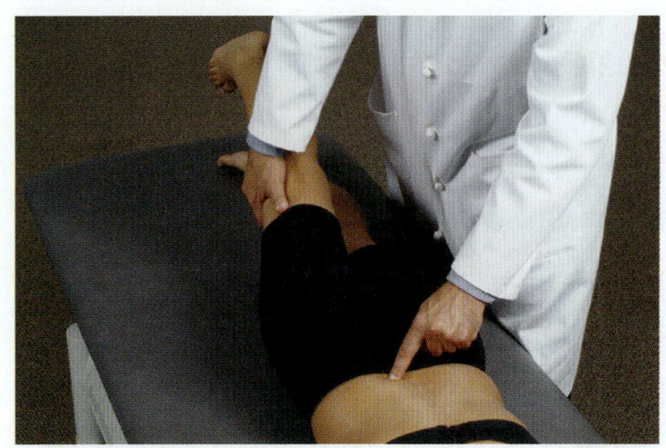

그림 9.121 PL4: e-E Add RA

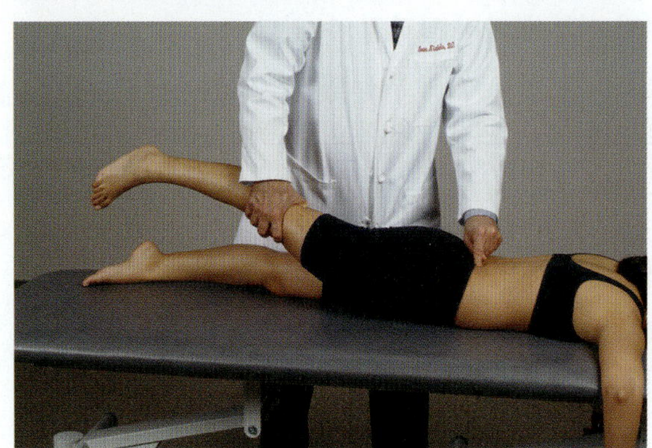

그림 9.122 PL4: e-E Add RA

후방요추 부위 Posterior Lumbar Region

PL1-PL5 (다른 방법)
PL1-PL5 (Alternate)

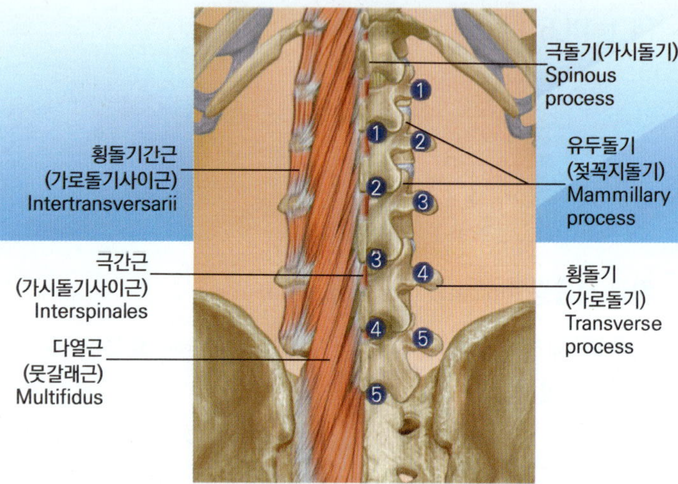

그림 9.123 PL1-PL5 후방(극돌기); 측방(횡돌기)카운터스트레인 포인트

치료 적응증 Indication for Treatment

요추의 체성기능장애. 환자는 포인트 부위에서 요통을 호소할 수 있다.

카운터스트레인 포인트 위치 Counterstrain Point Location

PL1-PL5 극돌기: 기능장애 분절의 편위된 극돌기 아래 외측면

PL1-PL5 횡돌기: 기능장애 분절의 횡돌기 후외측면(그림 9.123)

치료 자세 Treatment Position: e-E St-T Ra-A

1. 환자는 엎드려 눕고, 치료사는 환자를 조절 및 자세 지정하기 쉬운 쪽 치료대 옆에 선다.
2. 환자의 다리를 압통이 최소가 되는 자세로 위치시킨다. 측면굽힘 구성요소는 관련된 근막구조, 섬유의 방향, 기능장애에 대한 관절 구성요소 등이 관련되어 있는지 여부에 따라 달라질 수 있다.
3. 치료사는 포인트쪽 외측에 있는 ASIS를 잡고, 몸을 뒤로 기대어 부드럽게 위쪽으로 들어올려 골반과 하부분절을 포인트 방향으로 신전 및 회전을 시킴으로써, 상부분절이 상대적으로 포인트에서 먼 방향으로 회전되도록 유도한다(그림 9.124 및 9.125).
4. 치료사는 압통이 완전히 사라지거나, 가능한 100%에 가깝게 감소될 때까지(적어도 70%가 감소될 때까지), 움직임의 작은 원호(고관절 신전량을 늘리거나 줄이는 방식)를 이용해 미세조정을 한다.

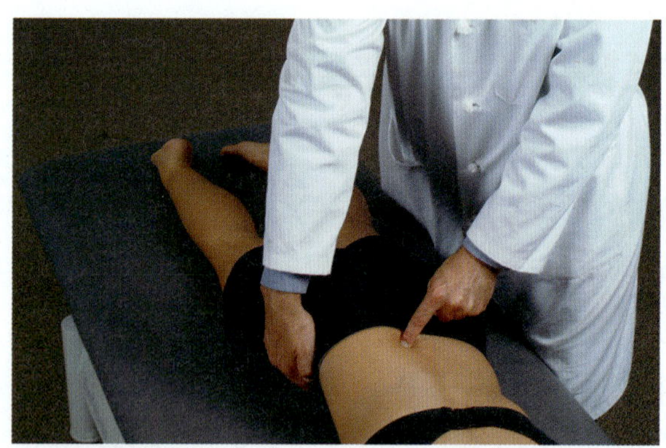

그림 9.124 PL4: e-E St-T Ra-A

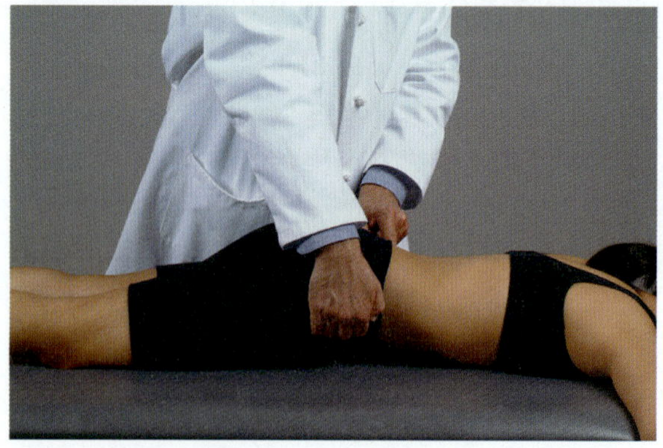

그림 9.125 PL4: e-E St-T Ra-A

후방요추 부위 Posterior Lumbar Region

요방형근
Quadratus Lumborum

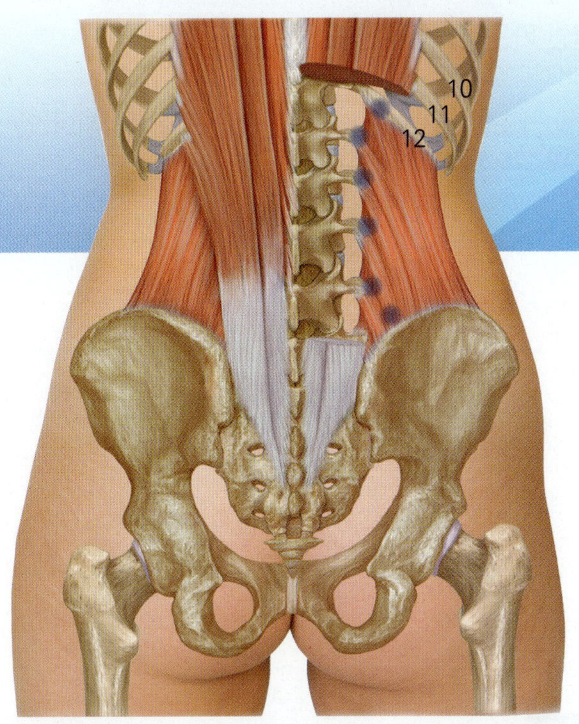

그림 9.126 요방형근(Quadratus lumborum) 카운터스트레인 포인트

치료 적응증 Indication for Treatment

12번 늑골, 요추 또는 골반부위의 체성기능장애. 환자는 허리, 장골능의 상단, 고관절/엉덩이/천장관절 부위의 통증을 호소할 수 있다(5, 9).

카운터스트레인 포인트 위치 Counterstrain Point Location

12번 늑골의 아래쪽(5)
요추 횡돌기의 외측 끝부분(5)
장골능의 위쪽 상면(4)(그림 9.126)

치료 자세 Treatment Position: E ABD ER

1. 환자는 엎드리고 치료사는 포인트쪽 옆에 선다.
2. 치료사는 환자의 몸통을 포인트 방향으로 측면굽힘한다.
3. 치료사는 환자의 고관절을 신전, 외전, 외회전시킨다(그림 9.127).
4. 치료사는 압통이 완전히 사라지거나, 가능한 100%에 가깝게 감소될 때까지(적어도 70%가 감소될 때까지), 움직임의 작은 원호(고관절 신전, 외전, 외회전량을 늘리거나 줄이는 방식)를 이용해 미세조정을 한다.

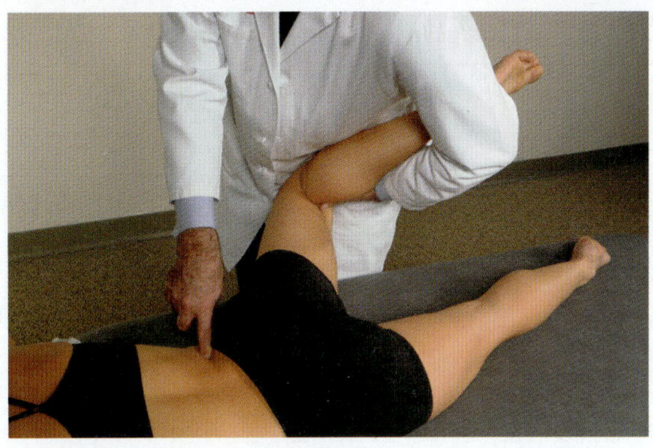

그림 9.127 요방형근: E ABD ER

후방골반 부위 Posterior Pelvic Region

후방골반 카운터스트레인 포인트
Posterior Pelvic Counterstrain Points

후방골반 카운터스트레인 포인트는 표 9.10에 요약되어 있고, 그림 9.128에 설명되어 있다.

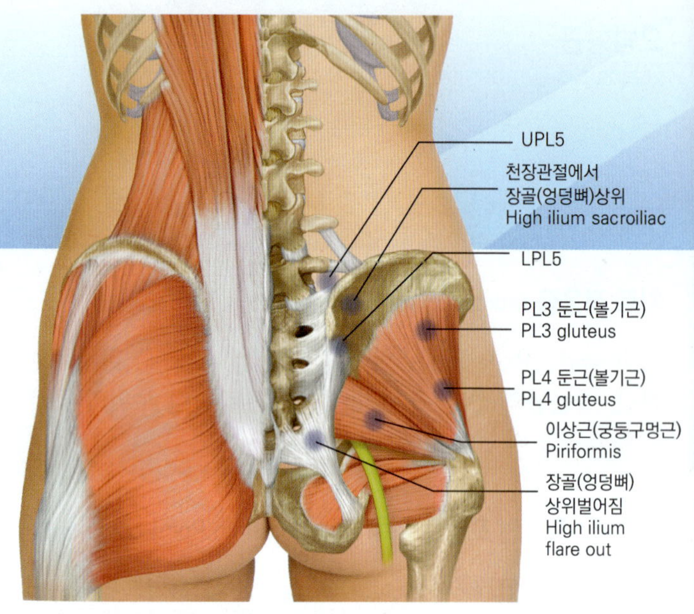

그림 9.128 후방골반 카운터스트레인 포인트

표 9.10 일반적인 후방골반 카운터스트레인 포인트 Common Posterior Pelvic Counterstrain Points

카운터스트레인 포인트	위치	전통적인 치료 자세	약어(머리글자)
상극(Upper pole) L5 UPL5	후상장골극(PSIS)의 상내측 표면	고관절 신전, 내전, 내/외회전을 통한 미세조정	E Add er/ir
천장관절에서 장골 상위 (High ilium sacroiliac)	후상장골극 2~3cm 외측, PSIS를 향해 내측으로 누르면서 찾음	고관절 신전, 외전 및 외회전을 통한 미세조정	E Abd ER
하극(Lower pole) L5 LPL5	후상장골극의 바로 아래, PSIS를 향해 위쪽으로 누르면서 찾음	고관절 굴곡 90도, 약간의 내회전 및 내전	F IR Add
장골 상위 외측벌어짐 (High ilium flare out)	ILA 외측 또는 미골의 외측 **참고:** Dr. Jones(1)는 이 지점에 대한 세 개의 개별위치를 설명했다: 미골의 외측 경계부, ILA 및 엉덩이 하부, Dr. Jones(2)는 ILA 포인트를 HIFO라고 명명하고, 미골 포인트라는 이름을 없애고, 엉덩이(buttock) 포인트를 gemelli 포인트로 이름을 바꾸었다.	고관절 신전, 내전	E ADD
PL3 외측, PL4 외측 (중둔근, 중간볼기근)	후상장골극(PSIS) 높이의 중둔근 상부 외측 PL3 – PSIS에서 대퇴근막장근까지 외측 ⅔ PL4 – 대퇴근막장근의 후방 경계면	고관절 신전, 외전 및 외회전을 통한 미세조정	E Abd er
이상근(Piriformis)	천골외측면 하부 절반지점 중간지점 또는 ILA 지점과 대전자를 연결한 선상	고관절의 현저한 굴곡과 외전. 외/내회전을 통한 미세조정	F ABD er/ir

후방골반 부위 Posterior Pelvic Region

하극 L5(LPL5)
Lower Pole L5 (LPL5)

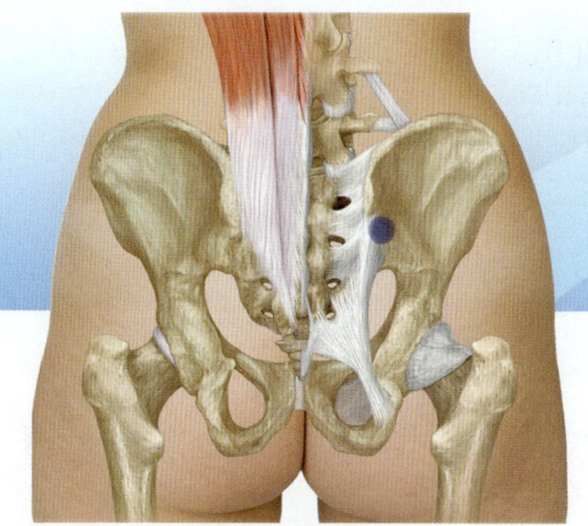
그림 9.129. 하극 L5 카운터스트레인 포인트

치료 적응증 Indication for Treatment

요추 또는 골반의 체성기능장애. 환자는 요통 또는 골반통증을 호소할 수 있다.

카운터스트레인 포인트 위치 Counterstrain Point Location

후천장인대(posterior sacroiliac ligaments), 척추기립근, 대퇴이두근(9), 장요근군(5)의 연관통 영역 등과 관련된 후상장골극(PSIS) 바로 아래의 장골(그림 9.129)

치료 자세 Treatment Position: F IR Add

1. 환자는 치료대 가장자리 가까이에 엎드리고, 치료사는 포인트쪽 옆에 서거나 앉는다.
2. 환자의 하지를 무릎과 고관절 90도 굴곡 상태로 치료대 가장자리로 내려놓는다(그림 9.130).
3. 환자의 고관절을 내회전시키고, 무릎이 치료대 아래로 약간 내전되도록 한다(그림 9.131).
4. **다른 방법:** 환자는 포인트 반대쪽을 아래로하여 옆으로 눕는다. 환자의 고관절과 무릎을 90도 굴곡하고, 고관절 내회전 및 무릎/허벅지는 내전시킨다(그림 9.132).
5. 치료사는 압통이 완전히 사라지거나, 가능한 100%에 가깝게 감소될 때까지(적어도 70%가 감소될 때까지), 고관절 굴곡, 내회전, 내전량을 늘리거나 줄이는 방식을 이용해 미세조정을 한다.

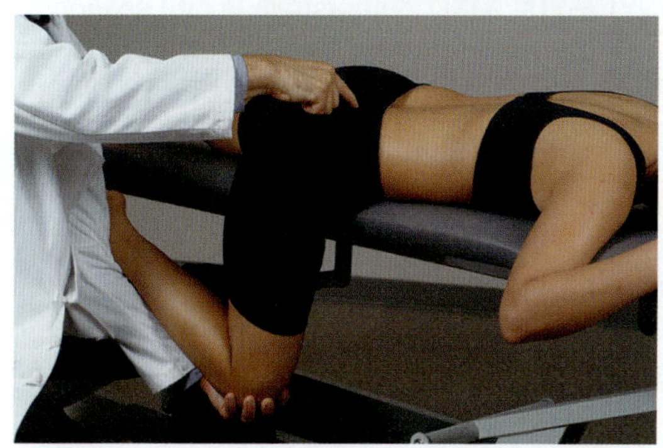
그림 9.130 PL5LP: F IR Add

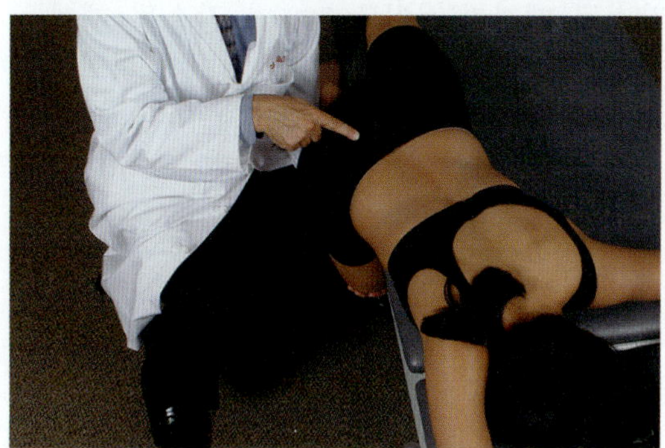
그림 9.131 PL5LP: F IR Add

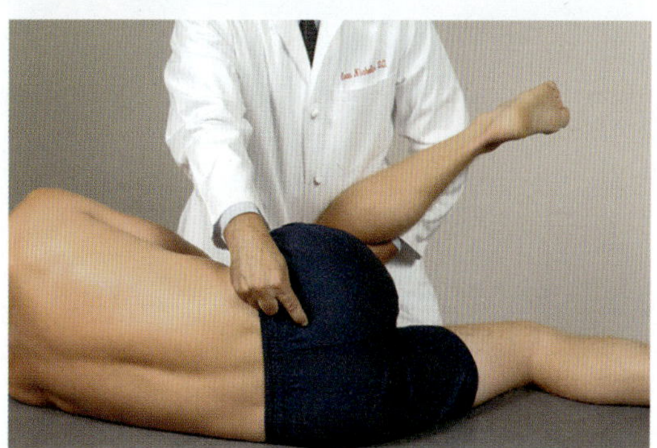
그림 9.132 PL5LP: F IR Add

후방골반 부위 Posterior Pelvic Region

상극 L5(UPL5)
Upper Pole L5 (UPL5)

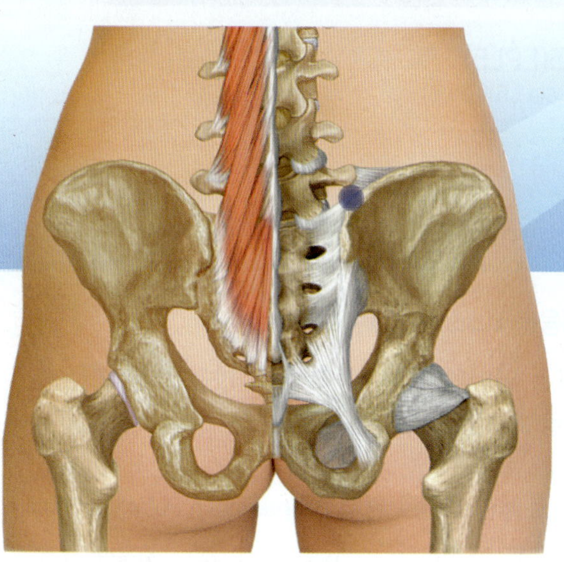

그림 9.133 상극 L5 카운터스트레인 포인트

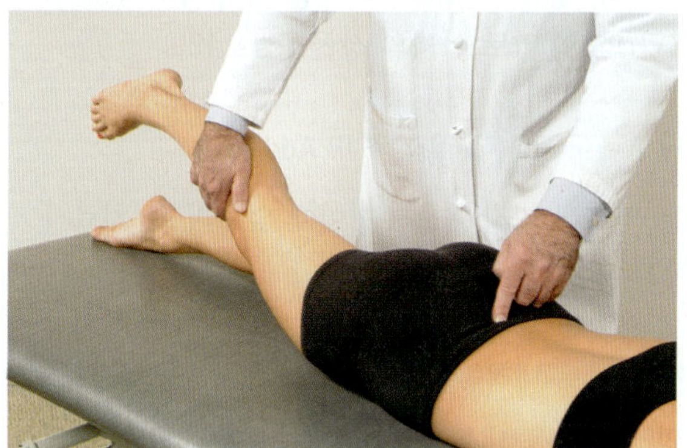

그림 9.134 UPL5: E Add ir/er

치료 적응증 Indication for Treatment

요추 또는 골반의 체성기능장애. 환자는 허리와 골반통증을 호소할 수 있다.

카운터스트레인 포인트 위치 Counterstrain Point Location

L5 극돌기와 후상장골극(PSIS) 사이의 PSIS의 상내측(그림 9.133). 해부학적으로 척추기립근과 다열근 또는 장요인대와 관련이 있을 수 있다(5,9).

치료 자세 Treatment Position: E Add ir/er

1. 환자는 엎드리고, 치료사는 환자를 조절 및 자세지정이 쉬운 쪽 치료대 옆에 선다.
2. 치료사는 압통이 완전히 사라지거나, 가능한 100%에 가깝게 감소될 때까지(적어도 70%가 감소될 때까지), 움직임의 작은 원호(고관절 신전, 내전, 외회전 또는 내회전량을 늘리거나 줄이는 방식)를 이용해 미세조정을 한다(그림 9.134).

후방골반 부위 Posterior Pelvic Region

천장관절에서 장골(엉덩뼈) 상위
High Ilium Sacroiliac

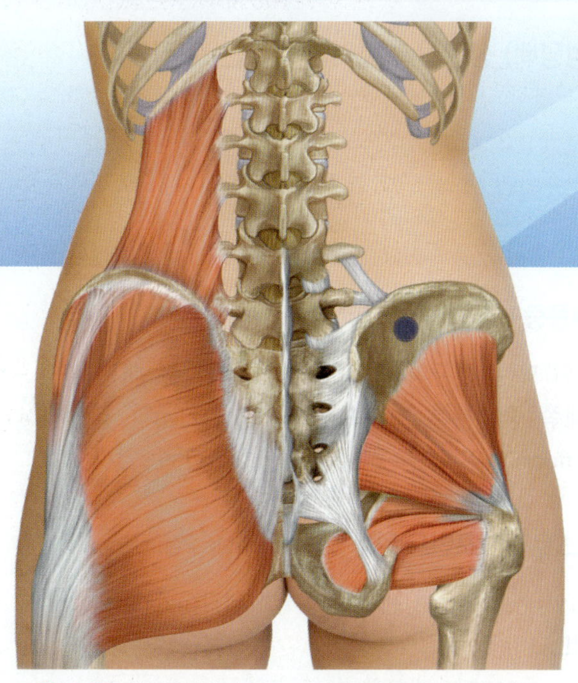

그림 9.135 천장관절에서 장골 상위 카운터스트레인 포인트

치료 적응증 Indication for Treatment

요추 또는 골반부위의 체성기능장애. 환자는 요방형근(9) 및 대둔근(5)의 긴장 또는 장요인대(iliolumbar ligament)(9)의 염좌와 관련된 엉덩이 통증을 호소할 수 있다.

카운터스트레인 포인트 위치 Counterstrain Point Location

후상장골극(PSIS)의 상외측에서 2~3cm 위치, PSIS를 향해 내측으로 압박(그림 9.135)

치료 자세 Treatment Position: e-E ABD ER

1. 환자는 엎드리고, 치료사는 포인트쪽 옆에 선다.
2. 환자의 고관절/하지를 신전, 외전, 외회전시킨다(그림 9.136).
3. 치료사는 압통이 완전히 사라지거나, 가능한 100%에 가깝게 감소될 때까지(적어도 70%가 감소될 때까지), 움직임의 작은 원호(고관절 신전, 외회전, 외전량을 늘리거나 줄이는 방식)를 이용해 미세조정을 한다.

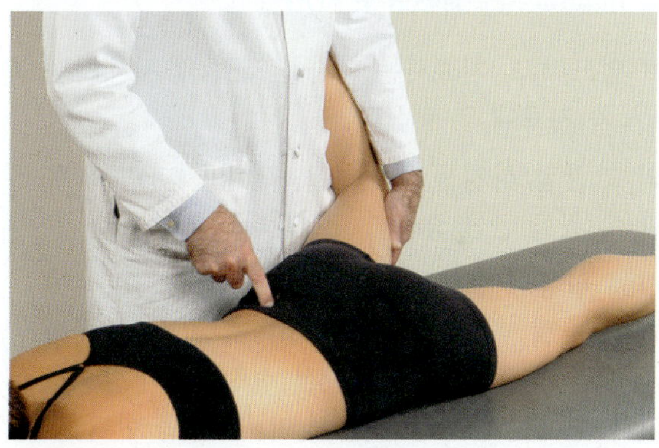

그림 9.136 HI SI 둔근 e-E ABD ER

후방골반 부위 Posterior Pelvic Region

장골(엉덩뼈) 상위 외측벌어짐(미골근, 꼬리근)
High Ilium Flare Out (*Coccygeus*)

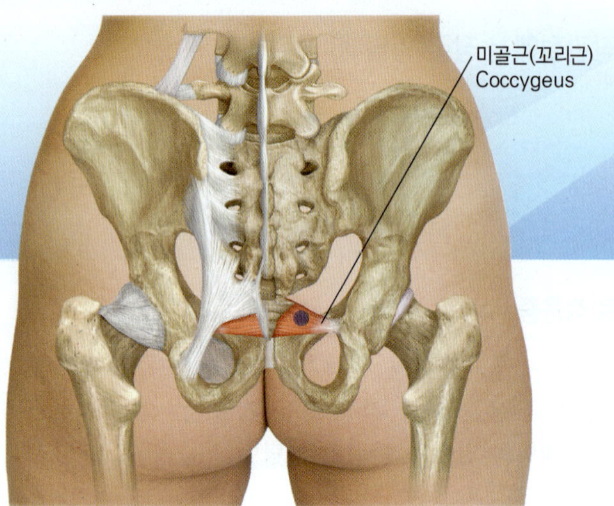

그림 9.137 장골 상위 외측벌어짐(high ilium flare out) 카운터스트레인 포인트

치료 적응증 Indication for Treatment

골반부위 또는 천골의 체성기능장애. 환자는 대둔근(5)의 아래쪽 중간부분 또는 미골근(coccygeus)과 골반저(pelvic floor)(9)의 깊은 곳의 통증을 호소할 수 있다.

카운터스트레인 포인트 위치 Counterstrain Point Location

미골근(9)의 부착점과 관련된 천골하외각(inferior lateral angle, ILA)의 외측(그림 9.137)

치료 자세 Treatment Position: E ADD

1. 환자는 엎드리고, 치료사는 환자를 조절 및 자세지정이 쉬운 쪽 치료대 옆에 선다.
2. 환자의 고관절/하지를 신전하고, 반대쪽 다리 위로 교차할 수 있을 만큼 충분히 내전한다(그림 9.138).
3. 치료사는 압통이 완전히 사라지거나, 가능한 100%에 가깝게 감소될 때까지(적어도 70%가 감소될 때까지), 움직임의 작은 원호(고관절 신전 및 내전량을 늘리거나 줄이는 방식)를 이용해 미세조정을 한다.

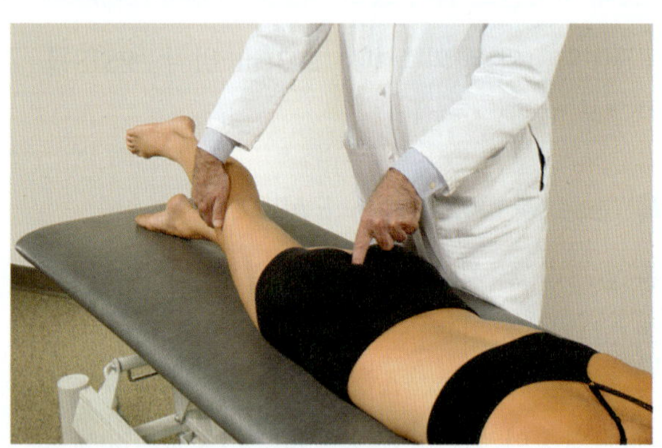

그림 9.138 HI IL FO: E ADD

후방골반 부위 Posterior Pelvic Region

PL3 외측, PL4 외측(중둔근)
PL3 Lateral, PL4 Lateral (*Gluteus Medius*)

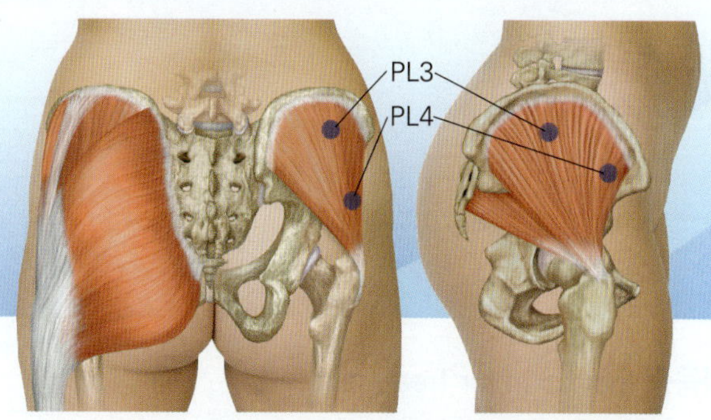

그림 9.139 PL3, PL4 외측(중둔근) 카운터스트레인 포인트

치료 적응증 Indication for Treatment

요추 또는 골반부위의 체성기능장애. 환자는 걸을 때나 앉은자세에서 일어날 때, 후둔부 장골능 아래에 통증을 호소할 수 있다(9).

카운터스트레인 포인트 위치 Counterstrain Point Location

PL3 외측: 중둔근의 상부 바깥쪽 부분, PSIS와 대퇴근막장근(tensor fasciae latae, 넙다리근막긴장근) 사이 거리의 ⅔ 지점(그림 9.139)

PL4 외측: 대퇴근막장근의 후방 가장자리 근처 중둔근의 외측 부분(그림 9.139)

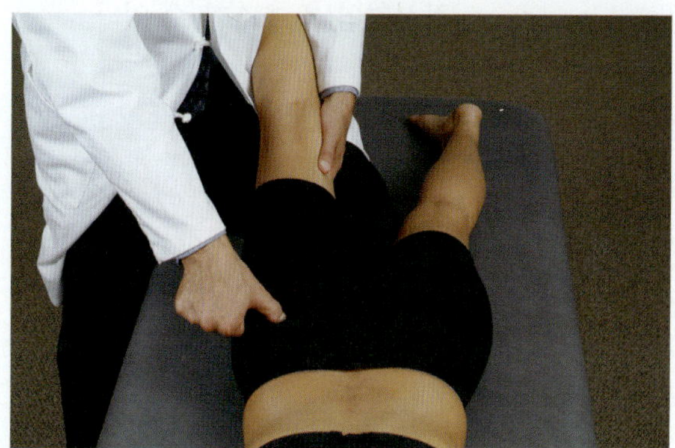

그림 9.140 PL3, PL4 외측: E Abd er

치료 자세 Treatment Position: E Abd er

1. 환자는 엎드려 눕고, 치료사는 포인트쪽 옆에 선다.
2. 환자의 고관절/허벅지를 신전 및 외전한다. 고관절의 외회전 또는 내회전이 필요할 수 있다(그림 9.140 및 9.141).
3. 치료사는 압통이 완전히 사라지거나, 가능한 100%에 가깝게 감소될 때까지(적어도 70%가 감소될 때까지), 움직임의 작은 원호(고관절 신전, 외전, 내/외회전량을 늘리거나 줄이는 방식)를 이용해 미세조정을 한다.

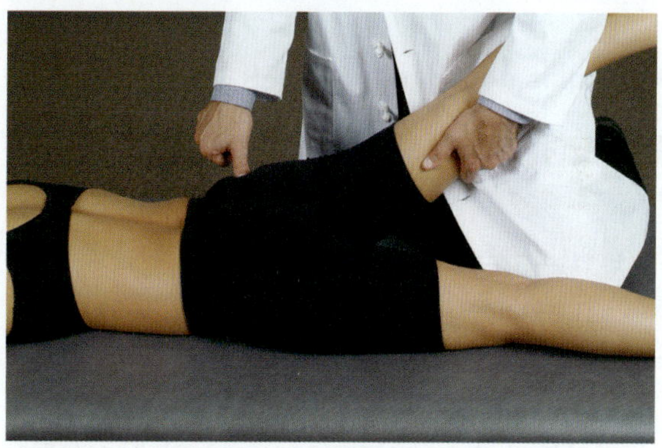

그림 9.141 PL3, PL4 외측: E Abd er

후방골반 부위 Posterior Pelvic Region

이상근(궁둥구멍근)
Piriformis

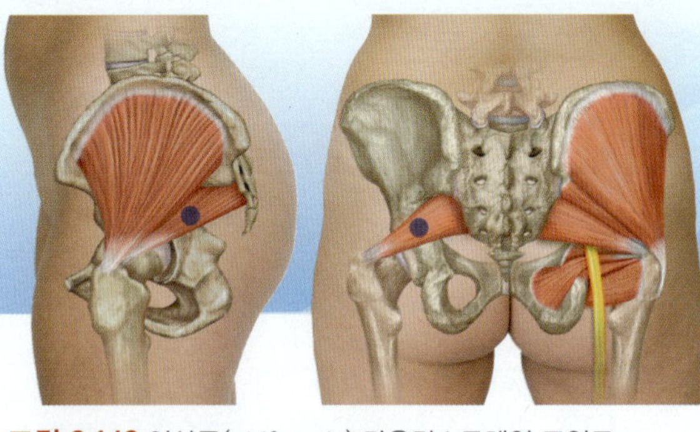
그림 9.142 이상근(piriformis) 카운터스트레인 포인트

치료 적응증 Indication for Treatment

골반부위의 체성기능장애. 환자는 엉덩이와 허벅지 뒤쪽의 통증(sciatic neuritis, 좌골신경염)을 호소할 수 있다.

카운터스트레인 포인트 위치 Counterstrain Point Location

전형적으로 천골 하외측각(ILA) 측면 하반부와 대전자 사이의 중간점에서 발견된다(그림 9.142). 이것은 대좌골파임(sciatic notch, 큰궁둥파임) 근처에 있기 때문에 좌골신경 자극을 피하기 위해, 천골 또는 대전자에 근접한 포인트를 이용한다. 만약 이 두 포인트(천골 쪽 포인트와 대전자쪽 포인트) 모두에서 압통을 효과적으로 줄일 수 있다면, 치료는 매우 성공적일 수 있다.

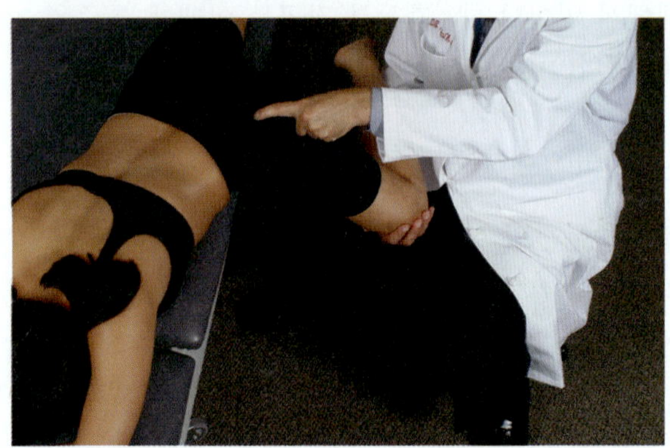
그림 9.143 이상근: F abd-ABD er

치료 자세 Treatment Position: F ABD ER

1. 환자는 엎드려 눕고, 치료사는 포인트쪽 옆에 서거나 앉는다.
2. 환자의 다리(포인트쪽)의 고관절을 뚜렷하게 굴곡 및 외전한 상태로 치료대 가장자리 아래로 떨어뜨린다. 환자의 다리를 치료사의 허벅지/무릎에 얹어 놓는다(그림 9.143).
3. 치료사는 압통이 완전히 사라지거나, 가능한 100%에 가깝게 감소될 때까지(적어도 70%가 감소될 때까지), 움직임의 작은 원호(고관절 신전, 외전, 내/외회전량을 늘리거나 줄이는 방식)를 이용해 미세조정을 한다.
4. 다른 자세 1번: 환자는 바로 눕고(supine), 고관절을 굴곡, 외전, 외회전 또는 내회전시킨다(그림 9.144).
5. 다른 자세 2번: 환자는 옆으로 눕고, 고관절을 현저히 굴곡, 외전, 외회전 또는 내회전시킨다(그림 9.145).

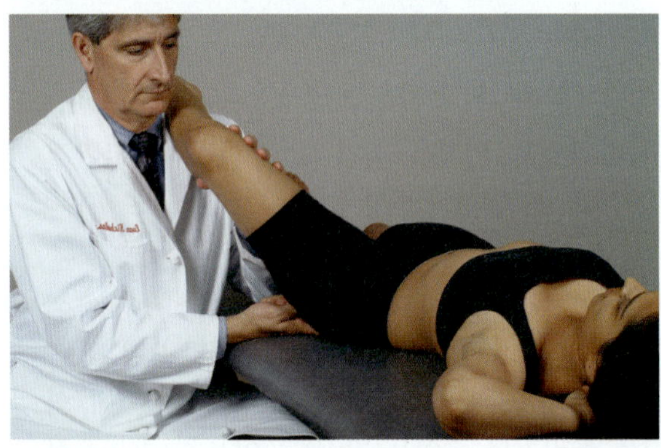
그림 9.144 이상근: F abd-ABD er

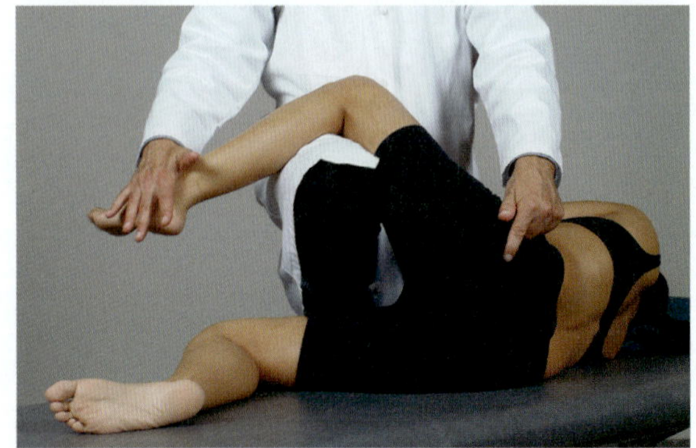
그림 9.145 이상근: F abd-ABD er

천골 부위 Sacral Region

천골 부위 카운터스트레인 포인트
Sacral Counterstrain Points

천골 카운터스트레인(PS) 포인트는 표 9.11에 요약되어 있다. 해부학적 상관관계 및 위치는 그림 9.146 및 9.147에 설명되어 있다.

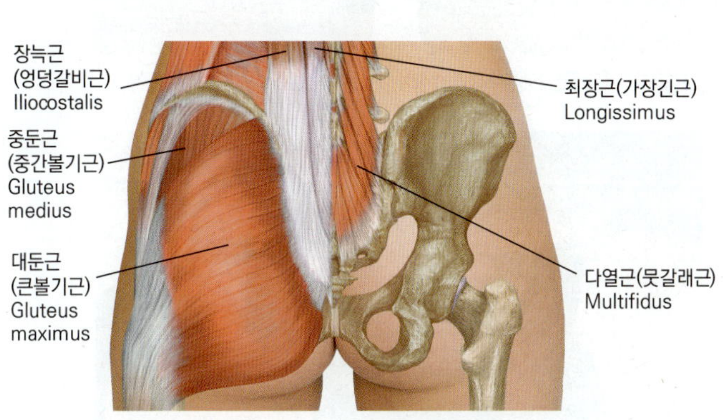

그림 9.146 해부학적 상관관계

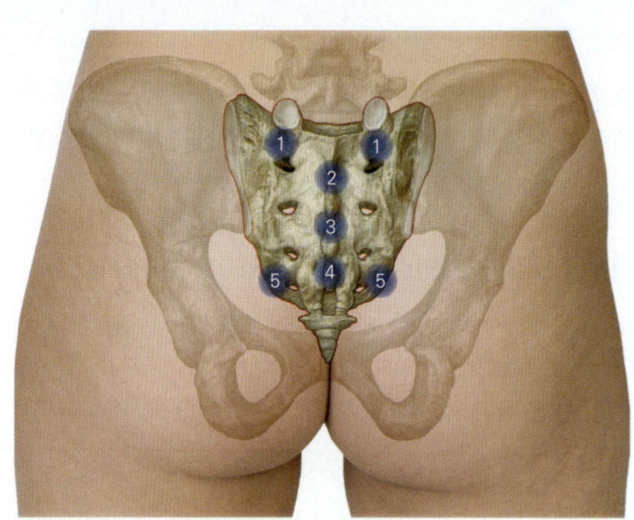

그림 9.147 천골(sacral) 카운터스트레인 포인트

표 9.11 일반적인 천골 카운터스트레인 포인트 Common Sacral Counterstrain Points

카운터스트레인 포인트	위치	전통적인 치료 자세
PS1 양측(bilateral)	S1 높이에서 PSIS 내측(천골고랑/기저부, sacral sulcus/base)	천골회전을 만드는 사선축(oblique axis)의 반대쪽 ILA를 후방에서 전방으로 압박하라.
PS2; PS3; PS4 중심선(midline)	해당 천골 높이에서 천골의 정중선	2: 천골의 정점(apex)의 중심선에 후방에서 전방으로 압력적용 (천골신전) 3: 굴곡 또는 신전이 필요할 수 있음 4: 천골기저부(천골굴곡)의 중심선에 후방에서 전방으로 압력적용 **참고:** 이것은 횡축(가로축, transverse axis)을 중심으로 천골의 회전을 생성한다.
PS5 양측 (bilateral)	천골의 ILA 바로 내측 및 상부	천골회전을 만드는 사선축(oblique axis)의 반대쪽 천골기저부(sacral base)를 후방에서 전방으로 압박하라.

참고자료: Myers HL. Clinical Application of Counterstrain. Tucson, AZ : Osteopathic Press, A Division of Tucson Osteopathic Medical Foundation, 2006.

천골 부위 Sacral Region

PS1 양측
PS1 Bilateral

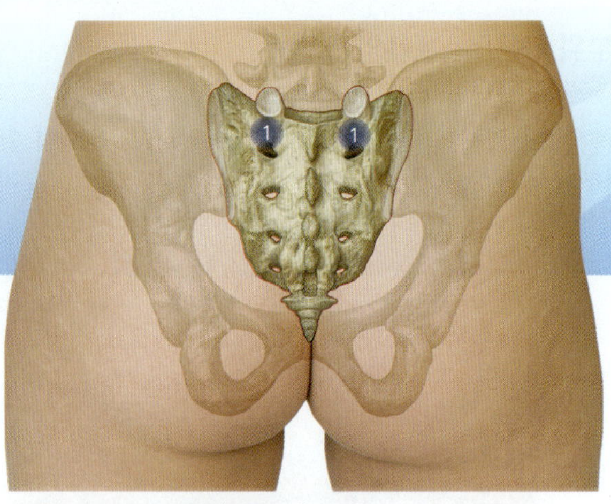

그림 9.148 PS1 양측(bilatera) 카운터스트레인 포인트

치료 적응증 Indication for Treatment

요추, 골반 또는 천골의 체성기능장애. 환자는 척추기립근과 횡극근군의 부착점과 관련된 천골 또는 골반부위의 통증을 호소할 수 있다(5).

카운터스트레인 포인트 위치 Counterstrain Point Location

S1 높이에서 PSIS 내측(sacral base, 천골기저부)(그림 9.148)

치료 자세 Treatment Position

1. 환자는 엎드려 눕고, 치료사는 치료대 옆에 선다.
2. 치료사는 포인트의 대각선 반대쪽에 있는 천골의 하외각(ILA)을 후방에서 전방으로 압박하여 사선축(oblique axis)을 중심으로 천골을 회전시킨다(4)(그림 9.149 및 9.150).
3. 치료사는 압통이 완전히 사라지거나, 가능한 100%에 가깝게 감소될 때까지(적어도 70%가 감소될 때까지), 반대쪽 ILA의 압력을 조절(더하거나 줄이는 방식)하여 미세조정을 한다.

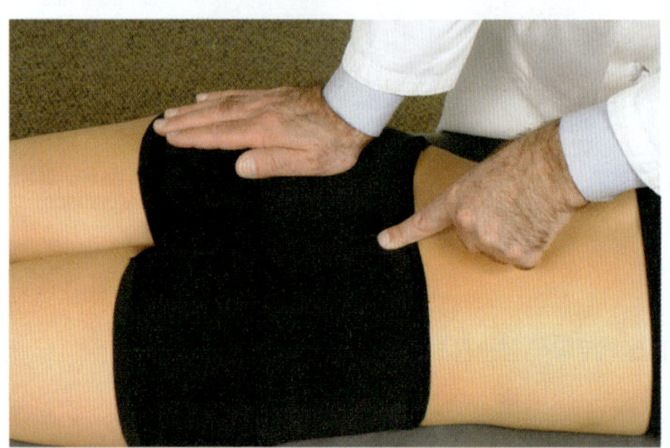

그림 9.149 PS1

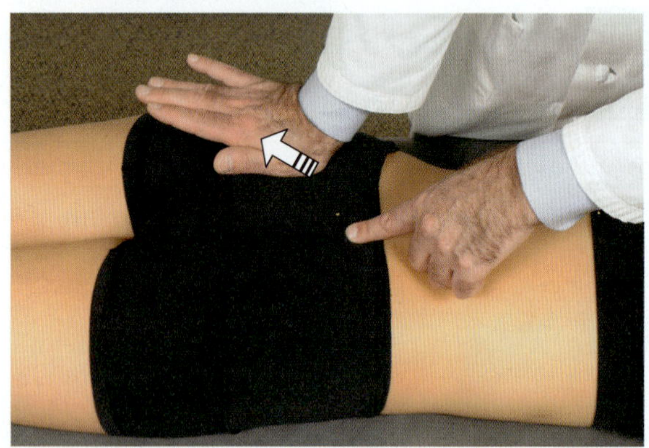

그림 9.150 PS1

천골 부위 Sacral Region

PS2-PS4 중심선
PS2-PS4 Midline

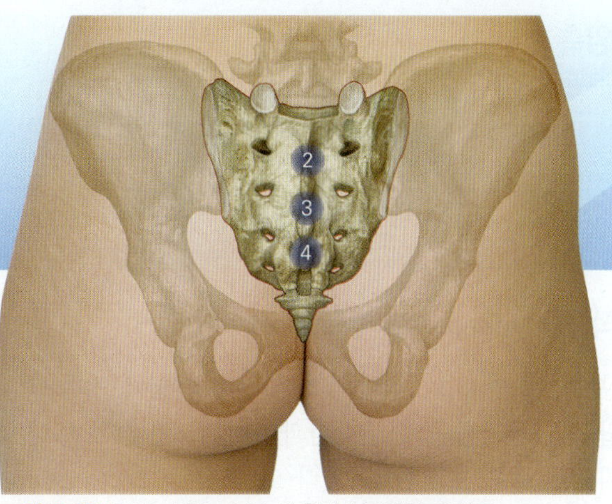

그림 9.151 PS2; PS3; PS4 카운터스트레인 포인트

치료 적응증 Indication for Treatment

요추 부위, 골반 또는 천골의 체성기능장애. 환자는 척추기립근과 횡극근군의 부착점과 관련된 천골 또는 골반부위의 통증을 호소할 수 있다(5).

카운터스트레인 포인트 위치 Counterstrain Point Location

해당 천골 높이에서 천골의 정중선(그림 9.151)

치료자세 Treatment Position

1. 환자는 엎드려 눕고, 치료사는 치료대 옆에 선다.
   - **PS2:** 천골정점(sacral apex)의 중심선에 후방에서 전방으로 압력 적용(천골신전)(그림 9.151).
   - **PS3:** 굴곡/신전이 필요할 수 있다(그림 9.152 및 9.153).
   - **PS4:** 천골기저부 중신선에 후방에서 전방으로 압력 적용(천골굴곡)(그림 9.153).

참고: 이러한 방식의 적용방법은 가로축(transverse axis)을 중심으로 천골의 회전을 만든다(5).

2. 치료사는 압통이 완전히 사라지거나, 가능한 100%에 가깝게 감소될 때까지(적어도 70%가 감소될 때까지), 천골의 압력을 조절(더하거나 줄이는 방식)하여 미세조정을 한다.

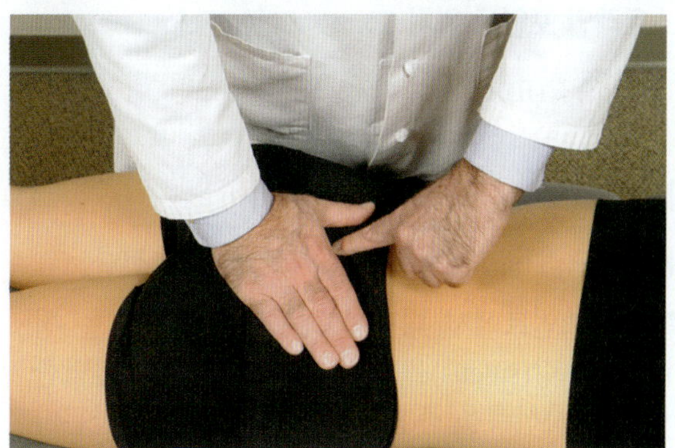
그림 9.152 PS2

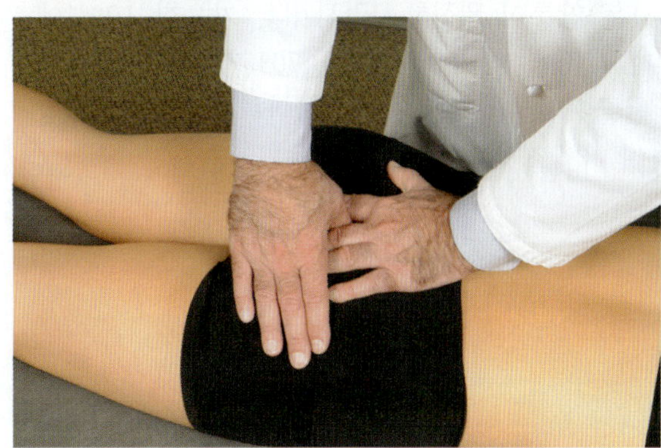
그림 9.153 PS4

천골 부위 Sacral Region

PS5 양측
PS5 Bilateral

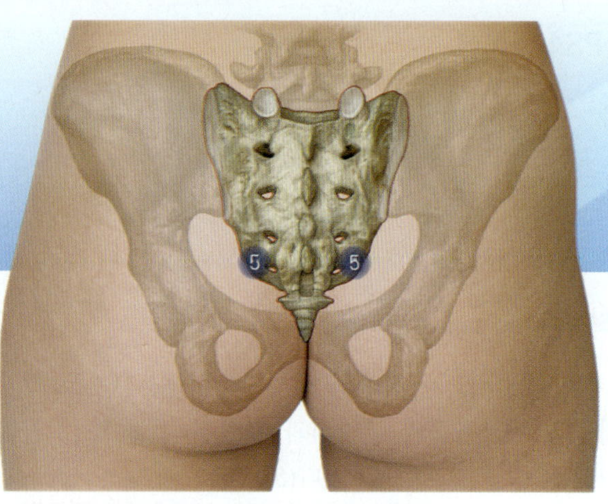

그림 9.154 PS5 양측 카운터스트레인 포인트

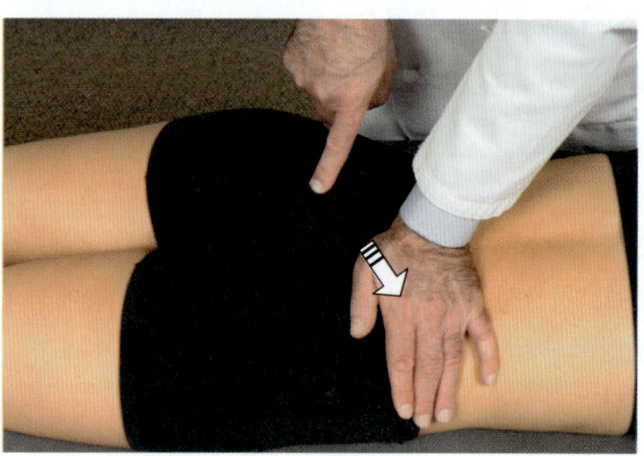
그림 9.155 PS5

치료 적응증 Indication for Treatment

요추 부위, 골반 또는 천골의 체성기능장애. 환자는 척추기립근과 횡극근군의 부착점과 관련된 천골 또는 골반부위의 통증을 호소할 수 있다(5).

카운터스트레인 포인트 위치 Counterstrain Point Location

천골의 하외측각(ILA) 바로 내측 및 상부(그림 9.154)

치료 자세 Treatment Position

1. 환자는 엎드려 눕고, 치료사는 치료대 옆에 선다.
2. 치료사는 포인트에서 대각선으로 반대쪽에 있는 천골기저부/고랑(sulcus)을 후방에서 전방으로 압박한다. 이것은 사선축을 중심으로 천골의 회전을 만든다(그림 9.155).
3. 치료사는 압통이 완전히 사라지거나, 가능한 100%에 가깝게 감소될 때까지(적어도 70%가 감소될 때까지), 천골기저부의 압력을 조절(더하거나 줄이는 방식)하여 미세조정을 한다.

하지 부위 Lower Extremity Region

하지의 카운터스트레인 포인트
Lower Extremity Counterstrain Points

하지의 카운터스트레인 포인트는 표 9.12에 요약되어 있다.

표 9.12 일반적인 하지의 카운터스트레인 포인트 Common Lower Extremity Counterstrain Points

카운터스트레인 포인트	위치	전통적인 치료 자세	약어(머리글자)
대퇴근막장근 (Tensor fascia latae)	장골능(crest of the iliac) 아래 대퇴근막장근 근복(belly)	고관절/허벅지의 외전 및 약간의 굴곡	f ABD
외측전자 장경인대 (Lateral trochanter Iliotibial band)	장경인대를 따라 대전자 원위부	고관절/허벅지의 적당한 외전 및 약간의 굴곡	f ABD
외측슬괵근 (Lateral hamstring) 대퇴이두근 (Biceps femoris)	대퇴골 중간쯤의 허벅지 후방 중심선 외측	경골의 외회전 및 경골의 약간의 외전을 동반한 무릎 굴곡과 중골압박에 의한 발목의 저측굴곡	F ER Abd
외측반월판 (Lateral meniscus) 외측측부인대(Lateral collateral ligament)	무릎 관절선의 외측 반월상연골 외측	적당한 무릎 굴곡, 약간의 외전, 경골의 내회전 또는 외회전. 발목 배측 굴곡 및 외전이 필요할 수 있음	F Abd ir/er
내측슬괵근 (Medial hamstring 반막양근 (Semimembranosus) 반건양근 (Semitendinosus)	대퇴골 중간쯤의 허벅지 후방 중심선 내측	경골의 내회전 및 경골의 약간의 내전을 동반한 무릎 굴곡과 종골압박에 의한 발목의 저측굴곡	F IR Add
내측반월판 (Medial meniscus) 내측측부인대(Medial collateral ligament)	무릎 관절선의 내측 반월상연골 전내측	적당한 무릎 굴곡, 내회전 및 경골의 약간의 내전	F IR Add
전십자인대(Anterior cruciate)	오금와(popliteal fossa)의 슬괵근 힘줄 상부(내측 또는 외측)	받침점을 만들기 위해 원위부 대퇴골 아래에 물체/베개를 놓음. 근위경골을 대퇴골에서 후방으로 이동시켜 전단력 적용 **참고**: 전통적인 Dr. Jones의 치료법	

(계속)

표 9.12 일반적인 하지의 카운터스트레인 포인트(계속) Common Lower Extremity Counterstrain Points – Continued

카운터스트레인 포인트	위치	전통적인 치료 자세	약어(머리글자)
후십자인대 (Posterior cruciate)	슬와부 중앙 또는 약간 아래	받침점을 만들기 위해 원위대퇴골 아래에 물체/베개를 놓음. 근위경골에서 후방으로 원위대퇴골을 움직여 전단력 적용 **참고:** 전통적인 Dr. Jones의 치료방법	
슬와근(Popliteus)	슬와부 바로 아래 슬와근복 내	경골의 내회전과 함께 무릎을 약간 굴곡	F IR
발목 신전 비복근 (Extension ankle Gastrocnemius)	슬와부 근위비복근의 원위부 근육 내	무릎 굴곡과 함께 발목의 충분한 현저한 굴곡	
발목 내측 전경골근 (Medial ankle Tibialis anterior)	삼각인대를 따라 내복사뼈(medial malleolus) 아래	발목의 내측면에 받침점을 놓음. 발의 약간의 전단/내회전으로 내반력 적용.	INV ir
발목 외측 장/단/제3비골근 (Lateral ankle fibularis/peroneus longus, brevis, tertius)	족근동(거골종골 고랑)의 외복사뼈의 아래쪽 및 앞쪽	발목의 측면에 받침점을 놓음. 발의 약간의 전단/외회전으로 외반력 적용	EV er
종골 굴곡 족저방형근 (Flexion calcaneus Quadratus plantae)	발바닥 근막의 부착부위에서 발의 발바닥표면에 있는 종골의 앞쪽	앞발이 종골에 가까워지도록 앞발의 현저한 굴곡	F

하지 부위 Lower Extremity Region

외측전자(대퇴근막장근)
Lateral Trochanter (*Tensor Fasciae Latae*)

치료 적응증 Indication for Treatment

골반부위 또는 하지의 체성기능장애. 환자는 고관절 외측 또는 허벅지에 통증을 호소할 수 있다(5,9).

카운터스트레인 포인트 위치 Counterstrain Point Location

장골능선 바로 아래 대퇴근막장근(tensor fasciae latae, 넙다리근막긴장근)의 근복(belly) 내 위치(그림 9.156)

치료 자세 Treatment Position: f ABD

1. 환자는 엎드리거나 눕고, 치료사는 포인트쪽 옆에 서거나 앉는다.
2. 환자의 고관절/허벅지를 외전하고, 압통이 가능한 100%(최소 70%)에 가깝게 완화되거나 감소될 때까지 약간 굴곡한다. 고관절에 약간의 내회전이 필요할 수 있다(그림 9.157).

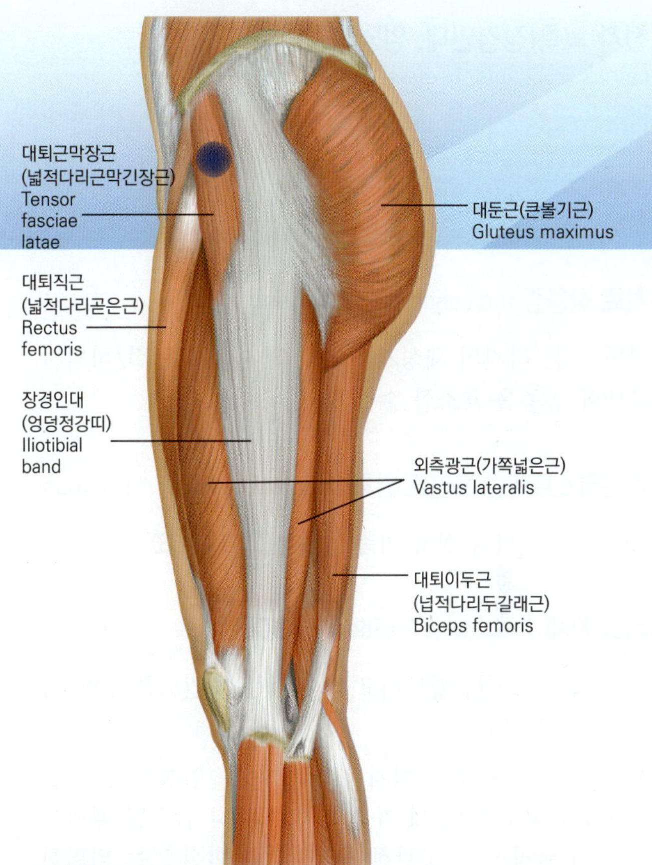

그림 9.156 대퇴근막장근(tensor fasciae latae) 카운터스트레인 포인트

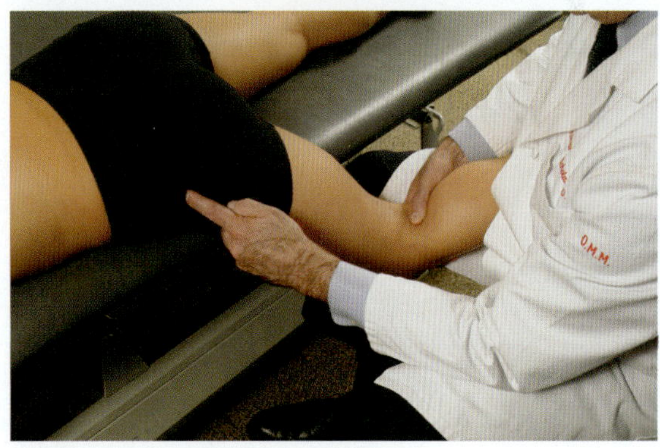

그림 9.157 대퇴근막장근: f ABD

하지 부위 Lower Extremity Region

전자 외측(장경인대, 엉덩정강띠)

Lateral Trochanter (*Iliotibial Band*)

치료 적응증 Indication for Treatment

골반 또는 하지의 체성기능장애. 환자는 고관절/허벅지 측면에 통증을 호소할 수 있다(5).

카운터스트레인 포인트 위치 Counterstrain Point Location

장경인대를 따라 전자 외측 원위부(그림 9.158)

치료 자세 Treatment Position: f ABD

1. 환자는 눕거나 엎드리고, 치료사는 포인트쪽 옆에 서거나 앉는다.
2. 환자의 고관절/허벅지를 외전하고, 압통이 가능한 100%(최소 70%)에 가깝게 완화되거나 감소될 때까지 약간 굴곡한다. 고관절에 약간의 내회전 또는 외회전이 필요할 수 있다(그림 9.159).

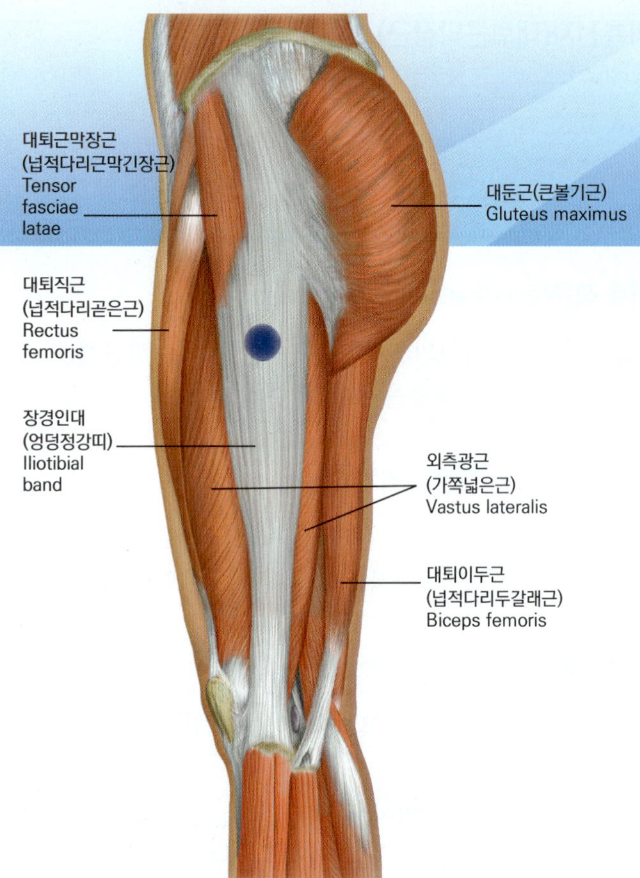

그림 9.158 장경인대 카운터스트레인 포인트

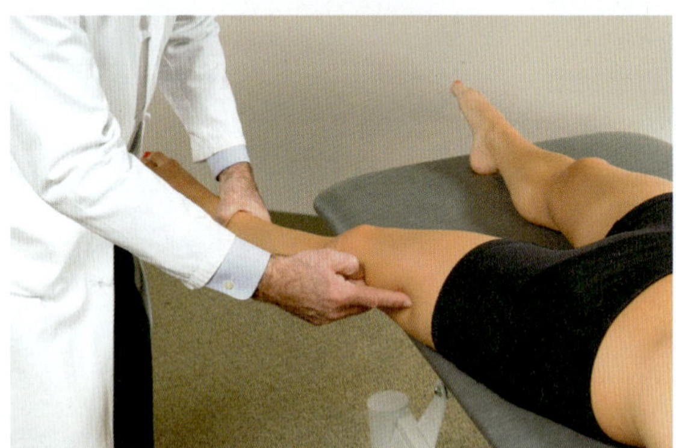

그림 9.159 장경인대: f ABD

하지 부위 Lower Extremity Region

외측슬괵근(대퇴이두근)
Lateral Hamstring (*Biceps Femoris*)

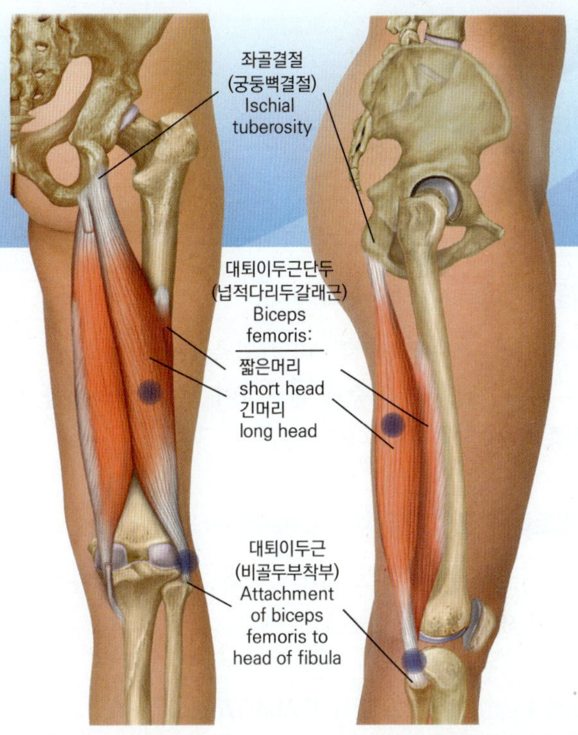

그림 9.160 외측슬괵근(lateral hamstring, 바깥쪽넙적다리뒤근) 카운터스트레인 포인트

치료 적응증 Indication for Treatment

하지의 체성기능장애. 환자는 무릎의 후외측에 통증을 호소할 수 있으며, 이것은 대퇴이두근힘줄의 좌상, 전십자인대 또는 비골(외측)측부인대의 염좌와 관련될 수 있다(3,5,9).

카운터스트레인 포인트 위치 Counterstrain Point Location

대퇴이두근 원위부의 비골두의 후외측 표면 부착점 근처. 또는 대퇴골 중간지점의 허벅지 뒤쪽의 정중선 외측에서도 발견할 수 있다(그림 9.160).

치료 자세 Treatment Position: F ER abd

1. 환자는 바로 눕거나 엎드리고, 치료사는 포인트쪽 옆에 서거나 앉는다
2. 치료사는 환자의 외측 발목/발을 잡고 하퇴를 조절한다.
3. 환자의 무릎을 구부리고 경골을 약간 외전하면서 외회전한다. 발목의 저측굴곡을 위해 종골에 대한 압박을 추가한다(그림 9.161 및 9.162).
4. 치료사는 압통이 완전히 사라지거나, 가능한 100%에 가깝게 감소될 때까지(적어도 70%가 감소 될 때까지) 미세조정(굴곡, 외회전, 외전 등의 양을 늘리거나 줄이는 방식)을 한다.

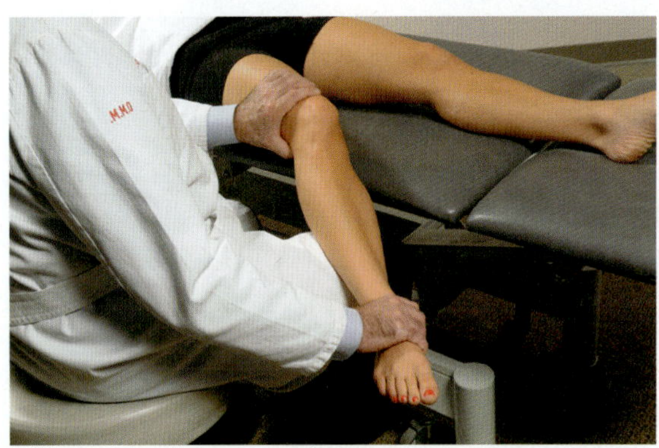

그림 9.161 외측슬괵근: F ER Abd

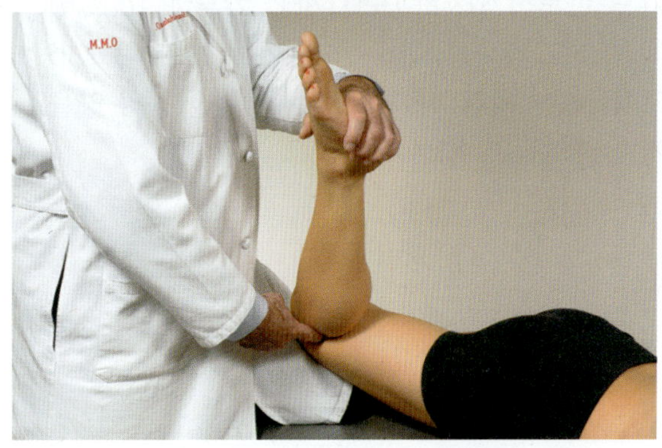

그림 9.162 외측슬괵근: F ER Abd

하지 부위 Lower Extremity Region

외측반월판(가쪽반달)
Lateral Meniscus

외측(비골) 측부인대
Lateral (Fibular) Collateral Ligament

치료 적응증 Indication for Treatment

하지의 체성기능장애. 환자는 비골(외측)측부인대의 염좌 또는 외측반월판의 염증과 관련하여 무릎의 외측을 따라 통증이 나타날 수 있다(3,5,9).

카운터스트레인 포인트 위치 Counterstrain Point Location

비골(외측) 측부인대 및 외측반월판과 관련된 무릎의 외측관절선 외측면(그림 9.163)

치료 자세 Treatment Position: F Abd ir/er

1. 환자는 바로 눕고, 치료사는 포인트쪽 옆에 서거나 앉는다.
2. 환자의 외전한 고관절/허벅지가 치료대 가장자리에 매달려 있게 한다.
3. 하퇴를 조절하기 위해, 치료사는 엄지손가락을 외측 복사뼈 아래에 놓고, 발의 내측종아치를 손가락으로 감싸듯이 잡는다.
4. 환자의 무릎을 약간의 외전과 경골의 내회전 또는 외회전과 함께 약 35~40도 굴곡한다. 발목 배측굴곡(dorsi flexion) 및 외반(eversion)이 필요할 수 있다(10)(그림 9.164).
5. 치료사는 압통이 완전히 사라지거나, 가능한 100%에 가깝게 감소될 때까지(적어도 70%가 감소될 때까지) 미세조정(굴곡, 외전, 내회전 또는 외회전 등의 양을 늘리거나 줄이는 방식)을 한다.

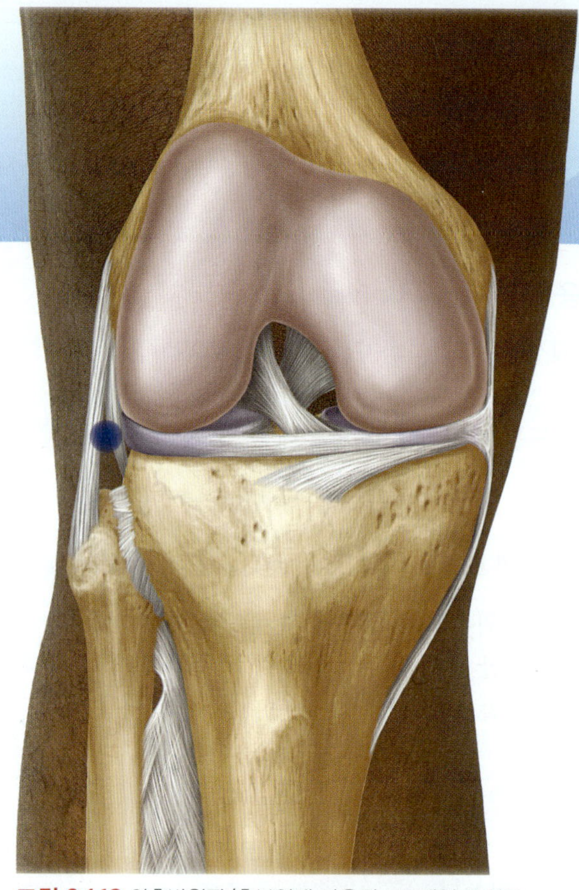

그림 9.163 외측반월판/측부인대 카운터스트레인 포인트

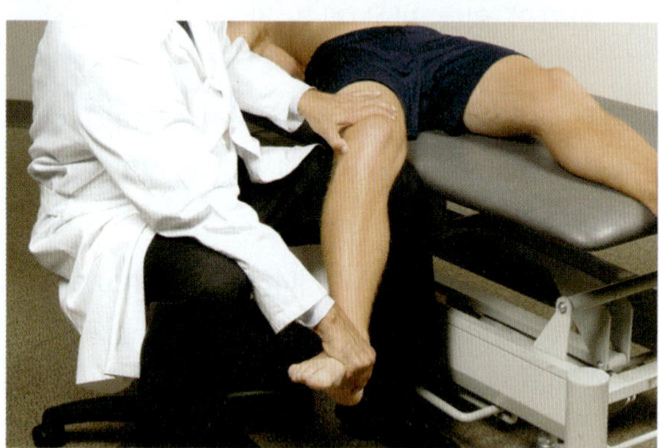

그림 9.164 외측반월판/측부인대: F Abd ir/er

하지 부위 Lower Extremity Region

내측슬괵근(반막양근)
Medial Hamstring (*Semimembranosus*)

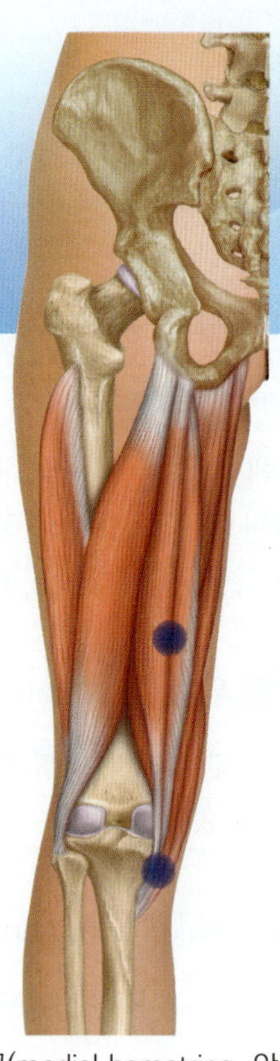

그림 9.165 내측슬괵근(medial hamstring, 안쪽넙적다리뒤근) 카운터스트레인 포인트

치료 적응증 Indication for Treatment

하지의 체성기능장애. 환자는 반막양근(semimembranosus, 반막모양근) 또는 반건양근(semitendinosus, 반힘줄모양근) 힘줄의 좌상 또는 전십자인대의 염좌(sprain)와 관련될 수 있는 무릎의 후방내측 통증을 나타낼 수 있다(3,5,9).

카운터스트레인 포인트 위치 Counterstrain Point Location

경골과(tibial condyle)의 후방내측 부착부 근처의 내측슬괵근힘줄(반막양근/반건양근)의 원위부. 또 다른 지점은 대퇴골의 중간지점에서 대퇴후방정중선의 내측에서 찾을 수 있다(그림 9.165).

치료 자세 Treatment Position: F IR Add

1. 환자는 바로 눕거나 엎드리고, 치료사는 포인트쪽 옆에 서거나 앉는다.
2. 치료사는 환자의 외측 발목/발을 잡고 하퇴를 조절한다.
3. 환자의 무릎을 굴곡하고 경골을 약간 내전하면서 내회전한다. 종골 압박을 통해 발목의 저측굴곡을 유도한다(바로 누운자세, 그림 9.166; 엎드린자세, 그림 9.167).
4. 치료사는 압통이 완전히 사라지거나, 가능한 100%에 가깝게 감소될 때까지(적어도 70%가 감소될 때까지) 미세조정(굴곡, 내회전, 내전 등의 양을 늘리거나 줄이는 방식)을 한다.

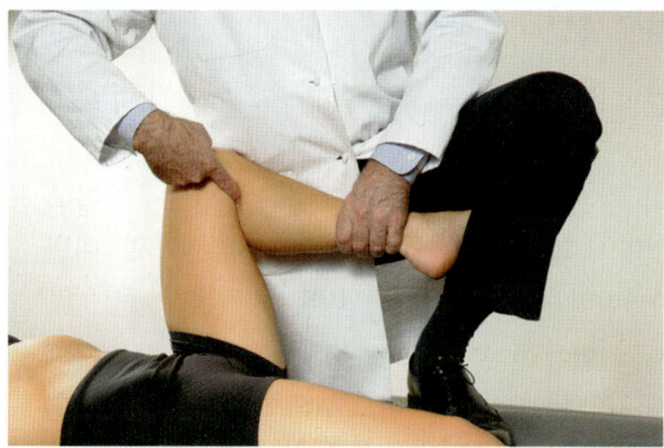

그림 9.166 내측슬괵근: F IR Add

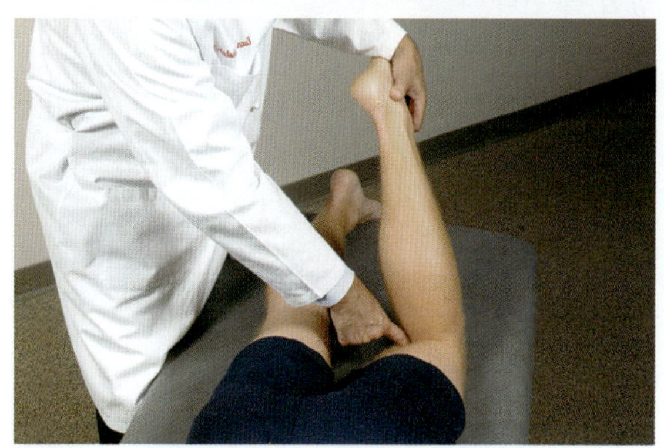

그림 9.167 내측슬괵근: F IR Add

하지 부위 Lower Extremity Region

내측반월판(안쪽반달)
Medial Meniscus

내측(경골) 측부인대
Medial (Tibial) Collateral Ligament

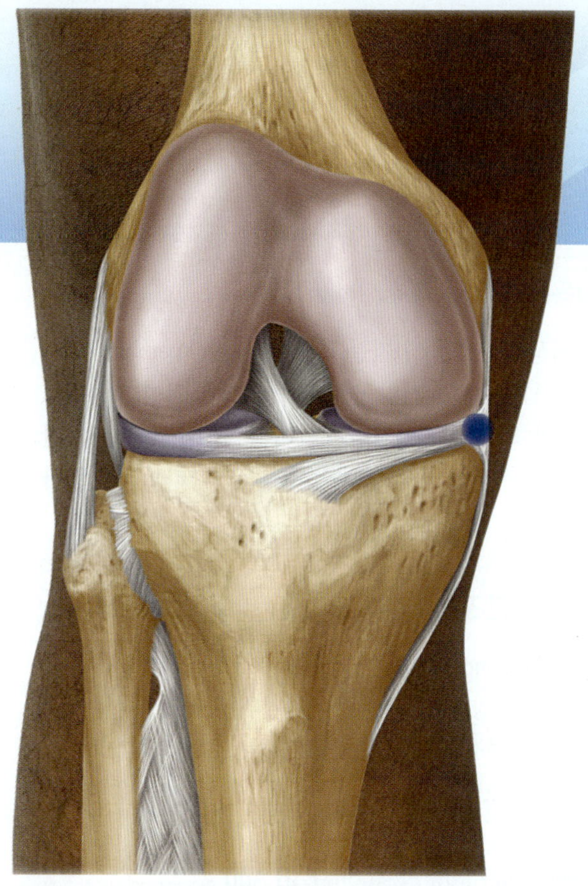

그림 9.168 내측반월판/측부인대(medial meniscus/collateral ligament) 카운터스트레인 포인트

치료 적응증 Indication for Treatment

하지의 체성기능장애. 환자는 경골(내측) 측부인대의 염좌 또는 내측반월판의 염증과 관련하여 무릎의 내측면을 따라 통증을 호소할 수 있다(3,5,9).

카운터스트레인 포인트 위치 Counterstrain Point Location

경골(내측) 측부인대 및 내측반월판과 관련된 무릎의 내측관절선 내측면(그림 9.168)

치료 자세 Treatment Position: F IR Add

1. 환자는 바로 눕고, 치료사는 포인트쪽 옆에 서거나 앉는다.
2. 환자의 고관절/허벅지를 외전하여 다리가 치료대 가장자리에 매달리게 한다.
3. 치료사는 환자의 외측 발목/발을 잡고 하퇴를 조절한다.
4. 환자의 슬관절을 약 35~40도 굴곡시키고, 경골을 내전 및 내회전시킨다. 발목의 족저굴곡 및 내반(inversion)이 필요할 수 있다(10)(그림 9.169).
5. 치료사는 압통이 완전히 사라지거나, 가능한 100%에 가깝게 감소될 때까지(적어도 70%가 감소될 때까지) 미세조정(굴곡, 내전, 내회전 등의 양을 늘리거나 줄이는 방식)을 한다.

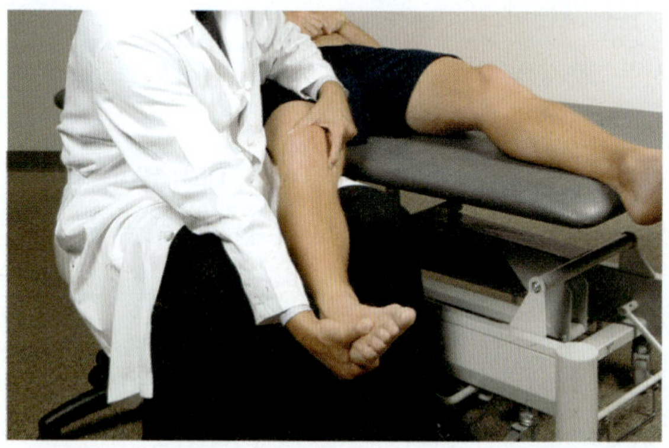

그림 9.169 내측반월판/측부인대: F IR Add

하지 부위 Lower Extremity Region

전십자인대(앞십자인대)
Anterior Cruciate

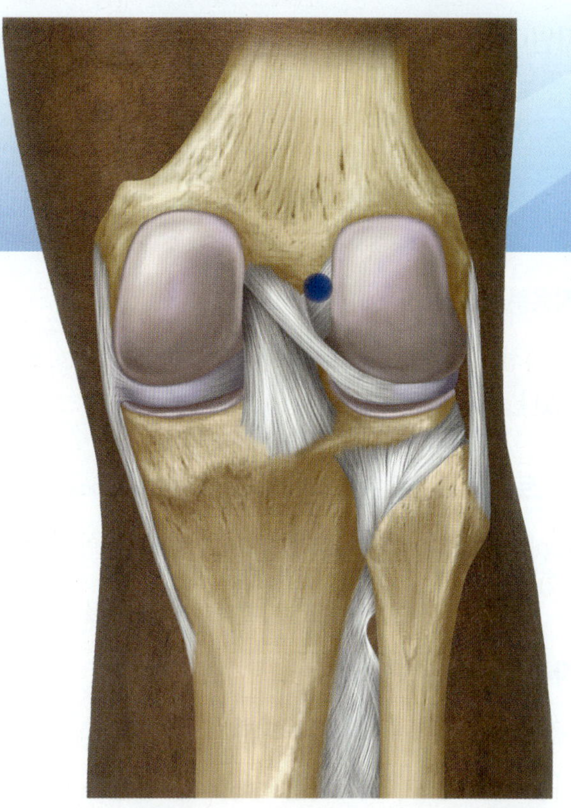

그림 9.170 전십자인대(anterior cruciate) 카운터스트레인 포인트

치료 적응증 Indication for Treatment

하지의 체성기능장애. 환자는 무릎 뒤쪽에 통증을 호소할 수 있다.

카운터스트레인 포인트 위치 Counterstrain Point Location

슬괵근(hamstring) 힘줄에 인접한 슬와(popliteal fossa, 오금)의 위쪽, 내측 또는 외측(그림 9.170)

치료 자세 Treatment Position

참고: 전통적인 Dr. Jonse의 치료방법

1. 환자는 바로 눕고, 치료사는 받침점을 만들기 위해 대퇴골 원위부 아래에 수건이나 베개를 놓는다.
2. 치료사는 전방경골근위부(tibial tuberosity, 경골결절)에 손을 대고, 원위부 대퇴골로부터 근위부 경골을 후방으로 이동시키는 힘을 적용한다(그림 9.171).
3. 치료사는 압통이 완전히 사라지거나, 가능한 100%에 가깝게 감소될 때까지(적어도 70%가 감소될 때까지) 미세조정(근위부 경골에 대한 압박을 늘리거나 줄이는 방식)을 한다.

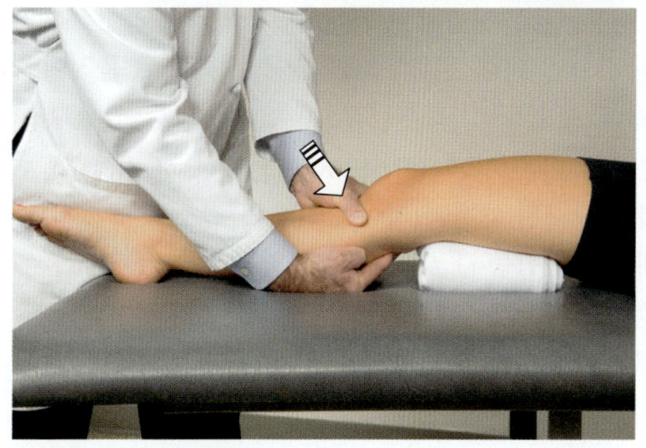

그림 9.171 전십자인대

하지 부위 Lower Extremity Region

후십자인대(뒤십자인대)
Posterior Cruciate

치료 적응증 Indication for Treatment

하지의 체성기능장애. 환자는 무릎 뒤쪽에 통증을 호소할 수 있다.

카운터스트레인 포인트 위치 Counterstrain Point Location

슬와(popliteal fossa, 오금) 중앙 또는 중앙 약간 아래(그림 9.172)

치료 자세 Treatment Position

참고: 전통적인 Dr. Jonse의 치료방법

1. 환자는 바로 눕고, 치료사는 받침점을 만들기 위해 경골 근위부 아래에 수건이나 베개를 놓는다.
2. 치료사는 앞쪽 허벅지(원위대퇴골)에 손을 대고, 근위부 경골에 대해 원위부 대퇴골을 뒤쪽으로 움직이는 힘을 적용한다(그림 9.173).
3. 치료사는 압통이 완전히 사라지거나, 가능한 100%에 가깝게 감소될 때까지(적어도 70%가 감소될 때까지) 미세조정(원위부 대퇴골에 대한 압박을 늘리거나 줄이는 방식)을 한다.

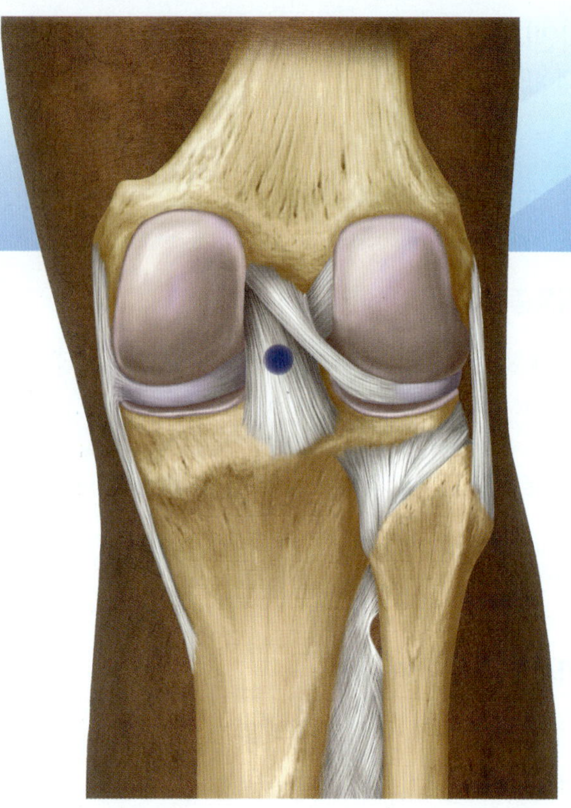

그림 9.172 후십자인대 카운터스트레인 포인트

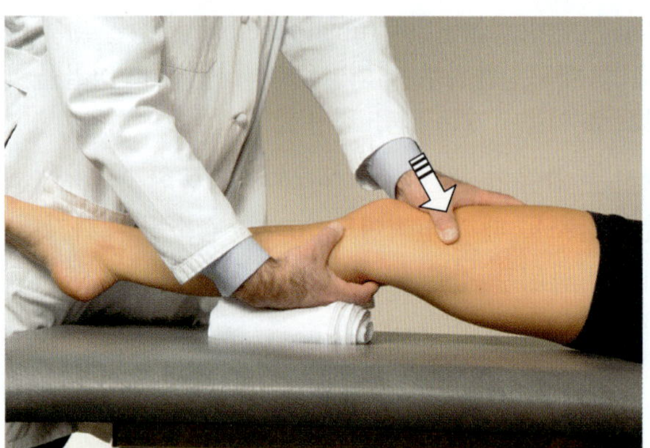

그림 9.173 후십자인대

하지 부위 Lower Extremity Region

슬와근(오금근)
Popliteus

치료 적응증 Indication for Treatment

하지의 체성기능장애. 환자는 슬와근의 좌상과 관련된 체중부하(걷기 또는 달리기) 동안 무릎 뒤쪽에 통증이 나타날 수 있다(5,9).

카운터스트레인 포인트 위치 Counterstrain Point Location

슬와 바로 아래의 슬와근의 근복(그림 9.174)

치료 자세 Treatment Position: F IR

1. 환자는 엎드리고, 치료사는 포인트쪽 옆에 서거나 앉는다.
2. 치료사는 환자의 외측 발목/발을 잡고 하퇴를 조절한다.
3. 환자의 무릎을 굴곡하고, 경골을 내회전시킨다(그림 9.175).
4. 치료사는 압통이 완전히 사라지거나, 가능한 100%에 가깝게 감소될 때까지(적어도 70%가 감소될 때까지) 미세조정(무릎 굴곡 및 경골의 내회전량을 늘리거나 줄이는 방식)을 한다.

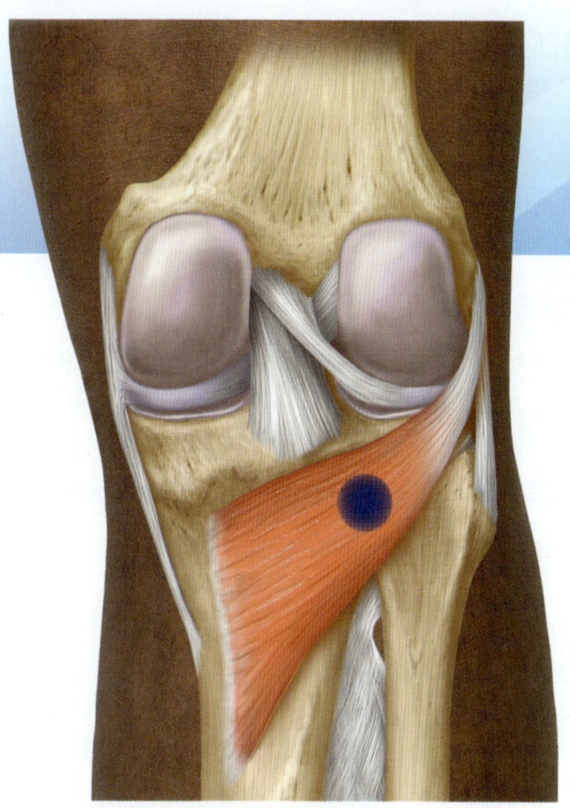

그림 9.174 슬와근 카운터스트레인 포인트

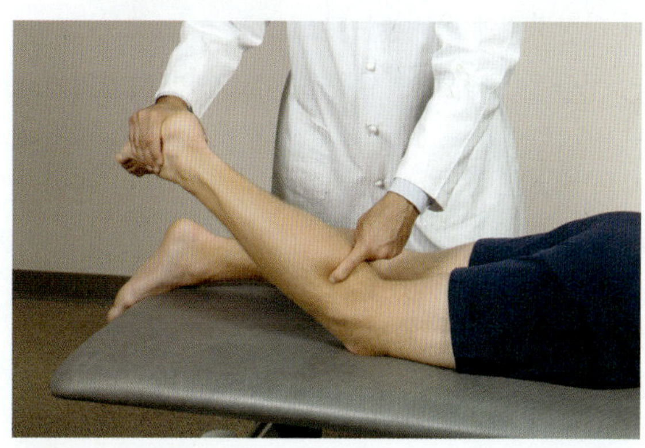

그림 9.175 슬와근: F IR

하지 부위 Lower Extremity Region

발목신전(비복근)
Extension Ankle (*Gastrocnemius*)

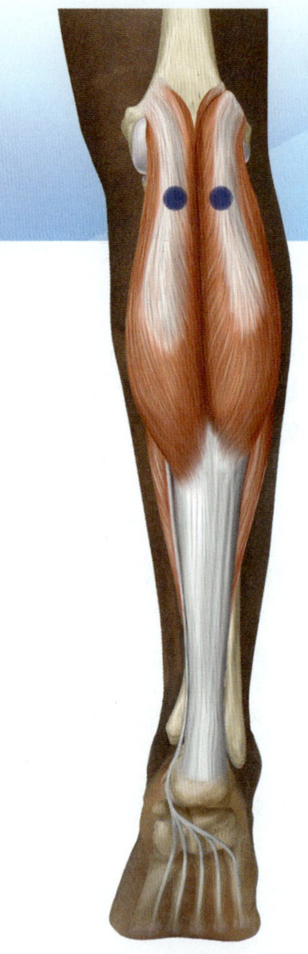
그림 9.176 발목신전 카운터스트레인 포인트

치료 적응증 Indication for Treatment

하지의 체성기능장애. 환자는 무릎과 종아리부위 후방에 통증을 호소할 수 있다.

카운터스트레인 포인트 위치 Counterstrain Point Location

원위부 슬와 경계(distal popliteal margin)의 근위부 비복근 근육 내에 위치(그림 9.176)

치료 자세 Treatment Position:
무릎굴곡; 발목의 족저굴곡
Knee flexion; plantar flexion of the ankle

1. 환자는 엎드리고, 치료사는 포인트 옆에 서서 발을 치료대 가장자리에 올려놓는다.
2. 환자의 무릎을 굴곡하여 발등을 치료사의 허벅지에 놓는다.
3. 치료사는 환자의 종골에 압박을 가하여 발목의 현저한 족저굴곡을 유도한다(그림 9.177).
4. 치료사는 압통이 완전히 사라지거나, 가능한 100%에 가깝게 감소될 때까지(적어도 70%가 감소될 때까지) 미세조정(족저굴곡량을 늘리거나 줄이는 방식)을 한다.

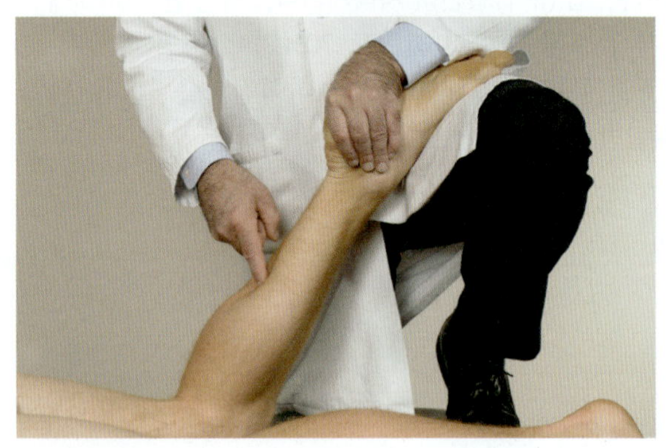
그림 9.177 발목신전: 족저굴곡

하지 부위 Lower Extremity Region

발목내측(전경골근)
Medial Ankle (*Tibialis Anterior*)

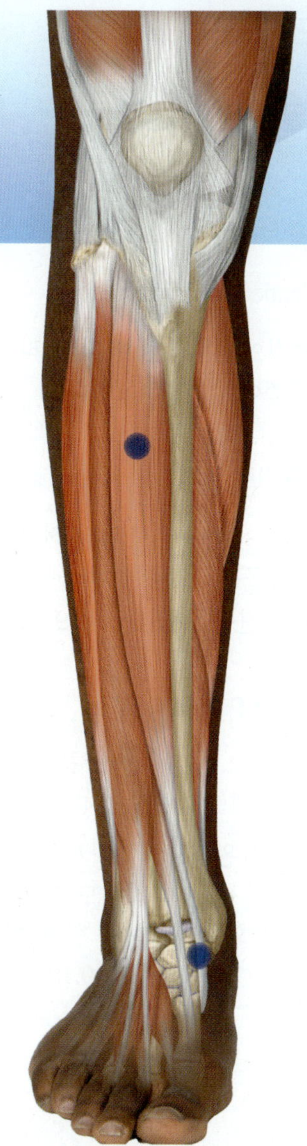

그림 9.178 발목내측 카운터스트레인 포인트

치료 적응증 Indication for Treatment

하지의 체성기능장애. 환자는 하지 또는 발목의 내측면에 통증을 나타낼 수 있다.

카운터스트레인 포인트 위치 Counterstrain Point Location

삼각인대(deltoid ligament, 세모인대)를 따라 발목의 내측과(medial malleolus)의 전방 및 하부에 위치. 전경골근(Tibialis Anterior, 앞정강이근)에서 경골의 전면을 따라 발견되는 경우도 있다(그림 9.178).

치료 자세 Treatment Position: INV ir

1. 환자는 옆으로 눕고, 치료사는 받침점을 만들기 위해 원위부 경골의 내측면 아래에 베개를 놓는다.
2. 치료사는 압통이 완전히 사라지거나, 가능한 100%에 가깝게 감소될 때까지(적어도 70%가 감소될 때까지) 환자의 발을 약간 내회전하면서, 발과 발목에 내반력(inversion force)을 적용한다(그림 9.179).

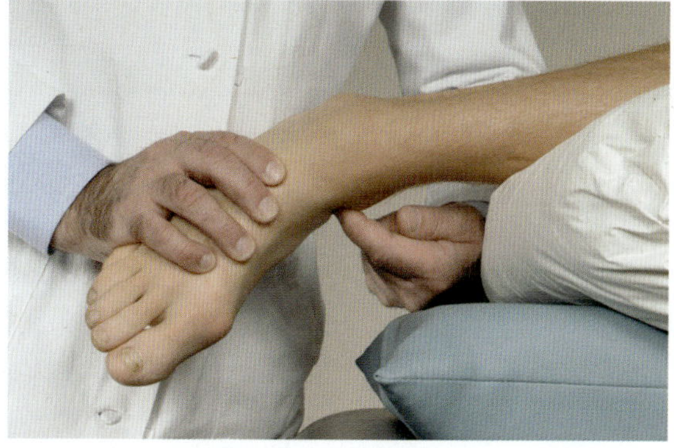

그림 9.179 발목내측: INV ir

하지 부위 Lower Extremity Region

발목외측비골근(비골근)
Lateral Ankle *Fibularis* (*Peroneus*)

장비골근, 단비골근, 제3비골근
Longus, Brevis, Tertius

치료 적응증 Indication for Treatment

하지의 체성기능장애. 환자는 아래 다리 또는 발목의 외측면을 따라 통증이 나타날 수 있다.

카운터스트레인 포인트 위치 Counterstrain Point Location

족근동(talocalcaneal sulcus) 외측과의 전방 및 하부에 위치. 장비골근, 단비골근, 또는 제3비골근의 아래 다리의 외측 표면에서도 발견될 수 있다(그림 9.180).

치료 자세 Treatment Position: EV er

1. 환자는 옆으로 눕고 치료사는 받침점을 만들기 위해 경골의 외측 아래에 베개를 놓는다.
2. 치료사는 압통이 완전히 사라지거나, 가능한 100%에 가깝게 감소될 때까지(적어도 70%가 감소될 때까지) 발을 약간 외회전하면서 발과 발목에 외반력(eversion force)을 적용한다(그림 9.181).

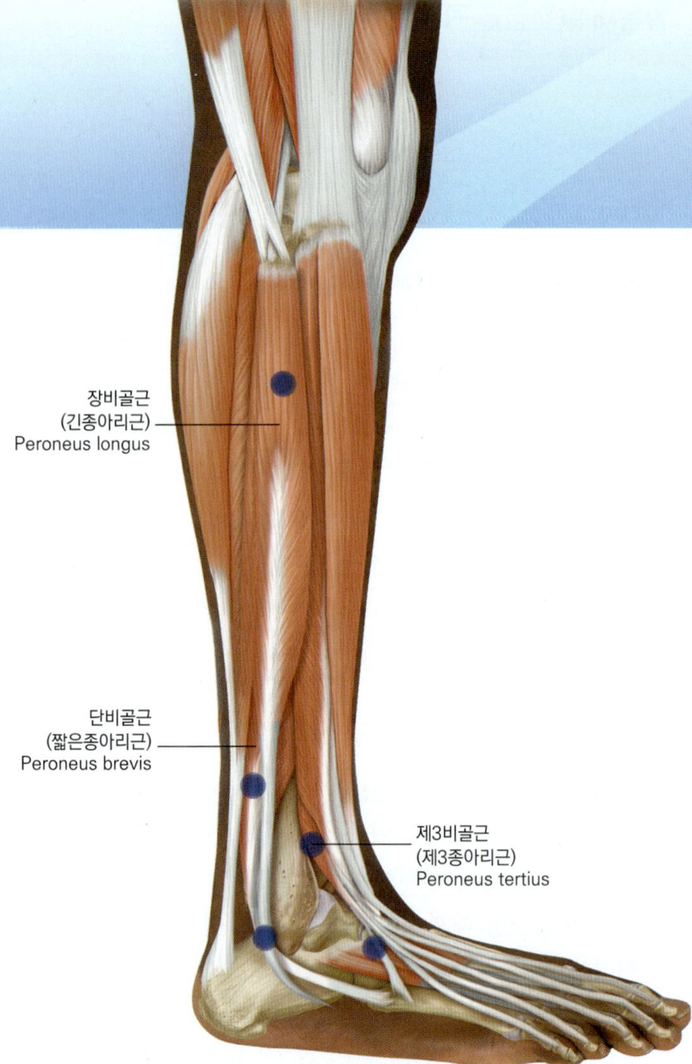

그림 9.180 발목외측(lateral ankle) 카운터스트레인 포인트

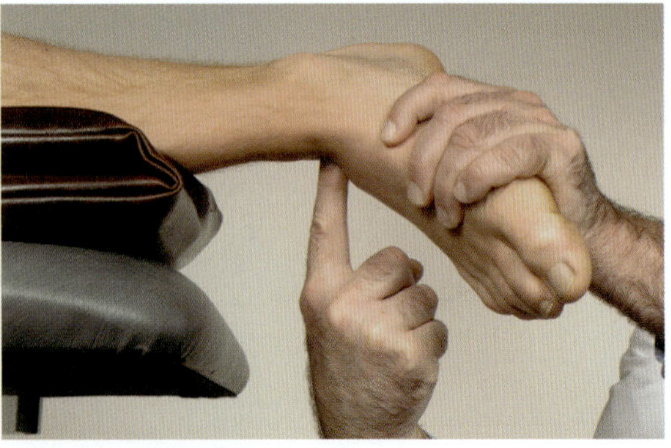

그림 9.181 발목외측: EV er

하지 부위 Lower Extremity Region

종골굴곡(족저방형근)
Flexion Calcaneus (*Quadratus Plantae*)

치료 적응증 Indication for Treatment

하지의 체성기능장애. 환자는 발뒤꿈치 바닥에 통증이 있을 수 있으며, 일반적으로 족저근막염과 관련이 있다(5,9).

카운터스트레인 포인트 위치 Counterstrain Point Location

족저방형근(quadratus plantae, 발바닥네모근)의 부착부에서 발의 발바닥 표면에 있는 종골의 전면(그림 9.182)

치료 자세 Treatment Position: F

1. 환자는 엎드리고, 치료사는 포인트쪽 옆에 서서 발을 치료대 가장자리에 올려놓는다.
2. 환자의 무릎을 굴곡하고 발등을 치료사의 허벅지에 놓는다.
3. 치료사는 환자의 종골(calcaneus, 발꿈치뼈)에 압박을 가하여, 종골과 전족부(forefoot)의 뚜렷한 굴곡을 만든다(그림 9.183).
4. 치료사는 압통이 완전히 사라지거나, 가능한 100%에 가깝게 감소될 때까지(적어도 70%가 감소될 때까지) 미세조정(전족부 굴곡량을 늘리거나 줄이는 방식)을 한다.

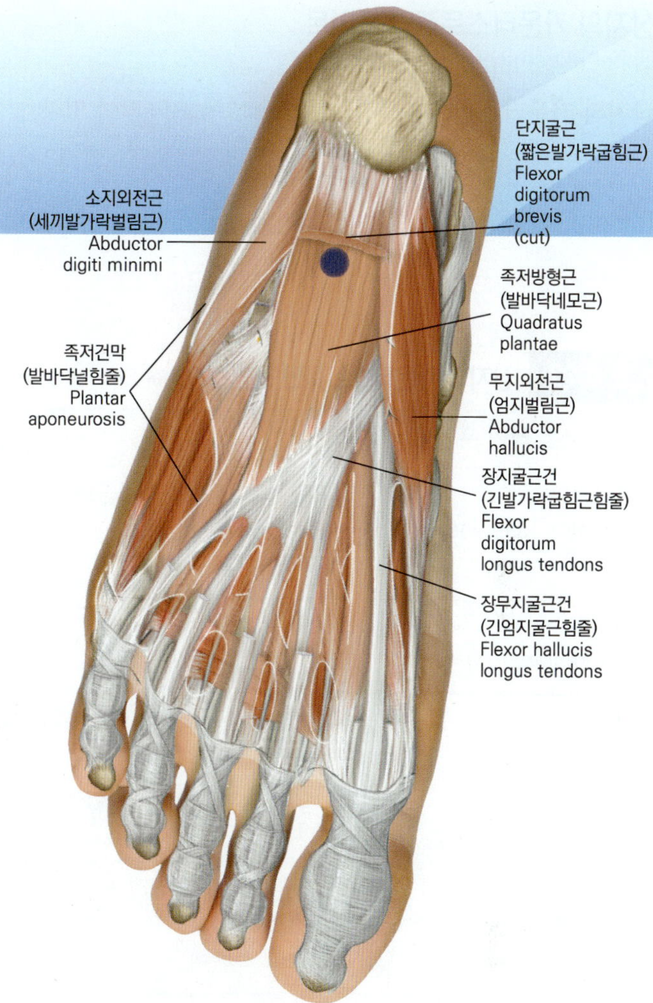

그림 9.182 종골굴곡 카운터스트레인 포인트

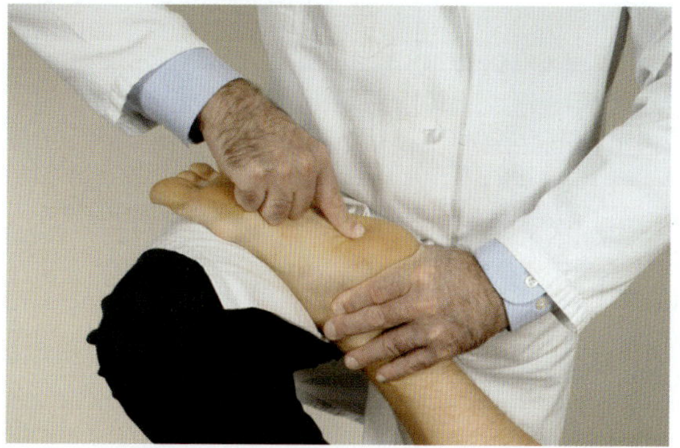

그림 9.183 종골굴곡: 전족부 굴곡

상지 부위 Upper Extremity Region

상지의 카운터스트레인 포인트
Upper Extremity Counterstrain Points

상지의 카운터스트레인 포인트는 표 9.13에 요약되어 있다.

표 9.13 상지의 카운터스트레인 포인트 Upper Extremity Counterstrain Points

카운터스트레인 포인트	위치	전통적인 치료 자세	약어(머리글자)
견갑거근 (Levator scapulae)	견갑거근 부착부에서 견갑골의 위쪽 내측 경계부(border)	견갑골을 상내측으로 밀어 근육을 단축시킴. 또는 어깨의 견인과 약간의 외전을 동반한 어깨의 현저한 내회전 자세를 만들어 치료할 수 있음	Scap Sup Med IR Abd traction
극상근 (Supraspinatus)	극상근의 근복	어깨의 현저한 외회전을 동반한 굴곡 및 외전	F Abd ER
극하근 (Infraspinatus)	상부: 견갑상완관절의 후방내측에서 견갑골극의 하외측 하부: 견갑극 아래 근육의 하부및 견갑골 내측 경계부의 외측	어깨를 90~120도 굴곡 및 외전; 외회전 또는 내부전이 필요할 수 있음. 약간의 외전과 외회전 또는 내회전으로 어깨를 135도까지 굴곡	F Abd er/ir F Abd er/ir
대능형근/소능형근 (Rhomboid minor/major)	견갑골 내측 경계를 따라 있는 능형근 부착부	환자는 앉거나 엎드린자세: 팔을 후방 및 내측으로 당겨 내전하면서 어깨 신전	E Add
견갑하근 (Subscapularis)	견갑골의 전외측 경계에서 외측에서 후내측 방향으로 견갑하근을 압박하여 찾음	어깨 신전과 내회전	E IR
상완이두근장두 (Long head of biceps)	이두근구(bicipital groove)에 있는 상완이두근의 힘줄 위	팔꿈치 굴곡, 어깨 굴곡, 외전, 내회전	F Abd ir
상완이두근단두/오훼상완근 (Short head of biceps/coracobrachialis)	오훼돌기의 아래쪽 외측면	팔꿈치 굴곡, 어깨 굴곡, 내전, 내회전	F Add ir

표 9.13 상지의 카운터스트레인 포인트(계속) Upper Extremity Counterstrain Points (Continued)

카운터스트레인 포인트	위치	전통적인 치료 자세	약어(머리글자)
소흉근 (Pectoralis minor)	오훼돌기 하내측	팔의 내전; 견갑골 전방밀기(protract) (내측 및 꼬리쪽 방향)	f-F Add
요골두 외측 (Radial head lateral)	회외근 부착부의 요골두 전외측	팔꿈치를 완전히 펴고, 전완이 현저하게 회외하며, 약간의 외반력(valgus force) 적용	E SUP Val
내측상과 (Medial epicondyle)	상완골 내측상과 위쪽, 총지굴근건과 원회내근 부착부	손목을 약간 굴곡하고 전완의 굴곡과 함께 현저한 회내 및 약간의 내전	F PRO Add
손등쪽 손목 (Dorsal wrist)	요측수근신근의 두 번째 중수골의 손등쪽 면 척측수근신근의 다섯 번째 중수골의 손등쪽 면	약간의 외전과 함께 손목 신전 약간의 내전과 함께 손목 신전	E Abd E Add
손바닥쪽 손목 (Palmar wrist)	요측수근굴근에서 두 번째 또는 세 번째 중수골의 손바닥 기저부 척측수근굴근에서 다섯 번째 중수골의 손바닥 기저부	약간의 외전과 함께 손목 굴곡 약간의 내전과 함께 손목 굴곡	F Abd F Add
손바닥쪽 손목 (Palmar wrist) 첫 번째 수근중수관절 (First carpometacarpal)	단무지외전근(abductor pollicis brevis)에서 첫 번째 중수골의 손바닥 기저부(방사면)	무지 외전과 함께 손목 굴곡	F Abd

상지 부위 Upper Extremity Region

견갑거근(엎드린자세)
Levator Scapulae (Prone)

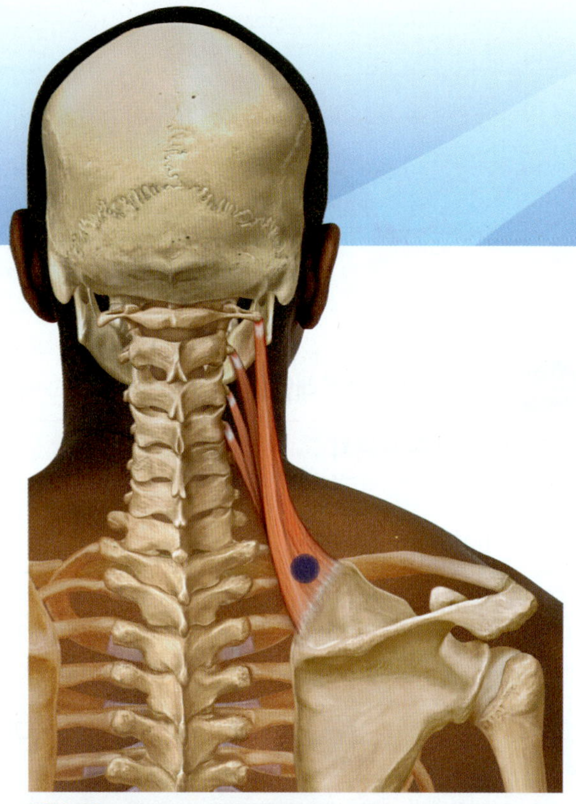
그림 9.184 견갑거근 카운터스트레인 포인트

치료 적응증 Indication for Treatment

이 치료법은 견갑거근(levator scapulae, 어깨올림근)의 체성기능장애(somatic dysfunction)에 적합하다.

카운터스트레인 포인트 위치 Counterstrain Point Location

견갑골의 상내각/경계(superior medial angle/border)의 약간 위쪽 지점(그림 9.184)

치료 자세 Treatment Position: IR Abd 견인(traction)

1. 환자는 엎드려 팔을 옆쪽에 두고, 머리는 포인트에서 먼 방향으로 회전하여 놓는다. 치료사는 포인트쪽 옆에 서거나 앉는다.
2. 치료사는 꼬리쪽 손으로 환자의 손목을 잡고, 다른 손으로 포인트를 촉진한다(그림 9.185).
3. 치료사는 환자의 어깨를 내회전시키고, 경증에서 중등도 견인 및 최소 외전을 적용한다(그림 9.186).
4. 치료사는 압통이 완전히 사라지거나, 가능한 100%에 가깝게 감소될 때까지(적어도 70%가 감소될 때까지), 움직임의 작은 원호(견관절 내회전 및 외전량을 늘리거나 줄이는 방식)를 이용해 미세조정을 한다.

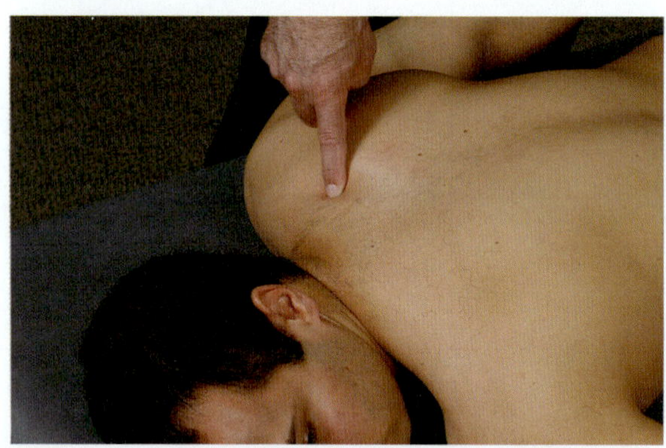
그림 9.185 견갑거근 카운터스트레인 포인트의 촉진

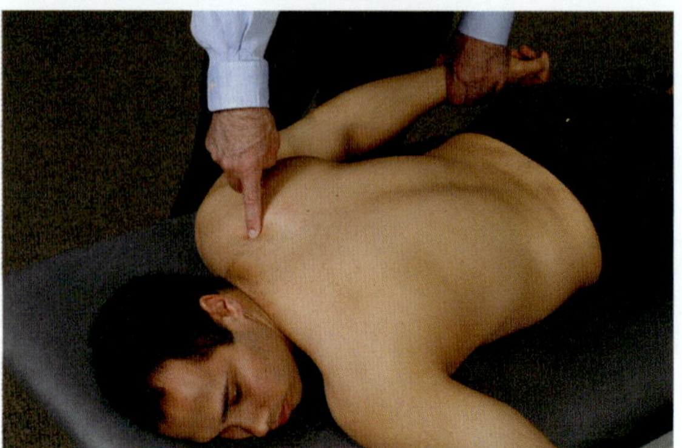
그림 9.186 견갑거근: IR Abd 견인

상지 부위 Upper Extremity Region

견갑거근(누운자세)
Levator Scapulae (Supine)

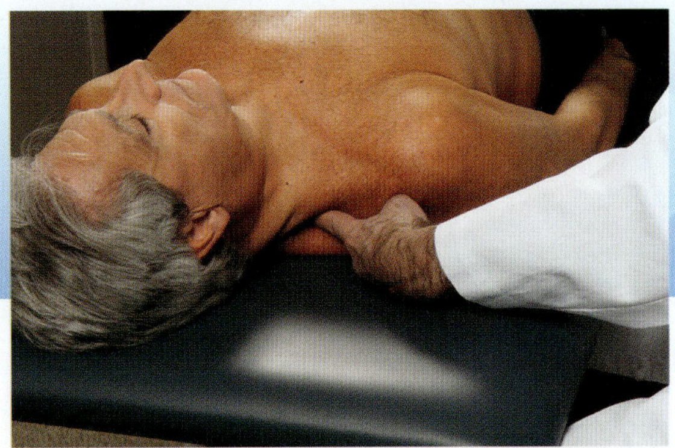
그림 9.187 우측 견갑거근 카운터스트레인 포인트 촉진

치료 적응증 Indication for Treatment

이 치료법은 견갑거근(levator scapulae, 어깨올림근)의 체성기능장애에 적합하다.

카운터스트레인 포인트 위치 Counterstrain Point Location

견갑골의 상내각/경계의 약간 위쪽 지점(그림 9.187)

치료 자세 Treatment Position: f-F Add 견갑골상승(위쪽/내측) Elevate Scapula (Superior/Medial)

1. 환자는 바로 눕고, 치료사는 포인트쪽 옆에 서거나 앉는다.
2. 치료사는 환자의 기능장애측 어깨를 약간 굴곡하고 내전하며, 견갑거근을 단축시키기 위해 견갑골을 위쪽과 내측으로 활주시켜 압박력을 적용한다(그림 9.188). 이것은 일반적으로 사선면(oblique plane)에서 머리쪽으로 적용되는 힘의 벡터를 말한다. 견갑거근을 단축시키기 위해 환자의 머리와 목을 포인트 쪽으로 최소 측면굽힘이 필요할 수 있다.
3. 다른 방법: 치료사는 자신의 검상돌기(xiphoid, 칼돌기) 부위를 이용하여, 환자의 주두(olecranon process, 팔꿈치머리돌기)에 직접 접촉하여 압박력을 가하면서, 자유로워진 손을 이용하여 견갑골의 내측면을 더 잘 들어올리기 위해 견갑골의 하각을 내측으로 변위시킬 수 있다(그림 9.189 및 9.190).
4. 치료사는 압통이 완전히 사라지거나, 가능한 100%에 가깝게 감소될 때까지(적어도 70%가 감소될 때까지), 움직임의 작은 원호(견관절 굴곡, 내전, 견갑골 거상 등의 양을 늘리거나 줄이는 방식)를 이용해 미세조정을 한다.

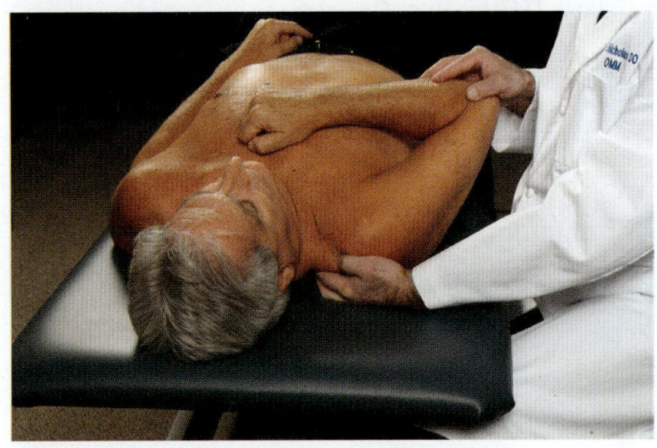
그림 9.188 1단계와 2단계

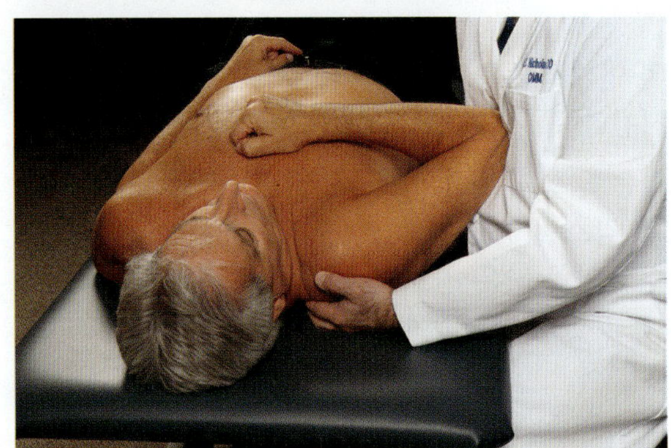
그림 9.189 다른 방법

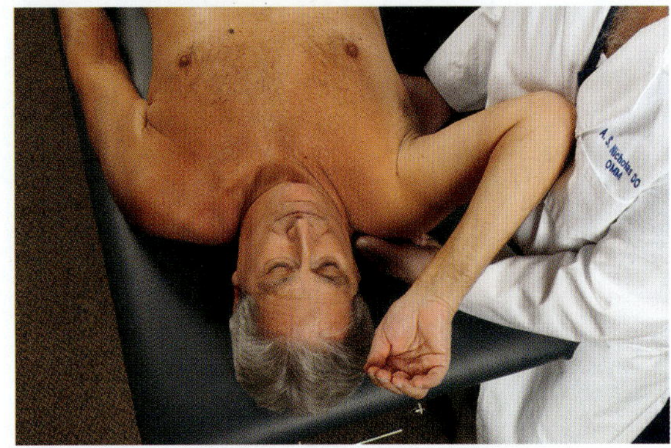
그림 9.190 다른 방법

상지 부위 Upper Extremity Region

극상근
Supraspinatus

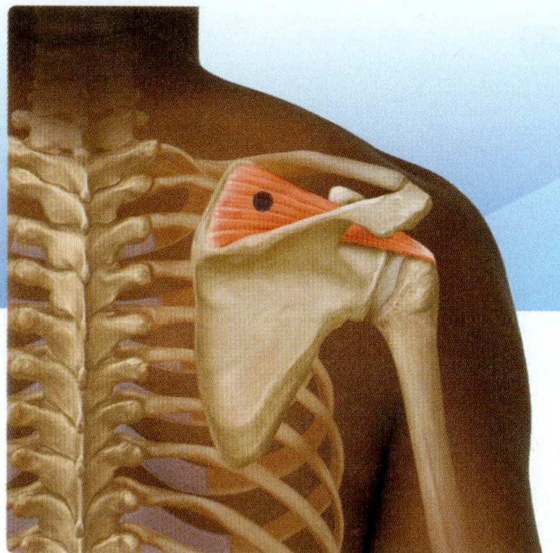
그림 9.191 극상근의 카운터스트레인 포인트

치료 적응증 Indication for Treatment

상지의 체성기능장애

카운터스트레인 포인트 위치 Counterstrain Point Location

견갑골극(spine of the scapula) 바로 위의 극상근(supraspinatus, 가시위근) 중간지점(그림 9.191)

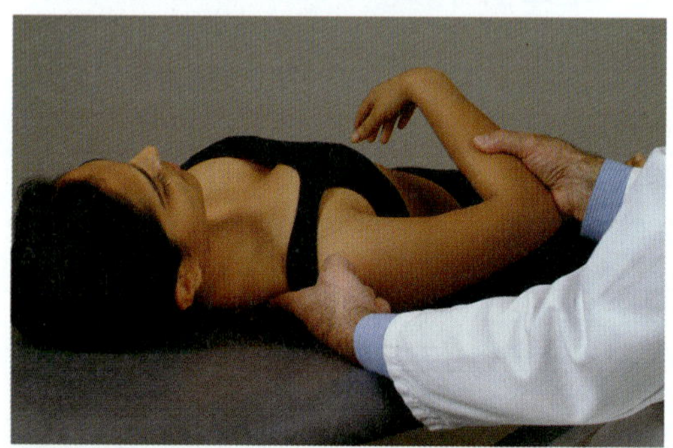
그림 9.192 극상근의 카운터스트레인 포인트 촉진

치료 자세 Treatment Position: F Abd ER

1. 환자는 치료대에 바로 눕는다.
2. 치료사는 환자의 견갑대 높이, 옆에 앉는다.
3. 치료사는 한 손의 손가락패드로 포인트를 촉진하고, 다른 손으로 환자의 전완/팔꿈치를 조절한다(그림 9.192).
4. 환자의 어깨를 약 45도 굴곡하고, 약 45도 외전과 외회전시킨다(그림 9.193 및 9.194).
5. 치료사는 압통이 완전히 사라지거나, 가능한 100%에 가깝게 감소될 때까지(적어도 70%가 감소될 때까지), 움직임의 작은 원호(견관절 굴곡, 외전, 외회전 등의 양을 늘리거나 줄이는 방식)를 이용해 미세조정을 한다.

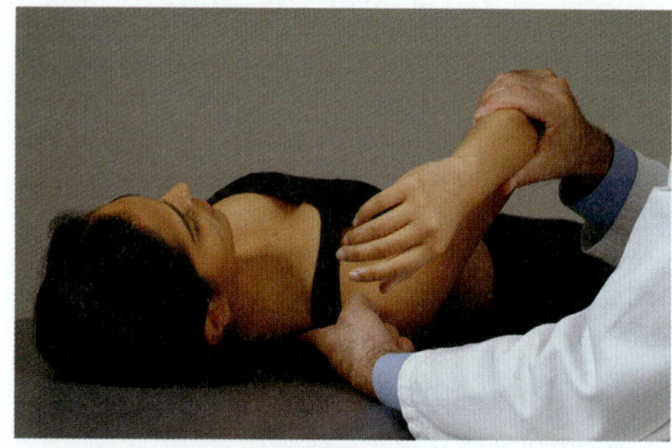
그림 9.193 극상근: F Abd ER

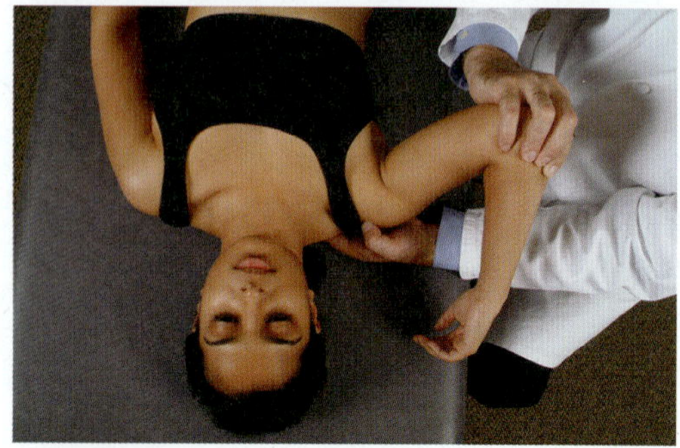
그림 9.194 극상근: F Abd ER

상지 부위 Upper Extremity Region

극하근
Infraspinatus

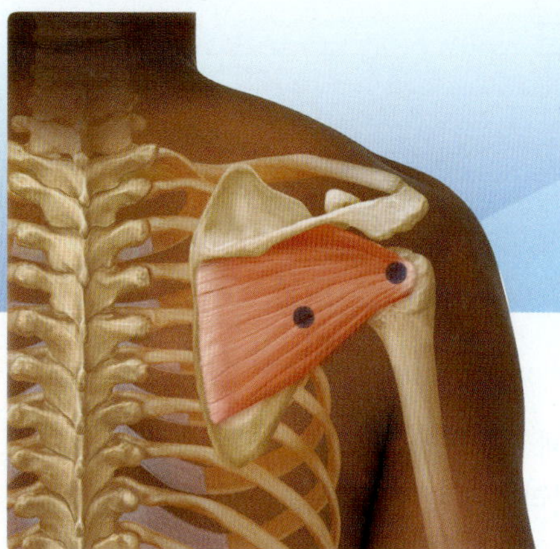
그림 9.195 극하근의 카운터스트레인 포인트

치료 적응증 Indication for Treatment

상지의 체성기능장애

카운터스트레인 포인트 위치 Counterstrain Point Location

상부 극하근(infraspinatus, 가시아래근): 견관절의 후방내측에서 견갑극의 아래쪽 외측 지점
하부 극하근: 견갑극 아래쪽 극하근 하부의 견갑골 내측경계의 외측 지점(그림 9.195)

치료 자세 Treatment Position

상부 극하근 카운터스트레인 포인트: F Abd er/ir

1. 환자는 치료대에 눕고, 치료사는 치료대 옆에 앉는다.
2. 환자의 어깨를 약 90~120도 굴곡하고, 외전시킨다. 관련 근육섬유에 따라 외회전 또는 내회전이 필요할 수 있다(4)(그림 9.196 및 9.197).

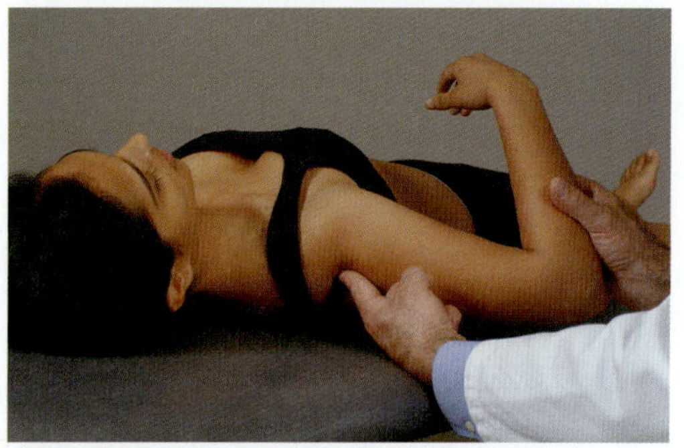
그림 9.196 상부 극하근의 카운터스트레인 포인트의 촉진

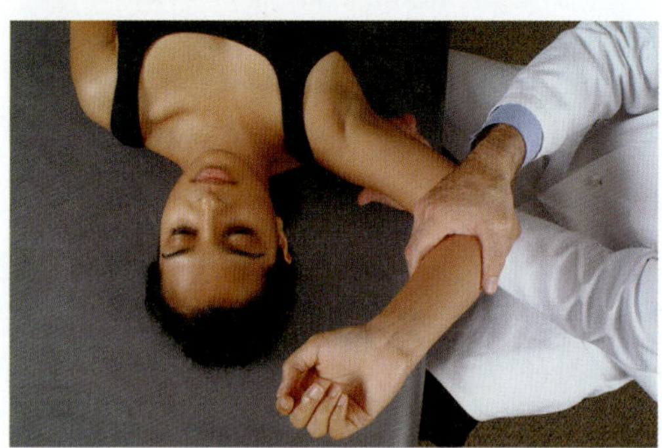
그림 9.197 상부 극하근: F Abd er/ir

하부 극하근 카운터스트레인 포인트: F Abd er

1. 환자는 포인트에서 먼쪽으로 옆으로 눕는다. 치료사는 환자를 바라보는 자세로 또는 환자 뒤에서 서거나 앉는다.
2. 환자의 어깨를 약 135~150도 굴곡하고, 외전 및 외회전 한다(5)(그림 9.198).
3. 치료사는 압통이 완전히 사라지거나, 가능한 100%에 가깝게 감소될 때까지(적어도 70%가 감소될 때까지), 움직임의 작은 원호(견관절 굴곡, 외전, 외회전/내회전 등의 양을 늘리거나 줄이는 방식)를 이용해 미세조정을 한다.

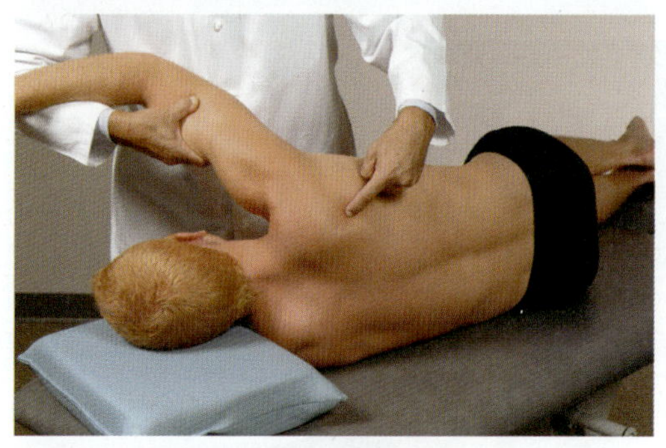
그림 9.198 하부 극하근: F Abd er

상지 부위 Upper Extremity Region

소능형근/대능형근
Rhomboid Minor/Major

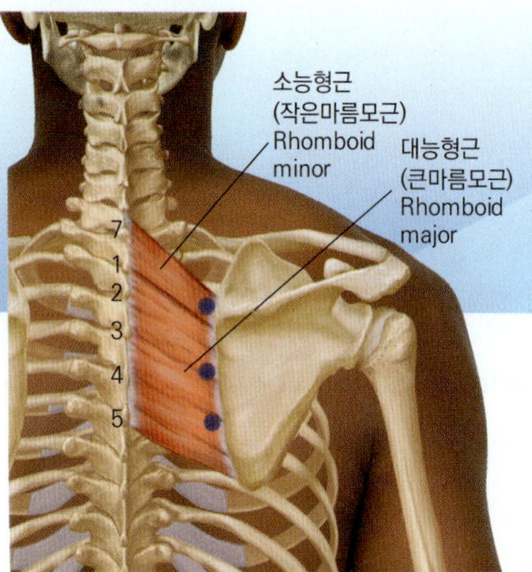

그림 9.199 소능형근/대능형근(rhomboid minor/major) 카운터스트레인 포인트

치료 적응증 Indication for Treatment

상지 또는 흉추의 체성기능장애. 환자는 일반적으로 견갑골의 내측경계를 따라 상흉부 부위의 통증을 호소한다.

카운터스트레인 포인트 위치 Counterstrain Point Location

능형근(rhomboid, 마름모근) 부착부의 견갑골 내측 경계를 따라 위치. 내측에서 외측으로 압박을 가한다(그림 9.199).

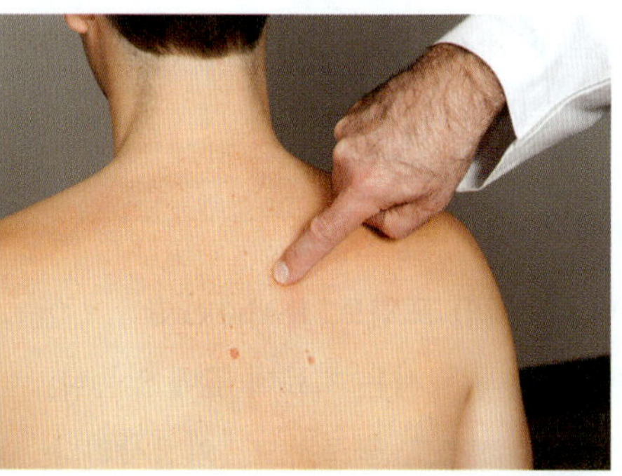

그림 9.200 능형근(rhomboid) 카운터스트레인 포인트의 촉진

치료 자세 Treatment Position: E Add

1. 환자는 앉거나 엎드리고, 치료사는 환자의 옆에 선다.
2. 치료사는 집게손가락의 패드로 포인트를 찾아 관찰(모니터링)한다(그림 9.200).
3. 환자의 어깨를 신전하고, 팔/팔꿈치를 후방 및 내측으로 당겨 어깨를 내전시켜, 견갑골이 안쪽으로 모아지게 함으로써, 능형근(들)의 섬유가 짧아지도록 한다(그림 9.201 및 9.202).
4. 치료사는 압통이 완전히 사라지거나, 가능한 100%에 가깝게 감소될 때까지(적어도 70%가 감소될 때까지), 움직임의 작은 원호(견관절 신전, 내전, 견갑골 후퇴(scapular retraction) 등의 양을 늘리거나 줄이는 방식)를 이용해 미세조정을 한다.

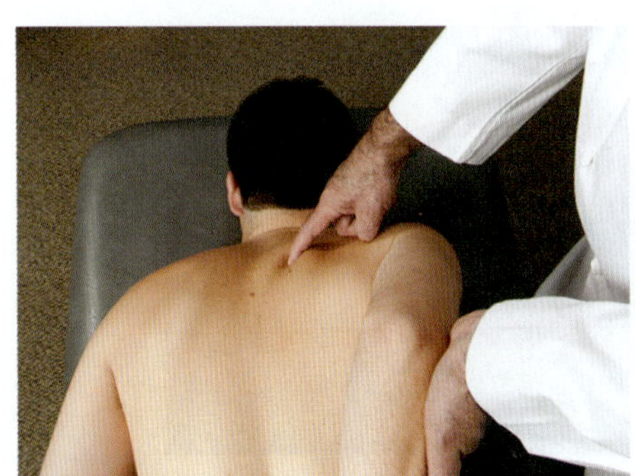

그림 9.202 소능형근/대능형근: 엎드린자세(Prone) E Add

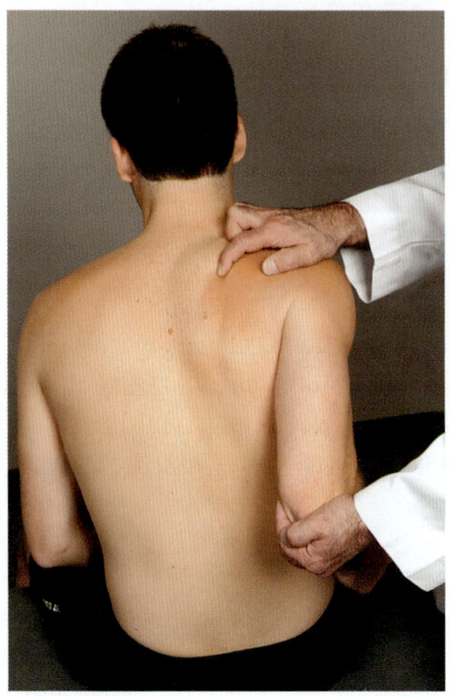

그림 9.201 소능형근/대능형근: 앉은자세(Seated) E Add

상지 부위 Upper Extremity Region

견갑하근
Subscapularis

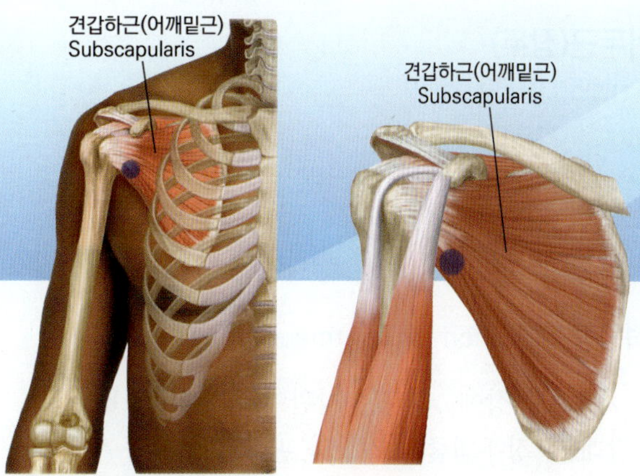

그림 9.203 견갑하근 카운터스트레인 포인트

치료 적응증 Indication for Treatment

상지의 체성기능장애. 환자는 어깨 후방부위의 통증과 회전근개건염, 유착성관절낭염, 견관절의 퇴행성 변화 등으로 인한 가동범위 제한을 호소할 수 있다.

카운터스트레인 포인트 위치 Counterstrain Point Location

견갑하근(subscapularis, 어깨밑근)에 있는 견갑골의 전외측 경계. 후방과 내측으로 압박한다(그림 9.203).

치료 자세 Treatment Position: E IR

1. 환자는 바로 눕고, 치료사는 포인트쪽 옆에 서거나 앉는다(그림 9.204).
2. 환자의 어깨를 신전 및 내회전한다(그림 9.205).
3. 치료사는 압통이 완전히 사라지거나, 가능한 100%에 가깝게 감소될 때까지(적어도 70%가 감소될 때까지), 움직임의 작은 원호(견관절 신전 및 내회전량을 늘리거나 줄이는 방식)를 이용해 미세조정을 한다.

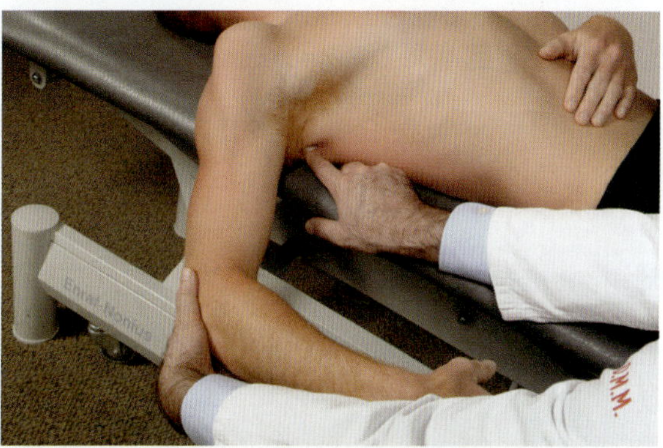
그림 9.204 견갑하근 카운터스트레인 포인트의 촉진

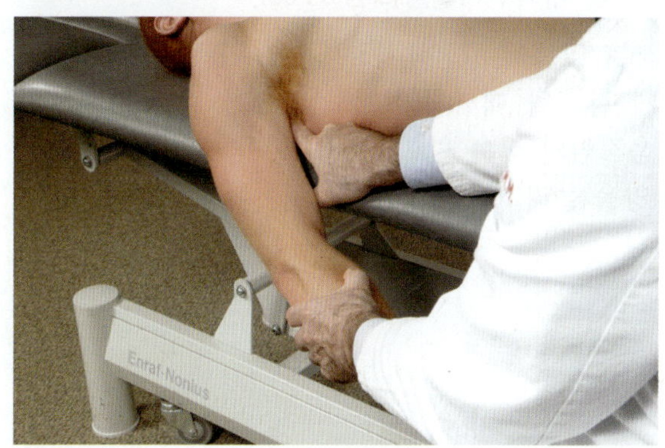
그림 9.205 견갑하근: E IR

상지 부위 Upper Extremity Region

상완이두근(장두)
Biceps Brachii (Long Head)

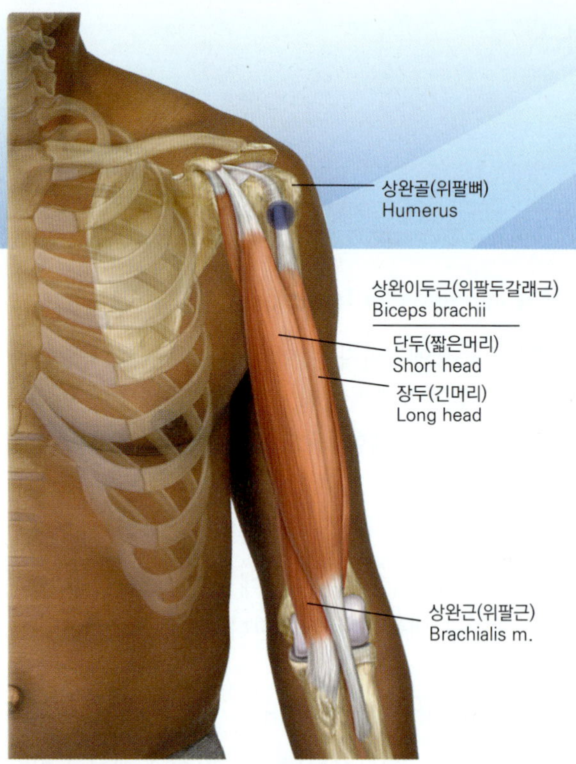

그림 9.206 상완이두근 장두(Long head of the biceps)의 카운터스트레인 포인트

치료 적응증 Indication for Treatment

상지의 체성기능장애. 환자는 상완이두근(biceps brachii, 위팔두갈래근) 장두힘줄의 긴장과 관련된 어깨와 상완의 전외측 통증이 나타날 수 있다.

카운터스트레인 포인트 위치 Counterstrain Point Location

이두근구(bicipital groove, 두갈래근고랑)에 있는 상완이두근 장두의 힘줄(그림 9.206)

치료 자세 Treatment Position: F Abd ir

1. 환자는 바로 눕고, 치료사는 포인트쪽 옆에 선다(그림 9.207).
2. 환자의 팔꿈치와 어깨를 굴곡하고, 어깨를 최소한으로 외전 및 내회전시킨다(그림 9.208).
3. 치료사는 압통이 완전히 사라지거나, 가능한 100%에 가깝게 감소될 때까지(적어도 70%가 감소될 때까지), 움직임의 작은 원호(견관절 굴곡, 외전, 내회전 등의 양을 늘리거나 줄이는 방식)를 이용해 미세조정을 한다.

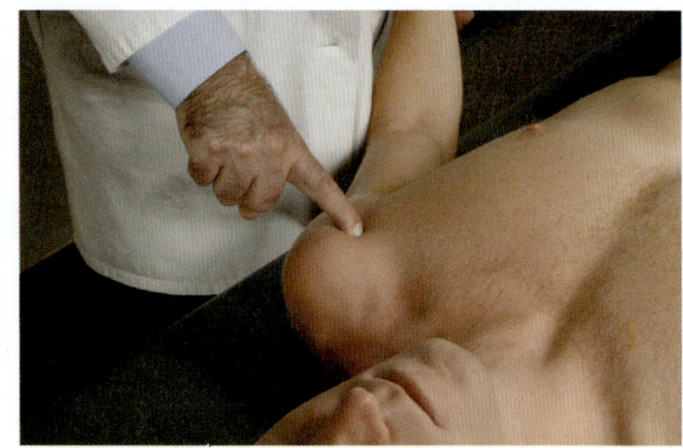

그림 9.207 상완이두근 장두의 카운터스트레인 포인트 촉진

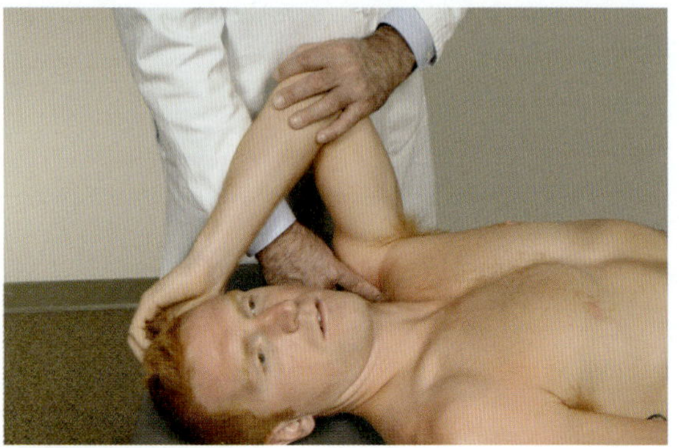

그림 9.208 상완이두근 장두: F Abd ir

상지 부위 Upper Extremity Region

상완이두근(단두)
Biceps Brachii (Short Head)

오훼상완근
Coracobrachialis

치료 적응증 Indication for Treatment

상지의 체성기능장애. 환자는 어깨 전방에 통증을 호소할 수 있다.

카운터스트레인 포인트 위치 Counterstrain Point Location

상완이두근 단두(biceps brachii short head, 위팔두갈래근 짧은머리) 또는 오훼상완근(coracobrachialis, 부리위팔근)의 건에 있는 오훼돌기(coracoid process)의 하외측(그림 9.209)

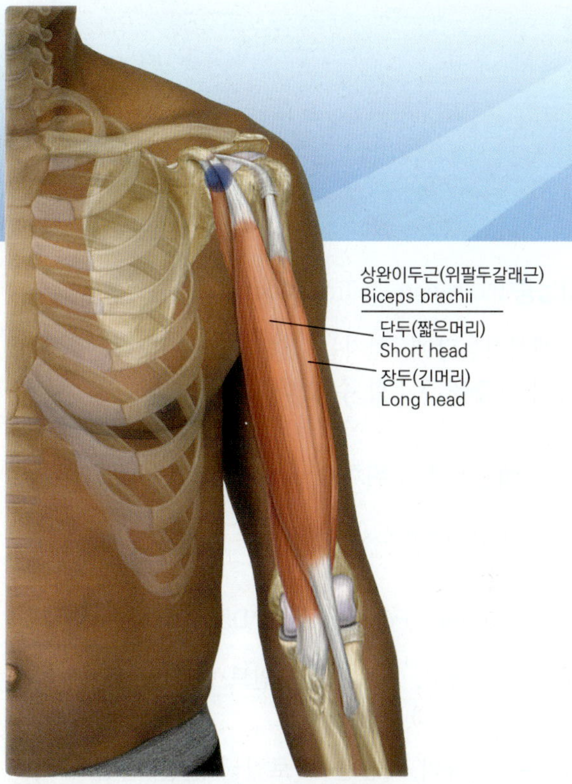

그림 9.209 상완이두근 단두/오훼상완근 카운터스트레인 포인트

치료 자세 Treatment Position: F Add ir

1. 환자는 바로 눕고, 치료사는 포인트쪽 옆에 선다(그림 9.210).
2. 환자의 팔꿈치와 어깨를 굴곡하고, 어깨를 최소한으로 내전 및 내회전시킨다(그림 9.211).
3. 치료사는 압통이 완전히 사라지거나, 가능한 100%에 가깝게 감소될 때까지(적어도 70%가 감소될 때까지), 움직임의 작은 원호(견관절 굴곡, 내전, 내회전 등의 양을 늘리거나 줄이는 방식)를 이용해 미세조정을 한다.

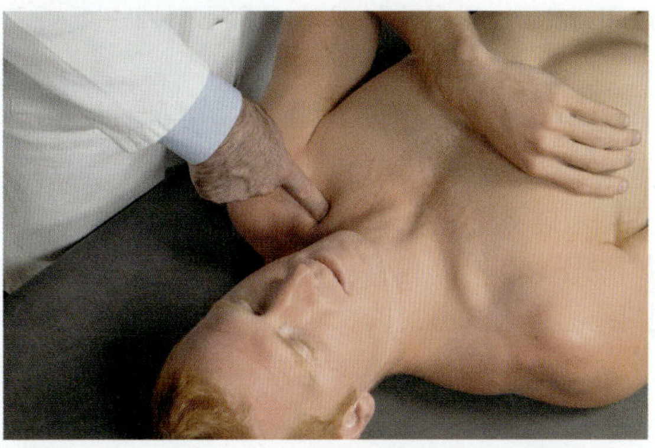

그림 9.210 상완이두근 단두/오훼상완근 카운터스트레인 포인트의 촉진

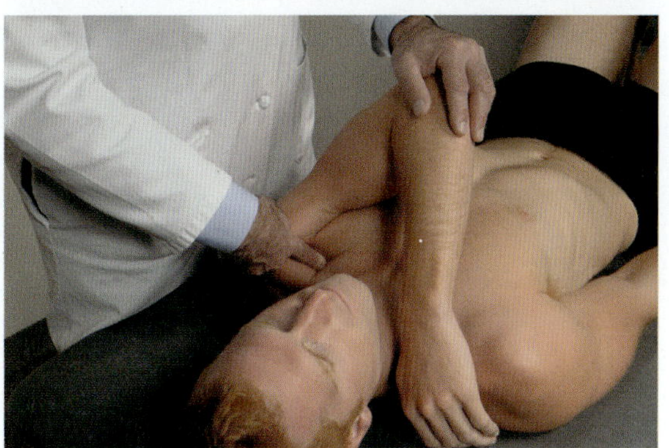

그림 9.211 상완이두근 단두/오훼상완근: F Add ir

상지 부위 Upper Extremity Region

소흉근
Pectoralis Minor

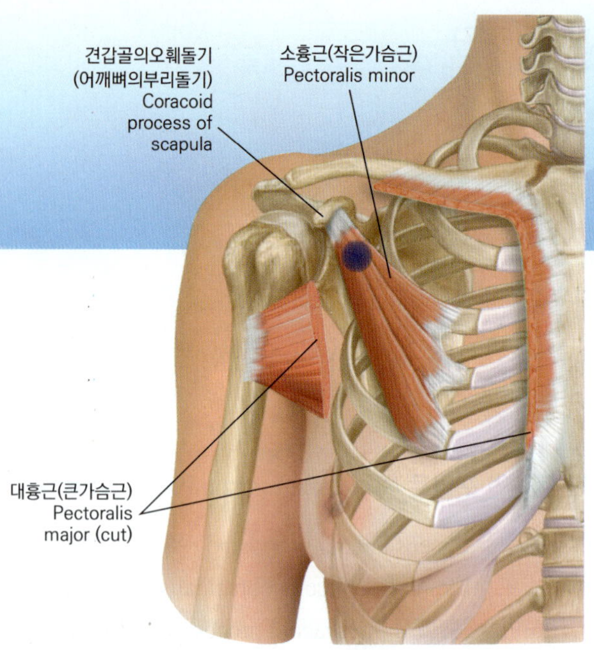

그림 9.212 소흉근 카운터스트레인 포인트

치료 적응증 Indication for Treatment

상지의 체성기능장애. 환자는 전방 어깨부위와 전방 흉벽/늑골의 통증을 호소할 수 있다.

카운터스트레인 포인트 위치 Counterstrain Point Location

오훼돌기(coracoid process)의 하내측(그림 9.212)

치료 자세 Treatment Position: f-F ADD

1. 환자는 바로 눕고, 치료사는 포인트 반대편 치료대 옆에 선다(그림 9.213).
2. 치료사는 환자의 가슴을 가로질러 팔을 내전하고, 어깨/견갑골을 앞쪽, 아래쪽, 안쪽으로 당겨 소흉근(pectoralis minor, 작은가슴근)의 섬유를 짧게 만든다(그림 9.214).
3. 치료사는 압통이 완전히 사라지거나, 가능한 100%에 가깝게 감소될 때까지(적어도 70%가 감소될 때까지), 움직임의 작은 원호(견관절 내전 및 견갑골 전방 밀기량을 늘리거나 줄이는 식)를 이용해 미세조정을 한다.

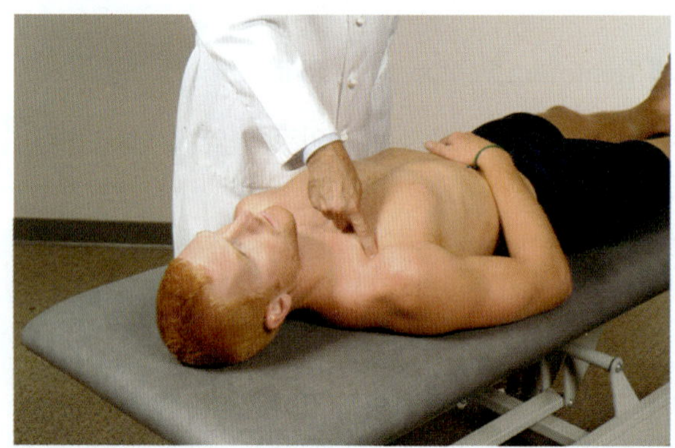
그림 9.213 소흉근 카운터스트레인 포인트의 촉진

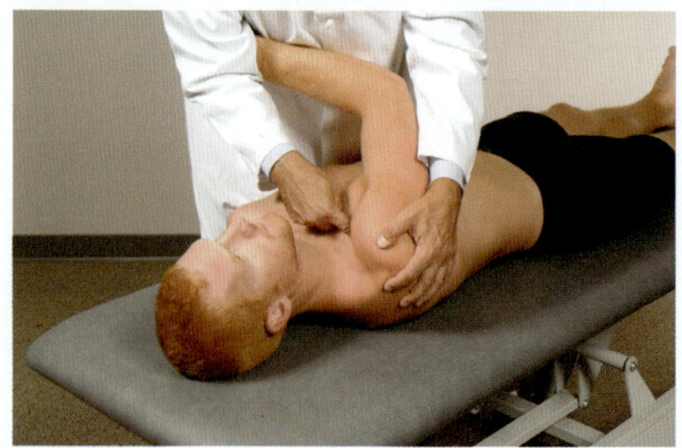
그림 9.214 소흉근: f-F ADD

상지 부위 Upper Extremity Region

요골두-외측(회외근)
Radial Head-Lateral (*Supinator*)

치료 적응증 Indication for Treatment

상지의 체성기능장애. 환자는 일반적으로 과도한 회외 및 회내와 관련된 팔꿈치외측 통증을 호소할 수 있다.

카운터스트레인 포인트 위치 Counterstrain Point Location

회외근(Supinator, 뒤침근) 부착부위에서 요골두(Radial Head, 노뼈머리)의 전외측(그림 9.215)

치료 자세 Treatment Position: E SUP Val

1. 환자는 눕고, 치료사는 포인트쪽 옆에 서거나 앉는다(그림 9.216).
2. 환자의 팔꿈치를 완전히 신전한 상태로 놓고, 전완을 현저하게 회외시킨다(그림 9.217).
3. 치료사는 약간의 회외(supination)량을 더하거나 빼는 방식으로 미세조정하고, 압통이 완전히 사라지거나, 가능한 100%에 가깝게 감소될 때까지(적어도 70%가 감소될 때까지), 팔꿈치에 약간의 외측에서 내측으로(외반, valgus) 힘을 적용한다.

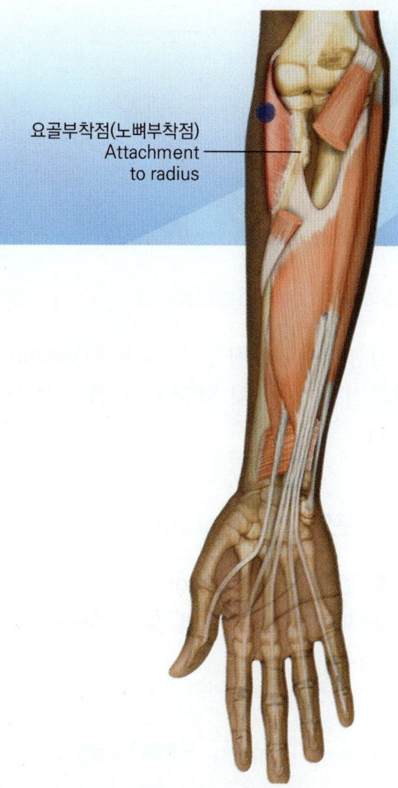

그림 9.215 요골두(외측) 카운터스트레인 포인트

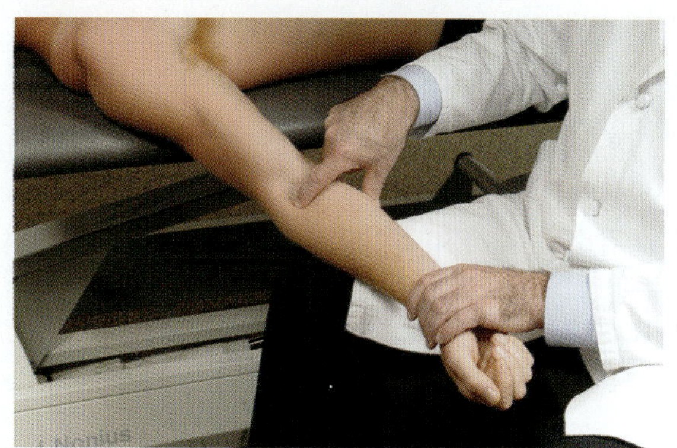

그림 9.216 요골두(외측) 카운터스트레인 포인트의 촉진

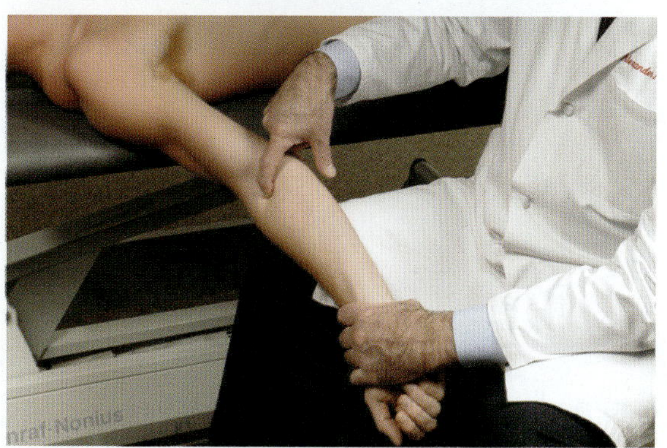

그림 9.217 요골두(외측): E SUP Val

상지 부위 Upper Extremity Region

내측상과(원회내근)
Medial Epicondyle (*Pronator Teres*)

치료 적응증 Indication for Treatment

상지의 체성기능장애. 환자는 내측상과(medial epicondyle, 안쪽위관절융기) 근처 팔꿈치의 전방 내측 통증을 호소할 수 있다.

카운터스트레인 포인트 위치 Counterstrain Point Location

총지굴근건 및 원회내근(pronator teres, 원엎침근) 부착부와 관련된 상완골의 내측상과 또는 상완골 내측상과의 근처(그림 9.218)

치료 자세 Treatment Position: F PRO Add

1. 환자는 바로 눕고, 치료사는 포인트쪽 옆에 앉거나 선다(그림 9.219).
2. 환자의 팔꿈치를 굴곡하고, 손목을 뚜렷하게 회내하며 전완을 약간 내전한다(그림 9.220).
3. 치료사는 압통이 완전히 사라지거나, 가능한 100%에 가깝게 감소될 때까지(적어도 70%가 감소될 때까지), 주관절 굴곡, 손목 회내, 전환 내전 등의 양을 늘리거나 줄이는 방식을 이용해 미세조정을 한다.

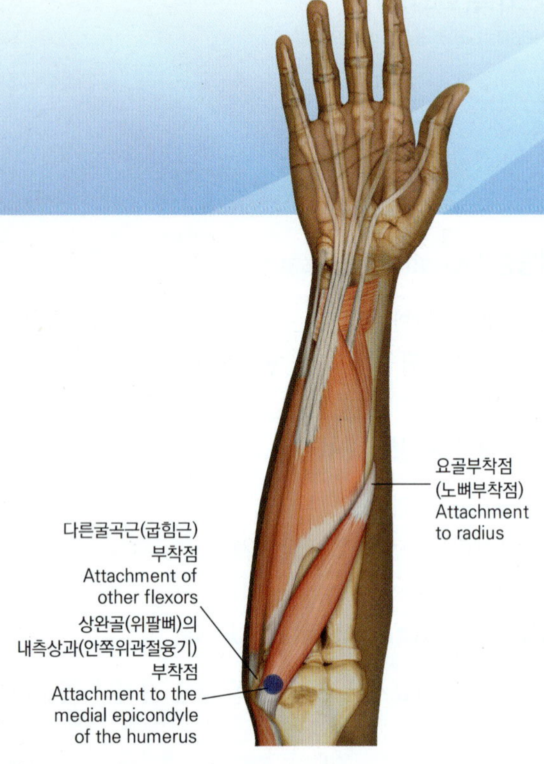

그림 9.218 내측상과 카운터스트레인 포인트

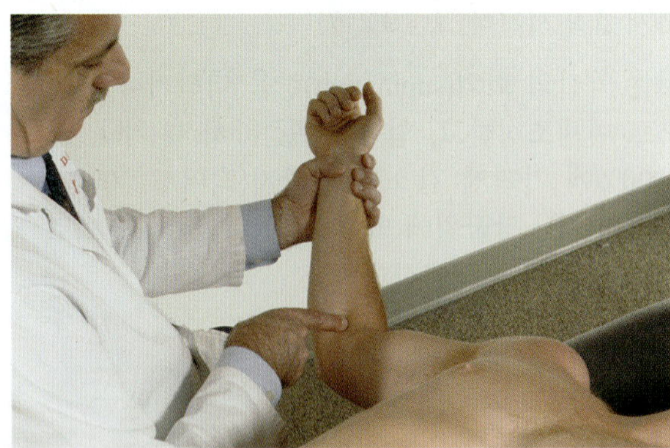
그림 9.219 내측상과 카운터스트레인 포인트의 촉진

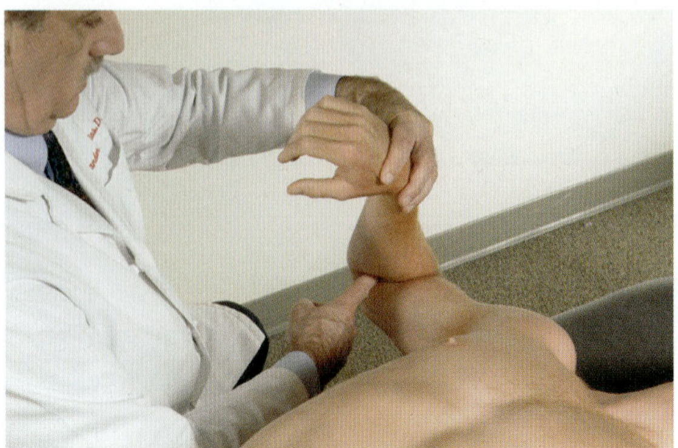
그림 9.220 내측상과: F PRO Add

상지 부위 Upper Extremity Region

손등쪽 손목(요측수근신근)
Dorsal Wrist (*Extensor Carpi Radialis*)

치료 적응증 Indication for Treatment

상지의 체성기능장애. 환자는 손목신근(폄근)건의 긴장과 관련된 전완과 손목의 통증을 호소할 수 있다.

카운터스트레인 포인트 위치 Counterstrain Point Location

요측수근신근(extensor carpi radialis, 노쪽손목폄근)과 관련된 두번째 중수골(metacarpal, 손허리뼈)의 등쪽 표면(그림 9.221). 전완의 신근영역에서 찾을 수 있다.

치료 자세 Treatment Position: E Abd/rd

1. 환자는 치료대에 앉거나 바로 눕고, 치료사는 환자를 바라보고 앉거나 선다(그림 9.222).
2. 치료사는 압통이 완전히 사라지거나, 가능한 100%에 가깝게 감소될 때까지(적어도 70%가 감소될 때까지), 환자의 손목을 수동적으로 신전 및 외전(radial deviation, 요측편위)한다(그림 9.223).

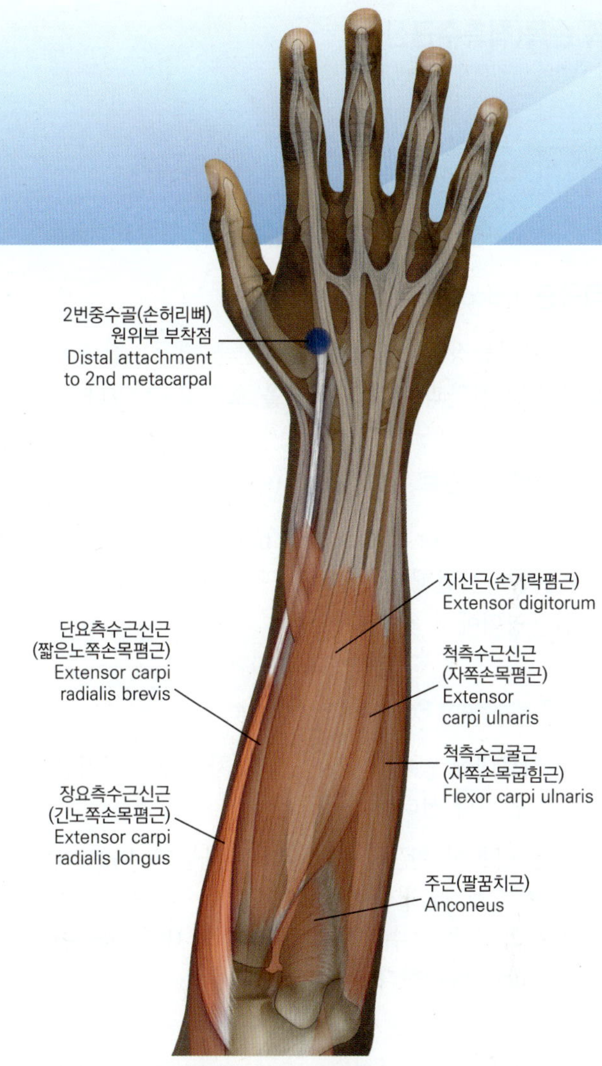

그림 9.221 손등쪽손목(요측수근신근) 카운터스트레인 포인트

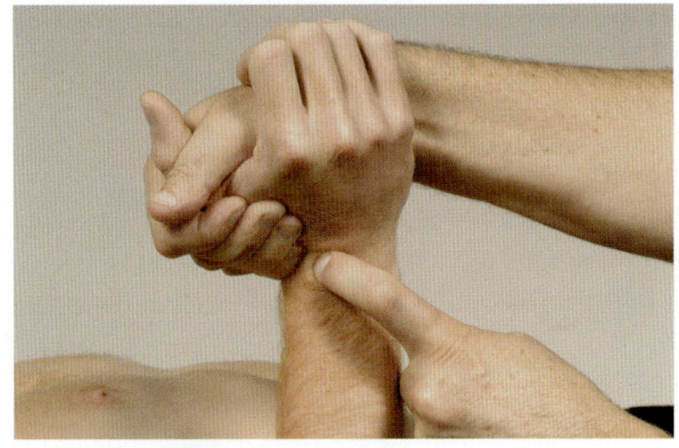

그림 9.223 요측수근신근: E Abd/rd

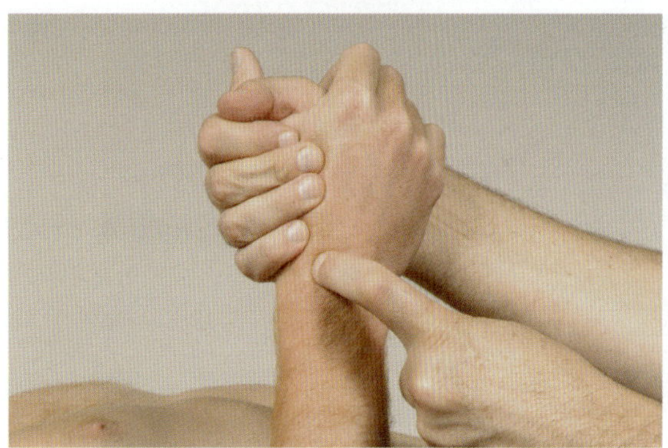

그림 9.222 요측수근신근 카운터스트레인 포인트의 촉진

상지 부위 Upper Extremity Region

손등쪽 손목(척측수근신근)
Dorsal Wrist (*Extensor Carpi Ulnaris*)

치료 적응증 Indication for Treatment

상지의 체성기능장애. 환자는 손목신근(폄근) 힘줄의 긴장과 관련된 전완과 손목의 통증을 호소할 수 있다.

카운터스트레인 포인트 위치 Counterstrain Point Location

척측수근신근(extensor carpi ulnaris muscle, 자쪽손목폄근)과 관련된 다섯번째 중수골의 등쪽 표면(그림 9.224). 전완의 신근영역에서 찾을 수 있다.

치료 자세 Treatment Position: E Add/ud

1. 환자는 치료대에 앉거나 바로 눕고, 치료사는 환자를 바라보며 앉거나 선다(그림 9.225).
2. 치료사는 압통이 완전히 사라지거나, 가능한 100%에 가깝게 감소될 때까지(적어도 70%가 감소될 때까지), 환자의 손목을 수동적으로 신전 및 내전(척골편위, ulnar deviation)한다(그림 9.226).

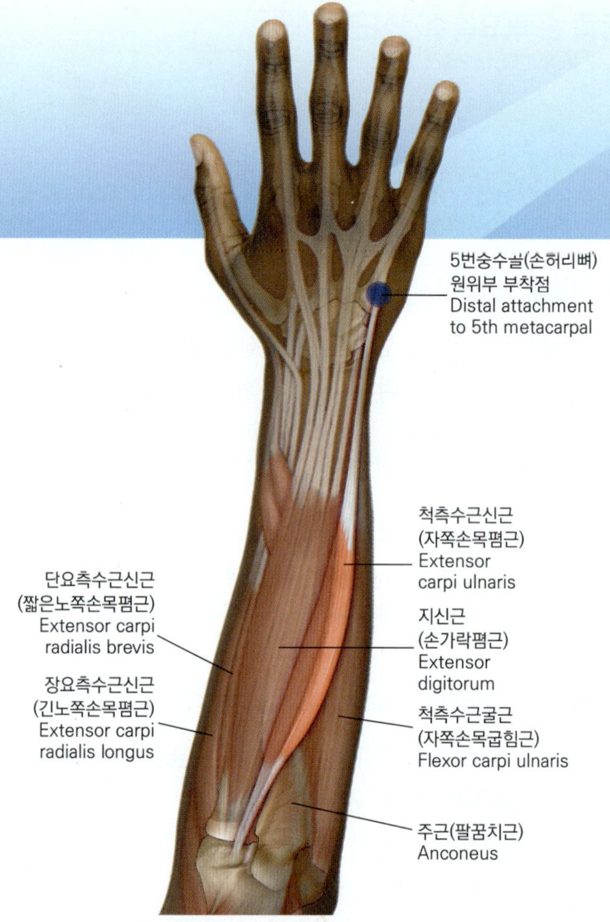

그림 9.224 손등쪽 손목(척측수근신근) 카운터스트레인 포인트

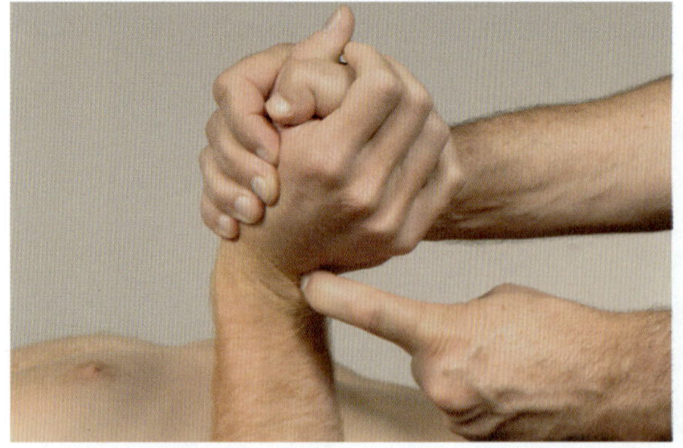

그림 9.226 척측수근신근: E Add/ur

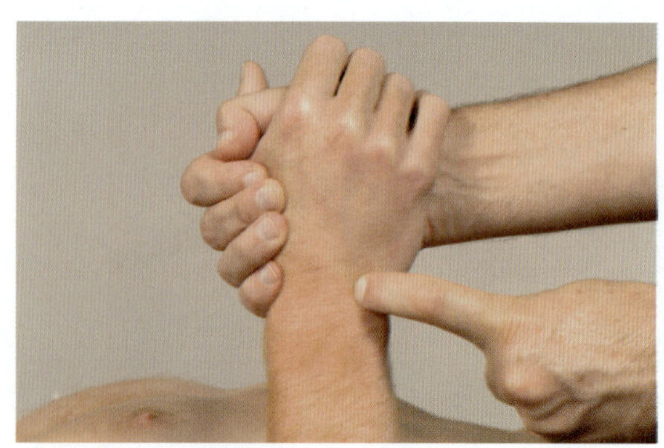

그림 9.225 척측수근신근 카운터스트레인 포인트의 촉진

상지 부위 Upper Extremity Region

손바닥쪽 손목(요측수근굴근)
Palmar Wrist (*Flexor Carpi Radialis*)

치료 적응증 Indication for Treatment

상지의 체성기능장애. 환자는 손목굴근(굽힘근) 힘줄의 염좌(strain)와 관련된 전완과 손목의 통증을 호소할 수 있다.

카운터스트레인 포인트 위치 Counterstrain Point Location

요측수근굴근(flexor carpi radialis, 노쪽손목굽힘근)의 두 번째 또는 세번째 중수골의 손바닥 기저부(그림 9.227). 전완의 굴근영역에서 찾을 수 있다.

치료 자세 Treatment Position: E Abd/rd

1. 환자는 치료대에 앉거나 바로 눕고, 치료사는 환자를 바라보며 앉거나 선다.
2. 치료사는 압통이 완전히 사라지거나, 가능한 100%에 가깝게 감소될 때까지(적어도 70%가 감소될 때까지), 환자의 손목을 수동적으로 굴곡 및 외전(radial deviation, 요측편위)한다(그림 9.228).

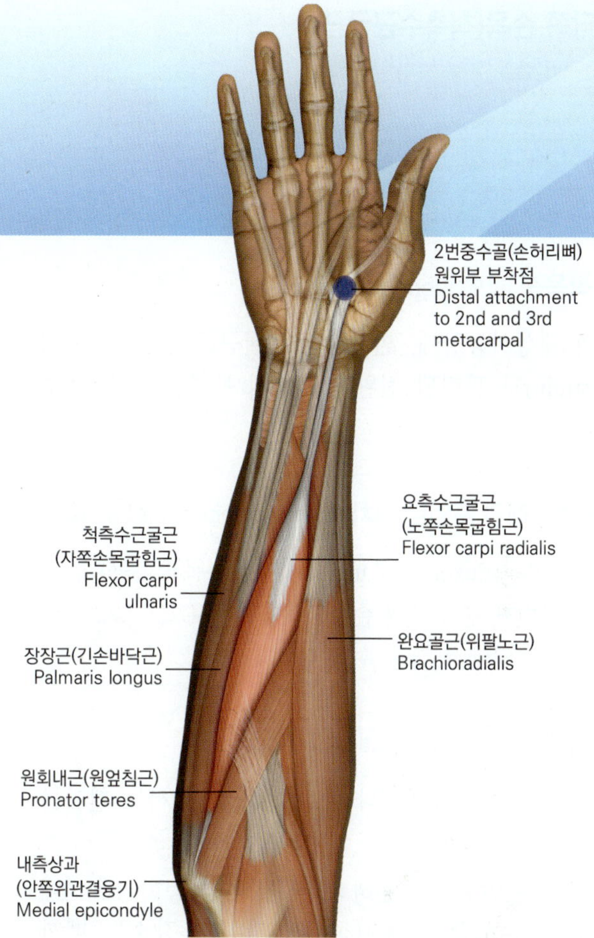

그림 9.227 손바닥쪽 손목(요측수근굴근) 카운터스트레인 포인트

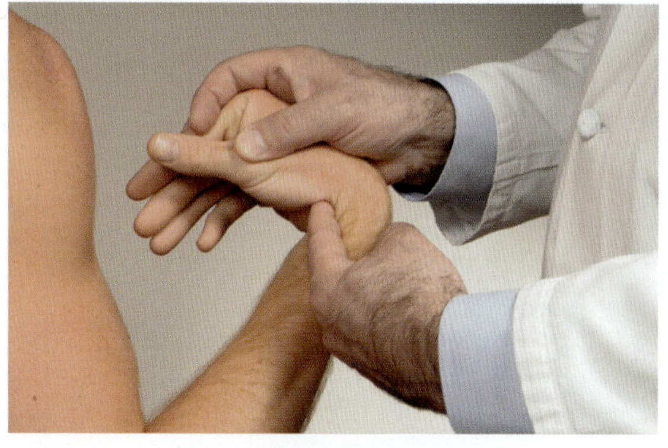

그림 9.228 요측수근굴근: F Abd/rd

상지 부위 Upper Extremity Region

손바닥쪽 손목(척측수근굴근)
Palmar Wrist (*Flexor Carpi Ulnaris*)

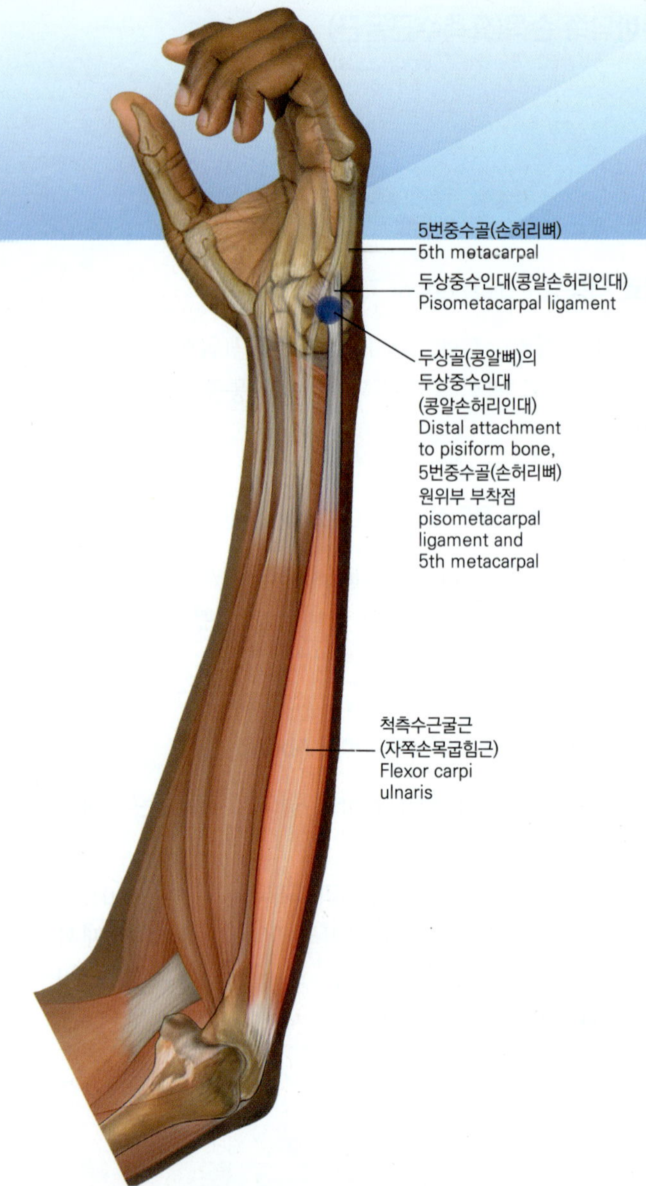

그림 9.229 손바닥쪽 손목(척측수근굴근) 카운터스트레인 포인트

치료 적응증 Indication for Treatment

상지의 체성기능장애. 환자는 손목굴근(굽힘근) 힘줄의 염좌(strain)와 관련된 전완과 손목의 통증을 호소할 수 있다.

카운터스트레인 포인트 위치 Counterstrain Point Location

척측수근굴근(flexor carpi ulnaris, 자쪽손목굽힘근)과 관련된 다섯번째 중수골의 손바닥쪽 기저부(그림 9.229) 전완의 굴근영역에서 찾을 수 있다.

치료 자세 Treatment Position: F Add/ud

1. 환자는 치료대에 앉거나 바로 눕고, 치료사는 환자를 바라보며 앉거나 선다.
2. 치료사는 압통이 완전히 사라지거나, 가능한 100%에 가깝게 감소될 때까지(적어도 70%가 감소될 때까지), 환자의 손목을 수동적으로 굴곡 및 내전(ulnar deviation, 척측편위)한다(그림 9.230).

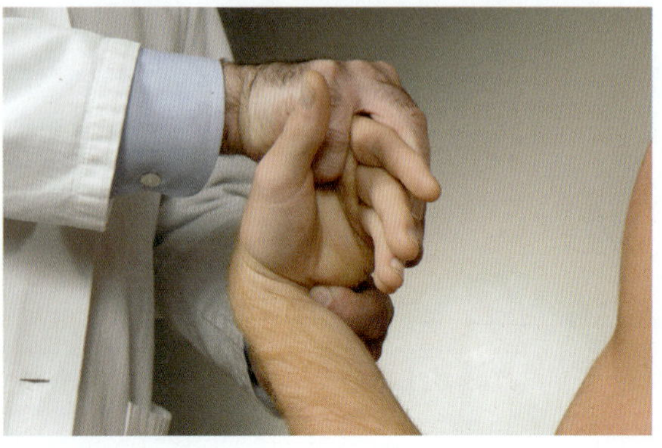
그림 9.230 척측수근굴근: F Add/ud

상지 부위 Upper Extremity Region

첫 번째 수근중수골관절(단무지외전근)
First Carpometacarpal (*Abductor Pollicis Brevis*)

치료 적응증 Indication for Treatment

상지의 체성기능장애. 환자는 단무지외전근(abductor pollicis brevis, 짧은엄지벌림근)의 긴장과 관련된 전완, 손목 및 엄지손가락의 통증을 호소할 수 있다.

카운터스트레인 포인트 위치 Counterstrain Point Location

단무지외전근에서 첫 번째 중수골(손허리뼈)의 손바닥 기저부(요골측)(그림 9.231)

치료 자세 Treatment Position: F 손목(wrist) Abd 엄지손가락(thumb)

1. 환자는 치료대에 앉거나 바로 눕는다.
2. 치료사는 검지 손가락패드로 포인트를 찾아 관찰한다(그림 9.232).
3. 치료사는 압통이 완전히 사라지거나, 가능한 100%에 가깝게 감소될 때까지(적어도 70%가 감소될 때까지), 환자의 손목을 수동적으로 굴곡하고, 엄지를 외전한다(그림 9.233 및 9.234).

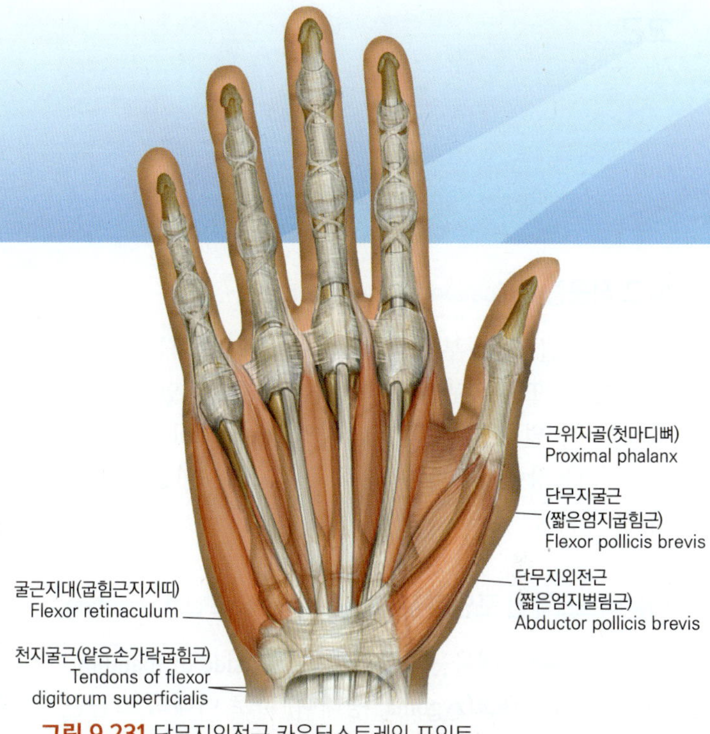

그림 9.231 단무지외전근 카운터스트레인 포인트

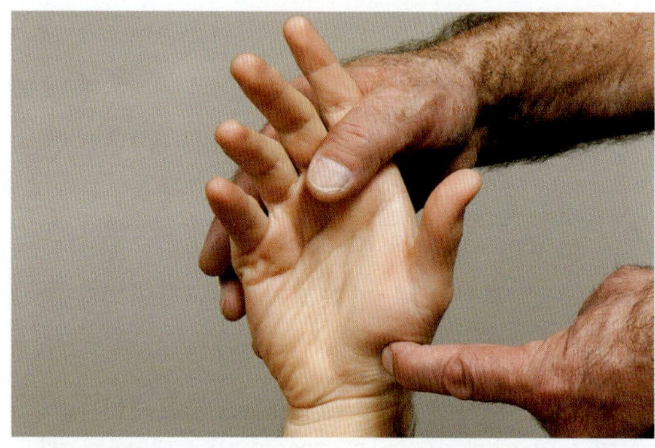
그림 9.232 단무지외전근 카운터스트레인 포인트의 촉진

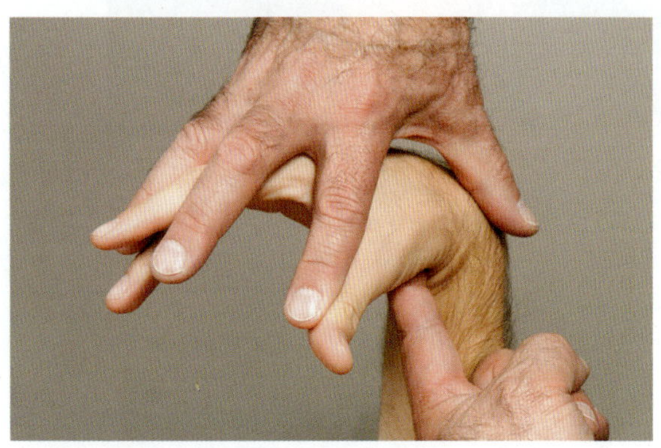
그림 9.234 단무지외전근: F(손목) Abd(엄지손가락)

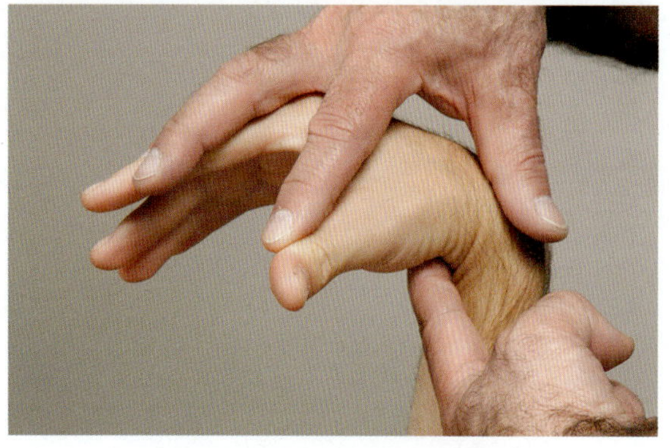
그림 9.233 단무지외전근: F(손목) Abd(엄지손가락)

측두하악관절(턱관절) Temporomandibular Joint

교근
Masseter

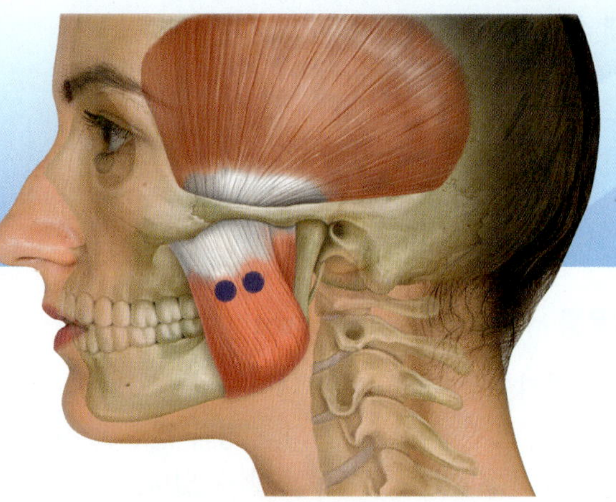
그림 9.235 교근 카운터스트레인 포인트

치료 적응증 Indication for Treatment

머리/두개골/경추 부위의 체성기능장애. 환자는 목, 얼굴, 턱, 귀 또는 악관절의 통증을 호소할 수 있으며, 입을 완전히 벌리기가 어렵다. 하악골(mandible, 아래턱뼈)은 기능장애가 있는 쪽으로 편위 또는 이동되어 있을 수 있다(4).

카운터스트레인 포인트 위치 Counterstrain Point Location

교근(masseter, 깨물근): 하악편위측면(side of mandibular deviation) 관골(zygoma, 광대뼈) 바로 아래의 교근근복(그림 9.235)

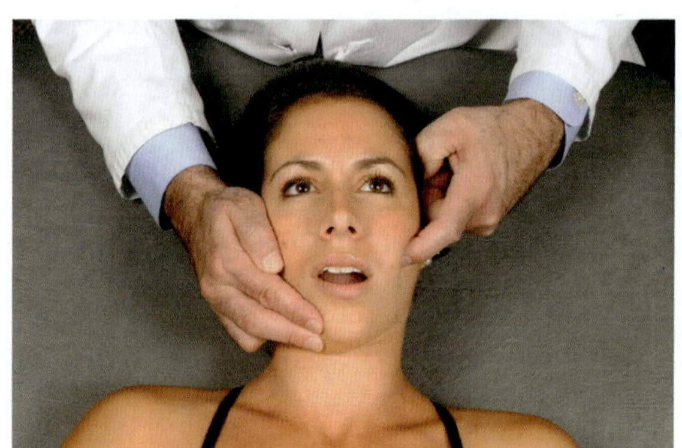
그림 9.236 좌측 교근 카운터스트레인 포인트의 촉진

치료 자세 Treatment Position

1. 환자는 바로 눕고, 치료사는 치료대 머리부분에 앉는다(그림 9.236).
2. 치료사는 환자의 턱/하악골을 약간 벌리고, 포인트 방향 외측으로 부드럽게 미끄러지듯 움직인다(그림 9.237).
3. 치료사는 압통이 완전히 사라지거나, 가능한 100%에 가깝게 감소될 때까지(적어도 70%가 감소될 때까지) 미세조정을 한다.

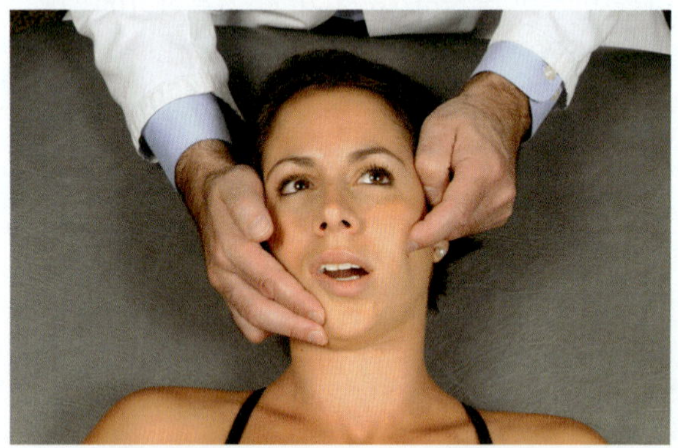
그림 9.237 교근

측두하악관절 Temporomandibular Joint

하악각(내측익돌근)
Jaw Angle (*Medial Pterygoid*)

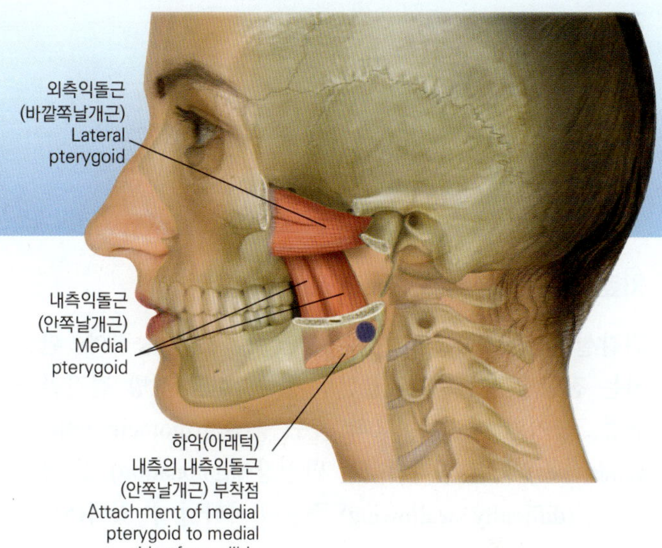

그림 9.238 하악각/내측익돌근(jaw angle/medial pterygoid) 카운터스트레인 포인트

치료 적응증 Indication for Treatment

머리/두개골/경추 부위의 체성기능장애. 환자는 목, 얼굴, 턱, 귀 또는 악관절의 통증을 호소할 수 있으며, 입을 완전히 벌리기가 어렵다. 하악골(mandible, 아래턱뼈)은 기능장애가 있는 쪽으로 편위 또는 이동되어 있을 수 있다(4).

카운터스트레인 포인트 위치 Counterstrain Point Location

하악각 포인트(1) 또는 내측익돌근(medial pterygoid, 안쪽날개근)(4): 하악편위(mandibular deviation) 반대쪽 하악각의 약 2cm 위쪽, 하악지(ramus of the mandible) 후방(그림. 9.238)

치료 자세 Treatment Position

1. 환자는 바로 눕고, 치료사는 치료대 머리부분에 앉는다.
2. 치료사는 환자의 턱/하악을 약간 벌리고, 포인트에서 먼 방향 외측으로 부드럽게 미끄러지듯 움직인다(그림 9.239).
3. 치료사는 압통이 완전히 사라지거나, 가능한 100%에 가깝게 감소될 때까지(적어도 70%가 감소될 때까지) 미세조정을 한다.

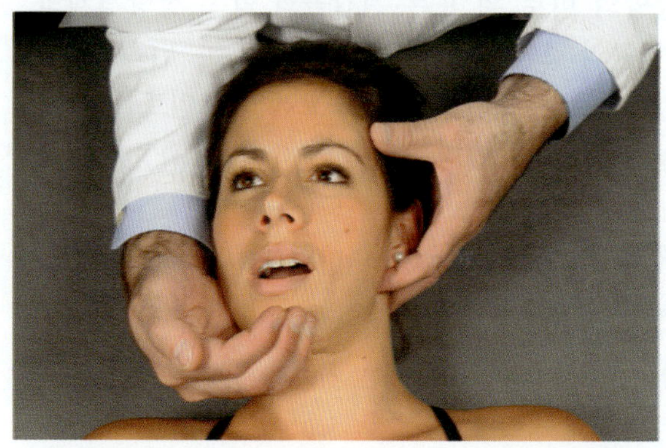

그림 9.239 하악각/내측익돌근

측두하악관절 Temporomandibular Joint

견갑설골근
Omohyoid Muscle

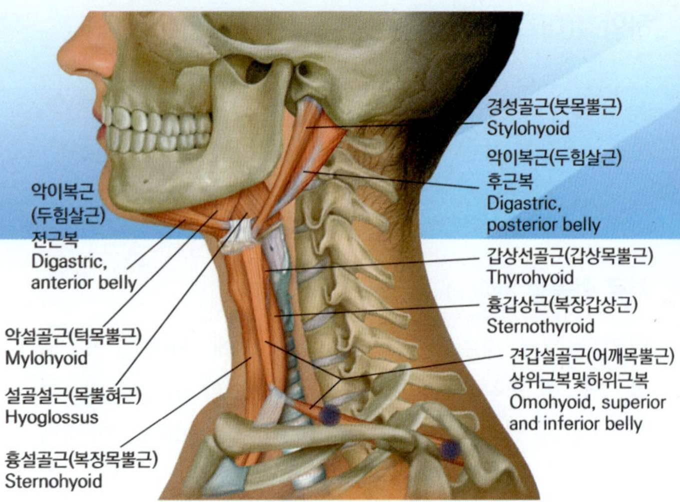

그림 9.240 견갑설골근 카운터스트레인 포인트

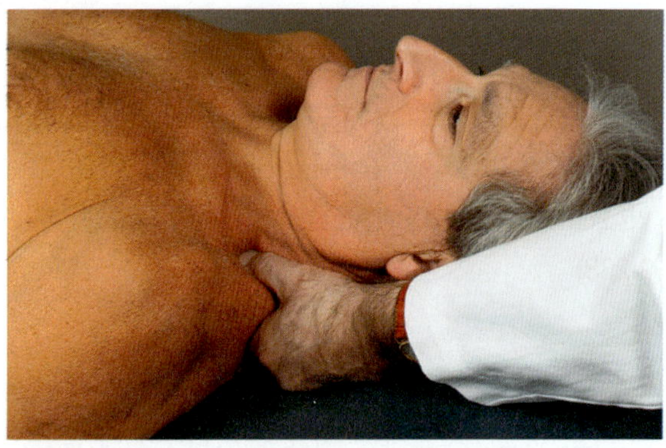
그림 9.241 좌측 견갑설골근 카운터스트레인 포인트의 촉진

치료 적응증 Indication for Treatment

견갑설골근(omohyoid, 어깨목뿔근)의 체성기능장애. 환자는 전방경추 통증, 쇄골상부 통증, 전방/상방 견갑골 통증, 삼키기 어려움, 흉곽 출구 증후군(thoracic outlet syndromes)과 함께 나타나는 발성장애(phonation) 및 삼킴불편(difficulty swallowing) 증상이 나타날 수 있다(5).

카운터스트레인 포인트 위치 Counterstrain Point Location

쇄골 중앙의 바로 위 또는 견갑골의 앞쪽 상방경계의 견갑설골근의 중앙 힘줄에 위치(그림 9.240). 뒤쪽 및 아래쪽 방향으로 누르면, 카운터스트레인 포인트를 찾기 쉽다(5).

치료 자세 Treatment Position 견갑골(상승/전방끌림) St(Cervical) Hyiod Toward

1. 환자는 바로 눕고, 치료사는 치료대의 머리쪽이나 포인트쪽 옆에 앉는다.
2. 치료사는 환자의 포인트쪽 손을 가슴을 가로질러 반대쪽 어깨에 놓게 한다. 이 자세는 포인트쪽 견갑골을 위쪽으로 끌어올리면서 전방으로 당겨내는 자세를 만든다(그림 9.241).
3. 환자의 머리를 기능장애 방향으로 굴곡하여 근육이 짧아지는 위치에 있도록 만든다.

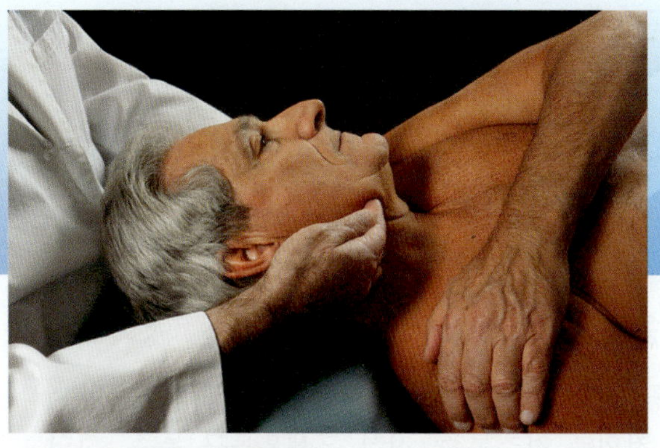
그림 9.242 우측 설골의 촉진

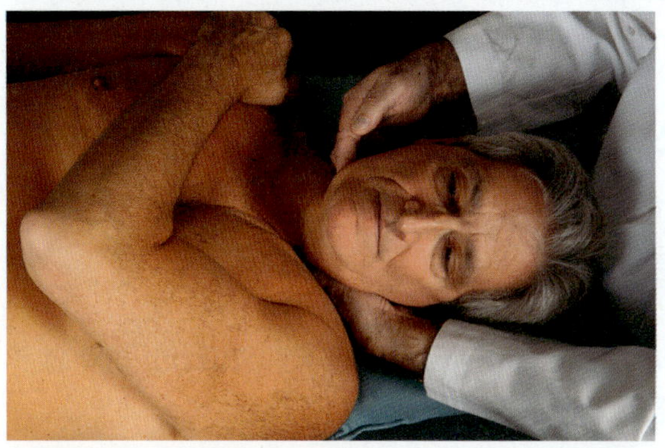
그림 9.243 1~3단계

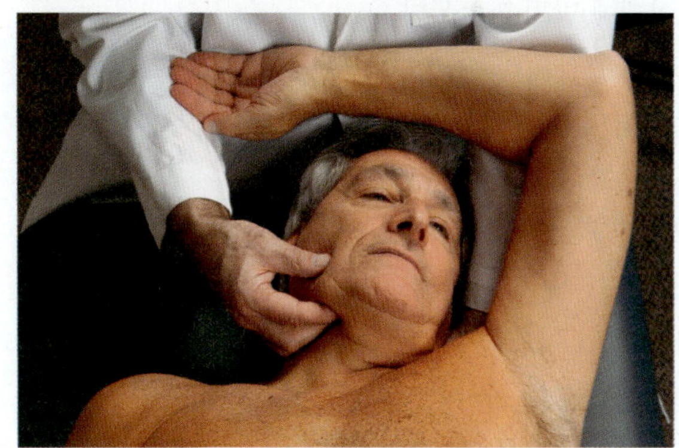
그림 9.244 다른 방법

4. 치료사는 다른 손으로 설골(hyoid, 목뿔뼈)을 찾아(그림 9.242), 카운터스트레인 포인트 방향으로 이동시킨다(그림 9.243).

5. 다른 방법: 치료사는 포인트를 촉진하여 찾은 후, 환자의 어깨를 굴곡, 외전, 외회전하여 근육이 가장 짧게 단축되도록 한다. 그다음, 환자의 팔을 치료사의 전완 위에 편안한 상태로 놓게 한다. 치료사는 설골을 포인트 방향으로 이동시킨다(그림 9.244).

6. 치료사는 압통이 완전히 사라지거나, 가능한 100%에 가깝게 감소될 때까지(적어도 70%가 감소될 때까지), 견갑골 상방이동, 경축의 측면굽힘, 설골의 위치이동 등의 양을 늘리거나 줄이는 방식을 이용해 미세조정을 한다.

측두하악관절 Temporomandibular Joint

악이복근
Digastric Muscle

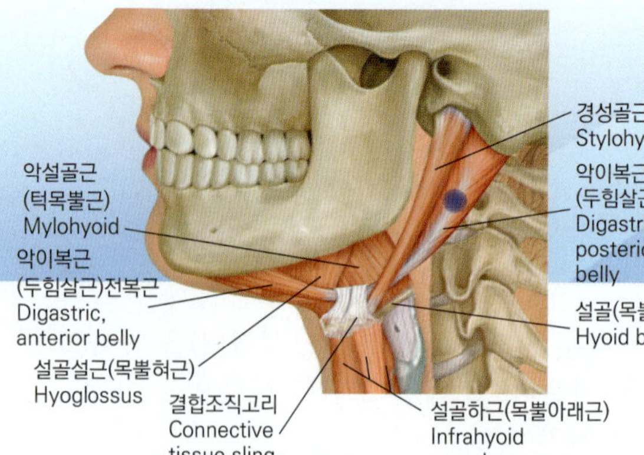

그림 9.245 악이복근(digastric) 카운터스트레인 포인트

치료 적응증 Indication for Treatment

악이복근(Digastric Muscle, 두힘살근)의 체성기능장애. 환자는 전외측 경추통증, 상부 흉쇄유돌근 통증, 하악지(mandibular ramus) 통증 및 삼키기 어려움(difficulty swallowing)을 나타낼 수 있다(5).

카운터스트레인 포인트 위치 Counterstrain Point Location

하악각(하악각점)의 약 1cm 후방의 악이복근 후방근복, 흉쇄유돌근 바로 전방(그림 9.245).

치료 자세 Treatment Position: 입 버림(약 2cm); 하악 압박/후방당김; 턱을 포인트 방향으로 이동

1. 환자는 머리와 경추를 최대한 굴곡하기 위해 베개를 머리 아래에 받치고 눕는다.
2. 치료사는 치료대의 머리쪽에 앉아, 검지 또는 세 번째 손가락의 패드로 포인트를 촉진하여 찾는다(그림 9.246).
3. 치료사는 환자에게 입을 벌리라고 지시한다(약 2cm).
4. 환자가 입을 벌린 상태에서, 치료사는 입을 더 벌리기 위해 턱의 아래쪽을 누른다.
5. 그다음 치료사는 하악골을 후퇴(retract)시키기 위해, 치료대 방향과 약간 머리쪽 방향으로 힘을 가한다(그림 9.247).
6. 치료사는 압통을 더 줄이기 위해 필요한 경우, 하악을 포인트 방향으로 이동시킨다(그림 9.248).
7. 치료사는 압통이 완전히 사라지거나, 가능한 100%에 가깝게 감소될 때까지(적어도 70%가 감소될 때까지), 하악 벌리기(mandibular opening) 및 하악 후방당기기(mandibular retraction)의 양을 늘리거나 줄이는 방식을 이용해 미세조정을 한다.

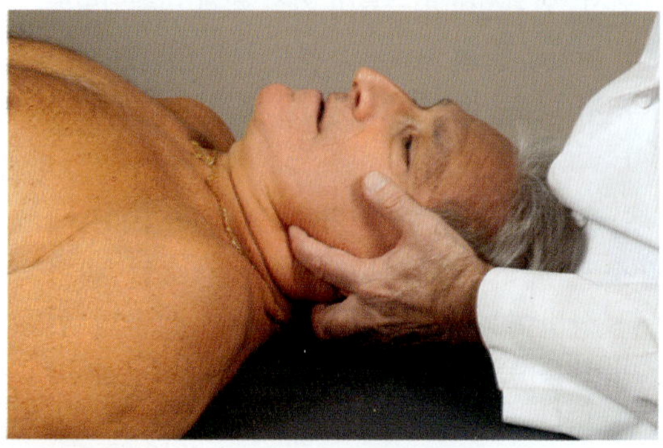

그림 9.246 좌측 악이복근 카운터스트레인 포인트의 촉진

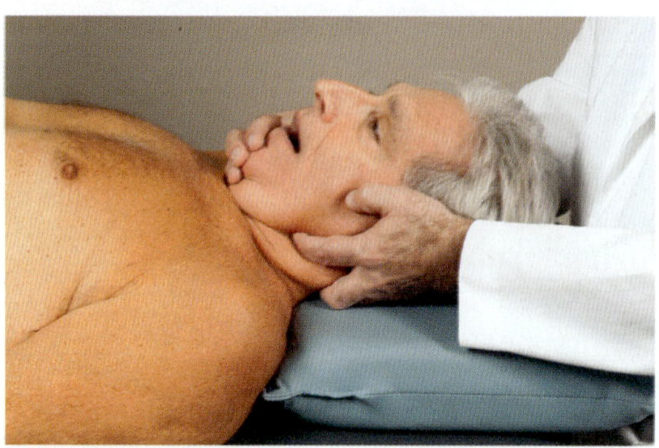

그림 9.247 1~3단계

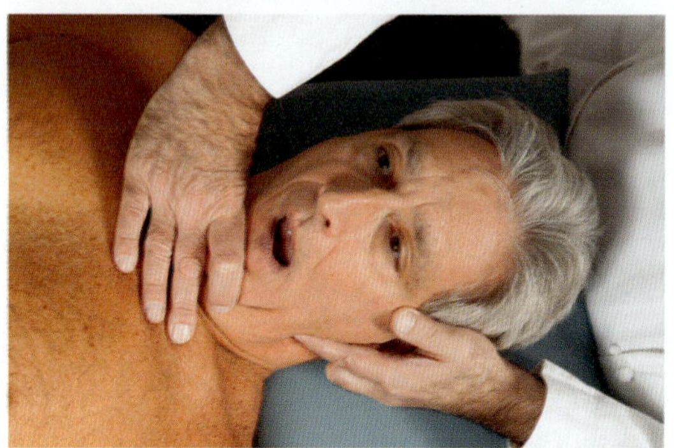

그림 9.248 1~3단계

참고문헌 Reference

1. Seffinger MA, exec. ed. Foundations of Osteopathic Medicine. 4th ed. Philadelphia, PA: Wolters Kluwer Health/Lippincott Williams & Wilkins, 2018.
2. Jones LH. Strain and Counterstrain. Colorado Springs, Colorado: American Academy of Osteopathy, 1981.
3. Jones LH, Kusunose RS, Goering EK. Jones Strain-Counter-strain. Boise, ID: Jones Strain-Counterstrain, 1995.
4. Yates H, Glover J. Counterstrain: A Handbook of Osteopathic Technique. Tulsa, OK: Y Knot Publishers, 1995.
5. Myers HL. Clinical Application of Counterstrain. Tucson, AZ: Osteopathic Press, A Division of Tucson Osteopathic Medical Foundation, 2012.
6. Guisti R. exec. ed. *Glossary of Osteopathic Terminology*. 3rd ed. Chevy Chase, MD: Educational Council on Osteopathic Principles of the American Association of Colleges of Osteopathic Medicine, 2017.
7. Hensel K. exec. ed. A *Teaching Guide for Osteopathic Manipulative Medicine*. 2nd ed. Chevy Chase, MD: Educational Council on Osteopathic Principles of the American Association of Colleges of Osteopathic Medicine, 2018.
8. Ward R, exec. ed. Foundations for Osteopathic Medicine. 2nd ed. Philadelphia, PA: Lippincott Williams & Wilkins, 2003.
9. Rennie P, Glover J. Counterstrain and Exercise: An Integrated Approach. 2nd ed. Williamstown, MI: RennieMatrix, 2004.
10. Chila AG, exec. ed. Foundations of Osteopathic Medicine. 3rd ed. Baltimore, MD: Lippincott Williams & Wilkins, 2011.
11. Snider K, Glover J. Atlas of Common Counterstrain Tender Points. Kirksville, MO: A.T. Still University—Kirksville College of Osteopathic Medicine, 2014.

10장 근에너지 테크닉

Muscle Energy Technique

– 역자: 김명준(Kim Myung Joon) PT PhD · 김양래(Kim Yang Rae) PT PhD

테크닉 원칙 Technique Principles

근에너지 테크닉(muscle energy technique, MET)은 Fred L. Mitchell, Sr., DO(1909~1974)이 개발한 오스테오파시 도수치료 테크닉의 한 형태이다. 이것은 "요구에 따라 정확하게 제어된 위치에서 특정 방향으로 명확하게 실행된 치료사의 저항력에 대항하여 환자의 근육을 사용하는 직접치료방법(direct treatment method)"(1)으로 정의된다. 일부 오스테오파시 치료사(예: Hollis Wolf, Nicholas S. Nicholas)는 이 테크닉이 T. J. Ruddy, DO(개인 커뮤니케이션)가 수행한 테크닉의 변형이라고 했다. Ruddy는 리드미컬한(빠른) 저항성 유도(1961)라는 테크닉을 개발했는데, 이 테크닉에서는 반복적인 근육수축(종종 최대 60/분)을 사용하여 림프 및 정맥순환을 촉진하고 대사 노폐물을 제거하는 방식으로 적용되는데, 이러한 방식은 부종, 충혈 및 염증뿐만 아니라 톤이 약한 근육에도 이용되었다. 그의 테크닉은 Mitchell의 근에너지 모델(MET)이 개발되기 전에 이미 치료사의 저항력에 대항하는 환자의 근수축력을 사용하였다(2~5). MET에서 치료는 제한된 장벽에서 시작할 수 있도록 환자를 배치한다. Fred Mitchell, Jr.는 "저항 가장자리(feather's edge)"라는 용어를 사용하여 참여수준을 나타낸다(6,7). 이 용어는 엄격한 제한의 느낌을 충족하기 전에 사용 가능한 약간 더 많은 움직임으로 제한을 충족하는 이른 감각지점으로 말한다. 치료사가 제한의 끝점까지 장벽을 사용하면 환자가 경계하게 되고, 기능장애를 교정하기가 어려워진다. 또한 저항 가장자리에서 세 개의 운동 축(x, y 및 z)이 모두 맞물리면 기능장애가 잠기고 치료가 어려우며 저항 기능장애가 발생할 수 있다. 이것은 치료의 주요 프로토콜로 알려져 있고, 수용된 생리학적 원리를 사용하는 최초의 오스테오파시 도수치료 테크닉 중 하나이다.

테크닉 분류 Technique Classification

직접 Direct

MET에서는 다른 직접 테크닉과 마찬가지로 환자의 기능장애가 제한된 장벽을 향하고 있다. 특히 미국 이외 지역에서 일부 도수치료 종사자들의 최근 연구에서 근에너지 테크닉에 대한 간접적인 접근방식을 설명하기도 했다.

테크닉 유형 Technique Styles

MET로 체성기능장애를 치료하는 데 사용될 수 있는 해부학적 및 생리학적 원리와 제안된 작용 메커니즘은 아래에 설명되어 있다(2,8).

등척성수축 후 이완 Post-Isometric Relaxation

근에너지 테크닉 적용의 목적 또는 목표는 근육이완이다. 환자는 치료사가 동등한 대항력으로 저항할 때 기능장애가 있는 근육(주동근)을 수축하도록 지시받는다. 이 **등척성(*isometric*)**수축 동안 근육의 기시점과 정지점 사이의 거리는 일정한 길이로 유지된다. 따라서 치료사는 손, 손가락, 엄지손가락 등을 수축하는 근육의 시작점과 정지점 모두 위에 배치하여 움직이거나 짧아지는 것을 억제(고정)해야 한다. 이렇게 수축하는 동안 근육힘줄 내의 골지힘줄기관 고유수용기에서 긴장이 증가하게 된다. 이는 과긴장 근육 내에서 반사억제를 일으킬 수 있다. Mitchell은 등척성수축 직후에 불응기가 발생하므로 치료사가 수동적으로 스트레칭하거나 "느슨하게 이완(take up the slack)"하고 심한 근신장성반사[myotatic(myotasis) reflex]의 저항에 직면하지 않고 근육의 휴식길이를 늘릴 수 있다고 믿었다(2,5,8). 이것은 지나치게 단순화된 설명일 수 있다. 또한 추가적인 효과가 작용한다고 믿고 있는데 아마도 연부조직과 근막이완에 공통적 효과가 바로 이러한 스타일의 근에너지에도 관련되어 있을 것이다.

등척성 근육수축 중에는 열이 발생한다. 이 열은 근막 및 연부조직 치료에 관한 장에서 제안한 것과 같은 근막 구조에 동일한 효과를 나타낸다. 열 발생은 장력을 받고 있는 결합조직과 콜라겐 베이스를 콜로이드 상태(겔에서 졸로)로 변경하게 하기 쉽다. 결과적으로 근막 외피가 길어질 수 있으며 근육이 길어질 수 있다. 이 등척성수축 동안 근육에 쌓이는 긴장은 근육의 배(belly)와 주변 간질구획에서 체액(예: 정맥혈, 림프)으로 표현되며, 이는 전체 길이 및/또는 인식된 **이완(*relaxation*)**의 증가를 강화시킨다. 수축되는 주동근은 급성긴장과 관련된 기능장애 근육일 가능성이 높기 때문에, 이 테크닉은 급성상태보다는 근육단축과 섬유증이 존재할 수 있는 아급성에서 만성상태에 가장 유용하다. 수축의 힘은 다양할 수 있지만, 환자와 치료사 모두 견딜 수 있어야 한다. 환자의 수축력은 치료사가 모니터링하고 있는 분절수준에서 촉지되는 근수축을 일으키는 데 필요한 최소량이다(6).

참고: 환자의 수축과 치료사의 저항은 지속적이고 부드러운 방식으로 수행되어야 하며 누가 더 강한지 경쟁하지 말아야 한다.

상호억제 Reciprocal Inhibition

이러한 형태의 근에너지 테크닉은 급성 근경련으로 인해 짧아진 근육을 늘리기 위해 상호억제 및 이완의 생리학적 원리를 사용한다. 주동근이 수축하면 길항근도 이완되어야 한다(예: 상완근과 이두근이 수축하고 삼두근이 이완됨). 수축의 힘은 매우 가벼워야 하며 수축하려는 생각보다 약간 더 강해야 한다. 근수축이 너무 강하면 주동근과 길항근이 둘 다 수축하여(발살바 호흡 중 발생하는 경우) 억제반사를 제거하고, 테크닉을 비효율적으로 만들 수 있다.

이 형태의 MET에서 치료사는 영향을 받지 않은 근육을 아주 가볍게 수축하도록 환자에게 지시한다. 이것은 환자의 기능장애 영역을 제한장벽의 "저항 가장자리" 쪽으로 배치한 다음, 환자에게 장벽을 향해 매우 부드럽게 밀거나 "미는 것에 대해서 생각"하도록 지시하면서 수행한다. 치료사의 대응력은 환자의 제한적 장벽에서 멀어지는 방향으로 향한다. 이 테크닉은 기능적 길항근(functional agonist)을 사용하여 기능장애 길항근을 이완시킬 수 있으므로 손상된 조직에 더 이상의 긴장이 가해지지 않도록 하며, 근-건 긴장의 급성상태에서 강력하게 나타난다. 등척성수축 후 이완 테크닉을 수행하고 환자의 통증이 증가한 경우, 이는 주동근이 긴장(손상)되어 수축하므로 외상을 입은 근막조직을 자극하기 때문일 수 있다. 따라서 환자의 수축방향을 반대로 하여, 반대편 근육이 주동근이 되도록 함으로써 환자가 이 테크닉을 더 잘 견딜 수 있게 한다. 이것은 오스테오파시 치료사가 MET(특히 급성 근육염좌)를 사용하는 기본원칙 중 하나였지만, 이러한 유형의 근에너지 유형이 아급성 및 만성상태 모두 매우 효과적이라는 사실을 간과되었을 수 있다. 이 조건에서의 효과는 근육이 지속적으로 고 긴장상태가 되도록 하는 만성 근힘줄 "반사"를 감소시키는 것일 수 있다.

근력을 이용한 관절가동술
Joint Mobilization Using Muscle Force

이 형태의 근에너지 테크닉은 관절 기능장애에서 제한된 관절운동을 복원하기 위해 환자의 자세와 근수축을 사용한다. 근육은 관절의 주요 이동자(primary movers)이므로 특정 위치에서 환자와 함께 특정 근수축을 사용하면 작용 중인 힘이 매우 강력해지고, 특정 위치에서 벡터화될 수 있다. 이것은 고속 · 저진폭(HVLA) 테크닉의 롱 레버 스타일과 유사하지만, 치료사가 움직임을 유발하기 위해 근육을 당기는 대신 환자가 능동적으로 근육을 수축한다는 점이 다르다. 이 테크닉에서는 레버가 길수록 테크닉이 더 강력해진다. 따라서 이러한 유형의 근에너지 테크닉은 LVLA(저속 저진폭, low velocity, low amplitude)로 생각할 수 있다. 결과적으로 수축은 최소 등장성이 될 수 있다.

앞서 언급한 바와 같이 관절의 움직임은 직간접적으로 벡터화되는 힘을 사용하여 개선할 수 있다. MET는 고전적으로 직접 테크닉(direct technique)으로 설명되며, 제한된 관절을 움직이는 데 사용할 수 있다. 따라서 환자의 위치지정(positioning)은 위치지정의 상호억제 형태와 유사하다. 그러나 이 경우 근육수축은 최대 몇 파운드의 저항까지 더 강할 수 있으며(아마도 등장성) 수축하는 근육의 양쪽 끝이 제자리에 고정되는 등척성 후 근육이완/연장효과(post isometric muscle relaxation/lengthening effect)를 생성하는 것과는 대조적으로(고정), 치료사는 한쪽 끝에서만 움직임에 저항하지만, 기능장애 수준의 움직임을 허용하여 제한장벽을 통해 관절을 당기게 된다. 고정된 지점과 고정되지 않은 지점을 반전시켜 치료사는 이전에 언급한 바와 같이 고전적인 이 테크닉이 아닌 간접 테크닉을 생성할 수 있다.

예를 들어 고속 · 저진폭과 같은 또 다른 긴지렛대 스타일 테크닉에서와 같이 척추기능장애와 관련된 두 부분 중 아래쪽은 기능장애 부분만 움직이도록 고정해야 한다. 다른 영역(예: 무명골 기능장애, innominate dysfunctions)에서는 관절의 위쪽(또는 머리쪽) 골분절과 원위정지부에 고정해야 한다. 치료사의 편의를 위해 환자는 치료사의 성공에 필요한 최소 대항력으로 가장 적절하고도 가장 긴지렛대 힘 이용을 위해 위치되어야 한다.

호흡보조 Respiratory Assistance

MET 응용프로그램의 목적 또는 목표는 환자의 자발적인 호흡운동을 사용하여 신체생리를 개선하는 것이다. 이 테크닉과 관련된 근육의 힘은 일반적으로 단순한 호흡 행위를 통해 이루어진다. 여기에는 호흡근육 자체의 직접 사용 또는 환기동작(ventilation motions)에 대한 반응으로 척추, 골반 및 사지에 전달되는 동작이 포함될 수 있다. 치료사는 일반적으로 호흡력이 작용할 수 있는 받침점(fulcrum)을 적용한다. 호흡보조는 여러 가지 오스테오파시 도수치료 테크닉(예: 근육이완, 연부조직, 카운터스트레인, 균형잡힌 인대긴장과 인대성관절 스트레인)에 사용될 수 있다. 호흡보조를 사용하여 제한장벽을 향해 교정력을 증가시키는 데 도움을 주는 경우 이를 일반적으로 "신장강화조치(release enhancing maneuver)"(효과) 또는 REM이라고 하며 빠른 안구운동과 혼동하면 안 된다. 이 스타일의 MET는 환자가 호흡력을 기능장애 영역으로 가장 잘 향하게 하고 동시에 받침점(예: 치료사의 손)을 반대힘으로 사용하여 기능장애 영역이 제한장벽을 통과하도록 도와주는 것이다. 흡입하는 동안 횡격막 편위는 근막연속성, 운동 및 조직변화로 인해 매우 먼 근육에도 영향을 미칠 수 있으며 국소적으로 또는 말초로 인지될 수 있다.

안구두진반사(눈외이랑반사) Oculocephalogyric (Oculocervical)

환자에게 특정 안구운동을 하도록 요청하면, 특정 경추 및 몸통근육이 수축하여 길항근을 반사적으로 이완시킨다. 환자는 제한(상호억제 효과) 또는 자유(freedom, 등척성수축 후 효과)를 보도록 요청받을 수 있다. 따라서 등척성수축 후 이완효과를 최소한으로 유도하거나 환자의 시선을 뒤집음으로써 상호억제 효과를 나타낼 수 있다. 이런 유형은 통증, 근육경련 또는 긴장의 심각성으로 인해 다른 테크닉에서는 금기인 매우 심각한 급성 경추 및 상부흉부 문제에서 가장 유용하다.

교차 신전근 반사 Crossed Extensor Reflex

이 생리학적 원리는 근육이 너무 심각하거나 심각하게 손상되어 도수접촉이 허용되지 않거나 권장되지 않는 부위에, 일반적으로 사지의 체성기능장애를 치료하는 데 사용된다. 이 형태의 MET는 중추신경계에 새겨진 학습된 교차패턴 운동반사(cross pattern locomotion reflexes)를 사용한다. 한쪽 사지의 굴근이 자발적으로 수축되면 반대쪽 사지의 굴근이 이완되고 신근이 수축된다. 환자가 수행하는 수축의 힘은 매우 약하다(파운드가 아닌 온스 단위).

적응증 Indications

주요 적응증 Primary Indications

1. 근막 기시부의 체성기능장애, 특히 긴장성 근육감소, 단축된 근육신장 또는 섬유성 근육의 스트레칭 및 탄력개선
2. 제한된 관절을 움직이고 운동범위를 개선하기 위한 관절 기원의 체성기능장애

이차 적응증 Secondary Indications

1. 국소순환 및 호흡기능 개선
2. 근긴장도를 변경하여 신경근 관계의 균형유지
3. 저긴장성 또는 약한 근육의 긴장도를 높임

금기증 Contraindications (7,8)

절대적 금기증 Absolute Contraindications

1. 체성기능장애가 없는 경우
2. 테크닉 지시를 이해할 수 없는 환자(예: 영유아 또는 치료사의 언어를 이해하지 못하는 환자)의 환자 동의 및/또는 협조 부족
3. 치료부위의 골절, 견열(전위, avulsion), 탈구 또는 중등도에서 중증의 관절 불안정성
4. 치료부위의 감염, 혈종 또는 근육파열
5. 치료부위의 골 또는 연조직의 전이성 질환
6. 치료부위의 급성 반응성 류마티스/염증상태

상대적 금기증 Relative Contraindications

1. 치료부위의 경미하거나 중간정도의 근육긴장
2. 치료방법에 따라 건열(avulsion)의 위험이 발생할 수 있다고 판단하는 중증 골다공증
3. 혈관을 손상시킬 수 있는 자세
4. 중증질환(즉, 수술 후 또는 집중치료 환자)

일반적 고려사항 및 규칙 General Considerations and Rules

환자의 프리젠테이션에 따라 사용되는 근에너지의 스타일이 다를 수 있다. 또한 수축의 특성과 길이는 환자마다, 그리고 해부학적 영역 사이에서 변경될 수 있으며, 근육은 서로 형태학적으로 다를 수 있다. 따라서 등척성수축에 반응하는 방식이 다를 수 있다. 일부 영역에서는 근육수축을 5초 이상 유지해야 할 수도 있다. 어떤 경우에는 3초면 충분하다. 임상경험이 이것을 가르쳐 줄 것이다.

근에너지 테크닉에 대한 제약없이 임상적으로 관련된 체성기능장애에 대한 정확한 진단을 기반으로, 대부분의 MET 스타일을 수행할 때의 주요 단계는 다음과 같다.

1. 치료사는 모든 동작 평면(*x*, *y*, *z*축)에서 제한장벽(초기 저항지점)의 저항 가장자리에 치료할 뼈, 관절 또는 근육을 배치한다. 그러나 한 축을 약간 느슨하게 유지하는 것이 더 효과적일 수 있다. 세 개의 축 모두가 동시에 제한을 유지하면 기능장애가 매우 완강해질 수 있기 때문이다.
2. 환자에게 치료사의 완전한 대항력에 대항하여 특정 방향으로 특정근육을 3~5초 동안 수축하도록 지시한다.
3. 치료사가 긴장을 풀거나 "힘을 빼세요(go to sleep)"라고 지시하면 환자는 모든 근육수축을 멈춘다.
4. 환자가 보호하고 있지 않고 완전히 이완된 것을 감지한 후(1~2초 소요) 치료사는 모든 운동면에서 환자를 새로운 제한장벽의 저항 가장자리로 천천히 재배치한다.
5. 일반적으로 동작이 최대한 증가할 때까지 1~4단계를 3~5회 반복이 필요하지만 사용되는 생리학적 원리, 치료되는 신체부위 및 환자의 내성에 따라 더 필요할 수도 있다.
6. 치료사는 테크닉의 효과를 결정하기 위해 기능장애의 진단요소(TART)를 재평가한다.

근에너지는 대부분의 다른 오스테오파시 치료 테크닉과 마찬가지로 또 다른 테크닉과 함께 사용될 수 있다. 연조직 강화, 근막이완, 카운터스트레인 및 고속 · 저진폭 테크닉 테크닉에 특히 유용하다. 치료위치가 고속 · 저진폭과 매우 유사하기 때문에 MET가 완전히 성공하지 못하면 MET에서 고속 · 저진폭으로 이동하는 것이 당연하다. MET는 종종 고속 · 저진폭을 더 쉽게 성공하게 만든다.

치료사가 MET로 성공하지 못한 경우, 이는 매우 심각한 만성 기능장애 또는 부정확한 진단 때문일 가능성이 크며, 교정절차 중에 교정력의 부정확한 위치 판단으로 인해 성공률이 감소할 수 있다(세그먼트의 힘이 너무 높거나 낮음, 위치지정으로 인해 분절의 벡터 힘이 너무 높거나 너무 낮음). 이 테크닉에서는 환자 위치지정의 특이성을 이해하는 것이 중요하다. 치료사는 치료 중인 정확한 분절 또는 근육조직의 움직임을 촉진해야 한다. 환자의 잘못된 수축력(너무 강하거나 너무 약함)은 성공적인 테크닉 완성을 방해할 수 있다. 환자의 수축시간이 너무 짧으면(즉, 1초) 효과가 떨어지며, 위치를 변경하기 전에 환자가 완전히 긴장을 풀지 않으면 또 다른 문제가 발생할 수 있다. 또한 치료사가 치료 후 진단소견을 재평가하지 못하면 기능장애가 여전히 존재할 수 있으며 긍정적인 반응을 방해할 수 있다.

경추 부위 Cervical Region

국소(긴) 제한근, 아급성/만성
Regional (Long) Restrictor, Subacute/Chronic

등척성수축 후 이완
Post-Isometric Relaxation

예: 승모근 과긴장
Ex: Trapezius Muscle Hypertonicity

1. 환자는 치료대에 반듯이 눕고, 치료사는 치료대 머리 쪽 부분에 앉는다.
2. 치료사는 환자의 목을 제한장벽 가장자리까지 부드럽게 구부린다(그림 10.1A, B).
3. 치료사는 환자에게 머리와 목을 펴거나 뒤로 구부리도록 지시하고(검은색 화살표, 그림 10.2). 치료사는 동일한 대항력(흰색 화살표)을 적용한다.
4. 이 등척성수축을 3~5초 동안 유지한 다음, 환자에게 "그만"하고 "이완"하게 한다.
5. 완전히 이완되면, 치료사는 환자의 목(흰색 화살표, 그림 10.3)을 새로운 제한장벽의 가장자리까지 부드럽게 신장시킨다.
6. 3~5단계를 3~5회 반복하거나 동작이 최대한 개선될 때까지 반복한다.
7. 좌우측 굴곡 및 회전에 대해 동일한 절차를 반복한다.
8. 치료사는 경부부위의 운동범위와 기능장애의 기타 관련 진단 구성요소를 재평가하여 해당 테크닉의 효과를 판단한다.

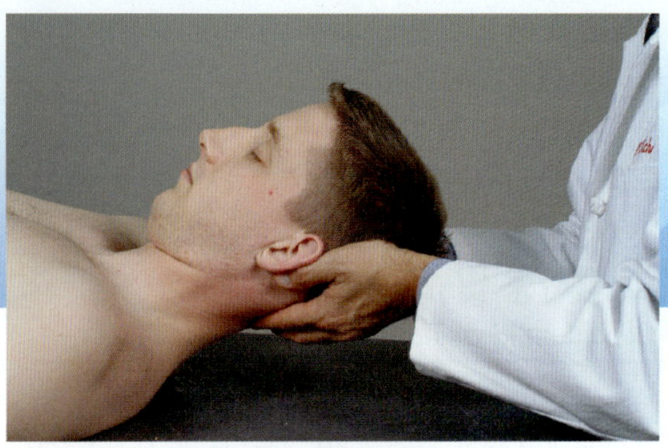

그림 10.1 A. 1~2단계, 굴곡장벽

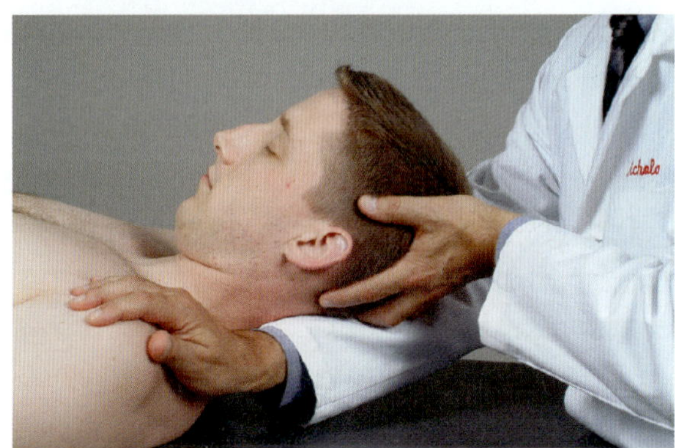

그림 10.1 B. 반대손 위치

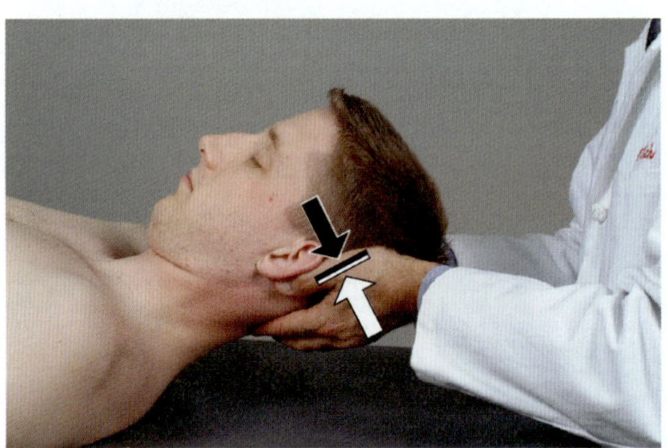

그림 10.2 3단계, 등척성수축

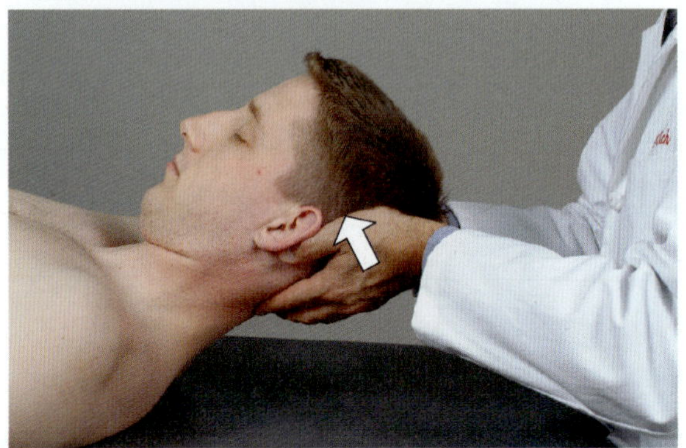

그림 10.3 5단계, 굴곡장벽

경추 부위 Cervical Region

흉쇄유돌근 기능장애
Sternocleidomastoid (SCM) Dysfunction

상호억제
Reciprocal Inhibition

예: 좌측 SCM 염좌, 급성사경
Left SCM Spasm *(Acute Torticollis)*

1. 환자는 반듯하게 눕고 치료사는 치료대 머리쪽에 앉아 환자의 머리를 손으로 지지하거나 무릎이나 허벅지에 얹는다. **참고:** 환자가 급성통증으로 인해 바로 누울 수 없는 경우 앉은자세로 수행할 수 있다.
2. 치료사는 환자의 머리를 우측으로 부드럽게 회전시켜, 과긴장성 좌측 흉쇄유돌근(sternocleidomastoid, 목빗근)을 복측으로 위치시킨다(그림 10.4).
3. 치료사는 제한장벽의 가장자리까지 환자의 머리를 부드럽게 신장시킨다(그림 10.5).
4. 치료사는 환자에게, 머리를 편안히 펴도록 지시하고 (검은색 화살표, 그림 10.6) 치료사는 동일한 대항력(흰색 화살표)을 적용한다. 대체 방법: 치료사는 환자의 우측 유양돌기(mastoid process)를 가볍게 두드리며 환자에게 "내가 아래로 누르는 것에 대해 생각해 보라"고 지시할 수 있다.
5. 치료사는 좌측 흉쇄유돌근을 촉진하여 적절한 이완이 일어나고 있는지 확인한다.
6. 등척성수축을 3~5초 동안 유지한 다음, 환자에게 "그만"하고 "이완"하게 한다.
7. 완전히 이완되면, 치료사는 환자의 머리(흰색 화살표, 그림 10.7)를 새로운 제한장벽의 가장자리까지 부드럽게 신장시킨다.
8. 4~7단계를 3~5회 또는 동작이 최대한 개선될 때까지 반복한다.
9. 테크닉의 효과를 확인하기 위해 치료사는 긴장도 감소를 위한 좌측 흉쇄유돌근을 촉진하고, 몸의 움직임이 개선되었는지 환자의 직립자세에서 머리위치를 관찰한다.

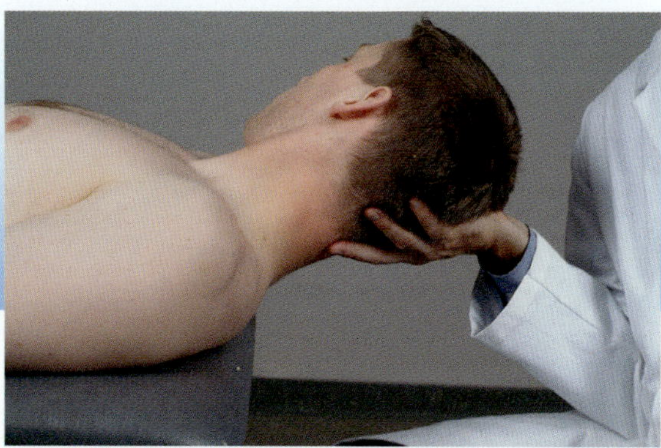
그림 10.4 1단계와 2단계

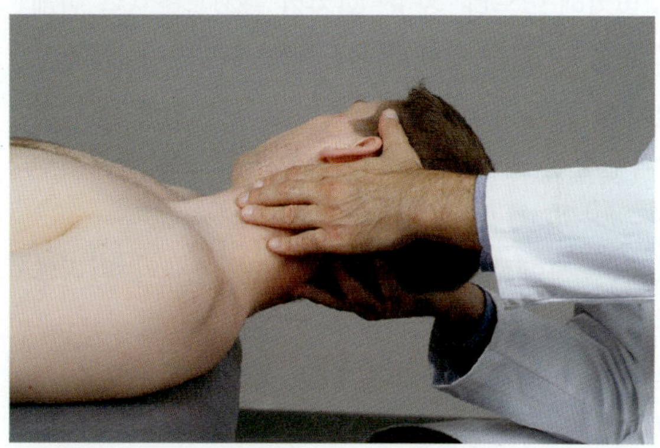
그림 10.5 3단계, 신장장벽

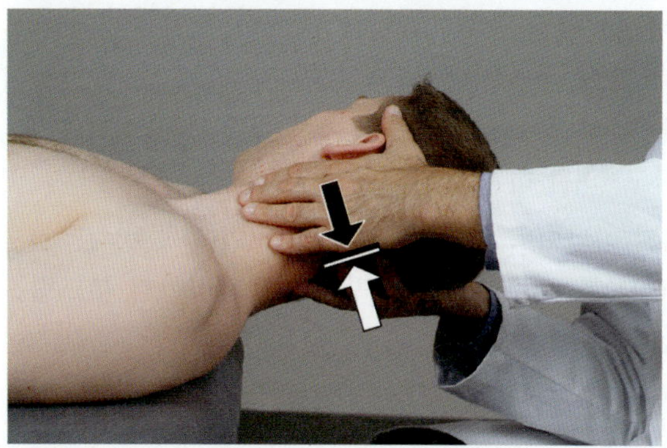
그림 10.6 4단계, 등척성수축

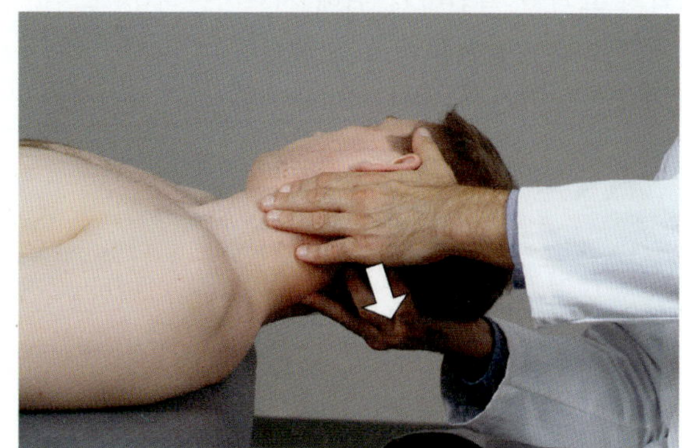
그림 10.7 7단계, 신장장벽

경추 부위 Cervical Region

흉쇄유돌근 기능장애(목빗근)
Sternocleidomastoid Dysfunction

등척성수축 후 이완
Post-Isometric Relaxation

예: 좌측 SCM 과긴장(아급성/만성)
Hypertonic Left SCM (*Subacute/Chronic*)

1. 환자는 반듯하게 눕고, 치료사는 치료대 머리쪽에 앉아 환자의 머리를 손으로 지지하거나 머리를 무릎이나 허벅지에 얹는다. **참고:** 환자가 급성통증으로 인해 바로 누울 수 없는 경우 앉은자세로 수행할 수 있다.
2. 치료사는 환자의 머리를 우측으로 부드럽게 회전시켜, 과긴장된 좌측 흉쇄유돌근을 복측으로 위치시킨다(그림 10.8).
3. 치료사는 제한장벽의 가장자리까지 환자의 머리를 부드럽게 신장한다(그림 10.9).
4. 치료사는 환자에게 머리를 위로 들어올리도록 지시하고(검은색 화살표, 그림 10.10) 치료사는 동일한 대항력(흰색 화살표)을 적용한다.
5. 치료사는 좌측 흉쇄유돌근을 촉진하여 적절한 수축이 일어나고 있는지 확인한다.
6. 등척성수축을 3~5초 동안 유지한 다음, 환자에게 "그만"하고 "이완"하게 한다.
7. 완전히 이완되면 치료사는 환자의 머리(흰색 화살표, 그림 10.11)를 새로운 제한장벽의 가장자리까지 부드럽게 신장한다.
8. 4~7단계를 3~5회 또는 동작이 최대한 개선될 때까지 반복한다.
9. 테크닉의 효과를 확인하기 위해 치료사는 긴장도 감소를 위한 좌측 흉쇄유돌근을 촉진하고, 몸의 움직임이 개선되었는지 환자의 직립자세에서 머리위치를 관찰한다.

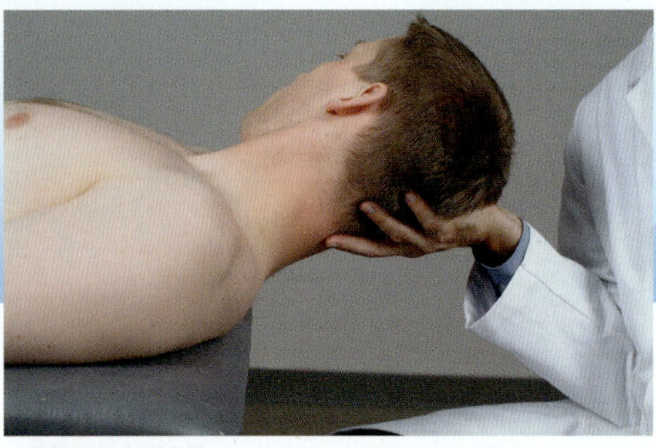
그림 10.8 1단계와 2단계

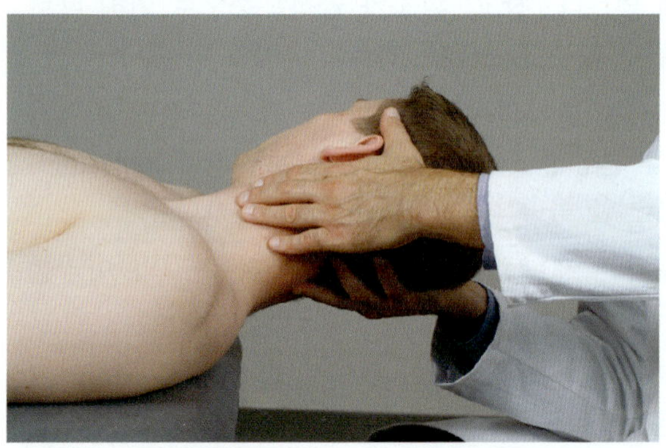
그림 10.9 3단계, 신장장벽

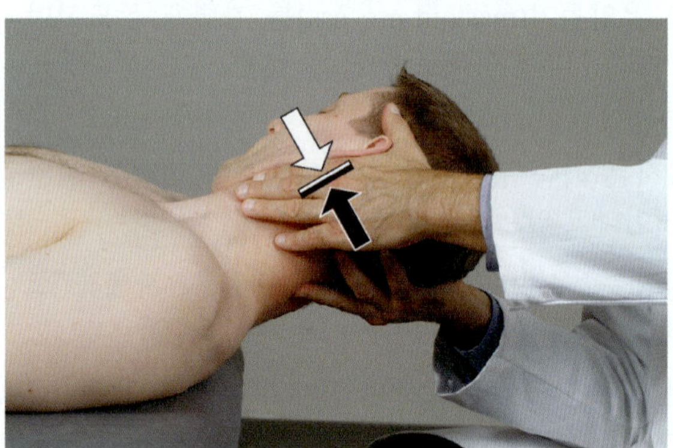
그림 10.10 4단계, 등척성수축

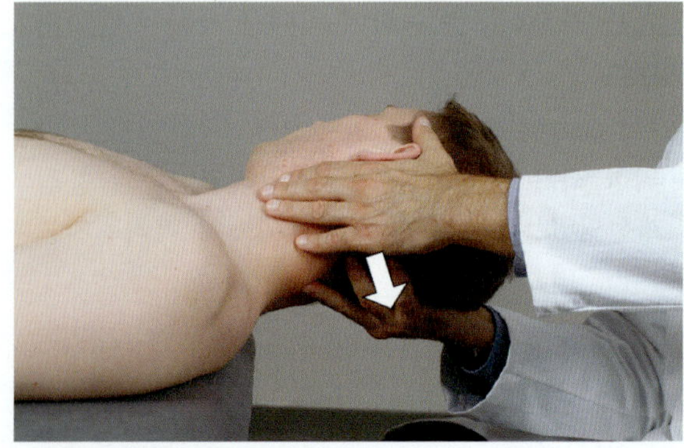
그림 10.11 7단계, 신장장벽

경추 부위 Cervical Region

ROM 제한부위, 급성
Regional Range of Motion Restriction, Acute

안구두진반사
Oculocephalogyric, (*Oculocervical*) Reflex

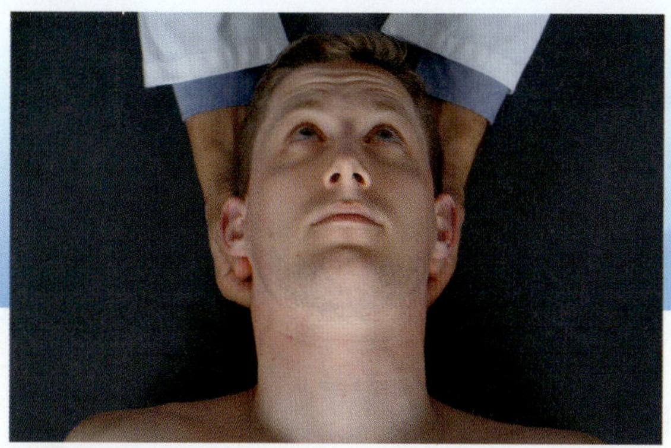
그림 10.12 1단계

안구두진반사(oculocephalogyric reflex, 뇌이랑반사)는 다음 지침을 사용하여 경추 부위 MET와 결합할 수 있다.

1. 목을 신장하려면: 환자에게 3~5초 동안 머리 위쪽을 올려다보라고 지시한다. 3~5초 후, 중지하고 긴장을 풀라고 말한다(눈을 감음). 치료사는 천천히 그리고 부드럽게 환자의 머리와 목을 새로운 제한장벽의 가장자리까지 신장한다. 이것은 3-5회 또는 동작이 최대로 개선될 때까지 반복될 수 있다(그림 10.12).
2. 목을 굽히려면: 환자에게 3~5초 동안 발을 내려다보라고 지시한다. 3~5초 후, 환자에게 중지하고 긴장을 풀라고 말한다(눈을 감게 한다). 치료사는 천천히 그리고 부드럽게 환자의 머리와 목을 새로운 제한장벽의 가장자리로 구부린다. 이것을 3~5회 반복하거나 움직임이 최대로 개선될 때까지 반복할 수 있다(그림 10.13).
3. 우측으로 구부리기: 환자에게 3~5초 동안 위를 보면서 우측을 보도록 지시한다. 3~5초 후, 환자에게 중지하고 긴장을 풀라고 말한다(눈을 감음). 치료사는 천천히 그리고 부드럽게 환자의 머리와 목을 새로운 제한장벽의 가장자리까지 구부린다. 이 동작을 3-5회 또는 동작이 최대로 개선될 때까지 반복한다(그림 10.14).
4. 좌측으로 구부리려면: 환자에게 3~5초 동안 위를 보면서 좌측을 보도록 지시한다. 3~5초 후 환자에게 중지하고 긴장을 풀라고 말한다(눈을 감게 한다). 치료사는 천천히 그리고 부드럽게 환자의 머리와 목을 새로운 제한장벽의 가장자리로 구부린다. 이것은 3~5회 반복하거나 동작이 최대로 개선될 때까지 반복할 수 있다(그림 10.15).
5. 치료사는 테크닉의 효율성을 결정하기 위해 경추 부위 운동범위 및 기능장애의 기타 관련 진단요소를 재평가한다.

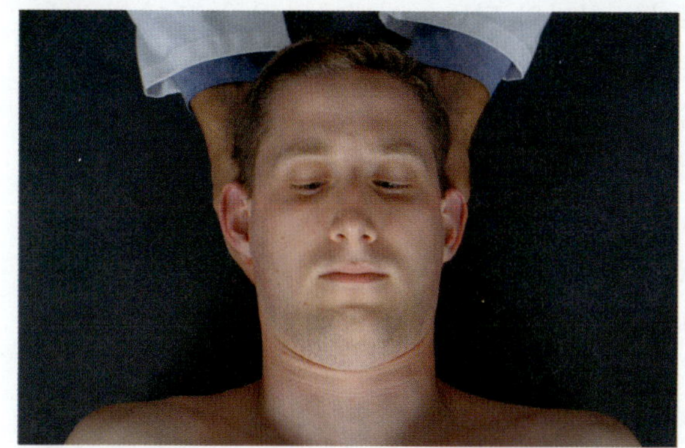
그림 10.13 2단계

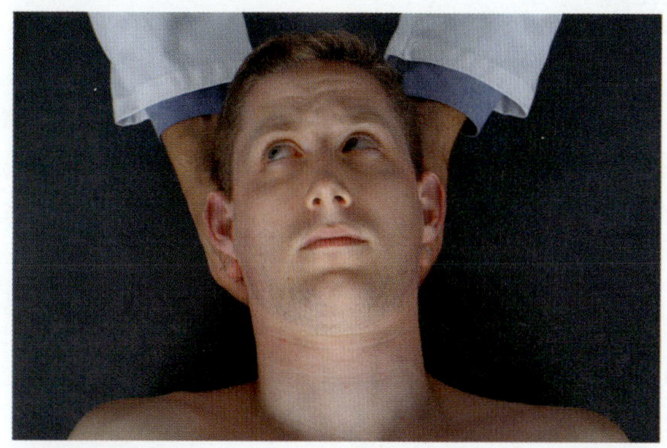
그림 10.14 3단계

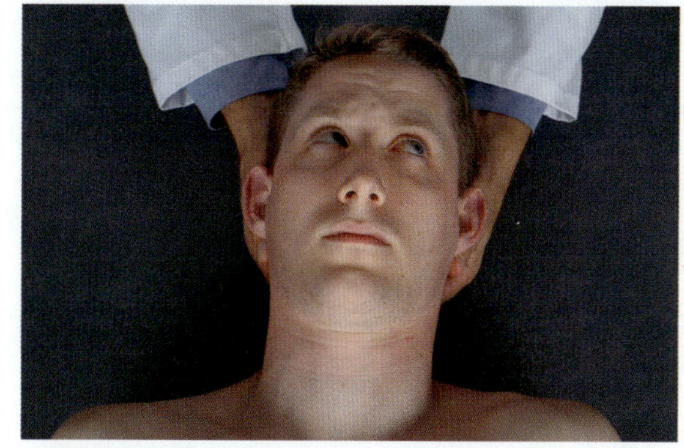
그림 10.15 4단계

경추 부위 Cervical Region

후두환추관절 기능장애
Occipitoatlantal (OA, C0-C1) Dysfunction

등척성수축 후 이완
Post-Isometric Relaxation

예: C0 ESLRR

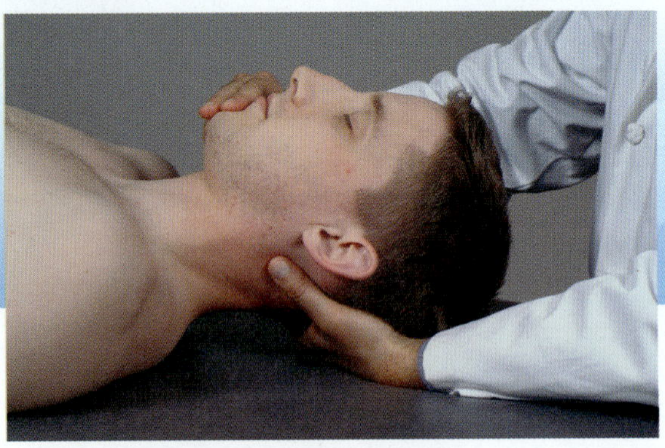

그림 10.16 1단계와 2단계, 측면보기

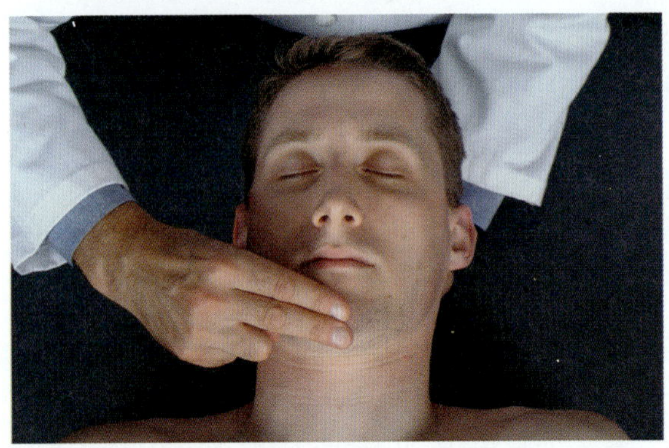

그림 10.17 1단계와 2단계, 전면보기

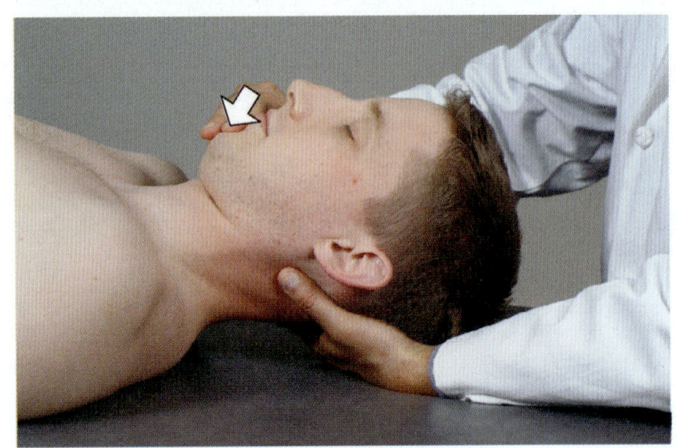

그림 10.18 3단계, 굴곡, 측면굽힘 장벽

1. 환자는 치료대에 바로 눕고 치료사는 머리쪽에 앉는다.
2. 치료사는 환자의 뒤통수 아래에 손을 놓고 손가락패드는 후두하근육(suboccipital muscle, 뒤통수밑근)에 접촉한다. 치료사 의 다른 한 손 검지와 중지는 환자의 아랫입술과 아래턱 사이에 위치한다(그림 10.16 및 10.17).
3. 치료사는 부드럽게 구부리면서(흰색 화살표, 그림 10.18) 환자의 후두부를 제한장벽의 가장자리 우측옆으로 구부린다. 치료사는 후두환추관절(occipitoatlantal articulation, 뒤통수고리관절)만의 동작은 피한다. 치료사는 원하는 경우 좌측으로 회전을 추가할 수 있다.

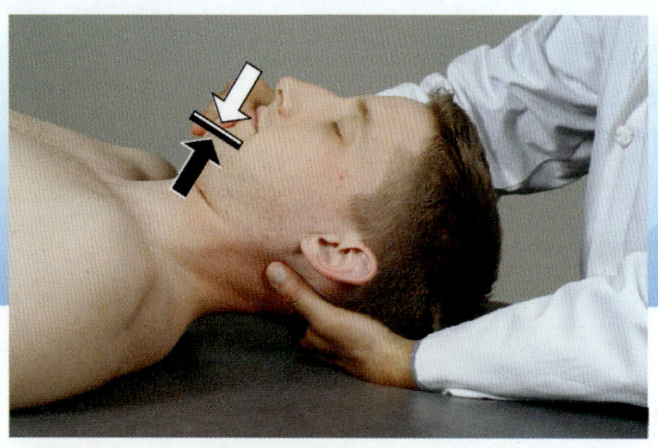

그림 10.19 4단계, 등척성수축

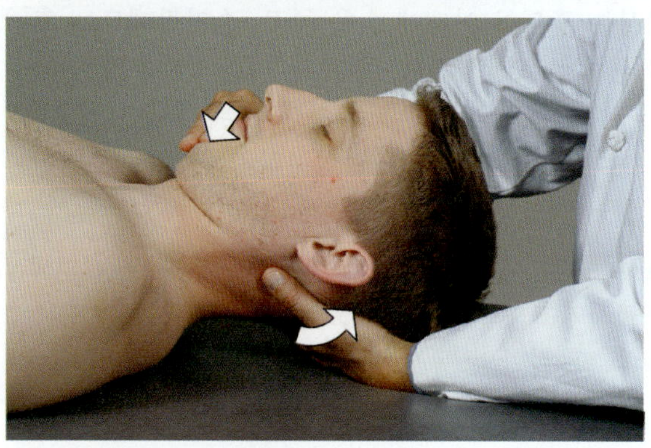

그림 10.20 6단계, 굴곡장벽

4. 치료사는 환자의 턱(검은색 화살표, 그림 10.19)을 손가락으로 부드럽게 들어올리면서 동일한 대항력(흰색 화살표)을 적용한다. 이렇게 후두부를 신전시키려는 동안, 후두부 아래에 있는 치료사의 손은 후두하 근육의 수축을 촉진할 수 있어야 한다.
5. 이 등척성수축을 3~5초 동안 유지한 다음, 환자에게 "그만"하고 "이완"하게 한다.
6. 완전히 이완되면 치료사는 환자의 후두부에서 머리부분을 당기고(곡선 흰색 화살표, 그림 10.20) 환자의 턱을 손가락으로 부드럽게 아래로 눌러 환자의 후두부를 새로운 제한장벽 가장자리로 구부린다(직선 흰색 화살표).
7. 4~6단계를 3~5회 반복하거나 기능장애 분절의 움직임이 최대로 개선될 때까지 반복한다.
8. 치료사는 후두환추(occipitoatlantal, O-A) 관절의 분절간 움직임과 기능장애의 다른 관련 진단요소를 재평가하여 테크닉 효율성을 판단한다.

경추 부위 Cervical Region

후두환추관절 기능장애
Occipitoatlantal (OA, C0–C1) Dysfunction

등척성수축 후 이완
Post-Isometric Relaxation

예: C0 FSLRR

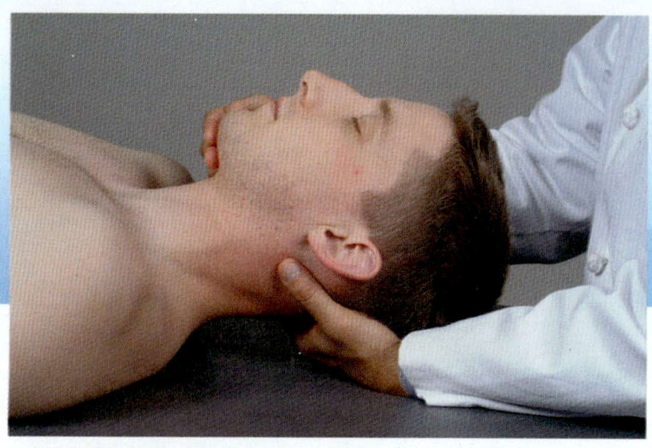

그림 10.21 1단계와 2단계

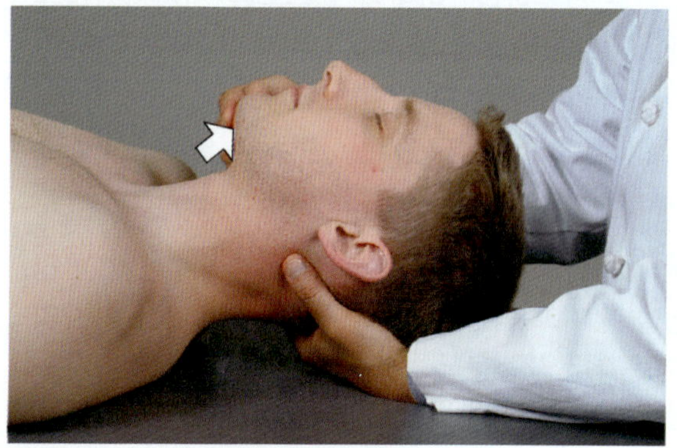

그림 10.22 3단계, 신전, 측면굴곡 장벽

1. 환자는 치료대에 바로 눕고, 치료사는 머리쪽에 앉는다.
2. 치료사는 후두골 아래에 손을 놓고, 손가락패드는 후두하근육에 위치시킨다. 치료사 다른 한 손의 검지와 중지는 환자의 턱 바로 아래에 위치시킨다(그림 10.21). 치료사는 환자를 질식시키지 않도록 주의한다.
3. 치료사는 제한장벽에 닿을때까지 후두부를 신장(흰색 화살표)시키고, 측면을 우측으로 구부린다. 치료사는 후두환추관절만의 동작은 피한다. 치료사는 원하는 경우 좌측회전을 추가할 수 있다(그림 10.22).

4. 치료사는 환자에게 머리를 앞으로 부드럽게 끄덕이게 하고(검은색 화살표, 그림 10.23) 같은 힘의 대항력(흰색 화살표)을 가하는 동안, 환자의 턱이 치료사가 억제하는 손가락 안으로 당겨지도록 한다. 후두부를 구부리려고 시도하는 이 동작 중에 후두부 아래에 있는 치료사의 손은 후두하 근육의 이완을 촉진할 수 있어야 한다.
5. 이 등척성수축을 3~5초 동안 유지한 다음, 환자에게 "그만"하고 "이완"하게 한다.
6. 완전히 이완되면 치료사는 후두부 아래 손으로 위쪽(천장)을 누르고, 턱아래 손가락으로 머리부분을 들어올려 머리(흰색 화살표, 그림 10.24)를 새로운 제한장벽의 가장자리까지 확장시킨다.
7. 4~6단계를 3~5회 반복하거나 기능장애 분절의 움직임이 최대로 개선될 때까지 반복한다.
8. 치료사는 후두환추관절의 분절간 움직임과 기능장애의 다른 관련 진단요소를 재평가하여 치료의 효과를 판단한다.

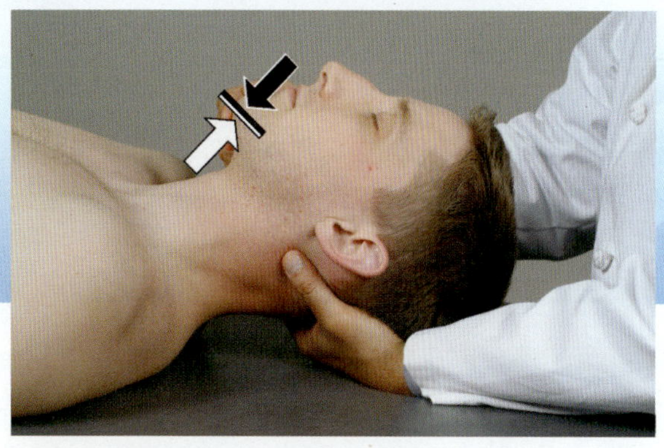

그림 10.23 4단계, 등척성수축

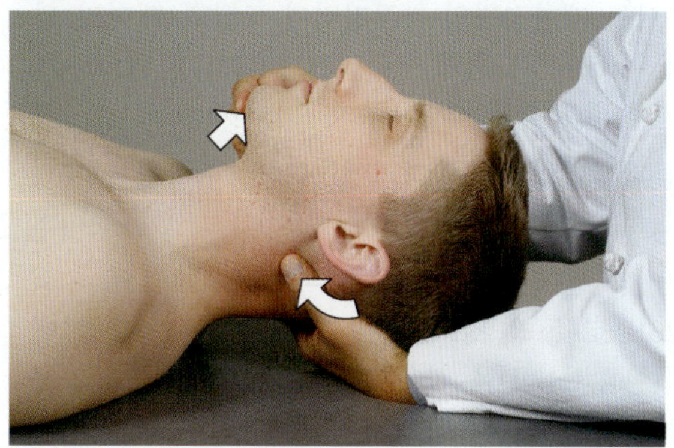

그림 10.24 6단계, 확장장벽

경추 부위 Cervical Region

환축추관절 기능장애
Atlantoaxial (AA, C1–C2), Dysfunction

등척성수축 후 이완
Post-Isometric Relaxation

예: C1 RL

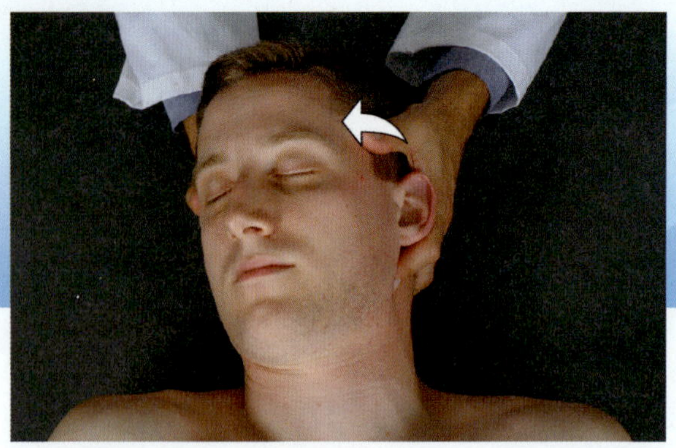

그림 10.25 1~3단계, 회전장벽

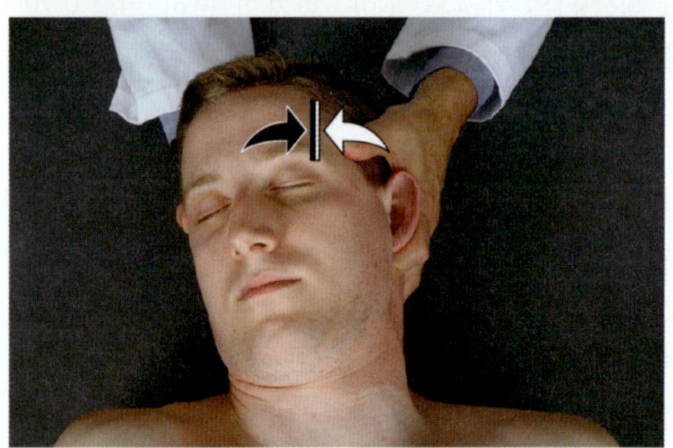

그림 10.26 4단계, 등척성수축

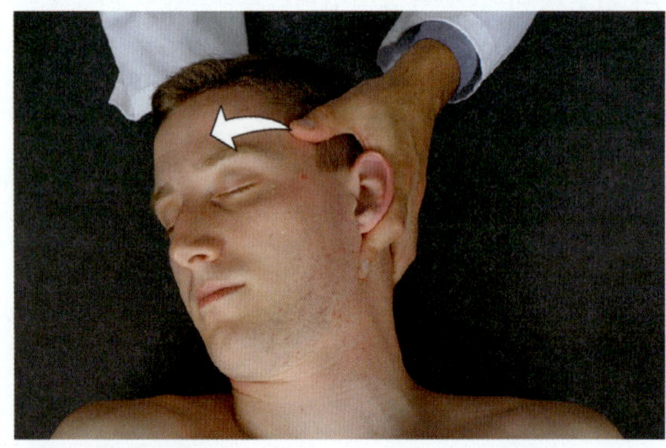

그림 10.27 6단계, 회전장벽

1. 환자는 치료대 위에 바로 눕고, 치료사는 머리쪽에 앉는다.
2. 치료사는 제한장벽의 가장자리에 도달할 때까지 환자의 머리를 부드럽게 구부리거나(C0–C1, 약 15~25도) 환자의 머리를 중립으로 유지시킨다.
3. 또한 제한장벽의 가장자리에 도달할 때까지 환자의 머리를 우측(흰색 화살표, 그림 10.25)으로 돌린다.
4. 치료사는 환자에게 머리를 좌측(검은색 화살표, 그림 10.26)으로 돌리라고 지시하고, 치료사는 동일한 대항력(흰색 화살표)을 적용한다. **참고:** 급성통증 기능장애 환자는 매우 부드럽게 회전하거나 우측을 바라보게 할 수 있다[상호억제, 안구경추(oculocervical)].
5. 이 등척성수축을 3~5초 동안 유지한 다음 환자에게 "그만"이라 하고 "이완"하게 한다.
6. 완전히 이완되면, 치료사는 환자의 머리(흰색 화살표, 그림 10.27)를 새로운 제한장벽 가장자리의 우측으로 회전시킨다.
7. 4~6단계를 3~5회 반복하거나 기능장애 분절의 움직임이 최대로 개선될 때까지 반복한다.
8. 치료사는 테크닉의 효과를 결정하기 위해 환추(A-A) 관절의 분절간 움직임과 기능장애의 다른 관련 진단 요소를 재평가한다.

경추 부위 Cervical Region

C2–C7 기능장애
C2–C7 Dysfunctions

등척성수축 후 이완
Post-Isometric Relaxation

예: C3 FSRRR

1. 환자는 치료대에 반듯하게 눕고, 치료사는 회전 구성요소(rotational component) 측면의 머리쪽에 앉는다.
2. 치료사의 오른손 첫 번째 중수골-지골관절은 치료할 부분의 관절기둥(articular pillar)에 위치한다. 치료사의 손 뒤꿈치는 뒤통수에 밀착된다.
3. 치료사는 양손으로 환자의 머리를 받친다(왼손으로 턱을 감쌀 수 있음). 후두부, C1, C2 및 C3은 기능장애가 있는 C3와 C4가 맞물릴 때까지 굴곡시킨다. 이때 분절이 약간 확장되어 신장장벽을 만난다. 그다음 C3을 회전하고 세 평면 모두에서 제한장벽의 가장자리에 도달할 때까지 좌측면으로 구부린다(그림 10.28).
4. 치료사는 환자에게 머리(검은색 화살표, 그림 10.29)를 우측으로 돌리도록 지시하고 치료사는 동일한 대항력(흰색 화살표)을 적용한다. **참고:** 급성통증 기능장애에서 치료사가 동일한 대항력(상호억제, oculocervical)을 적용하는 동안 환자에게 매우 부드럽게 회전하게 하거나 좌측을 보도록 지시할 수 있다.
5. 이 등척성수축을 3~5초 동안 유지한 다음 환자에게 "그만"이라 하고 "이완"하게 한다.
6. 완전히 이완되면, 치료사는 기능장애 분절을 세 평면 모두에서 새로운 제한장벽의 가장자리로 재배치한다: 먼저, 좌측회전, 다음 좌측굽힘, 마지막으로 확장(흰색 화살표)(그림 10.30).
7. 4~6단계를 3~5회 반복하거나 기능장애 분절의 움직임이 최대로 개선될 때까지 반복한다.
8. 치료사는 테크닉의 효율성을 결정하기 위해 기능장애 분절의 분절간 운동 및 기타 관련 진단요소를 재평가한다.

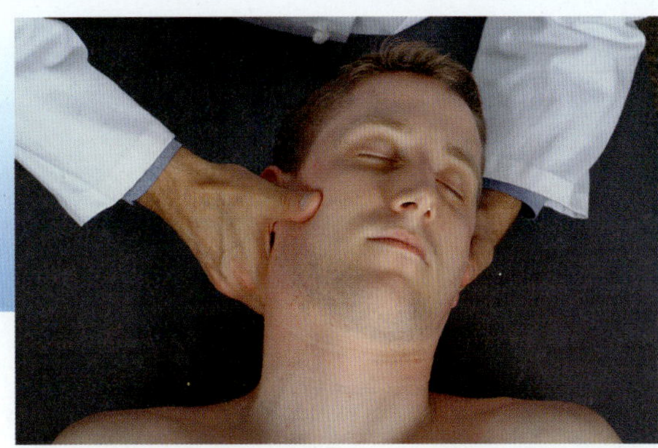
그림 10.28 1~3단계

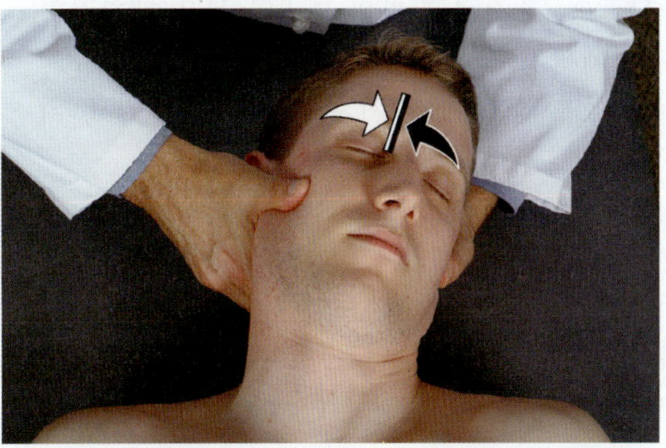
그림 10.29 4단계, 등척성수축(isometric contraction)

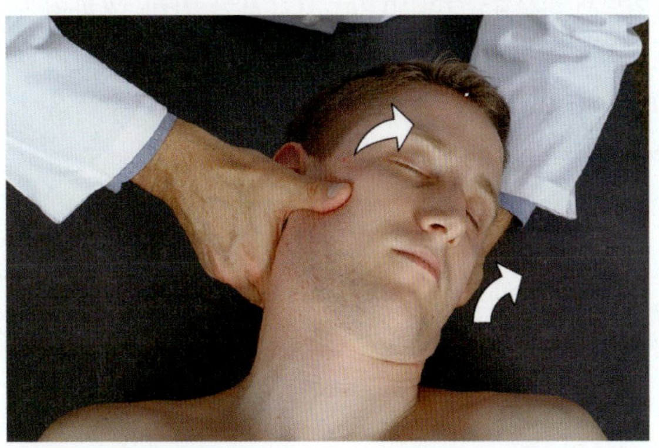
그림 10.30 6단계

흉추 부위 Thoracic Region

T1–T4 "신전" 유형 II 기능장애
T1–T4 "Extension" Type II Dysfunctions

등척성수축 후 이완
Post-Isometric Relaxation

예: T4 ESRRR

1. 환자는 치료대 끝에 앉고, 치료사는 환자위치를 가장 잘 제어할 수 있는 환자 옆에 선다.
2. 치료사는 오른손으로 환자의 머리와 목을 제한장벽 가장자리에까지 구부릴 때(흰색 화살표, 그림 10.31) 굴곡과 신전을 모니터링하기 위해 왼손은 T4와 T5의 극돌기 또는 T4–T5 사이 공간을 촉진한다.
3. 또한 치료사의 오른손으로 환자의 머리와 목을 구부리고(흰색 화살표, 그림 10.32), 제한장벽의 가장자리에 도달할 때까지 좌측회전(흰색 화살표, 그림 10.33) 할 때, 치료사의 왼손은 측면굽힘과 회전을 위한 T4와 T5의 횡돌기를 모니터링한다.
4. 환자에게 머리와 목을 펴고 우측으로 돌리도록 지시하고(검은색 화살표, 그림 10.34) 치료사가 강한 대항력(흰색 화살표)을 적용한다. 환자의 수축력은 치료사가 모니터링하고 있는 분절수준에서 촉지되는 근수축을 일으키는 데 필요한 최소량이다(5).

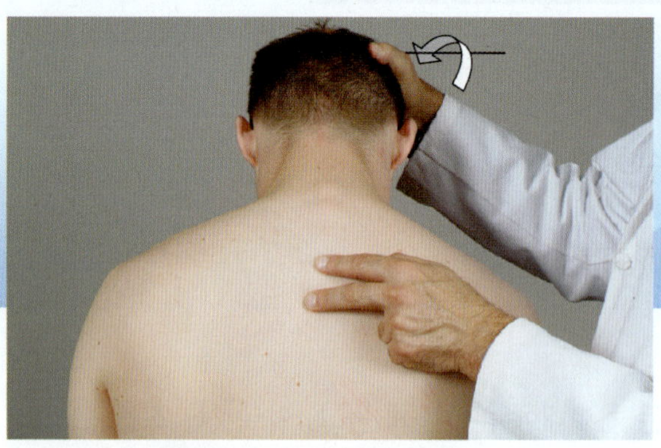
그림 10.31 1단계와 2단계, 굴곡장벽

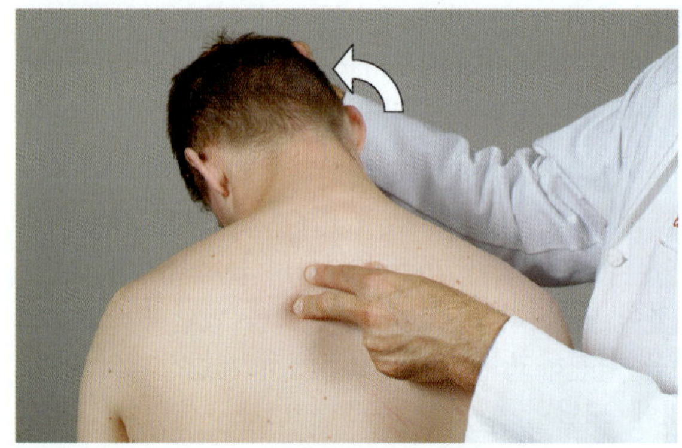
그림 10.32 3단계, 좌측 굽힘장벽

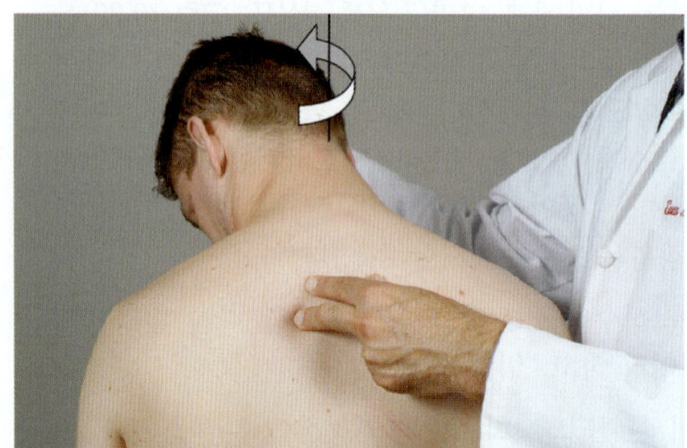
그림 10.33 3단계, 좌측 회전장벽

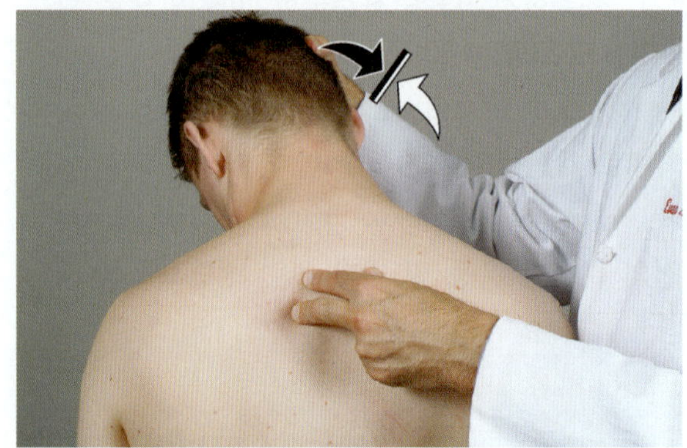
그림 10.34 4단계, 등척성수축

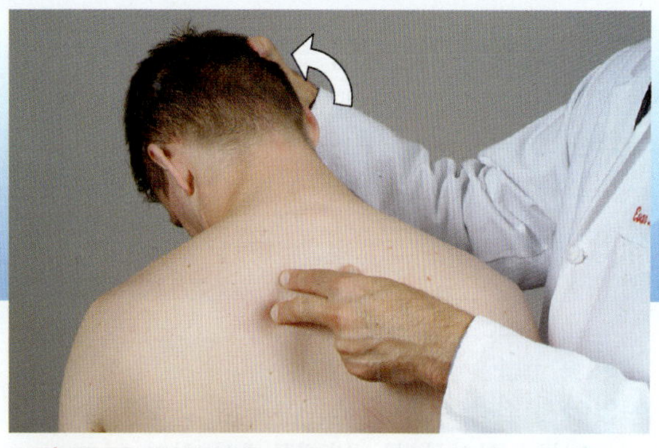
그림 10.35 5단계, 좌측 굽힘장벽

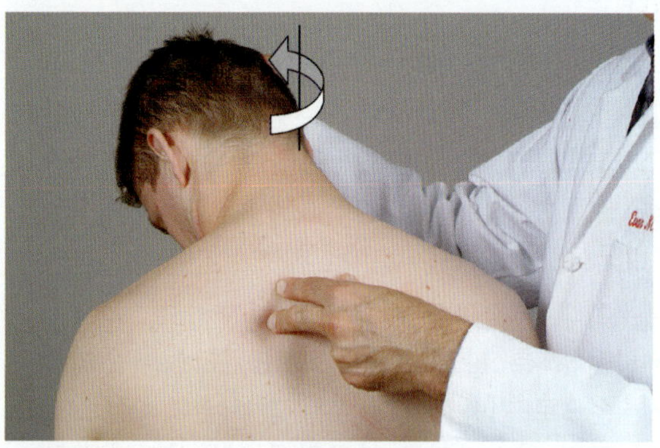
그림 10.36 5단계, 좌측 회전장벽

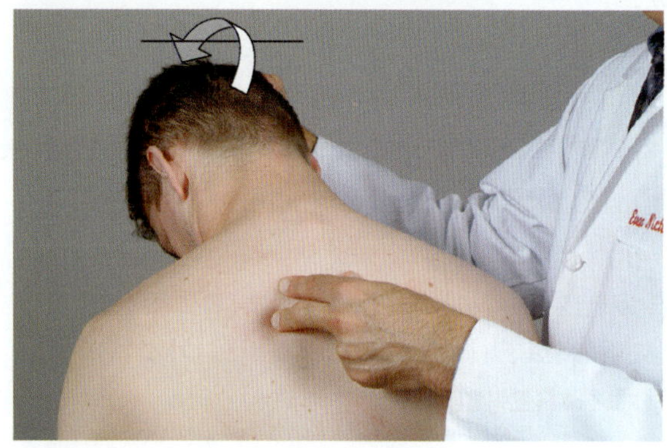
그림 10.37 5단계, 굴곡장벽

5. 이 등척성수축을 3~5초 동안 유지한 다음, 환자에게 "그만"하고 "이완"하게 한다.

6. 완전히 이완되면, 치료사는 환자의 머리와 목을 새로운 제한장벽의 가장자리로 재배치한다. 세면 모두에서: 먼저 좌측굽힘(흰색 화살표, 그림 10.35), 좌측회전(흰색 화살표, 그림 10.36), 마지막으로 굽힘(흰색 화살표, 그림 10.37)

7. 4~6단계를 3~5회 반복하거나 기능장애 분절의 움직임이 최대로 개선될 때까지 반복한다.

8. 치료사는 테크닉의 효율성을 결정하기 위해 기능장애 분절의 분절간 운동 및 기타 관련 진단요소를 재평가한다.

흉추 부위 Thoracic Region

T1–T6 "굴곡" 유형 II 기능장애

T1–T4 "Flexsion" Type II Dysfunctions

등척성수축 후 이완

Post-Isometric Relaxation

예: T4 FSRRR

1. 환자는 앉아서 좌측 어깨에 오른손을 대고 고개를 숙인다. 치료사는 회전하려는 반대쪽에서 환자 가까이에 선다.
2. 치료사의 왼손은 환자의 팔꿈치 아래에서 환자의 우측 어깨를 잡는다. 치료사의 오른손은 T4와 T5 또는 T4–T5 사이 공간의 극돌기를 촉진한 다음 환자에게 긴장을 풀고 머리와 팔꿈치의 전체 무게를 치료사의 팔에 얹도록 지시한다(그림 10.38).
3. 환자를 최대한 굴곡한 상태에서 시작하고, 치료사는 천천히 좌측 팔꿈치(흰색 화살표)를 들어올리면서 오른손으로 기능장애가 있는 척추(흰색 화살표)를 신장된 장벽 가장자리로 부드럽게 이동시킨다(그림. 10.39).
4. 치료사의 오른손은 T4와 T5의 횡돌기를 모니터링하여 측면굽힘과 회전을 국소화하고, 왼쪽 팔과 손은 환자의 왼쪽 어깨를 아래로 재배치(흰색 화살표)하여 좌측굽힘 장벽의 가장자리에 접촉하게 한다(그림 10.40).
5. 그다음 치료사는 환자의 어깨를 좌측(흰색 화살표)으로 부드럽게 회전시켜 좌측 회전장벽의 가장자리에 도달하게 한다(그림 10.41).

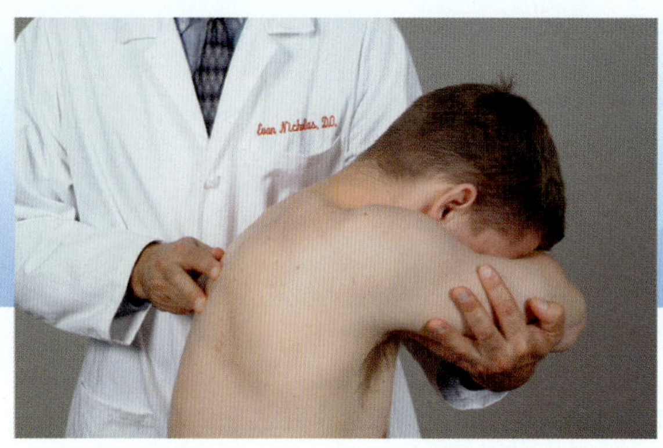

그림 10.38 1단계와 2단계

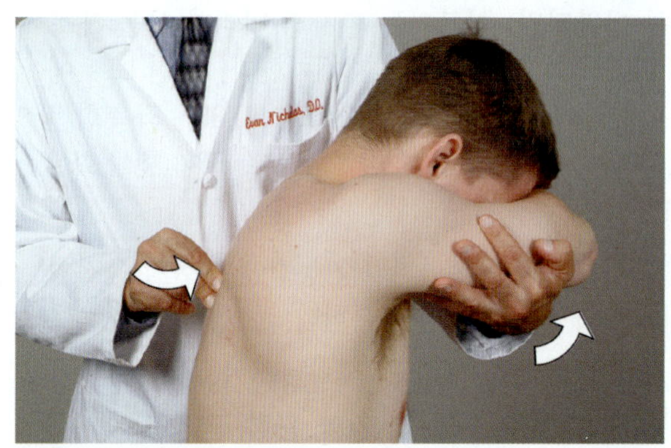

그림 10.39 3단계, 신장장벽

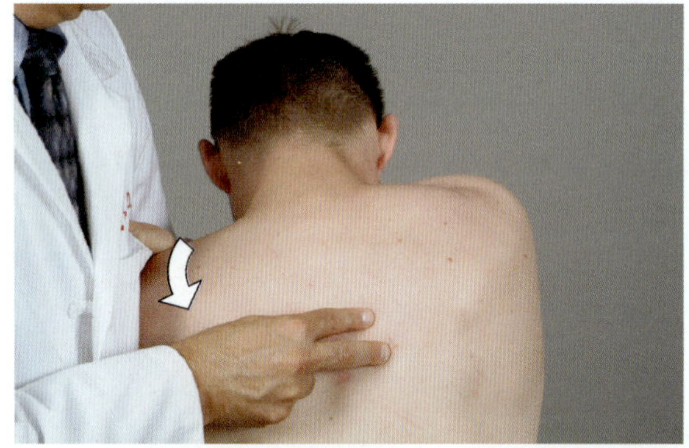

그림 10.40 4단계, 좌측 굽힘장벽

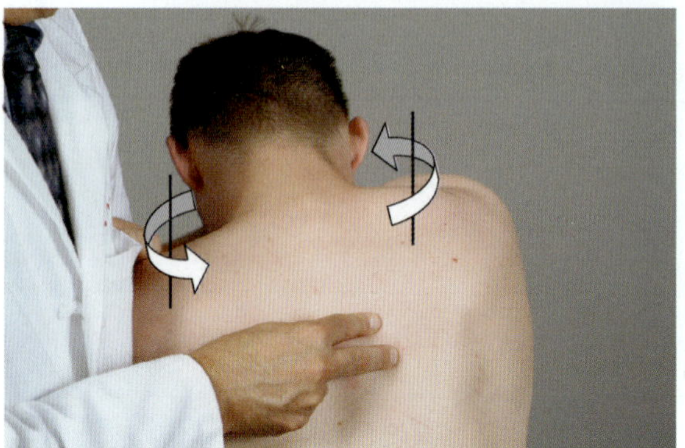

그림 10.41 5단계, 좌측 회전장벽

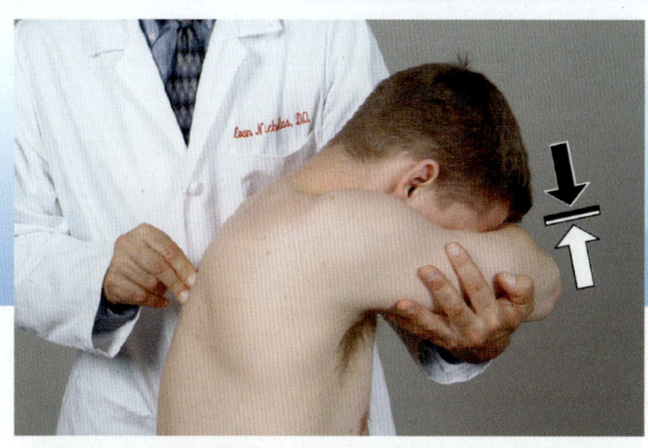
그림 10.42 6단계, 등척성수축

6. 환자는 팔꿈치와 이마를 치료사의 팔에 대고 아래로 밀고, 치료사는 동일한 대항력(흰색 화살표, 그림 10.42)을 적용할 때 우측(검은색 화살표)으로 돌도록 한다. 환자의 수축력은 치료사가 모니터링하고 있는 분절수준에서 촉지되는 근수축을 일으키는 데 필요한 최소량이다(5).
7. 이 등척성수축을 3~5초 동안 유지한 다음, 환자에게 "그만"하고 "이완"하게 한다.
8. 일단 환자가 완전히 이완되면, 치료사는 환자를 세면 모두에서 새로운 제한장벽의 가장자리로 재배치한다. 먼저 좌측으로 구부리기(그림 10.43)하고, 다음 좌측회전(그림 10.44), 그리고 마지막으로 확장시킨다(그림 10.45).
9. 6~8단계를 3~5회 반복하거나 기능장애 분절의 움직임이 최대로 개선될 때까지 반복한다.
10. 치료사는 테크닉의 효율성을 결정하기 위해 기능장애 분절의 분절간 운동 및 기타 관련 진단요소를 재평가한다.

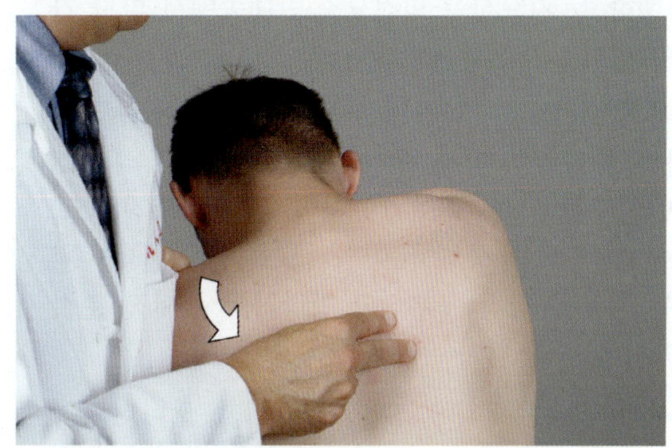
그림 10.43 7단계, 좌측 굽힘장벽

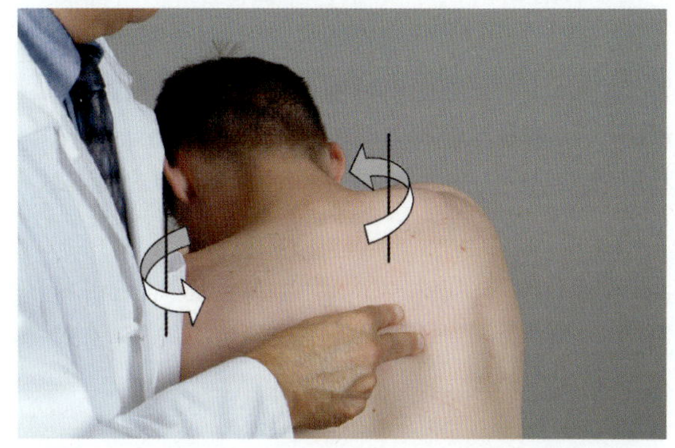
그림 10.44 7단계, 좌측 회전장벽

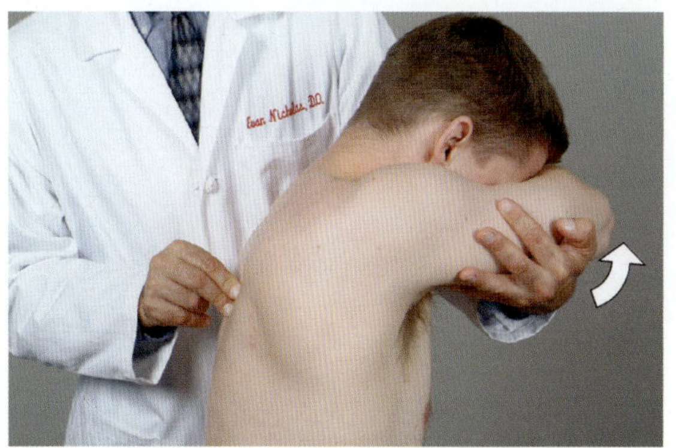
그림 10.45 7단계, 신장장벽

흉추 부위 Thoracic Region

T1-T6 "중립" 유형 I 기능장애
T1-T4 "Neutral" Type I Dysfunctions

등척성수축 후 이완
Post-Isometric Relaxation

예: T8 NSRRL

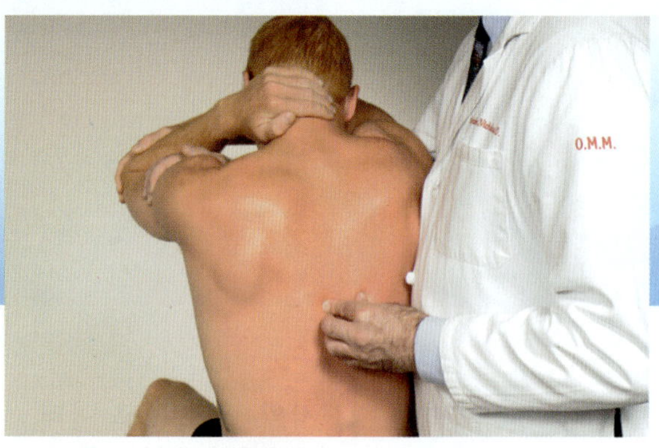

그림 10.46 1단계와 2단계

1. 환자는 앉은자세에서, 왼손으로 머리/목 뒤를 잡고 오른손으로 좌측 팔꿈치를 잡는다. 우측 팔뚝은 바닥과 평행하고, 치료사는 회전요소 반대쪽에서 환자 가까이에 선다.

2. 치료사의 오른손은, 환자의 우측 겨드랑이 아래를 지나 환자의 좌측 위팔을 잡는다. 치료사의 왼손은 T8과 T9의 극돌기 또는 T8-T9 사이 공간을 촉진하고, 환자에게 머리와 상체를 이완하도록 지시한다. 치료사는 척추를 약간 구부리고 확장하여 주어진 분절(T8)에서 중립을 찾아 유지한다(그림 10.46).

3. 치료사의 왼손은 T8 및 T9의 횡돌기를 모니터링하고, 측면굽힘 및 회전으로 국소화한다. 치료사의 오른손은 환자의 좌측 팔/어깨(흰색 화살표)를 아래로 눌러 좌측굽힘 장벽의 가장자리에 놓는다. 치료사는 환자의 오른쪽 겨드랑이 아래에서 우측 팔꿈치를 들어올려(흰색 화살표) 환자의 상체를 병진(translation) 이동시켜 좌측굽힘 장벽을 더욱 국소화할 수 있다(그림 10.47).

4. 그다음 치료사는 환자의 어깨를 우측으로 부드럽게 회전시켜 우측 회전장벽(흰색 화살표, 그림 10.48)의 가장자리에 접근한다.

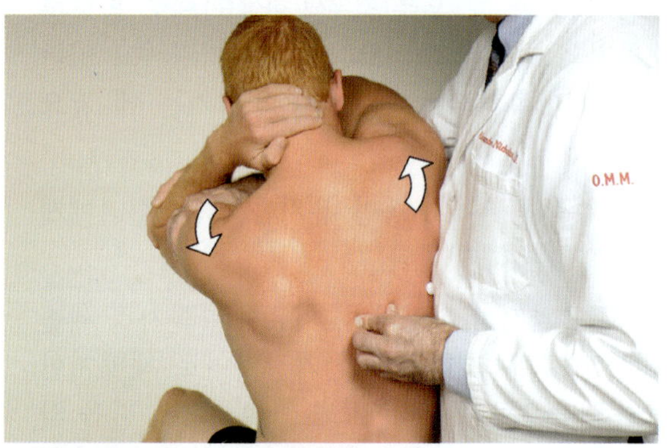

그림 10.47 3단계, 좌측 굴곡장벽

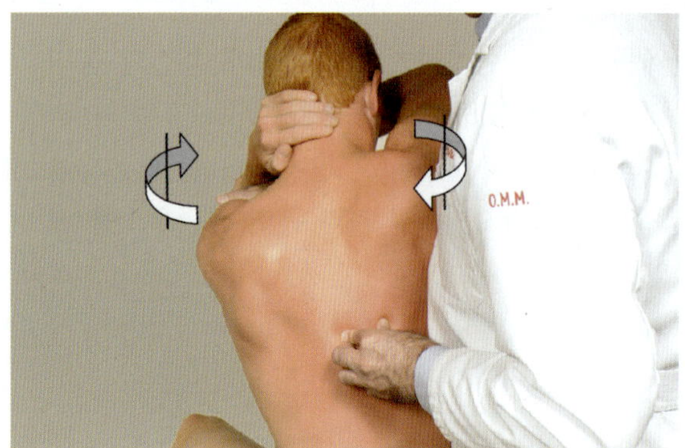

그림 10.48 4단계, 우측 회전장벽

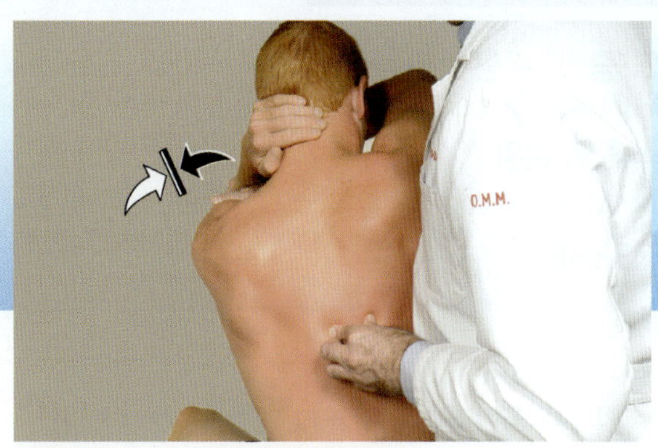

그림 10.49 5단계, 등척성수축

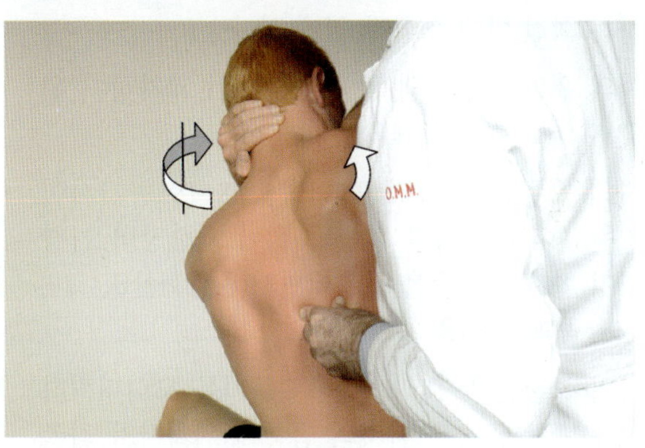

그림 10.50 7단계

5. 치료사는 환자에게 "어깨를 왼쪽으로 돌리세요"(검은 색 화살표)라고 지시한다. 치료사는 강한 대항력을 적용한다(흰색 화살표)(그림 10.49). 환자의 수축력은 치료사가 모니터링하고 있는 분절수준에서 촉지되는 근수축을 일으키는 데 필요한 최소량이다(5).

6. 이 등척성수축을 3~5초 동안 유지한 다음, 환자에게 "그만"하고 "이완"하게 한다.

7. 완전히 이완되면, 치료사는 환자를 새로운 제한장벽의 가장자리로 재배치한다. 먼저 좌측으로 구부린 다음, 시상면에서 중립을 유지하면서 우측으로 회전시킨다(흰색 화살표, 그림 10.50).

8. 5~7단계를 3~5회 반복하거나 기능장애 분절의 움직임이 최대로 개선될 때까지 반복한다.

9. 치료사는 테크닉의 효율성을 결정하기 위해 기능장애 분절의 분절간 운동 및 기타 관련 진단요소를 재평가한다.

흉추 부위 Thoracic Region

T5-T12 "중립" 유형 II 기능장애
T5-12 "Extension" Type II Dysfunctions

등척성수축 후 이완
Post-Isometric Relaxation

예: T8 ESRRR

1. 환자는 치료대 끝, 좌측 가장자리 가깝게 앉는다. 환자의 팔은 가슴을 가로질러 오른쪽 옆구리를 잡는다.
2. 치료사는 회전 반대쪽 환자 옆에 선다.
3. 치료사의 왼팔은 환자의 팔꿈치 앞에서 교차하여 왼손을 환자의 우측 어깨에 놓는다.
4. 치료사의 오른손은 T8과 T9 또는 T8–T9 공간사이 극돌기를 모니터링하며 왼팔과 손이 제한장벽 가장자리까지 환자의 몸통을 구부리면서(흰색 화살표, 그림 10.51) 굴곡과 신전을 체크한다.
5. 치료사의 오른손은 T8과 T9의 횡돌기를 모니터링하면서, 좌측 팔과 손을 환자의 몸통에 위치시켜 좌측 굽힘(흰색 화살표, 그림 10.52) 및 좌측 회전장벽(흰색 화살표, 그림 10.53) 끝까지 이동하여 국소화시킨다.
6. 치료사는 왼손으로 강한 대항력을 가하며(흰색 화살표, 그림 10.54) 환자에게 윗몸을 일으켜 오른쪽(검은색 화살표)으로 돌리도록 지시한다. 환자의 수축력은 치료사가 모니터링하고 있는 분절수준에서 촉지되는 근수축을 일으키는 데 필요한 최소량이다(5).

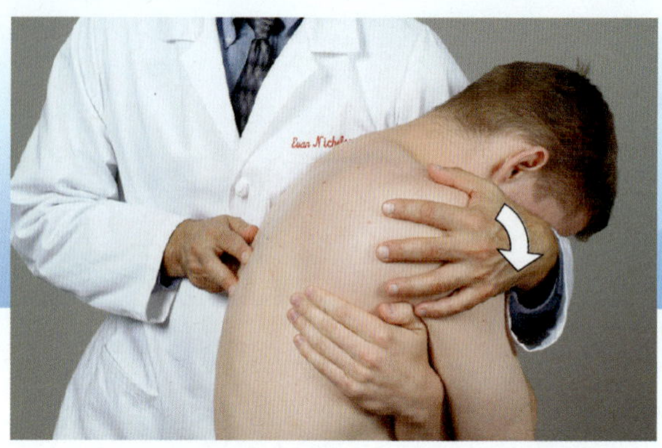
그림 10.51 1단계와 4단계 굴곡

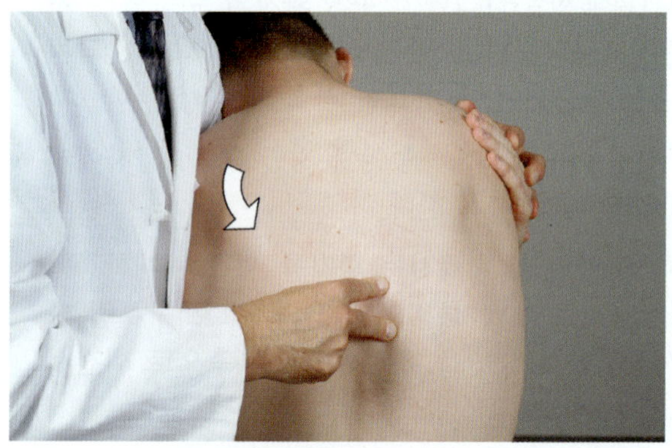
그림 10.52 5단계, 좌측 굽힘장벽

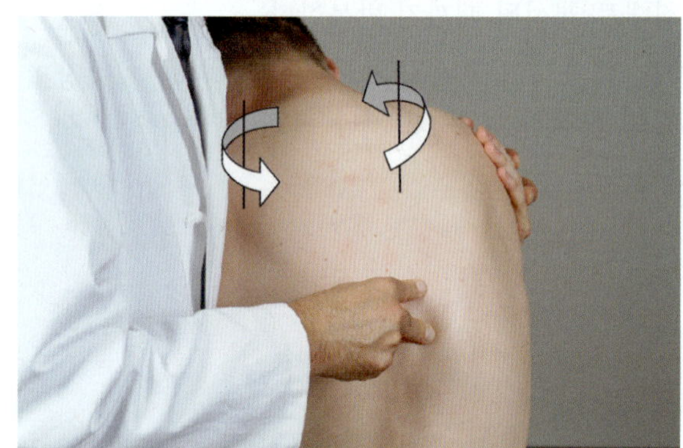
그림 10.53 5단계, 좌측 회전장벽

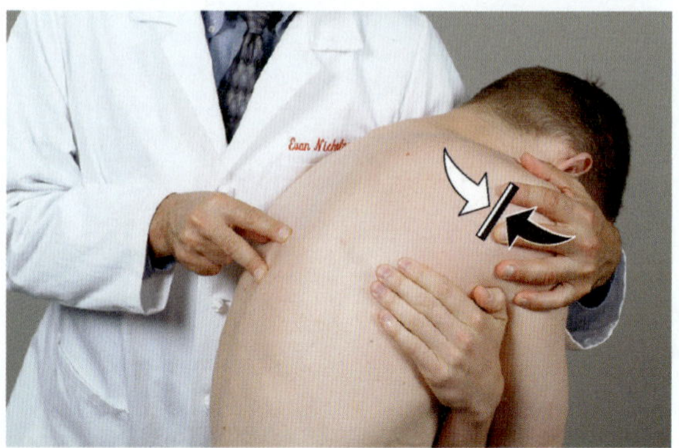
그림 10.54 6단계, 등척성수축

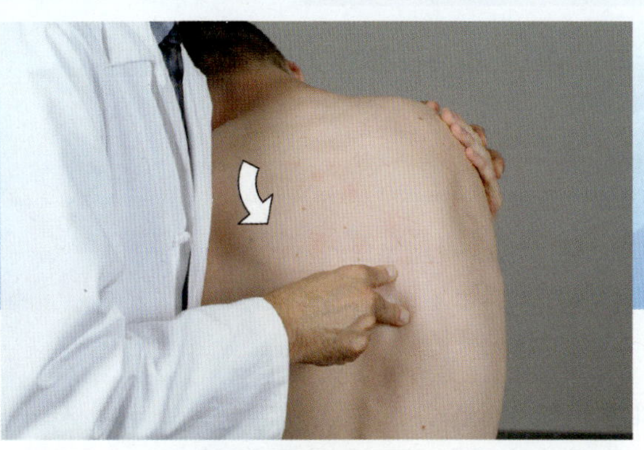
그림 10.55 8단계, 좌측 굽힘장벽

7. 이 등척성수축을 3~5초 동안 유지한 다음, 환자에게 "그만"하고 "이완"하게 한다.

8. 일단 환자가 완전히 이완되면, 치료사는 세면 모두에서 환자를 새로운 제한장벽 가장자리까지 재배치한다. 먼저 좌측으로 구부리고(그림 10.55), 좌측회전(그림 10.56), 마지막으로 굴곡시킨다(그림 10.57).

9. 6~8단계를 3~5회 반복하거나 기능장애 분절의 움직임이 최대한 개선될 때까지 반복한다.

10. 치료사는 테크닉의 효율 결정을 위한 기능장애 분절의 분절간 운동 및 기타 관련 진단요소를 재평가한다.

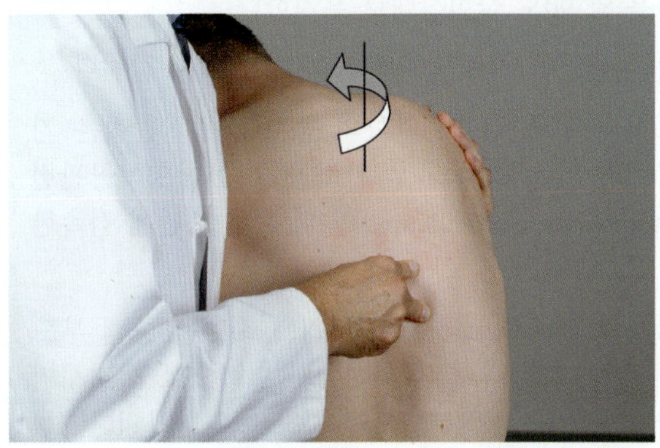
그림 10.56 8단계, 좌측 회전장벽

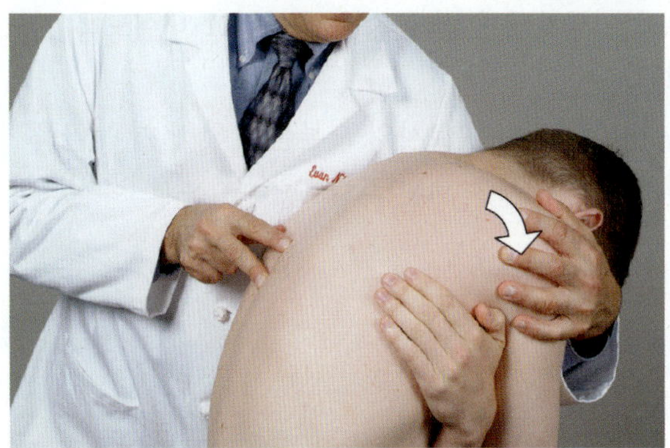
그림 10.57 8단계, 굴곡장벽

늑골 부위 Costal Region

1번 늑골 구조적, 비생리학적 기능장애
Rib 1 Structural, Nonphysiologic Dysfunction

앉은자세, 호흡보조
Seated, Respiratory Assist

예: 우측 1번 늑골, 뒤쪽으로 올라감
Ex: Right Rib 1 Posteriorly Elevated

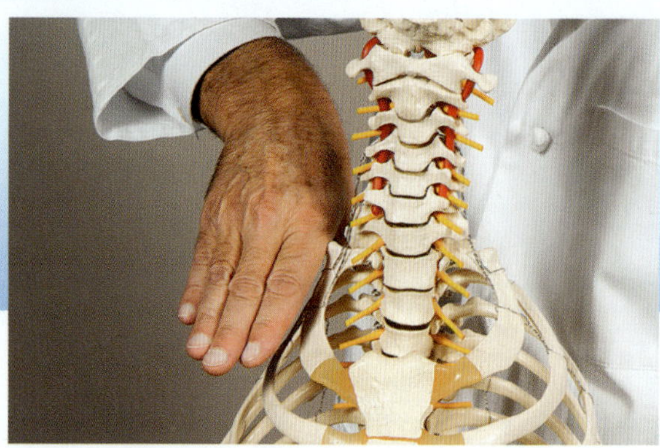

그림 10.58 A. 3단계

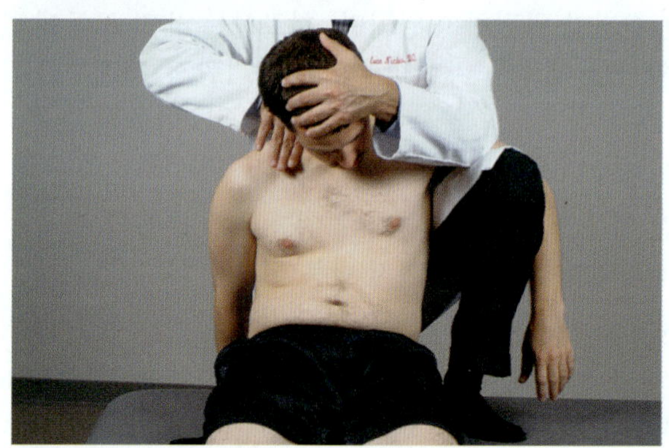

그림 10.58 B. 1~4단계

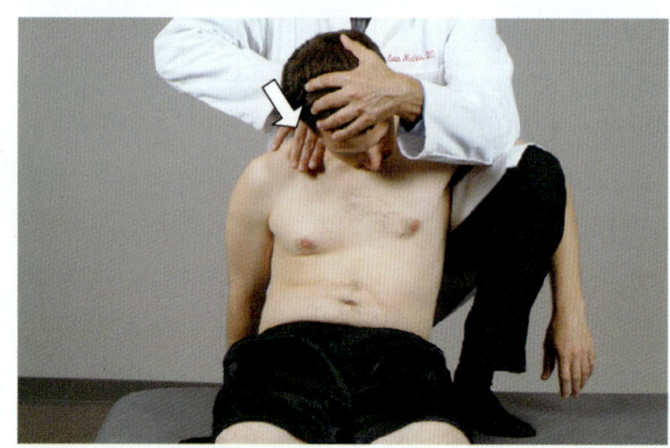

그림 10.59 6단계, 내쉬기

1. 환자는 앉은자세로 하고, 치료사는 환자의 뒤에 서서 왼발을 환자의 좌측 치료대 위에 올려놓고, 고관절과 무릎을 약 90도 굽힌상태로 유지한다.
2. 환자는 왼팔을 치료사의 좌측 허벅지 위에 걸친다.
3. 치료사의 우측 집게손가락의 중수골-지절관절은 기능장애가 있는 환자의 우측 늑골 위쪽과 횡늑골관절(costotransverse articulation)의 뒤쪽 및 측면에 접촉한다.
4. 치료사의 왼손으로 환자의 머리를 측면을 향해 부드럽게 구부리고, 우측 갈비뼈에서 먼쪽으로 회전시켜 사각근(scalene, 목갈비근)의 긴장을 완화시킨다(그림 10.58).
5. 치료사는 환자에게 깊게 숨을 들이쉬고 내쉬도록 지시한다.
6. 숨을 내쉬는 동안 치료사의 오른손은 첫 번째 늑골을 따라 아래쪽 앞으로 내린다(흰색 화살표, 그림 10.59).

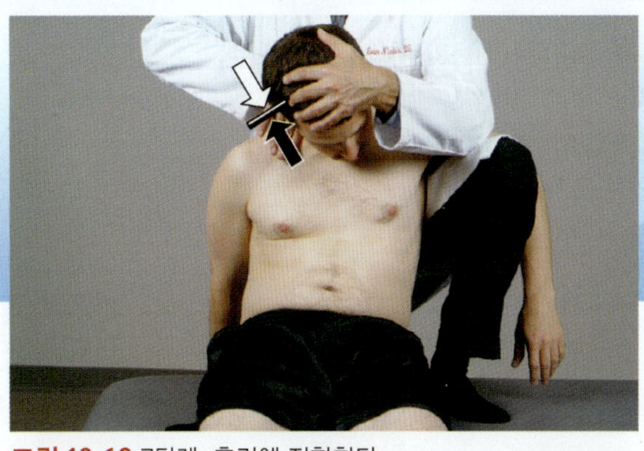

그림 10.60 7단계, 흡기에 저항한다.

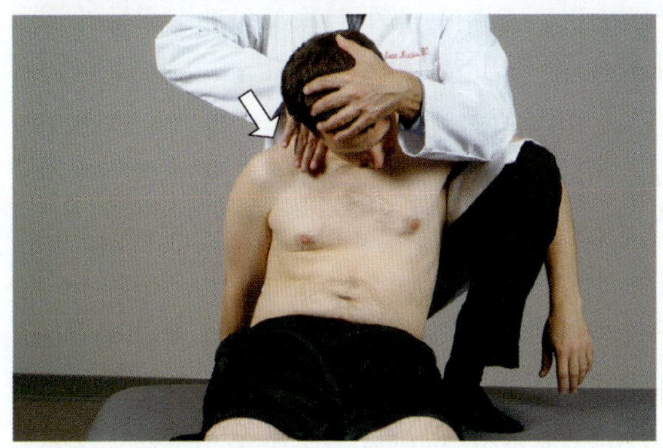

그림 10.61 8단계, 과하게 숨을 내쉰다.

7. 치료사의 오른손이 첫 번째 갈비뼈의 흡기동작에 저항(흰색 화살표)이 되도록 환자에게 깊게 숨을 흡입하도록 지시한다(검은색 화살표, 그림 10.60).
8. 그다음 치료사의 오른손이 첫 번째 늑골을 따라 숨을 내쉬는 방향으로 앞으로(흰색 화살표, 그림 10.61) 내리며 환자에게 깊게 숨을 내쉬도록 지시한다.
9. 7단계와 8단계를 5~7회 반복하거나 기능장애가 있는 늑골의 움직임이 최대로 개선될 때까지 반복한다.
10. 치료사는 테크닉의 효율성을 결정하기 위해 늑골운동 및 기능장애 갈비뼈의 기타 관련 진단요소를 재평가한다.
11. 대체 방법은 환자가 3~5초 동안 저항에 맞서 우측 어깨를 들어올린 다음, 이완 단계에서 호기 쪽으로 갈비뼈를 이동시키는 것이다.

늑골 부위 Costal Region

1번 늑골 구조적, 비생리학적 기능장애
Rib 1 Structural, Nonphysiologic Dysfunction

바로누운자세, 호흡보조
Supine, Respiratory Assist

예: 우측 1번 늑골, 뒤쪽으로 올라감
Ex: Right Rib 1 Posteriorly Elevated

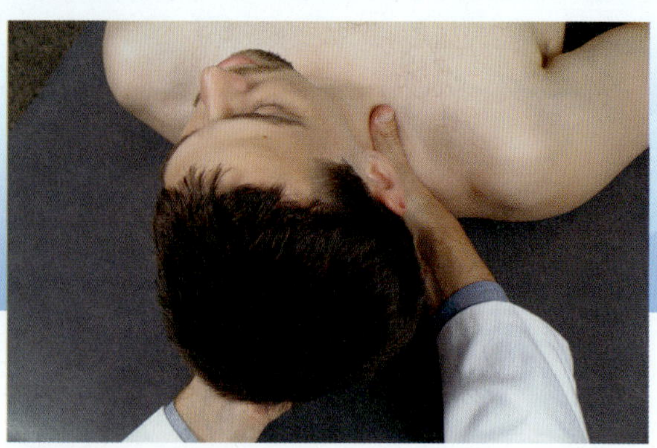
그림 10.62 1~3단계

1. 환자는 바로 눕고 치료사는 환자 뒤에 서거나 앉는다.
2. 치료사의 우측 집게손가락의 중수골-지절 관절이 기능장애가 있는 우측 늑골의 위쪽 표면과 늑횡돌기 관절의 뒤쪽 및 측면에 접촉한다.
3. 치료사의 왼손은 환자의 머리를 측면을 향해 부드럽게 구부리고, 우측 갈비뼈에서 먼쪽으로 회전시켜 사각근 긴장을 완화시킨다(그림 10.62).
4. 환자는 깊게 숨을 들이쉬고 내쉰다.
5. 숨을 내쉬는 동안 치료사의 오른손은 첫 번째 늑골을 따라 아래쪽 앞으로 내린다(흰색 화살표, 그림 10.63).
6. 치료사의 오른손이 첫 번째 늑골의 흡기동작에 저항(흰색 화살표)할 때, 환자는 깊게 흡입하도록 지시받는다(검은색 화살표, 그림 10.64).
7. 그다음 치료사는 오른손으로 첫 번째 늑골을 따라 내리며, 환자에게 호기(날숨)로(흰색 화살표, 그림 10.65) 최대한 숨을 내쉬도록 하게 한다.
8. 6단계와 7단계를 5~7회 반복하거나 기능장애가 있는 늑골의 움직임이 최대한 개선될 때까지 반복한다.
9. 치료사는 테크닉의 효율성을 결정하기 위해 늑골운동 및 기능장애 갈비뼈의 기타 관련 진단요소를 재평가한다.
10. 대체 테크닉으로는 환자가 3~5초 동안 저항에 맞서 우측 어깨를 들어올린 다음, 이완단계에서 호기 쪽으로 갈비뼈를 이동시키는 것이다.

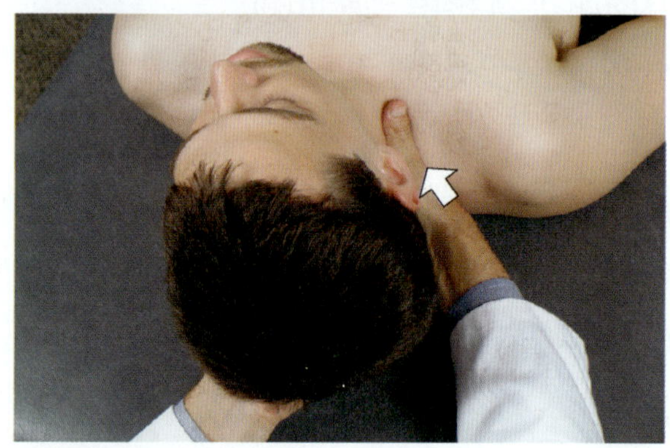
그림 10.63 5단계, 내쉬기

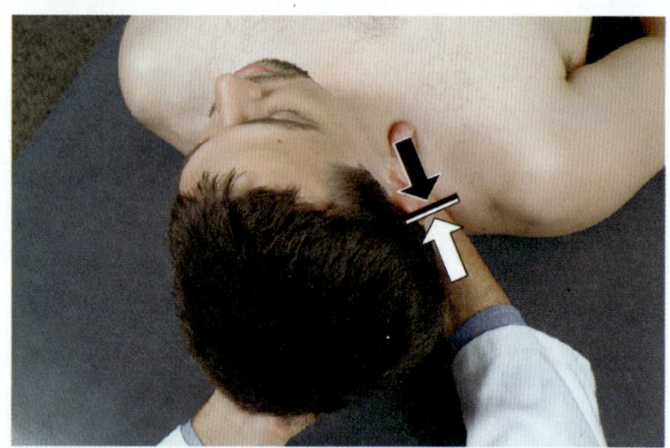
그림 10.64 6단계, 흡기 동작에 저항한다.

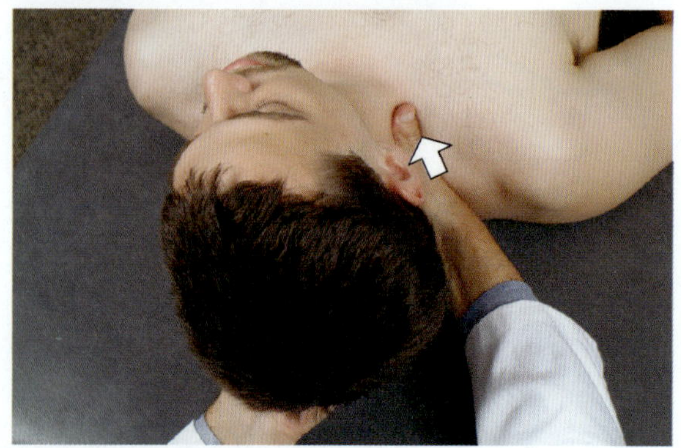
그림 10.65 7단계, 숨을 크게 내쉰다.

늑골 부위 Costal Region

1번, 2번 늑골 흡기기능장애
Rib 1, Rib 2 Inhalation Dysfunction

앉은자세, 등척성수축 후 이완
Seated, Post-Isometric Relaxation

예: 우측 1번 갈비 흡기
Ex: Right Rib 1 Inhaled

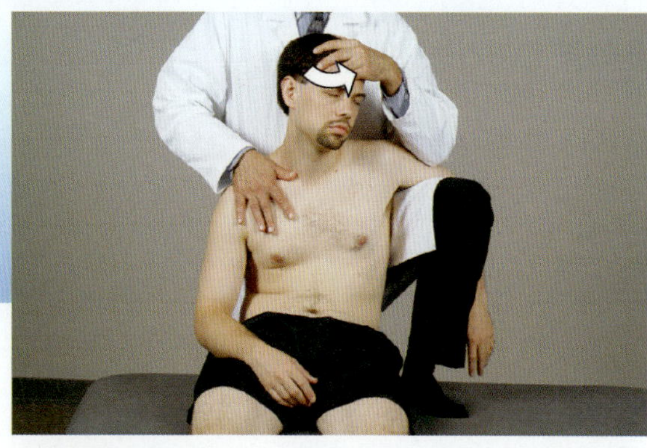

그림 10.66 1~3단계

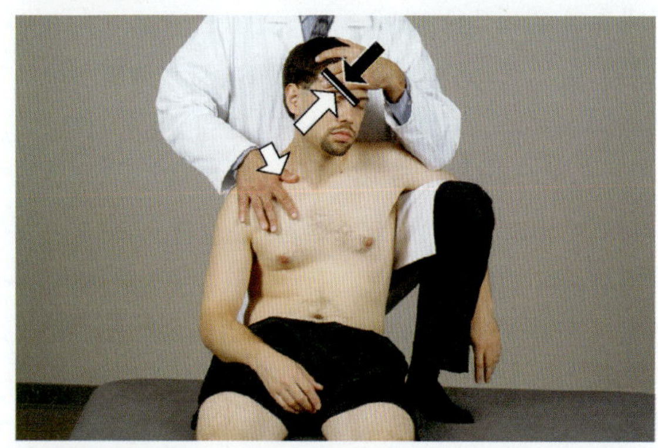

그림 10.67 4단계, 등척성수축

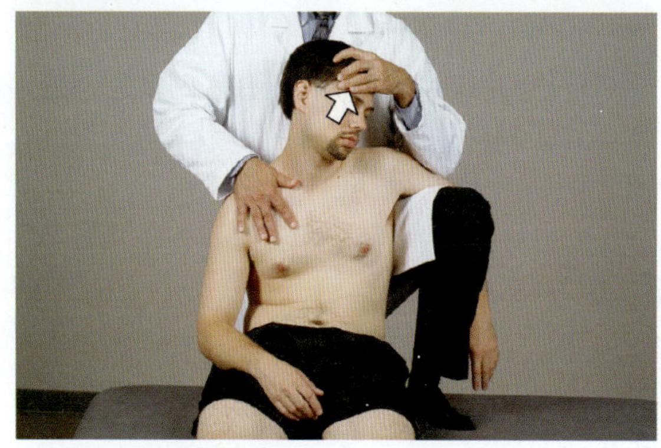

그림 10.68 6단계, 신장장벽

1. 환자는 앉고 치료사는 환자 뒤에 서서, 왼발을 환자 좌측 치료대 위에 놓고 고관절과 무릎을 약 90도 굽힌 상태로 자세를 유지한다.
2. 치료사의 우측 엄지손가락을 기능장애가 있는 우측 갈비뼈의 전내측 부분에 놓는다.
3. 치료사의 왼손은 환자의 이마를 제어하고, 좌측으로 30~45도 회전(흰색 화살표)하면서 제한장벽의 가장자리 끝까지 약간 신장시킨다(그림 10.66).
4. 치료사는 환자에게 치료사의 왼손쪽으로 머리를(검은색 화살표, 그림 10.67) 밀도록 지시하고 동일한 대항력(긴 흰색 화살표)을 적용한다. 오른손(짧은 흰색 화살표)은 동시에 기능장애 갈비뼈의 흡기 움직임에 저항한다.
5. 이 등척성수축을 3~5초 동안 유지한 다음, 환자에게 "그만"하고 "이완"하게 한다.
6. 완전히 이완되면, 치료사의 왼손은 환자의 머리(흰색 화살표, 그림 10.68)를 새로운 제한장벽의 가장자리까지 약간 확장한다.
7. 4~6단계를 3~5회 반복하거나 기능장애가 있는 늑골의 움직임이 최대로 개선될 때까지 반복한다.
8. 치료사는 테크닉의 효율성을 확인하기 위해 늑골운동 및 기능장애 갈비뼈의 기타 관련 진단요소를 재평가한다.

늑골 부위 Costal Region

1번, 2번 늑골 흡기기능장애
Rib 1, Rib 2 Inhalation Dysfunction

바로누운자세, 등척성수축 후 이완
Supine, Post-Isometric Relaxation

예: 우측 1번 갈비 흡기
Ex: Right Rib 1 Inhaled

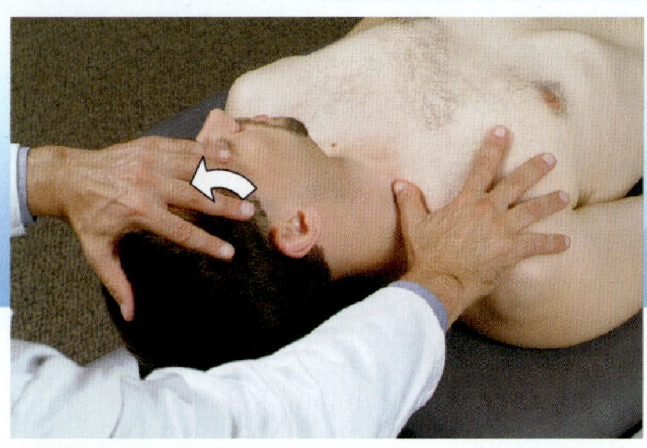

그림 10.69 1~3단계, 회전 및 신장장벽

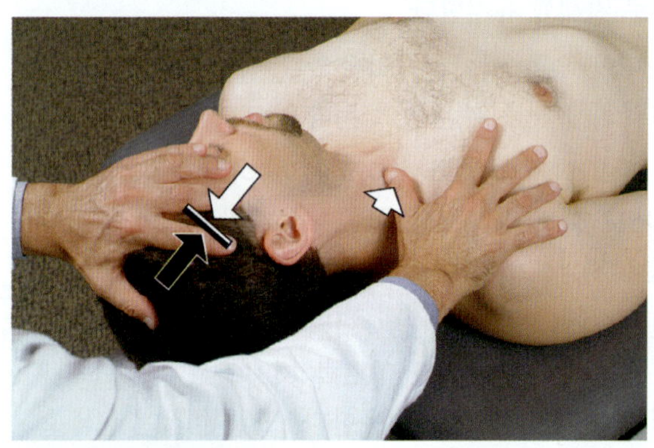

그림 10.70 4단계, 등척성수축

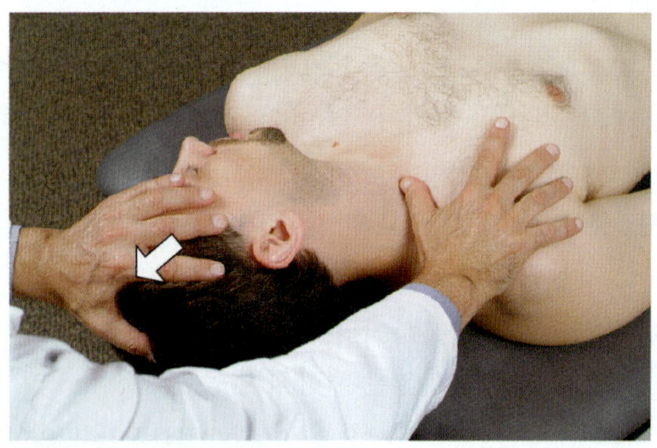

그림 10.71 6단계, 신장장벽

1. 환자는 바로 눕고 치료사는 치료대 머리쪽에 앉는다.
2. 치료사의 우측 엄지손가락을 기능장애가 있는 늑골의 전내측면 위에 놓는다.
3. 치료사의 왼손은 환자의 머리를 제어하고 제한장벽의 가장자리까지 좌측(흰색 화살표, 그림 10.69)으로 30~45도 회전시킨다.
4. 치료사는 환자에게 머리를 오른쪽 앞으로 들어올리도록 지시하며(검은색 화살표, 그림 10.70) 동일한 대항력(긴 흰색 화살표)을 적용한다. 우측 엄지손가락(짧은 흰색 화살표)은 동시에 기능장애가 있는 갈비뼈의 흡입 움직임에 저항한다.
5. 이 등척성수축을 3~5초 동안 유지한 다음, 환자에게 "그만"하고 "이완"하게 한다.
6. 완전히 이완을 시키면, 치료사의 왼손은 새로운 제한장벽에 도달할 때까지 환자의 머리를 최소로 신장시킨다(흰색 화살표, 그림 10.71).
7. 기능장애 갈비뼈의 움직임이 최대로 개선될 때까지 4~6단계를 3~5회 반복한다.
8. 치료사는 테크닉의 효율성을 결정하기 위해 늑골운동 및 기능장애 갈비뼈의 기타 관련 진단요소를 재평가한다.

늑골 부위 Costal Region

2번~6번 늑골 흡기기능장애
Rib 2–Rib 6 Inhalation Dysfunctions

호흡보조
Respiratory Assist

예: 우측 3번 늑골흡기
Ex: Right Rib 3 Inhaled

1. 환자는 바로 눕고, 치료사는 굽힌 우측 무릎을 기능장애가 있는 늑골 높이에 있는 환자의 오른쪽 흉부상부 아래에 놓는다.
2. 환자의 상체를 갈비뼈의 긴장이 풀릴 때까지 기능장애가 있는 쪽(우측) 옆으로 구부린다.
3. 치료사의 우측 엄지손가락과 집게손가락으로 형성된 지간(web)은 상부표면의 기능장애 갈비뼈 위 늑간공간에 위치한다(그림 10.72).
4. 환자는 깊게 숨을 들이쉬고 내쉰다.
5. 호기 동안 치료사의 오른손은 기능장애가 있는 늑골의 호기동작(흰색 화살표, 그림 10.73)을 크게 한다.
6. 환자는 다시 숨을 들이마신다(검은색 화살표, 그림 10.74). 치료사의 오른손이 기능장애가 있는 늑골의 흡기동작에 저항(흰색 화살표)한다.
7. 환자가 숨을 내쉬면, 치료사는 기능장애가 있는 늑골의 숨을 내쉬는 동작(흰색 화살표, 그림 10.75)을 크게 한다.
8. 6단계와 7단계를 5~7회 반복하거나, 기능장애가 있는 늑골의 움직임이 최대로 개선될 때까지 반복한다.
9. 치료사는 테크닉의 효율성을 확인하기 위해 늑골운동 및 기능장애 갈비뼈의 기타 관련 진단요소를 재평가한다.

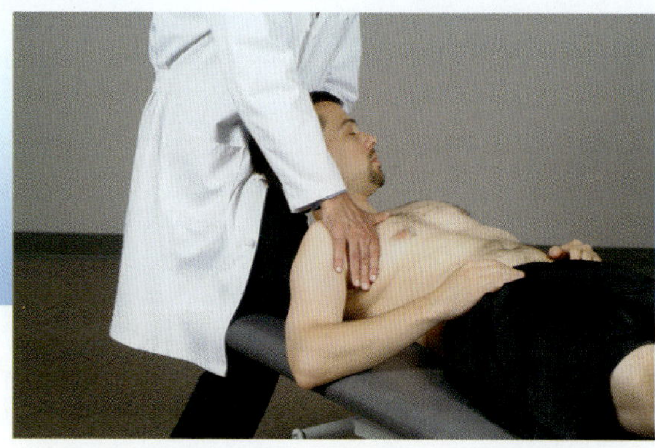
그림 10.72 1~3단계

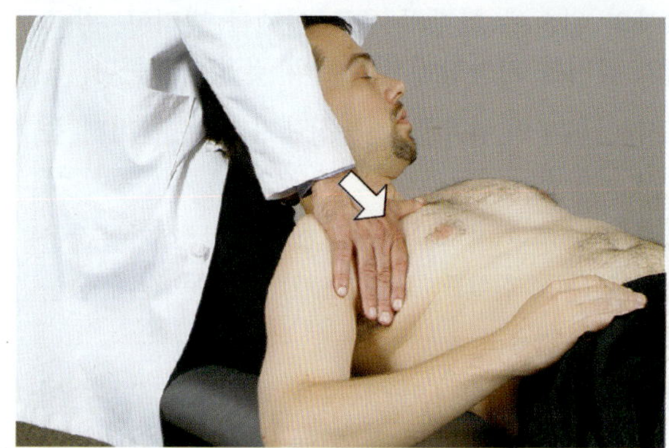
그림 10.73 5단계, 크게 숨을 내쉰다.

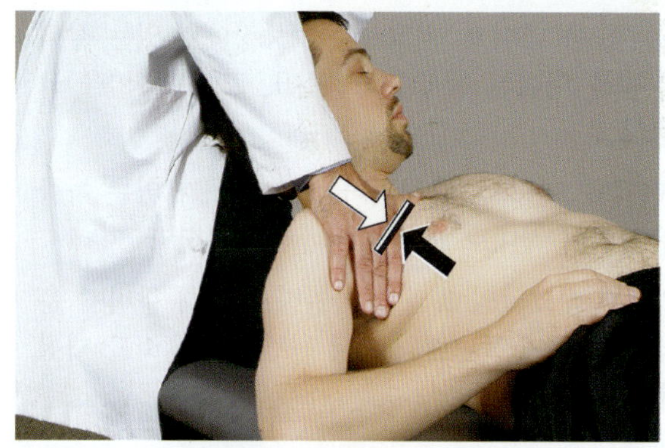
그림 10.74 6단계, 흡기에 저항한다.

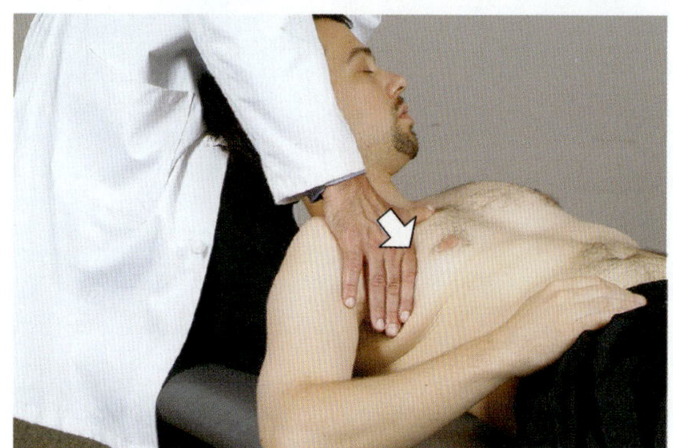
그림 10.75 7단계, 숨을 크게 내쉰다.

늑골 부위 Costal Region

7번~10번 늑골 흡기기능장애
Rib7-Rib10 Inhalation Dysfunctions

호흡보조, 양동이 손잡이 힘
Respiratory Assist, Bucket Handle Emphasis

예: 우측 9번 늑골흡기
Ex: Right Rib 9 Inhaled

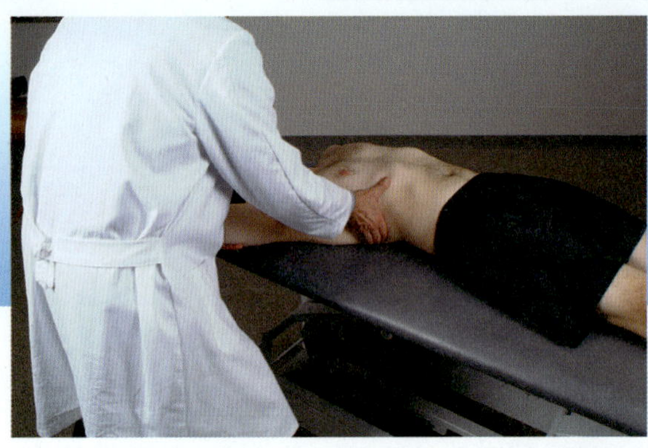
그림 10.76 1~3단계

1. 환자는 바로 눕고, 치료사는 기능장애가 있는 늑골 옆에 선다.
2. 치료사의 왼손은 환자의 우측 어깨를 벌리고, 우측 엄지와 검지를 기능장애 갈비뼈의 윗면에 놓는다.
3. 치료사는 환자의 흉추를 기능장애가 있는 갈비뼈 높이까지 구부린다(그림 10.76).
4. 치료사의 오른손이 기능장애 갈비뼈의 호기동작을 크게 하면(흰색 화살표, 그림 10.77) 환자는 깊게 숨을 들이쉬고 내쉰다.
5. 흡기시(검은색 화살표, 그림 10.78) 치료사의 오른손이 기능장애가 있는 늑골의 흡기 동작에 저항한다(흰색 화살표).
6. 환자는 숨을 내쉬고, 치료사는 기능장애가 있는 갈비뼈의 숨을 내쉬는 동작(흰색 화살표, 그림 10.79)을 크게 한다.
7. 5~6단계를 5~7회 반복하거나, 기능장애가 있는 늑골의 움직임이 최대로 개선될 때까지 반복한다.
8. 치료사는 테크닉의 효과를 확인하기 위해 갈비뼈 운동 및 기능장애 갈비뼈의 기타 관련 진단요소를 재평가한다.

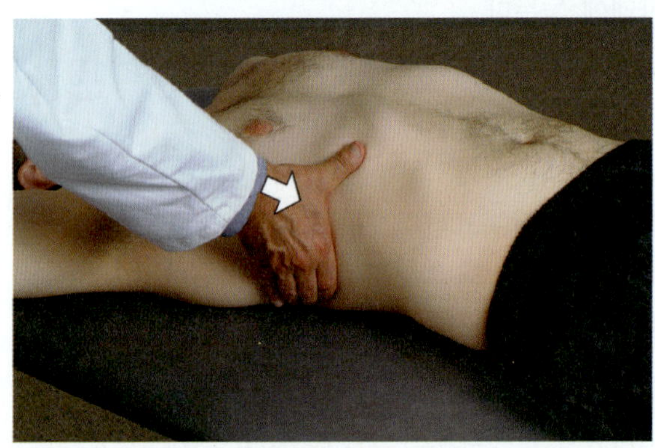
그림 10.77 4단계, 크게 숨을 내쉰다.

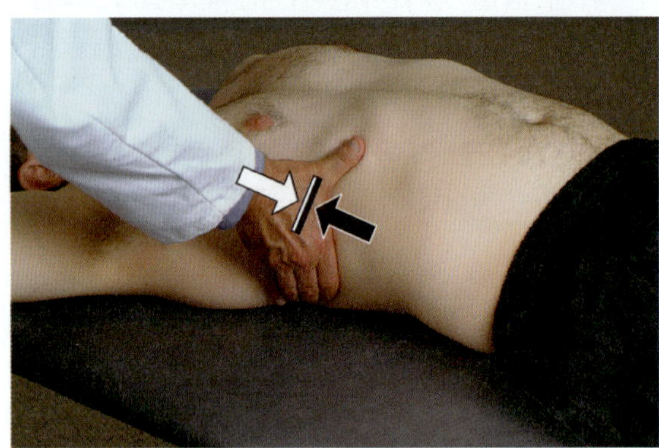
그림 10.78 5단계, 흡기에 저항한다.

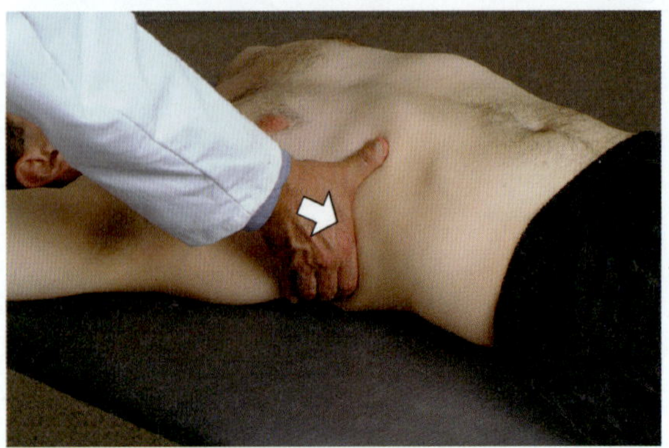
그림 10.79 6단계, 크게 숨을 내쉰다.

늑골 부위 Costal Region

11번, 12번 늑골 흡기기능장애
Rib11, Rib12 Inhalation Dysfunctions

호흡보조, 캘리퍼 힘
Respiratory Assist, Caliper Emphasis

예: 우측 12번 늑골흡기
Ex: Right Rib12 Inhaled

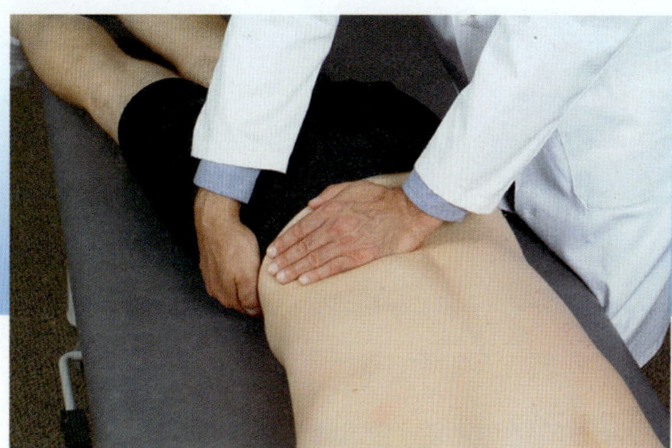

그림 10.80 1~3단계

1. 환자는 엎드려 눕고, 치료사는 치료대 좌측에 서서 환자의 다리를 우측으로 15~20도 각도로 놓고 요방형근의 긴장을 풀어준다.
2. 치료사는 왼쪽 손두덩융기(hypothenar eminence)를 기능장애가 있는 늑골의 내측 아래에 위치시키고, 부드럽게 지속적으로 측면 및 머리쪽으로 견인한다.
3. 치료사는 골반을 안정시키기 위해 환자의 우측 전상장골극(right anterior superior iliac spine)을 오른손으로 잡을 수 있다(그림 10.80).
4. 환자는 깊게 숨을 들이쉬고 내쉰다.
5. 호기 동안 치료사의 왼손은 머리 옆쪽 견인력을 발휘하여 기능장애가 있는 갈비뼈의 호기 동작을 크게 한다(흰색 화살표, 그림 10.81).
6. 흡기시(검은색 화살표, 그림 10.82) 치료사의 오른손이 기능장애가 있는 늑골의 흡기동작에 저항한다(흰색 화살표).
7. 그다음 환자는 숨을 내쉬고, 치료사는 기능장애가 있는 늑골의 숨을 내쉬는 동작(흰색 화살표, 그림 10.83)을 강하게 한다.
8. 6단계와 7단계를 5~7회 반복하거나, 기능장애가 있는 늑골의 움직임이 최대로 개선될 때까지 반복한다.
9. 치료사는 테크닉의 효과성을 결정하기 위해, 늑골운동 및 기능장애 갈비뼈의 기타 관련 진단요소를 재평가한다.

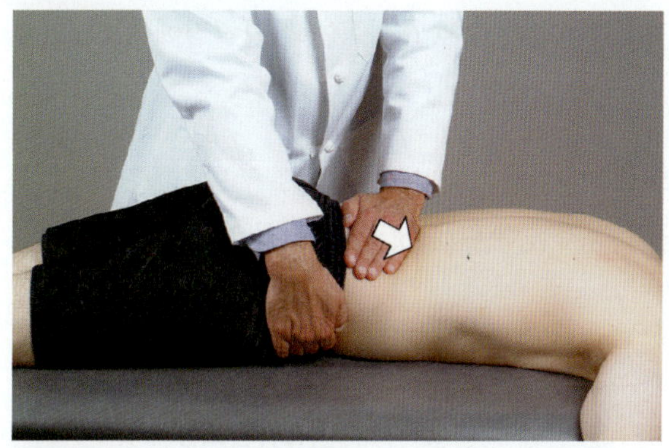

그림 10.81 5단계, 강하게 숨을 내쉰다.

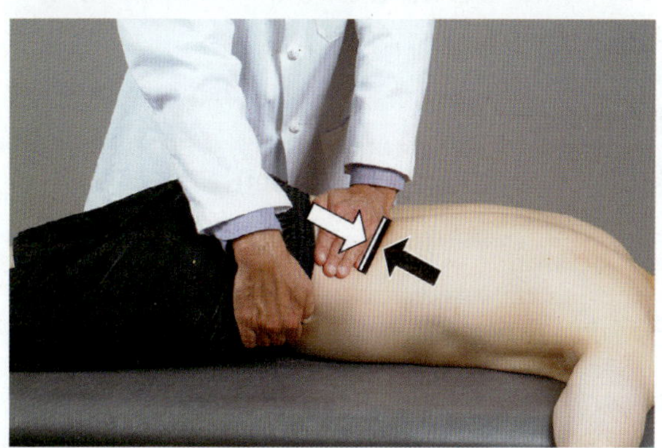

그림 10.82 6단계, 흡기에 저항한다.

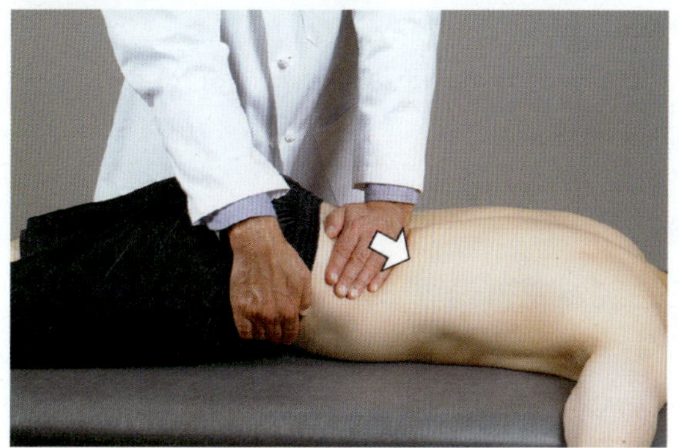

그림 10.83 7단계, 강하게 숨을 내쉰다.

늑골 부위 Costal Region

사각근 해부학
Anatomy of the Scalene Muscles

전사각근(목갈비근) Anterior Scalene Muscle

기시(이는 점) Origin

전사각근의 기시점은 C3–C6 횡돌기의 앞결절에 있다(그림 10.84).

정지(닿는 점) Insertion

전사각근의 정지점 부위는 첫 번째 늑골의 상면인 사각근결절이다.

동작 Action

전사각근은 첫 번째 늑골을 들어올린다(흡기); 편측성 수축 굴곡, 옆굽힘, 같은 방향으로 회전; 양측 수축은 목을 구부린다.

신경지배 Innervation

경추신경(C4–C6)의 전가지(anterior rami)는 전사각근을 지배한다.

중사각근 Middle Scalene Muscle

기시 Origin

중사각근의 기시점은 C2–C7의 횡돌기의 후결절에 있다.

정지 Insertion

중사각근근의 정지점은 쇄골하동맥 고랑의 뒤쪽인 첫 번째 늑골의 상면에 있다.

동작 Action

중사각근은 강제 흡기 중에 첫번째 갈비뼈를 들어올린다. 편측성 수축 굴곡, 옆굽음, 목을 같은 방향으로 회전; 양측 수축은 목을 굽힌다.

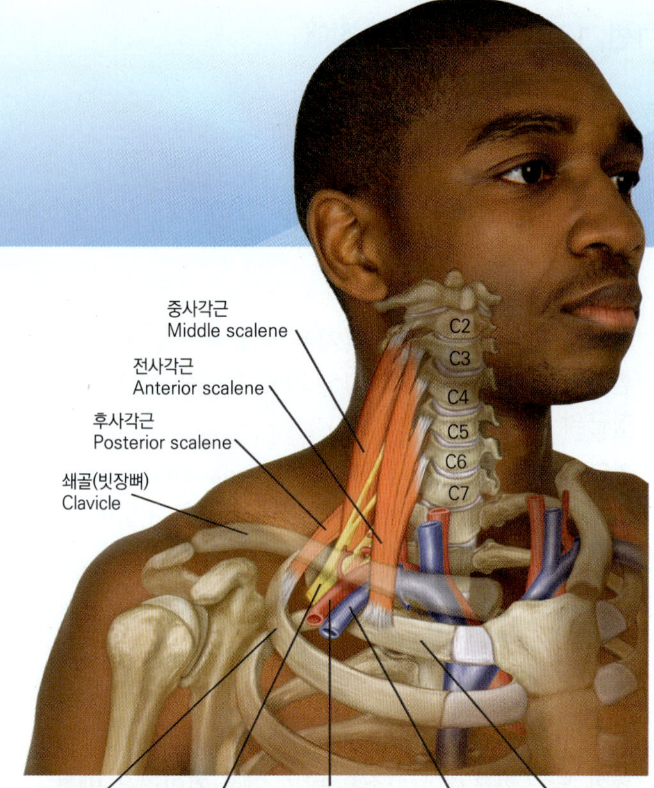

그림 10.84 사각근(목갈비근)과 흉곽출구 해부학(anatomy of the scalenes and thoracic outlet)

신경지배 Innervation

경추신경 C3–C8의 전가지가 중사각근을 지배한다.

후방사각근 Posterior Scalene Muscle

기시 Origin

후사각근의 기시점은 C5–C7의 횡돌기의 후결절에 있다.

정지 Insertion

후사각근의 정지점은 2번 늑골의 외측면에 있다.

동작 Action

후사각근은 강제 흡기 중에 두 번째 늑골을 들어올린다. 편측성 수축 굴곡, 측면굽힘, 목을 같은 방향으로 회전.

신경지배 Innervation

경추신경(C6–C8)의 전가지(anterior rami)는 후사각근을 지배한다.

늑골 부위 Costal Region

1번, 2번 늑골 호기기능장애
Rib1, Rib2 Exhalation Dysfunctions

사각근 수축 늑골가동
Scalene(s) Contraction Mobilizes Rib

예: 우측 1번 늑골호기
Ex: Right Rib 1 Exhaled

1. 환자는 반듯하게 눕고, 치료사는 환자의 좌측에 선다.
2. 환자의 머리를 좌측으로 약 30도 회전시킨다.
3. 환자의 우측 손목(등쪽 표면)을 이마에 댄다(그림 10.85).
4. 치료사는 왼손을 뻗어 환자의 기능장애가 있는 우측 늑골의 상각을 잡고, 늑골척추(costovertebral, 갈비척추) 및 늑골횡돌기(costotransverse, 갈비가로돌기)관절에서 갈비뼈를 분리하기 위해 꼬리 및 측면 견인력을 사용한다(흰색 화살표, 그림 10.86).
5. 치료사는 환자의 좌측회전된 머리를 유지시킨채, 머리와 목을 구부리도록 지시하고(검은색 화살표, 그림 10.87) 치료사의 오른손으로 확실한 대항력(흰색 화살표)을 가한다. 환자는 테크닉의 효과를 높이기 위해 수축하는 동안 숨을 천천히 흡입하도록 한다.
6. 이 등척성수축을 3~5초 동안 유지한 다음, 환자에게 "그만"하고 "이완"하게 한다.
7. 환자가 완전히 이완되면, 치료사의 왼손은 기능장애가 있는 늑골의 증가된 꼬리쪽 측면 견인력을 가한다(흰색 화살표, 그림 10.88).
8. 5~7단계를 5~7회 반복하거나 기능장애가 있는 늑골의 움직임이 최대로 개선될 때까지 반복한다.
9. 치료사는 테크닉의 효율성을 결정하기 위해 늑골 운동 및 기능장애 갈비뼈의 기타 관련 진단요소를 재평가한다.

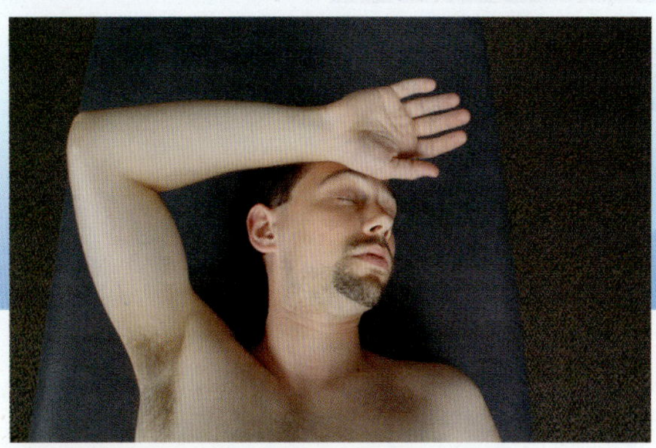

그림 10.85 1~3단계

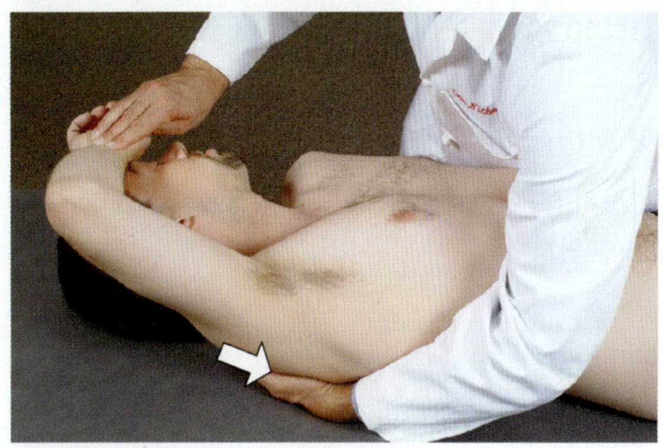

그림 10.86 4단계

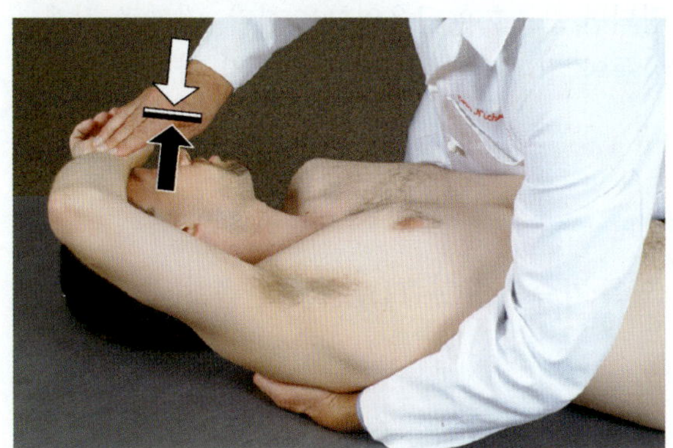

그림 10.87 5단계, 등척성수축

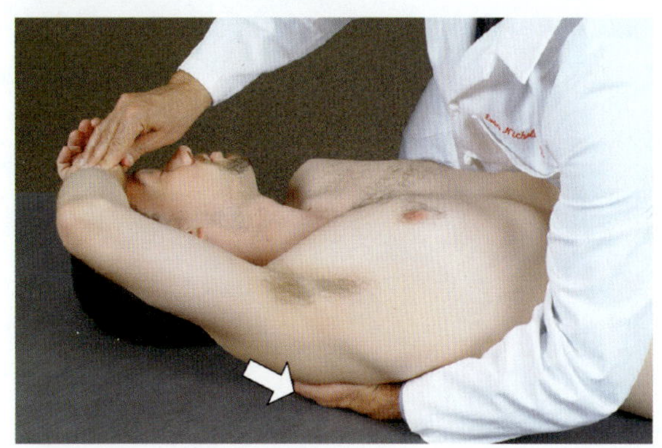

그림 10.88 7단계

늑골 부위 Costal Region

소흉근(작은가슴근)
Pectoralis Minor Muscle

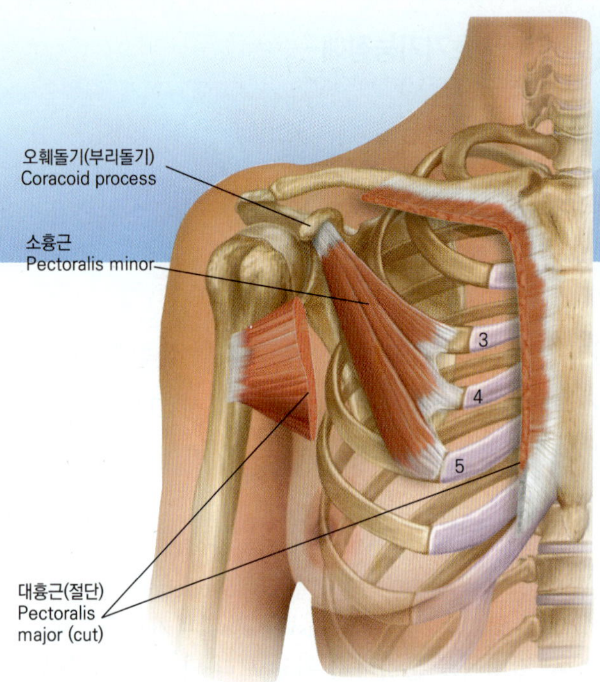

그림 10.89 소흉근(pectoralis minor muscle)

기시 Origin

소흉근의 기시점은 3번, 4번, 5번 갈비뼈의 앞쪽 윗면에 있다(그림 10.89).

정지 Insertion

소흉근의 정지점은 견갑골의 오훼돌기(coracoid process of scapula)에 있다.

동작 Action

소흉근은 견갑골을 흉벽(늑골우리)에 대해 전방 및 하방으로 끌어당김으로써 견갑골을 안정화시킨다. 견갑골이 고정되면 보조호흡 근육역할을 한다. 강제로 깊게 흡입하는 동안 갈비뼈를 들어올리고 흉강 확장에 도움을 준다.

신경지배 Innervation

내측 및 외측 가슴신경(C5–T1)은 소흉근을 지배한다.

늑골 부위 Costal Region

3번~5번 늑골 호기기능장애
Rib 3-Rib 5 Exhalation Dysfunctions

소흉근 수축 늑골가동
Pectoralis Minor Contraction Mobilizes Rib

예: 우측 3번 늑골호기
Ex: Right Rib 3 Exhaled

1. 환자는 반듯하게 눕고, 치료사는 치료대 좌측에 선다.
2. 환자는 우측 팔을 들어 손을 머리위에 얹는다(그림 10.90).
3. 치료사는 왼손을 뻗어 환자의 우측 아래에 놓고, 기능장애가 있는 늑골의 상각을 잡아 늑골척추 및 늑골횡관절에서 갈비뼈를 분리하기 위해 측면 꼬리쪽을 견인한다.
4. 치료사의 오른손은 환자의 우측 팔꿈치 앞쪽에 놓는다(그림 10.91).
5. 치료사는 환자에게 치료사의 오른손(검은색 화살표, 그림 10.92)쪽으로 팔꿈치를 밀어내도록 지시한다. 완전한 대항력(흰색 화살표)을 적용한다. 환자는 테크닉의 효과를 높이기 위해 수축하는 동안 천천히 숨을 흡입한다.
6. 이 등척성수축을 3~5초 동안 유지한 다음, 환자에게 "그만"하고 "이완"하게 한다.
7. 환자가 완전히 이완되면, 치료사의 왼손은 기능장애가 있는 늑골(흰색 화살표, 그림 10.93)의 꼬리쪽 부분과 측면 견인력을 증가시킨다.
8. 5~7단계를 5~7회 반복하거나 기능장애가 있는 늑골의 움직임이 최대로 개선될 때까지 반복한다.
9. 치료사는 테크닉의 효율성을 결정하기 위해 늑골운동 및 기능장애 갈비뼈의 기타 관련 진단요소들을 재평가한다.

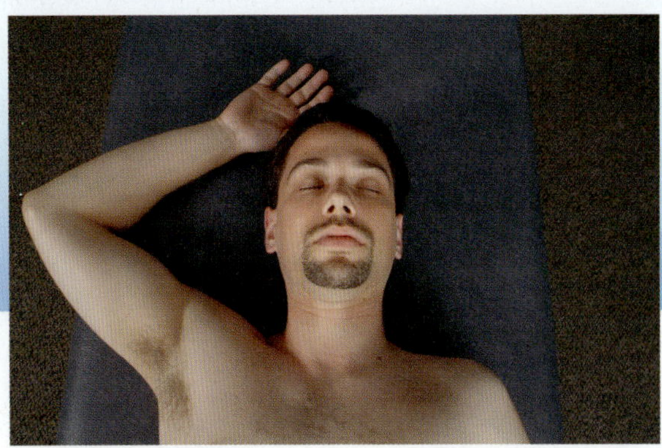

그림 10.90 1단계와 2단계

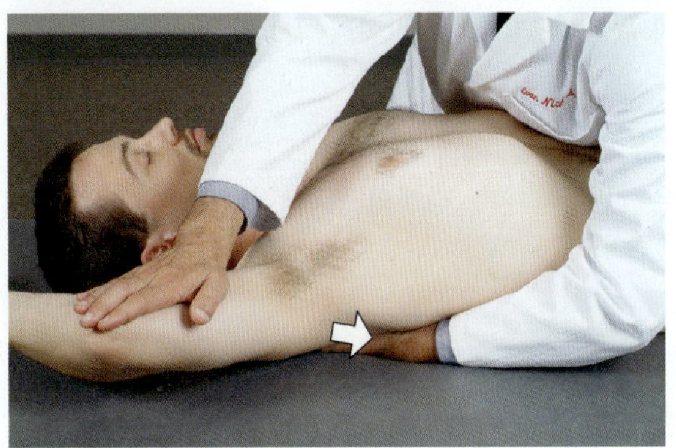

그림 10.91 3단계와 4단계

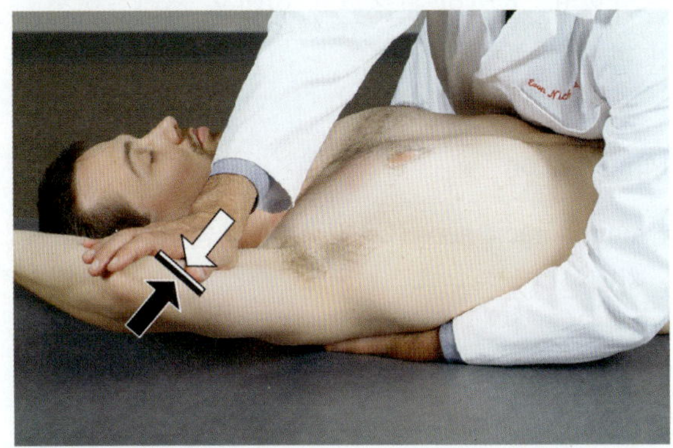

그림 10.92 5단계, 등척성수축

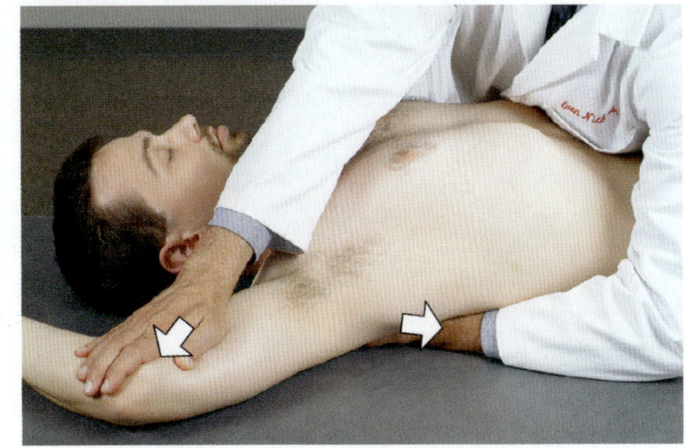

그림 10.93 7단계

늑골 부위 Costal Region

전거근(작은가슴근)
Serratus Anterior Muscle

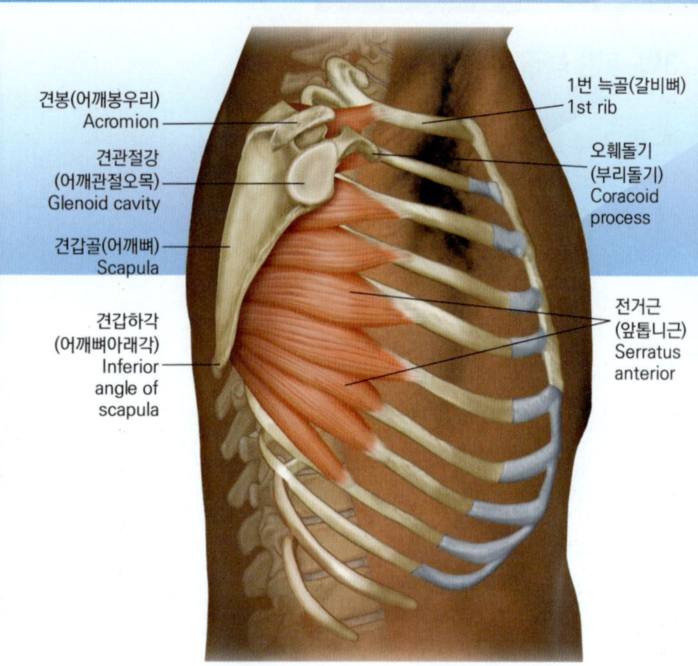

그림 10.94 전거근(serratus anteior muscle)

기시 Origin

전거근(serratus anterior muscle, 앞톱니근)은 1번~9번 갈비뼈의 위쪽 측면에서 시작한다(그림 10.94).

정지 Insertion

전거근은 견갑골 내측 경계의 앞쪽 전체를 따라 붙어 있다.

동작 Action

전거근은 견갑골을 측면으로 당겨 어깨 안쪽면의 견갑골을 안정화시킨다. 이것은 견갑골/어깨가 고정될 때 늑골을 들어올려, 흡기의 보조근육 역할을 한다. 위쪽이 올라간 팔을 아래로 내린다.

신경지배 Innervation

장흉신경[long thoracic nerve(C5–C7), 긴가슴신경]은 앞톱니근을 지배한다.

늑골 부위 Costal Region

6번~8번 늑골 호기기능장애
Rib 6-Rib 8 Exhalation Dysfunctions

전사각근 수축 늑골가동
Serratus Anterior Contraction Mobilizes Rib

예: 우측 6번 늑골호기
Ex: Right Rib 6 Exhaled

1. 환자는 바로 눕고, 치료사는 기능장애가 있는 늑골쪽 옆에 서거나 앉는다.
2. 환자는 우측 어깨를 90도 굽힌다. 치료사가 더 잘 제어하기 위해 팔꿈치를 구부릴 수 있다.
3. 치료사는 왼손을 환자 어깨 아래쪽에 놓고, 기능장애가 있는 갈비뼈의 상각을 잡아 늑골척추(costovertebral) 및 횡늑골(costotransverse)관절에서 갈비뼈를 분리하기 위해 꼬리쪽 측면 견인력을 가한다(흰색 화살표, 그림 10.95).
4. 치료사는 환자에게 팔꿈치를 천장 쪽으로 밀도록(견갑골 늘림)지시한다(검은색 화살표, 그림 10.96). 치료사는 강한 대항력(흰색 화살표)을 적용한다. 환자는 테크닉의 효과를 높이기 위해 수축하는 동안 천천히 숨을 들이마신다.
5. 이 등척성수축을 3~5초 동안 유지한 다음, 환자에게 "그만"하고 "이완"하게 한다.
6. 일단 환자가 완전히 이완되면, 치료사의 왼손은 기능장애가 있는 늑골의 꼬리쪽 측면에 견인력(흰색 화살표, 그림 10.97)을 증가시킨다.
7. 4~6단계를 5~7회 반복하거나 기능장애가 있는 늑골의 움직임이 최대로 개선될 때까지 반복한다.
8. 치료사는 테크닉의 효율성을 결정하기 위해 늑골운동 및 기능장애 갈비뼈의 기타 관련 진단요소를 재평가한다.

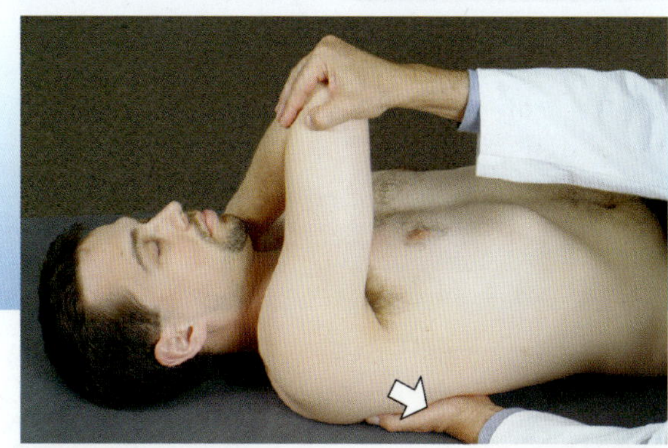
그림 10.95 1~3단계

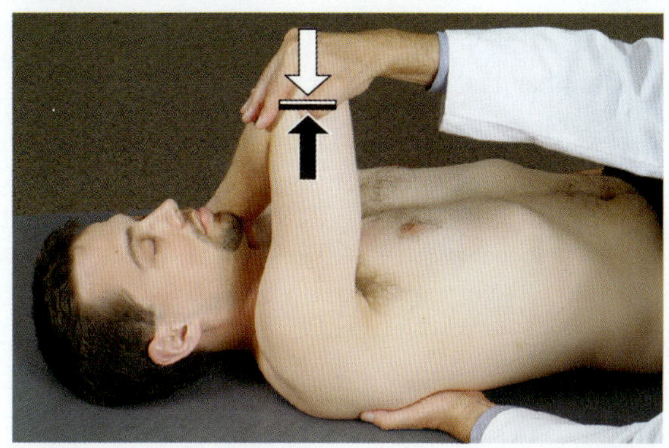
그림 10.96 4단계, 등척성수축

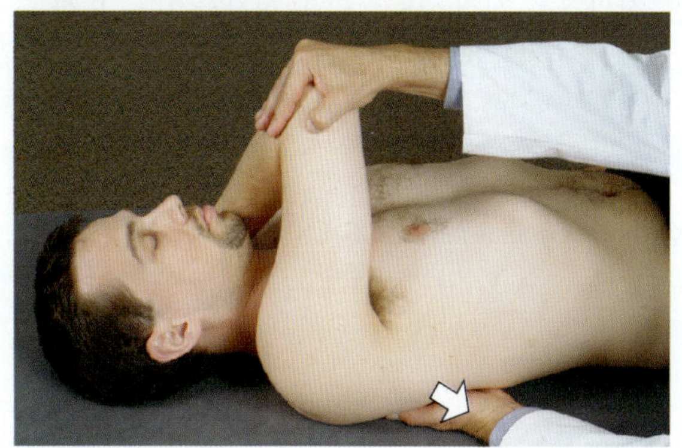
그림 10.97 6단계

늑골 부위 Costal Region

광배근
Latissimus Dorsi Muscle

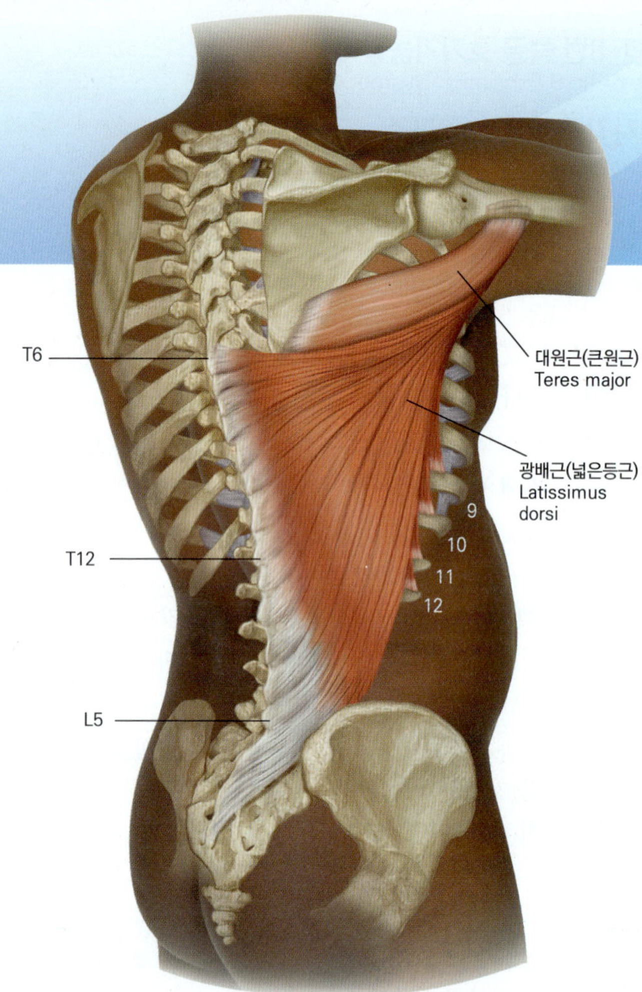

그림 10.98 광배근(latissimus dorsi muscle)

기시 Origin

광배근(latissimus dorsi muscle, 넓은등근)의 기시점은 T7–T12의 극돌기, 모든 요추 및 천골의 극돌기의 흉요근막(thoracolumbar fascia), 견갑골의 하각, 9번~12번 갈비뼈 및 장골의 후방 1/3에 있다(그림 10.98).

정지 Insertion

광배근의 부착점은 대흉근과 대원근 사이의 상완골의 결절간 고랑/홈에 있다.

동작 Action

광배근은 상완골을 신전, 내전 및 내회전시킨다. 또한 호흡(호기, "기침근육")을 돕는다.

신경지배 Innervation

흉배신경(thoracodorsal nerve, C6–C8)은 광배근을 지배한다.

늑골 부위 Costal Region

9번, 10번 늑골 호기기능장애
Rib 9, Rib10 Exhalation Dysfunctions

광배근 수축 늑골가동
Latissimus Dorsi Contraction Mobilizes Rib

예: 우측 10번 늑골호기
Ex: Right Rib 10 Exhaled

1. 환자는 바로 눕고 치료사는 기능장애가 있는 늑골 옆쪽에 서거나 앉는다.
2. 치료사의 왼손은 환자의 우측 어깨를 90도 벌리고, 오른손은 환자 등 아래로 뻗어 기능장애가 있는 갈비뼈의 위각을 잡고 갈비뼈와 늑골횡 관절에서 갈비뼈를 분리하기 위해 꼬리쪽 측면으로 견인한다.
3. 치료사의 왼쪽 측면 허벅지 또는 무릎을 환자의 우측 팔꿈치에 댄다(그림 10.99).
4. 치료사는 환자에게 오른쪽 팔을 치료사의 허벅지(검은색 화살표, 그림 10.100)에 밀어 넣도록 지시하고 치료사의 왼쪽 허벅지나 팔은 강한 대항력(흰색 화살표)을 가한다. 환자는 테크닉의 효과를 높이기 위해 수축하는 동안 천천히 숨을 들이마시도록 한다.
5. 이 등척성수축을 3~5초 동안 유지한 다음, 환자에게 "그만"하고 "이완"하게 한다.
6. 일단 환자가 완전히 이완되면, 치료사의 오른손은 기능장애가 있는 늑골의 꼬리쪽 측면에 견인력(흰색 화살표, 그림 10.101)을 증가시킨다.
7. 4~6단계를 5~7회 반복하거나 기능장애가 있는 늑골의 움직임이 최대로 개선될 때까지 반복한다.
8. 치료사는 테크닉의 효율성을 결정하기 위해 늑골운동 및 기능장애 갈비뼈의 기타 관련 진단요소를 재평가한다.

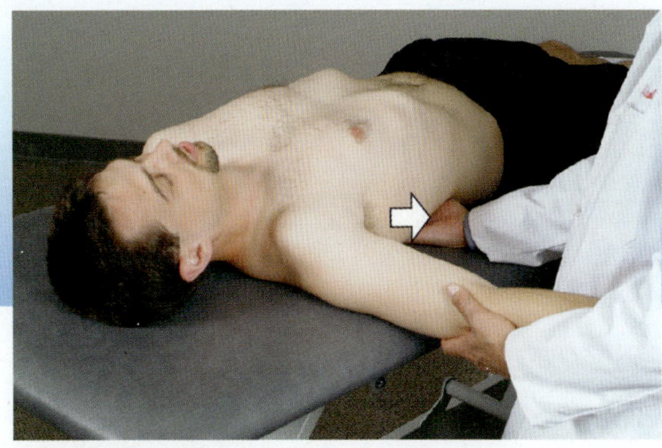
그림 10.99 3단계

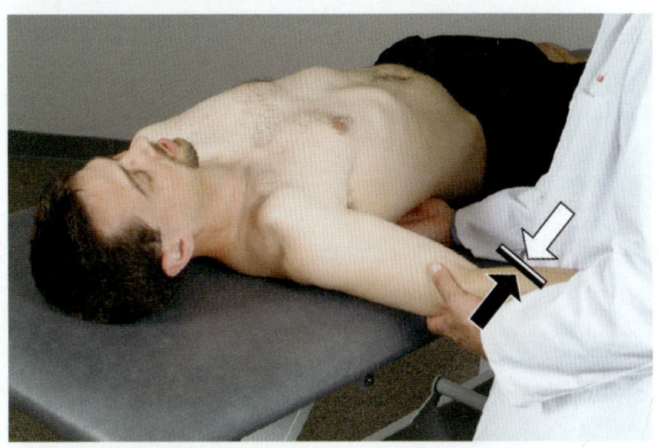
그림 10.100 4단계, 등척성수축

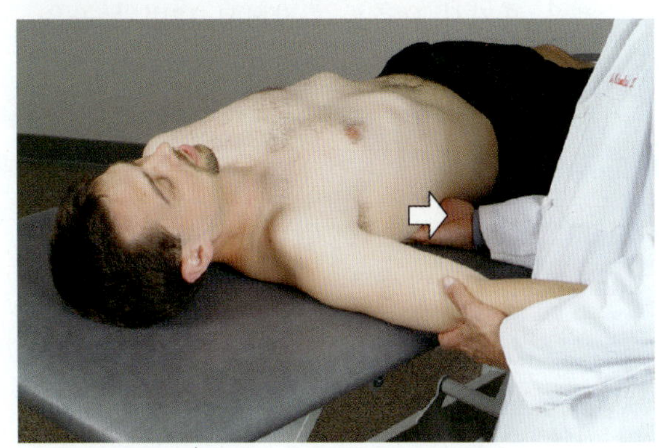
그림 10.101 6단계

늑골 부위 Costal Region

요방형근
Quadratus Lumborum Muscle

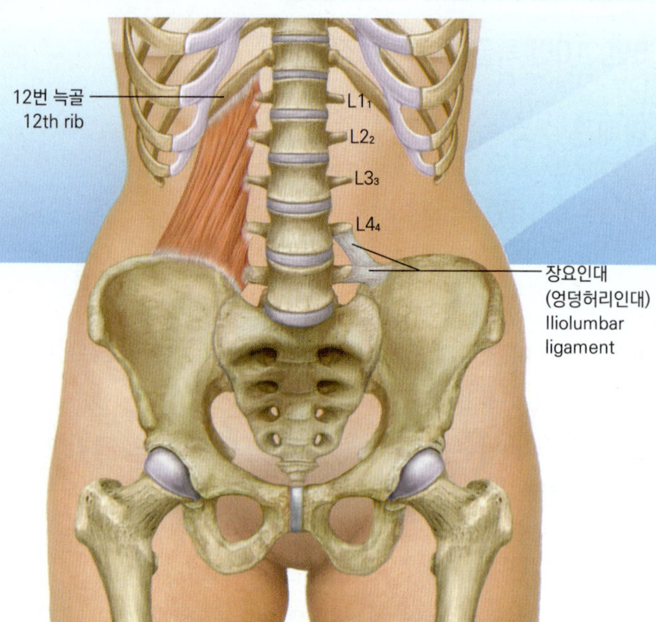

그림 10.102 전 요방형근(quadratus lumborum, anterior, 허리네모근 앞)

기시 Origin

요방형근(quadratus lumborum muscle, 허리네모근)의 기시점은 장골능(iliac crest)과 장요인대(iliolumbar ligament)이다(그림 10.102 및 10.103).

정지 Insertion

요방형근의 정지점 부위는 12번 늑골의 하부와 L1–L4의 가로돌기이다.

동작 Action

요방형근은 척추와 골반의 안정화와 움직임에 기여한다. 양측 수축은 흡기시 요추를 확장하고 12번 늑골을 고정한다. 편측수축은 몸통을 그 방향으로 구부린다.

신경지배 Innervation

늑골하신경(T12, subcostal nerve, 갈비밑신경)과 L1–L4의 전가지(ant. rami)가 요방형근을 지배한다.

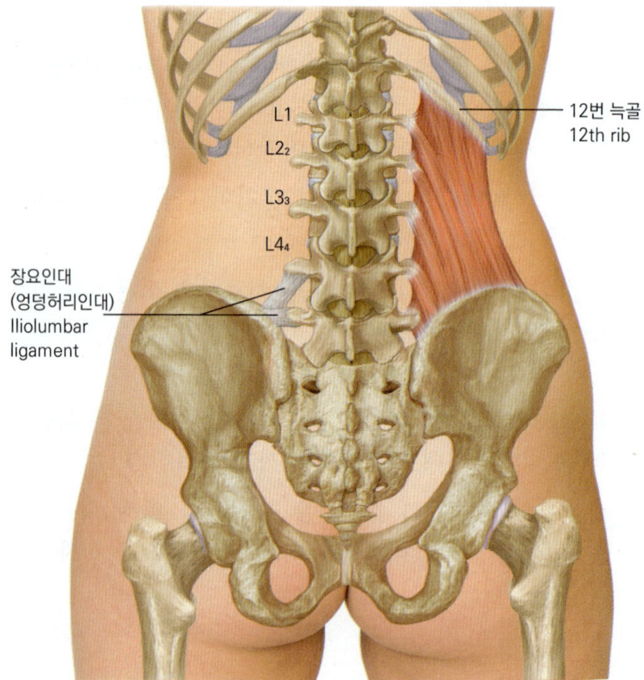

그림 10.103 후 요방형근(quadratus lumborum, posterior, 허리네모근 뒤)

늑골 부위 Costal Region

11번, 12번 늑골 호기기능장애
Rib11, Rib12 Exhalation Dysfunctions

요방형근 수축 늑골가동
Quadratus Lumborum Contraction Mobilizes Rib

예: 우측 12번 늑골호기
Ex: Right Rib 12 Exhaled

1. 환자는 엎드려 눕고, 치료사는 치료대 좌측에 서서 환자의 다리를 15~20도 정도 좌측에 두어 요방형근에 긴장을 준다.
2. 치료사의 좌측 흉상융기(hypothenar eminence)는 11번 늑골보다 아래쪽에 위치하며, 11번 늑골을 안정시키기 위해 머리쪽에 부드러운 압력을 가한다(흰색 화살표, 그림 10.104).
3. 치료사의 오른손은 환자의 우측 장골능을 잡고, 부드럽게 꼬리를 당김으로 요방형근에 추가적인 장력을 가한다(흰색 화살표, 그림 10.104).
4. 환자는 숨을 들이쉬고, 내쉬고, 깊게 들이쉰다.
5. 숨을 흡입하는 동안 치료사의 오른손이 강한 대항력(대항 흰색 화살표)을 적용할 때, 환자는 우측 장골능(iliac crest)을 우측 어깨 쪽으로 당기도록 환자에게 지시한다(검은색 화살표, 그림 10.105). 동시에, 치료사의 왼손은 11번 늑골 아랫면(좌측을 가리키는 흰색 화살표)을 위쪽, 머리방향으로 압력을 유지시킨다.
6. 이 등척성수축을 3~5초 동안 유지한 다음, 환자에게 "그만"하고 "이완"하게 한다.
7. 환자가 완전히 이완되면, 치료사의 오른손은 꼬리뼈쪽으로 부드럽게 잡아당겨 요방형근에 추가적인 긴장을 준다. 반면에 치료사의 왼손은 11번 늑골(흰색 화살표, 그림 10.106)의 아래쪽 측면에 머리쪽 압력을 유지해 준다.
8. 5~7단계를 5~7회 반복하거나 기능장애가 있는 늑골의 움직임이 최대로 개선될 때까지 반복한다.
9. 치료사는 테크닉의 효율성을 결정하기 위해, 늑골운동 및 기능장애 갈비뼈의 기타 관련 진단요소를 재평가한다.

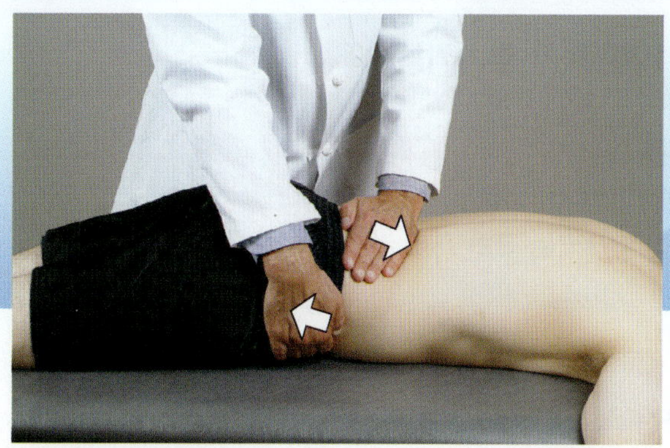

그림 10.104 1~3단계

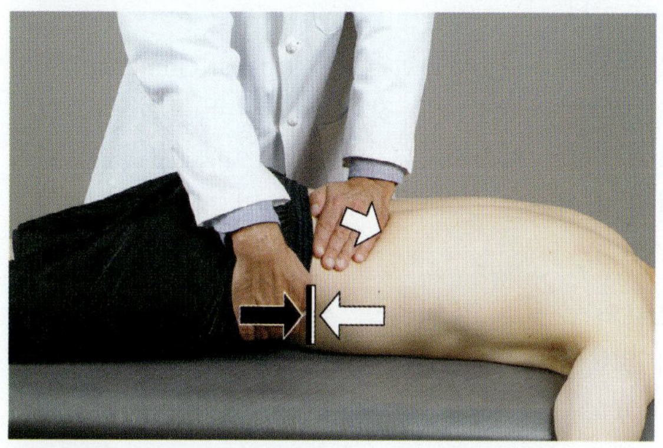

그림 10.105 5단계, 등척성수축

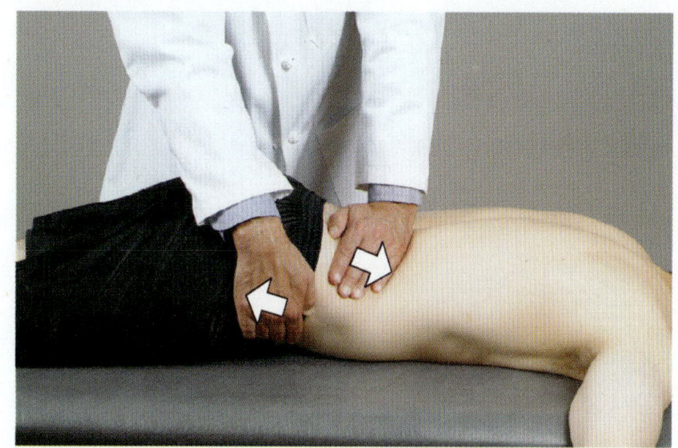

그림 10.106 7단계

늑골 부위 Costal Region

11번, 12번 늑골 호기기능장애
Rib11, Rib12 Exhalation Dysfunctions

호흡보조
Respiratory Assist

예: 우측 12번 늑골호기
Ex: Right Rib 12 Exhaled

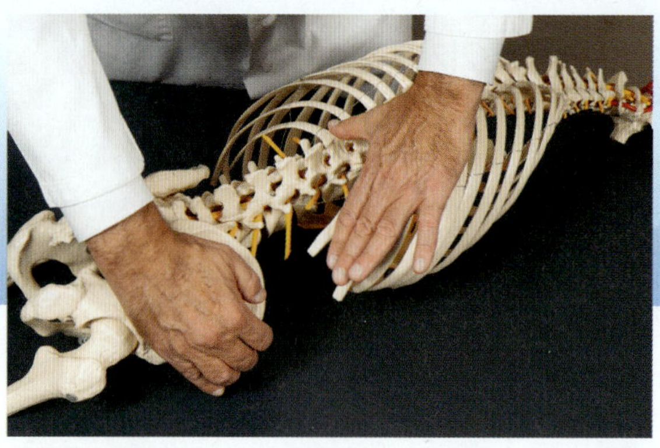

그림 10.107 1~3단계

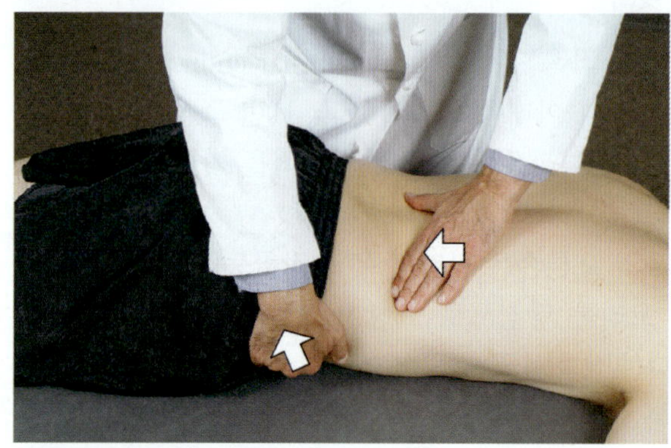

그림 10.108 1~3단계

1. 환자는 엎드려 눕고, 치료사는 치료대 좌측에 선다. 환자의 다리는 15~20도 정도 좌측에 두어 요방형근에 긴장을 준다.
2. 치료사는 좌측 손바닥 아래 융기(thenar eminence) 또는 집게손가락으로 기능장애가 있는 늑골의 위쪽과 측면에 두고, 지속적으로 부드럽게 미부(꼬리쪽) 및 측면에 견인력을 준다(그림 10.107 및 흰색 화살표, 그림 10.108).
3. 치료사의 오른손은 환자의 우측 ASIS를 잡고, 천천히 위쪽(ceiling)으로 들어올린다(흰색 화살표, 그림 10.108).
4. 환자는 숨을 들이쉬고, 내쉬고, 깊게 들이쉰다.

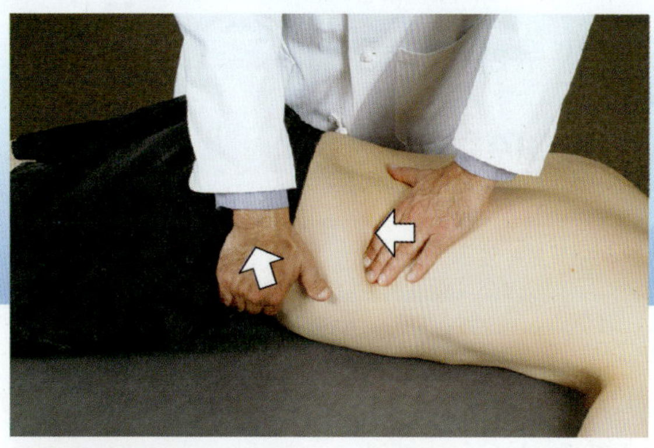
그림 10.109 5단계, 과흡입

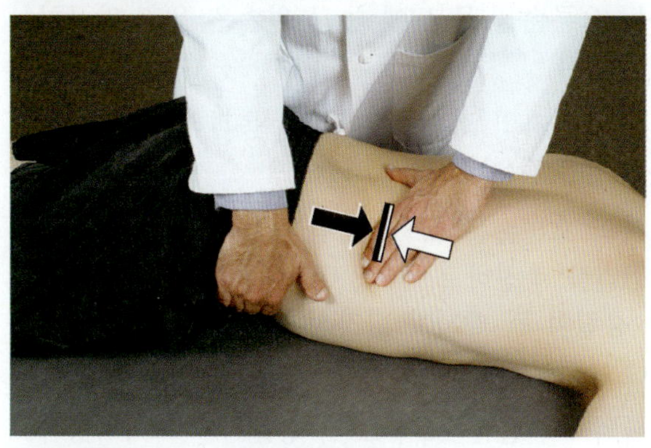
그림 10.110 6단계, 호기호흡에 저항한다.

5. 흡입하는 동안 치료사의 오른손은 환자의 우측 전상장골극을 위쪽으로 부드럽게 들어올리면서(위를 가리키는 흰색 화살표), 왼손은 내측 및 꼬리쪽 견인(좌측을 가리키는 흰색 화살표, 그림 10.109)을 통해 기능장애가 있는 늑골의 흡입동작을 강화시킨다.
6. 호기시 치료사의 왼손은 갈비뼈의 호기동작(검은색 화살표, 그림 10.110)에 저항(흰색 화살표)한다.
7. 5~6단계를 5~7회 반복하거나 기능장애가 있는 늑골의 움직임이 최대로 개선될 때까지 반복한다.
8. 치료사는 테크닉의 효율성을 확인하기 위해 늑골운동 및 기능장애 갈비뼈의 기타 관련 진단요소를 재평가한다.

요추 부위 Lumbar Region

L1-L5 "중립" 유형 I 기능장애
L1-L5 "Neutral" Type I Dysfunctions

앉은자세, 등척성수축 후 이완
Seated, Post-Isometric Relaxation

예: L2 NSLRR

1. 환자는 치료대 끝에 앉는다. 치료사는 회전의 기능장애 반대쪽에 선다.
2. 환자는 오른손을 목 뒤에 놓고 왼손은 우측 팔꿈치 위에 놓는다.
3. 치료사는 환자의 좌측 팔 아래를 통과하여, 환자의 우측 위팔을 잡는다(그림 10.111).
4. 치료사의 오른손은 L2와 L3의 극돌기 또는 L2-L3 사이공간을 촉진하고, 좌측 팔과 손을 구부려 L2가 L3가 중립이 될 때까지 환자의 몸통을 회전 신장시킨다(흰색 화살표, 그림 10.112).
5. 치료사의 오른손은 L2와 L3의 횡돌기를 모니터링하면서 좌측 팔과 손은 환자의 몸통 우측 굽힘의 가장자리(흰색 화살표, 그림 10.113)에 위치시킨 다음 좌측 회전장벽에 위치시키면서 측면굽힘과 회전을 국소화한다(흰색 화살표, 그림 10.114).

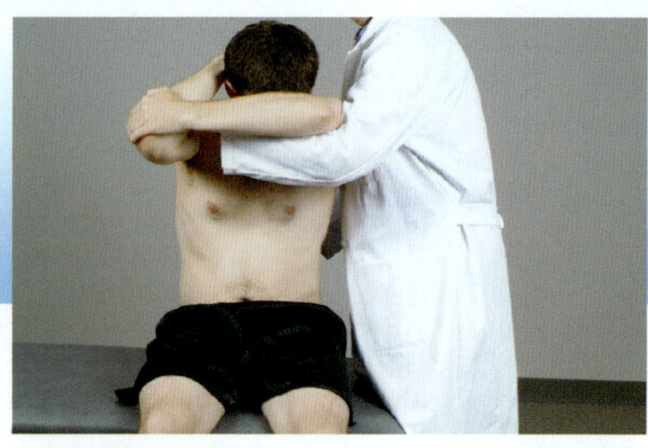
그림 10.111 1~3단계

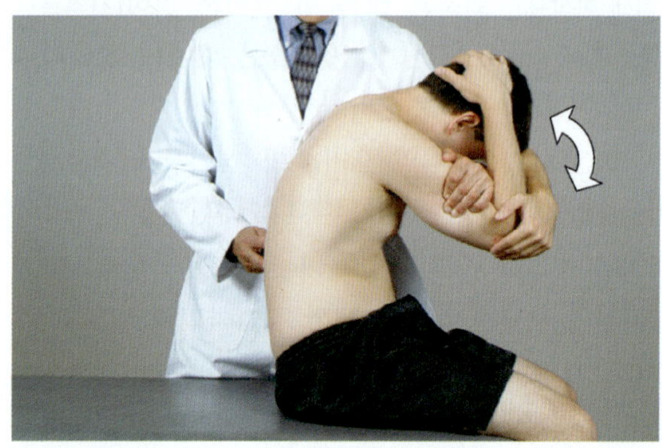
그림 10.112 4단계, L2-L3 중립

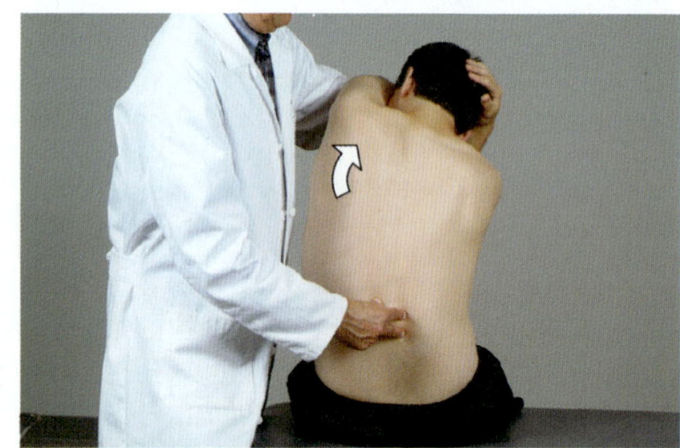
그림 10.113 5단계, 우측 굽힘장벽

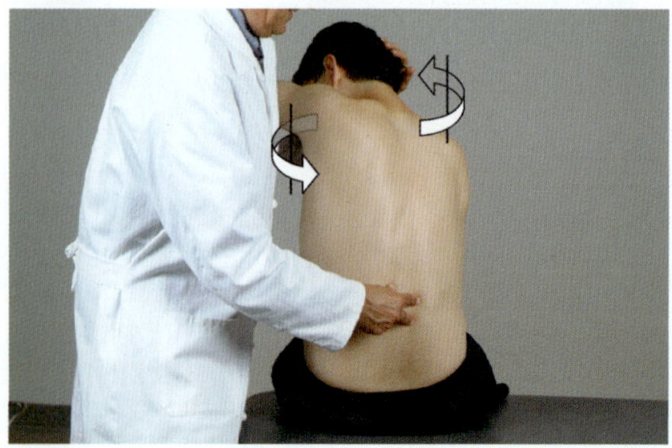
그림 10.114 5단계, 좌측 회전장벽

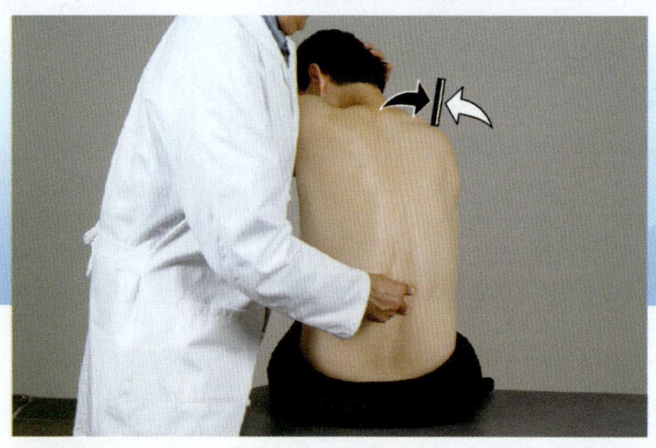
그림 10.115 6단계, 등척성수축

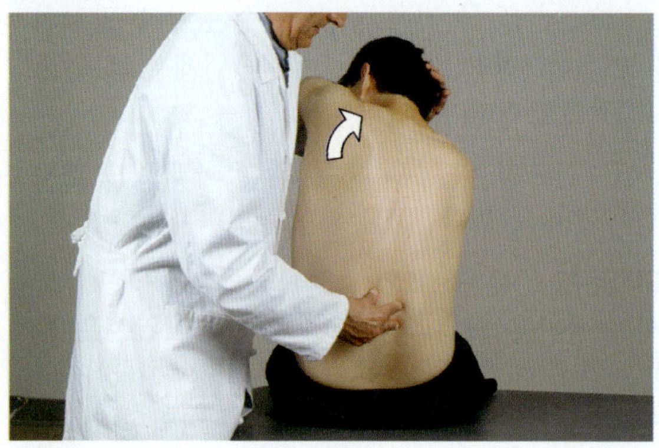
그림 10.116 8단계, 우측 굽힘장벽

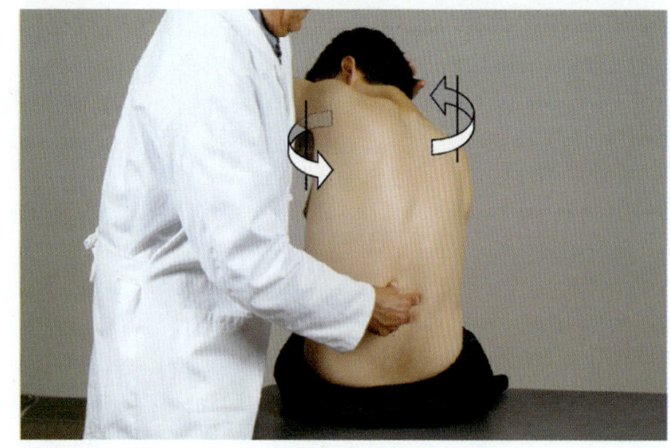
그림 10.117 8단계, 좌측 회전장벽

6. 치료사는 환자에게 우측 어깨를 다시 우측으로 돌리거나 당기라고 지시하고(검은색 화살표, 그림 10.115), 치료사의 왼손으로 단단한 대항력(흰색 화살표)을 가한다. 환자의 수축력은 치료사가 모니터링하고 있는 분절수준에서 촉지되는 근수축을 일으키는 데 필요한 최소량이다.
7. 이 등척성수축을 3~5초 동안 유지한 다음, 환자에게 "그만"하고 "이완"하게 한다.
8. 환자가 완전히 이완되면 치료사는 L2 중립을 유지하고, 환자를 우측 굽힘장벽(흰색 화살표, 그림 10.116) 및 좌측 회전장벽(흰색 화살표, 그림 10.117)의 가장자리로 재배치한다.
9. 6~8단계를 3~5회 반복하거나, 기능장애 분절의 움직임이 최대한 개선될 때까지 반복한다.
10. 치료사는 테크닉의 효율성을 결정하기 위해 기능장애 분절의 분절간 운동 및 기타 관련 진단요소를 재평가한다.

요추 부위 Lumbar Region

L1-L5 "중립" 유형 I 기능장애
L1-L5 "Neutral" Type I Dysfunctions

앉은자세, 등척성수축 후 이완
Seated, Post-Isometric Relaxation

예: L2 ESRRR

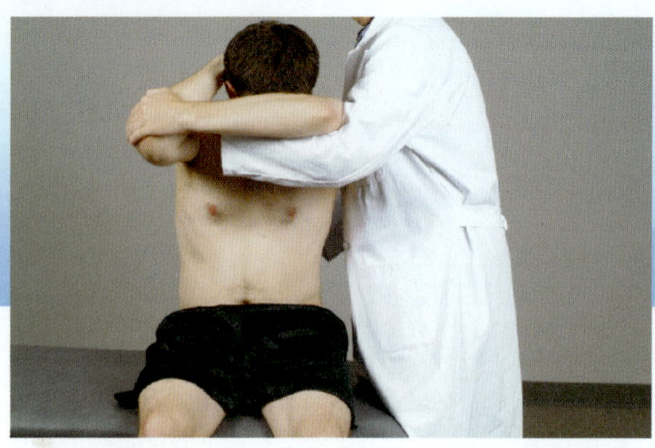
그림 10.118 1~3단계

1. 환자는 치료대에 앉고, 치료사는 환자의 좌측(기능장애의 회전된 자세측면 반대쪽)에 선다.
2. 환자는 오른손을 목 뒤에 놓고, 왼손은 우측 팔꿈치 위에 놓는다. (변형: 환자는 손을 목 뒤에 놓고 팔꿈치를 앞쪽으로 놓을 수 있다.)
3. 치료사는 환자의 왼팔 위 또는 왼팔 아래로 통과시켜, 환자의 우측 위팔을 잡는다(그림 10.118).
4. 치료사의 오른손은 L2와 L3의 극돌기 또는 L2-L3 사이 공간을 모니터링하고, 치료사의 왼손은 환자의 체간을 제한하고 있는 굴곡장벽의 가장자리에 배치하면서, 굴곡과 신전의 위치를 파악한다(그림 10.119).
5. 치료사의 오른손으로 L2 및 L3의 횡돌기를 모니터링하여 치료사의 왼손은 환자의 몸통을 좌측 굽힘장벽 및 좌측 회전장벽(그림 10.121)의 가장자리에 재배치하고, 측면굽힘 및 회전에 집중한다(그림 10.120).

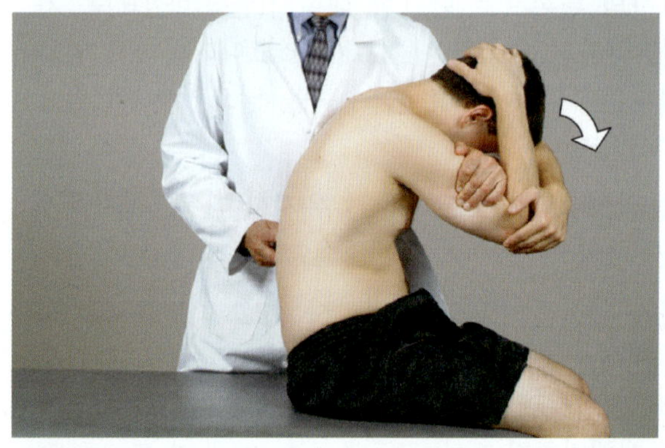
그림 10.119 4단계, 굴곡장벽

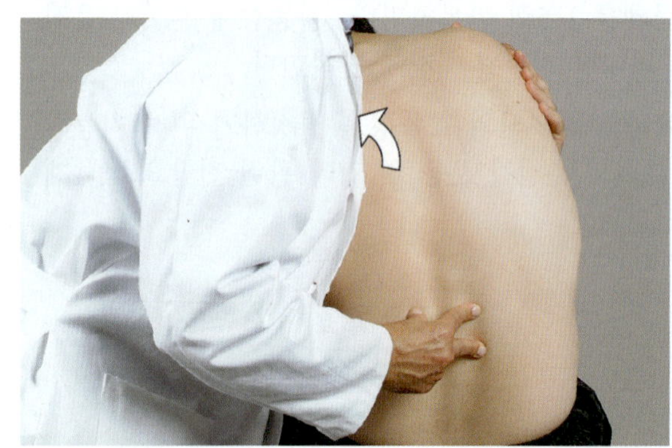
그림 10.120 5단계, 좌측 측굴장벽

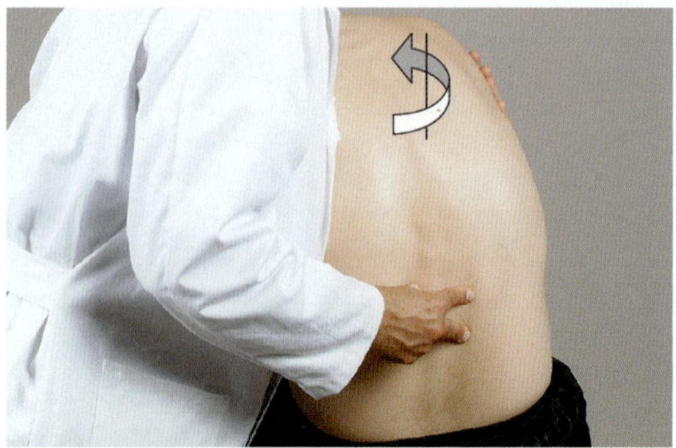
그림 10.121 5단계, 좌측 회전장벽

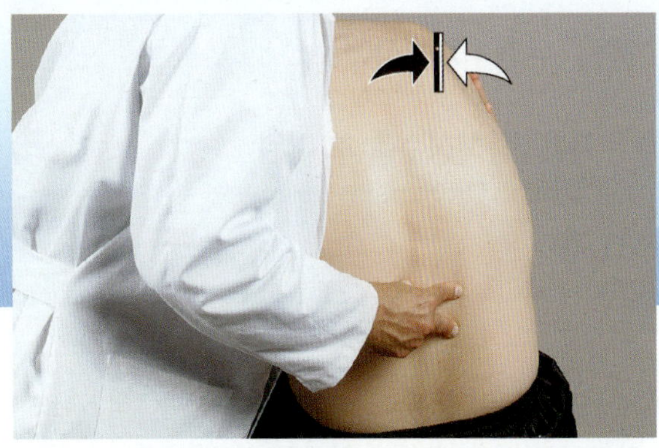
그림 10.122 6단계, 등척성수축

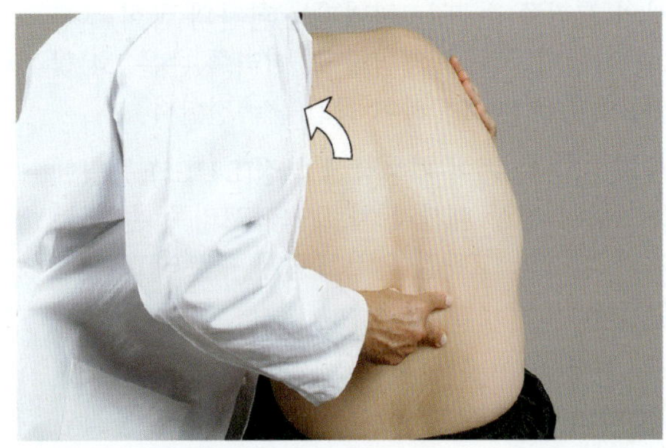
그림 10.123 8단계, 좌측 측굴장벽

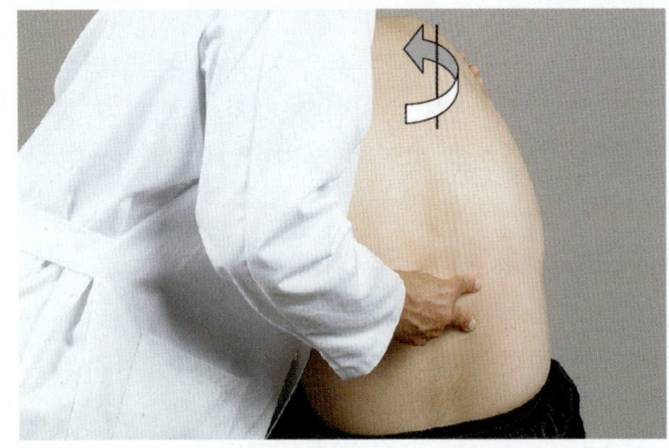
그림 10.124 8단계, 좌측 회전장벽

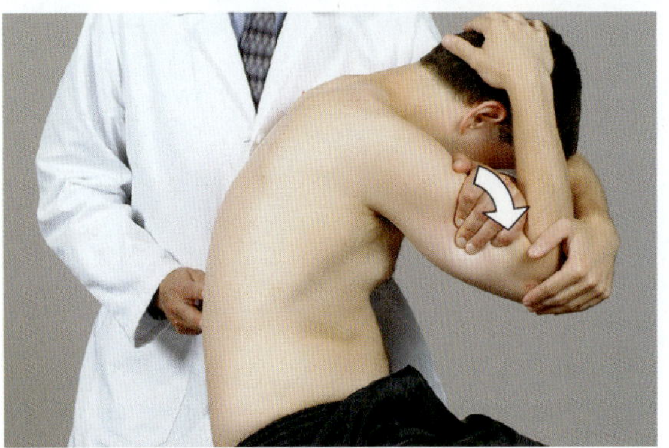
그림 10.125 8단계, 굴곡장벽

6. 치료사는 환자에게 오른쪽 어깨를 부드럽게 뒤로 당기도록 지시하고(검은색 화살표, 그림 10.122) 치료사의 왼손은 완전한 대항력을 가한다(흰색 화살표). 환자의 수축력은 치료사가 모니터링하고 있는 분절수준에서 촉지되는 근수축을 일으키는 데 필요한 최소량이다.
7. 이 등척성수축을 3~5초 동안 유지한 다음, 환자에게 "그만"하고 "이완"하게 한다.
8. 환자가 완전히 이완되면, 치료사는 환자를 좌측굽힘(흰색 화살표, 그림 10.123), 좌측회전(그림 10.124) 및 굴곡장벽(그림 10.125) 가장자리로 재배치한다.
9. 6~8단계를 3~5회 반복하거나, 기능장애 분절의 움직임이 최대로 개선될 때까지 반복한다.
10. 치료사는 테크닉 테크닉의 효율성을 결정하기 위해 기능장애 분절의 분절간 운동 및 기타 관련 진단요소를 재평가한다.

요추 부위 Lumbar Region

L1-L5 "중립" 유형 I 기능장애
L1-L5 "Neutral" Type I Dysfunctions

옆으로 누운자세, 등척성수축 후 이완
Lateral Recumbent, Post-Isometric Relaxation

예: L4 NSLRR

1. 환자는 기능장애의 회전된 자세측면 오른쪽 옆으로 눕고, 치료사는 치료대 옆에 환자를 향해 선다.
2. 치료사의 꼬리쪽 손 또는 허벅지는 환자의 굽힌 무릎과 고관절(엉덩관절)을 제어하고, 머리쪽 손은 L4 및 L5 극돌기 또는 L4–L5 사이 공간을 촉진한다.
3. 치료사의 머리쪽 손이 기능장애 분절(L4–L5) 중립에 위치하도록 결정할 때까지 치료사의 꼬리쪽 손 또는 허벅지가 환자의 고관절을 부드럽게 구부리고 신장시킨다(그림 10.126).
4. 환자의 왼쪽 다리를 치료대 가장자리에서 내리면서 치료사의 머리쪽 손이 기능장애 부분의 움직임을 감지할 때까지 골반의 전방 회전을 유발한다(그림 10.127).
5. 치료사는 손을 바꿔 머리쪽 손을 사용하여, 꼬리쪽 손이 기능장애 부분에서 움직임을 감지할 때까지 환자의 어깨를 뒤쪽으로 천천히 움직인다(흰색 화살표, 그림 10.128).
6. 치료사는 환자에게 어깨를 천천히 앞으로 밀도록 지시하고(검은색 화살표, 그림 10.129) 치료사의 머리쪽 손은 완전한 대항력(흰색 화살표)을 가한다. 환자의 수축력은 치료사가 모니터링하고 있는 분절수준에서 촉지되는 근수축을 일으키는 데 필요한 최소량이다.

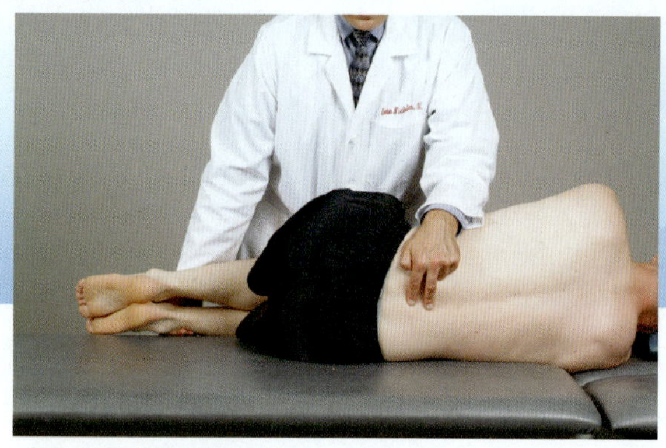
그림 10.126 1~3단계

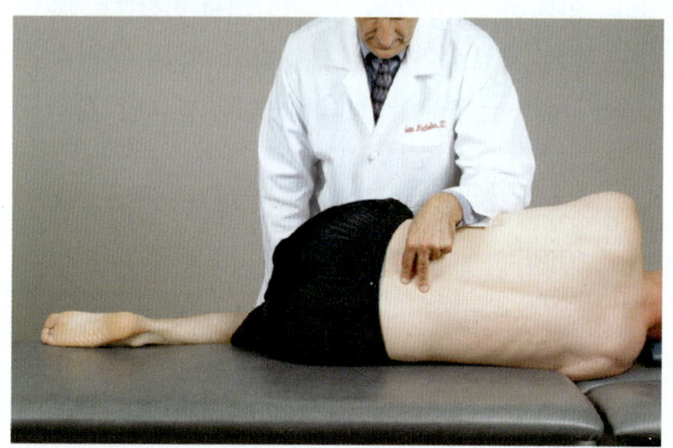
그림 10.127 4단계

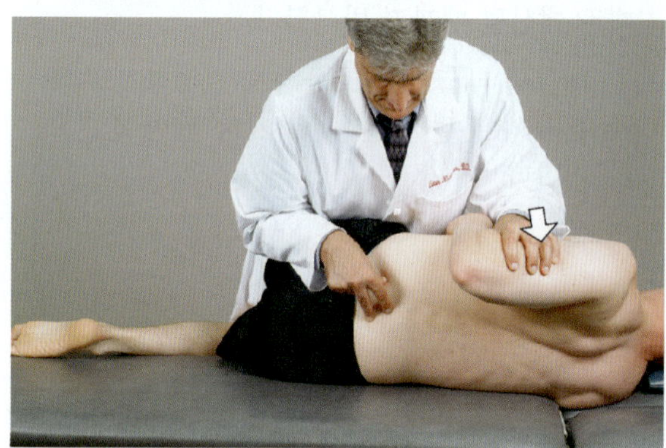
그림 10.128 5단계, 회전장벽

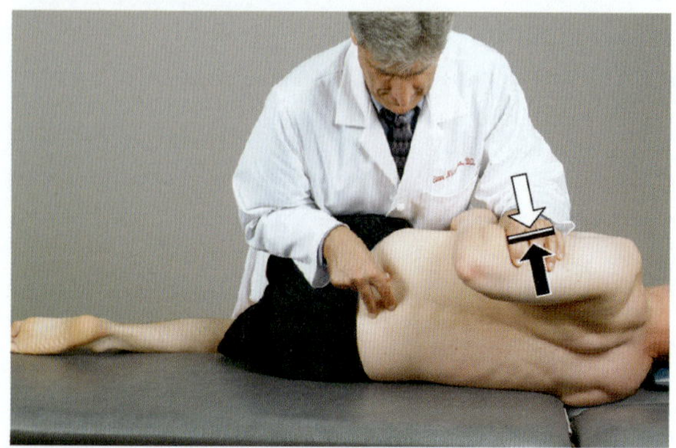
그림 10.129 6단계, 등척성수축

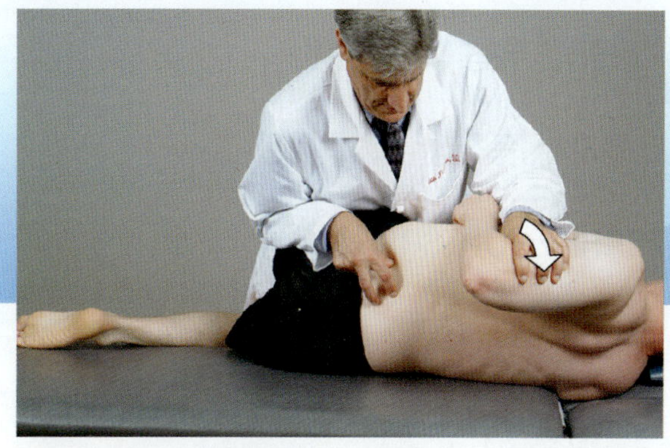
그림 10.130 8단계, 회전장벽

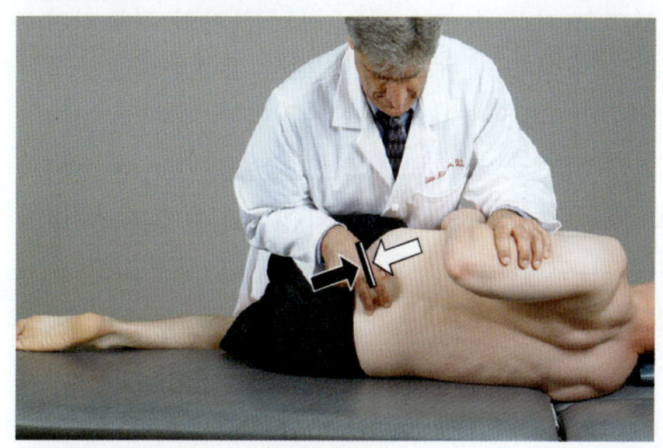
그림 10.131 9단계, 등척성수축

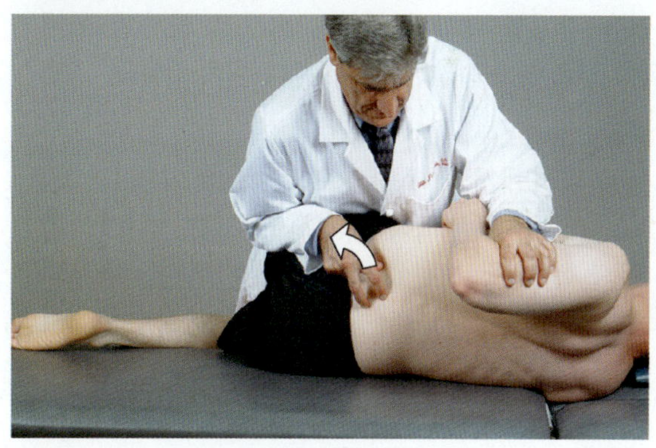
그림 10.132 11단계, 측면 굴곡장벽

7. 이 등척성수축을 3~5초 동안 유지한 다음, 환자에게 "멈추고" "긴장을 무십시오"라고 지시한다.

8. 환자가 완전히 이완되면, 치료사는 환자의 어깨를 부드럽게 뒤쪽으로 움직여(흰색 화살표, 그림 10.130) 흉추와 요추를 새로운 제한장벽의 가장자리까지 회전시킨다.

9. 환자는 엉덩이와 골반을 머리쪽에서 어깨쪽으로 살짝 위로 당기도록 지시받는데(검은색 화살표, 그림 10.131) 이때 치료사의 꼬리쪽 손은 단단하게 반대힘을 가한다(흰색 화살표).

10. 이 등척성수축을 3~5초 동안 유지한 다음, 환자에게 "그만"하고 "이완"하게 한다.

11. 환자가 완전히 이완되면, 치료사는 환자의 골반을 꼬리쪽(흰색 화살표, 그림 10.132) 새로운 제한장벽 가장자리로 부드럽게 이동시킨다.

12. 6~11단계를 3~5회 반복하거나, 기능장애 분절(L4–L5)에서 움직임이 최대로 개선될 때까지 반복한다.

13. 6, 7, 9 및 10단계를 동시에 수행할 수 있으며, 그 후 치료사는 환자를 새로운 제한장벽 가장자리로 재배치한다.

14. 치료사는 테크닉의 효율성을 결정하기 위해, 기능장애 분절의 분절간 운동 및 기타 관련 진단요소를 재평가한다.

요추 부위 Lumbar Region

L1-L5 "비중립" 유형 II 기능장애
L1-L5 "Nonneutral" Type II Dysfunctions

옆으로 누운자세, 등척성수축 후 이완
Lateral Recumbent, Post-Isometric Relaxation

예: L4 FSRRR or L4 ESRRR
Ex: L4 FSRRR or L4 ESRRR

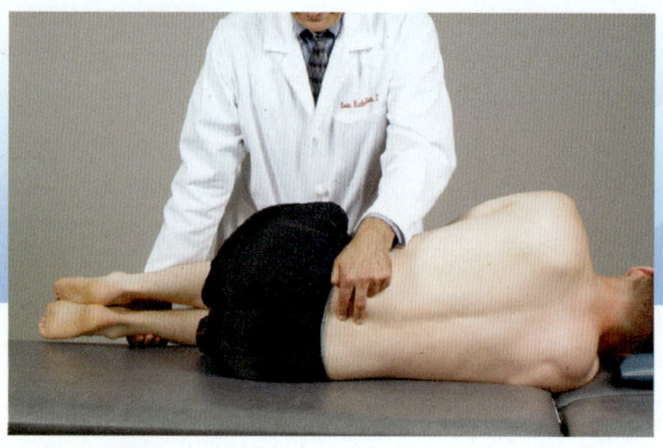

그림 10.133 1~3단계

1. 환자는 회전된 자세측면으로 눕고 치료사는 환자를 향하여 선다.
2. 치료사의 꼬리쪽 손 또는 허벅지는 환자의 구부러진 무릎과 엉덩이를 제어하고 머리쪽 손은 L4 및 L5 극돌기 또는 L4–L5 사이 공간을 촉진한다.
3. 치료사의 머리쪽 손은 기능장애 분절(L4–L5)이 중립에 위치하도록 결정할 때까지 치료사의 꼬리쪽 손 또는 허벅지는 환자의 엉덩이를 부드럽게 구부리고 신장시킨다(그림 10.133).
4. 치료사의 꼬리쪽 손으로 환자의 오른쪽 무릎 뒤 슬와(popliteal fossa)에 왼발을 배치시킨다(그림 10.134).
5. 치료사는 손을 바꾸어 꼬리쪽 손이 기능장애 분절의 움직임을 감지할 때까지 머리쪽 손으로 환자의 어깨를 뒤쪽으로 부드럽게 움직여 준다(흰색 화살표, 그림 10.135).
6. 치료사는 환자에게 어깨를 앞으로(검은색 화살표, 그림 10.136) 부드럽게 밀도록 지시하고치료사의 머리쪽 손은 완전한 대항력(흰색 화살표)을 가한다. 환자의 수축력은 치료사가 모니터링하고 있는 분절수준에서 촉지되는 근수축을 일으키는 데 필요한 최소량이다(5).

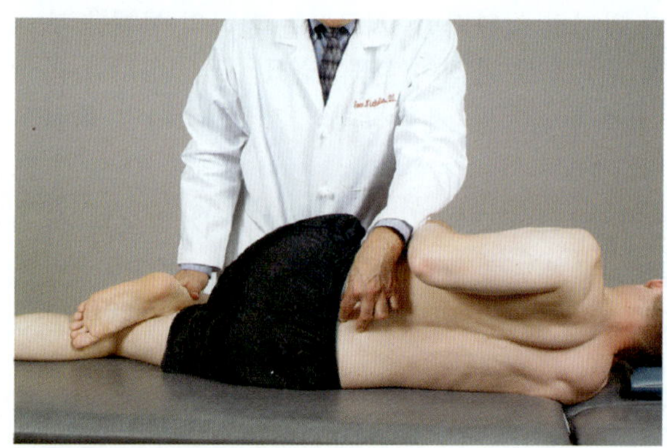

그림 10.134 4단계

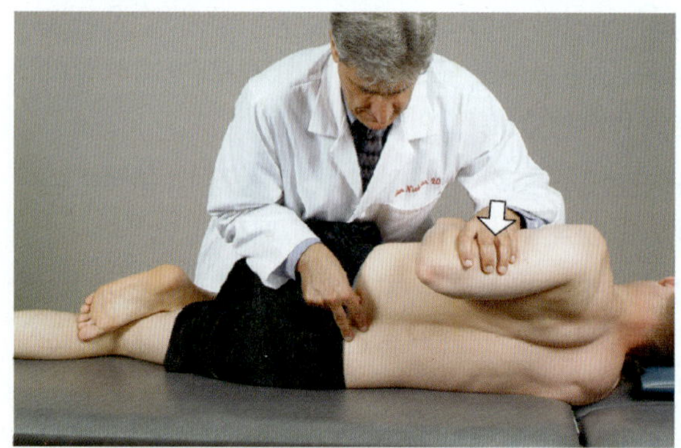

그림 10.135 5단계, 회전장벽

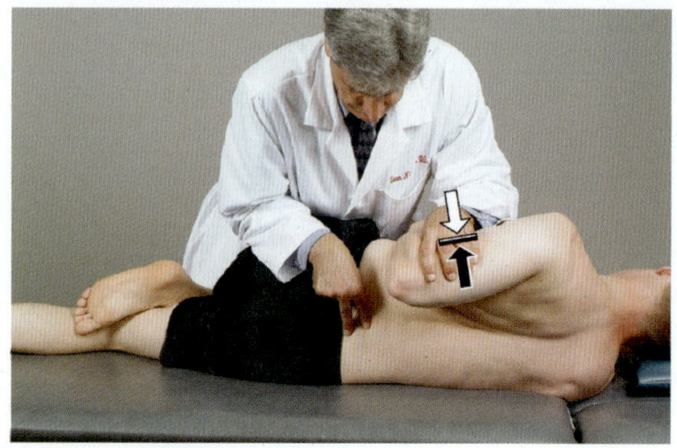

그림 10.136 6단계, 등척성수축

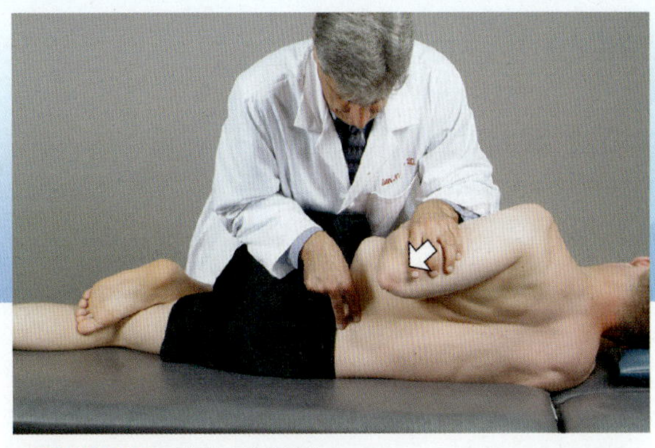
그림 10.137 8단계, 회전장벽

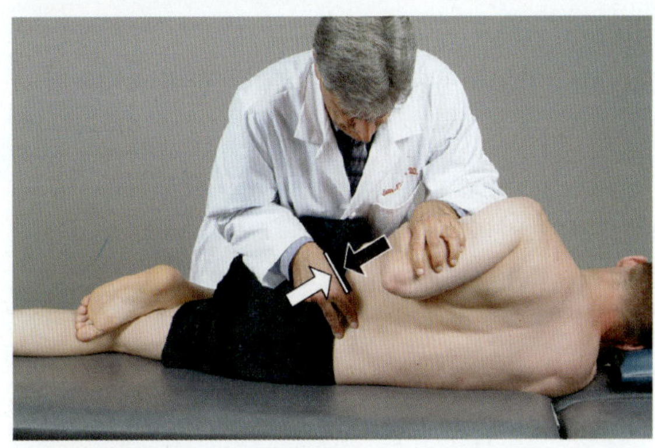
그림 10.138 9단계, 등척성수축

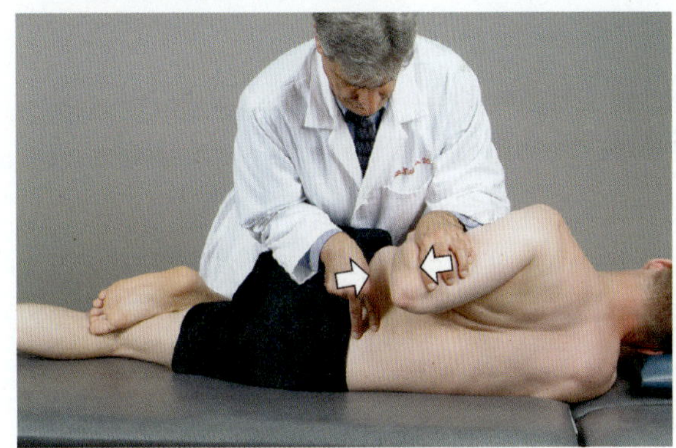
그림 10.139 11단계, 측면 굴곡장벽

7. 이 등척성수축을 3~5초 동안 유지한 다음, 환자에게 "그만"하고 "이완"하게 한다.
8. 환자가 완전히 이완되면, 치료사는 환자의 어깨를 부드럽게 뒤쪽으로 움직여(흰색 화살표, 그림 10.137) 흉추와 요추를 새로운 제한장벽의 가장자리까지 회전시킨다.
9. 환자는 치료사의 완전한 대항력(흰색 화살표)에 대해 엉덩이와 골반을 뒤로(검은색 화살표, 그림 10.138) 부드럽게 민다.
10. 이 등척성수축을 3~5초 동안 유지한 다음, 환자에게 "그만"하고 "이완"하라고 지시한다.
11. 환자가 완전히 이완되면, 치료사는 환자의 골반을 새로운 제한장벽의 가장자리까지 부드럽게 앞으로 이동시킨다(흰색 화살표, 그림 10.139).
12. 6~11단계를 3~5회 반복하거나, 기능장애 분절(L4–L5)에서 움직임이 최대로 개선될 때까지 반복한다.
13. 6, 7, 9 및 10단계를 동시에 수행할 수 있으며, 치료사는 환자를 제한적인 장벽의 새로운 가장자리를 찾아 재배치한다.
14. 치료사는 테크닉의 효율성을 결정하기 위해 기능장애 분절의 분절간 운동 및 기타 관련 진단요소를 재평가한다.

골반 부위 Pelvic Region

천장골(무명골) 기능장애
Iiosacral (Innominate) Dysfunction

바로누운자세, 움직임의 역학적 결합
Supine, Combined Mechanisms of Action

예: 우측 후방 무명골 회전
Ex: Right Posterior Innominate Rotation

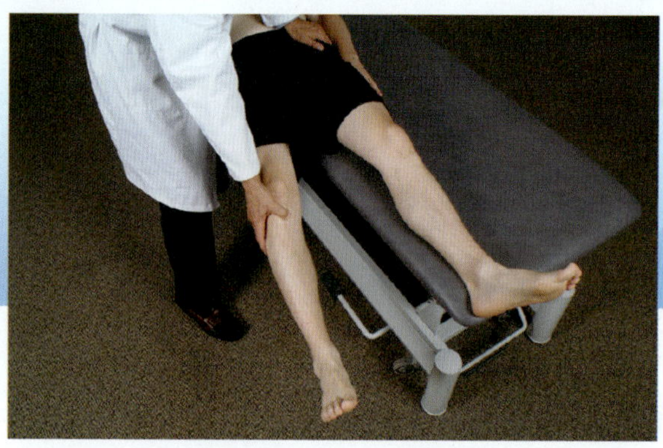
그림 10.140 1~3단계

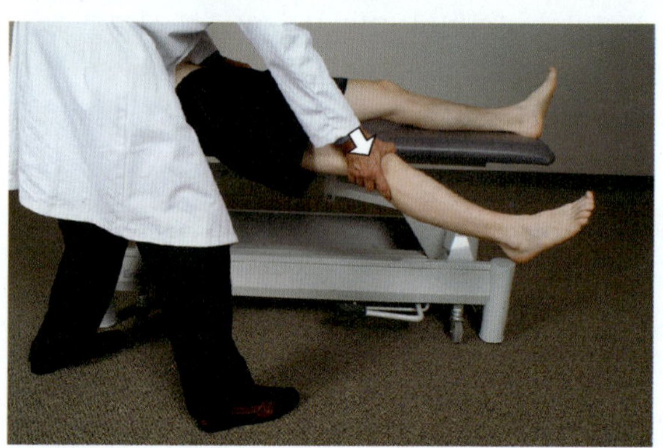
그림 10.141 4단계, 확장장벽

진단 Diagnosis

기립 굴곡검사(Standing flexion test): 양성 우측(우후상장골극[PSIS] 상승)

앙와위(Supine, 바로누운자세): 우측에 제한된 ASIS 압박 테스트

ASIS: 우측 내측 복사근의 머리쪽 및 약간 외측: 우측에서 짧게 보일 수 있음

내측복사뼈(Medial malleolus): 우측이 짧아 보일 수 있음

엎드린자세(Prone): 제한된 수동적 우측 천장관절 운동

PSIS: Caudad와 우측 약간 내측

테크닉 Technique

1. 환자는 대각선으로 바로 누워 우측 천장관절이 치료대 가장자리에서 떨어지게 한다.
2. 치료사는 치료대 우측에 선다.
3. 환자가 치료대에서 떨어지지 않도록 치료사의 머리쪽 손은 환자의 좌측 ASIS 위에 놓고, 꼬리쪽 손은 환자의 무릎 끝에 놓는다(그림 10.140).
4. 치료사의 꼬리쪽(오른손) 손은 제한장벽의 가장자리에 위치할 때까지 환자의 우측 엉덩이를 수동적으로 신장하여(흰색 화살표, 그림 10.141) 무명골을 전방 회전한다.

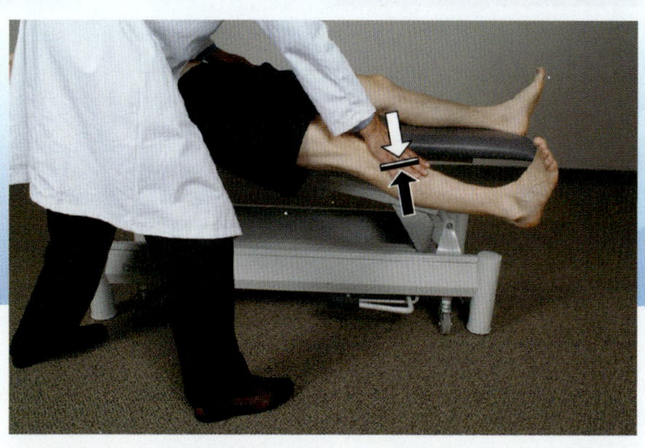
그림 10.142 5단계, 등척성수축

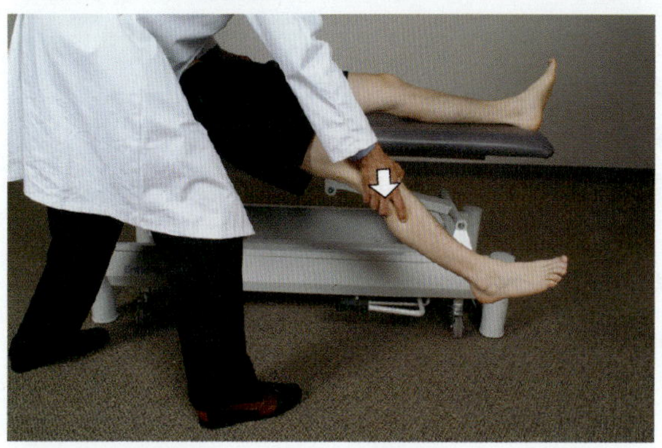
그림 10.143 7단계, 확장장벽

5. 치료사는 환자에게 우측다리(검은색 화살표, 그림 10.142)를 위쪽으로 들어올리도록 지시하고, 치료사는 동일한 대항력(흰색 화살표)을 적용한다.
6. 이 등척성수축을 3~5초 동안 유지한 다음, 환자에게 "그만"하고 "이완"하게 한다.
7. 환자가 완전히 이완되면, 치료사는 환자의 우측 엉덩이(흰색 화살표, 그림 10.143)를 새로운 제한장벽의 가장자리까지 신장시킨다.
8. 5~7단계를 3~5회 반복한다.
9. 치료사는 테크닉의 효과를 결정하기 위해 우측 천장관절 운동과 기능장애의 다른 관련 진단요소를 재평가한다.

골반 부위 Pelvic Region

천장골(무명골) 기능장애
Iliosacral (Innominate) Dysfunction

바로누운자세, 움직임의 역학적 결합
Supine, Combined Mechanisms of Action

예: 우측 뒤방향 무명골 회전
Ex: Right Posterior Innominate Rotation

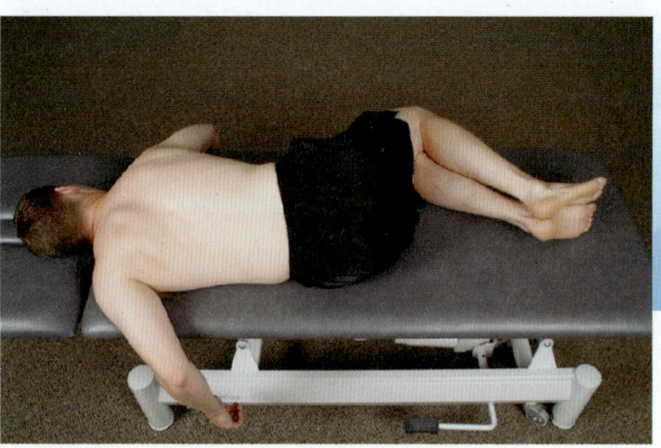
그림 10.144 1단계

진단 Diagnosis

기립 굴곡검사(Standing flexion test): 양성– 우측(우측 PSIS 상승)

앙와위(Supine): 제한된 우측 ASIS에 압박 테스트

ASIS: 우측이 머리쪽방향으로(약간 측면쪽) 위치

내측복사뼈(Medial malleolus): 우측이 짧아 보일 수 있음

엎드린자세(Prone): 제한된 우측 천장관절 수동적 운동

PSIS: 꼬리쪽과 약간 오른쪽 내측에 위치

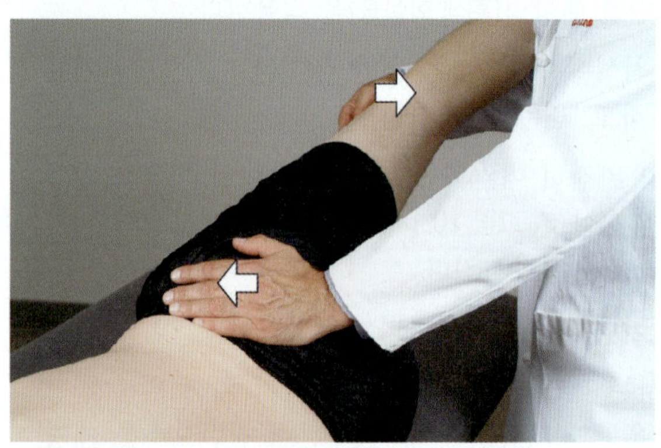
그림 10.145 2단계와 3단계

테크닉 Technique

1. 환자는 왼쪽 옆으로 누워 앞쪽 흉부가 치료대 위에 놓이고, 팔은 치료대 측면에 걸치도록 한다(그림 10.144).
2. 치료사는 환자 뒤에 서서, 꼬리쪽(우측) 손으로 환자의 우측다리를 잡고, 머리쪽 손의 새끼손가락 융기(hypothenar eminence)는 환자의 우측 PSIS에 놓는다.
3. 치료사의 꼬리쪽 손은 환자의 우측 엉덩이를 수동적으로 신장하며(흰색 화살표, 그림 10.145) 제한장벽의 가장자리에 도달할 때까지 무명골을 전방회전한다.
4. 치료사는 환자에게 오른쪽 다리를 앞으로 당기라고 지시하고(검은색 화살표, 그림 10.146) 치료사는 동일한 대항력(흰색 화살표)을 적용한다.
5. 이 등척성수축을 3~5초 동안 유지한 다음, 환자에게 "그만"하고 "이완"하게 한다.
6. 환자가 완전히 이완되면, 치료사는 환자의 우측 엉덩이(흰색 화살표, 그림 10.147)를 새로운 제한된 장벽까지 신장한다.
7. 4~6단계를 3~5회 반복한다.
8. 치료사는 테크닉의 효과를 결정하기 위해 우측 천장관절 운동과 기능장애의 다른 관련 진단요소를 재평가한다.

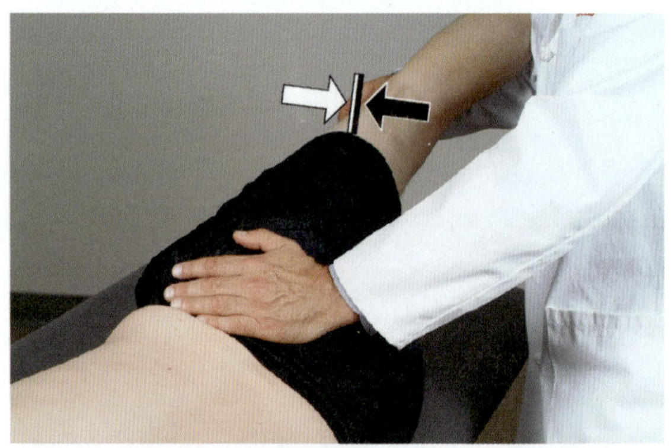
그림 10.146 4단계, 등척성수축

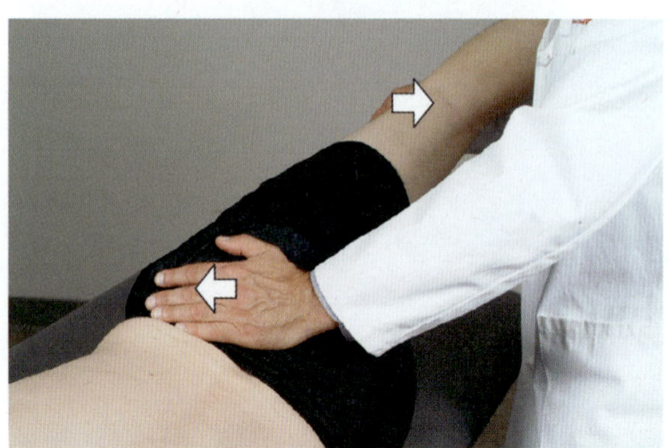
그림 10.147 6단계

골반 부위 Pelvic Region

천장골(무명골) 기능장애
Iliosacral (Innominate) Dysfunction

엎드린자세, 움직임의 역학적 결합
Prone, Combined Mechanisms of Action

예: 우측 뒤방향 무명골 회전
Ex: Right Posterior Innominate Rotation

진단 Diagnosis

기립 굴곡검사(Standing flexion test): 양성– 우측(우측 PSIS 상승)

앙와위(Supine): 우측 제한된 ASIS의 압박 테스트

ASIS: 우측 머리쪽 및 약간 외측 위치

내측복사뼈(Medial malleolus): 우측이 짧아 보일 수 있음

엎드린자세(Prone): 제한된 우측 천장관절 수동적 운동

PSIS: 꼬리쪽과 오른쪽 약간 내측에 위치

테크닉 Technique

1. 환자는 엎드려 눕고, 치료사는 치료대 좌측에 선다.
2. 치료사의 머리쪽(좌측) 손의 새끼손가락 두덩융기(hypothenar eminence)는 환자의 우측 PSIS에 놓고, 치료사의 꼬리쪽(우측) 손은 환자의 우측 경골결절 원위부 다리를 잡는다(그림 10.148).
3. 치료사의 꼬리쪽(우측) 손은 환자의 우측 엉덩이를 수동적으로 신장하여(흰색 화살표, 그림 10.149) 제한 장벽의 가장자리까지 도달시킨다.
4. 치료사는 환자에게 치료대쪽으로 우측다리를 아래로 당기도록 지시하고(검은색 화살표) 환자에게 동일한 대항력(흰색 화살표, 그림 10.150)을 가한다.
5. 이 등척성수축을 3~5초 동안 유지한 다음 환자에게 "그만"하고 "이완"하게 한다.
6. 환자가 완전히 이완되면 치료사는 환자의 우측 엉덩이(흰색 화살표, 그림 10.151)를 새로운 제한장벽 가장자리까지 신장한다.
7. 4~6단계를 3~5회 반복한다.
8. 치료사는 테크닉의 효과를 결정하기 위해 우측 천장관절 운동과 기능장애의 다른 관련 진단요소를 재평가한다.

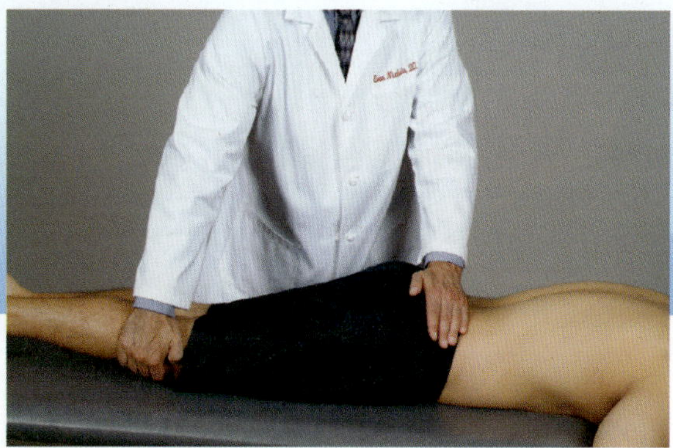

그림 10.148 1단계와 2단계

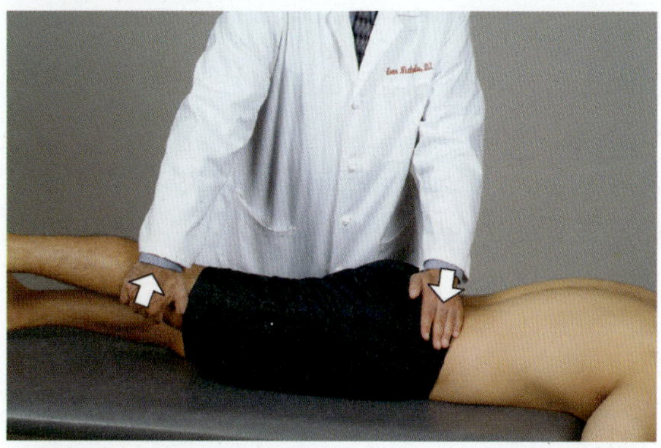

그림 10.149 3단계, 신장장벽

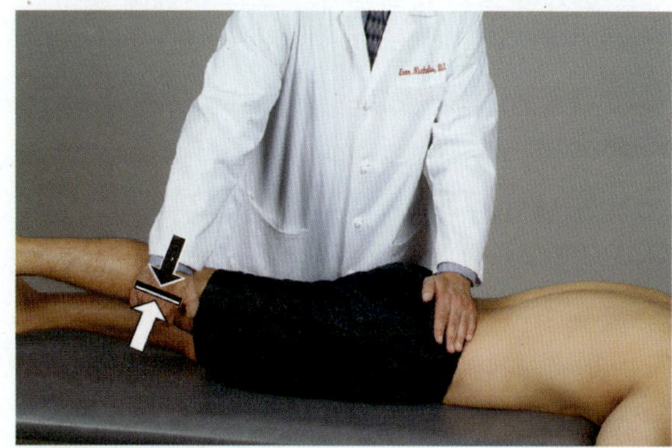

그림 10.150 4단계, 등척성수축

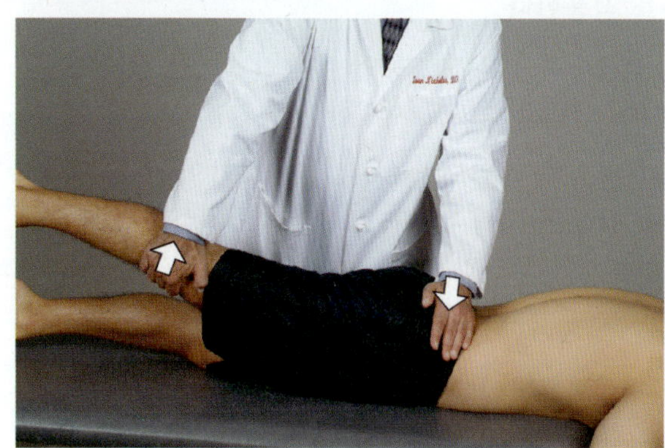

그림 10.151 6단계, 신장장벽

골반 부위 Pelvic Region

천장골(무명골) 기능장애
Iliosacral (Innominate) Dysfunction

바로누운자세, 움직임의 역학적 결합
Supine, Combined Mechanisms of Action

예: 우측 앞방향 무명골 회전
Ex: Right Posterior Innominate Rotation

진단 Diagnosis

기립 굴곡검사(Standing flexion test): 양성 우측(우측 PSIS 상승)

앙와위(Supine): 우측에 제한된 ASIS 압박 테스트

ASIS: 우측 꼬리쪽 및 약간 내측

엎드린자세(Prone): 제한된 수동적 우측 천장관절 운동

PSIS: 우측 머리쪽 및 약간 외측

테크닉 Technique

1. 환자는 똑바로 눕고, 치료사는 환자와 마주보고 치료대에 앉는다.
2. 치료사는 환자의 우측 발뒤꿈치를 우측 어깨에 놓고, 제한장벽의 가장자리에 도달할 때까지 환자의 우측 엉덩이와 무릎을 수동적으로 구부린다(흰색 화살표, 그림 10.152).
3. 허용 가능한 변형은 환자의 우측 무릎을 완전히 뻗은 상태로 고정하고, 환자의 우측다리를 엉덩이에서 구부려 치료사의 우측 어깨에 올린다(그림 10.153).
4. 치료사는 환자에게 우측 엉덩이를 펴면서, 무릎을 치료사의 손 안쪽으로 밀어 넣으라고 지시하고(검은색 화살표, 그림 10.154), 치료사는 동등한 대항력(흰색 화살표)을 적용한다.
5. 이 등척성수축을 3~5초 동안 유지한 다음, 환자에게 "그만"하고 "이완"하라고 지시한다.
6. 환자가 완전히 이완되면, 치료사는 환자의 우측 엉덩이(흰색 화살표, 그림 10.155)를 새로운 제한장벽의 가장자리까지 구부린다.
7. 4~6단계를 3~5회 반복한다.
8. 치료사는 테크닉의 효과를 결정하기 위해, 우측 천장관절 운동과 기능장애의 다른 관련 진단요소를 재평가한다.

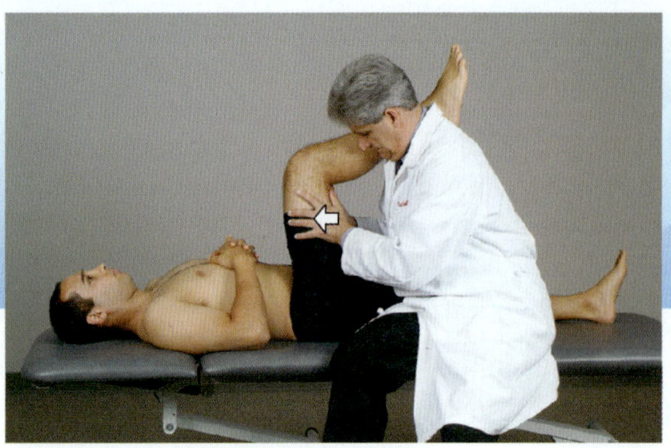
그림 10.152 1단계와 2단계, 굴곡장벽

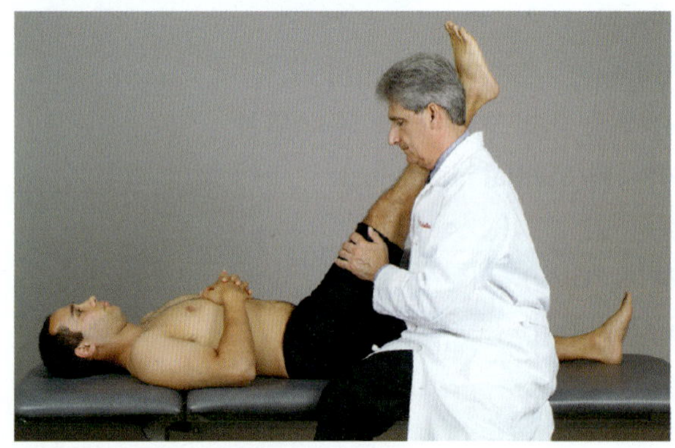
그림 10.153 3단계, 대안

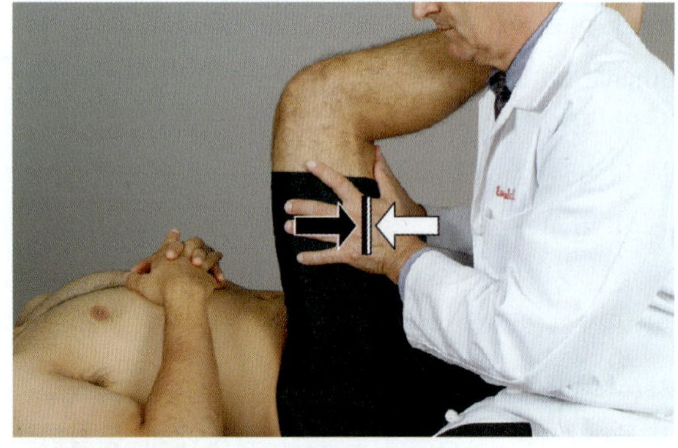
그림 10.154 4단계, 등척성수축

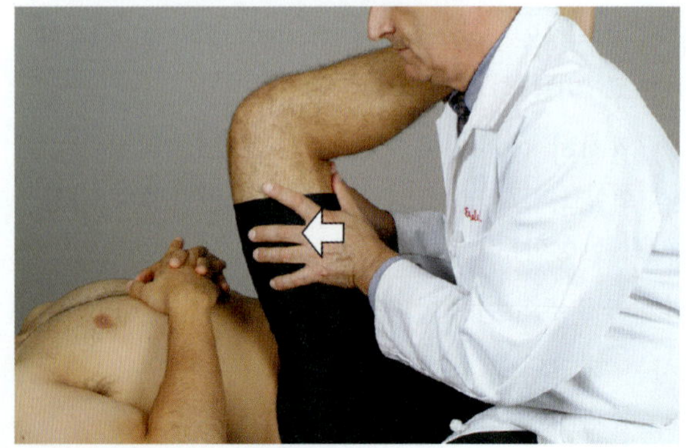
그림 10.155 6단계, 굴곡장벽

골반 부위 Pelvic Region

천장골(무명골) 기능장애
Illiosacral (Innominate) Dysfunction

옆으로 누운자세, 결합기전
Lateral Recumbent, Combined Mechanisms

예: 우측 앞방향 무명골 회전
Ex: Right Anterior Innominate Rotation

진단 Diagnosis

기립 굴곡검사(Standing flexion test): 양성 우측(우측 PSIS 상승)

앙와위(Supine): 우측에 제한된 ASIS 압박 테스트

전상장골극(ASIS): 우측 꼬리쪽 및 약간 내측

엎드린자세(Prone): 제한된 우측 천장관절 수동적 운동

후상장골극(PSIS): 우측 머리쪽 및 약간 측면에 위치

테크닉 Technique

1. 환자는 좌측 옆으로 눕고 치료사는 환자를 향하여 치료대 옆에 선다.
2. 치료사의 꼬리쪽 손은 우측 천장관절 운동을 촉진하면서 골반을 안정시키고, 환자의 오른발은 치료사의 허벅지에 대고 치료사의 머리쪽(우측) 손은 환자의 오른 다리를 잡는다(그림 10.156).
3. 환자의 우측 무릎을 지지하면서 치료사의 머리쪽 손은 환자의 우측 엉덩이를 구부려 제한장벽 가장자리에 도달할 때까지 무명골을 후방 회전시킨다(흰색 화살표, 그림 10.157).
4. 치료사는 환자에게 우측 발을 치료사의 허벅지(검은색 화살표, 그림 10.158) 안으로 밀어 넣으라고 지시하고, 치료사는 동일한 대항력(흰색 화살표)으로 적용한다.
5. 이 등척성수축을 3~5초 동안 유지한 다음, 환자에게 "그만"하고 "이완"하라고 한다.
6. 환자가 완전히 이완되면 치료사는 환자의 우측 엉덩이(흰색 화살표, 그림 10.159)를 새로운 제한장벽의 가장자리로 구부린다.
7. 4~6단계를 3~5회 반복한다.
8. 치료사는 테크닉의 효과를 결정하기 위해서는 우측 천장관절 운동과 기능장애의 다른 관련 진단요소를 재평가해야 한다.

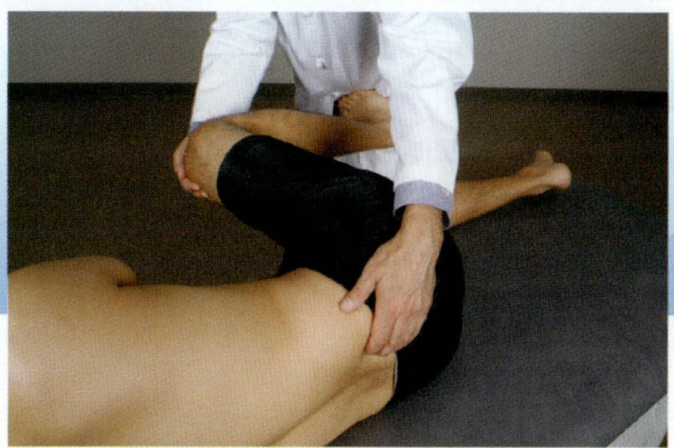
그림 10.156 1단계와 2단계

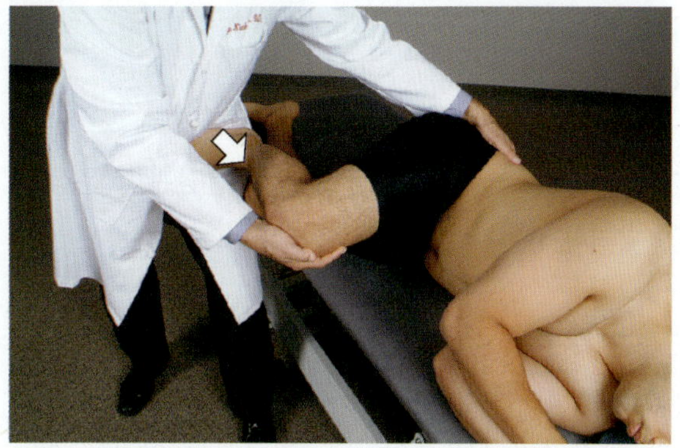
그림 10.157 3단계, 굴곡장벽

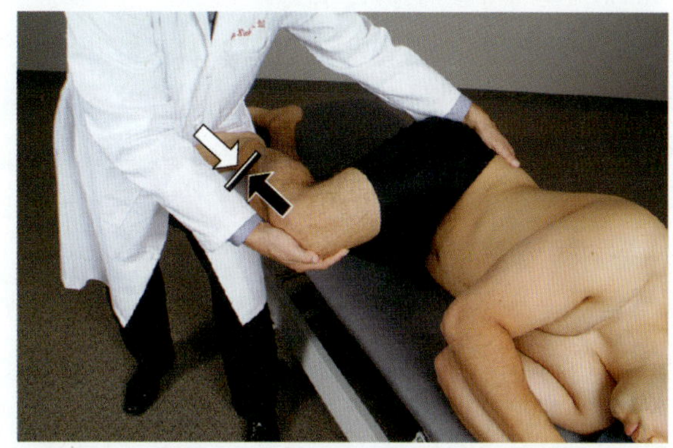
그림 10.158 4단계, 등척성수축

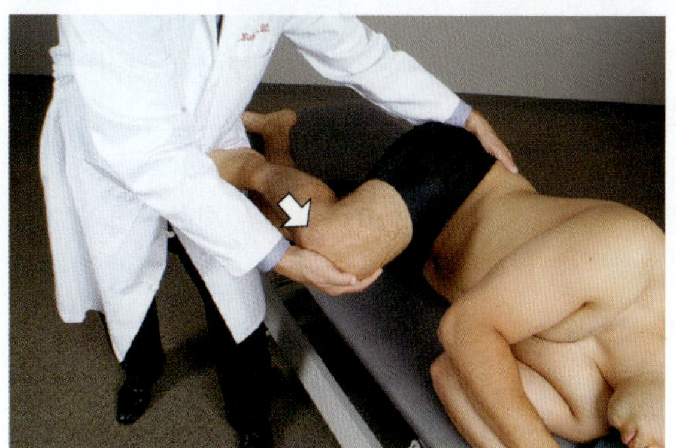
그림 10.159 6단계, 굴곡장벽

골반 부위 Pelvic Region

천장골(무명골) 기능장애
Iliosacral (Innominate) Dysfunction

엎드린자세, 움직임의 역학적 결합
Prone, Combined Mechanisms of Action

예: 우측 앞방향 무명골 회전
Ex: Right Anterior Innominate Rotation

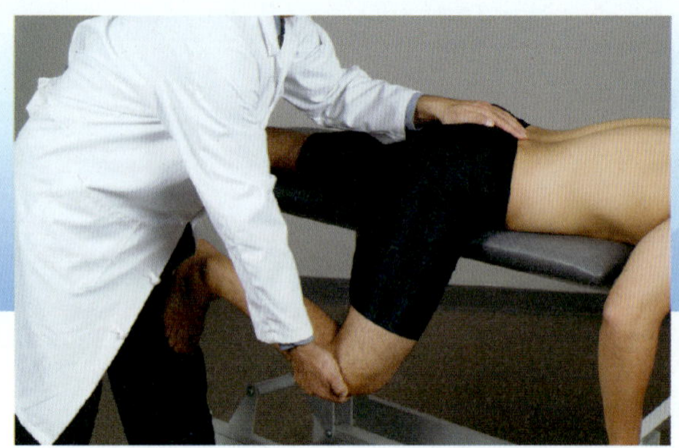

그림 10.160 1단계와 2단계

진단 Diagnosis

기립 굴곡검사(Standing flexion test): 양성 우측(우측 PSIS 상승)

앙와위(Supine): 우측에 제한된 ASIS 압박 테스트

전상장골극(ASIS): 우측에 Caudad 및 약간 내측

엎드린자세(Prone): 제한된 수동적 우측 천장관절 운동

후상장골극(PSIS): 우측 머리쪽 및 약간 외측

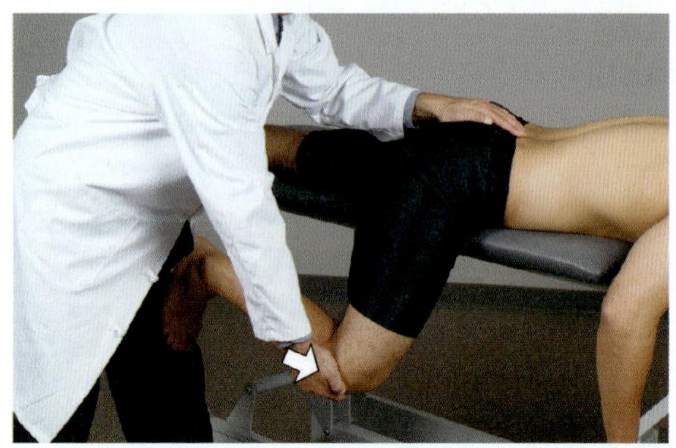

그림 10.161 3단계, 굴곡장벽

테크닉 Technique

1. 환자가 대각선으로 엎드려 눕기 때문에 우측 무명골이 치료대 가장자리에서 벗어난다. 치료사는 환자의 골반을 향해 치료대의 우측에 선다.
2. 치료사의 왼손은 환자의 골반과 천골을 고정하고 치료사의 오른손은 환자의 우측다리를 지지하며 환자의 오른발을 치료사의 우측 넓적다리 또는 경골에 대고 있다(그림 10.160).
3. 치료사는 제한장벽의 가장자리에 도달할 때까지 우측 무명골을 후방 회전하며 환자의 우측 엉덩이를 구부린다(흰색 화살표, 그림 10.161).
4. 치료사는 환자에게 우측 발을 치료사의 다리에 밀어 넣도록 지시하고(검은색 화살표, 그림 10.162) 치료사는 동일한 대항력을 가한다(흰색 화살표).
5. 이 등척성수축을 3~5초 동안 유지한 다음 환자에게 "그만"하고 "이완"하라고 한다.
6. 환자가 완전히 이완되면 치료사는 환자의 우측 엉덩이(흰색 화살표, 그림 10.163)를 새로운 제한장벽의 가장자리로 구부린다.
7. 4~6단계를 3~5회 반복한다.
8. 치료사는 테크닉의 효과를 결정하기 위해 우측 천장관절 운동과 기능장애의 다른 관련 진단요소를 재평가한다.

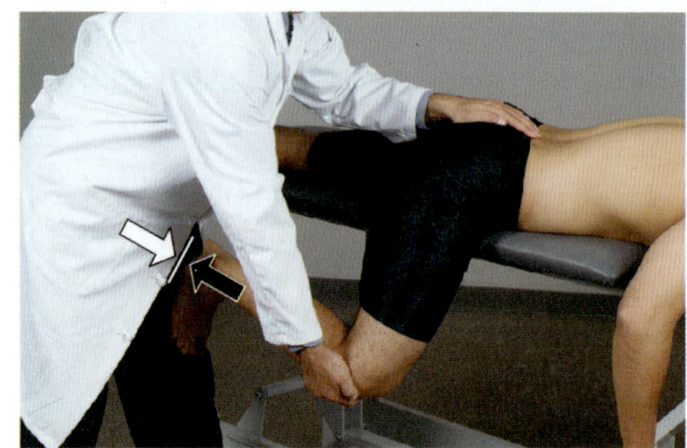

그림 10.162 4단계, 등척성수축

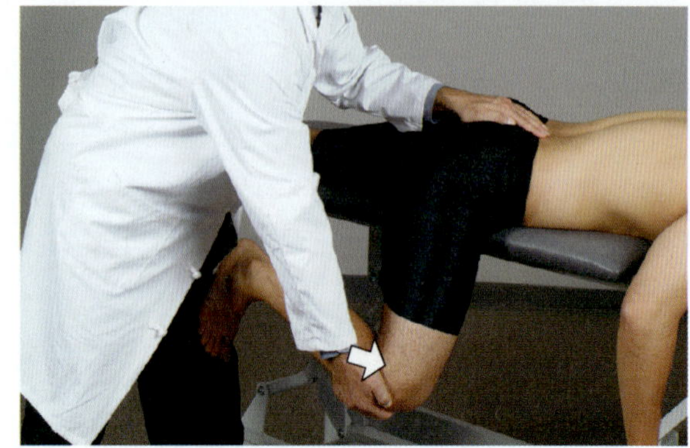

그림 10.163 6단계, 굴곡장벽

골반 부위 Pelvic Region

천장골(무명골) 기능장애
Iliosacral (Innominate) Dysfunction

엎드린자세, 움직임의 역학적 결합
Prone, Combined Mechanisms of Action

예: 우측 무명골 "위쪽" 전단
Ex: Right Superior Innominate Shear "Upslip"

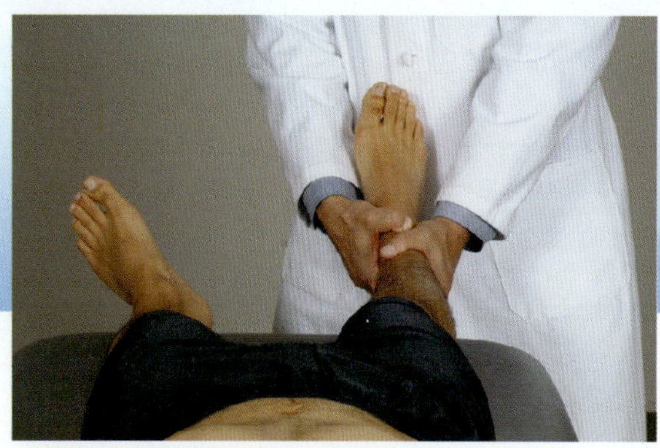

그림 10.164 1단계와 2단계

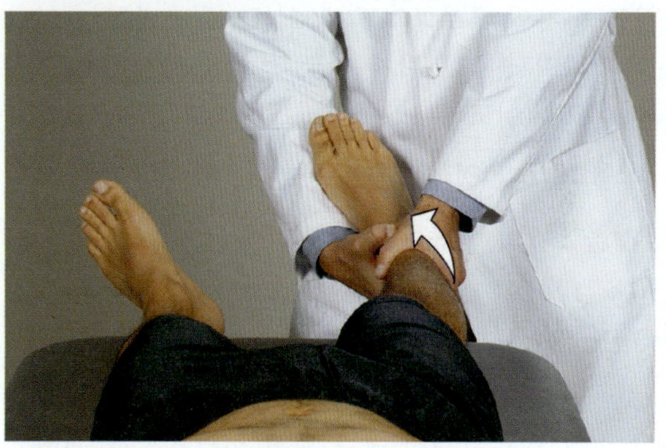

그림 10.165 3단계, 내측회전

진단 Diagnosis

기립 굴곡(Standing flexion): 우측 양성(우측 PSIS 상승)
앙와위(Supine): 우측에 제한된 ASIS 압박 테스트
 ASIS: 우측 머리쪽
 내측 복사근(Medial malleolus): 우측이 짧아 보일 수 있음
엎드린자세(Prone): 제한된 우측 천장관절 수동적 운동
 PSIS: 우측 머리쪽
 좌골결절(Ischial tuberosity): 우측 머리쪽
 천골결절인대 긴장(Sacrotuberous ligament tension): 우측에 이완

테크닉 Technique

1. 환자는 치료대 끝에서 두 발을 벌리고, 엎드려 눕거나 바로 눕는다.
2. 치료사는 치료대 발치에 서서, 환자 우측 발목 위의 경골과 비골을 잡는다(그림 10.164).
3. 치료사는 우측다리를 내측회전하여 고관절 대퇴골두를 밀착시켜 관절구(acetabulum)를 잠근다(흰색 화살표, 그림 10.165).

(계속)

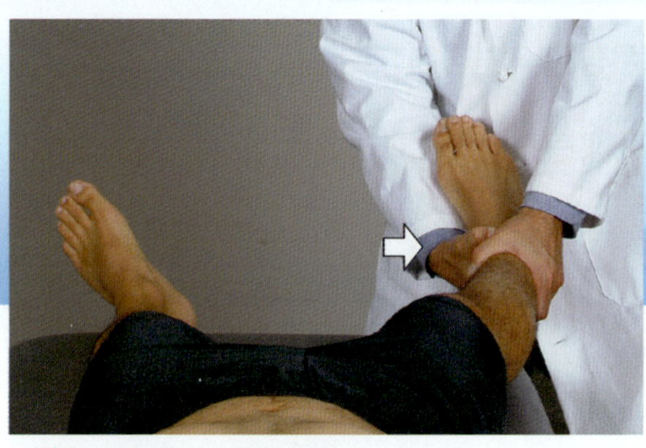
그림 10.166 4단계, 외전(벌림)

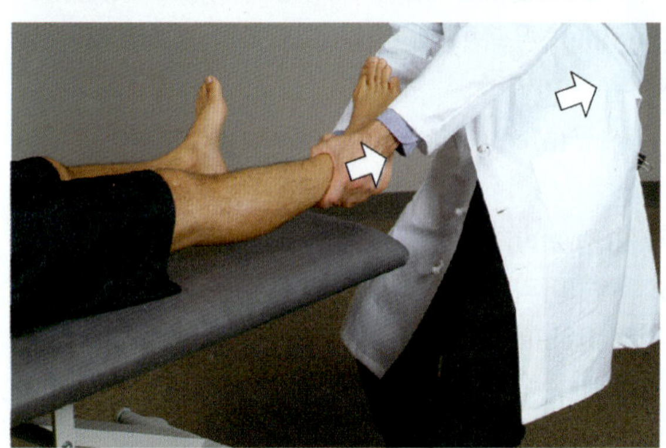
그림 10.167 5단계, 축 견인

4. 그리고 환자의 우측다리를 5~10도 외전시켜, 우측 천골인대의 긴장을 풀어준다(그림 10.166).
5. 치료사는 환자의 우측다리(흰색 화살표)에 축방향 견인력을 유지하면서, 부드럽게 뒤로 젖히고 환자에게 숨을 들이쉬고 내쉬도록 지시한다(그림 10.167).
6. 숨을 내쉴 때마다 견인력을 증가한다.
7. 5~6단계를 5~7회 반복한다.
8. 마지막으로 숨을 내쉴 때, 치료사가 동시에 다리를 잡아당기며 환자에게 기침을 하도록 지시할 수 있다.
9. 치료사는 테크닉의 효과를 결정하기 위해 우측 천장관절 운동과 기능장애의 다른 관련 진단요소를 재평가한다.

골반 부위 Pelvic Region

천장골(무명골) 기능장애
Iliosacral (Innominate) Dysfunction

등척성수축 후 이완
Post-Isometric Relaxation

예: 우측 바깥벌림 무명골
Ex: Right Outflared Innominate

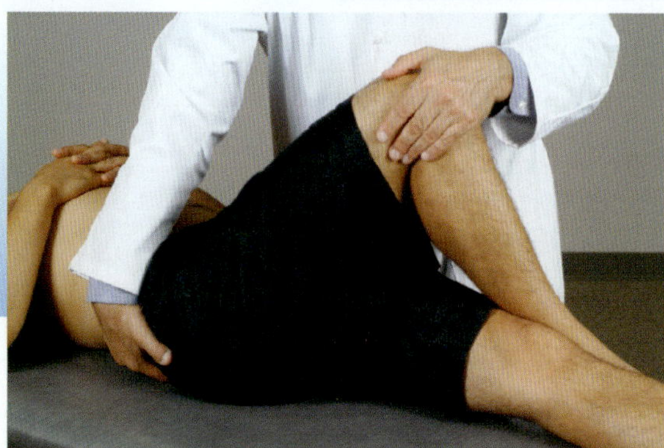
그림 10.168 1~3단계

진단 Diagnosis

기립 굴곡검사(Standing flexion test): 양성 우측(우측 PSIS 상승)

앙와위(Supine): 우측에 제한된 ASIS 압박 테스트
ASIS: 우측 측면

엎드린자세(Prone): 제한된 우측 천장관절 수동적 운동
PSIS: 우측 내측면

테크닉 Technique

1. 환자는 바로 눕고 치료사는 치료대 좌측에 선다.
2. 환자의 우측 엉덩이와 무릎은 약 90도 굽히고, 우측 발은 좌측 무릎 옆에 둔다.
3. 치료사의 오른손은 환자의 우측 무명골 아래에 놓고, 우측 PSIS의 안쪽 부분을 잡는다(그림 10.168).
4. 치료사의 왼손은 제한장벽 가장자리에 도달할 때까지 환자의 우측 무릎을 내전시킨다(흰색 화살표, 그림 10.169).
5. 치료사는 환자에게 굴곡된 무릎(검은색 화살표, 그림 10.170)을 외전하도록 지시하고, 치료사는 동일한 대항력(흰색 화살표)을 적용한다.
6. 이 등척성수축을 3~5초 동안 유지한 다음, 환자에게 "그만"하고 "이완"하라고 한다
7. 환자가 완전히 이완되면, 치료사는 환자의 우측 무릎(흰색 화살표, 그림 10.171)을 새로운 제한장벽의 가장자리까지 추가로 내전하고, 우측 PSIS에서 측면으로 견인력을 이용하여 당긴다.
8. 5~7단계를 3~5회 반복한다.
9. 치료사는 테크닉의 효과를 결정하기 위해 우측 천장관절 운동과 기능장애의 다른 관련 진단요소를 재평가한다.

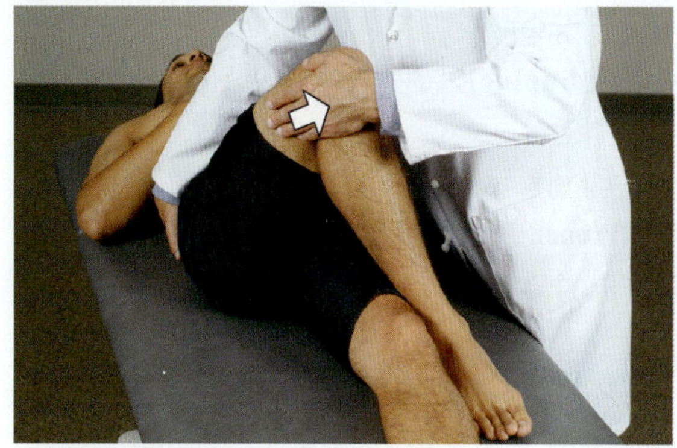
그림 10.169 4단계, 내전장벽

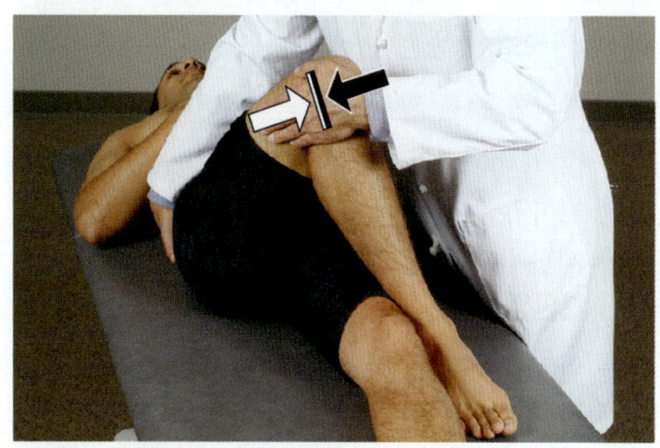
그림 10.170 5단계, 등척성수축

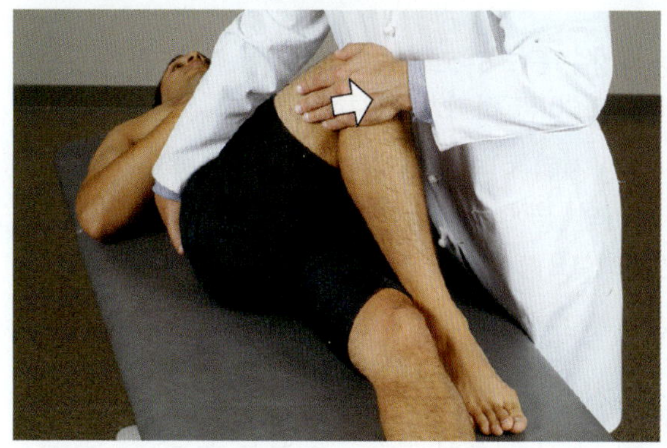
그림 10.171 7단계, 내전장벽

골반 부위 Pelvic Region

천장골(무명골) 기능장애
Iliosacral (Innominate) Dysfunction

등척성수축 후 이완
Post-Isometric Relaxation

예: 우측 안쪽벌림 무명골
Ex: Right Inflared Innominate

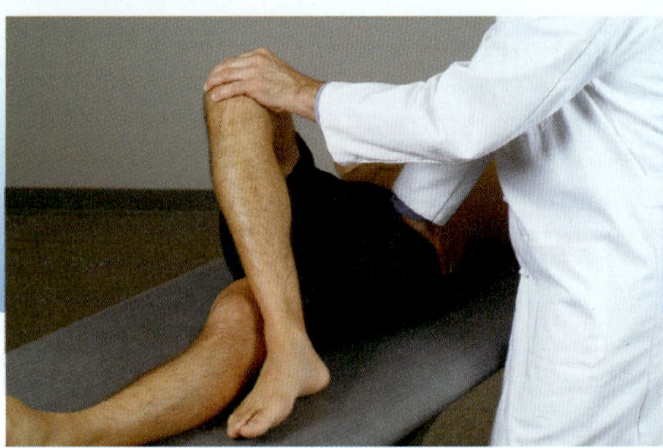
그림 10.172 1~3단계

진단 Diagnosis

기립 굴곡검사(Standing flexion test): 양성 우측(우측 후상장골극 상승)

바로누운자세(Supine): 우우측에 제한된 전상장골극(ASIS) 압박검사

ASIS: 우측 내측

엎드린자세(Prone): 제한된 수동적 우측 천장관절 움직임

PSIS: 우측 측면

테크닉 Technique

1. 환자는 바로 눕고 치료사는 치료대 좌측에 선다.
2. 환자의 우측 고관절과 무릎은 구부리고 우측 발은 좌측 무릎의 외측면에 놓는다.
3. 치료사의 머리쪽 손은 환자의 좌측 ASIS에 놓는다(그림 10.172).
4. 치료사의 꼬리쪽 손은 환자의 우측 무릎에 놓고 우측 엉덩이를 제한범위의 끝에 도달할 때까지 바깥으로 회전시킨다(흰색 화살표, 그림 10.173).
5. 치료사는 환자에게 우측 무릎을 치료사의 손쪽으로 밀라고 지시하고(검은색 화살표, 그림 10.174), 치료사는 환자의 무릎에 동일한 대항력(흰색 화살표)을 적용한다.
6. 이 등척성수축을 3~5초 동안 유지한 다음 환자에게 "그만"하고 "이완"하라고 지시한다.
7. 환자가 완전히 이완되면 치료사는 고관절을 새로운 제한범위의 끝에 도달할 때까지 바깥으로 회전시킨다(흰색 화살표, 그림 10.175).
8. 5~7단계를 3~5회 반복한다.
9. 치료사는 테크닉의 효과를 결정하기 위해 우측 천장관절 움직임과 기능장애의 다른 관련 진단요소를 재평가한다.

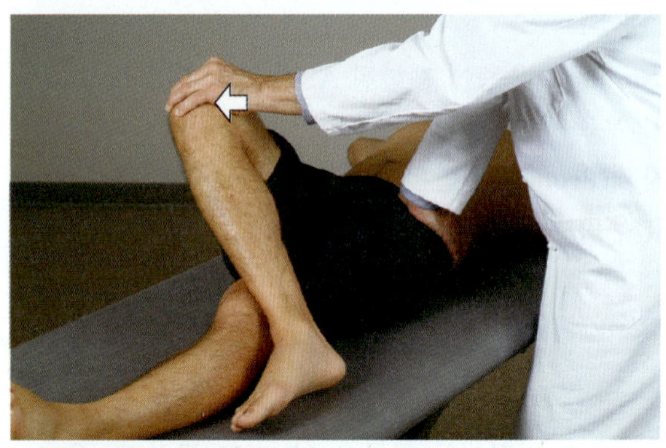
그림 10.173 4단계, 외측 회전범위

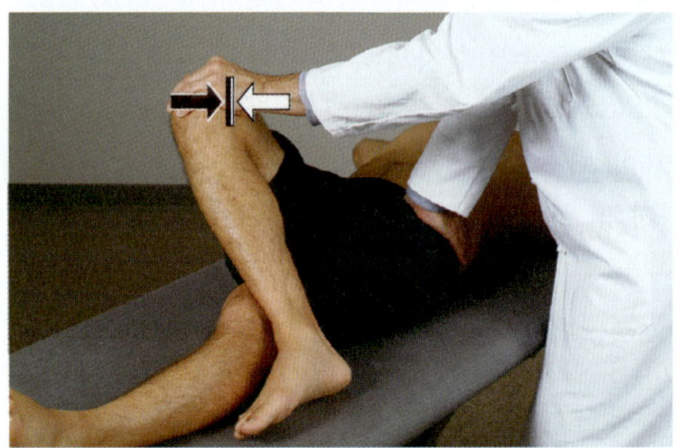
그림 10.174 5단계, 등척성수축

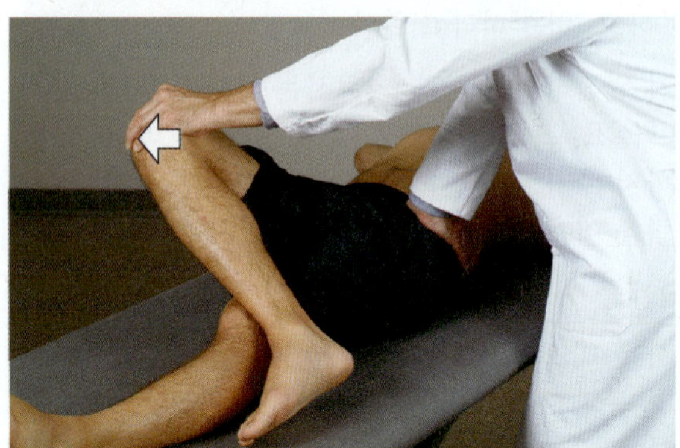
그림 10.175 7단계, 외측 회전범위

골반 부위 Pelvic Region

위쪽 치골 전단 기능장애
Superior Pubic Shear Dysfunction

근육의 힘을 이용한 관절가동술
Joint Mobilization Using Muscle Force

예: 우측 위쪽 치골 전단
Ex: Right Superior Pubic Shear

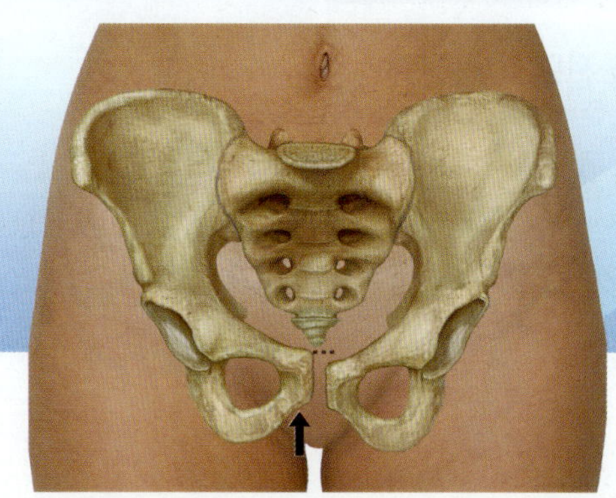

그림 10.176 우측 치골 전단 기능장애

진단 Diagnosis

기립 굴곡검사(Standing flexion test): 양성 우측(우측 PSIS 상승)

치골결절(Pubic tubercle, 두덩결절): 우측 머리쪽(그림 10.176)

제한된 수동 우측 천장관절 움직임

테크닉 Technique

1. 환자는 치료대 오른쪽 끝 가까이에 바로눕고 치료사는 우측에 환자를 향해서 선다.
2. 치료사의 왼손은 환자의 좌측 ASIS에 올려 골반을 고정하고, 오른손은 환자의 우측다리를 치료대 끝에서 외전하며 떨어뜨린다.
3. 치료사는 오른손으로 환자의 우측 무릎 바로 옆을 잡고 새로운 제한범위의 끝에 도달할 때까지 우측 무릎을 부드럽게 누른다(흰색 화살표, 그림 10.177).
4. 치료사는 환자에게 우측 무릎을 천장을 향해 약간 안쪽으로 들어올리도록 지시하고(검은색 화살표, 그림 10.178) 동일한 대항력(흰색 화살표)을 가한다.
5. 이 등척성수축을 3~5초 동안 유지한 다음 환자에게 "그만"하고 "이완"하라고 한다.
6. 환자가 완전히 이완되면 치료사는 환자의 다리를 바닥 쪽으로 더 이동하여(흰색 화살표, 그림 10.179) 새로운 제한범위의 끝으로 재배치한다.
7. 4~6단계를 3~5회 반복한다.
8. 치료사는 테크닉의 효과를 결정하기 위해 기능장애의 진단요소(TART)를 재평가한다.

참고: 좌측 하부 전단은 우측 상부 전단과 정적으로 유사해 보이지만 좌측에는 천장관절 움직임의 소실이 나타나고 좌측에는 양성 기립굴곡검사가 나타난다.

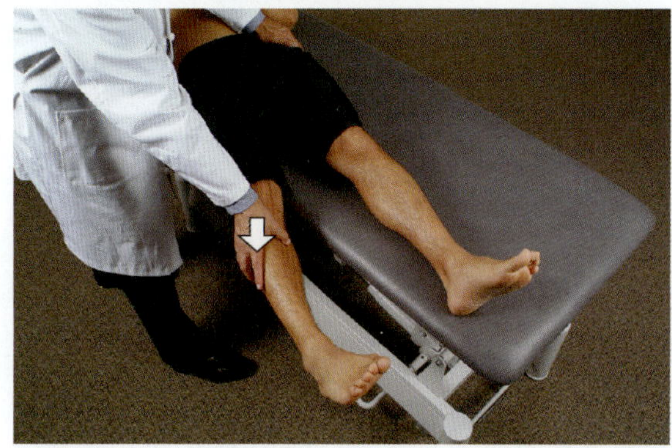

그림 10.177 1~3단계

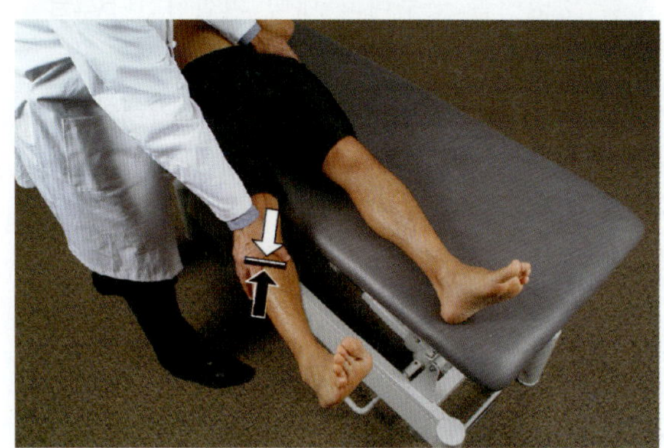

그림 10.178 4단계, 등척성수축

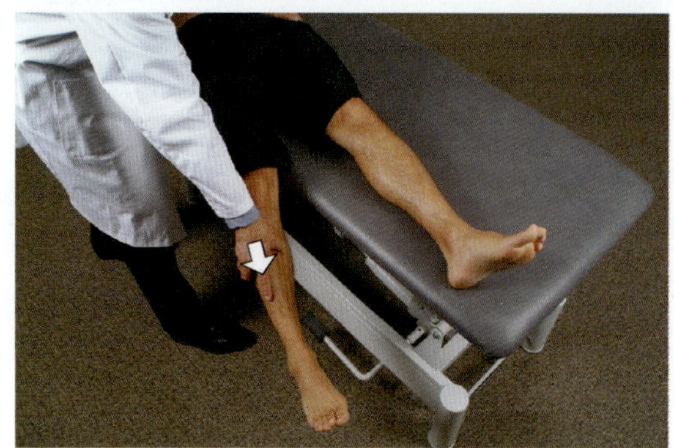

그림 10.179 6단계

골반 부위 Pelvic Region

아래쪽 치골 전단 기능장애
Inferior Pubic Shear Dysfunction

근육의 힘을 이용한 관절가동술
Joint Mobilization Using Muscle Force

예: 우측 아래 치골 전단
Ex: Right Inferior Pubic Shear

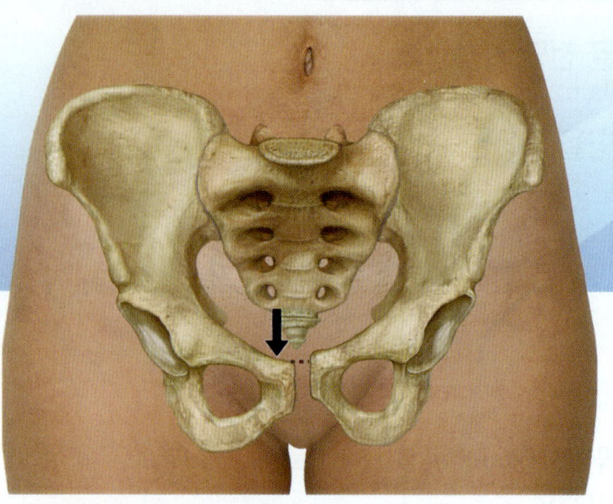

그림 10.180 우측 아래 치골 전단 기능장애

진단 Diagnosis

기립 굴곡검사(Standing flexion test): 양성 우측(우측 PSIS 상승)

치골결절: 우측 꼬리쪽(그림 10.180)

제한된 수동 우측 천장관절 움직임

테크닉 Technique

1. 환자는 치료대의 좌측 끝 가까이에 반듯하게 눕고 치료사는 환자를 바라보는 좌측에 선다.
2. 치료사가 받침점을 만들기 위해 좌측융기를 환자의 우측 좌골결절 아래에 놓을 때 치료사의 오른손은 환자의 우측 엉덩이를 구부리고 내측 회전시킨다(그림 10.181).
3. 치료사의 오른손은 무릎을 우측 겨드랑이 아래에 놓고 치료대의 측면을 잡은 후, 제한범위의 끝에 닿을 때까지 환자의 우측 엉덩이를 구부린다(흰색 화살표, 그림 10.182).

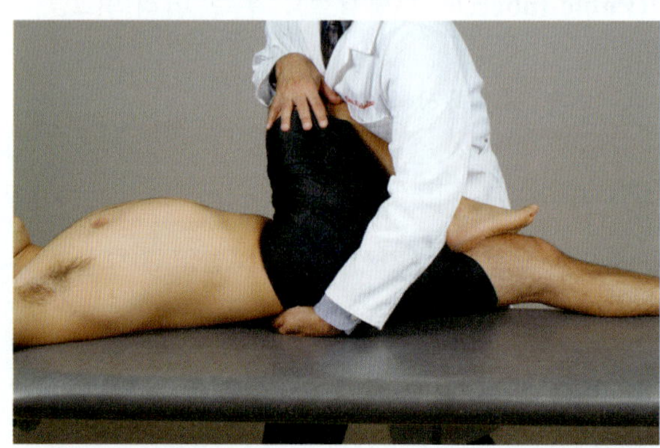

그림 10.181 1단계와 2단계

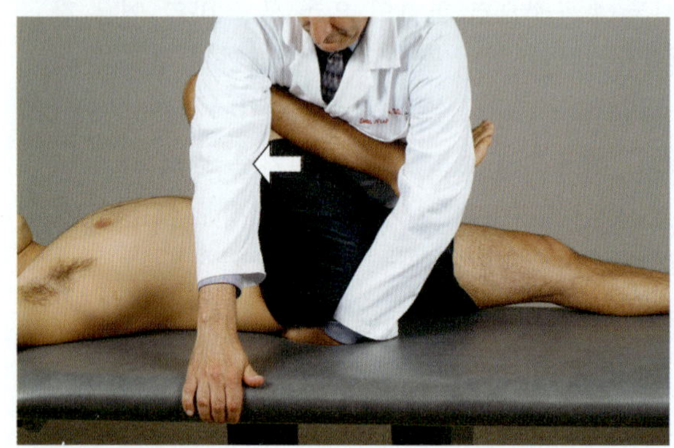

그림 10.182 3단계

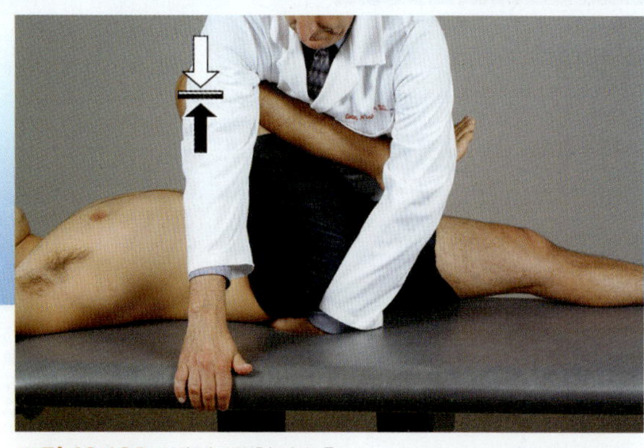

그림 10.183 4단계, 등척성수축

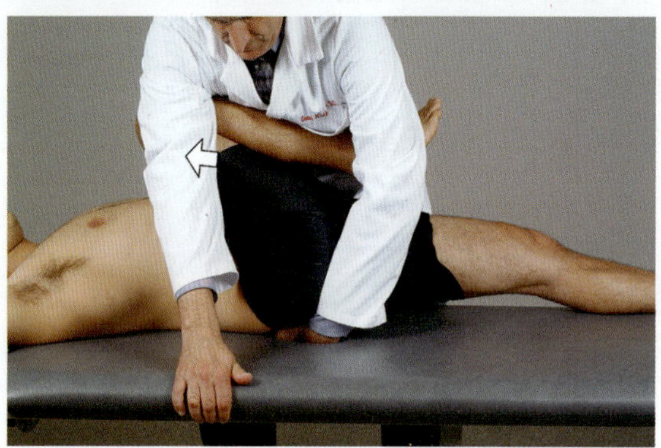

그림 10.184 6단계

4. 치료사는 환자에게 우측 무릎을 치료사의 겨드랑이로 밀어 올리도록 지시하고(검은색 화살표, 그림 10.183) 동일한 대항력(흰색 화살표)을 가한다.
5. 이 등척성수축을 3~5초 동안 유지한 다음 환자에게 "그만"하고 "이완"하라고 한다.
6. 환자가 완전히 이완되면 치료사는 새로운 제한범위의 끝까지(그림 10.184) 우측 엉덩이를 구부린다(흰색 화살표). 좌골결절 아래의 손은 효과적인 받침점을 유지하기 위해 더 머리쪽으로 재배치해야 할 수도 있다.
7. 4~6단계를 3~5회 반복한다.
8. 치료사는 테크닉의 효과를 결정하기 위해 다른 기능장애의 진단요소를 재평가한다.

참고: 왼쪽 상측 전단은 오른쪽 하측 전단과 정적으로 유사해 보이지만 왼쪽에서는 천장관절 움직임의 소실이 나타나고 좌측에 양성 기립굴곡검사를 보인다.

골반 부위 Pelvic Region

치골결합 장애
Pubic Symphysis Dysfunction

근육의 힘을 이용한 관절가동술
Joint Mobilization Using Muscle Force

예: 압박(내전된) 치골결합
Ex: Compressed (*AD*ducted) Pubic Symphysis

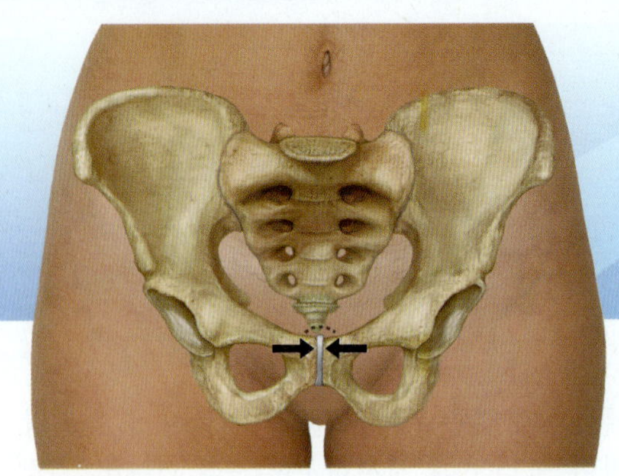

그림 10.185 치골결합의 고정 압박

진단 Diagnosis

병력(외상, 임신, 분만)으로 인한 기능장애 의심
연골결합의 뚜렷한 팽창
부드러운 치골결합
요로증상이 있을 수 있음(그림 10.185)

테크닉 Technique

1. 환자는 치료대에 바로 눕고 치료사는 옆에 선다.
2. 환자의 엉덩이는 약 45도로 구부리며 무릎은 90도로 구부리고, 발은 치료대 위에 평평하게 놓는다.
3. 치료사는 팔뚝을 환자의 무릎 사이에 놓고 환자의 무릎을 벌린다(그림 10.186).
4. 치료사는 환자에게 양쪽 무릎을 치료사의 손바닥과 팔꿈치에 대해(흰색 화살표) 안쪽으로 당기도록 지시한다(검은색 화살표, 내전)(그림 10.187). 동시에 치료사는 동일한 대항력을 가한다.
5. 이 등척성수축을 3~5초 동안 유지한 다음 환자에게 "그만"하고 "이완"하라고 한다.
6. 환자가 완전히 이완되면 환자의 무릎은 정중선에서 약간 더 떨어져 있다(흰색 화살표, 그림 10.188).
7. 4~6단계를 3~7회 반복한다.
8. 치료사는 테크닉의 효과를 결정하기 위해 기능장애의 진단요소(TART)를 재평가한다.

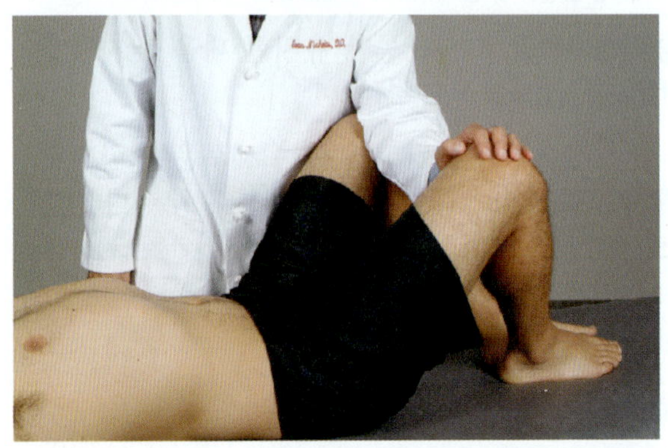

그림 10.186 1~3단계

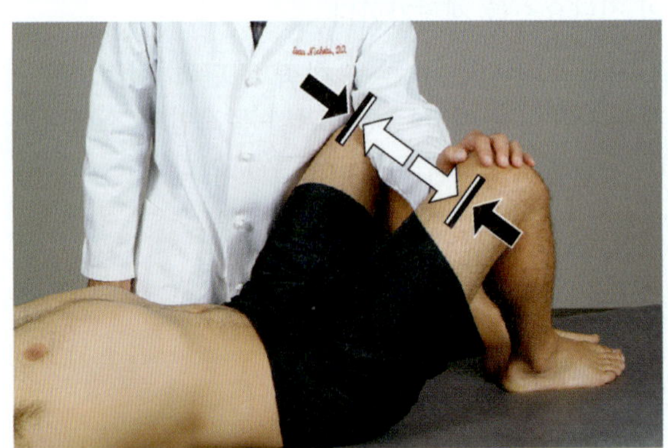

그림 10.187 4단계, 등척성수축

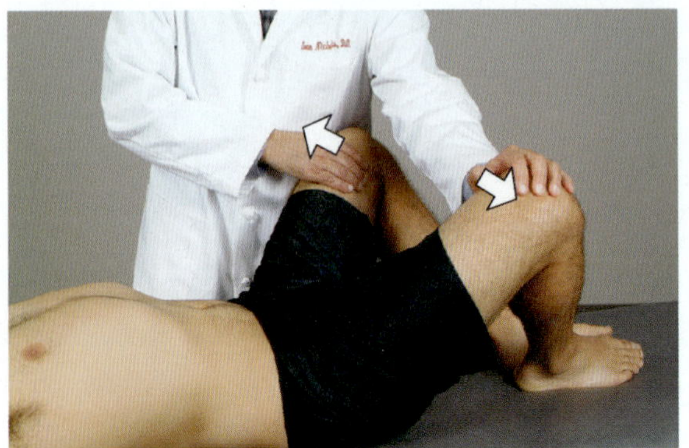

그림 10.188 6단계

골반 부위 Pelvic Region

치골결합 장애
Pubic Symphysis Dysfunction

근육의 힘을 이용한 관절가동술
Joint Mobilization Using Muscle Force

예: 벌어진(외전된) 치골결합
Ex: Gapped (*AB*ducted) Pubic Symphysis

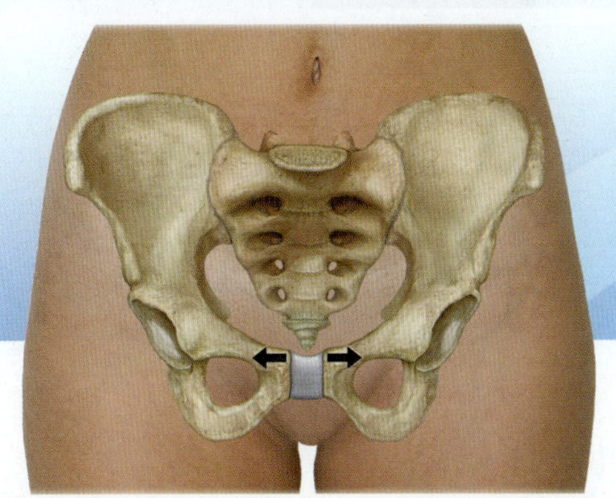
그림 10.189 치골결합의 틈새 고정

진단 Diagnosis

병력(외상, 임신, 분만)
치골결합에서 정상보다 더 깊은 고랑
부드러운 치골결합
요로증상이 있을 수 있음(그림 10.189)

테크닉 Technique

1. 환자는 바로 눕고 치료사는 치료대 옆에 선다.
2. 환자의 엉덩이는 약 45도로 구부리며 무릎은 약 90도로 구부리고 발은 치료대 위에 평평하게 놓는다.
3. 환자의 무릎은 약 18인치 떨어져 있다.
4. 환자는 치료사에게 가까운 무릎을 치료사의 복부에 대고 치료사는 양손으로 다른 쪽 무릎의 측면을 잡는다(그림 10.190).
5. 치료사는 환자에게 치료사의 복부와 손에 대해 양쪽 무릎을 옆으로 밀도록 지시하고(검은색 화살표로 표시된 외전, 그림 10.191) 치료사는 동일한 대항력(흰색 화살표)을 가한다.
6. 이 등척성수축을 3~5초 동안 유지한 다음 환자에게 "그만"하고 "이완"하라고 지시한다.
7. 환자가 완전히 이완되면 치료사는 환자의 무릎을 3~4인치(흰색 화살표, 그림 10.192) 접근시킨다.
8. 5~7단계를 3~7회 반복한다.
9. 치료사는 테크닉의 효과를 결정하기 위해 기능장애의 진단요소(TART)를 재평가한다.

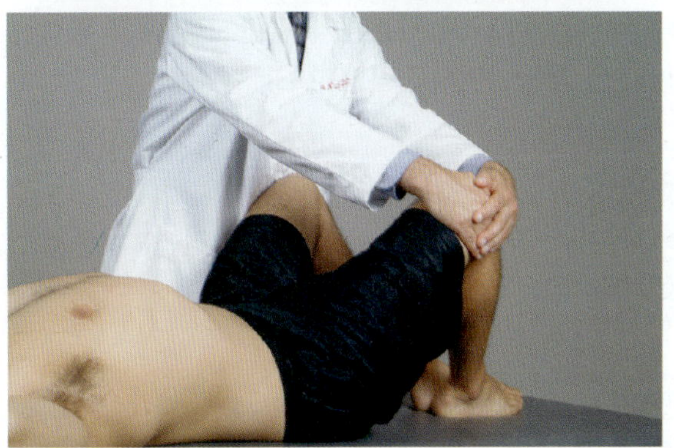
그림 10.190 1~4단계

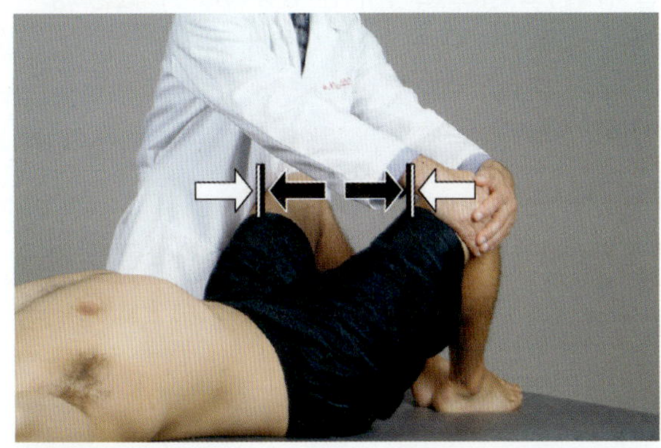
그림 10.191 5단계, 등척성수축

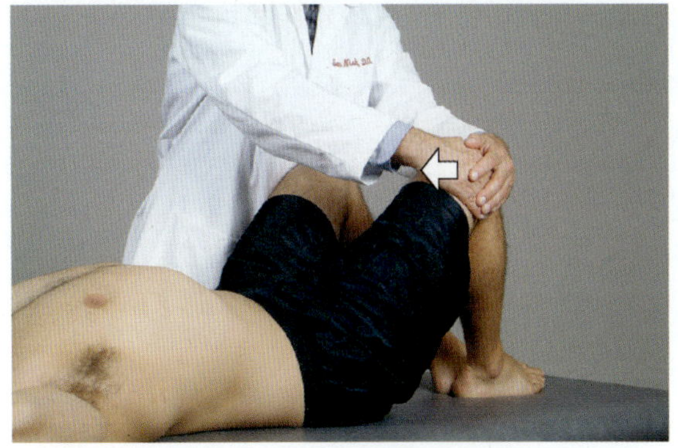
그림 10.192 7단계

골반 부위 Pelvic Region

대/소요근
Psoas Major/Minor Muscles

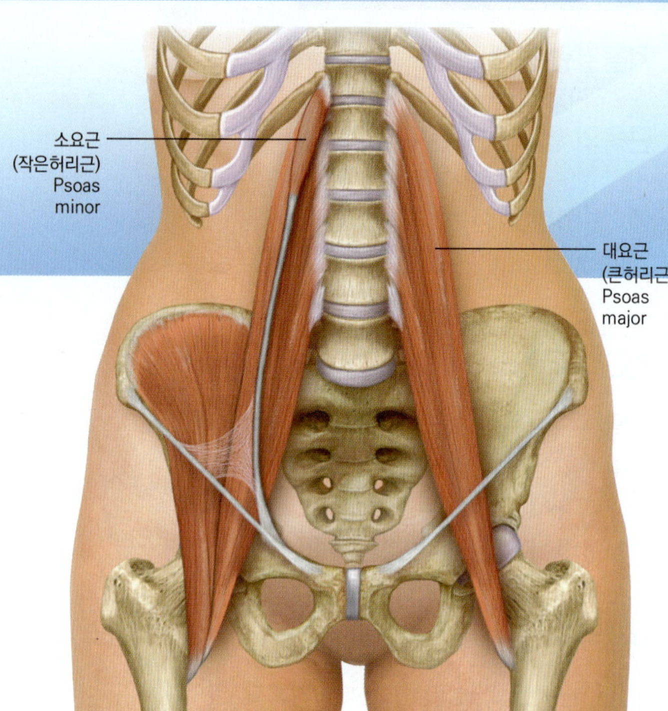

그림 10.193 대요근/소요근(Psoas Major/Minor Muscles)

대요근(큰허리근) Psoas Major

기시 Origin

대요근의 기시는 T12–L4 척추체와 관련 추간판의 외측면과 L1–L5의 횡돌기이다(그림 10.193).

정지 Insertion

대요근의 정지는 장요근(iliopsoas, 엉덩허리근) 힘줄로 대퇴골의 작은 전자이다.

작용 Action

대요근은 고관절/허벅지를 굴곡시키고, 외회전시키며, 요추를 굴곡시키고 옆으로 구부린다(동측). 서 있는 동안 정상적인 요추 전만곡선을 유지하여 척추를 안정시킨다.

신경지배 innervation

요추신경(L1–L3)의 전가지(anterior rami)는 대요근을 지배한다.

소요근(작은허리근) Psoas Minor

기시 Origin

소요근의 기시는 T12 및 L1 척추체와 관련 추간판의 외측면이다.

정지 Insertion

소요근의 정지는 장골치골궁(iliopectineal arch)으로 알려진 두꺼운 근막밴드를 통해 장골치골융기(iliopectineal eminence)에 있다.

작용 Action

소요근은 인구의 약 50%에서만 존재하며 매우 약한 근육으로 알려져 있다. 이는 대요근이 척추의 골반과 요추 부위를 구부리는 데 도움이 될 수 있다.

신경지배 Innervation

요추신경(L1 및 L2)의 전가지(anterior rami)는 소요근을 지배한다.

골반 부위 Pelvic Region

장골근(엉덩근)
Iliacus Muscle

기시 Origin

장골근의 기시는 장골와(장골의 안쪽 표면)에 있다(그림 10.194).

정지 Insertion

장골근의 정지는 장요근 힘줄로 대퇴골의 작은 전자에 있다.

작용 Action

장골근의 한쪽 수축은 장요근힘줄과 결합하여 엉덩이에서 허벅지를 구부리고 외측으로 회전시킨다. 장골근의 양쪽 수축은 장요근과 결합하여 바로누운자세에서 몸통을 들어올린다.

신경지배 innervation

대퇴신경(L1–L3)은 장골근을 지배한다.

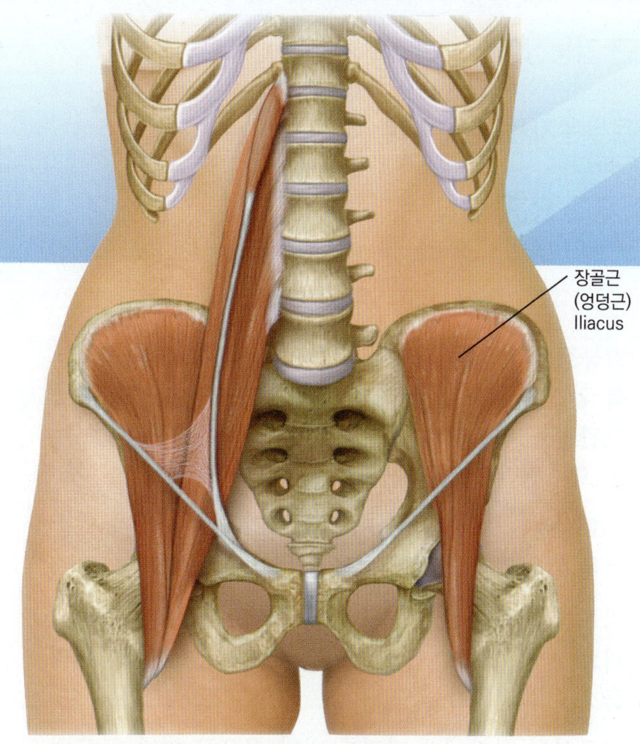

그림 10.194 장골근(iliacus muscle, 엉덩근)

골반 부위 Pelvic Region

요근 기능장애
Psoas Muscle Dysfunction

바로누운자세, 상호억제
Supine, Reciprocal Inhibition

예: 우측 요근, 급성
Ex: Right Psoas, Acute

1. 기능장애가 있는 다리가 치료대 끝에 매달릴 수 있도록 환자를 치료대 끝에 바로 눕는다. 환자는 다른 쪽 고관절을 구부려 무릎을 가슴 쪽으로 가져온다. 이것은 요추전만을 평평하게 유지시킨다.
2. 치료사는 치료대 끝에 서서 환자의 기능장애가 있는 무릎 근위부 허벅지에 손을 얹는다(그림 10.195).
3. 치료사는 환자의 허벅지 바닥 쪽에 부드럽게 위치시키고(흰색 화살표, 그림 10.196) 엉덩이를 제한범위의 끝까지 신전한다.
4. 치료사는 환자에게 다리를 바닥 쪽으로 아주 부드럽게 내리라고 지시하고(검은색 화살표, 그림 10.197) 치료사는 완전한 대항력(흰색 화살표)을 적용한다.
5. 이 등척성수축을 3~5초 동안 유지한 다음 환자에게 "그만"하고 "이완"하라고 한다.
6. 환자가 완전히 이완되면 치료사는 환자의 허벅지를 바닥 쪽으로 부드럽게 재배치하여 고관절을 새로운 제한범위의 끝까지 신전한다(흰색 화살표, 그림 10.198).
7. 4~6단계를 3~5회 반복하거나 기능장애가 있는 고관절과 요근에서 움직임이 최대로 개선될 때까지 반복한다.
8. 치료사는 능동적 우측 고관절 신전 및 기능장애의 다른 관련 진단요소를 재평가하여 효과를 결정한다.

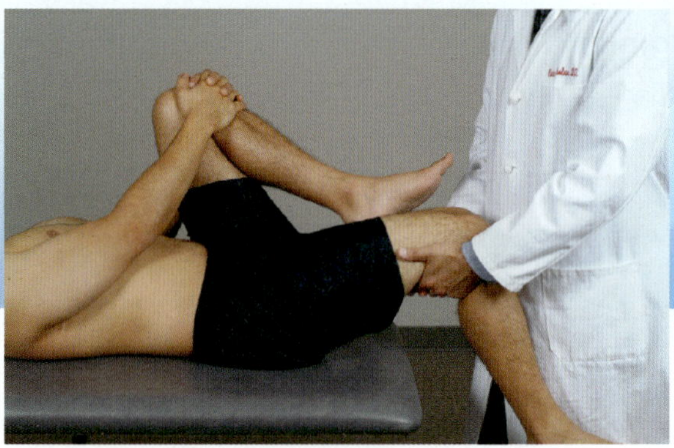
그림 10.195 1단계와 2단계

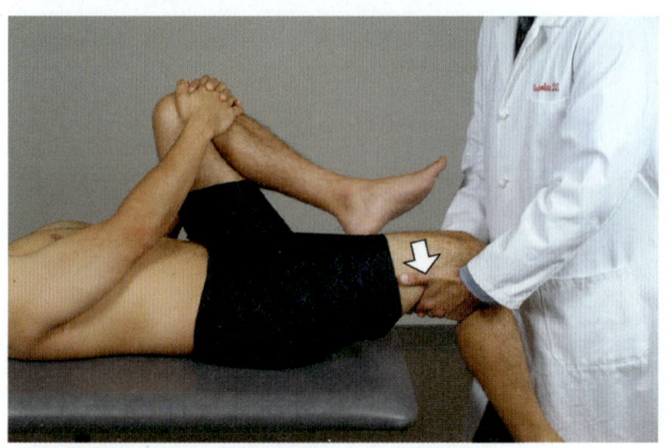
그림 10.196 3단계, 신전범위

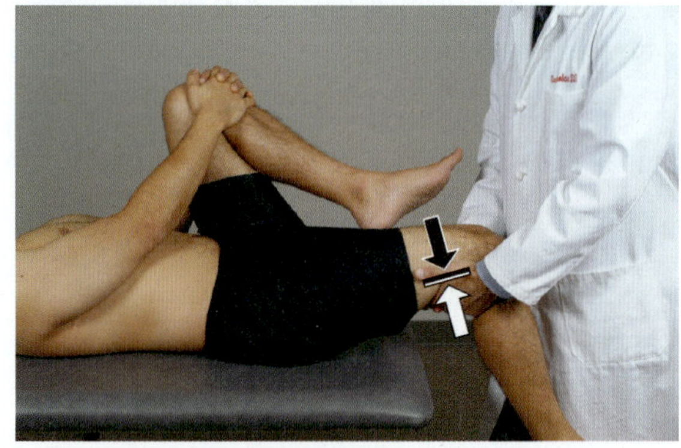
그림 10.197 4단계, 등척성수축

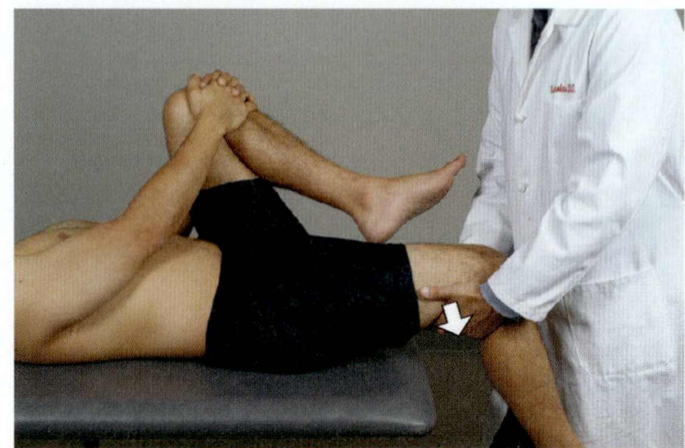
그림 10.198 6단계, 신전범위

골반 부위 Pelvic Region

요근 기능장애
Psoas Muscle Dysfunction

엎드린자세, 등척성수축 후 이완
Prone, Post-Isometric Relaxation

예: 우측 요근, 아급성/만성
Ex: Right Psoas, Subacute/Chronic

1. 환자는 치료대에 엎드려 눕고 치료사는 옆에 선다.
2. 치료사는 치료할 쪽의 환자의 무릎을 90도로 구부린 다음 환자의 무릎 바로 위 허벅지를 잡는다.
3. 치료사의 머리쪽 손을 환자의 천골 위에 올려 골반을 안정시킨다(그림 10.199).
4. 치료사의 꼬리쪽 손은 요근이 스트레칭을 시작하여 제한범위의 끝에 맞물릴 때까지 환자의 허벅지를 위로 부드럽게 들어올린다(흰색 화살표, 그림 10.200).
5. 치료사는 환자에게 허벅지와 무릎을 아래로 당기도록 지시한다(검은색 화살표, 그림 10.201). 치료사의 꼬리쪽 손은 단단하게 반작용 힘으로 가한다(흰색 화살표).
6. 이 등척성수축을 3~5초 동안 유지한 다음 환자에게 "그만"하고 "이완"하라고 지시한다.
7. 환자가 완전히 이완되면 치료사는 환자의 엉덩이를 새로운 제한범위의 끝까지 신전한다(흰색 화살표, 그림 10.202).
8. 5~7단계를 3~5회 반복하거나 기능장애가 있는 고관절 및 요근에서 움직임이 최대로 개선될 때까지 반복한다.
9. 치료사는 능동적 우측 고관절 신전 및 기능장애의 다른 관련 진단요소를 재평가하여 효과를 결정한다.

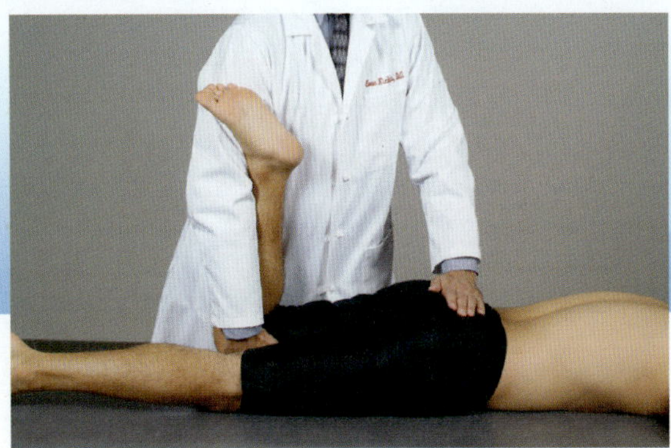
그림 10.199 1~3단계

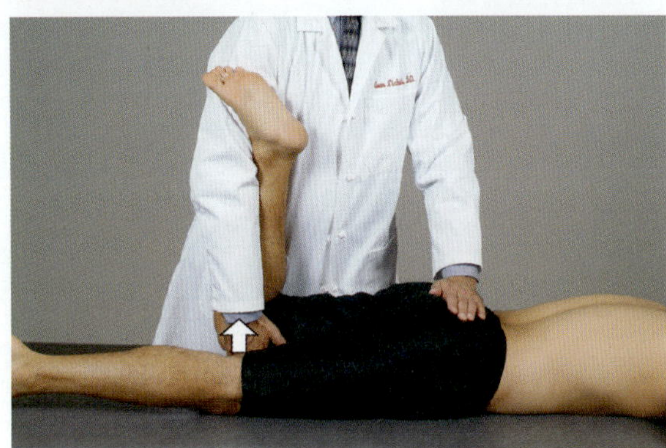
그림 10.200 4단계, 신전범위

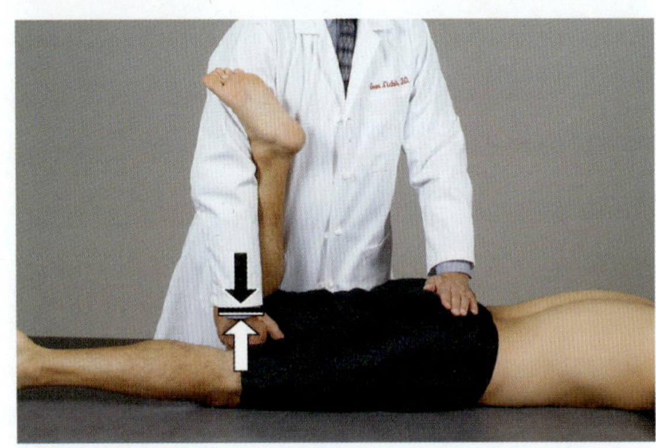
그림 10.201 5단계, 등척성수축

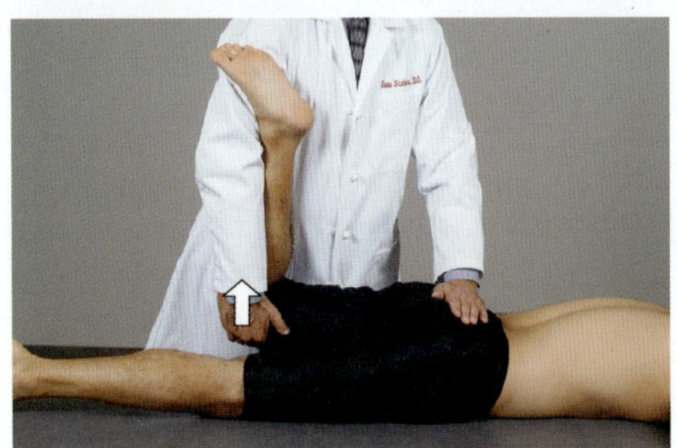
그림 10.202 7단계, 신전범위

골반 부위 Pelvic Region

이상근
Piriformis Muscle

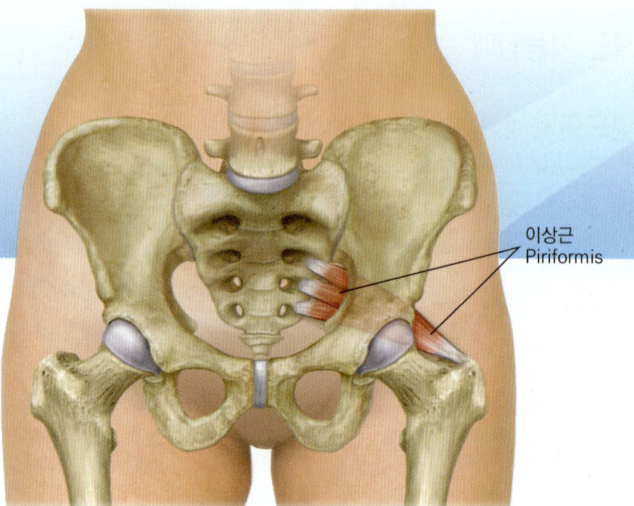

그림 10.203 A. 이상근의 전방 모습(anterior view of piriformis muscle)

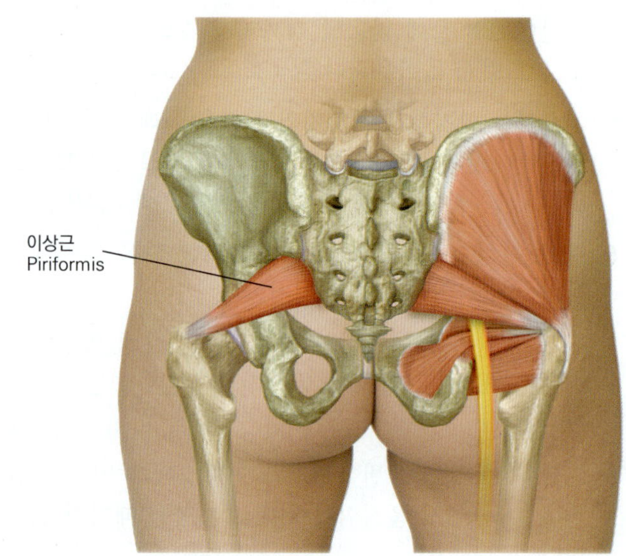

그림 10.203 B. 이상근의 후방 모습(posterior view of piriformis muscle)

기시 Origin

이상근 근육의 기시는 천골의 앞쪽 표면과 큰 좌골 절흔의 위쪽 끝에 있다(그림 10.203).

정지 Insertion

이상근 근육의 정지는 대퇴골의 큰 전자의 정점에 있다.

작용 Action

이상근은 고관절/허벅지를 외회전시키고, 고관절이 굴곡될 때 허벅지를 외전시키며, 관골구에서 대퇴골두를 안정시킨다.

신경지배 innervation

천추 신경총(S1 및 S2)의 전가지(anterior rami)는 이상근을 지배한다.

골반 부위 Pelvic Region

이상근 기능장애
Piriformis Muscle Dysfunction

엎드린자세, 상반억제
Prone, Reciprocal Inhibition

예: 우측 이상근, 급성
Ex: Right Piriformis, Acute

1. 환자는 치료대에 엎드려 있고 치료사는 옆에 선다.
2. 치료사는 머리쪽 손으로 기능장애 이상근을 촉진하고 환자의 무릎이 90도 구부린 상태에서 치료사의 꼬리쪽 손으로 환자의 발목을 잡아 발목을 구부린다(그림 10.204).
3. 그리고 천천히 환자의 발목을 멀리 이동시킨다(흰색 화살표, 그림 10.205) 정중선에서 제한범위의 끝에 도달할 때까지 고관절을 내측 회전한다.
4. 치료사는 환자 발목의 측면에 접촉하여 환자에게 발목을 치료사의 꼬리쪽 손에 대항하여 정중선(검은색 화살표, 그림 10.206)에서 매우 부드럽게 밀어내도록 지시하고, 치료사는 이에 강한 대항력(흰색 화살표)을 가한다.
5. 이 등척성수축을 3~5초 동안 유지한 다음 환자에게 "그만"하고 "이완"하라고 지시한다.
6. 환자가 완전히 이완되면 치료사는 발목을 정중선에서 더 멀리 위치를 변경하고 고관절을 새로운 제한범위의 끝으로 내측 회전시킨다(흰색 화살표, 그림 10.207).
7. 4~6단계를 3~5회 반복하거나 기능장애가 있는 고관절과 이상근의 움직임이 최대한 개선될 때까지 반복한다.
8. 치료사는 테크닉의 효과를 결정하기 위해 기능장애의 진단요소(TART)를 재평가한다.

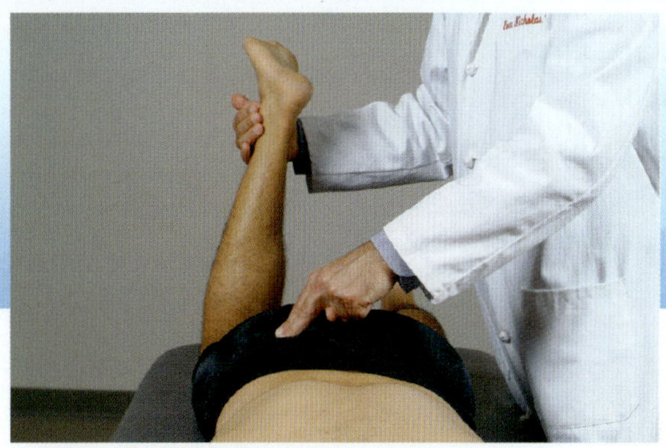
그림 10.204 1단계와 2단계

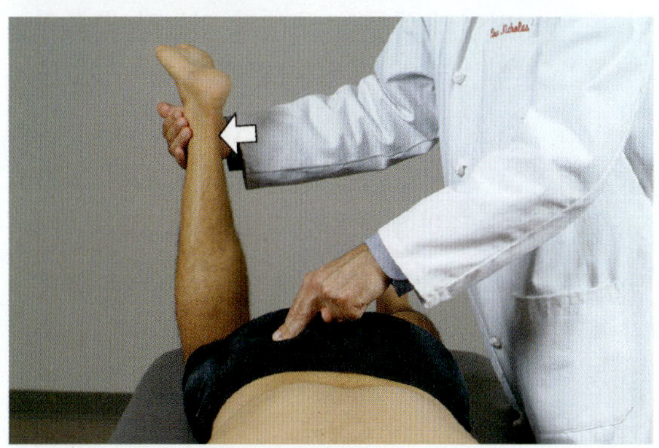
그림 10.205 3단계, 내측 회전범위

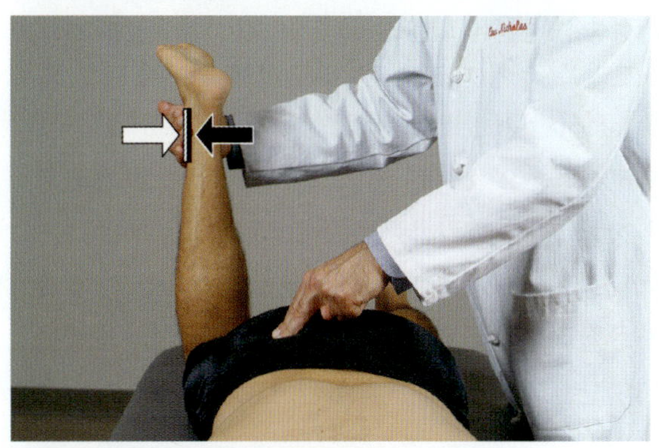
그림 10.206 4단계, 등척성수축

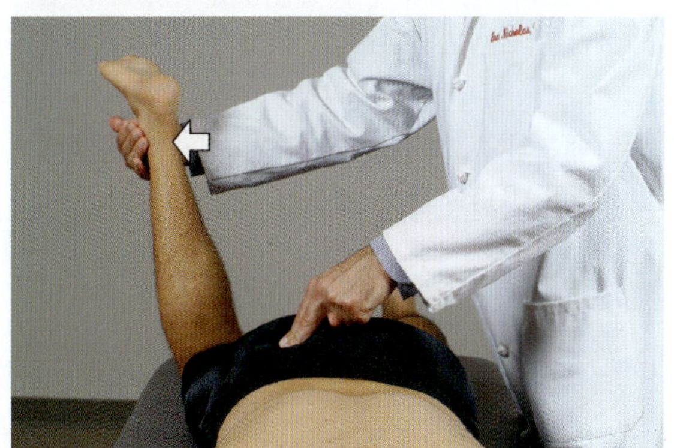
그림 10.207 6단계, 내측 회전범위

골반 부위 Pelvic Region

이상근 기능장애
Piriformis Muscle Dysfunction

바로누운자세, 상호억제
Supine, Reciprocal Inhibition

예: 우측 이상근, 급성
Ex: Right Piriformis, Acute

1. 환자는 치료대에 반듯하게 눕고 치료사는 치료받는 쪽의 반대쪽 옆에 선다.
2. 환자의 우측 엉덩이와 무릎을 구부려 기능장애 쪽의 발이 영향을 받지 않은 무릎의 측면에 놓을 수 있도록 한다.
3. 치료사의 머리쪽 손은 골반을 안정시키기 위해 환자의 ASIS 기능장애 측면에 위치한다(그림 10.208).
4. 기능장애가 있는 쪽에서 치료사의 꼬리쪽 손은 환자의 우측 무릎을 정중선을 향해 당기고 엉덩이를 안쪽으로 회전시켜 이상근이 늘어나기 시작하여 제한범위의 끝에 도달한다(그림 10.209).
5. 치료사는 환자 무릎의 내측면을 접촉하면서 우측 무릎을 정중선(검은색 화살표, 그림 10.210)을 향해 치료사의 꼬리쪽 손에 대고 매우 부드럽게 밀어내도록 환자에게 지시한다(흰색 화살표).
6. 이 등척성수축을 3~5초 동안 유지한 다음 환자에게 "그만"하고 "이완"하라고 지시한다.
7. 환자가 완전히 이완되면 치료사는 무릎을 정중선을 가로질러 더 멀리 재배치하고 고관절을 새로운 제한범위의 끝까지 내회전시킨다(흰색 화살표, 그림 10.211).
8. 5~7단계를 3~5회 반복하거나 기능장애가 있는 고관절과 이상근의 움직임이 최대한 개선될 때까지 반복한다.
9. 치료사는 테크닉의 효과를 결정하기 위해 기능장애의 진단요소(TART)를 재평가한다.

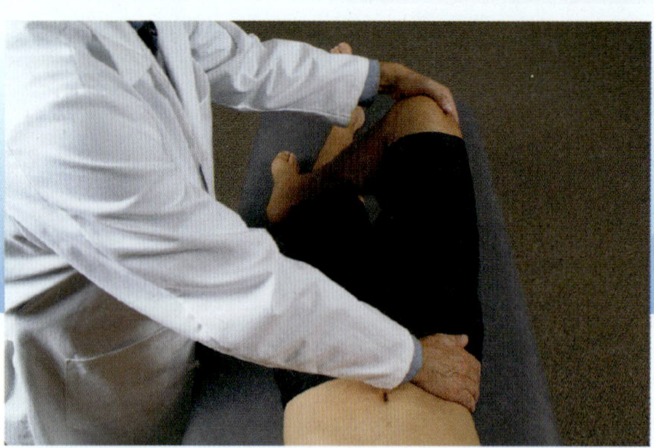
그림 10.208 1~3단계

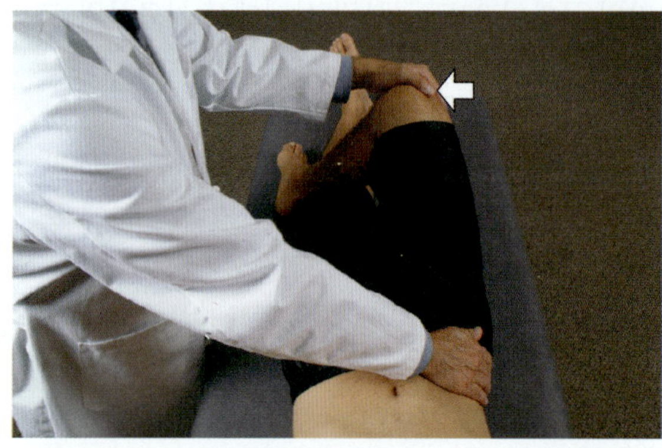
그림 10.209 4단계, 내측 회전범위

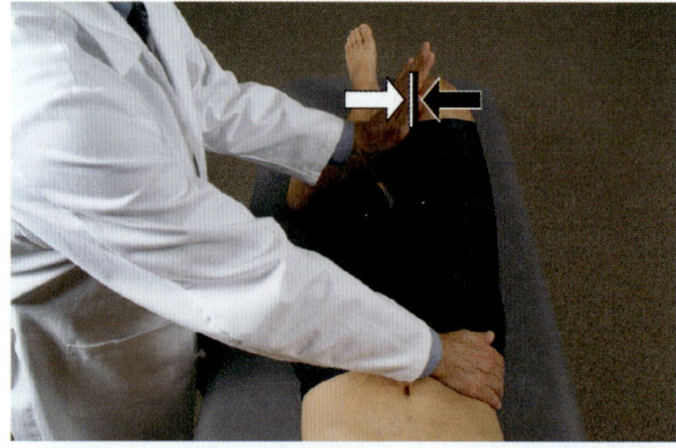
그림 10.210 5단계, 등척성수축

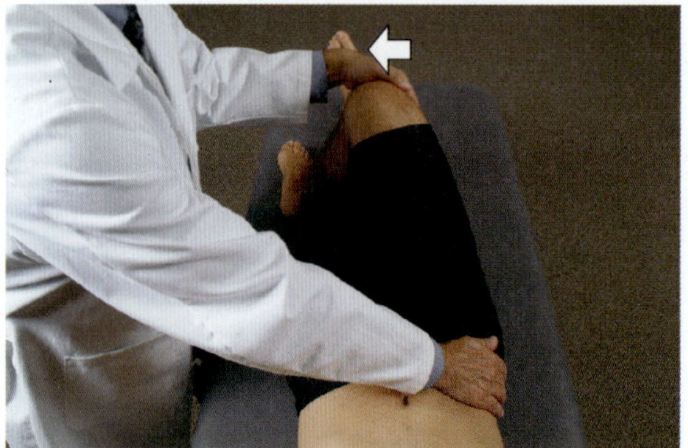
그림 10.211 7단계, 내측 회전범위

골반 부위 Pelvic Region

이상근 기능장애
Piriformis Muscle Dysfunction

엎드린자세, 등척성수축 후 이완
Prone, Post-Isometric Relaxation

예: 우측 이상근, 아급성/만성
Ex: Right Piriformis, Subacute/Chronic

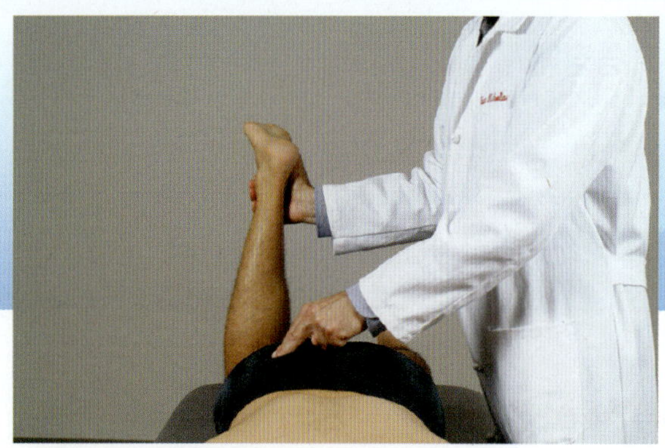
그림 10.212 1단계와 2단계

1. 환자는 치료대에 엎드려 눕고 치료사는 치료대 옆에 선다.
2. 치료사는 머리쪽 손으로 기능이상 이상근을 촉진하고 꼬리쪽 손으로 환자의 발목을 잡는다(그림 10.212).
3. 치료사의 꼬리쪽 손은 환자의 무릎을 90도로 구부리고 천천히 환자의 발목을 정중선에서 멀어지게 하여 이상근이 늘어나게 하고 제한범위의 끝에 도달할 때까지 기능장애가 있는 고관절을 내측 회전시킨다(그림 10.213).
4. 치료사는 환자에게 오른쪽 발목을 치료사의 꼬리쪽 손에 대항하여 정중선(검은색 화살표, 그림 10.214)쪽으로 밀도록 지시하고, 이에 완전한 대항력(흰색 화살표)을 가한다.
5. 이 등척성수축을 3~5초 동안 유지한 다음 환자에게 "그만"하고 "이완"하라고 한다.
6. 환자가 완전히 이완되면 치료사는 발목을 정중선에서 더 멀리 위치를 변경하고 고관절을 새로운 제한범위의 끝까지 내측 회전시킨다(흰색 화살표, 그림 10.215).
7. 4~6단계를 3~5회 반복하거나 기능장애가 있는 고관절과 이상근의 움직임이 최대한 개선될 때까지 반복한다.
8. 치료사는 테크닉의 효과를 결정하기 위해 기능장애의 진단요소(TART)를 재평가한다.

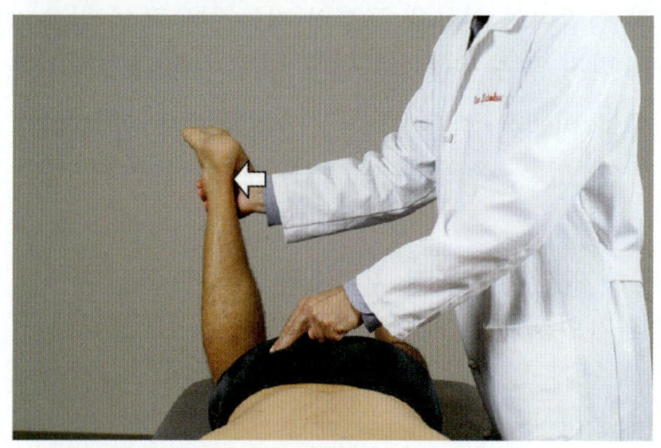
그림 10.213 3단계, 내측 회전범위

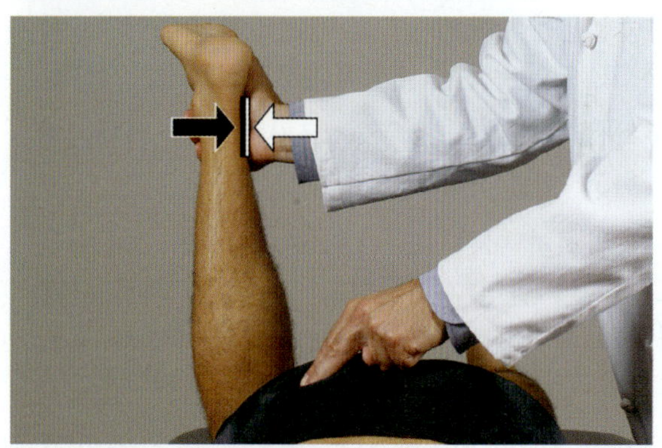
그림 10.214 4단계, 등척성수축

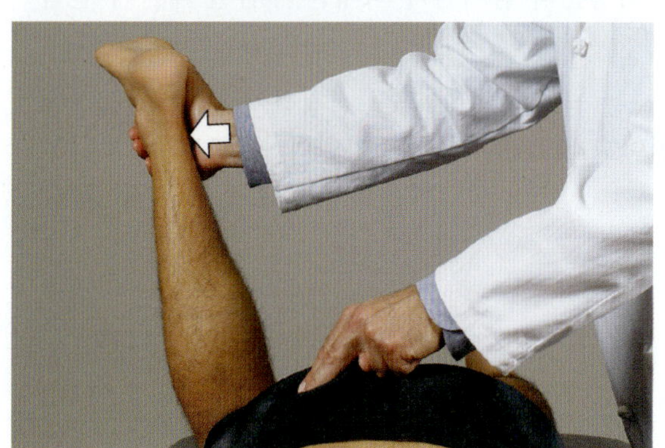
그림 10.215 6단계, 내측 회전범위

골반 부위 Pelvic Region

이상근 기능장애
Piriformis Muscle Dysfunction

바로누운자세, 등척수축 후 이완
Supine, Post-Isometric Relaxation

예: 우측 이상근, 아급성/만성
Ex: Right Piriformis, Subacute/Chronic

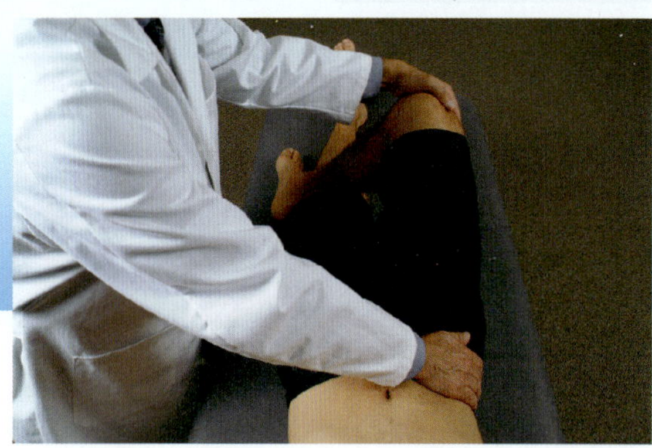
그림 10.216 1~3단계

1. 환자는 치료대에 바로 눕고, 치료사는 치료받는 쪽의 반대쪽 환자 옆에 선다.
2. 환자의 엉덩이와 무릎을 구부려 기능장애 쪽의 발을 영향을 받지 않은 무릎의 측면에 놓을 수 있다.
3. 치료사의 머리쪽 손은 골반을 안정시키기 위해 기능장애가 있는 쪽의 환자 ASIS에 위치한다(그림 10.216).
4. 기능장애가 있는 쪽에서 치료사의 꼬리쪽 손은 부드럽게 환자의 무릎을 정중선(흰색 화살표, 그림 10.217)을 향해 당기고, 이상근이 제한범위의 끝에 도달하여 늘어나기 시작할 때까지 고관절을 내측 회전시킨다.
5. 치료사는 환자에게 무릎을 치료사의 꼬리쪽 손에 대고 정중선(검은색 화살표, 그림 10.218)에서 멀어지도록 지시하고, 이에 완전한 대항력(흰색 화살표)을 가한다.
6. 이 등척성수축을 3~5초 동안 유지한 다음 환자에게 "그만"하고 "이완"하라고 지시한다.
7. 환자가 완전히 이완되면 치료사는 무릎을 정중선을 가로질러 더 멀리 재배치하고 고관절을 새로운 제한범위의 끝으로 내측 회전시킨다(흰색 화살표, 그림 10.219).
8. 5~7단계를 3~5회 반복하거나 기능장애가 있는 고관절과 이상근의 움직임이 최대한 개선될 때까지 반복한다.
9. 치료사는 테크닉의 효과를 결정하기 위해 기능장애의 진단요소(TART)를 재평가한다.

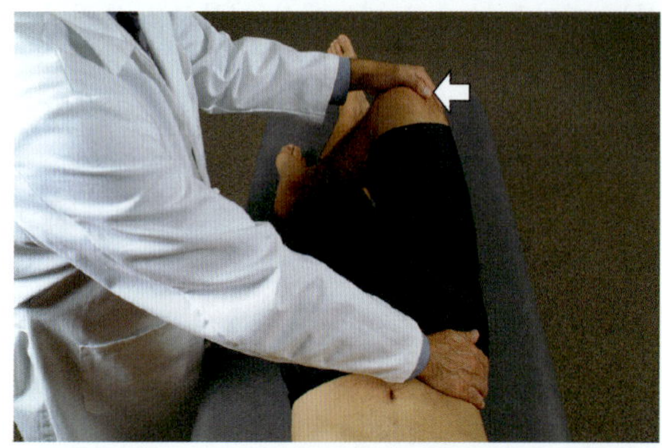
그림 10.217 4단계, 내측 회전범위

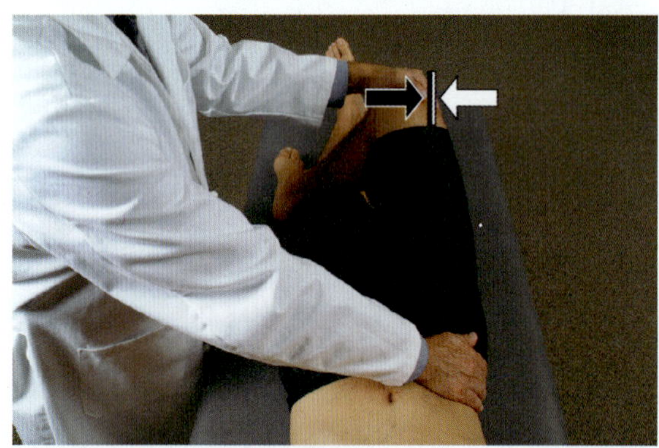
그림 10.218 5단계, 등척성수축

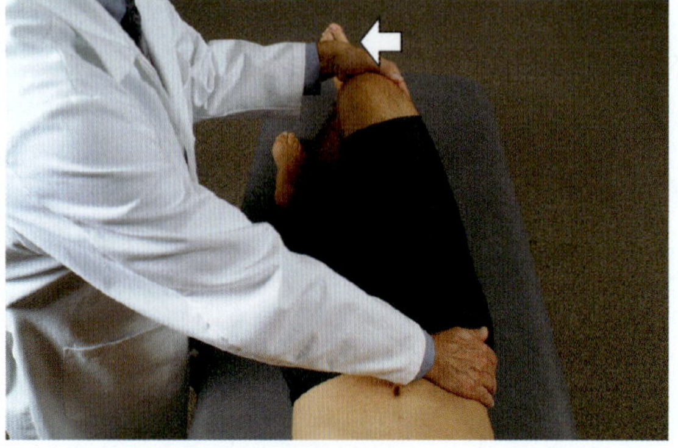
그림 10.219 7단계, 내측 회전범위

천골 부위 Sacral Region

천골 비틀림 기능장애의 개요
Overview of Sacral Torsion Dysfunctions

표 10.1은 사선축 기준으로 천골 비틀림 기능장애를 요약한다.

표 10.1 사선축 기준으로 천골 비틀림(torsion) 기능장애

	기립과 앉아서 굴곡검사 우측 양성	기립과 앉아서 굴곡검사 좌측 양성
L5 횡돌기 하방 전위 L5 기능장애 천골축 천골고랑 아래외측 천골각		
요천골 스프링 검사	음성(증가 또는 일반 스프링)	음성(증가 또는 정상 스프링)
스핑크스(Sphinx) 검사 (비대칭 천골고랑)	감소(비대칭 감소)	감소(비대칭 감소)
진단(Diagnosis)	좌측 사선축을 중심으로 전방 비틀림. 좌측에서 좌측(전방) 천골 비틀림	우측 사선축을 중심으로 전방 비틀림. 우측에서 우측(전방) 천골 비틀림

(계속)

표 10.1 사선축 기준으로 천골 비틀림(비틀림) 장애(계속)

	기립과 앉아서 굴곡검사 우측 양성	기립과 앉아서 굴곡검사 좌측 양성
L5 횡돌기 하방전위 L5 기능장애 천골축 천골고랑 아래외측 천골각	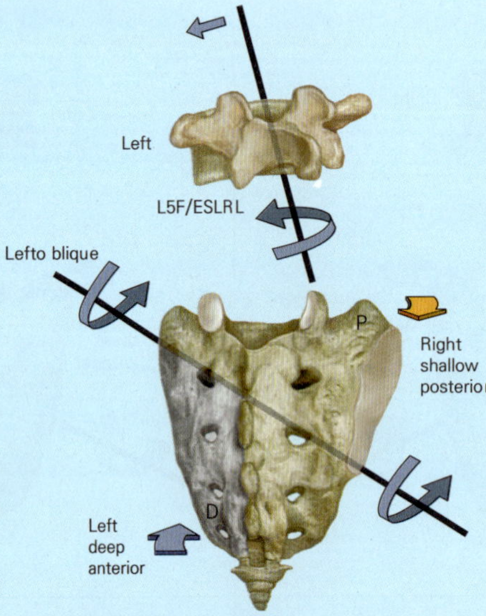 Left L5F/ESLRL Lefto blique P Right shallow posterior D Left deep anterior	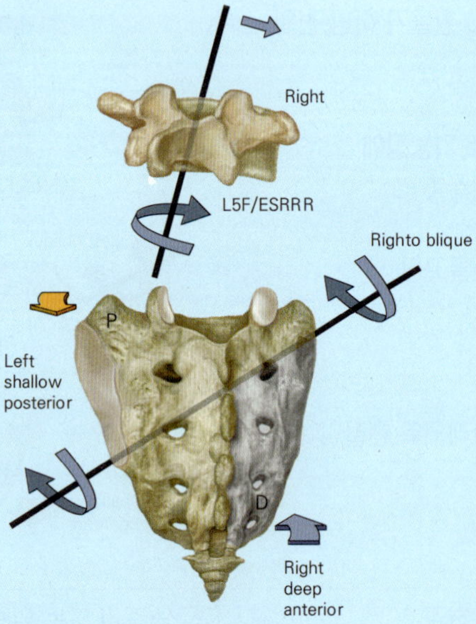 Right L5F/ESRRR Righto blique P Left shallow posterior D Right deep anterior
요천골 스프링 검사	양성(감소 또는 제한 스프링)	양성(감소 또는 제한 스프링)
스핑크스(Sphinx) 검사 (비대칭 천골고랑)	증가(비대층 증가)	증가(비대층 증가)
진단(Diagnosis)	좌측 사선축을 중심으로 후방 비틀림. 우측에서 좌측(후방) 천골 비틀림	우측 사선축을 중심으로 후방 비틀림. 좌측에서 우측(후방) 천골 비틀림

천골 부위 Sacral Region

사선축 기준으로 전방 비틀림
Forward Torsion Around an Oblique Axis

움직임의 역학적 결합
Combined Mechanisms of Action

예: 좌측 사선축에 대한 천골의 좌측회전(우측 천골 기저부 전방이동) Ex: Left-on-Left(Forward) Sacral Torsion

진단 Diagnosis

앉은 굴곡검사(Seated flexion test): 양성 우측(우측 PSIS 상승)

바로누운자세(Supine): 우측에 제한된 ASIS 압박검사

엎드린자세(Prone): 제한된 수동적 우측 천장관절 움직임

- **우측 천골고랑(Right sacral sulcus):** 전방(복부), 깊은
- **좌측 ILA:** 후방(등쪽), 얕은
- **요천추 스프링 검사(Lumbosacral spring test):** 음성
- **후방 굽힘/스핑크스검사(Backward bending/sphinx test):** 천골고랑의 비대칭 감소
- L5 NSLRR

좌측 사선축에 대한 천골의 좌측회전(우측 천골 기저부 전방이동)(그림 10.220)

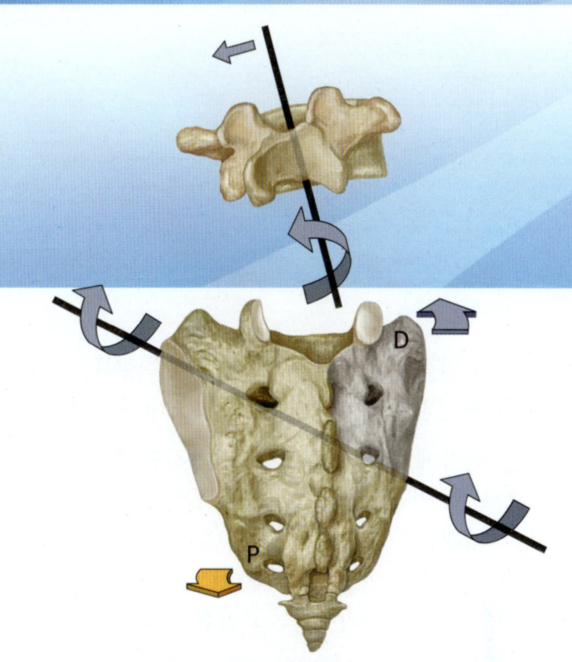

그림 10.220 좌측에서 좌측 천골 비틀림(left-on-left sacral torsion)

테크닉 Technique

1. 환자는 좌측 측면으로 누운자세(좌측 사선 축의 측면)로 가능한 한 가슴이 아래로 향하고 우측 팔이 치료대 끝에 매달려 있다.
2. 치료사는 환자를 향하여 치료대 옆 의자에 앉는다.
3. 치료사는 환자의 무릎을 부드럽게 들어올려 허벅지 앞쪽에 놓는다. 환자에게 가장 가까운 치료사의 발은 낮은 스툴이나 의자의 가로대 위에 있어야 한다. 이렇게 하면 치료사가 환자의 무릎을 들어올려 L5가 회전할 수 있어 척추가 더 많이 회전할 수 있다.
4. 치료사의 머리쪽 손은 L5–S1 극돌기 사이를 촉진하고 꼬리쪽 손은 환자의 발뒤꿈치를 잡아 L5가 S1가 대해 중립이 될 때까지 수동적으로 환자의 엉덩이를 구부리고 신전한다(그림 10.221).
5. 환자는 세 번 깊게 숨을 들이쉬고 내쉬며, 숨을 내쉴 때마다 바닥을 향해 오른손을 뻗는다(그림 10.222).

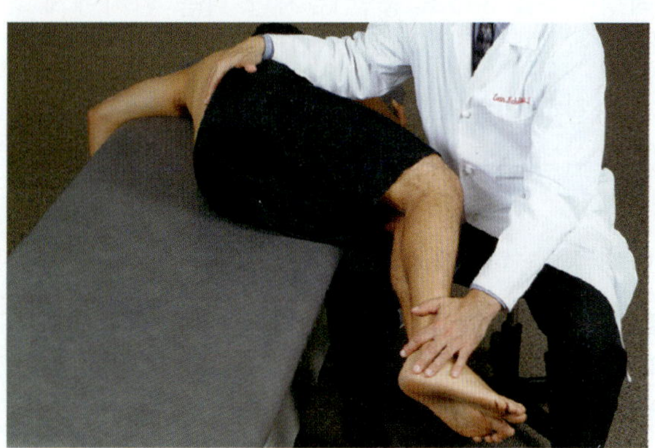

그림 10.221 1~4단계

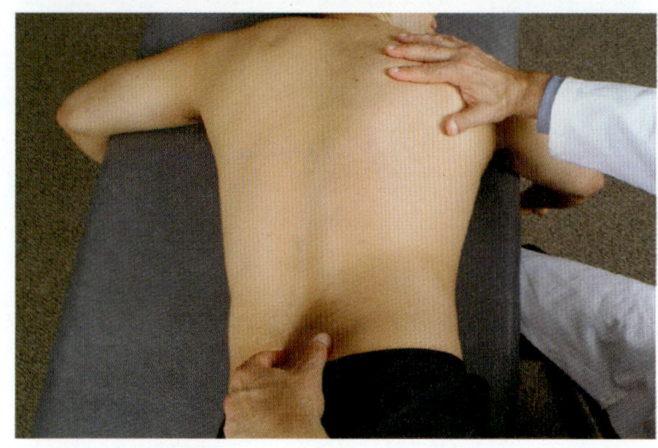

그림 10.222 5단계

(계속)

6. 치료사의 꼬리쪽 손이 환자의 발(흰색 화살표, 그림 10.223)을 제한범위의 끝까지 부드럽게 내린다.
7. 치료사는 환자에게 부드럽지만 지속적인 힘(검은색 화살표)으로 두 발을 위쪽으로 곧게 들어올리도록 지시하고, 치료사는 완전한 대항력(흰색 화살표, 그림 10.224)을 가한다. 이것은 우측 이상근의 길항근인 우측 고관절 내회전근과 좌측 고관절 외회전근을 수축시킨다(6).
8. 이 등척성수축을 3~5초 동안 유지한 다음 환자에게 "그만"하고 "이완"하라고 한다.
9. 환자가 완전히 이완되면 치료사는 두 다리를 바닥 쪽으로(흰색 화살표, 그림 10.225) 새로운 제한범위 끝까지 내린다.
10. 7~9단계를 3~5회 반복한다.
11. 치료사는 테크닉의 효과를 결정하기 위해 우측 천장관절 움직임과 기능장애의 다른 관련 진단요소를 재평가한다.

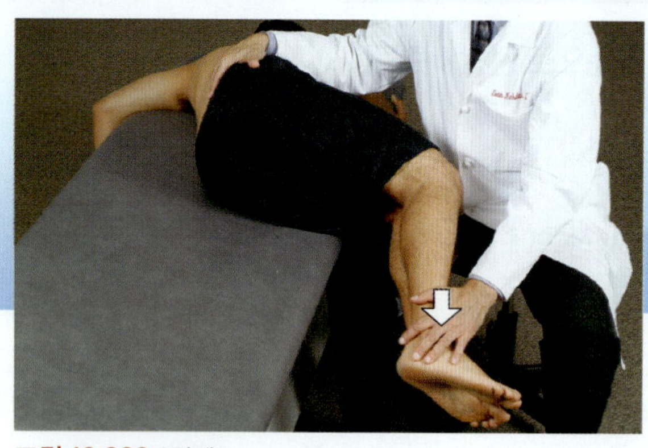
그림 10.223 6단계

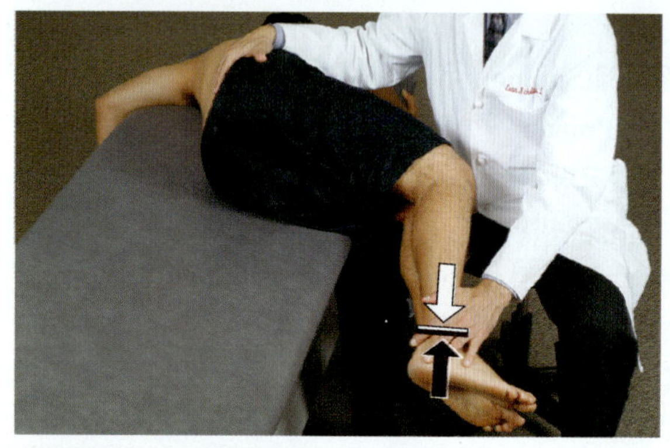
그림 10.224 7단계, 등척성수축

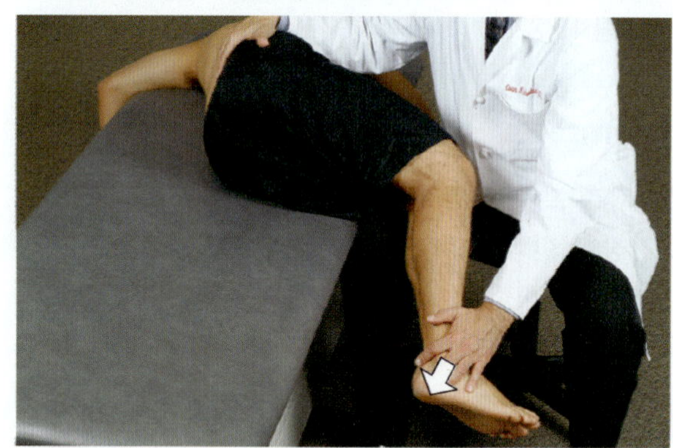
그림 10.225 9단계

천골 부위 Sacral Region

사선축 기준으로 전방 비틀림
Forward Torsion Around an Oblique Axis

움직임의 역학적 결합
Combined Mechanisms of Action

예: 우측 사선축에 대한 천골의 우측회전(좌측 천골 기저부 전방이동) Ex: Right-on-Right (Forward) Sacral Torsion

진단 Diagnosis

앉은자세에서 굴곡검사(Seated flexion test): 양성 좌측 (좌측 PSIS 상승)

바로누운자세(Supine): 좌측에 제한된 ASIS 압박검사

엎드린자세(Prone): 제한된 수동 좌측 천장관절 움직임

좌측 천골고랑(Left sacral sulcus): 전방(복부), 깊은

우측 ILA: 후방(등쪽), 얕은

요천추 스프링 검사(Lumbosacral spring test): 음성

후방 굽힘/스핑크스 검사(Backward bending/sphinx test): 천골고랑의 비대칭 감소

L5 NSLRR

사선축에 대한 천골의 우측회전(좌측 천골 기저부 전방이동)(그림 10.226)

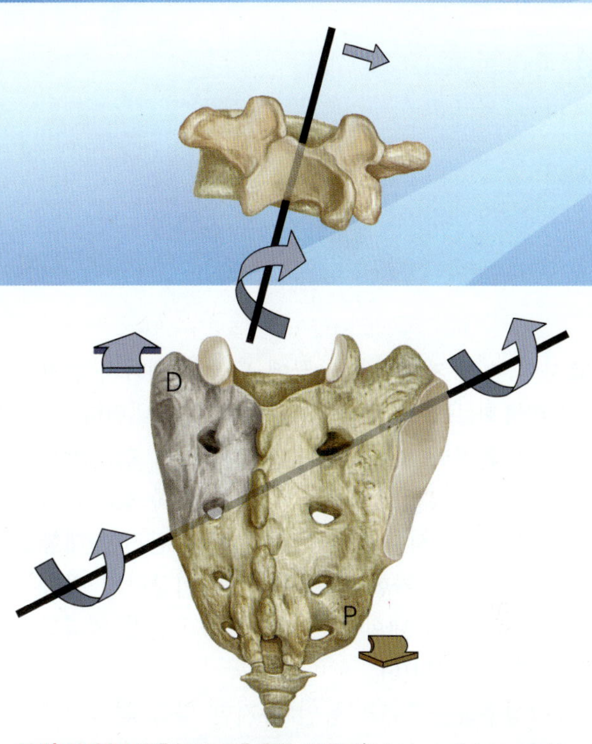

그림 10.226 우측에서 우측 천골 비틀림(right-on-right sacral torsion)

테크닉 Technique

1. 환자는 우측 측면 누운자세(우측 사선 축의 측면)에 가능한 한 가슴이 아래로 향하고 좌측 팔이 치료대 끝에 매달린 상태로 눕는다.
2. 치료사는 환자 뒤의 치료대 끝에 앉아 환자의 무릎을 우측 허벅지 앞쪽에 약간 올려놓는다.
3. 치료사의 머리쪽 손은 L5–S1 극간 공간을 촉진하는 반면 꼬리쪽 손은 L5가 S1가 중립적이라고 느껴질 때까지 환자의 엉덩이를 구부리고 신전한다(그림 10.227).
4. 환자는 세 번 깊게 숨을 들이쉬고 내쉬며 숨을 내쉴 때마다 왼손을 바닥을 향해 뻗는다(그림 10.228).

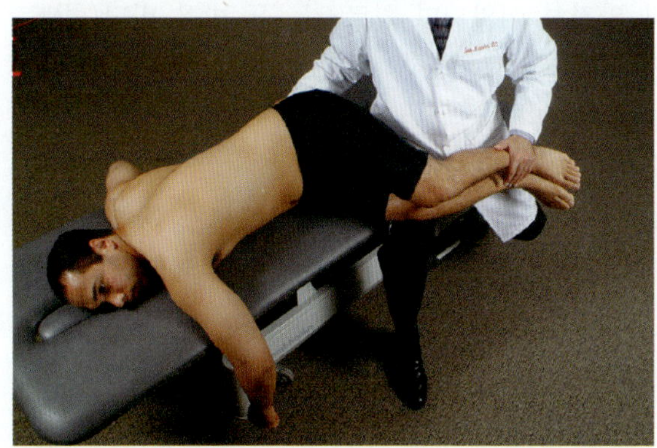
그림 10.227 1~3단계

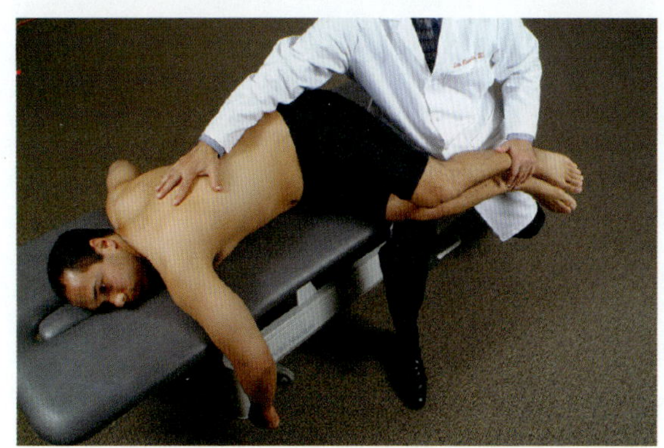
그림 10.228 4단계

(계속)

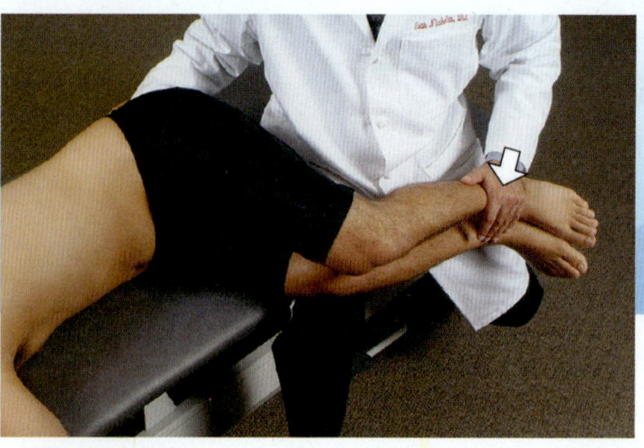
그림 10.229 5단계

5. 치료사의 손이 제한범위의 끝에 도달할 때까지 환자의 발(흰색 화살표, 그림 10.229)을 부드럽게 내린다.
6. 치료사는 환자에게 부드럽지만 지속적인 힘(검은색 화살표, 그림 10.230)으로 두 발을 천장 쪽으로 곧게 들어올리도록 지시하고, 이에 치료사는 완전한 대항력(흰색 화살표)을 가한다. 이는 좌측 이상근의 길항근인 좌측 고관절 내회전근들과 우측 고관절 외회전근들을 수축시킨다(6).
7. 이 등척성수축을 3~5초 동안 유지한 다음 환자에게 "그만"하고 "이완"하라고 한다.
8. 환자가 완전히 이완되면 치료사는 두 발을 바닥(흰색 화살표, 그림 10.231)을 향해 새로운 제한범위 끝까지 부드럽게 내린다.
9. 6~8단계를 3~5회 반복한다.
10. 치료사는 좌측 천골관절 움직임과 기능장애의 다른 관련 진단요소를 재평가하여 치료의 효과를 결정한다.

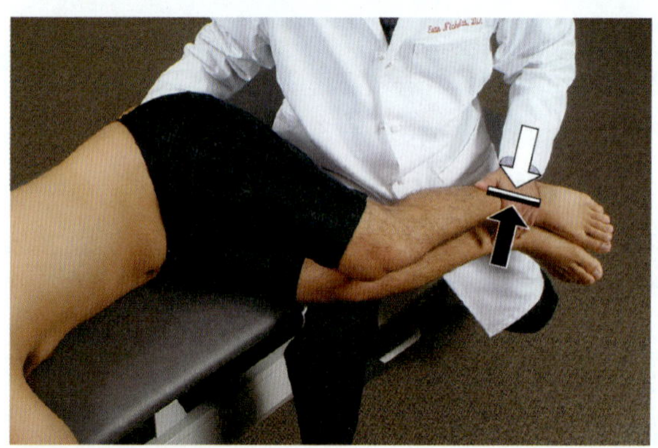
그림 10.230 6단계, 등척성수축

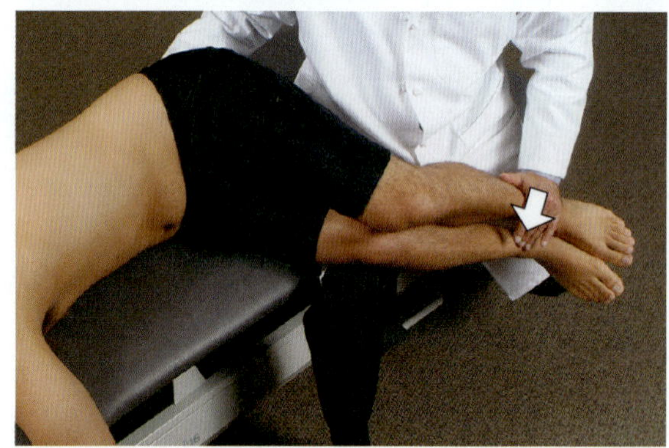
그림 10.231 8단계

천골 부위 Sacral Region

사선축 기준으로 후방 비틀림
Backward Torsion Around an Oblique Axis

움직임의 역학적 결합 Combined Mechanisms of Action

예: 좌측 사선축에 대한 천골의 우측 회전(우측 천골 기저부의 후방이동) Ex: Right-on-Left (Backward) Sacral Torsion

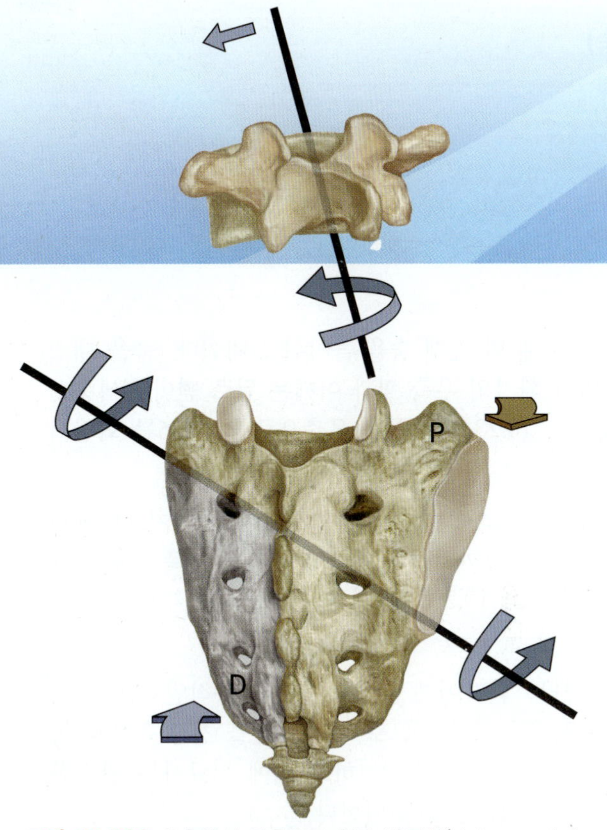

그림 10.232 우측에서 좌측으로 천골 비틀림(right-on-left sacral torsion)

진단 Diagnosis

앉은자세에서 굴곡검사(Seated flexion test): 양성 우측 (우측 PSIS 상승)

바로누운자세(Supine): 우측에 제한된 ASIS 압박검사

엎드린자세(Prone): 제한된 수동 우측 천장관절 움직임

- **우측 천골구(Right sacral sulcus):** 후방(등쪽), 얕음
- **좌측 ILA:** 전방(복부), 깊은
- **요천추 스프링 검사(Lumbosacral spring test):** 양성 (감소된 스프링)
- **후방 굽힘/스핑크스 검사(Backward bending/sphinx test):** 천골고랑의 비대칭 증가
- L5 NSLRR

좌측 사선축에 대한 천골의 우측 회전(우측 천골 기저부의 후방이동)(그림 10.232)

테크닉 Technique

1. 환자는 고관절과 무릎을 약간 구부린 상태로 좌측 옆으로 눕는다.
2. 치료사는 환자의 골반을 마주보고 서서 머리쪽 손으로 L5–S1 극간 공간을 촉진하고 꼬리쪽 손은 좌측다리를 뒤쪽으로 부드럽게 움직여 L5–S1 간극에서 움직임이 느껴질 때까지 엉덩이를 신전한다.
3. 환자가 몸통을 우측으로 부드럽게 돌릴 때 치료사의 손과 팔뚝으로 환자의 골반을 안정시킨다(그림 10.233).

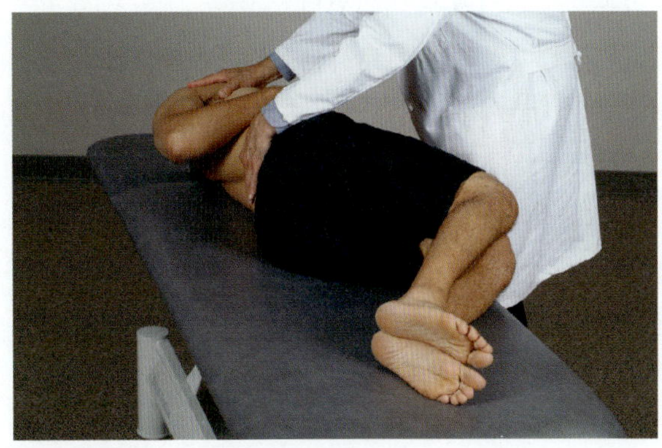

그림 10.233 1~3단계

(계속)

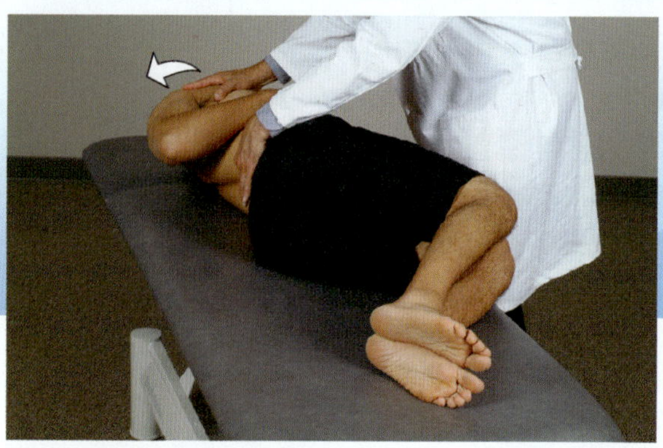
그림 10.234 4단계

4. 환자는 세 번 깊게 숨을 들이쉬고 내쉰다. 숨을 내쉴 때마다 환자의 우측 팔과 어깨는 뒤로 뻗어(흰색 화살표, 그림 10.234), 몸통을 우측으로 돌려 L5를 회전시킨다.
5. 치료사의 꼬리쪽 손은 환자의 우측다리를 치료대에서 좌측 무릎 앞까지 이동시키고 환자의 우측 무릎(흰색 화살표, 그림 10.235)을 제한범위 끝까지 부드럽게 누른다.
6. 치료사는 환자에게 부드럽지만 지속적인 힘(검은색 화살표, 그림 10.236)으로 우측 무릎을 천장 쪽으로 똑바로 들어올리라고 지시하고 이에 치료사는 완전한 대항력(흰색 화살표)을 가한다.
7. 이 등척성수축은 3~5초 동안 유지한 다음 환자에게 "그만"하고 "이완"이라고 지시한다.
8. 환자가 완전히 이완되면 치료사는 새로운 제한범위에 도달할 때까지 우측 발을 바닥 쪽으로 부드럽게 내린다(흰색 화살표, 그림 10.237).
9. 6~8단계를 3~5회 반복한다.
10. 치료사는 테크닉의 효과를 결정하기 위해 우측 천장관절 움직임 및 기능장애의 기타 관련 진단요소를 재평가한다.

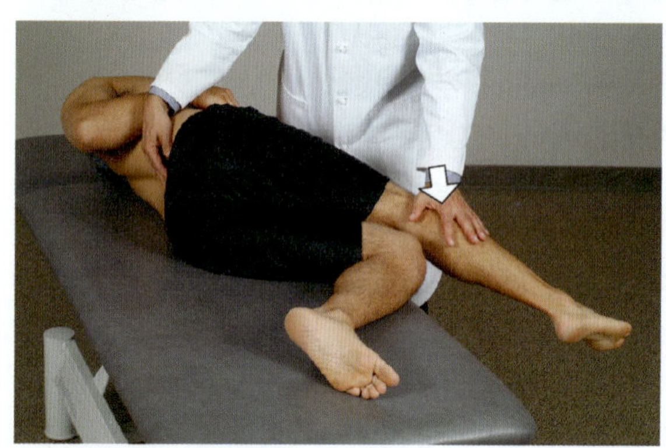
그림 10.235 5단계

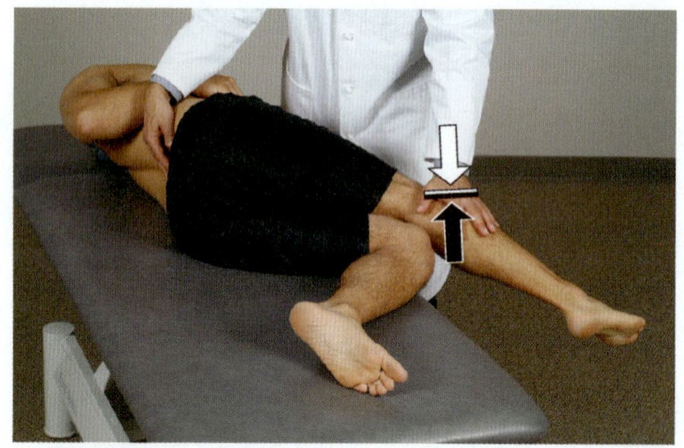
그림 10.236 6단계, 등척성수축

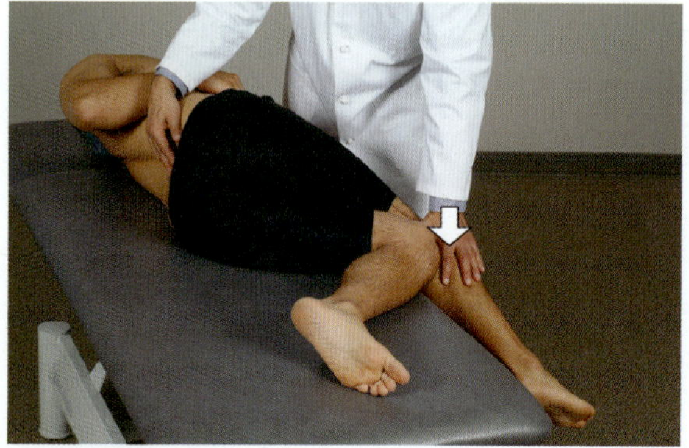
그림 10.237 8단계

천골 부위 Sacral Region

사선축 기준으로 후방 비틀림
Backward Torsion Around an Oblique Axis

움직임의 역학적 결합 Combined Mechanisms of Action

예: 우측 사선축에 대한 천골의 좌측회전(좌측 천골 기저부의 후방이동) Ex: Left on Right (Backward) Sacral Torsion

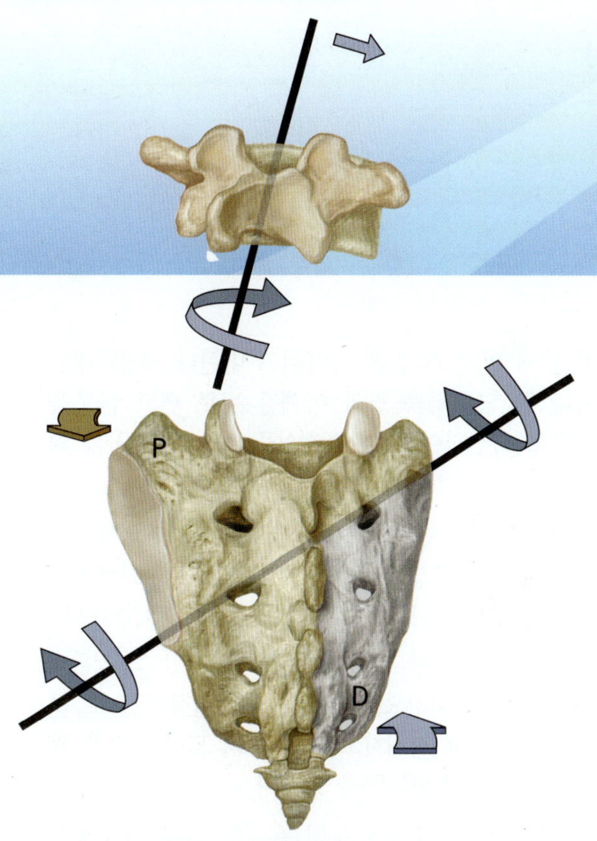

그림 10.238 좌측에서 우측 천골 비틀림(left-on-right sacral torsion)

진단 Diagnosis

앉은자세에서 굴곡검사(Seated flexion test): 양성 좌측 (좌측 PSIS 상승)

바로누운자세(Supine): 좌측에 제한된 ASIS 압박검사

엎드린자세(Prone): 제한된 수동 좌측 천장관절 움직임

- **좌측 천골구(Left sacral sulcus):** 후방(등쪽), 얕음
- **우측 ILA:** 전방(복부), 깊은
- **요천추 스프링 검사(Lumbosacral spring test):** 양성 (감소된 스프링)
- **후방 굽힘/스핑크스 검사(Backward bending/sphinx test):** 천골고랑의 비대칭 증가
- L5 E/F SLRL

우측 사선축에 대한 천골의 좌측회전(좌측 천골 기저부의 후방이동)(그림 10.238)

테크닉 Technique

1. 환자는 고관절과 무릎을 약간 구부린 상태로 우측 옆으로 눕는다.
2. 치료사는 환자의 골반을 마주보고 서서 머리쪽 손으로 L5–S1을 촉진한다. 꼬리쪽 손은 환자의 우측다리를 뒤쪽으로 부드럽게 움직여 L5-S1 사이 공간에서 움직임이 느껴질 때까지 고관절을 신전한다.
3. 환자가 몸통을 좌측으로 부드럽게 돌릴 때 치료사의 손과 팔뚝이 환자의 골반을 안정시킨다(그림 10.239).

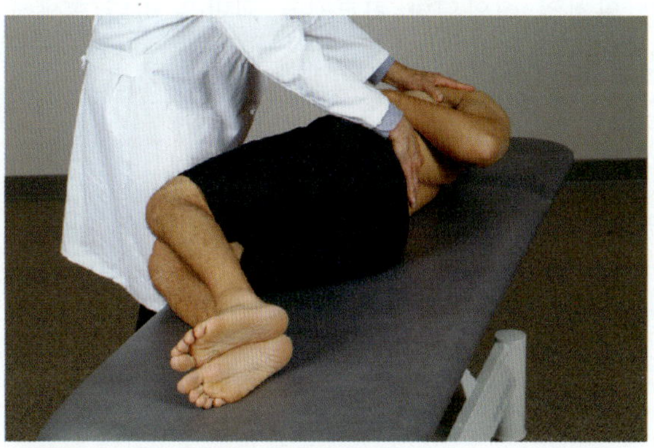

그림 10.239 1~3단계

(계속)

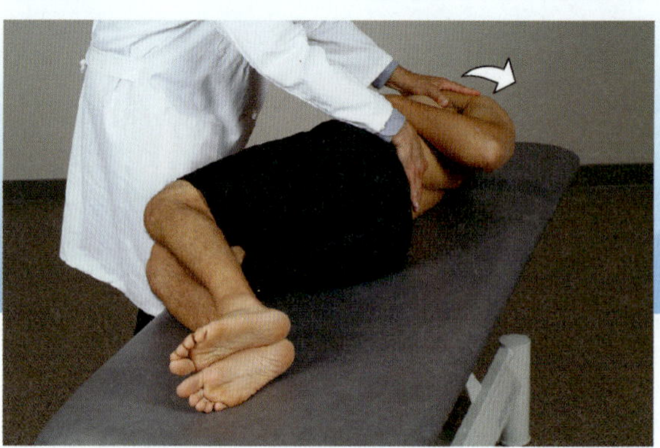

그림 10.240 4단계

4. 환자는 세 번 깊게 숨을 들이쉬고 내쉰다. 숨을 내쉴 때마다 환자는 좌측 팔과 어깨를 뒤로 뻗고 몸통을 좌측으로 회전하여 L5(흰색 화살표, 그림 10.240)를 회전시킨다.
5. 치료사의 꼬리쪽 손은 환자의 좌측다리를 치료대에서 우측 무릎 앞으로 옮기고 환자의 좌측 무릎(흰색 화살표, 그림 10.241)을 제한범위 끝까지 부드럽게 누른다.
6. 치료사는 환자에게 부드럽지만 지속적인 힘(검은색 화살표, 그림 10.242)으로 좌측다리를 천장 쪽으로 곧게 들어올리라고 지시하고, 치료사의 꼬리쪽 손은 완전한 대항력(흰색 화살표)을 가한다.
7. 이 등척성수축은 3~5초 동안 유지한 다음 환자에게 "그만"하고 "이완"하라고 한다.
8. 환자가 완전히 이완되면 치료사는 왼발을 바닥(흰색 화살표, 그림 10.243)을 향해 새로운 제한범위 끝까지 부드럽게 내린다.
9. 6~8단계를 3~5회 반복한다.
10. 치료사는 좌측 천골관절 움직임과 기능장애의 다른 관련 진단요소를 재평가하여 치료의 효과를 결정한다.

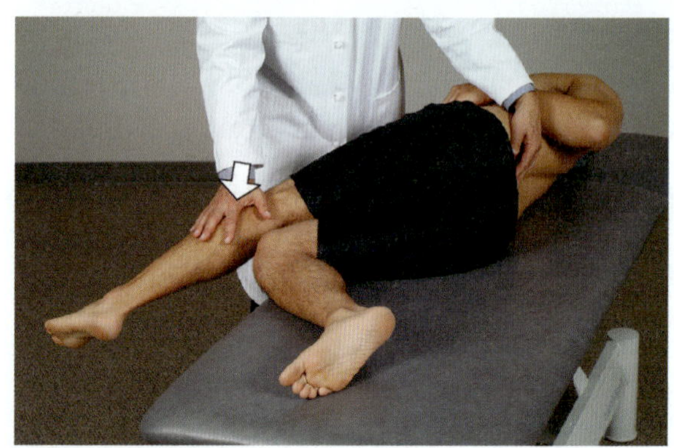

그림 10.241 5단계

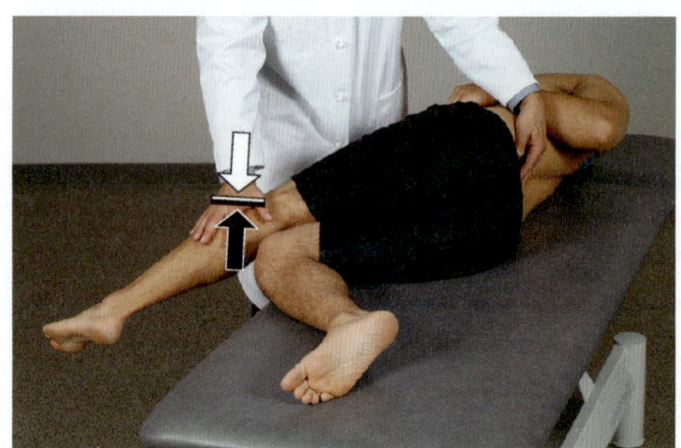

그림 10.242 6단계, 등척성수축

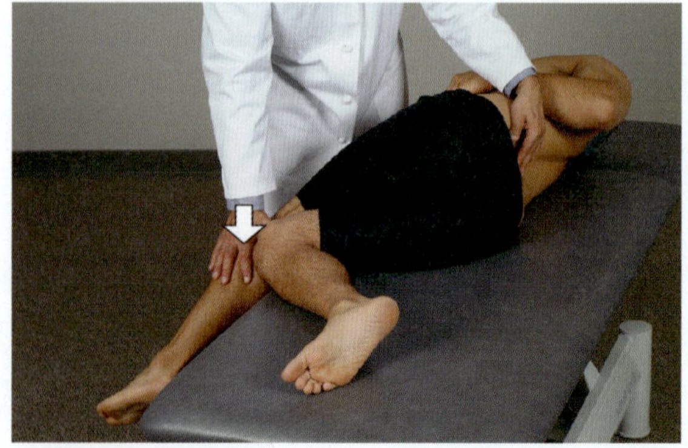

그림 10.243 8단계

천골 부위 Sacral Region

편측 천골굴곡(하전단)
Unilateral Sacral Flexion (Inferior Shear

호흡보조
Respiratory Assist

예: 좌측 편측 천골굴곡
Ex: Left Unilateral Sacral Flexion

진단 Diagnosis

앉은자세에서 굴곡검사(Seated flexion test): 양성 좌측(좌측 PSIS 상승)

바로누운자세(Supine): 좌측에 제한된 ASIS 압박검사

엎드린자세(Prone): 제한된 수동 좌측 천장관절 움직임

좌측 천골고랑(Left sacral sulcus): 전방(복부), 깊은

좌측 ILA: 후방(등쪽), 얕은, 아래

요천추 스프링 검사(Lumbosacral spring test): 음성

후방 굽힘/스핑크스 검사(Backward bending/sphinx test): 천골고랑의 비대칭 감소

테크닉 Technique

1. 환자는 치료대에 엎드려 눕고 치료사는 우측에 선다.
2. 치료사의 머리쪽 검지손가락은 환자의 좌측 천골고랑(그림 10.244)을 촉진하는 반면 꼬리쪽 손은 환자의 좌측다리를 외전 및 내전하여 좌측 천골관절(보통 약 15도 외전)에 대한 가장 느슨한 패킹 위치를 찾는다.
3. 치료사는 환자의 좌측 고관절을 내회전시키고 환자는 치료 내내 외전된 내회전 자세를 유지한다(그림 10.245).
4. 치료사의 꼬리쪽 손의 소지구를 천골의 좌측 하외각(ILA)에 위치시키고(그림 10.246), 머리쪽 손를 이용하여 보강한다(그림 10.247).

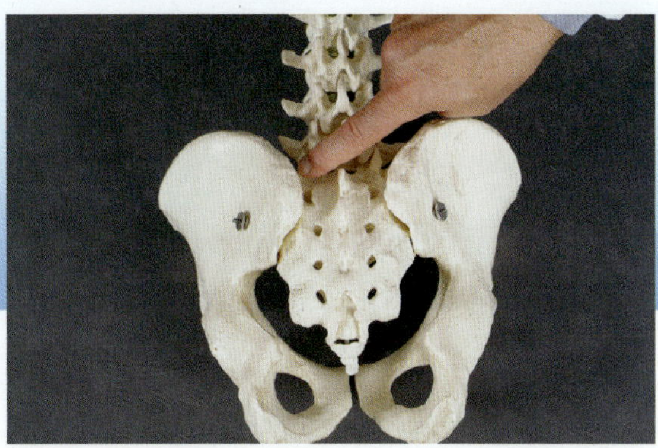

그림 10.244 1단계와 2단계

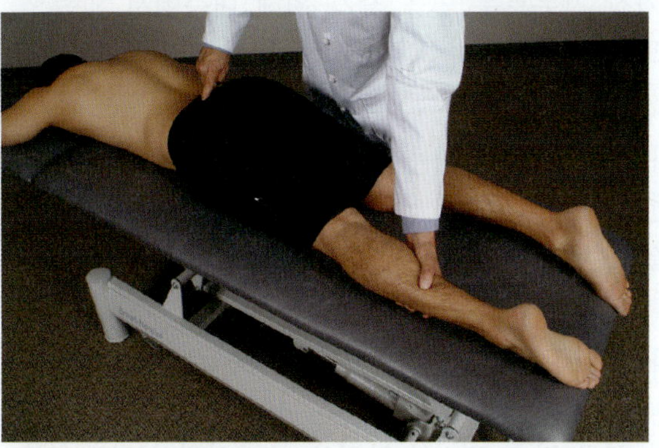

그림 10.245 1~3단계

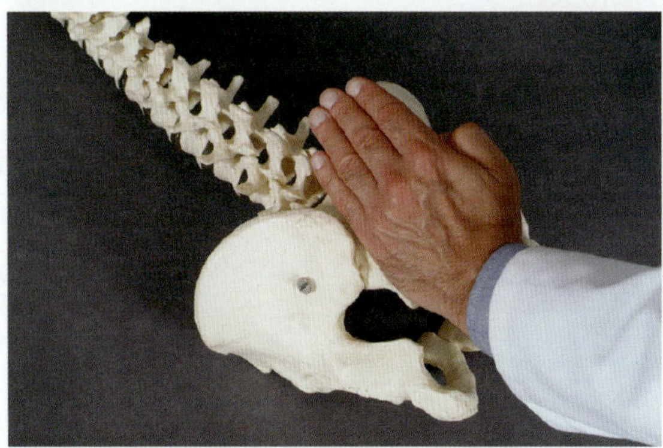

그림 10.246 4단계

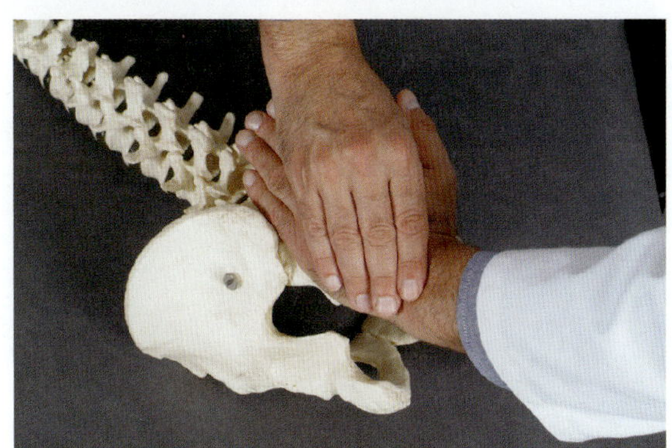

그림 10.247 4단계

(계속)

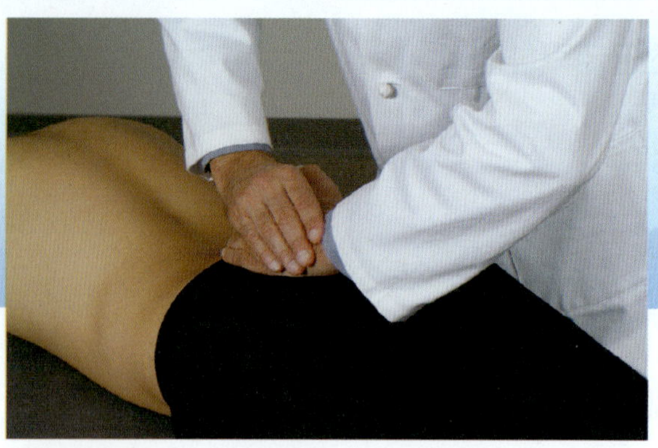
그림 10.248 5단계

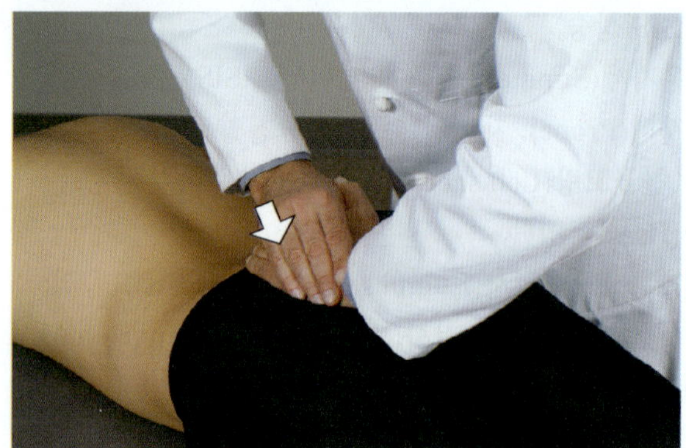
그림 10.249 6단계

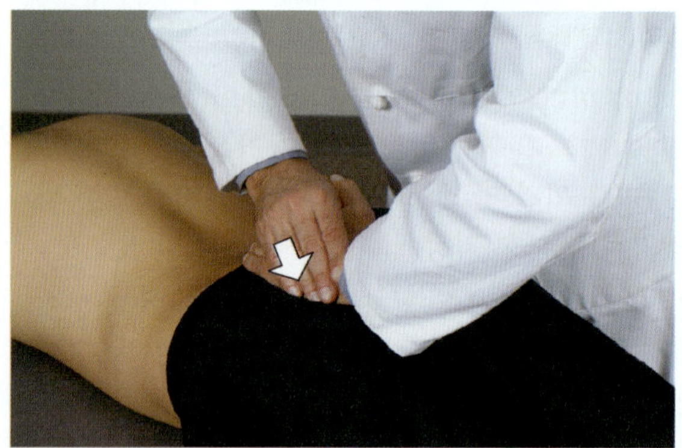
그림 10.250 7단계

5. 치료사의 꼬리쪽 손은 천골의 좌측 ILA 아래쪽으로 지속적인 힘을 가한다. 힘의 방향은 천골 움직임의 가장 자유로운 면을 찾기 위해 내측에서 외측으로 또는 머리쪽에서 꼬리쪽으로 변경될 수 있다(그림 10.248).
6. 환자에게 깊게 숨을 들이쉬도록 지시한다. 흡입하는 동안 치료사의 손은 천골의 좌측 ILA에 일정한 압력을 유지하여 천골을 신전시킨다(흰색 화살표, 그림 10.249).
7. 그다음 환자에게 천천히 숨을 내쉬도록 지시한다. 숨을 내쉬는 동안 치료사의 손은 천골신전을 방지하기 위해 천골 좌측 ILA의 압력을 증가시킨다(흰색 화살표, 그림 10.250).
8. 5~7단계를 5~7회 반복한다.
9. 치료사는 테크닉의 효과를 결정하기 위해 좌측 천장관절 움직임 및 기능장애의 다른 관련 진단요소를 재평가한다.

천골 부위 Sacral Region

편측 천골신전(위쪽 전단)
Unilateral Sacral Extension (Superior Shear)

호흡보조
Respiratory Assist

예: 좌측 한쪽 천골신전
Ex: Left Unilateral Sacral Extension

진단 Diagnosis

앉은자세에서 굴곡검사(Seated flexion test): 양성 좌측 (좌측 PSIS 상승)

바로누운자세(Supine): 좌측에 제한된 ASIS 압박검사

엎드린자세(Prone): 제한된 수동 좌측 천장관절 움직임

좌측 천골구(Left sacral sulcus): 후방(등쪽), 얕음

좌측 ILA: 전방(복부), 깊은, 위쪽

요천추 스프링 검사(Lumbosacral spring test): 양성 (감소된 스프링)

후방 굽힘/스핑크스 검사(Backward bending/sphinx test): 천골고랑의 비대칭 증가

테크닉 Technique

1. 환자는 엉치뼈 굴곡을 강화하기 위해 스핑크스 자세(팔꿈치에 상체를 지지하는 자세)로 눕고 치료사는 치료대 우측에 선다.
2. 치료사의 머리쪽 검지손가락은 환자의 좌측 천골고랑을 촉진하는 반면 꼬리쪽 손은 환자의 좌측다리를 외전 및 내전하여 좌측 천골관절의 가장 느슨한 압박위치를 찾는다(보통 약 15도 외전).
3. 치료사는 환자의 좌측 고관절을 내회전시키고 환자에게 이 외전된 내회전 위치를 치료 내내 유지하도록 지시한다(그림 10.251).
4. 치료사의 머리쪽 손 소지융기는 환자의 좌측 천골구에 위치하며(그림 10.252) 꼬리쪽 손을 이용하여 보강한다(그림 10.253).

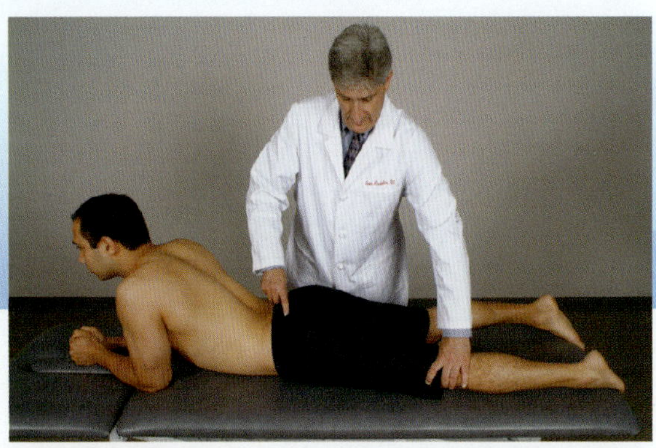
그림 10.251 1~3단계

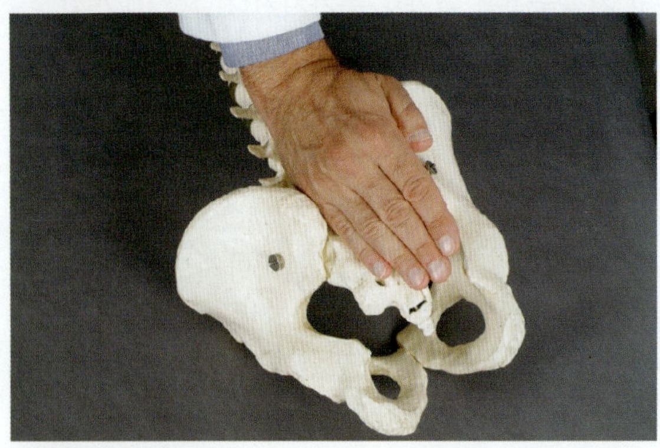
그림 10.252 4단계

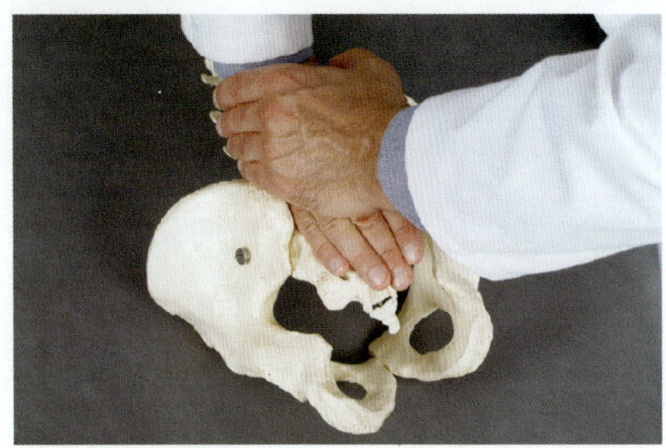
그림 10.253 4단계

(계속)

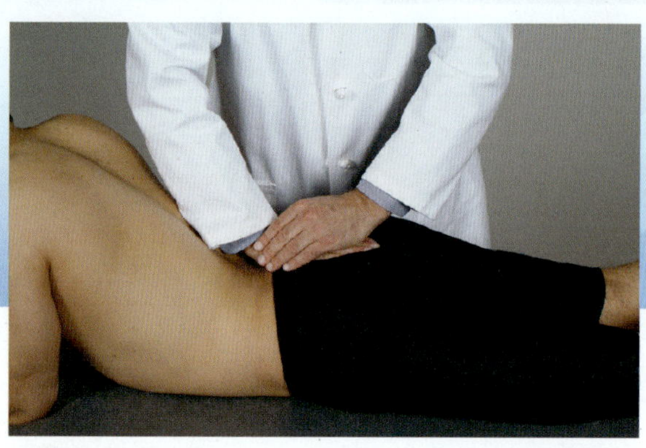
그림 10.254 5단계

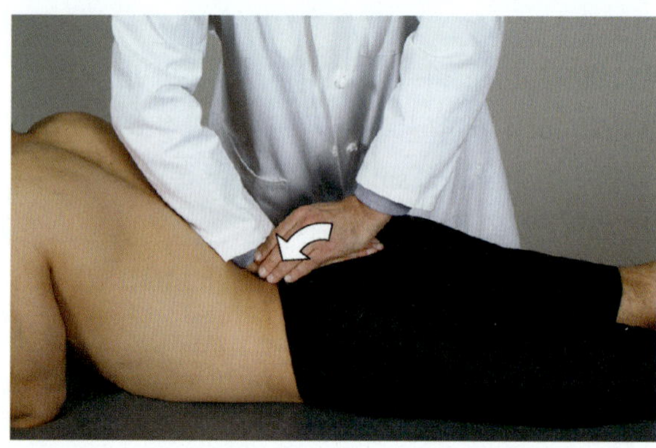
그림 10.255 6단계와 7단계

5. 치료사의 손은 환자의 좌측 천골고랑에 지속적인 전방(하향) 힘을 가하여 요천추 관절을 꼬리쪽으로 분리하고 천골굴곡을 추가로 증가시킨다(그림 10.254).
6. 환자에게 숨을 들이쉬고 힘차게 내쉬도록 지시한다. 숨을 내쉬는 동안 치료사의 손은 좌측 천골고랑에 지속적인 압력을 유지하여 천골굴곡을 촉진한다(흰색 화살표, 그림 10.255).
7. 그다음 환자에게 천천히 숨을 들이마시도록 지시한다. 흡입하는 동안 치료사의 손은 천골신전을 방지하기 위해 좌측 천골고랑에 대한 압력을 증가시킨다(흰색 화살표, 그림 10.255).
8. 5~7단계를 5~7회 반복한다.
9. 치료사는 좌측 천장관절 움직임과 기능장애의 다른 관련 진단요소를 재평가하여 치료의 효과를 결정한다.

천골 부위 Sacral Region

양측 천골굴곡
Bilateral Sacral Flexion

호흡보조
Respiratory Assist

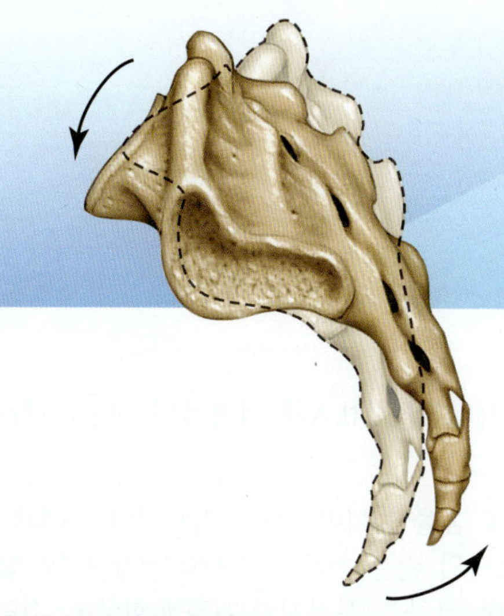

그림 10.256 양측 천골굴곡(bilateral sacral flexion)

진단 Diagnosis

앉은자세에서 굴곡검사(Seated flexion test): 양성 양측성(둘 다 PSIS 상승)
바로누운자세(Supine): ASIS 압박검사는 양측으로 제한됨
엎드린자세(Prone): 제한된 양측 천장관절 움직임
두 천골구(Both sacral sulci): 전방(복부), 깊은
양쪽 ILA: 후방(등쪽), 얕은
요천추 스프링 검사(Lumbosacral spring test): 음성
양측 천골굴곡(그림 10.256)

테크닉 Technique

1. 환자는 엎드려 눕고 치료사는 환자 옆에 선다.
2. 치료사는 환자의 천골 ILA에 꼬리쪽 손의 모지구 및 소지구융기를 배치한다(그림 10.257).
3. 치료사의 머리쪽 손으로 꼬리쪽 손을 보강한다(그림 10.258 및 10.259).

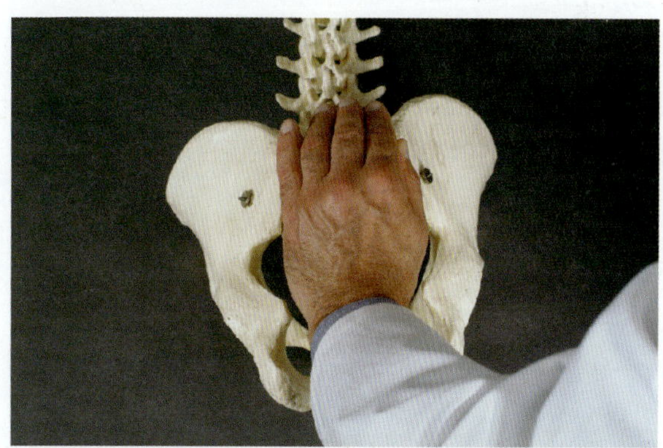

그림 10.257 2단계

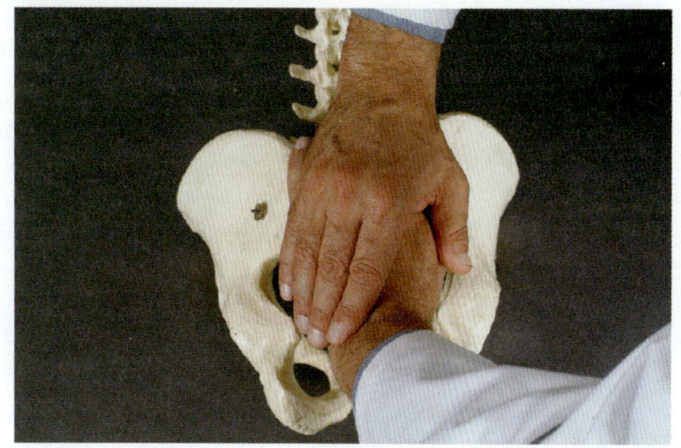

그림 10.258 3단계

(계속)

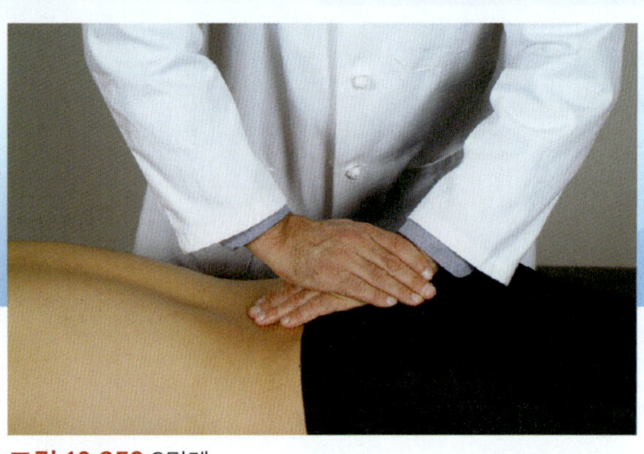
그림 10.259 3단계

4. 치료사는 환자 천골의 ILA에 지속적인 전방(하향) 힘을 가한다.
5. 환자에게 깊게 숨을 들이마시도록 지시한다. 흡입하는 동안 치료사의 손은 천골의 ILA에 전방 하향 압력을 유지하며 천골을 신전시킨다(흰색 화살표, 그림 10.260).
6. 그다음 환자에게 천천히 숨을 내쉬도록 지시한다. 숨을 내쉬는 동안, 치료사의 손은 천골신전을 방지하기 위해 천골의 ILA(흰색 화살표, 그림 10.260)에 대한 압력을 증가시킨다.
7. 4~6단계를 7~10회 반복한다.
8. 치료사는 테크닉의 효과를 결정하기 위해 양측 천장관절 움직임 및 기능장애의 다른 관련 진단요소를 재평가한다.

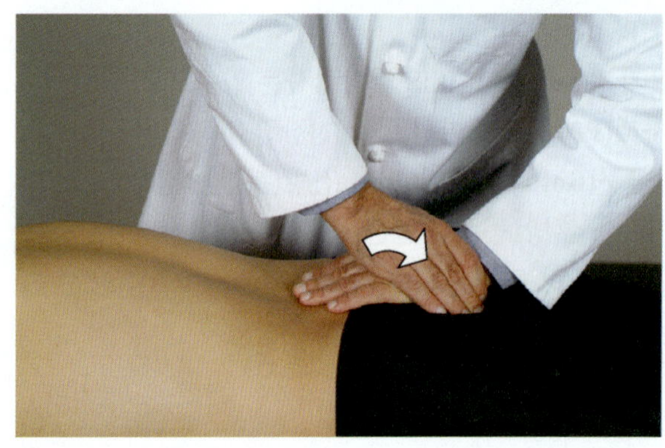
그림 10.260 4~6단계

천골 부위 Sacral Region

양측 천골신전
Bilateral Sacral Extension

호흡보조
Respiratory Assist

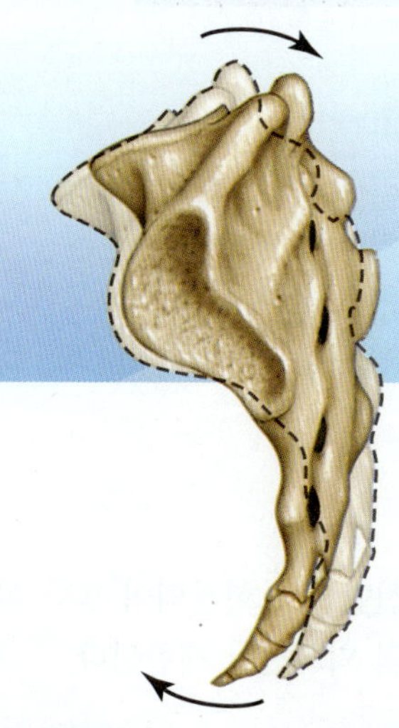

그림 10.261 양측 천골신전(bilateral sacral extension)

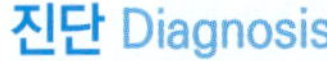

진단 Diagnosis

앉은자세에서 굴곡검사(Seated flexion test): 양성 양측성(둘 다 PSIS 상승)

바로누운자세(Supine): ASIS 압박검사는 양측으로 제한됨

엎드린자세(Prone): 제한된 양측 수동 천장관절 움직임

양쪽 천추고랑(Both sacral sulci): 후방(등쪽), 얕음

양쪽 ILA: 전방(복부), 깊음

요천추 스프링 검사(Lumbosacral spring test): 양성(감소된 스프링)

양측 천골신전(그림 10.261)

테크닉 Technique

1. 환자는 가능한 스핑크스(sphinx) 자세로 엎드려 눕고 치료사는 환자 옆에 선다.
2. 치료사는 검지손가락을 환자의 좌측 천골고랑에 놓고, 긴 손가락을 우측 천골고랑에 놓는다(그림 10.262).
3. 치료사의 다른 손으로 첫 번째 손을 보강한다(그림 10.263).
4. 지속적인 전방(하향) 힘(흰색 화살표, 그림 10.264)이 천골고랑에 가해진다.
5. 환자에게 깊게 숨을 들이쉬고 내쉬도록 지시한다. 숨을 내쉬는 동안, 치료사의 손은 천골굴곡을 촉진하기 위해 천골굴곡의 전방 아래쪽 압력을 유지한다(흰색 화살표, 그림 10.264).
6. 그다음 환자에게 천천히 숨을 들이마시도록 지시한다. 흡입하는 동안 치료사의 손은 천골신전을 방지하기 위해 천골고랑(흰색 화살표, 그림 10.264)의 전방 압력을 증가시킨다.
7. 4~6단계를 7~10회 반복한다.
8. 치료사는 테크닉의 효과를 결정하기 위해 양측 천장관절 움직임 및 기능장애의 다른 관련 진단요소를 재평가한다.

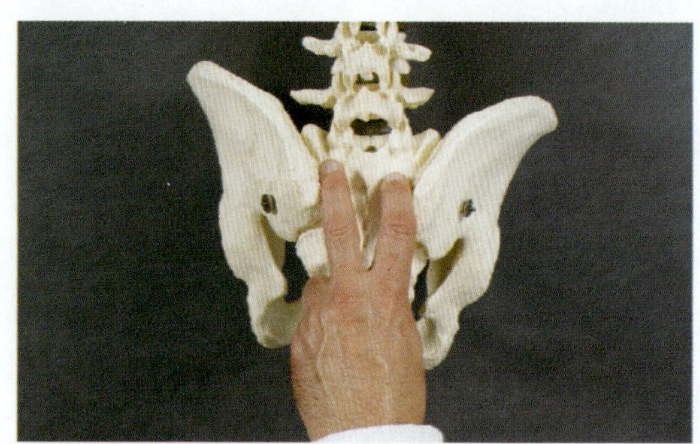

그림 10.262 2단계

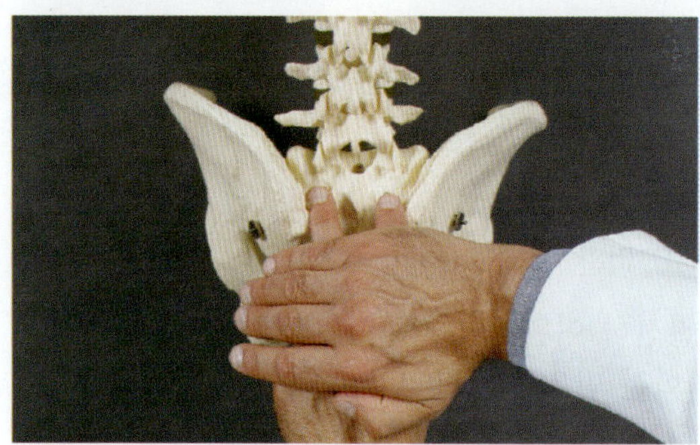

그림 10.263 3단계

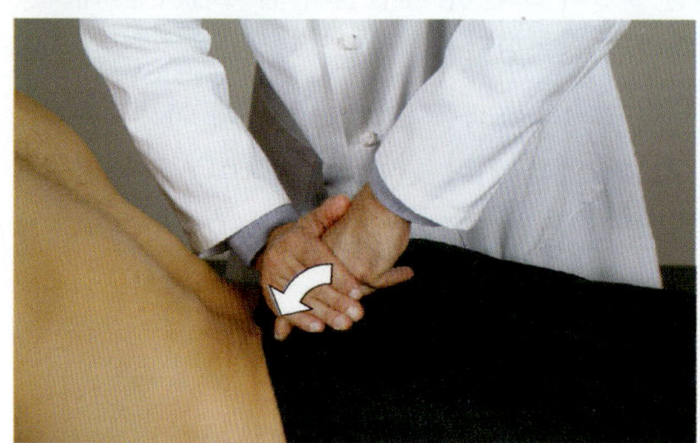

그림 10.264 4~6단계

상지 부위 Upper Extremity

흉쇄골 기능장애
Sternoclavicular Dysfunction

움직임의 역학적 결합
Combined Mechanisms of Action

예: 오른쪽 내측 쇄골, 전방
Ex: Right Medial Clavicle, Anterior

진단 Diagnosis

쇄골의 흉골 끝은 전방으로 회전되어 후방 회전이 제한되고 어깨는 외전 및 외회전이 제한된다.

테크닉 Technique

1. 환자는 앉고 치료사는 환자 뒤에 선다.
2. 치료사의 좌측 무지융기는 기능장애가 있는 쇄골의 내측 끝, 위쪽 측면 위에 위치한다. 치료사의 오른손은 환자의 손목을 잡는다.
3. 치료사는 환자의 팔꿈치를 90도 구부리고 어깨를 90도로 벌린다. 그리고 제한범위의 끝에 도달할 때까지 어깨를 외회전한다(흰색 화살표, 그림 10.265).
4. 치료사는 환자에게 손목을 앞뒤로 부드럽게 밀도록 지시하고(검은색 화살표, 그림 10.266) 치료사의 오른손에 동일한 대항력(흰색 화살표)가한다. 이 움직임은 내전 및 내회전을 생성한다.
5. 이 등척성수축을 3~5초 동안 유지한 다음 환자에게 "그만"하고 "이완"하라고 한다.
6. 환자가 완전히 이완되면 치료사는 환자를 새로운 외전 및 외회전 범위의 끝으로 재배치한다(흰색 화살표, 그림 10.267).
7. 3~6단계를 3~5회 또는 흉쇄관절의 움직임이 최대로 개선될 때까지 반복한다.
8. 치료사는 테크닉의 효과를 결정하기 위해 어깨, 흉쇄관절 및 기능장애의 기타 관련 진단요소의 가동범위를 재평가한다.

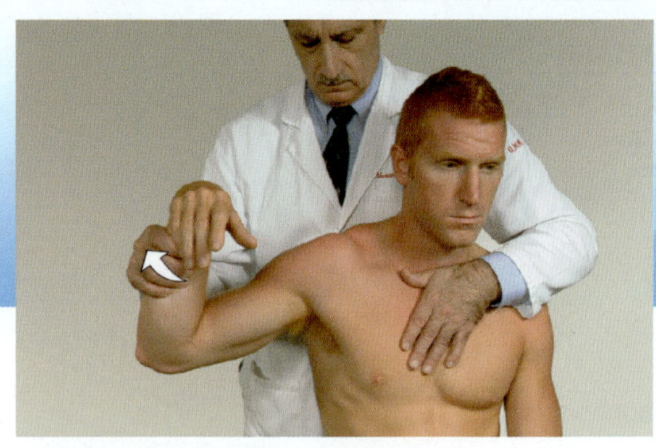
그림 10.265 1~3단계

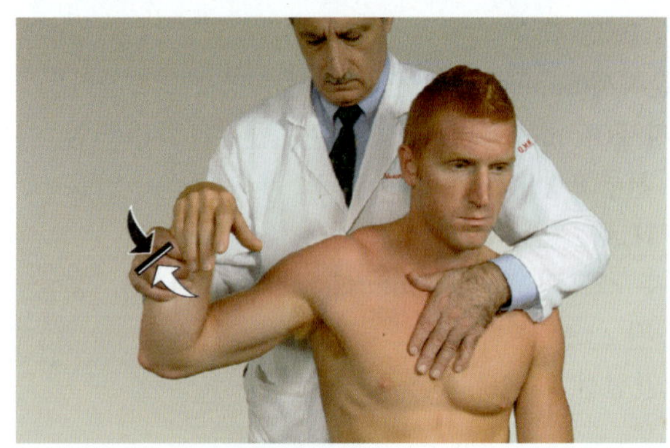
그림 10.266 4단계, 등척성수축

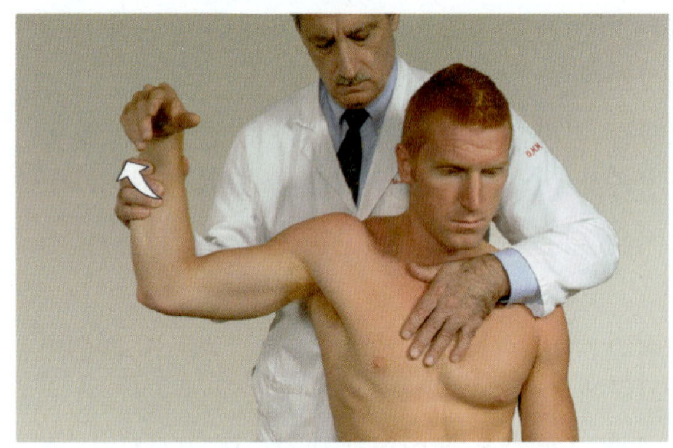
그림 10.267 6단계

상지 부위 Upper Extremity

흉쇄골 기능장애
Sternoclavicular Dysfunction

움직임의 역학적 결합
Combined Mechanisms of Action

예: 우측 내측 쇄골, 위쪽
Ex: Right Medial Clavicle, Superior

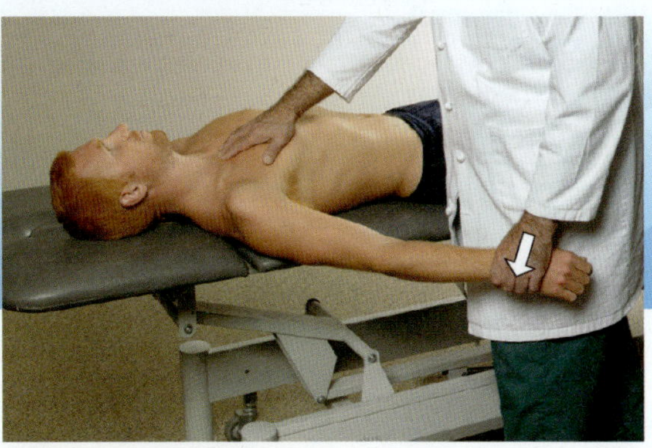
그림 10.268 1~3단계

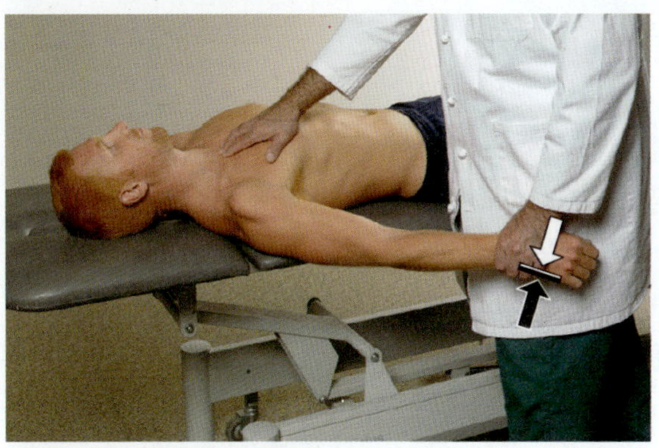
그림 10.269 4단계, 등척성수축

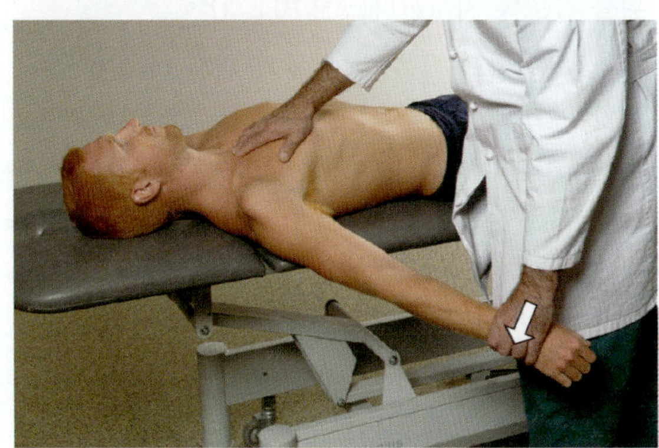
그림 10.270 6단계

진단 Diagnosis

쇄골의 흉골쪽 끝은 위쪽(머리쪽)이며 어깨는 신전 및 내회전이 제한된다.

테크닉 Technique

1. 환자는 치료대 끝에 기능장애가 있는 상지와 함께 바로 눕는다.
2. 치료사는 기능장애가 있는 쪽에 서서 한쪽 손의 두번째, 세번째 및 네번째 손가락으로 쇄골의 위쪽 및 안쪽 끝을 접촉하고 다른 손으로 환자의 손목/팔뚝을 제어한다.
3. 치료사가 내회전(흰색 화살표)하고 상지를 제한범위의 끝까지 신전(흰색 화살표)한다(그림 10.268).
4. 치료사는 환자에게 팔을 천장 쪽으로 들어올리라고 지시하고(검은색 화살표, 그림 10.269) 치료사는 동일한 대항력(흰색 화살표)을 적용한다.
5. 이 등척성수축을 3~5초 동안 유지한 다음 환자에게 "그만"하고 "이완"하라고 한다.
6. 환자가 완전히 이완되면 치료사는 새로운 제한범위의 끝까지 상지를 신전한다(흰색 화살표, 그림 10.270).
7. 3~6단계를 3~5회 또는 흉쇄관절의 움직임이 최대로 개선될 때까지 반복한다.
8. 치료사는 테크닉의 효과를 결정하기 위해 어깨, 흉쇄관절 및 기능장애의 기타 관련 진단요소의 가동범위를 재평가한다.

상지 부위 Upper Extremity

흉쇄골 기능장애
Sternoclavicular Dysfunction

움직임의 역학적 결합
Combined Mechanisms of Action

예: 오른쪽 내측 쇄골, 아래쪽
Ex: Right Medial Clavicle, Inferior

진단 Diagnosis

쇄골의 흉골 끝은 아래쪽(꼬리쪽)이며 어깨는 수평굴곡이 제한된다.

테크닉 Technique

1. 환자는 바로 눕고 치료사는 기능장애가 있는 상지 반대쪽 치료대 옆에 선다.
2. 치료사는 머리쪽 손의 융기를 기능장애가 있는 쇄골의 흉골 끝 위에 놓고 꼬리쪽 손으로 견갑골의 척추경계근처에 있는 환자의 후방 어깨영역에 접촉한다.
3. 치료사는 환자에게 팔꿈치를 펴고 손을 뻗어 치료사의 목 뒤를 잡도록 지시한다(그림 10.271).
4. 치료사는 굴곡범위의 끝을 닿게 하기 위해 더 똑바로 서 있다(흰색 화살표, 그림 10.272).
5. 치료사는 환자에게 목에 손을 대고 아래로 당기도록 지시하고(검은색 화살표, 그림 10.273) 치료사는 기능장애가 있는 쇄골의 흉골 끝에 동일한 대항력을 가한다(흰색 화살표).
6. 이 등척성수축을 3~5초 동안 유지한 다음 환자에게 "그만"하고 "이완"하라고 지시한다.
7. 환자가 완전히 이완되면 치료사는 기능장애가 있는 쇄골의 흉골 끝부분에 압박을 유지하면서 좀 더 똑바로 서서 상지를 새로운 제한범위 끝까지 구부린다(흰색 화살표, 그림 10.274).
8. 3~6단계를 3~5회 반복하거나 흉쇄관절의 움직임이 최대로 개선될 때까지 반복한다.
9. 치료사는 테크닉의 효과를 결정하기 위해 어깨, 흉쇄관절 및 기능장애의 기타 관련 진단요소의 가동범위를 재평가한다.

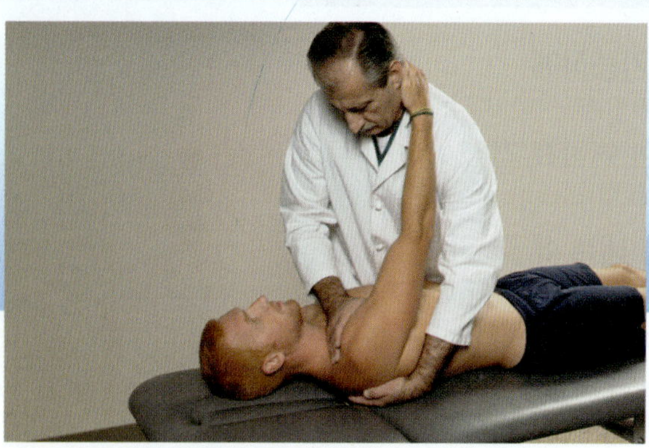
그림 10.271 1~3단계

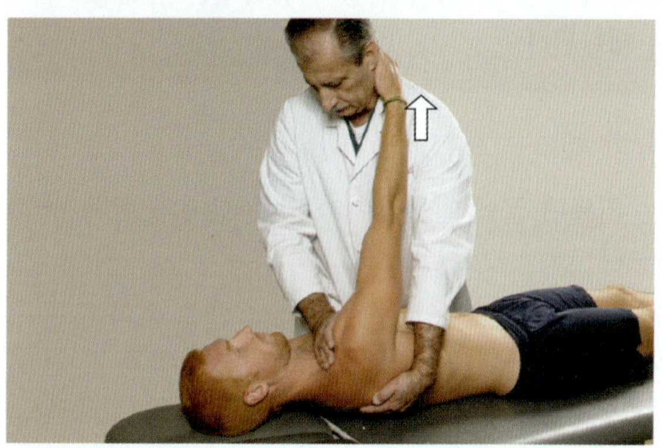
그림 10.272 4단계

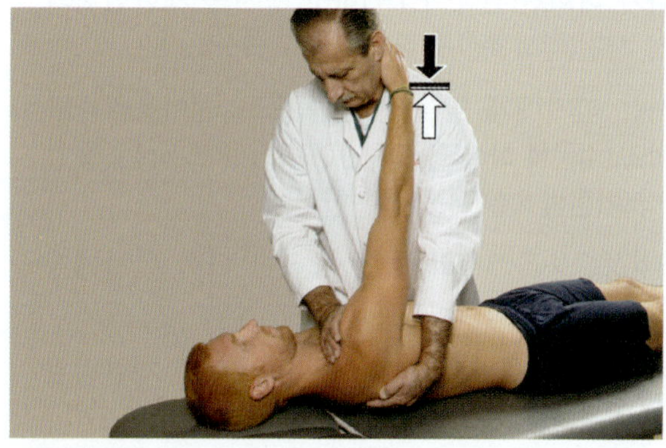
그림 10.273 5단계, 등척성수축

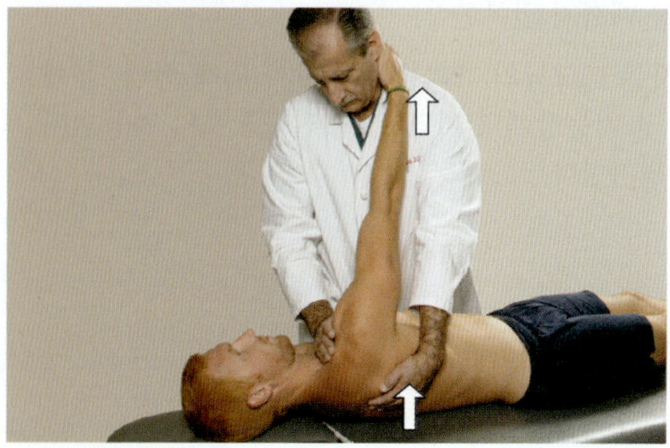
그림 10.274 7단계

상지 부위 Upper Extremity

견쇄골 기능장애
Acromioclavicular Dysfunction

등척성수축 후 이완
Post-Isometric Relaxation

예: 우측 내전
Ex: Right Adduction

1. 환자는 앉고 치료사는 환자 뒤에 선다.
2. 치료사는 왼손을 견봉쇄골관절 바로 안쪽에 있는 쇄골의 원위 끝에 놓고 오른손은 환자의 우측 팔꿈치를 잡는다(그림 10.275).
3. 치료사의 왼손은 쇄골/견쇄 관절을 안정시키기 위해 부드럽게 압력을 가하고, 오른손은 환자의 어깨를 제한범위의 끝으로 외전시킨다(흰색 화살표, 그림 10.276).
4. 치료사는 환자에게 우측 팔꿈치를 "옆으로" 밀어내라고 지시하고(검은색 화살표, 그림 10.277) 치료사는 강한 대항력을 가한다(흰색 화살표).
5. 이 등척성수축을 3~5초 동안 유지한 다음 환자에게 "그만"하고 "이완"하라고 한다.
6. 환자가 완전히 이완되면 치료사는 환자의 어깨를 새로운 제한범위(흰색 화살표, 그림 10.278) 끝으로 외전시킨다.
7. 4~6단계를 3~5회 반복하거나 기능장애가 있는 견봉쇄골 관절의 움직임이 최대로 개선될 때까지 반복한다.
8. 치료사는 테크닉의 효과를 결정하기 위해 어깨, 흉쇄 관절 및 기능장애의 기타 관련 진단요소의 가동범위를 재평가한다.

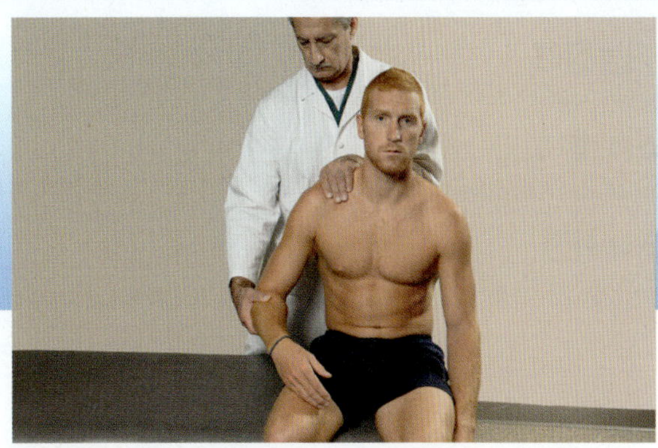
그림 10.275 1단계와 2단계

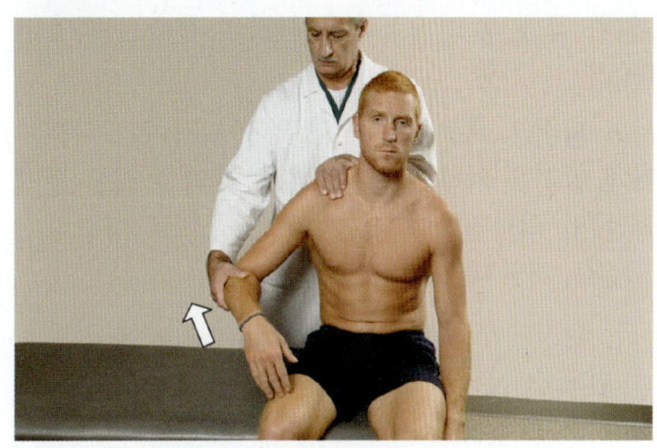
그림 10.276 3단계, 외전범위

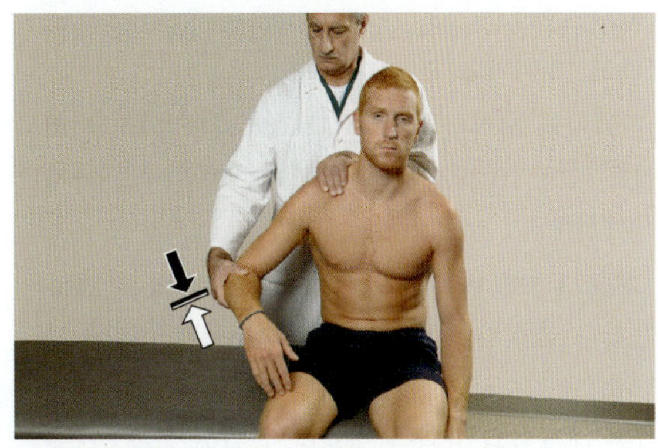
그림 10.277 4단계, 등척성수축

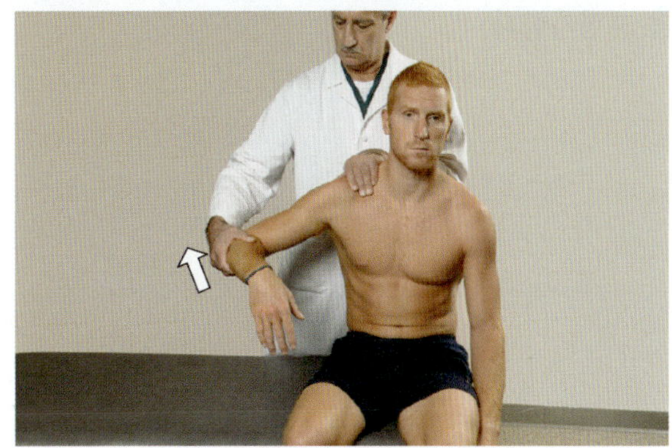
그림 10.278 6단계, 외전범위

상지 부위 Upper Extremity

견쇄골 기능장애
Acromioclavicular Dysfunction

등척성수축 후 이완
Post-Isometric Relaxation

예: 우측 내회전
Ex: Right Internal Rotation

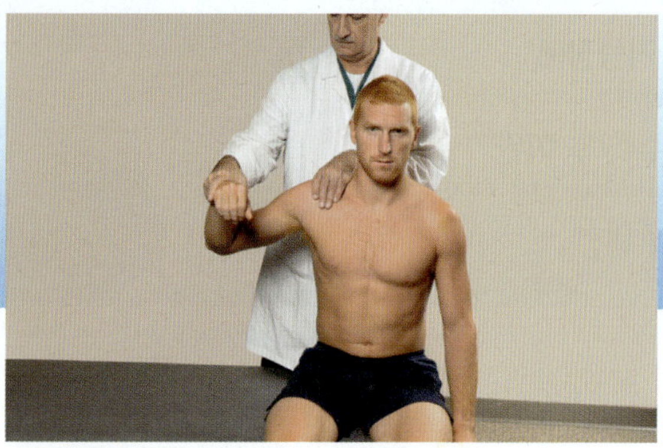

그림 10.279 1단계와 2단계

1. 환자는 앉고 치료사는 환자 뒤에 선다.
2. 치료사는 왼손을 견봉쇄골관절 바로 안쪽에 있는 쇄골의 원위 끝에 놓고 오른손은 환자의 우측 손목을 잡는다(그림 10.279).
3. 치료사의 왼손은 쇄골/견쇄 관절을 안정시키기 위해 부드럽게 압력을 가하고 오른손은 환자의 어깨를 굴곡, 외전 및 외회전하여 제한범위의 끝으로 향한다(흰색 화살표, 그림 10.280).
4. 치료사는 환자에게 오른쪽 손목을 바닥을 향해 전방 아래로 밀도록 지시하고(검은색 화살표, 그림 10.281) 치료사의 손(흰색 화살표)으로 완전한 대항력을 가하는 동안 환자의 어깨를 내회전시킨다.
5. 이 등척성수축을 3~5초 동안 유지한 다음 환자에게 "그만"하고 "이완"하라고 한다.
6. 환자가 완전히 이완되면 치료사는 환자의 팔/어깨(흰색 화살표, 그림 10.282)를 새로운 제한범위의 끝까지 외회전시킨다.
7. 4~6단계를 3~5회 반복하거나 기능장애가 있는 견봉쇄골관절의 움직임이 최대로 개선될 때까지 반복한다.
8. 치료사는 테크닉의 효과를 결정하기 위해 어깨, 견봉쇄골관절 및 기능장애의 기타 관련 진단요소의 가동범위를 재평가한다.

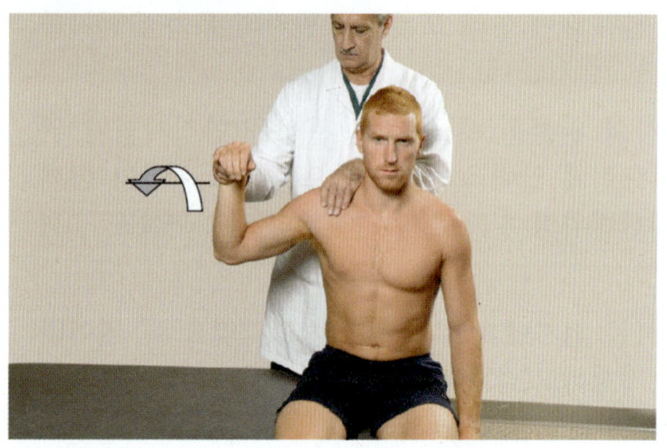

그림 10.280 3단계, 외회전 범위

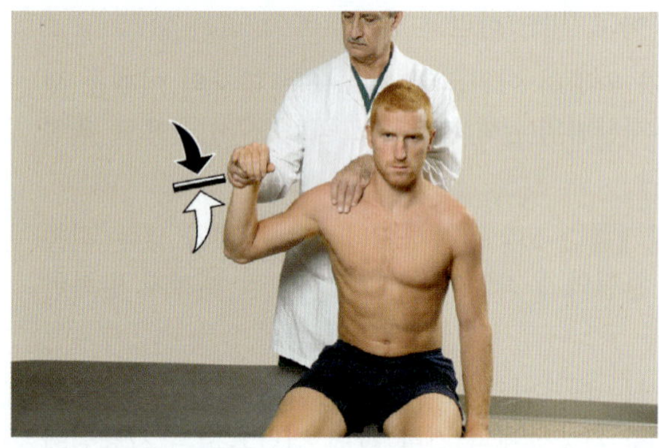

그림 10.281 4단계, 등척성수축

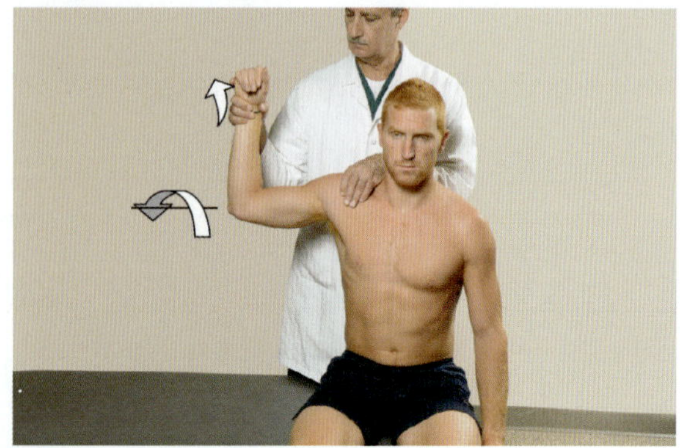

그림 10.282 6단계, 외회전 범위

상지 부위 Upper Extremity

견쇄골 기능장애
Acromioclavicular Dysfunction

등척성수축 후 이완
Post-Isometric Relaxation

예: 우측 외회전
Ex: Right External Rotation

1. 환자는 앉고 치료사는 환자 뒤에 선다.
2. 치료사는 왼손을 견봉쇄골관절 바로 안쪽에 있는 쇄골의 원위 끝에 놓고 오른손은 환자의 상완골 아래로 뻗어 우측 팔뚝을 잡는다(그림 10.283).
3. 치료사의 왼손은 쇄골/견쇄관절을 안정시키기 위해 부드럽게 압력을 가하고 오른손은 환자의 어깨를 제한범위의 끝으로 외전시킨다(흰색 화살표, 그림 10.284).
4. 치료사는 환자에게 우측 손목을 위쪽으로 들어올리도록 지시하고(검은색 화살표, 그림 10.285), 치료사의 손(흰색 화살표)은 완전한 대항력을 가하는 동안 어깨를 외회전시킨다.
5. 이 등척성수축을 3~5초 동안 유지한 다음 환자에게 "그만"하고 "이완"하라고 한다.
6. 환자가 완전히 이완되면 치료사는 환자의 팔/어깨(흰색 화살표, 그림 10.286)를 새로운 제한범위의 끝으로 내회전시킨다.
7. 4~6단계를 3~5회 반복하거나 기능장애가 있는 견쇄관절의 움직임이 최대로 개선될 때까지 반복한다.
8. 치료사는 테크닉의 효과를 결정하기 위해 어깨, 흉쇄관절 및 기능장애의 기타 관련 진단요소의 가동범위를 재평가한다.

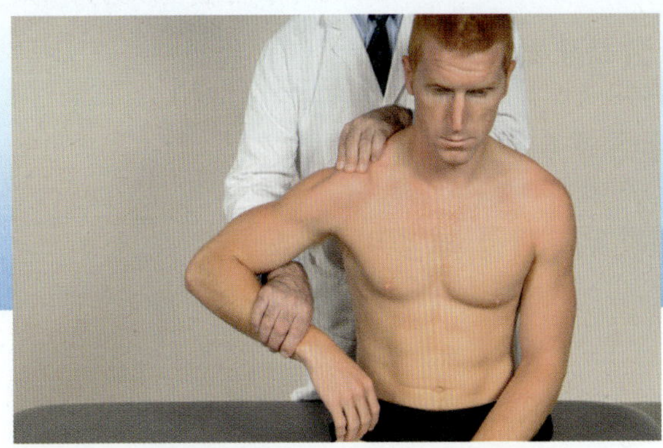
그림 10.283 1단계와 2단계

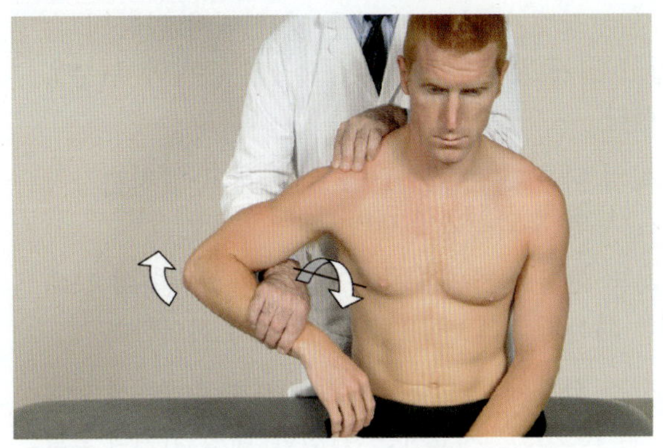
그림 10.284 3단계, 내회전 범위

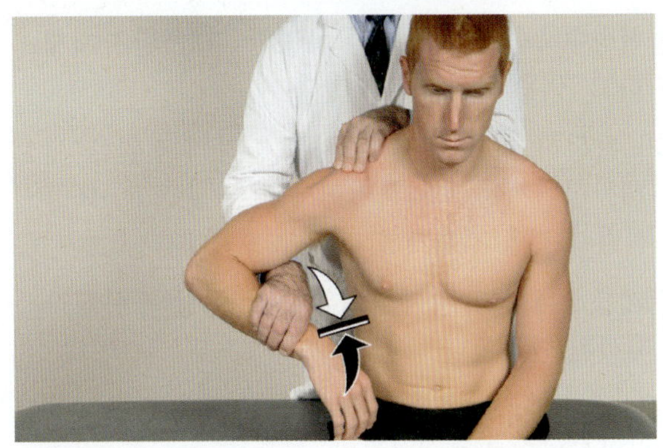
그림 10.285 4단계, 등척성수축

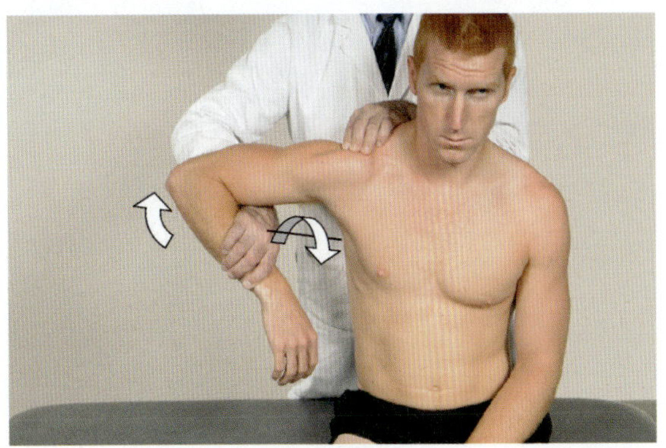
그림 10.286 6단계, 내회전 범위

상지 부위 Upper Extremity

팔꿈치: 요척골 회내 기능장애
Elbow: Radioulnar Pronation Dysfunction

등척성수축 후 이완
Post-Isometric Relaxation

예: 회내된 우측 요골, 후방 위치된 요골두
Ex: Right Radius Pronated, Radial Head Posterior

1. 환자는 앉고 치료사는 환자의 기능장애가 있는 팔 앞이나 옆에 선다.
2. 치료사는 장애가 있는 쪽(악수 자세)에서 환자의 손을 잡고 집게손가락으로 원위 요골의 손바닥 부분을 접촉한다.
3. 치료사의 다른 손은 손바닥을 위로 하고 엄지손가락은 요골두의 후외측면에 댄다(그림 10.287).
4. 치료사는 환자의 전완을 요골두에서 제한범위의 끝에 도달할 때까지(흰색 화살표, 그림 10.288) 회외한다.
5. 치료사는 환자에게 회내하도록 지시하고(검은색 화살표, 그림 10.289), 치료사는 완전한 대항력(흰색 화살표)을 적용한다.
6. 이 등척성수축을 3~5초 동안 유지한 다음 환자에게 "그만"하고 "이완"하라고 지시한다.
7. 환자가 완전히 이완되면 치료사는 환자의 전완을 새로운 제한장벽까지 회외시키면서 다른 손으로 요골두의 전방 회전을 강하게 한다(그림 10.290).
8. 5~7단계를 3~5회 또는 제한범위가 더 이상 개선되지 않을 때까지 반복한다.
9. 치료사는 테크닉의 효과를 결정하기 위해 요골두와 팔뚝의 가동범위를 재평가한다.

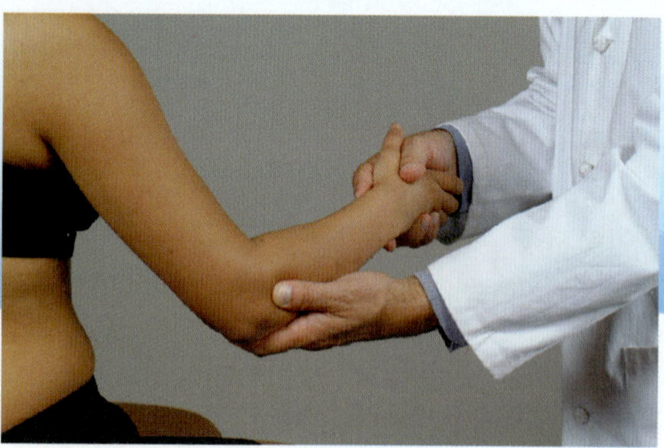

그림 10.287 1~3단계

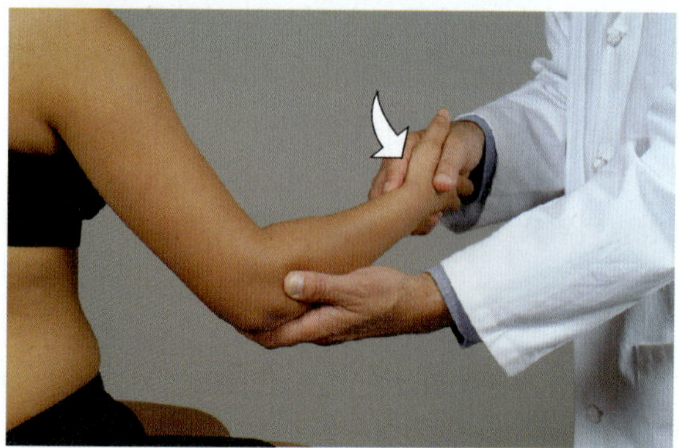

그림 10.288 4단계, 회외범위

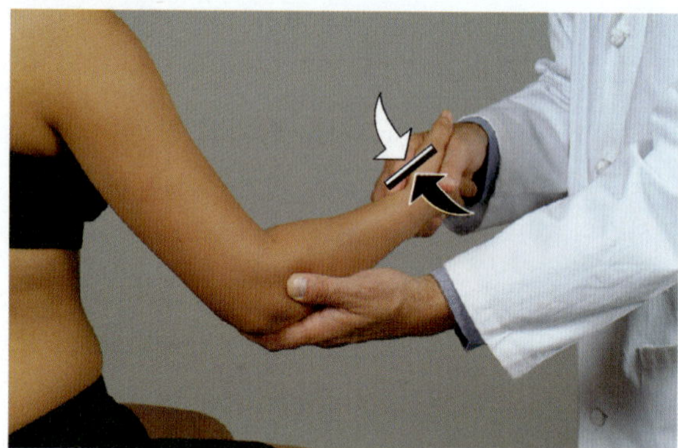

그림 10.289 5단계, 등척성수축

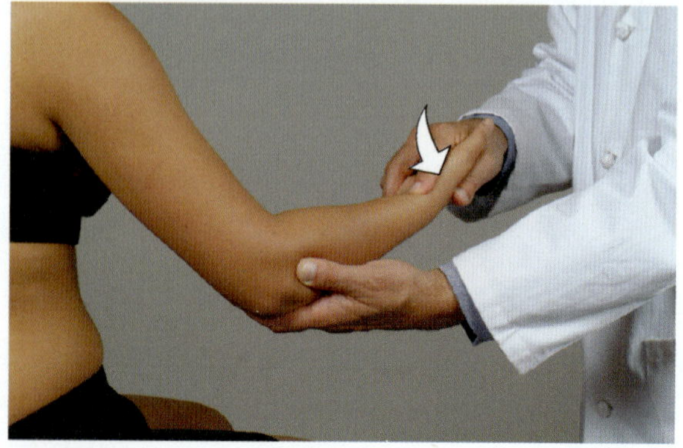

그림 10.290 7단계, 회외범위

상지 부위 Upper Extremity

팔꿈치: 요척골 회외 기능장애
Elbow: Radioulnar Supination Dysfunction

등척성수축 후 이완
Post-Isometric Relaxation

예: 회외된 우측 요골, 전방 위치된 요골두
Ex: Right Radius Supinated, Radial Head Anterior

1. 환자는 앉고 치료사는 환자를 향하여 선다.
2. 치료사는 장애가 있는 쪽의 환자 손을 잡고 엄지손가락으로 원위 요골의 배면을 접촉한다.
3. 치료사의 다른 손은 손바닥을 위로 향하게 하고 엄지손가락은 요골두의 전방 및 내측면에 놓는다(그림 10.291).
4. 치료사는 환자의 팔뚝(흰색 화살표, 그림 10.292)을 제한범위의 끝까지 회내시킨다.
5. 치료사는 환자에게 회외하도록 지시하고(검은색 화살표, 그림 10.293), 치료사는 강한 대항력(흰색 화살표)을 적용한다.
6. 이 등척성수축을 3~5초 동안 유지한 다음 환자에게 "그만"하고 "이완"하라고 지시한다.
7. 환자가 완전히 이완되면 치료사는 왼손으로 요골두의 후방 회전을 강하게 하면서 환자의 팔뚝을 새로운 제한범위(흰색 화살표, 그림 10.294)의 끝까지 회내시킨다(흰색 화살표).
8. 5~7단계를 3~5회 또는 제한범위가 더 이상 개선되지 않을 때까지 반복한다.
9. 치료사는 테크닉의 효과를 결정하기 위해 요골두와 팔뚝의 가동범위를 재평가한다.

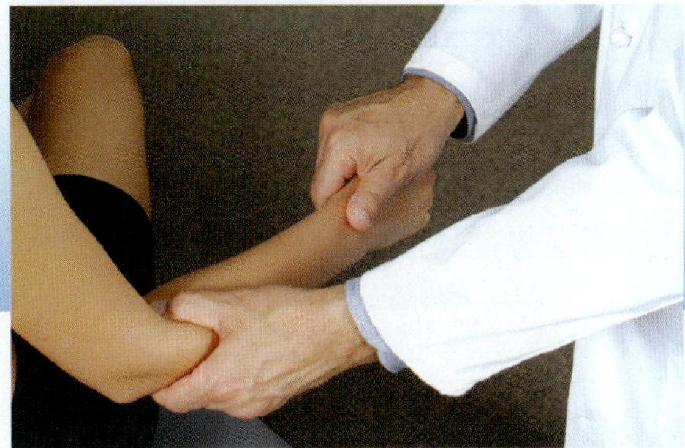

그림 10.291 1~3단계

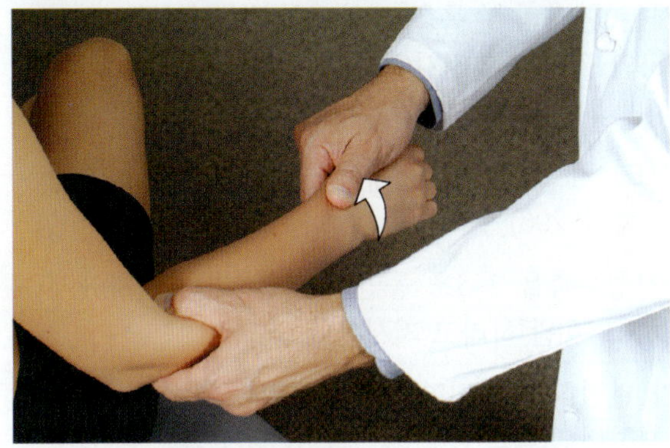

그림 10.292 4단계, 회내범위

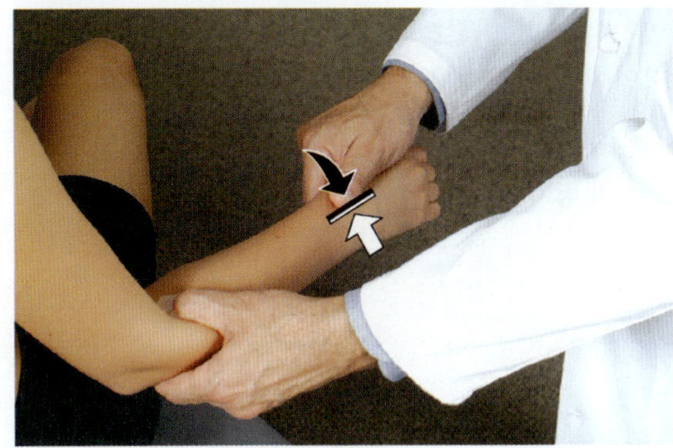

그림 10.293 5단계, 등척성수축

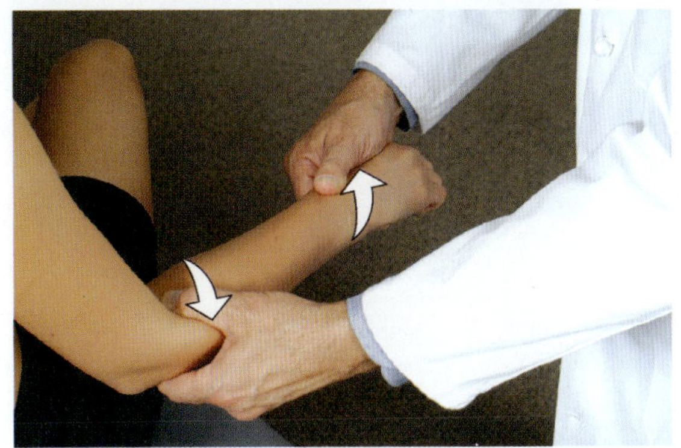

그림 10.294 7단계, 회내범위

상지 부위 Upper Extremity

손목: 요수근관절 내전 장애
Wrist: Radiocarpal Adduction Dysfunction

등척성수축 후 이완
Post-Isometric Relaxation

예: 척골편위를 동반한 내전 위치의 좌측손목
Ex: Left Wrist, Adducted with Ulnar Deviation

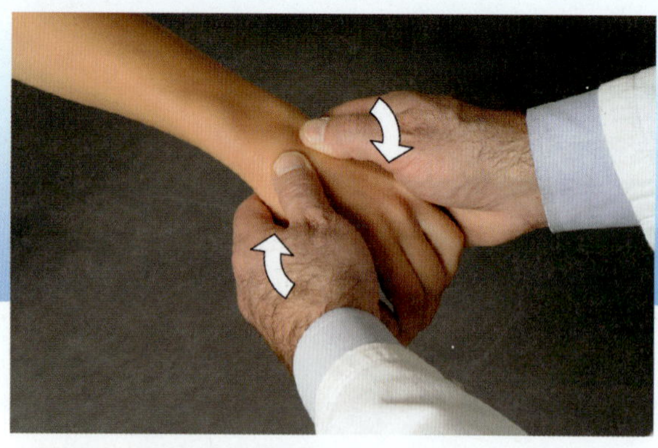
그림 10.295 1단계와 2단계

1. 환자는 치료대에 앉고, 치료사는 환자를 마주보고 선다.
2. 치료사는 환자의 손목을 제한범위(흰색 화살표, 그림 10.295)의 끝에서 외전시킨다(요측 편위).
3. 치료사는 환자에게 손목을 내전하도록 지시하고(검은색 화살표) 치료사는 강한 대항력을 적용한다(흰색 화살표, 그림 10.296).
4. 이 등척성수축을 3~5초 동안 유지한 다음 환자에게 "그만"하고 "이완"하라고 지시한다.
5. 환자가 완전히 이완되면 치료사는 환자의 손목을 새로운 제한범위(흰색 화살표, 그림 10.297) 끝으로 외전시킨다(요측 편위).
6. 3~5단계를 3~5회 반복하거나 기능장애가 있는 손목의 움직임이 최대한 개선될 때까지 반복한다.
7. 치료사는 테크닉의 효과를 결정하기 위해 손목의 가동범위를 재평가한다.

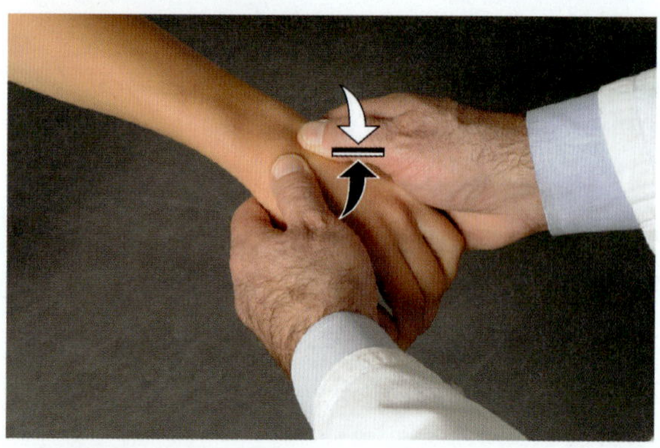
그림 10.296 3단계, 등척성수축

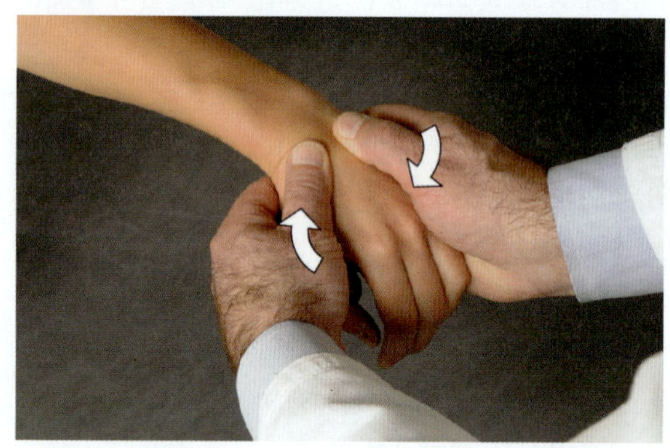
그림 10.297 5단계

상지 부위 Upper Extremity

손목: 요수근관절 외전 장애
Wrist: Radiocarpal Abduction Dysfunction

등척성수축 후 이완
Post-Isometric Relaxation

예: 좌측 손목, 요골편위를 동반한 외전 위치의 좌측손목
Ex: Left Wrist, Abducted with Radial Deviation

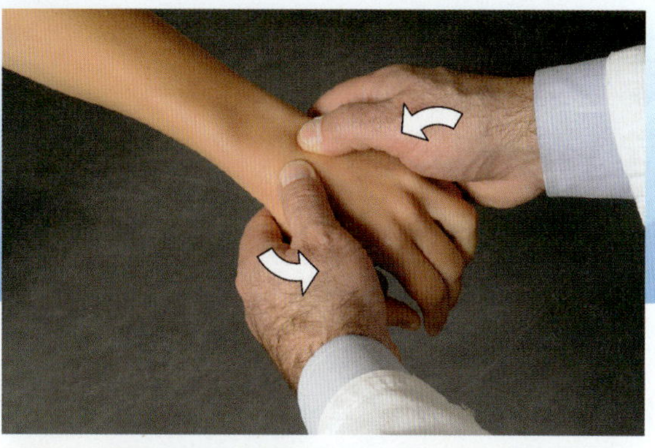

그림 10.298 1단계와 2단계

1. 환자는 치료사가 환자를 마주보고 서 있는 상태로 앉는다.
2. 치료사는 환자의 손목(척골편위)을 제한범위(흰색 화살표, 그림 10.298)의 끝까지 내전시킨다.
3. 치료사는 환자에게 손목을 외전하도록 지시하고(검은색 화살표) 치료사는 강한 대항력(흰색 화살표, 그림 10.299)을 적용한다.
4. 이 등척성수축을 3~5초 동안 유지한 다음 환자에게 "그만"하고 "이완"하라고 지시한다.
5. 환자가 완전히 이완되면 치료사는 환자의 손목을 새로운 제한범위(흰색 화살표, 그림 10.300) 끝에서 내전시킨다(척골편위).
6. 3~5단계를 3~5회 반복하거나 기능장애가 있는 손목의 움직임이 최대한 개선될 때까지 반복한다.
7. 치료사는 테크닉의 효과를 결정하기 위해 손목의 가동범위를 재평가한다.

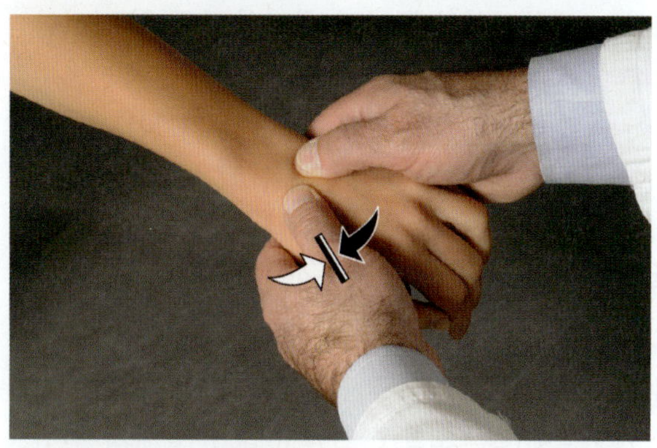

그림 10.299 3단계, 등척성수축

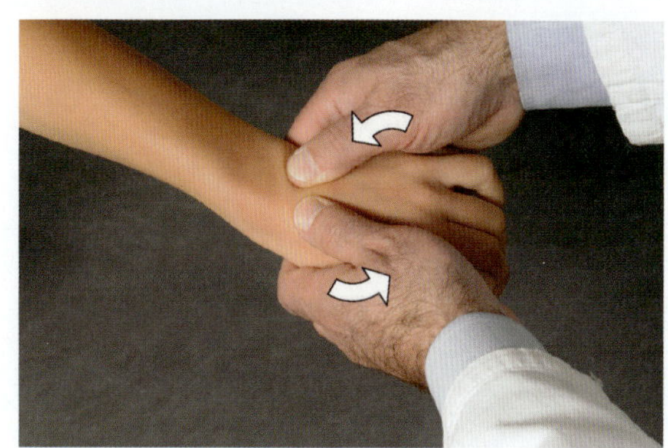

그림 10.300 5단계

상지 부위 Upper Extremity

손목: 요수근관절 굴곡 기능장애
Wrist: Radiocarpal Flexion Dysfunction

등척성수축 후 이완
Post-Isometric Relaxation

예: 굴곡된 좌측 손목(신전 제한)
Ex: Left Wrist, Flexed (Restricted Extension

1. 환자는 치료대에 앉고, 치료사 환자를 마주보고 선다.
2. 치료사는 제한범위의 끝까지 환자의 손목을 신전한다(흰색 화살표, 그림 10.301).
3. 치료사는 환자에게 손목을 구부리라고 지시하고(검은색 화살표) 치료사는 강한 대항력을 적용한다(흰색 화살표, 그림 10.302).
4. 이 등척성수축을 3~5초 동안 유지한 다음 환자에게 "그만"하고 "이완"하라고 지시한다.
5. 환자가 완전히 이완되면 치료사는 환자의 손목을 새로운 제한범위(흰색 화살표, 그림 10.303) 끝까지 신전한다.
6. 3~5단계를 3~5회 반복하거나 기능장애가 있는 손목의 움직임이 최대한 개선될 때까지 반복한다.
7. 치료사는 테크닉의 효과를 결정하기 위해 손목의 가동범위를 재평가한다.

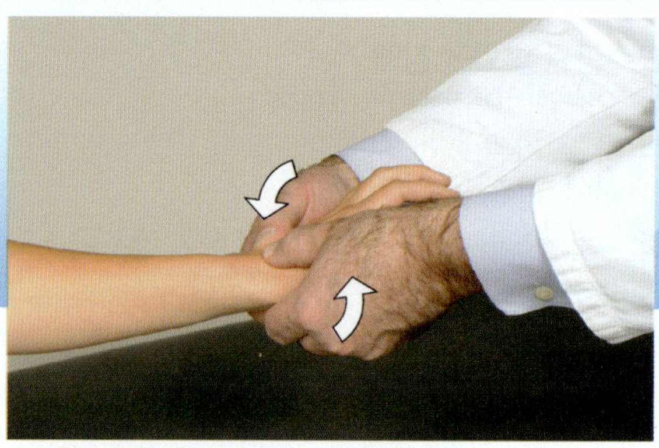

그림 10.301 1단계와 2단계, 신전범위

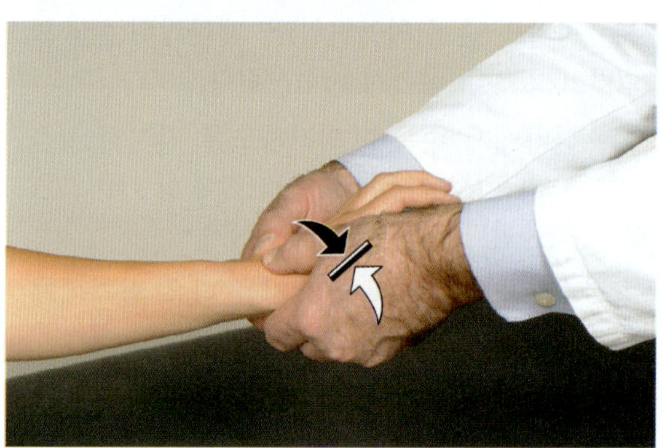

그림 10.302 3단계, 등척성수축

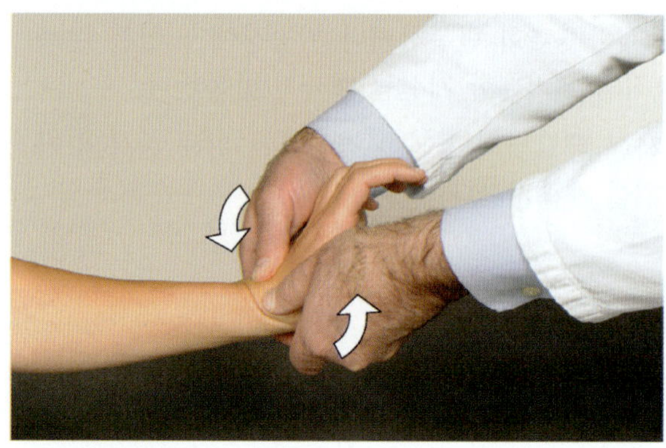

그림 10.303 5단계, 신전범위

상지 부위 Upper Extremity

손목: 요수근관절 신전 기능장애
Wrist: Radiocarpal Extension Dysfunction

등척성수축 후 이완
Post-Isometric Relaxation

예: 신전된 좌측 손목(굴곡 제한)
Ex: Left Wrist, Extended (Restricted Flexion)

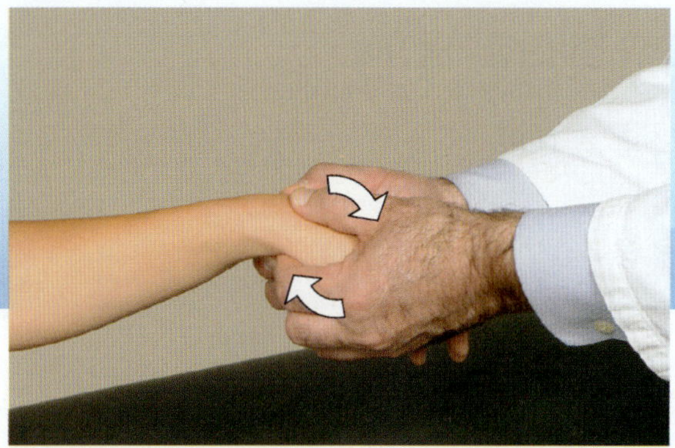
그림 10.304 1단계와 2단계, 굴곡범위

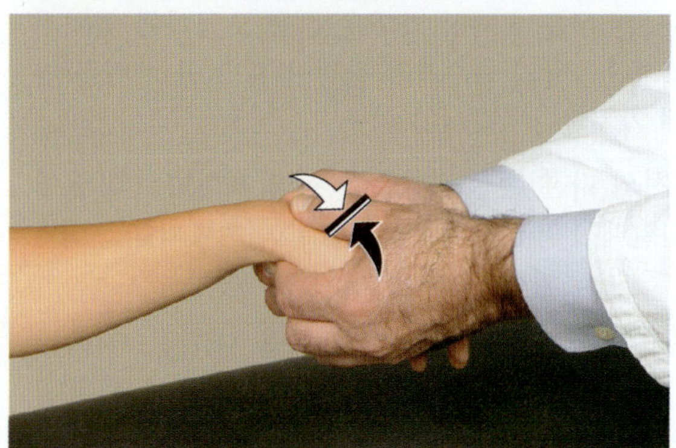
그림 10.305 3단계, 등척성수축

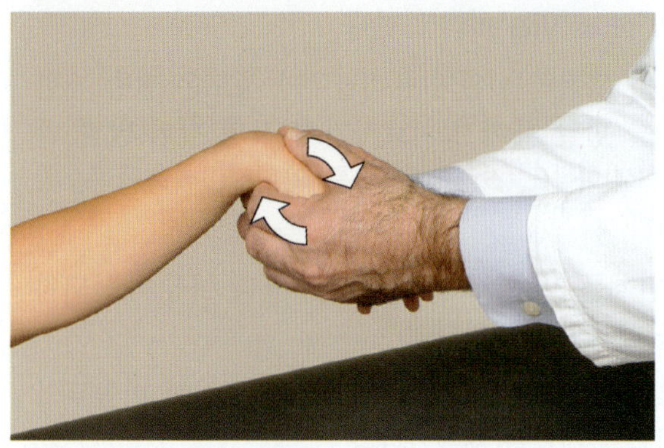
그림 10.306 5단계, 굴곡범위

1. 환자는 앉고, 치료사는 환자를 마주보고 선다.
2. 치료사는 환자의 손목을 제한범위(흰색 화살표, 그림 10.304) 끝으로 구부린다.
3. 치료사는 환자에게 손목을 펴라고 지시하고(검은색 화살표) 치료사는 완전한 대항력(흰색 화살표, 그림 10.305)을 적용한다.
4. 이 등척성수축을 3~5초 동안 유지한 다음 환자에게 "그만"하고 "이완"하라고 지시한다.
5. 환자가 완전히 이완되면 치료사는 환자의 손목을 새로운 제한범위(흰색 화살표, 그림 10.306) 끝으로 구부린다.
6. 3~5단계를 3~5회 반복하거나 기능장애가 있는 손목의 움직임이 최대한 개선될 때까지 반복한다.
7. 치료사는 테크닉의 효과를 결정하기 위해 손목의 가동범위를 재평가한다.

하지 부위 Lower Extremity

무릎: 근위 경비관절 기능장애
Knee: Proximal Tibiofibular Dysfunction

등척성수축 후 이완
Post-Isometric Relaxation

예: 좌측 후방 위치된 비골두
Ex: Left Posterior Fibular Head

1. 환자는 바로 눕고(또는 종아리를 치료대에서 떼고 앉고) 치료사는 기능장애가 있는 옆에 서거나 앉는다.
2. 치료사는 무릎에 가장 가까운 손을 오금와에 위치시켜 집게손가락의 중수지절 관절이 후방 근위 비골(머리)에 가져간다(그림 10.307).
3. 치료사의 다른 손은 비골두가 전방 제한범위의 끝에서 만날때까지 환자의 하퇴/발/발목(흰색 화살표, 그림 10.308)을 외회전, 배측골국, 외번(everts)시킨다.
4. 치료사는 환자에게 하퇴/발/발목을 내회전, 저측굴곡, 내번하도록 지시하고(검은색 화살표, 그림 10.309) 치료사는 강한 대항력(흰색 화살표)을 가하다.
5. 이 등척성수축을 3~5초 동안 유지한 다음 환자에게 "그만"하고 "이완"하라고 한다.
6. 환자가 완전히 이완되면 비골두가 새로운 전방 제한범위를 만날 때까지 치료사가 환자의 다리(발과 발목)(흰색 화살표, 그림 10.310)를 외회전, 배측골곡, 외번한다.
7. 4~6단계를 3~5회 또는 제한범위가 더 이상 개선되지 않을 때까지 반복한다.
8. 치료사는 테크닉의 효과를 결정하기 위해 비골두의 위치와 움직임을 재평가한다.

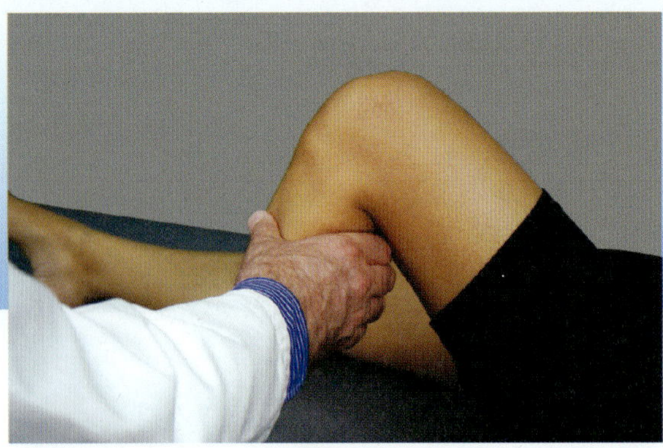
그림 10.307 1단계와 2단계

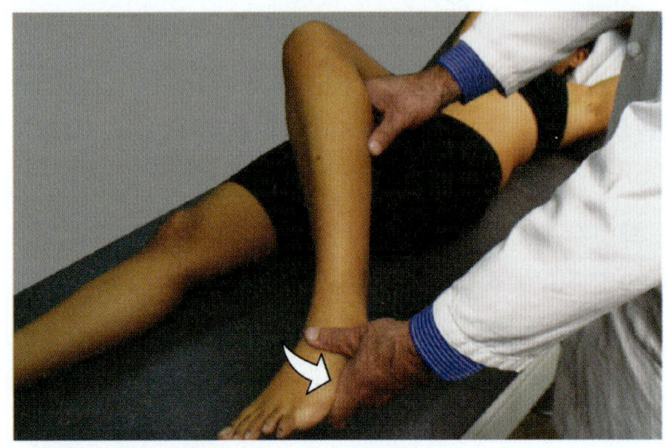
그림 10.308 3단계

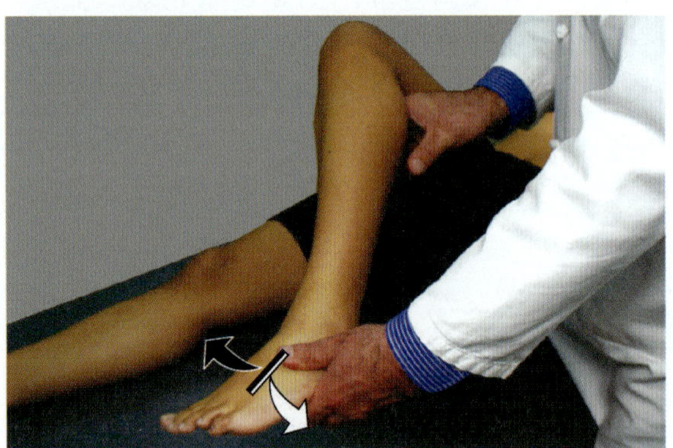
그림 10.309 4단계, 등척성수축

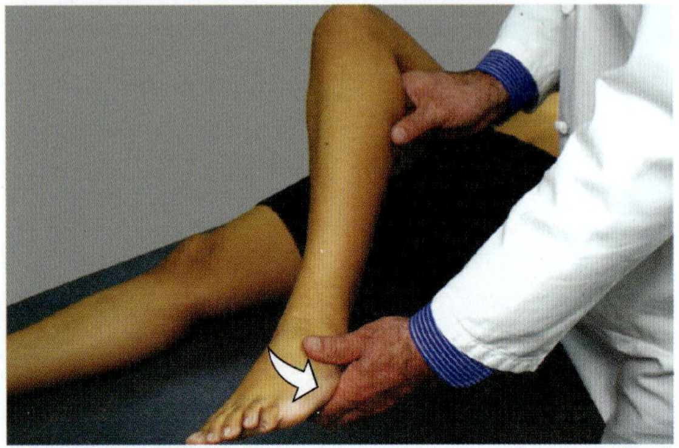
그림 10.310 6단계

하지 부위 Lower Extremity

무릎: 근위 경비관절 기능장애
Knee: Proximal Tibiofibular Dysfunction

등척성수축 후 이완
Post-Isometric Relaxation

예: 좌측 전방 위치된 비골두
Ex: Left Anterior Fibular Head

1. 환자는 바로 눕고(또는 종아리를 치료대에서 떼고 앉고) 치료사는 기능장애가 있는 옆에 서거나 앉는다.
2. 치료사는 환자의 무릎에 가장 가까운 엄지손가락으로 비골두의 전외측으로 가져간다(그림 10.311).
3. 치료사의 다른 손은 비골두가 후방 제한범위의 끝에 닿을 때까지 환자의 다리/발/발목(흰색 화살표, 그림 10.312)을 내회전, 저측굴곡 및 내번한다.
4. 치료사는 환자에게 하퇴/발/발목을 외회전, 배측굴곡 및 외번하도록 지시하고(검은색 화살표, 그림 10.313) 강한 대항력(흰색 화살표)을 적용한다.
5. 이 등척성수축을 3~5초 동안 유지한 다음 환자에게 "그만"하고 "이완"하라고 한다.
6. 환자가 완전히 이완되면 치료사는 비골두가 새로운 후방 제한범위를 만날 때까지 환자의 하퇴/발/발목(흰색 화살표, 그림 10.314)을 내회전, 저측굴곡 및 내번한다.
7. 4~6단계를 3~5회 또는 제한범위가 더 이상 개선되지 않을 때까지 반복한다.
8. 치료사는 테크닉의 효과를 결정하기 위해 비골두의 위치와 움직임을 재평가한다.

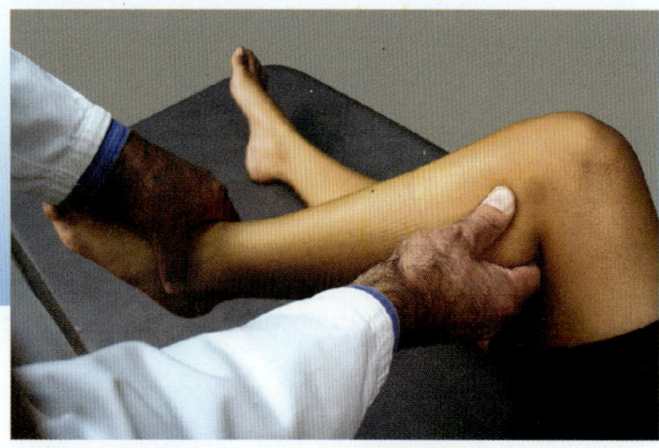
그림 10.311 1단계와 2단계

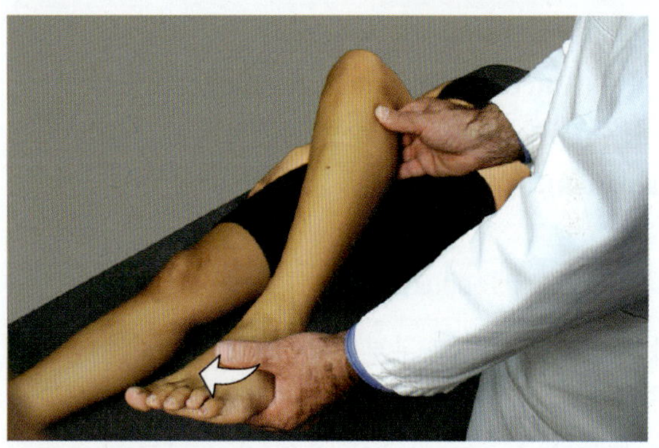
그림 10.312 3단계

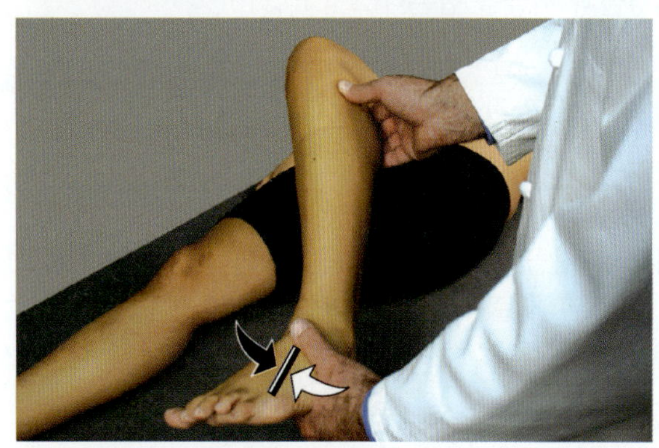
그림 10.313 4단계, 등척성수축

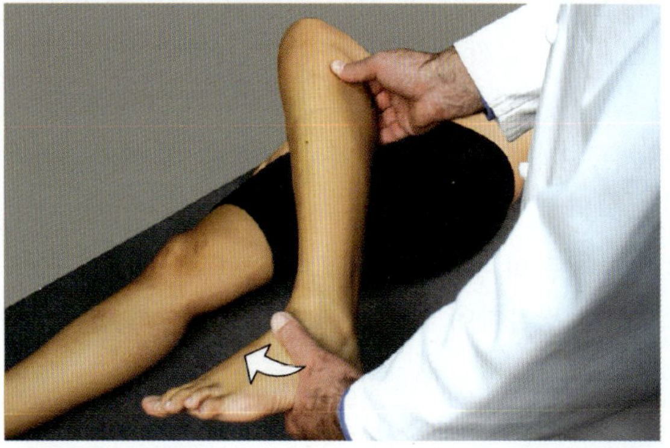
그림 10.314 6단계

하지 부위 Lower Extremity

경골: 외회전 기능장애
Tibia: External Rotation Dysfunction

엎드린자세, 등척성수축 후 이완
Prone, Post-Isometric Relaxation

예: 전내측 활주로 외회전된 좌측 경골
Ex: Left Tibia Externally Rotated with Anteromedial Glide

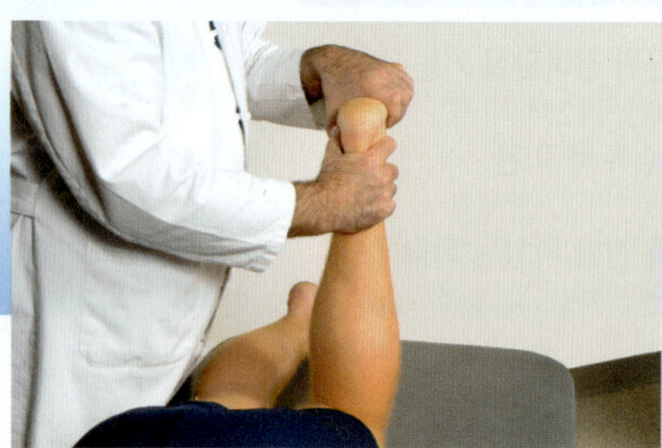
그림 10.315 1단계와 2단계

진단 Diagnosis

외회전(External rotation): 제한없음
내측회전(Internal rotation): 제한됨
전내측 활주(Anteromedial glide): 제한없음
후외측 활주(Posterolateral glide): 제한됨
촉진(Palpation): 전내측 관절 공간의 압통

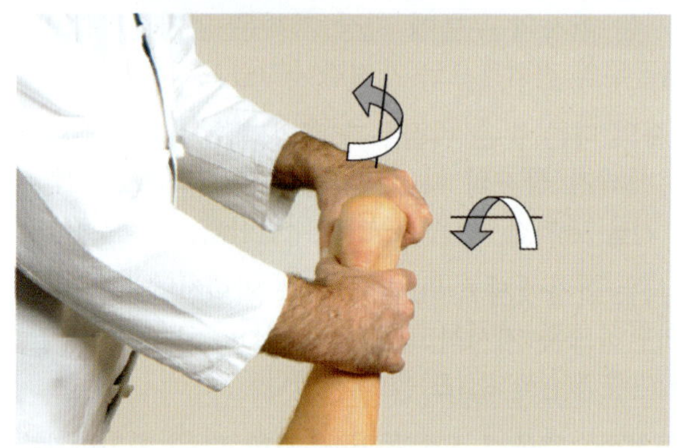
그림 10.316 3단계, 발목 배측굴곡; 경골의 내회전

엎드린자세 테크닉 Technique

1. 환자는 무릎을 90도로 구부린 채 엎드려 눕고 치료사는 치료대 끝에 선다.
2. 치료사는 한 손으로 환자의 발을 잡고 다른 손으로 원위경골과 비골을 잡는다(그림 10.315).
3. 치료사는 발목을 배측으로 굽히고 원위경골을 제한범위의 끝까지 내회전시킨다(흰색 화살표, 그림 10.316).
4. 치료사는 환자에게 "발을 바깥쪽으로 돌리세요"라고 지시하여 경골이 외측으로 회전하면(검은색 화살표, 그림 10.317) 치료사는 강한 대항력(흰색 화살표)을 적용한다.
5. 이 등척성수축을 3~5초 동안 유지한 다음 환자에게 "그만"하고 "이완"하라고 한다.
6. 환자가 완전히 이완되면 치료사는 원위경골을 새로운 제한범위의 끝까지 내회전시킨다(흰색 화살표, 그림 10.318).
7. 4~6단계를 3~5회 또는 움직임이 최대한 개선될 때까지 반복한다.
8. 치료사는 경골의 움직임과 기능장애의 다른 관련 진단요소를 재평가하여 치료의 효과를 결정한다.

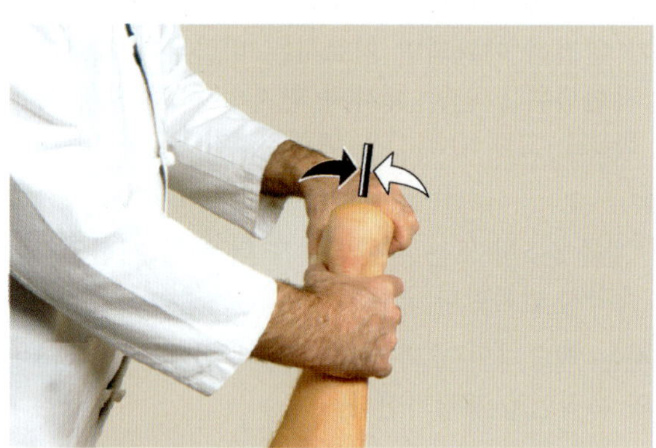
그림 10.317 4단계, 등척성수축

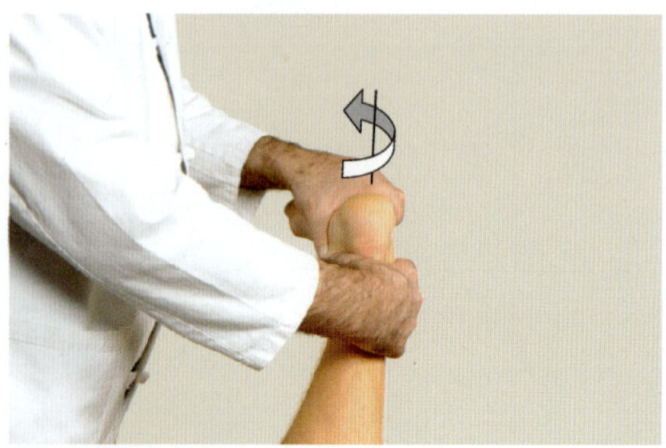
그림 10.318 6단계, 내회전 범위

하지 부위 Lower Extremity

경골: 외회전 기능장애 Tibia: External Rotation Dysfunction

앉은자세, 등척성수축 후 이완 Seated, Post-Isometric Relaxation

예: 전내측 활주로 외회전된 좌측 경골 Ex: Left Tibia Externally Rotated with Anteromedial Glide

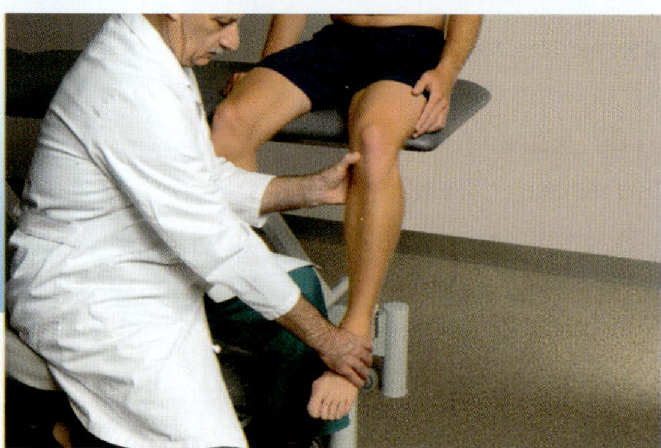
그림 10.319 1단계와 2단계

진단 Diagnosis

외회전(External rotation): 제한없음
내측회전(Internal rotation): 제한됨
전내측 활주(Anteromedial glide): 제한없음
후외측 활주(Posterolateral glide): 제한됨
촉진(Palpation): 전내측 관절 공간의 압통

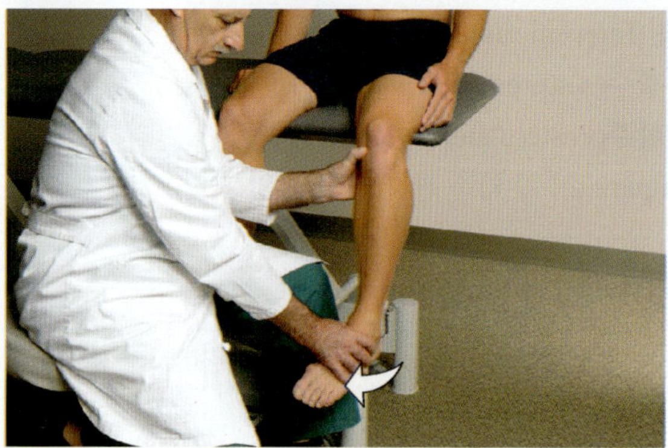
그림 10.320 3단계

앉은자세 테크닉 Technique

1. 환자는 다리를 치료대에 걸치고 치료사는 환자를 향하여 앉는다.
2. 치료사는 한 손으로 환자의 발과 발목의 측면을 잡고 다른 손은 내측 경골 위쪽 끝에 접촉하여 동작(전내측 및 후외측 활주)을 관찰한다(그림 10.319).
3. 치료사는 발목을 배측으로 굽히고 원위경골을 제한범위의 끝까지 내회전시킨다(흰색 화살표, 그림 10.320).
4. 치료사는 환자에게 "발을 바깥쪽으로 돌리세요" 지시하여 경골이 외회전하면(검은색 화살표, 그림 10.321). 치료사는 강한 대항력(흰색 화살표)을 적용한다.
5. 이 등척성수축을 3~5초 동안 유지한 다음 환자에게 "그만"하고 "이완"하라고 한다.
6. 환자가 완전히 이완되면 치료사는 경골의 원위부를 새로운 제한범위의 끝까지 내회전시킨다(흰색 화살표, 그림 10.322).
7. 4~6단계를 3~5회 또는 움직임이 최대한 개선될 때까지 반복한다.
8. 치료사는 경골의 움직임과 기능장애의 다른 관련 진단요소를 재평가하여 치료의 효과를 결정한다.

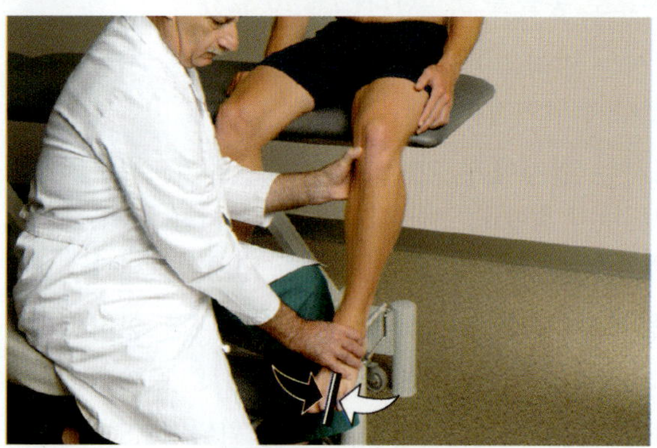
그림 10.321 4단계, 등척성수축

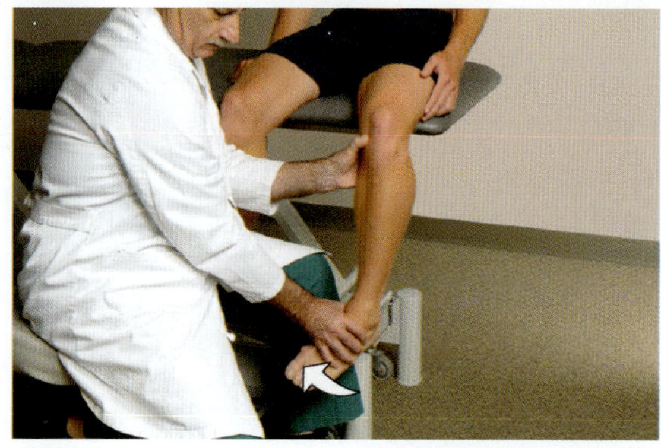
그림 10.322 6단계

하지 부위 Lower Extremity

경골: 내회전 기능장애
Tibia: Internal Rotation Dysfunction

엎드린자세, 등척성수축 후 이완
Prone, Post-Isometric Relaxation

예: 후외측 활주로 내회전된 좌측 경골
Ex: Left Tibia Internally Rotated with Posterolateral Glide

진단 Diagnosis

외회전(External rotation): 제한없음
내측회전(Internal rotation): 제한됨
전내측 활주(Anteromedial glide): 제한없음
후외측 활주(Posterolateral glide): 제한됨
촉진(Palpation): 후외측 관절 공간의 압통

엎드린자세 테크닉 Technique

1. 환자는 무릎을 90도로 구부린 채 엎드려 눕고 치료사는 치료대 끝에 선다.
2. 치료사는 한 손으로 환자 발의 안쪽 부분을 잡고 다른 손으로 종골을 조절한다(그림 10.323).
3. 치료사는 발목을 배측굴곡하고 원위경골을 제한범위의 끝까지 외회전시킨다(흰색 화살표, 그림 10.324).
4. 치료사는 환자에게 "발을 안쪽으로 돌리도록" 지시하고(검은색 화살표, 그림 10.325). 치료사는 강한 대항력(흰색 화살표)을 적용하여 경골을 내회전시킨다.
5. 이 등척성수축을 3~5초 동안 유지한 다음 환자에게 "그만"하고 "이완"하라고 한다.
6. 환자가 완전히 이완되면 치료사는 원위경골을 새로운 제한범위의 끝까지 외회전시킨다(흰색 화살표, 그림 10.326).
7. 4~6단계를 3~5회 또는 움직임이 최대한 개선될 때까지 반복한다.
8. 치료사는 경골의 움직임을 재평가하고 기능장애의 다른 관련 진단 구성요소는 치료의 효과를 결정한다.

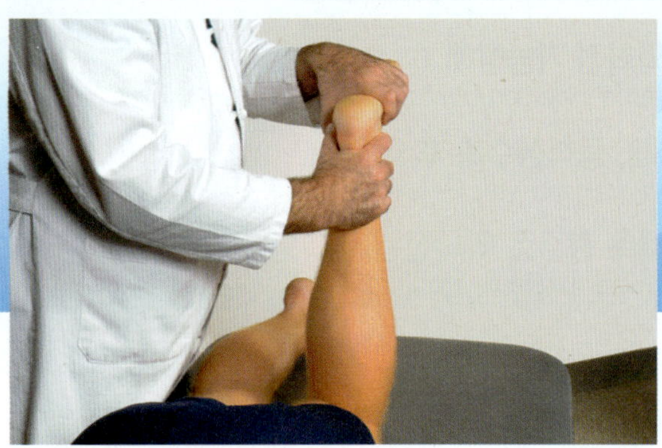
그림 10.323 1단계와 2단계

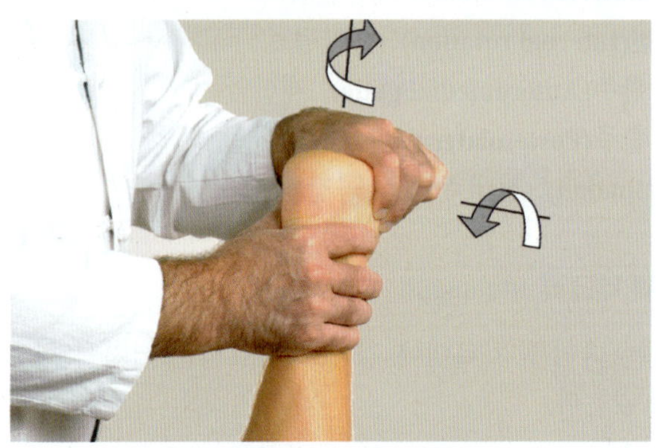
그림 10.324 3단계, 발목 배측굴곡; 경골 외회전

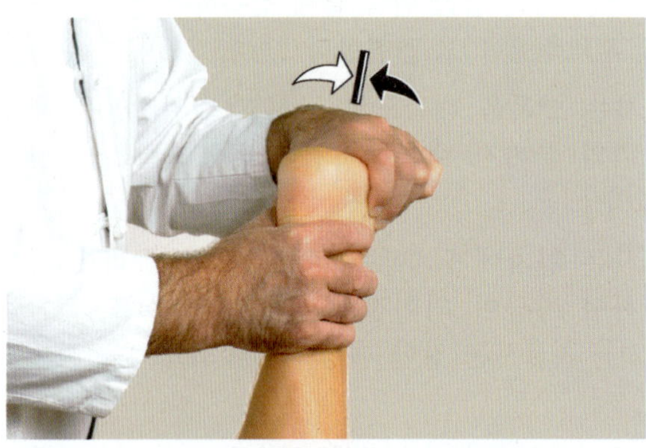
그림 10.325 4단계, 등척성수축

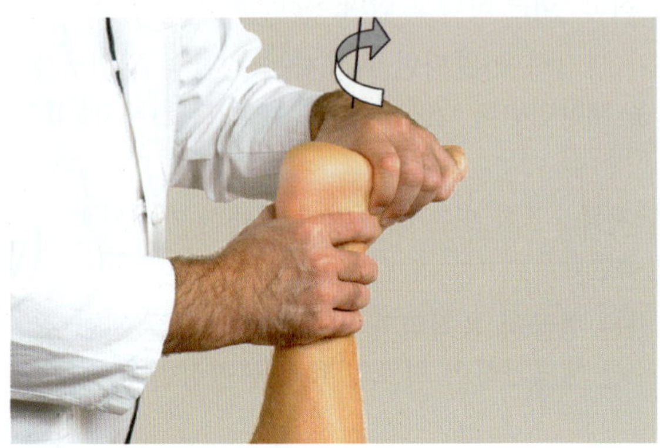
그림 10.326 6단계, 외회전 범위

하지 부위 Lower Extremity

경골: 내회전 기능장애
Tibia: Internal Rotation Dysfunction

앉은자세, 등척성수축 후 이완
Seated, Post-Isometric Relaxation

예: 후외측 활주로 내회전된 좌측 경골
Ex: Left Tibia Internally Rotated with Posterolateral Glide

진단 Diagnosis

외회전(External rotation): 제한없음
내측회전(Internal rotation): 제한됨
전내측 활주(Anteromedial glide): 제한없음
후외측 활주(Posterolateral glide): 제한됨
촉진(Palpation): 후외측 관절 공간의 압통

엎드린자세 테크닉 Technique

1. 환자는 치료대에 다리를 늘어뜨리고 치료사는 환자를 향하여 앉는다.
2. 치료사는 한 손으로 환자의 발과 발목의 내측면을 잡고 다른 손은 내측 경골 위쪽끝에 접촉하여 움직임(전내측 및 후외측 활주)을 관찰한다(그림 10.327).
3. 치료사는 발목을 배측굴곡하고 원위경골을 제한범위의 끝까지 외회전시킨다(흰색 화살표, 그림 10.328).
4. 치료사는 환자에게 "발을 안쪽으로 돌리도록" 지시하고(검은색 화살표, 그림 10.329). 치료사는 경골 내회전에 강한 대항력(흰색 화살표)을 가한다.
5. 이 등척성수축을 3~5초 동안 유지한 다음 환자에게 "그만"하고 "이완"하라고 한다.
6. 환자가 완전히 이완되면 치료사는 원위경골을 새로운 제한범위의 끝까지 외회전시킨다(흰색 화살표, 그림 10.330).
7. 4~6단계를 3~5회 또는 움직임이 최대한 개선될 때까지 반복한다.
8. 치료사는 경골의 움직임과 기능장애의 다른 관련 진단요소를 재평가하여 치료의 효과를 결정한다.

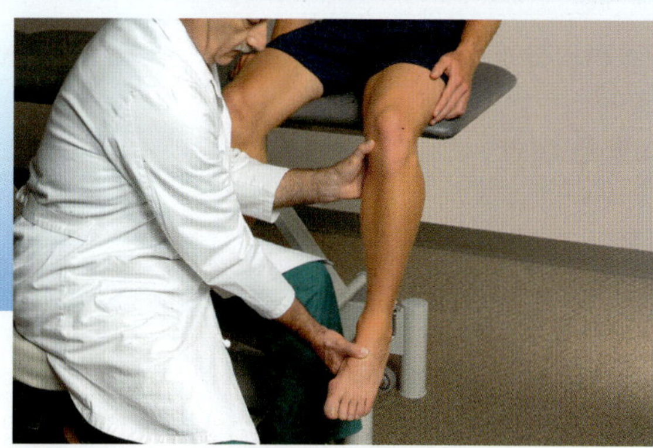
그림 10.327 1단계와 2단계

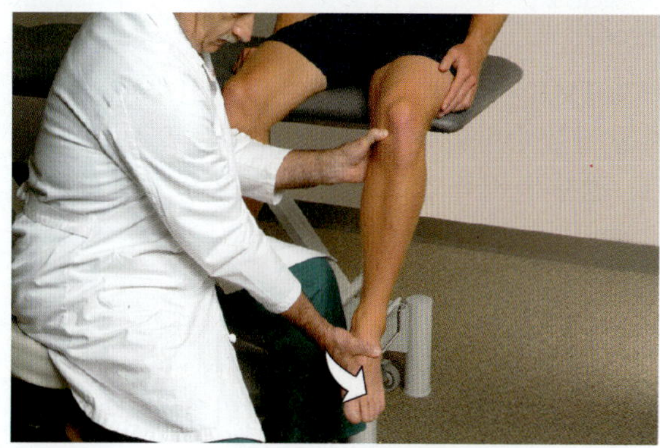
그림 10.328 3단계, 발목 배측굴곡; 경골 외회전

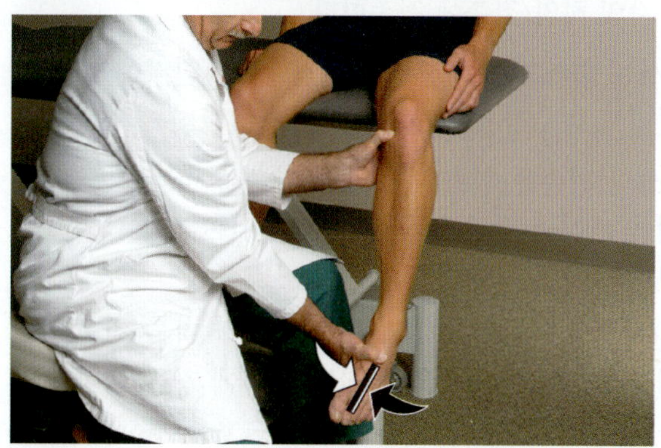
그림 10.329 4단계, 등척성수축

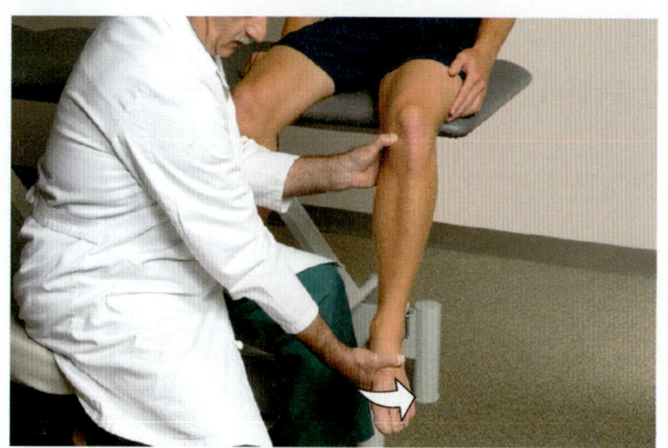
그림 10.330 6단계, 외회전 범위

턱관절 Temporomandibular Joint

하악골/턱 편위장애
TMandible/Jaw Deviation Dysfunction

등척성수축 후 이완
Post-Isometric Relaxation

예: 하악골의 좌측편위
Ex: Left Mandibular Deviation

진단 Diagnosis

1. 치료사의 집게손가락이 외이도(TMJ 영역) 앞쪽에 오도록 환자의 머리 양쪽에 손을 놓는다.
2. 치료사가 TMJ를 촉진하면서 턱이 정중선에서 벗어나는지를 관찰하며 환자에게 천천히 입을 열도록 지시한다. 편차가 좌측으로 발생하면 그쪽이 제한된 TMJ의 측이다.

테크닉 Technique

1. 환자는 바로 눕고 치료사는 치료대 머리쪽에 앉는다.
2. 치료사의 오른손은 환자 머리의 우측을 받치고 왼손은 환자의 하악 좌측에 접촉한다.
3. 치료사는 하악의 왼쪽편위를 촉진할 때, 환자에게 입을 벌리고 멈추라고 지시한다(그림 10.331).
4. 치료사의 왼손은 환자의 하악골 좌측을 따라 부드러운 힘을 가하여 우측으로 향하게 한다(흰색 화살표, 그림 10.332).
5. 치료사는 환자에게 치료사의 손에 대해 턱을 좌측으로 밀도록 지시하고(검은색 화살표), 이에 강한 대항력(흰색 화살표, 그림 10.333)을 가한다.
6. 이 등척성수축을 3~5초 동안 유지한 다음 환자에게 “그만”하고 “이완”하라고 지시한다.
7. 환자가 완전히 이완되면 치료사는 수동적으로 환자의 턱을 더 우측(흰색 화살표), 새로운 제한범위의 끝까지 가져간다(그림 10.334).
8. 5, 6, 7단계를 3~5회 또는 움직임이 최대한 개선될 때까지 반복한다.
9. 치료사는 테크닉의 효과를 결정하기 위해 하악골(턱)의 대칭 움직임을 재평가한다.

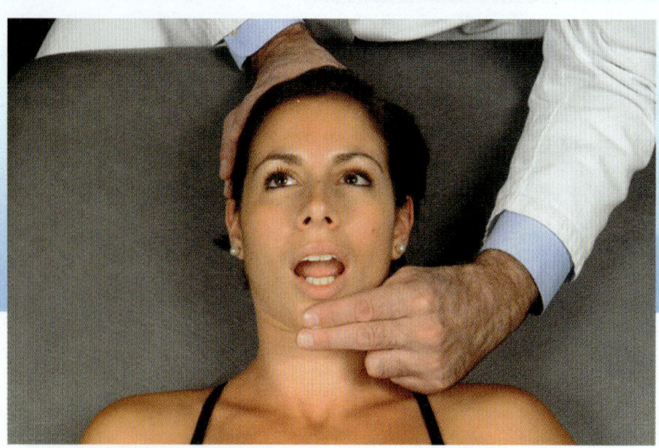
그림 10.331 1~3단계

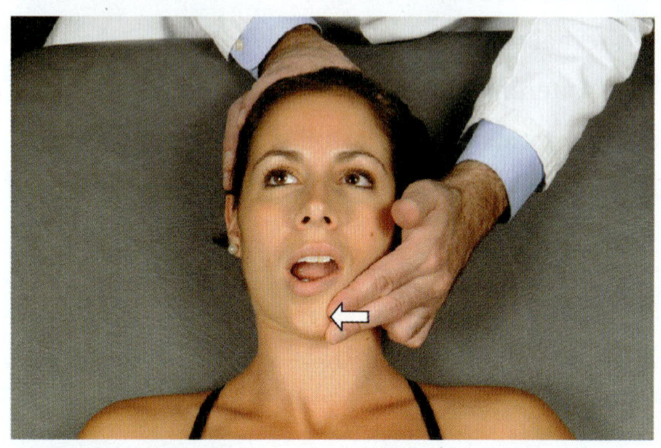
그림 10.332 4단계

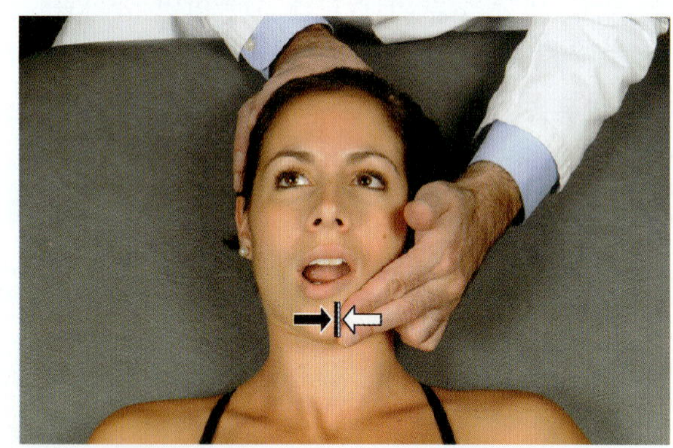
그림 10.333 5단계, 등척성수축

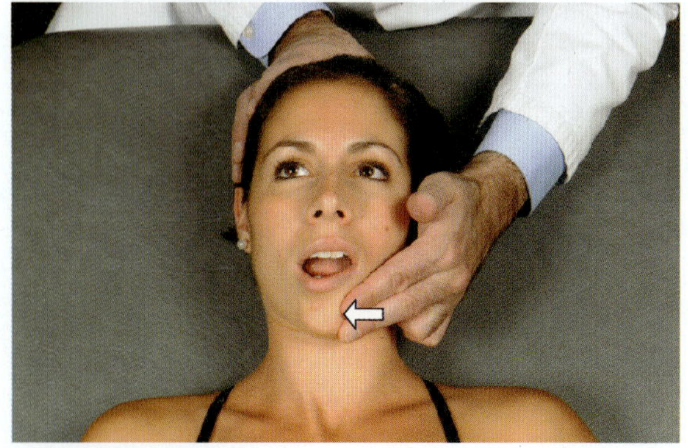
그림 10.334 7단계

턱관절 Temporomandibular Joint

턱거상근의 과긴장
Hypertonic Muscles of Jaw Elevation

등척성수축 후 이완
Post-Isometric Relaxation

예: 교근/내측익돌근/측두근
Ex: Masseter/Medial Pterygoid/Temporalis

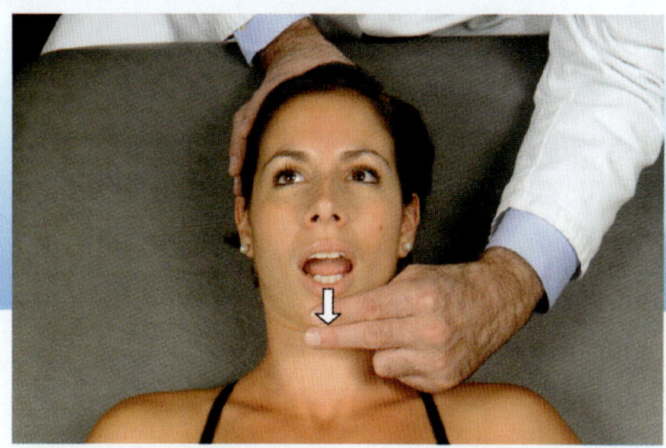

그림 10.335 1단계와 2단계

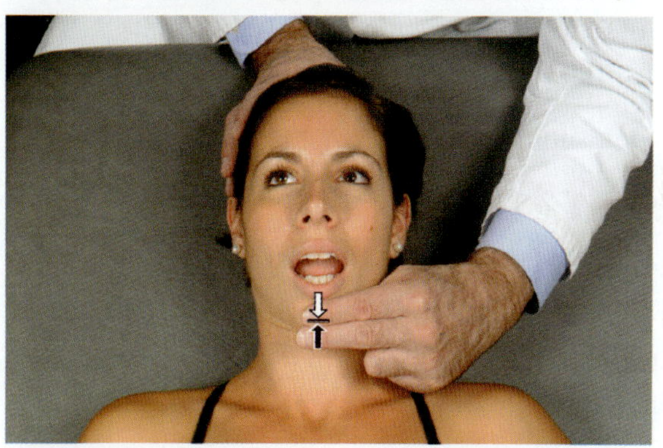

그림 10.336 3단계, 등척성수축

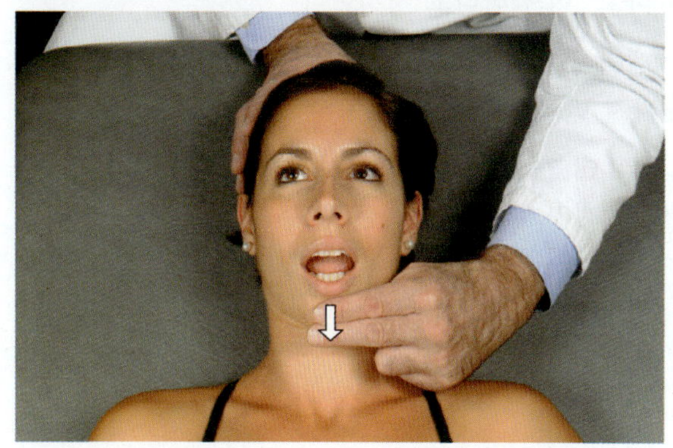

그림 10.337 5단계

치료 적응증 Indications for Treatment

입/턱을 닫고 하악골을 들어올리는 다양한 저작근육(내측 익돌근, 관자근 및 교근)을 이완한다.

등척성수축 후 이완 Post-Isometric Relaxation

1. 환자는 바로 눕고 치료사는 치료대 머리에 앉는다.
2. 치료사는 두 손가락 또는 엄지손가락을 환자의 턱 앞쪽 표면(symphysis menti)에 대고 환자가 이완된 상태에서 환자의 입(하악골을 누르면서)을 제한범위(흰색 화살표, 그림 10.335)까지 부드럽게 연다.
3. 치료사는 환자에게 입을 다물라고 지시하고(검은색 화살표) 치료사의 손가락은 동일한 대항력을 가한다(흰색 화살표, 그림 10.336).
4. 이 등척성수축을 3~5초 동안 유지한 다음 환자에게 "그만"하고 "이완"하라고 지시한다.
5. 자가 완전히 이완되면 치료사는 새로운 제한범위(흰색 화살표, 그림 10.337)의 끝까지 수동적으로 환자의 입을 연다(하악골 누르기).
6. 3, 4, 5단계를 3~5회 또는 움직임이 최대한 개선될 때까지 반복한다.
7. 치료사는 테크닉의 효과를 결정하기 위해 턱/하악의 움직임을 재평가한다.

턱관절 Temporomandibular Joint

턱하강근의 과긴장
Hypertonic Muscles of Jaw Depression

등척성수축 후 이완
Post-Isometric Relaxation

예: 외측 익돌근/설골상근/설골하근
Ex: Lateral Pterygoid/Suprahyoid/Infrahyoid

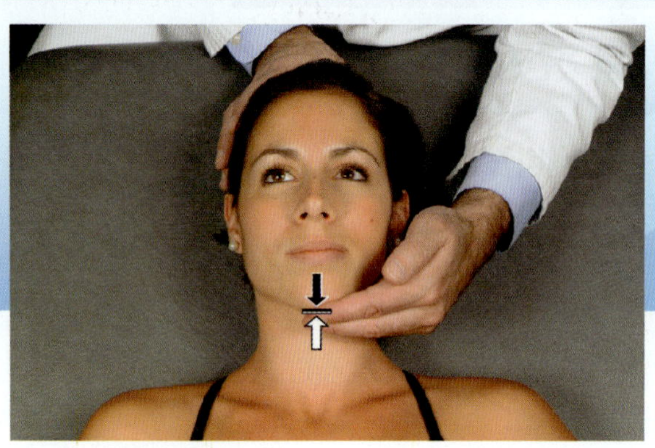

그림 10.338 2단계

치료 적응증 Indications for Treatment

입/턱을 벌리고 하악골을 누르는 다양한 저작근육(외측 익돌근, 이복근, 악설골근 및 이설골근)을 이완한다.

테크닉 Technique

1. 환자에게 입을 다물도록 지시한다.
2. 치료사는 환자의 턱 아래에 손가락 두 개를 놓고 환자에게 치료사의 손가락에 대고 입을 벌리도록 지시하고(검은색 화살표, 그림 10.338) 치료사는 강한 대항력(흰색 화살표)을 가한다.
3. 이 등척성수축을 3~5초 동안 유지한 다음 환자에게 "그만"하고 "이완"하라고 지시한다.
4. 2~3단계를 3~5회 반복하거나 움직임이 최대한 좋아질 때까지 반복한다.
5. 치료사는 테크닉의 효과를 결정하기 위해 턱/하악의 움직임을 재평가한다.

참고문헌 Reference

1. Guisti R, exec. ed. *Glossary of Osteopathic Terminology*. 3rd ed. Chevy Chase, MD: Educational Council on Osteopathic Principles of the American Association of Colleges of Osteopathic Medicine, 2017.
2. Seffinger MA, exec. ed. Foundations of Osteopathic Medicine. 4th ed. Philadelphia, PA: Wolters Kluwer Health/Lippincott Williams & Wilkins, 2018.
3. DeStephano L. Greenman's Principles of Manual Medicine. 5th ed. Philadelphia, PA: Wolters Kluwer Health/Lippincott Williams & Wilkins, 2018.
4. Mitchell FL Jr. The Muscle Energy Manual, Vol 1. East Lansing, MI: MET, 1995.
5. Neumann HD. Introduction to Manual Medicine. Berlin, Germany: Springer-Verlag, 1989.
6. Mitchell FL Jr. The Muscle Energy Manual, Vol 2. East Lansing, MI: MET, 1998.
7. Mitchell FL Jr. The Muscle Energy Manual, Vol 3. East Lansing, MI: MET, 1998.
8. Hensel K, exec. ed. *A Teaching Guide for Osteopathic Manipulative Medicine*. Chevy Chase, MD: Educational Council on Osteopathic Principles of the American Association of Colleges of Osteopathic Medicine, 2017.

11장 고속·저진폭 테크닉

High-Velocity, Low-Amplitude Techniques

- 역자: 박현식(Park Hyun Sik) PT MS

테크닉 원칙 Technique Principles

고속 · 저진폭 테크닉(HVLA)은 오스테오파시의학 교육심의위원회의 정의에 따르면: "추력치료법이라고도 하며, 하나 또는 그 이상의 움직임 면에서 제한장벽에 접근한 다음, 해부학적인 가동범위 내에서 짧은 거리의 빠른 이동속도와 치료적 힘이 적용되는 오스테오파시의 한 테크닉이다"(1)라고 정의되었다. 저자와 Greenman(2)은 이러한 유형의 도수조작을 보다 정확하게 설명하기 위해 추력(순간적으로 적용되는 움직임)을 이용한 관절가동술(*mobilization with impulse*)이라는 용어를 선호한다.

오스테오파시 의과대학 학생들이 이 테크닉을 사용하여 성공적이고 안전하게 근골격계의 기능장애를 치료하는 과정에 적용할 수 있고, 이 테크닉에 작용하는 힘에 대해 이해하도록 돕기 위해, 우리는 테크닉의 변수(technique parameters)를 보다 정확하게 설명하기 위한 높은 가속(*high-acceleration*), 짧은 거리(*low-distance*) 테크닉(*techniques*)(*HALD*)이라는 용어를 사용하기 시작했다. 우리가 초보적인 학생들에게 이 테크닉을 적용하도록 교육을 시켰을 때, 속도라는 용어로 인해 이 기법의 기초를 이해하는 능력이 저하되고 있다는 사실이 명확해졌다. 일반적으로 이 힘에 대한 학생들의 생각은 치료사에 의한 직선적이며, 지속적인 힘이지만, 정확하지는 않다는 것이다.

우리는 일정한 **속도(*velocity*)**가 초기에 적용되는 힘(initiating force)의 근본적인 본질을 정의하지 못한다고 생각하기 때문에 작용하는 힘을 설명하기 위해 이 용어를 사용하였다. **가속**(*dv /dt*, 시간에 대한 속도의 급격한 증가, 제한장벽을 향해 가속한 다음 최소로 통과하는 속도)으로 시작하는 힘을 정의하는 것이 더 정확하며, 거리(*distance*)라는 용어가 진폭(*amplitude*)이라는 용어에 비해 더 쉽게 이해될 수 있다고 믿는다. 따라서 교육을 위해 우리는 고속 · 저진폭을 *HALD*로 정의하기 시작했다. 다만 국가적인 용어의 통일을 기하기 위해 계속해서 이 테크닉의 이름은 고속 · 저진폭으로 사용하고 있으며, HALD는 사용되는 힘을 설명하기 위해 홍보하고 있다. 이렇게 여러 가지의 오스테오파시 의학적 테크닉을 사용하기 위해서는 (기타 테크닉들과 마찬가지로) 그 기능과 관련된 상대적인 성공과 실패의 요인을 이해하는 것이 중요하다.

우리는 테크닉의 안전한 적용을 통해 성공적인 결과가 나타나도록 하는데 가장 관심이 있기 때문에 HALD 정의를 기반으로 아래의 관계를 기억하는 것이 중요하다.

짧은 거리 = 안전
높은 가속 = 성공

오스테오파시 도수치료(osteopathic manipulation)를 일(업무, *work*)의 한 형태로 생각하는 것이 적절하다. 이를 기반으로 하여, 일(work) = 힘 × 거리($W = fd$)라는 공식을 사용할 수 있다. 힘(force) = 질량(mass) × 가속(*acceleration*)($f = ma$)을 이해한다면, 일(업무) 공식에서 질량과 가속을 힘으로 대체할 수 있다는 것을 알 수 있으며, 다음과 같은 결론을 내릴 수 있다.

일 = 질량 × 가속 × 거리 또는 $W = mad$

이 공식에서 가속은 성공요인이며, 거리는 안전요인이다. 따라서 교육적인 목적을 위해, 성공과 안전을 위한 HALD(고속 · 저진폭) 공식을 다음과 같이 나타낼 수 있다.

$$W = mad$$

그러므로 성공적이고 안전한 고속 · 저진폭 테크닉을 적용하기 위해서 치료사는 치료하고자 하는 분절에 최소한의 움직임과 빠른 가속력을 결합한 형태로 적용해야 한다. 가속력이 높으면, 조직의 탄성능력(신장)이 제한될 수 있으므로 더 단단하게(solid) 작용해야 한다. 이것은 비뉴턴 행동(non-Newtonian behavior)과 반응하는 교질의(점탄성) 요소능력에 의해 발생하는 것으로 이론화된 반면, 천천히 적용된 힘은 신장, 살살 움직이는(creep) 또는 조직을 통과하는 것을 허용하고 주어진 힘 벡터(3)로 치료 중인 분절을 즉각적으로 전달하지는 않는다. 이는 옥수수 전분용액이 혼합될 때 빠른 힘 대 느린 힘이 가해졌을 때와 같이 각각 더 많은 고체(빠른)와 액체(느린)에 반응할 때 볼 수 있다. 따라서 제한장벽에 위치하게 되면, 높은 가속된 힘이 연부조직과 기능장애의 분절을 즉시 함께 이동시켜 제한장벽을 가동하는 데 필요한 거리를 효과적으로 줄일 것이다. 이러한 이유로, 치료사는 제한장벽을 식별할 때 분절이 교정력과 동시에 움직일 것을 알고 분절을 가동하는 데 필요한 거리를 더 쉽게 결정할 수 있다. 급격한 가속은 환자가 교정력에 저항하거나 방어하는 것을 어렵게 한다.

이 공식에서의 거리는 제한장벽을 통해 기능장애가 있는 관절의 분절을 움직이기에 충분해야 하지만 생리학적 또는 해부학적인 장벽을 넘어가서는 안 된다. 예를 들어, 정상적인 움직임이 7도인 분절이 2도의 움직임에서 제한이 있는 경우 교정 테크닉은 다음과 같이 분절을 5도가 아닌 추가로 충분히 1도 이동할 수 있는 힘만을 사용해야 한다. 이 테크닉을 배우는 초기단계에서의 성공을 위해 높은 가속보다 안전을 위해 짧은 거리를 사용하는 것이 더 중요하다. David Heilig, DO는 이것을 분절에 슬쩍 찌르는 것으로(*nudge*) 언급했는데, 그 이유는 높은 가속을 할 때 움직임을 제한하는 것은 어렵기 때문이다(4). 학생들이 보다 능숙해지고 필요한 정확한 지점(mm이내 거리의 제한장벽을 바로 통과함)에서 멈출 수 있는 능력을 습득함에 따라서 더 성공적인 가동성 수준으로 높이기 위해 점진적으로 가속을 높이는 것이 적절하다.

대부분의 임상치료사들은 이 테크닉을 사용하여 관절 수준에서 움직임의 손상을 개선 또는 회복하려고 할 때 관절에서 펑하는 소리(*articular pop*)가 발생할 수 있음을 알고 있다. 공동화현상(관절낭 액이 기체로 변화)을 포함하여 이 소리의 원인에 대한 여러 가지 이론이 존재한다(4). 그러나 관절에서 펑하고 나는 소리가 교정된 관절의 가동을 의미하지는 않으며, 단지 급성 움직임(acute movement)이 관절에 적용되었다는 것을 의미할 뿐이다. 들을 수 있는 소리가 들리지 않는다고 해서 교정이 실패했다는 의미는 아니다, 따라서 치료사는 교정의 과정을 거치면서 기능장애 관절에 대한 촉진의 질과 양에 집중해야 한다.

고속 · 저진폭의 효과를 뒷받침하는 제안된 메커니즘에 대한 연구가 진행 중이다. 체성기능장애는 누적된 스트레스 또는 단일 사건에 의한 기계적인 과부하에 의해 발생할 가능성이 높다는 의견이 널리 받아들여지고 있다. 이러한 결과로 인해 관련 부위의 가동성, 기능 및 민감도가 감소하는 염증 및 생체역학적 변화가 일어난다. 체성기능장애의 원인으로 작용하는 기타 요인에는 관절의 관절주위 구조(periarticular structures) 변형과 관절면 사이의 부정렬(misalignment)이 포함된다. 고속 · 저진폭을 적용하여 관절의 기능장애를 치료할 때, 치료적 순간력(therapeutic impulse)은 제한된 움직임을 개선 또는 회복한다. 관절이 순간적으로 신장되거나 또는 변화하면 기계적 수용기의 구심성 활동을 변하게 하여 관련 척수분절에서 신경변화를 초래한다. 이러한 비정상적인 통각수용체 및 기계적수용기의 활동에 대한 재설정은 포착된 활막주름(entrapped synovial folds), 관절낭의 구축 그리고 관절 주위 미세한 유착을 풀어주고 관절 주위 긴장성 근육의 반사적 이완(reflex relaxation)을 유발하여 관절 가동성의 회복을 도와준다(5,6).

테크닉 분류 Technique Classification

직접 테크닉 Direct Technique

미국의 오스테오파시 교육에서 고속 · 저진폭은 대부분 직접적인 테크닉으로 설명하고 있다. 즉 체성기능장애를 교정하기 위해 사용되는 가동술의 힘은 제한장벽을 향해 직접 적용된다. 이러한 교정을 적용할 때, 치료사는 이 장벽을 통해 분절을 가능한 조금만 이동시키려고 노력해야 한다. 관절의 비정상을 포함한 체성기능장애에서 기능의 장애는 움직임의 자유도와 x, y, z축에서의 위치로 설명된다. 따라서 직접 테크닉에서 접하게 되는 제한적 장벽은 기능장애로 인하여 부여된 오스테오파시 진단명(움직임이 자유로운 방향)의 반대측에 있다.

이 직접 테크닉으로 기능장애를 안전하고 성공적으로 치료하려면, 하나 또는 두 개의 축에 집중하고 나머지 축에서는 약간의 자유를 유지하는 것이 현명할 것이다. 세 가지 축 제한장벽을 모두 유지하면 관절이 매우 제한되고 안전하게 조작하기가 더 어려워진다. 또한 환자는 추력(thrust)에 방어하려는 경향이 더 크고 이는 치료 후 통증과 경직을 유발할 수 있다. 예를 들어, 굽힘, 우측으로의 회전, 우측으로의 측면굽힘으로 평가된 척추의 기능장애를 치료하기 위해 치료사는 기능장애 수준까지 굽힌 다음 이 제한장벽에서 약간의 폄과 제한장벽까지 회전한다. 그러나 그 축을 조금 더 자유롭게 유지하기 위해 제한장벽에 약간의 측면굽힘만 생성하면 된다[10장 근에너지 테크닉에서 설명한 제한장벽의 가장자리(*feather's edge*)와 유사하다]. 하나 또는 두 개의 축만을 사용하여 벡터화한 교정의 힘은 부작용을 최소화하면서 성공하는 경우가 많다.

간접 테크닉 Indirect Technique

간접 테크닉으로 환자를 치료하려면 치료사는 제한장벽에서 벗어나 생체역학적 매개변수로 설명되는 방향으로 기능장애가 일어나는 부위를 치료해야 한다. 간접 고속·저진폭은 관절의 자유도를 통하여 분절을 가동하는 방법을 이해하기 어렵기 때문에 미국 오스테오파시 교육과정에서 고전적 커리큘럼으로 인증된 분야는 아니다. 그것은 이환 가능성이 더 높고, 잠재적으로 더 큰 외상을 줄 수 있다고 생각되었다. 보다 최근에는, 독일 치료사들이 이를 홍보하여 이 접근법을 다시 재고하게 되었다. 이전에는, 일부 미국대학(오스테오파시 의과대학)에서는 간접 테크닉을 설명하기 위해 과장법(*exaggeration method*)이라는 용어를 사용하였다.

고속·저진폭을 간접적으로 사용하는 경우, 간접 제한장벽은 제한과 반대되는 정상적인 생리학적 장벽이 될 수 없다. 이런 느슨한 장벽(ease barrier)은 기능장애의 추가적(제한적) 구성요소여야 한다(그림 6.2). 이것은 그 자체로 제한 사항이지만, 가장 큰 제한장벽이지는 않다. 만약 이 장벽이 생리학적 장벽이라면 간접 테크닉은 도수치료(manipulation)의 한 형태로 금기증에 해당한다. 이 방법에서 최소한의 제한장벽을 치료하는 것은 Nelson이 제안한 원칙(생리학적 움직임의 세 번째 원칙), 즉 한 움직임 평면의 제한이 기타 평면의 제한을 유발한다는 원칙을 뒤집는 것일 수 있다. 따라서 한 평면의 움직임을 개선하면 기타 모든 평면의 움직임도 개선된다.

관절에서의 움직임의 강화란 유리에서 흡입 컵(suction cup)을 제거하는 것과 유사한 방식으로 이루어질 수 있다. 유리창에서 흡입 컵을 제거하는 "직접" 방식을 수행할 때, 단순히 유리에서 제한(장벽)을 향해 직접 흡입 컵을 떼어낼 수 있다. 그러나 컵이 유리에 압박되면 가장 제한된 방향에 수직으로 쉽게 이동한 다음 저항이 거의 또는 전혀 없이 유리에서 간단히 들어올릴 수 있다. 이와 유사하게 하나의 벡터가 관절에 힘을 가하고, 후관절과 윤활막에서 약간의 압박을 일으키면, 관절의 주요 제한에 수직인 방향으로의 움직임은 관절의 움직임을 증가시켜 "간접적인" 흡입 컵 효과를 생성할 수 있다.

테크닉 유형 Technique Styles

미국의 표준으로는 주로 고속·저진폭 테크닉을 직접 테크닉(제한장벽)으로 분류했기 때문에 체성기능장애를 유지하는데 관여하는 두 관절 부분(추간의 움직임 단위) 사이의 관계와 힘의 벡터가 어떤 방향으로 적용되어야 하는지 이해하는 것이 중요하다. 직접 고속·저진폭 테크닉을 적용할 때 치료사는 제한장벽을 통해 상부(위) 분절을 가동하고(그림 11.1), 하부(아래)분절을 반대방향으로 가동할 수 있으며, 또는 상부분절이 제한장벽을 통과하는 동시에 하부분절이 반대방향으로 가동하는 힘을 결합한다(그림 11.1). 만약 비틀림식 뚜껑이 있는 항아리나 병을 사용하는 경우, 이러한 동작은 뚜껑과 병이 반대방향으로 움직이는, 병을 여닫을 때 적용되는 방향과 유사할 것이다. 따라서 뚜껑은 제한장벽을 통과하여 움직이고, 병은 편안한 방향으로 움직여야 한다.

예를 들면, L1이 기능장애 분절인 경우, 기능장애는 L2와 연관되어 L1이 나타내는 위치 또는 움직임의 자유도/움직임의 편이성에 의해 설명된다. L1 기능장애가 중립, 우측으로의 측면굽힘, 좌측으로의 회전으로 설명된다면(L1, NSRRL), L1의 제한장벽이 좌측으로의 측면굽힘, 우측으로 회전하는 것(SLRR)을 이해해야 한다; 이러한 제한장벽은 이름 지어진 장애의 매개변수와 반대이다. 따라서 이와 같은 L1 기능장애를 직접적인 테크닉으로 치료할 수 있는 가능성은 다음과 같다; 좌측 측면굽힘과 우측 회전(SLRR) 제한장벽에서 L1에 대한 가동술 적용; L1을 안정화시키고, 동시에 반대방향으로의 우측 측면굽힘과 좌측회전(SRRL)에 L2의 가동술을 적용하거나, L2 제한장벽에서(SRRL) 가동술을 적용하는 동시에 L1을 제한장벽(SLRR)에서 가동술을 적용한다.

외측 옆으로 누운자세(lateral recumbent position, 횡와위)의 환자와 생체역학적인 원칙에 대한 일반적인 오해가 있다고 생각한다. 이러한 혼동은 주로 회전의 구성요소가 요추에 직접고속·저진폭 테크닉을 적용하기 위해 어느 쪽에 배치되어 있는지에 따라 발생한다. 예를 들어, 기

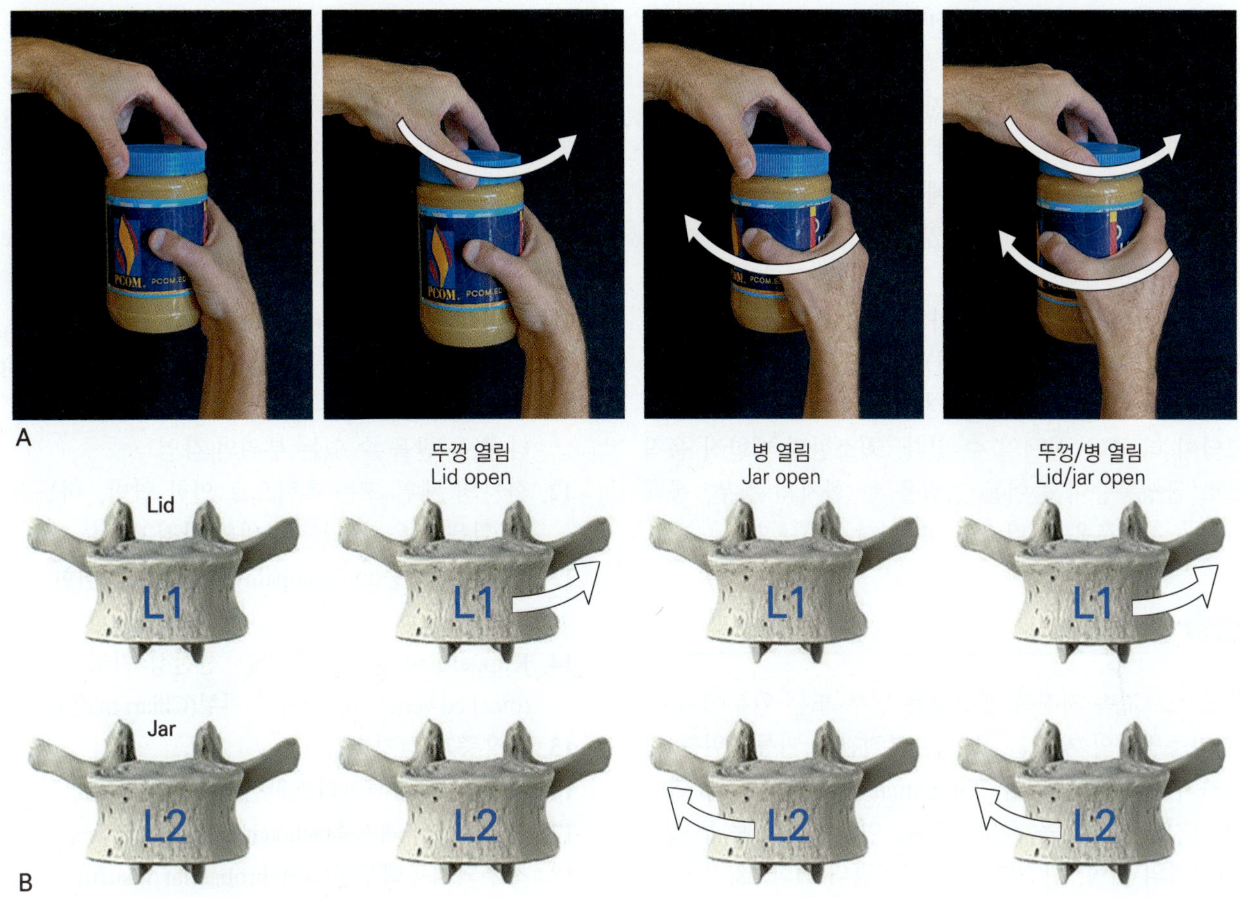

그림 11.1 A, B. 직접 고속·저진폭(HVLA) 테크닉

능장애가 있는 구성요소가 우측으로 회전하는 경우, 환자는 기능장애가 있는 분절을 좌측 제한장벽을 통해 회전시기키 위해 우측 측면 옆으로 누운자세로 누워있어야 한다. 동시에 기능장애 분절 아래의 척추분절은 반대방향으로 적용한다. 이 부분은 요추(L1–L5) 고속 · 저진폭 테크닉에 대한 그림에서 기능장애 분절이 좌측 제한장벽을 통해 회전되는 것을 볼 수 있다. 환자의 "자유" 구성요소가 치료대에서 벗어난 좌측 횡와위의 자세인 경우, 동일한 동작을 적용하면 테크닉은 간접 테크닉으로 적용된다. 치료사는 직접 또는 간접 테크닉을 적절하게 설명하기 위해 추간 움직임 단위(intervertebral motion unit)의 상부 및 하부분절의 제한장벽을 반드시 인식하고 있어야 한다. 환자를 우측 또는 좌측 옆으로 누운자세로 위치시킨다고 하여 테크닉의 효과가 감소되지 않으며, 단지 테크닉이 직접 또는 간접으로 분류되는 것의 여부만 결정한다. 중요한 것은 움직임 매개변수와 치료적 힘을 정확하게 설명하는 것이다. 직접 대 간접분류 외에도, 고속 · 저진폭 테크닉은 추력(thrust)/순간력(impulse)이 기능장애 분절에 가해지는 방법으로도 설명할 수 있다.

힘 벡터가 기능장애 분절의 뼈 표식점(bony landmark)에 직접적용되는 경우(예: L1–L2 추간 움직임 단위의 L1), 이것은 "숏레버(short lever)" 테크닉으로 간주된다. 하지만 "롱레버(long lever)" 테크닉을 적용할 때 치료사는 기능장애 분절에 직접 접촉하지 않는다. 이런 스타일의 고속 · 저진폭에서 힘 벡터는 기능장애 분절위의 분절을 향하게 된다. 예를 들어, C6 기능장애(즉, C6–C7 추간 움직임 단위에서 C6)를 치료할 때, 척추들과 그 관절들은 위치에 의해서 세분화(즉, 잠금 또는 폐쇄)될 것이다. 제한장벽에 올바르게 도달했다면, 힘 벡터는 "잠금된(locked)" 분절을 향할 것이고 기능장애를 적절하게 가동할 것이다. 힘이 기능장애 분절에 더 잘 분리될 수 있게 하기 위해 치료사는 기능장애 분절 바로 아래 분절에 반대힘 또는 제한 압력을 추가하여 아래 분절이 포함되지 않도록 할 수 있다. 따라서 C6에 기능장애가 발생한 경우, C2에 적용된 힘이 C6의 기능장애 수준으로 전달될 수 있지만, C7 수준의 대항력(counterforce) 또는 잠김 장벽(locking barrier)은

C6의 기능장애 수준에서 롱레버(long lever)의 힘을 집중시키는 데 도움을 줄 수 있다.

숏레버 대 롱레버 고속 · 저진폭 테크닉 중 어느 테크닉을 사용할지 결정하는 것은 각 환자의 상태와 이러한 테크닉에 대한 치료사의 숙련도에 달려있다. 개발된 지렛대가 전체의 길이가 그리 길지 않거나, 또는 짧지 않아도, 롱레버 테크닉은 더 많은 힘을 발생할 수 있다는 것을 아는 것이 중요하다. 만일 환자가 중증도 내지는 심각한 움직임 제한(국소적 또는 분절간) 또는 급성통증성 근막긴장(과긴장/연축)을 나타내는 경우, 숏레버 고속 · 저진폭 테크닉이 더 좋은 선택일 수 있다. 최소한의 제한적 움직임으로 급성통증이 줄어든 경험을 한 환자의 경우, 롱레버 고속 · 저진폭을 더 잘 견딜 수 있다.

적응증 Indications

일반적으로 고속·저진폭 테크닉은 전부 또는 일부에서 분절간 가동범위의 제한을 보이는 분절간의 가동범위를 회복시키기 위해 사용된다. Greenman은 관절제한에 대한 여러 가지의 병인론을 설명하였다. 여기에는 서로 반대되는 관절면의 변형, 관절낭 또는 연골판의 변화, 짧아져 제한된 근육의 긴장 및 통각수용기가 포함된다. 관절성 체성기능장애(articular somatic dysfunction)에 의한 진단의 징후는 분절간 관절움직임 또는 관절놀이 또는 끝 느낌의 질적 변화의 상실 또는 감소로 나타난다. 촉진할 수 있는 조직의 질감변화가 관련 관절부위 또는 그 원위부에 나타날 수 있지만, 반드시 기능장애가 관절에 있다는 것을 의미하지는 않는다. 통증은 존재할 수 있는 또는 기타 발견이지만 관절 기능장애가 있다는 것을 확실히 의미하지는 않는다. 움직임의 소실과 관련된 움직임의 비대칭은 관절 기능장애의 결정적 징후이다.

근막에 의한 기능장애가 원인으로 관절의 제한이 있는 경우는 근막을 기반으로 하는 테크닉이 더 적절할 것이다.

금기증 Contraindications (5,6)

절대적 금기증 Absolute Contraindications

1. 체성기능장애가 없는 경우
2. 환자의 동의 또는 협조의 결여
3. 골절, 탈구
4. 외과적 고정술(surgical fusion)
5. 관절불안정성(joint instability)
6. 심각한 골다공증(osteoporosis)
7. 환자의 체위 또는 추력으로 인한 압박, 비틀림, 기타 힘을 받을 수 있는 부위의 전이(metastasis)
8. 강직을 동반한 골관절염 관절
9. 강직을 동반한 심한 추간판성척추증(discogenic spondylosis)
10. 환자의 체위 또는 추력으로 인한 압박, 비틀림, 기타 힘을 받을 수 있는 부위의 골수염(osteomyelitis)
11. 환자의 체위 또는 추력으로 인한 압박, 비틀림, 기타 힘을 받을 수 있는 부위의 감염
12. 환자의 체위 또는 추력으로 인한 압박, 비틀림, 기타 힘을 받을 수 있는 부위의 관절치환술
13. 신경뿌리병증(radiculopathy)을 동반한 심한 추간판 질환
14. Klippel-Feil 증후군과 같은 선천성 기형, 융합척추(blocked vertebra), 키아리 기형(Chiari malformation)
15. 다운증후군(경추)
16. 경추 부위의 류마티스관절염(특히 C1−C2)
17. 연골무형성 왜소증(achondroplastic dwarfism) − 경추
18. 척추뇌저동맥부전(vertebrobasilar insufficiency) 또는 경동맥 병태(carotid pathology)

상대적 금기증 Relative Contraindications

1. 심한 근육손상을 동반한 급성"편타증"(acute "whiplash")
2. 치료부위의 경증에서 중등도의 긴장 또는 염좌
3. 환자의 체위 및 추력으로 인한 압박, 비틀림, 기타 힘을 받을 수 있는 부위의 가벼운 골감소증 또는 골다공증
4. 운동손실이 중증도인 골관절염 관절
5. 류마티스 질환의 병력(SLE, 건선, 피부경화증, 스틸병)
6. 신경근 증상을 동반한 경미한 추간판 팽윤 또는 탈출
7. 척추전방전위증
8. 선천적 기형과 관련된 비정형 관절 또는 후관절 및 기타 상태
9. 일부 과움직임성(hypermobile) 상태
10. 이식된 장치(페이스메이커, 인슐린 펌프, 척수 자극기, 경막내 통증펌프, 인공유방확대술)

11. 정형외과용 하드웨어(orthopedic hardware)/관절치환술

일반적 고려사항 및 규칙
General Consideration and Rules

고속 · 저진폭 테크닉은 도수의학에서 가장 오래된 형태의 치료법 중 하나로 임상적 반응의 측면에서 가장 많이 연구된 테크닉이다. 시간이 가장 적게 소요되는 테크닉이지만 반면에, 치료 역량과 사용자의 자신감에 대하여 비교적 긴 학습이 필요하다.

요약 규칙 Shorthand Rules

1. 고속 · 저진폭에 대한 금기사항이 없이 임상적으로 관련된 체성기능장애를 진단한다.

2. 치료할 분절을 국소화한다.

3. 환자가 편안하고 이완될 수 있도록 조절한다.

4. 기능장애의 각 구성요소를 제한장벽(벽인 아닌 가장자리로)에 위치시킨다.

5. 필요한 경우, 보다 이완을 할 수 있는 조작을 시행한다(예: 환자의 호흡, 등척성수축, 턱을 악물고 난 후 긴장풀기).

6. 환자가 이완되고 긴장하지 않은 것이 확인되면, 관절의 전체 움직임이 최대한 최소화되도록 관절면 또는 관절면 내에서 빠른 가속도(가동력) 추력을 추가한다.

7. 분절간, 늑골 또는 관절움직임과 기능장애의 기타 관련 구성요소(조직질감변화, 비대칭적 위치, 움직임의 제한, 압통[TART])를 재평가하여 테크닉의 효과를 확인한다.

경추 부위 cervical region

환추후두관절(고리뒤통수관절) 기능장애

Occipitoatlantal (OA, C0–C1) Dysfunction

예: OA, F/E 또는 NSLRRR

1. 환자는 바로 눕고, 치료사는 환자의 우측에서 치료대의 머리쪽에 앉거나 선다.
2. 치료사는 환자의 머리를 좌측으로 회전시킨다.
3. 치료사는 좌측 앞팔을 환자의 회전된 머리 좌측 아래에 놓고 왼손을 컵모양으로 하여 환자의 턱을 감싼다(그림 11.2).
4. 머리를 앞팔에 얹으면, 우측 측면굽힘 장벽을 향해 측면굽힘이 최소화된다.
5. 치료사의 우측 손(검지손가락의 손허리손가락관절(MCP), 새끼두덩 또는 엄지손가락)은 꼭지돌기 바로 뒤에 위치시킨다(그림 11.3~11.5).

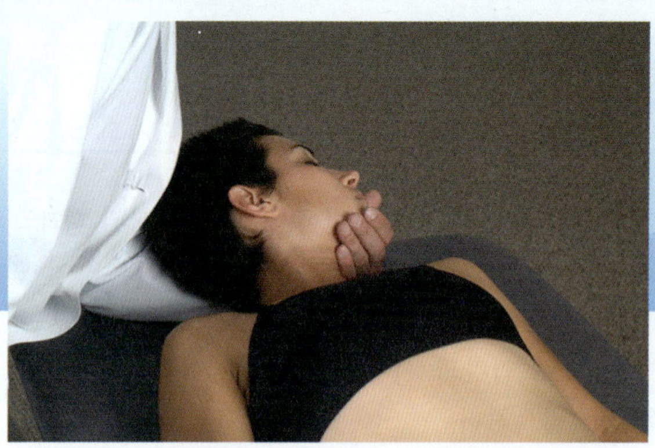

그림 11.2 1~3단계

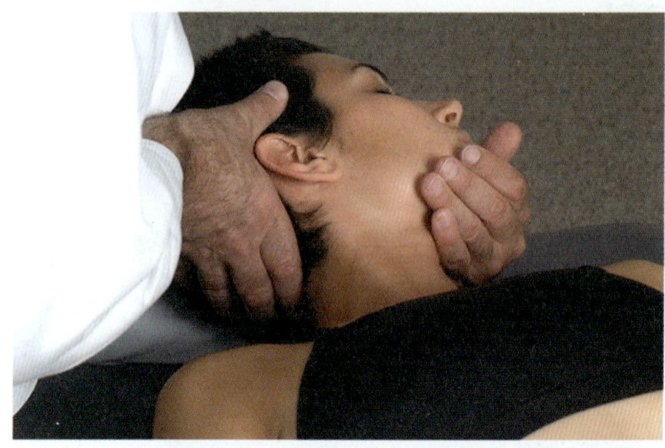

그림 11.3 5단계, MCP 관절 위치

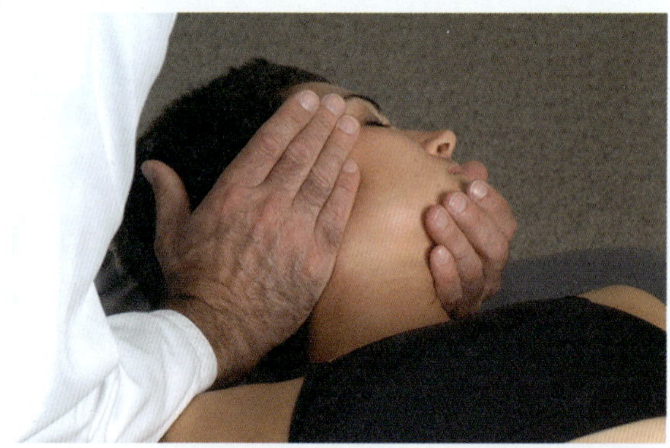

그림 11.4 5단계, 새끼두덩을 이용한 변형된 테크닉

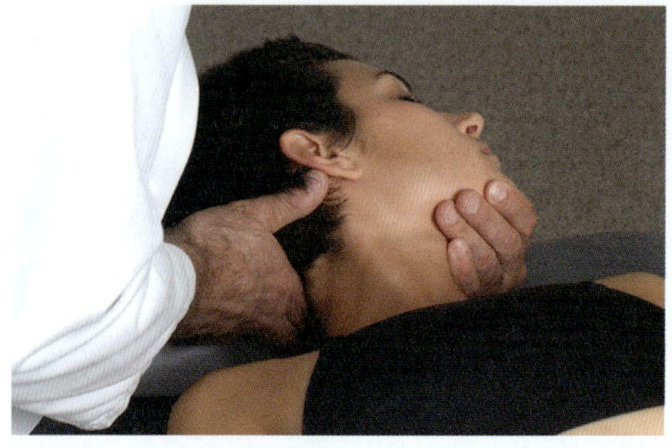

그림 11.5 5단계, 엄지손가락을 이용한 변형된 테크닉

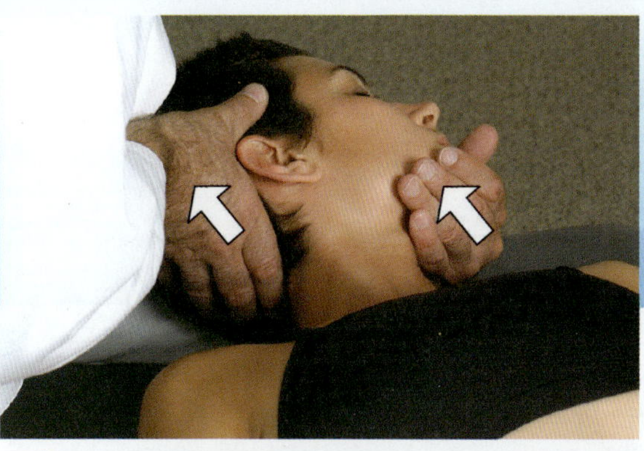

그림 11.6 6단계, 머리쪽 방향의 견인

6. 치료사는 양손을 사용하여 지속적인 견인력을(흰색 화살표, 그림 11.6) 유지한다. 이것이 성공적인 가동술의 핵심포인트이다.

7. 환자가 긴장하지 않고 이완된 상태에서, 치료사는 환자의 좌측 안와(orbit, 눈확)를 향해 추력(흰색 화살표, 그림 11.7) 적용한다. 이때의 추력은 직선적(linear)이 아니라 호(arc)를 그리는 방향으로 적용되어야 한다.

8. 치료사는 고리뒤통수관절의 분절간 움직임과 기능장애의 기타 관련된 진단의 구성요소를 재평가하여 테크닉의 효용성을 결정한다.

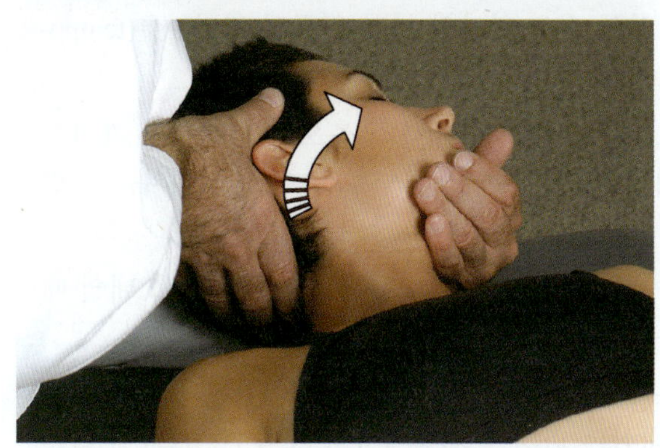

그림 11.7 7단계

경추 부위 cervical region

환추축관절(고리중쇠관절) 기능장애
Atlantoaxial (AA, C1–C2) Dysfunction

예: C1 RL

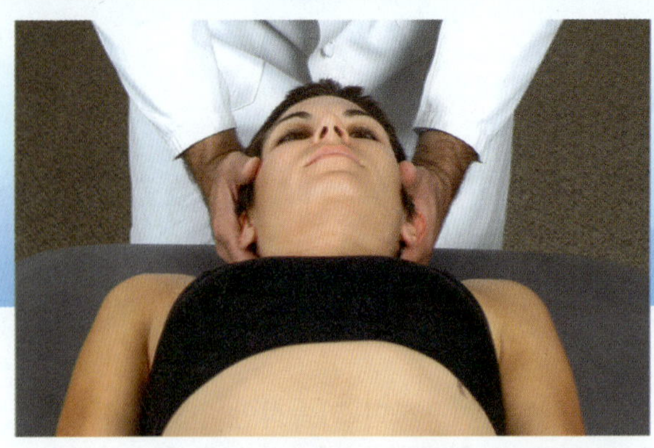
그림 11.8 2단계

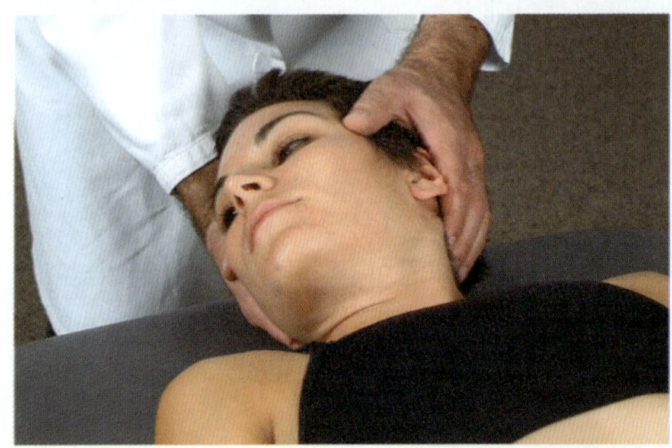
그림 11.9 3단계

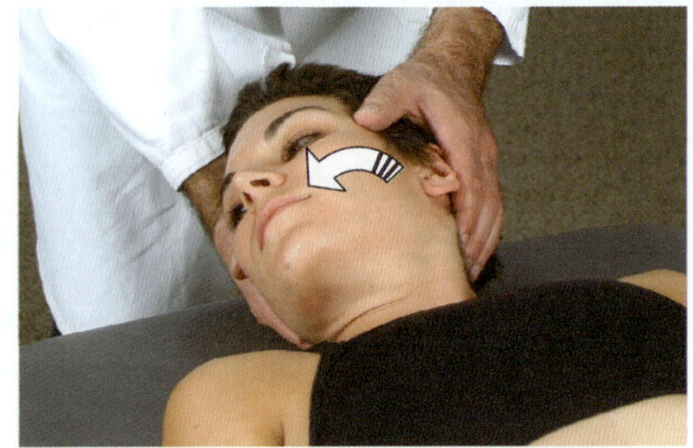
그림 11.10 5단계

1. 환자는 바로 눕고, 치료사는 치료대의 머리쪽에 앉거나 선다.
2. 치료사의 손은 환자의 머리 양쪽의 관자마루(temporoparietal) 부위를 감싸 안는다(그림 11.8).
3. 치료사는 환자의 머리를 우측으로 회전시켜 제한장벽에 도달하게 한다(그림 11.9). 이 회전에서는 측면굽힘, 굽힘, 또는 폄은 적용하지 않는다.
4. 환자에게 천천히 호흡하도록 요청한다, 숨을 내쉴 때 연부조직에서 더 많은 이완을 유도할 수 있다.
5. 환자가 충분히 긴장을 풀고 완전 이완된 상태에서(숨을 내쉬는 마지막 지점에서 적용할수 있음) 추력은 제한장벽을 통해(최소의) 과도한 회전(exaggerating)을 전달한다(흰색 화살표, 그림 11.10). 이는 단지 작은 움직임의 정도(degrees of motion)일 수 있다.
6. 치료사는 환추축관절(atlantoaxial, 고리중쇠관절)(A-A)의 분절간 움직임과 기능장애의 기타 관련된 진단의 구성요소를 재평가하여 테크닉의 효용성을 결정한다.

경추 부위 cervical region

C2-C7 기능장애
C2-C7 Dysfunctions

숏레버, 회전 강조
Short-Lever, Rotational Emphasis

예: C4 FSLRL

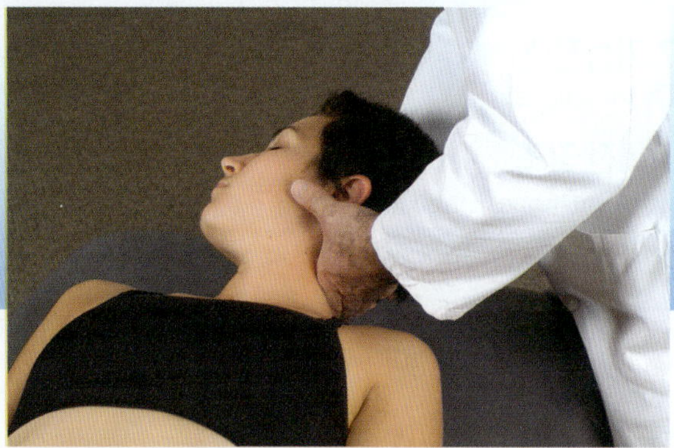
그림 11.11 1~4 단계

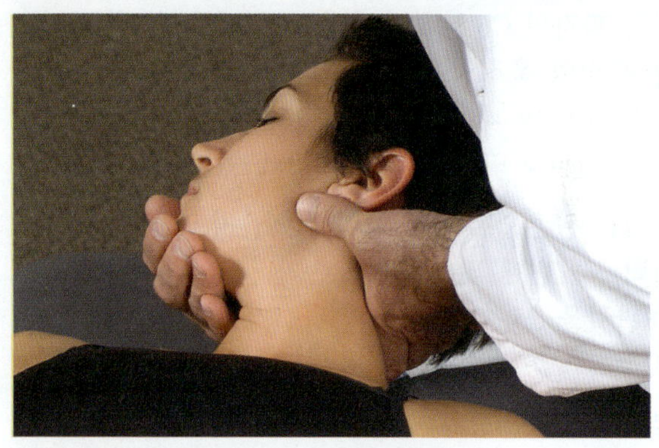
그림 11.12 5단계

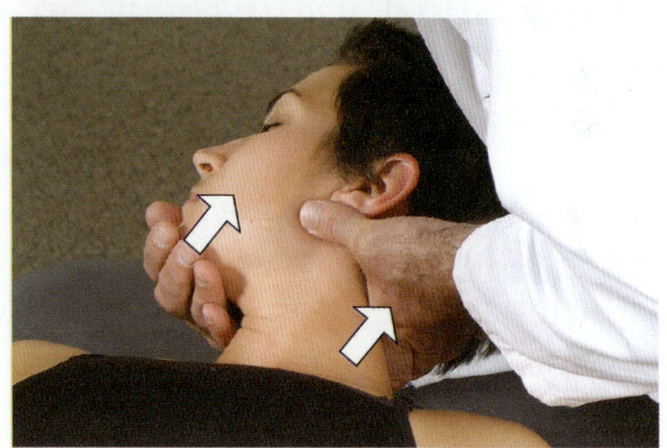
그림 11.13 6단계, 견인

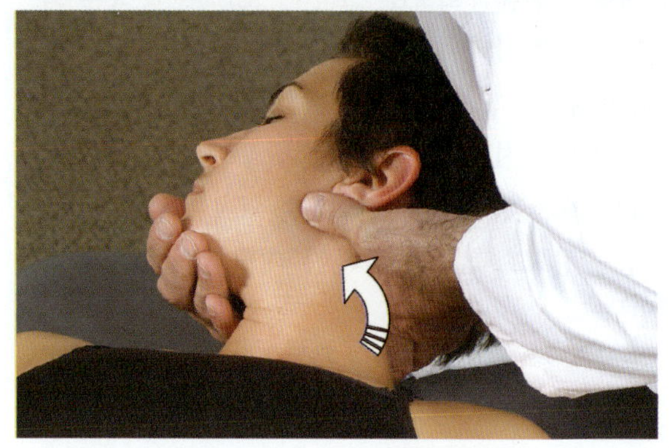
그림 11.14 7단계

1. 환자는 바로 눕고, 치료사는 환자의 좌측에서 치료대의 머리쪽에 앉거나 선다.
2. 치료사는 왼손 검지손가락의 중수지절관절(MCP) 기능장애 분절의 관절기둥(articular pillar) 뒤쪽에 위치시킨다.
3. 치료사는 C4가 움직임을 느낄 때까지 환자의 머리/목을 천천히 굽힌다, 그다음 C4를 폄의 제한장벽에 위치시킨다. 이것은 단지 C5의 C4를 향한 최소한의 움직임일 뿐이다. 그것은 경추 부위 신전(regional cervical extension)이 아닌 점을 명심해야 한다.
4. 치료사는 자유롭게 좌측으로 측면굽힘을 시키는데 이때 머리/목을 C4가 움직일 때까지 측면굽힘 시킨다. C5는 측면굽힘 되지 않도록 한다. 측면굽힘과 이후 나타나는 회전은 (짝움직임) 이 구조들을 효과적으로 중립화되기 때문에 경추가 굽힘 또는 폄이 될 필요는 없다(그림 11.11).
5. 측면굽힘을 유지한 상태에서, 치료사는 오른손으로 턱을 잡고, C4의 좌측 후방 관절기둥을 모니터링하고 있는 왼손(검지손가락)에 움직임을 느낄 때까지 머리를 우측으로 회전한다. 머리는 치료사의 앞팔에 놓이고, C5 관절 위 C4를 분리하기 위해 약간 들어올릴 수 있다(그림 11.12).
6. 양손을 사용하여 약간의 축성 견인력을 적용할 수 있다(흰색 화살표, 그림 11.13).
7. 환자가 이완하고 긴장하지 않은 상태에서, 치료사의 왼손 MCP 관절을 이용하여 C4의 접번관절 사선면에서 호와 같은 추력(arc-like thrust)을 가하여 분절이 측면굽힘, 우측 회전의 제한장벽으로 전달되게 한다(흰색 화살표, 그림. 11.14).
8. 치료사는 분절간 움직임과 기능장애의 기타 관련된 진단의 구성요소를 재평가하여 테크닉의 효용성을 결정한다.

경추 부위 cervical region

C2-C7 기능장애
C2-C7 Dysfunctions

롱레버, 회전 강조
long-Lever, Rotational Emphasis

예: C5 ESRRR

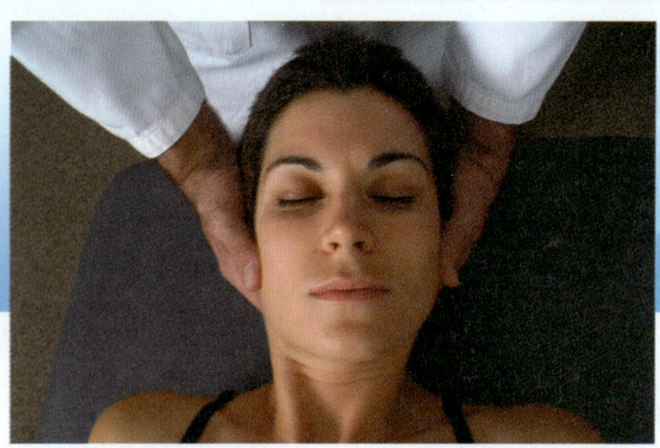
그림 11.15 1~3단계

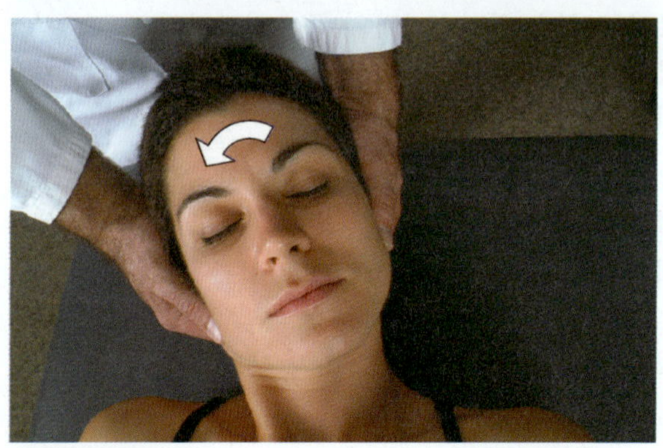
그림 11.16 4단계

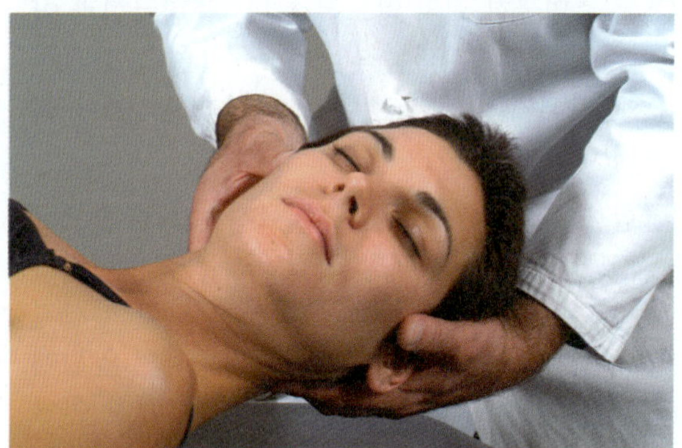
그림 11.17 5단계

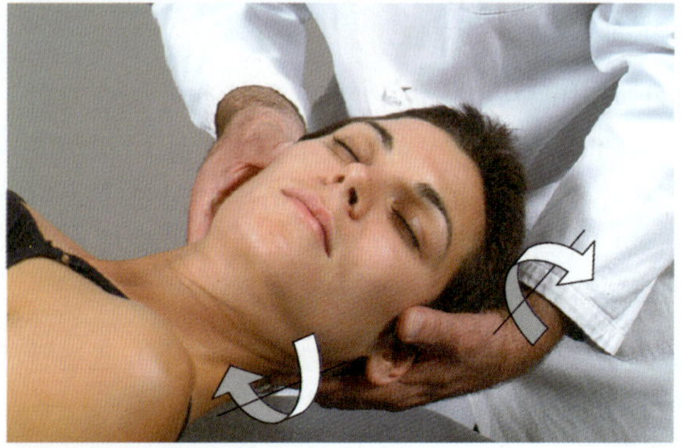
그림 11.18 6단계

1. 환자는 바로 눕고, 치료대의 머리쪽에 앉는다.
2. 치료사의 오른손 검지의 손가락 지문부위 또는 MCP 관절을 환자의 C6 분절의 우측 관절기둥 뒤에 놓고, 해당 분절의 움직임을 제한한다. 치료사는 좌측 검지, 세 번째 및 네 번째 손가락 지문부위 또는 MCP 관절을 C3, C4 및 C5의 관절기둥에 놓는다.
3. 치료사는 왼손으로 환자의 머리를 받치고, 좌측 검지 손가락, 세 번째 및 네 번째 손가락 지문 부위 또는 MCP관절을 C5, C4 및 C3의 관절기둥에 놓는다(그림 11.15).
4. 치료사는 C5 굽힘의 제한장벽까지 환자의 머리/목을 천천히 굽힌다. 그리고 C5가 움직이기 시작할 때까지 우측으로 측면굽힘 시킨다(흰색 화살표, 그림 11.16). 기능장애 분절의 척추주위근 긴장을 제거하고 C5가 다시 움직이기 시작할 때까지 굽힘을 추가한다.
5. 치료사는 우측 측면굽힘을 유지하도록 유의하며, 제한장벽에 도달할 때까지 머리를 조심스럽게 좌측으로 회전한다(그림 11.17).
6. 환자가 긴장을 풀고 경직되지 않은 상태에서 치료사는 빠른 가속으로, 왼손 손목과 손을 회외하여, 접번관절의 사선면에서 좌측으로 회전하는 호와 같은 추력을 적용한다(흰색 화살표, 그림 11.18). 이 동작은 좌측 측면굽힘과 좌측회전을 생성한다.
7. 치료사의 오른손은 경추를 움직이기 위한 단단한 지렛대와 같이 유지한다.
8. 치료사는 분절간 움직임과 기능장애의 기타 관련된 진단의 구성요소를 재평가하여 테크닉의 효용성을 결정한다.

경추 부위 cervical region

C2–C7 기능장애
C2–C7 Dysfunctions

숏레버, 측면굽힘 강조
Short-Lever, Side Bending Emphasis

예: C5 NSLRL

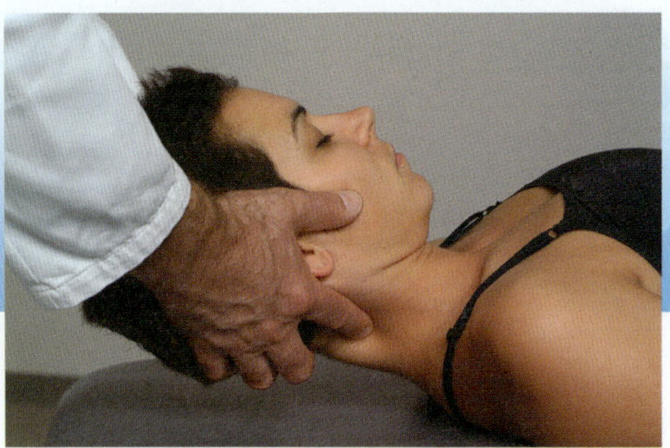

그림 11.19 1~3단계

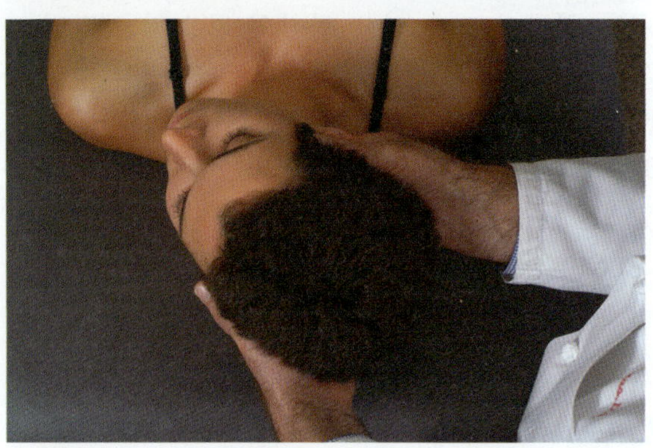

그림 11.20 4–5단계

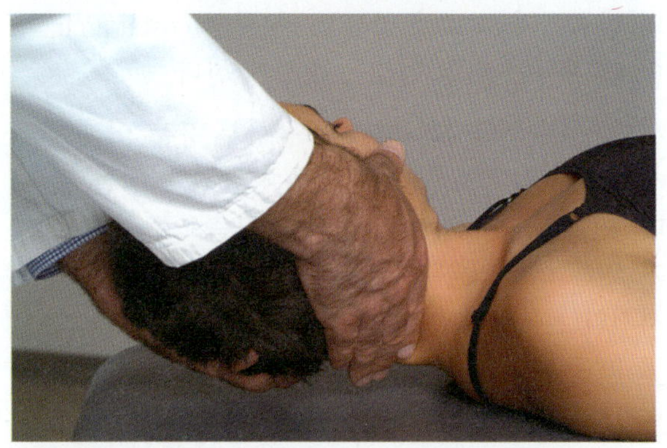

그림 11.21 6단계

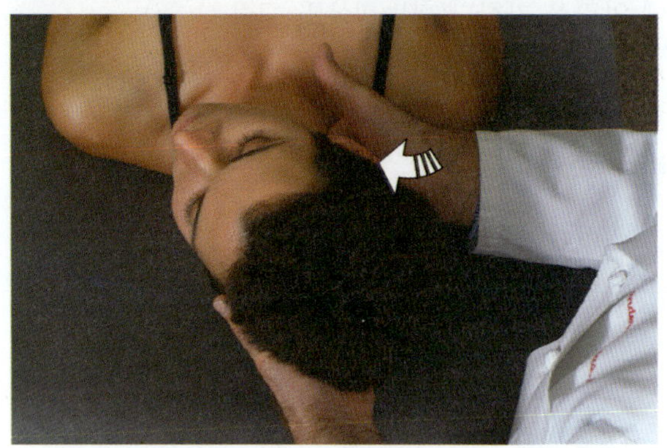

그림 11.22 8단계, 우측측면굽힘 추력

1. 환자는 바로 눕고, 치료대의 머리쪽에 앉거나 선다.
2. 치료사는 기능장애 분절 척추(C5)의 관절기둥에 검지 손가락의 지문부위를 대고 환자의 머리를 지지한다.
3. 치료사는 C5가 C6 위로 움직이기 시작할 때까지 환자의 머리와 목을 부드럽게 굽힌다(그림 11.19).
4. 치료사는 C5의 후방 관절기둥을 관찰하면서 C5의 움직임이 느껴질 때까지 환자의 머리와 목을 좌측으로 부드럽게 회전한다.
5. 치료사는 환자의 머리와 목을 우측으로 부드럽게 측면굽힘시켜, C6에 대해 C5의 측면굽힘의 제한장벽에 도달하게 한다(그림 11.20).
6. 치료사는 오른손 검지손가락의 MCP 관절을 C5 후방 관절기둥에 접촉한다(그림 11.21)
7. 치료사는 기능장애가 있는 분절에서 움직임의 세 가지 평면을 모두 국소화(localize)하기 위해 필요에 따라 굽힘 또는 폄을 조정한다.
8. 환자가 이완하고 긴장하지 않은 상태에서 치료사의 오른손(검지의 MCP 관절)은 C5 관절의 사선면에서 가운데 선을 가로 질러 꼬리쪽 방향으로 호와 같은 추력(흰색 화살표, 그림 11.22)을 적용한다. 우측 측면굽힘과 우측 회전장벽에 도달한다.
9. 치료사는 분절간 움직임과 기능장애의 기타 관련된 진단의 구성요소를 재평가하여 테크닉의 효용성을 결정한다.

흉추 부위 Thoracic Region

T1-T12 "중립" 유형 I 기능장애
T1-T12 "Neutral" Type I Dysfunctions

숏레버, 회전 강조
Short-Lever, Rotational Emphasis

예: T5 NSRRL

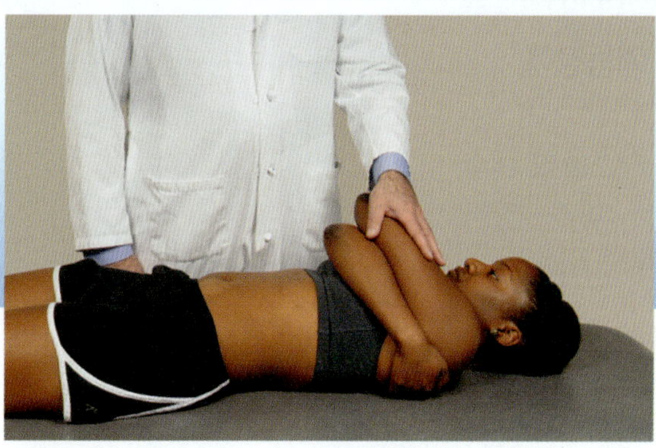

그림 11.23 1~2 단계

1. 환자는 바로 눕고, 치료사는 환자의 우측(적용하는 회전 요소의 반대방향)에 선다.
2. 치료사는 환자의 좌측 팔을 환자의 가슴을 가로질러 끌어당기고, 다른 팔을 그 아래에 놓아 "V"형태를 만든다. 환자는 손으로 반대쪽 어깨를 잡는다(그림 11.23).
3. 치료사는 천천히 환자의 좌측 어깨 뒷부분을 잡고 약간 들어올려 환자가 치료사 쪽으로 향할 수 있게 조심스럽게 굴려준다(그림 11.23).
4. 치료사는 T5의 좌측 횡돌기에서 기능장애가 있는 척추 분절(unit)의 두 척추뼈 상부 후방에 우측 엄지두덩을 위치시킨다(그림 11.24).
5. 환자의 팔꿈치가 치료사 상복부, 늑골궁(costal arch, 갈비활)과 칼돌기 바로 아래를 향하게 한다.
6. 치료사의 왼손은 환자의 머리, 목, 상부 흉추 아래에 위치시키고, 기능장애 분절(T5)에 약간의 긴장을 추가한다. 흉추를 기능장애 분절까지 좌측으로 측면굽힘하기 위해 환자의 흉추 부위를 좌측으로 부드럽게 이동시킨다(흰색 화살표, 그림 11.25).
7. 환자는 숨을 들이 마시고, 내쉰다. 숨을 내쉴 때, 치료사는 이 기능장애 분절(T5)에 포함된 두 개의 척추뼈 중 상부의 좌측 횡돌기를 향해, 약간의 측면으로 복부에 압력을 가한다(흰색 화살표, 그림 11.26).
8. 치료사는 분절간 움직임과 기능장애의 기타 관련된 진단의 구성요소를 재평가하여 테크닉의 효용성을 결정한다.

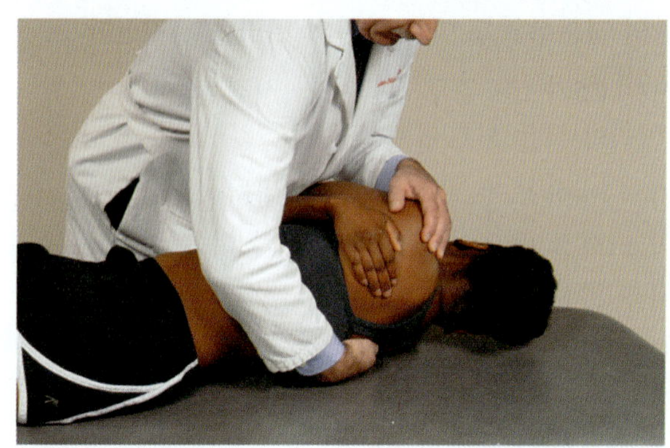

그림 11.24 3~4단계

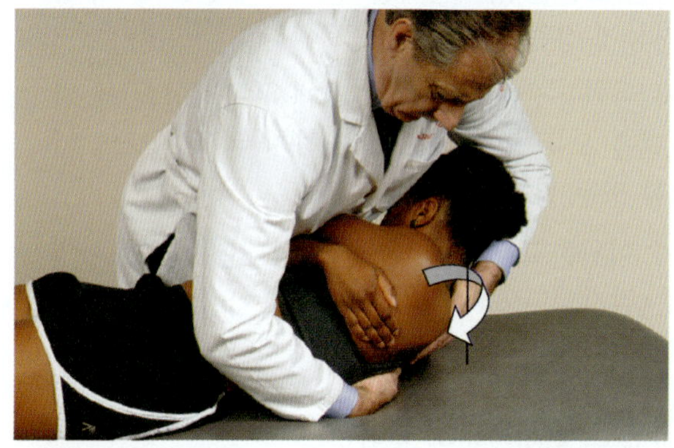

그림 11.25 5~6단계

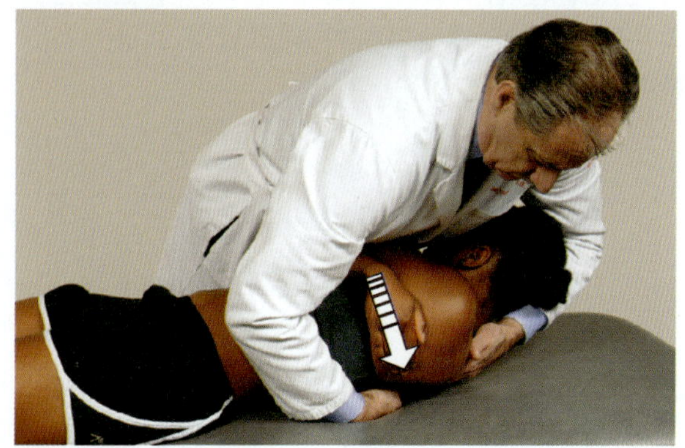

그림 11.26 7단계, T5에 대한 교정 추력

흉추 부위 Thoracic Region

T1-T12 "굽힘" 유형 II 기능장애
T1-T12 "Flexion" Type II Dysfunctions

숏레버, 폄 강조
Short-Lever, Extension Emphasis

예: T4 FSRRR

1. 환자는 바로 눕고, 치료사는 환자의 우측(적용하는 회전 요소의 같은 쪽)에 선다.
2. 치료사는 환자의 좌측 팔을 환자의 가슴을 가로질러 끌어당기고 다른 팔을 그 아래에 놓아 V형태를 만든다. 환자는 손으로 반대쪽 어깨를 잡는다(그림 11.27).
3. 치료사는 환자의 좌측 견갑대 후면을 잡아 들어올려 환자를 조심스럽게 최소한으로 치료사 쪽으로 굴린다.
4. 치료사의 우측 엄지두덩은 T5(기능장애가 있는 척추 분절의 두 척추뼈 중 아래쪽)의 좌측 횡돌기에 놓는다(그림 11.28). **참고:** 이 기능장애에서 T5의 횡돌기는 기능장애 분절(T4)의 좌측 횡돌기보다 위치상 상대적으로 더 뒤쪽에 위치하는 반면, 우측 T4의 횡돌기는 우측 T5 횡돌기보다 더 뒤쪽에 위치한다.
5. 환자의 팔꿈치가 치료사 상복부, 늑골궁과 칼돌기 바로 아래를 향하게 한다.
6. 치료사의 왼손은 환자의 머리, 목, 상부 흉추 아래에 위치시키고 전방으로 굽힘하여 약간의 긴장을 추가한다. T4를 포함하여 흉추의 측면굽힘은 부드럽게 이동하여 수행한다(흰색 화살표, 그림 11.29). 환자는 숨을 들이쉬고 내쉰다.

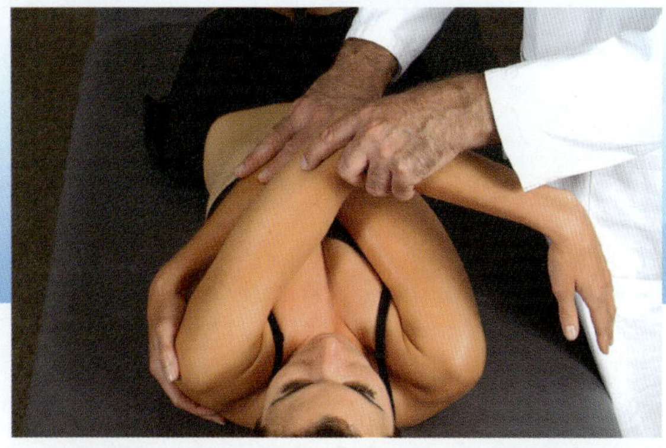

그림 11.27 1~2단계

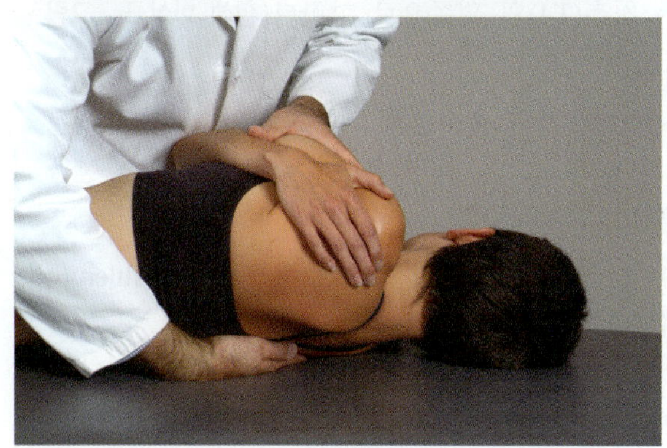

그림 11.28 3~4단계

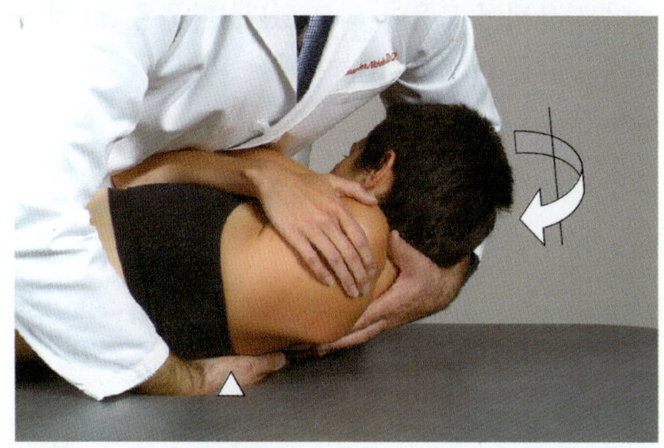

그림 11.29 6단계, 측면굽힘

(계속)

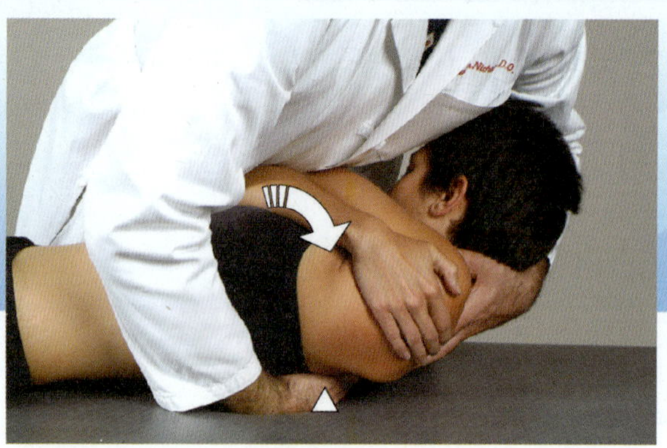

그림 11.30 머리쪽 방향의 추력

7. 숨을 내쉴 때, 추력[약 1파운드(454g)의 압력]이 치료사의 복부에서 이 기능장애 분절(T4−T5)과 연관된 두 척추(T4)의 위쪽으로 향한다(흰색 화살표, 그림 11.30).
8. 치료사는 분절간 움직임과 기능장애의 기타 관련된 진단의 구성요소를 재평가하여 테크닉의 효용성을 결정한다.

그림 11.31은 이 테크닉에 사용된 받침점 원칙(fulcrum principle)에 대한 설명.

누운자세에서 시행하는 굽힘 및 폄 고속 · 저진폭 테크닉은 처음에는 초보적인 치료사에게는 직관에 맞지 않는 부분이 많기 때문에 연상기호 줄임말(mnemonic acronyms)이 사용되어 도움이 되고 있다. 다음은 (a) 치료사의 힘의 방향과 (b) 굽힘 기능장애의 회전 구성요소와 관련하여 치료사의 위치설정에 사용되는 두 가지를 보여준다.

FUEL = **F**lexion **U**pper/**E**xtension **L**ower

굽힘 기능장애−치료사의 힘이 연관된 두 분절 중 위쪽 분절에 적용

폄 기능장애− 치료사의 힘이 연관된 두 분절 중 아래쪽 분절에 적용

FOSOB = 굽힘, 반대측, 한 분절 아래(**F**lexion, **O**pposite **S**ide- **O**ne **B**elow)(Fuller D, *Personal Communication* 2014.)

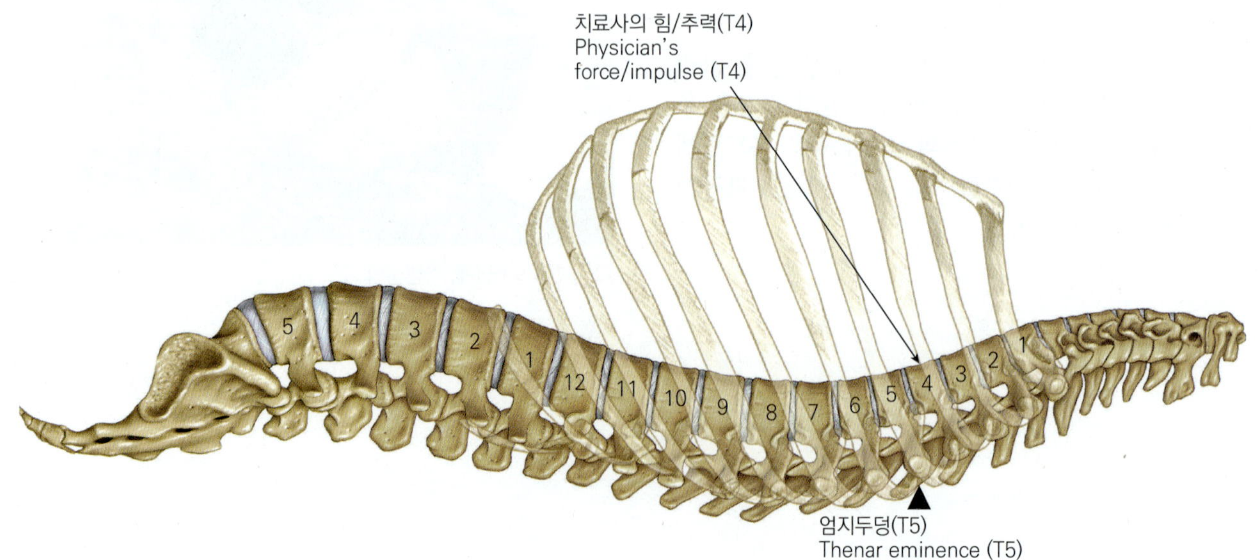

그림 11.31 굽힘 구성요소가 있는 T4 체성기능장애에 대한 받침점으로서 T4를 향한 치료사가 생성한 힘 벡터(generated force vector)와 횡돌기에서의 엄지두덩의 위치를 설명하는 척추의 누운자세의 측면 삽화. (Modifi ed with permission from Tank PW , Gest TR . Lippincott Williams & Wilkins Atlas of Anatomy . Baltimore, MD : Lippincott Williams & Wilkins , 2009.)

흉추 부위 Thoracic Region

T1-T12 "폄" 유형 II 기능장애

T1-T12 "Extension" Type II Dysfunctions

숏레버, 굽힘 강조

Short-Lever, Flexion Emphasis

예: T9 ESRRR

1. 환자는 바로 눕고, 치료사는 환자의 좌측(적용하는 회전 요소의 반대방향)에 선다.
2. 치료사는 환자의 좌측 팔을 환자의 가슴을 가로질러 끌어당기고 다른 팔은 그 아래에 놓아 V형태를 만든다. 환자는 손으로 반대쪽 어깨를 잡는다(그림 11.32).
3. 치료사는 환자의 우측 견갑대 후면을 잡아 들어올려 환자를 조심스럽게 최소한으로 치료사 쪽으로 굴린다.
4. 치료사는 기능장애가 있는 척추 분절의 두 척추뼈 중 상부분절의 우측 횡돌기 후방(T9)에 엄지두덩을 놓는다(그림 11.33).
5. 환자의 팔꿈치가 치료사 상복부, 늑골궁과 칼돌기 바로 아래를 향하게 한다.

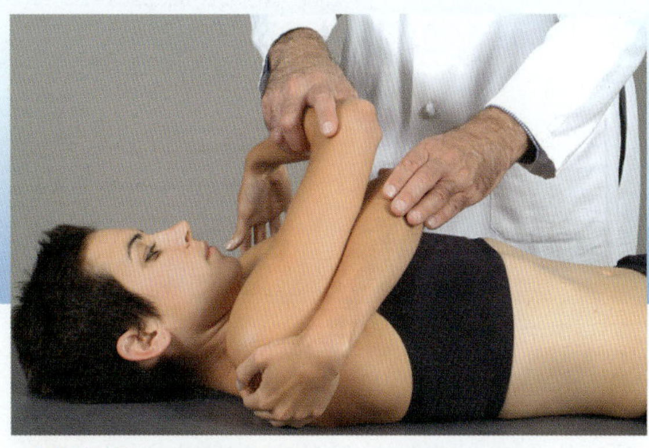

그림 11.32 1~2단계

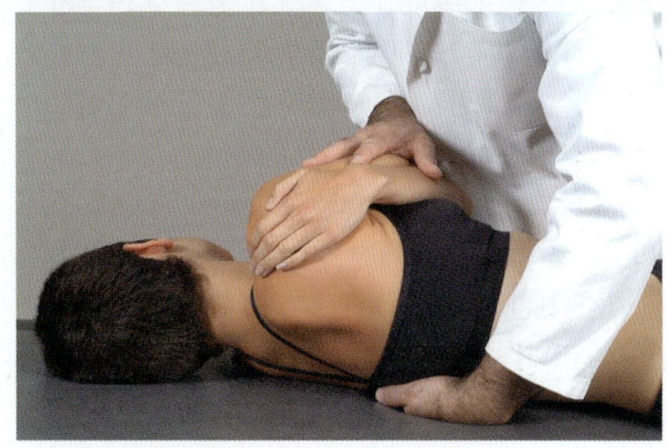

그림 11.33 3~4단계

(계속)

6. 치료사의 우측 팔은 환자의 머리, 목, 상부 흉추 아래에 위치시키고 전방으로 굽힘하여 약간의 긴장을 추가한다. 흉추를 기능장애 분절까지 좌측 측면굽힘하기 위해 환자의 흉부를 좌측으로 부드럽게 이동시킨다(흰색 화살표, 그림 11.34). 환자는 숨을 들이쉬고 내쉰다.
7. 숨을 내쉴 때, 치료사는 기능장애가 있는 척추단위(T10)의 두 척추뼈 중 아래쪽을 향해 복부로 약간의 압박을 가한다(흰색 화살표, 그림 11.35).
8. 치료사는 분절간 움직임과 기능장애의 기타 관련된 진단의 구성요소를 재평가하여 테크닉의 효용성을 결정한다.

그림 11.36은 이 테크닉에 사용된 받침점의 원리를 보여준다.

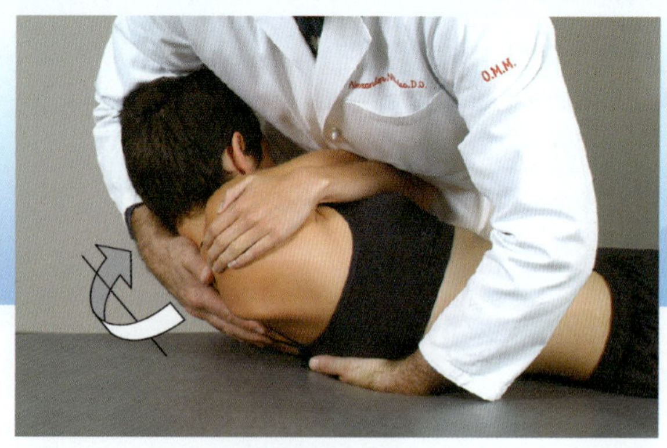
그림 11.34. 6단계 좌측 측면굽힘

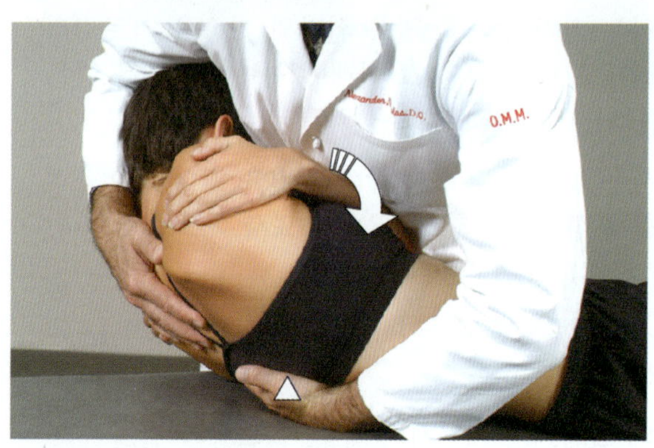
그림 11.35 7단계, 꼬리쪽 방향의 추력

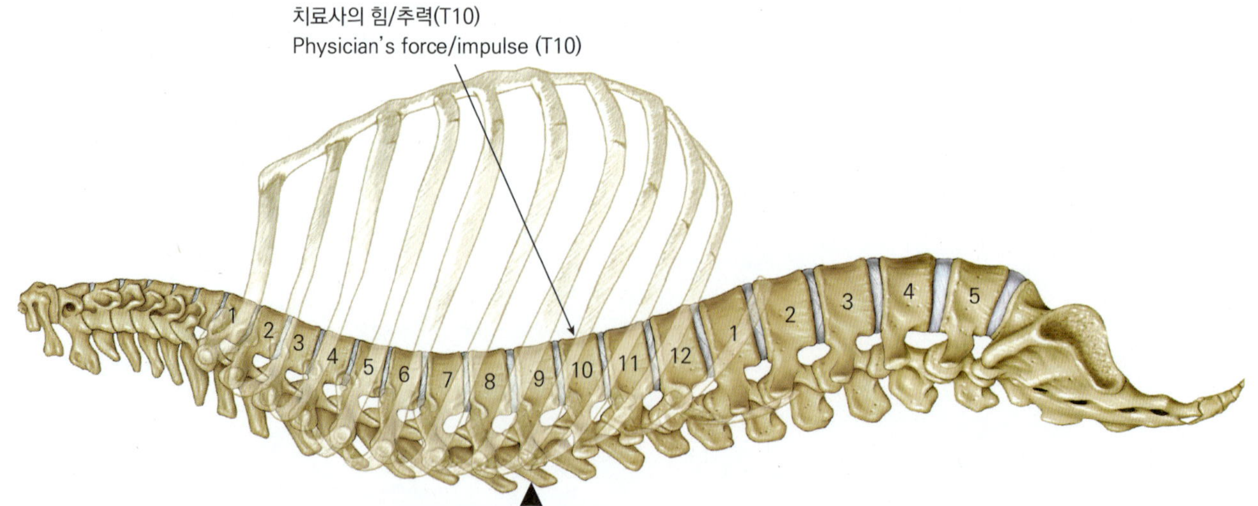

그림 11.36 T10을 향한 치료사가 생성한 힘 벡터와 폄 구성요소가 있는 T9 체성기능장애에 대한 받침점으로서 T9 횡돌기에 배치한 엄지두덩을 설명하는 척추의 바로누운자세의 측면 삽화. (Modified with permission from Tank PW , Gest TR . Lippincott Williams & Wilkins Atlas of Anatomy . Baltimore, MD: Lippincott Williams & Wilkins, 2009.)

흉추 부위 Thoracic Region

T1–T6 "폄" 유형 II 기능장애
T1–T12 "Extension" Type II Dysfunctions

롱/숏레버, 굽힘 강조
Long-/Short-Lever, Flexion Emphasis

예: T4 ESRRR

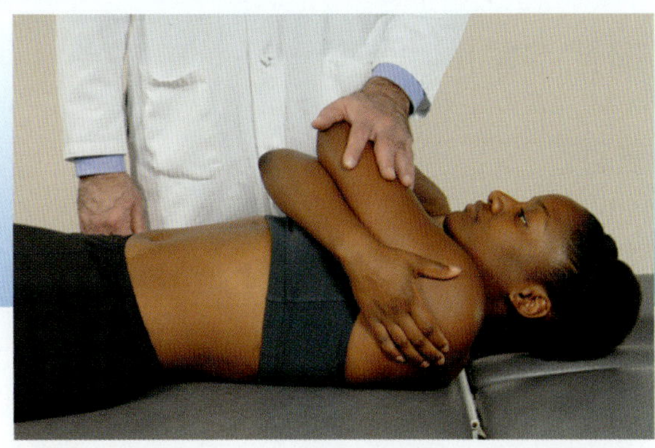

그림 11.37 1~2단계

1. 환자는 바로 눕고, 치료사는 환자의 우측(적용하는 회전 요소의 같은 쪽)에 선다.
2. 치료사는 환자의 좌측 팔을 환자의 가슴을 가로질러 끌어당기고, 다른 팔은 그 아래에 놓아 V형태를 만든다. 환자는 손으로 반대쪽 어깨를 잡는다(그림 11.37).
3. 치료사는 환자의 좌측 견갑대 후면을 잡아 들어올려 환자를 조심스럽게 최소한으로 치료사 쪽으로 굴린다.
4. 치료사의 우측 엄지두덩을 T5(기능장애가 있는 척추 분절의 두 척추뼈 중 아래쪽)의 좌측 횡돌기에 놓는다(그림 11.38).

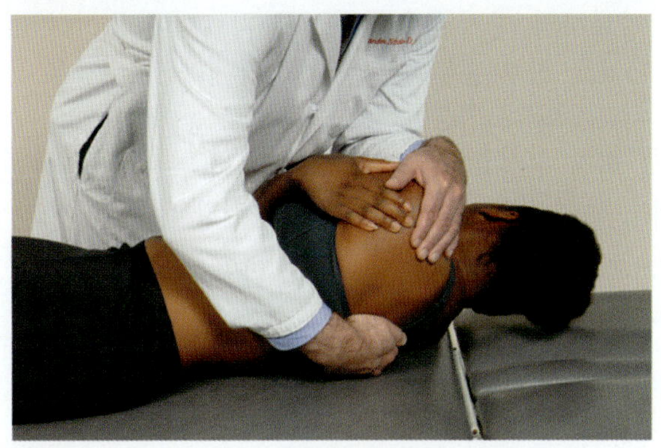

그림 11.38 3~4단계, T5아래에 위치시킨 엄지두덩

5. 환자의 팔꿈치가 치료사 상복부, 늑골궁과 칼돌기 바로 아래를 향하게 한다.
6. 치료사의 좌측 팔은 환자의 머리, 목, 상부 흉추 아래에 위치시키고 전방으로 굽힘하여 약간의 긴장을 추가한다. 다음으로 치료사는 환자의 흉부를 좌측(흰색 화살표)으로 부드럽게 움직여서 기능장애가 있는 부분의 두 척추 중 위 분절에 도달할 때까지 좌측으로 굽힌다(그림 11.39).

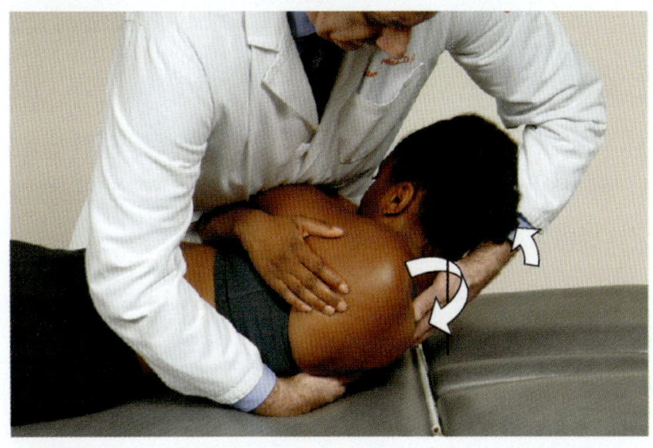

그림 11.39 5~6단계

7. 환자는 숨을 들이쉬고 내쉬며, 치료사는 환자가 숨을 내쉴 때 왼팔과 손으로 천장을 향해 위로 잡아당기면서 상부 흉추를 최소한으로 굽힘한 상태에서 T5의 좌측 횡돌기 쪽으로 힘을 가한다(흰색 화살표, 그림 11.40).
8. 치료사의 왼손과 팔은 롱레버를 사용한 굽힘 및 측면 굽힘 좌측효과를 만들며, 우측 엄지두덩과 함께 기능장애가 우측 회전된 T4 아래에서 T5를 우측으로 회전시켜 숏레버 좌측회전 효과를 만든다.
9. 치료사는 분절간 움직임과 기능장애의 기타 관련된 진단의 구성요소를 재평가하여 테크닉의 효용성을 결정한다.

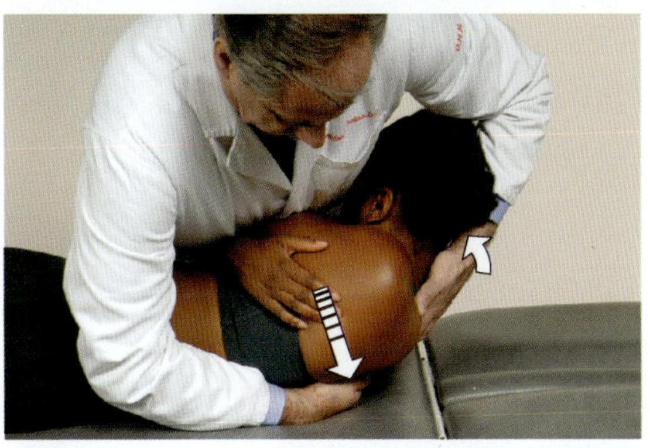

그림 11.40 7단계, 상부 흉추에 대한 견인과 동시에 적용한 T5에 대한 교정 추력

흉추 부위 Thoracic Region

T1-T8 "굽힘" 유형 II 기능장애
T1-T8 "Flexion" Type II Dysfunctions

숏레버, 폄 강조
Short-Lever, Extension Emphasis

예: T2 FSLRL

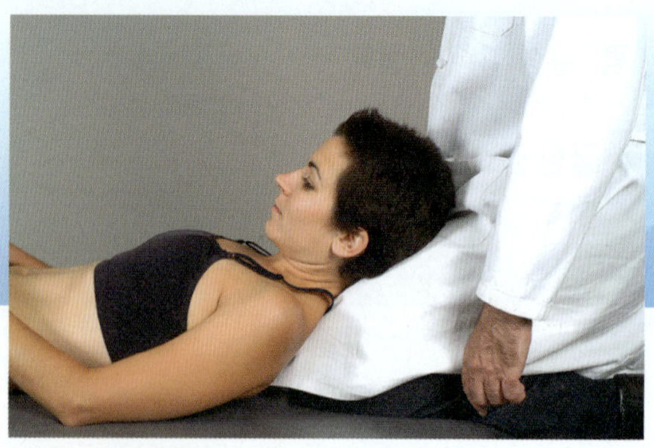

그림 11.41 1~2단계

1. 환자는 바로 눕고, 치료사는 머리쪽 치료대에 선다.
2. 치료사는 좌측 무릎관절을 굽히고 환자의 좌측 T2 부위가 치료사의 대퇴부에 놓이도록 치료대에 놓는다(그림 11.41). 하부 흉추의 굽힘 기능장애가 있는 경우에는 치료사의 대퇴부가 더 꼬리쪽으로 놓여야 한다. (**참고:** 회전 구성요소에 따라 환자의 척추주위 측면에 어느 허벅지가 사용되는지가 결정된다.)
3. 팔꿈치를 바깥쪽으로 향하게 하고 환자의 손은 머리 뒤에서 깍지를 낀다.
4. 치료사의 손은 환자의 앞팔과 위팔 사이의 공간을 통과시킨다.
5. 치료사는 환자의 흉곽 후외측을 손가락으로 감싸쥔다(그림 11.42).
6. 환자는 숨을 내쉰다.
7. 숨을 내쉬기가 끝날 때, 치료사는 머리쪽으로 견인을 하면서 환자의 가슴을 대퇴부 아래로 빠르고 부드럽게 당긴다(흰색 화살표, 그림 11.43).
8. 치료사는 분절간 움직임과 기능장애의 기타 관련된 진단의 구성요소를 재평가하여 테크닉의 효용성을 결정한다.

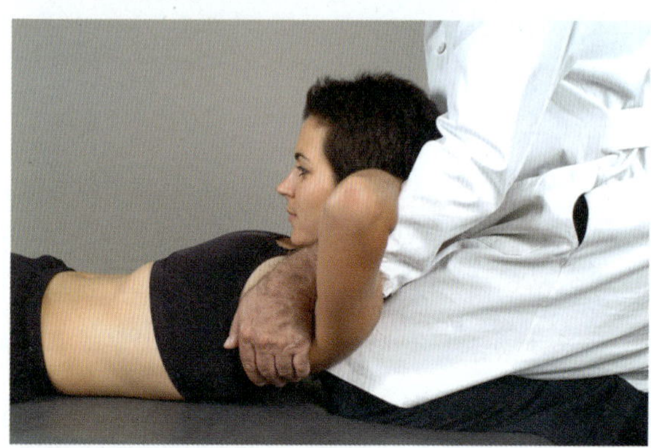

그림 11.42 3~5단계

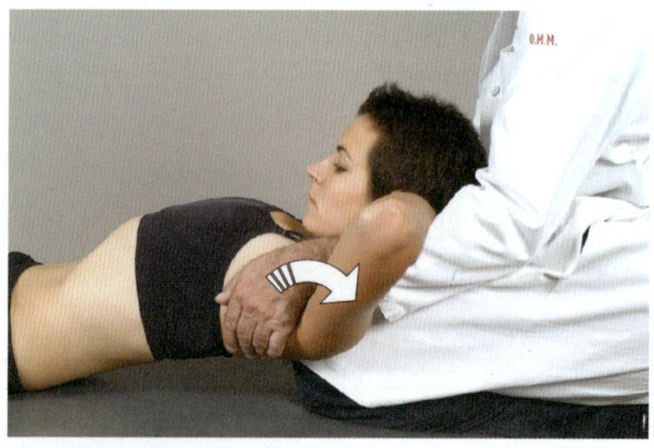

그림 11.43 7단계

흉추 부위 Thoracic Region

T3–T8 "굽힘" 유형 II 기능장애
T3–T8 "Flexion" Type II Dysfunctions

숏레버, 측면굽힘/폄 강조
Short-Lever, Side Bending/Extension Emphasis

예: T6 FSRRR

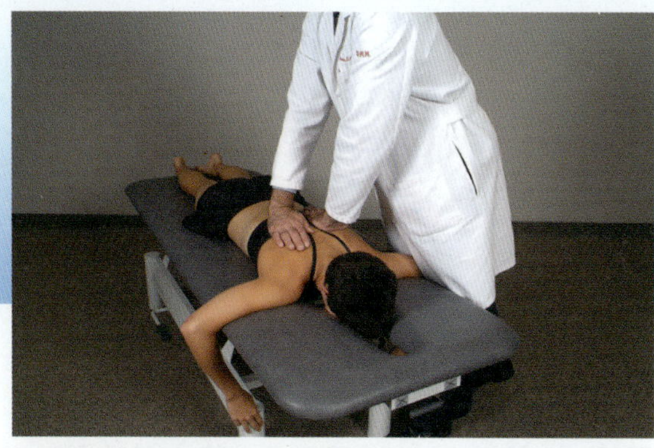
그림 11.44 1~2단계

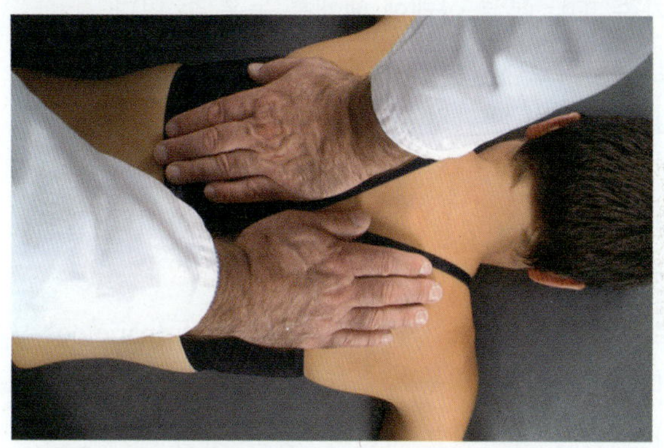
그림 11.45 3~4단계

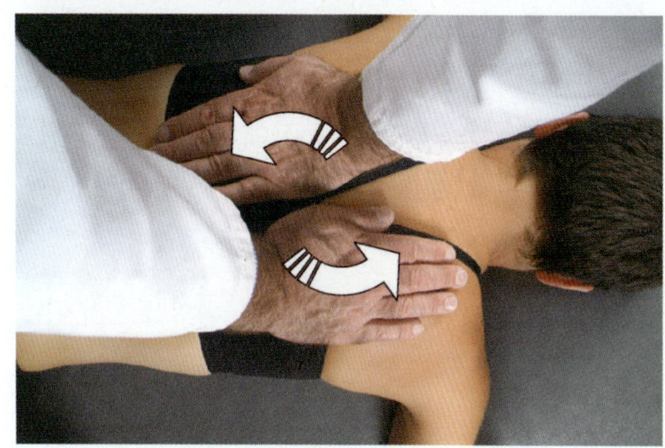
그림 11.46 5단계

중립 기능장애(neutral dysfunctions)에서는 시도할 수 있지만, 폄 기능장애는 적응증이 아니다.

1. 환자는 가능한 대로 머리와 목을 중립자세에 놓고 엎드린자세를 한다. 특히, 중립 기능장애에 대한 테크닉을 적용할 경우는 환자의 가슴 또는 복부 아래에 베개를 놓아 후방 만곡을 증가시키고 편안함을 높인다.
2. 치료사는 효과적인 테크닉의 수행을 위해 환자의 좌측에 서지만 양쪽을 다 사용할 수도 있다(그림 11.44).
3. 치료사의 손가락이 머리쪽을 가리키게 하여 T6의 횡돌기 위에 오른손 엄지두덩을 놓는다. 치료사 손의 꼬리쪽 또는 머리쪽 방향은 측면굽힘의 제한장벽에 의해 결정된다.
4. 치료사의 손가락이 꼬리쪽을 가리키게 하여 T6의 횡돌기 위에 왼손 엄지두덩을 놓는다(그림 11.45).
5. 환자는 숨을 들이쉬고 내쉬며, 숨을 내쉴 때 손가락(흰색 화살표, 그림 11.46)이 가리키는 방향으로 T6의 우측 횡돌기에 약간의 더 큰 압력으로 추력을 가한다. **참고:** T6 FSLRL(굽힘, 좌측 측면굽힘, 좌측회전) 기능장애에서, 왼손은 머리쪽 그리고 오른손은 꼬리쪽을 가리키고, 힘은 좌측에 조금 더 크게 적용한다. T6 NSRRL(우측 측면굽힘, 좌측회전) 기능장애에서의 손의 위치는 이전에 설명된 내용으로 적용한다.
6. 치료사는 분절간 움직임과 기능장애의 기타 관련된 진단의 구성요소를 재평가하여 테크닉의 효용성을 결정한다.

흉추 부위 Thoracic Region

T1-T4 "굽힘" 유형 II 기능장애
T3-T8 "Flexion" Type II Dysfunctions

롱레버, 회전 강조
Long-Lever, Rotational Emphasis

예: T2 FSRRR

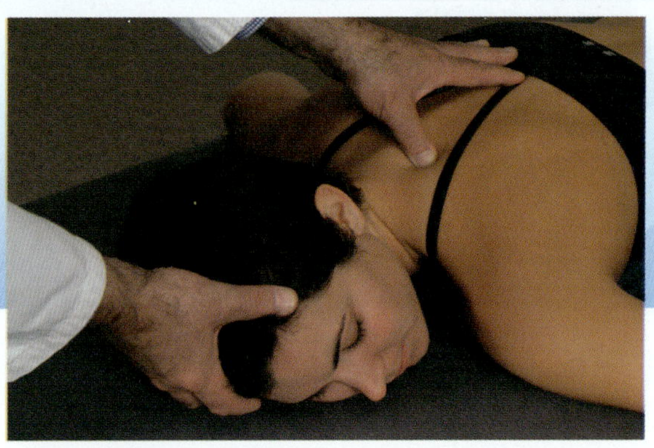
그림 11.47 2단계

1. 환자는 머리와 목이 좌측으로 회전한 상태로 엎드린 자세를 한다. **참고:** 후방 만곡을 증가하기 위해 환자의 가슴 또는 복부 아래에 베개를 놓을 수 있다.
2. 치료사는 치료대의 머리쪽에 서서 T2–T3관절에서 움직임이 촉진될 때까지 환자의 머리를 좌측으로 측면굽힘 한다(그림 11.47).
3. 치료사의 엄지두덩을 제한장치나 고정장치 역할을 하도록 T3의 좌측 횡돌기 위에 놓는다(그림 11.48).
4. 치료사의 오른손은 환자의 좌측 두정후두(parietooccipital, 마루뒤통수) 부위에 올려놓는다(그림 11.49).
5. 환자는 숨을 들이쉬고 내쉬며, 숨을 내쉴 때 손으로 머리에 추력을 가한다. 이 테크닉은 좌측으로 회전을 만들 수 있도록 빠르게 가속하는 방식으로 적용한다(흰색 화살표, 그림 11.50).
6. 치료사는 분절간 움직임과 기능장애의 기타 관련된 진단의 구성요소를 재평가하여 테크닉의 효용성을 결정한다.

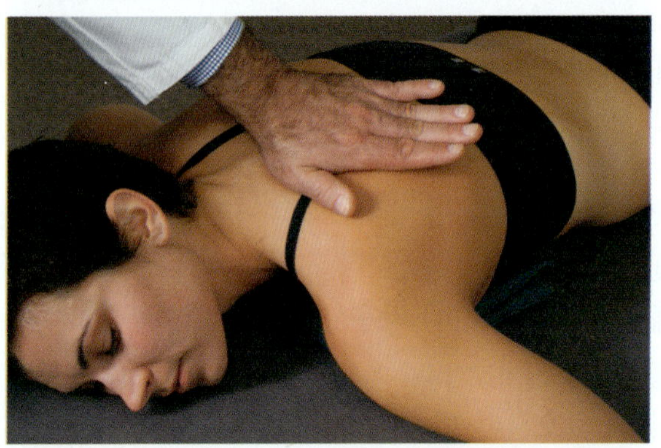
그림 11.48 3단계

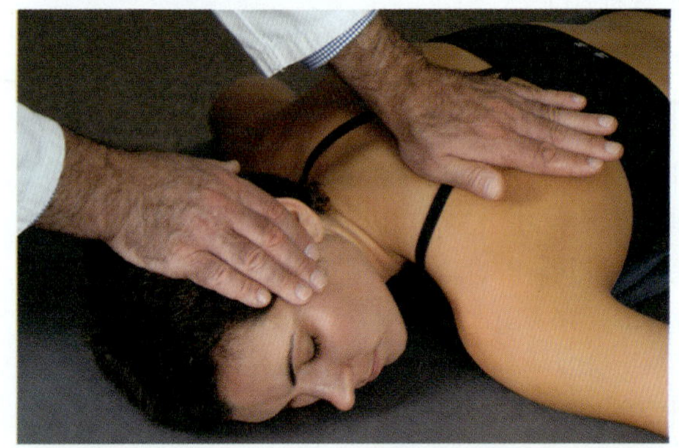
그림 11.49 4단계

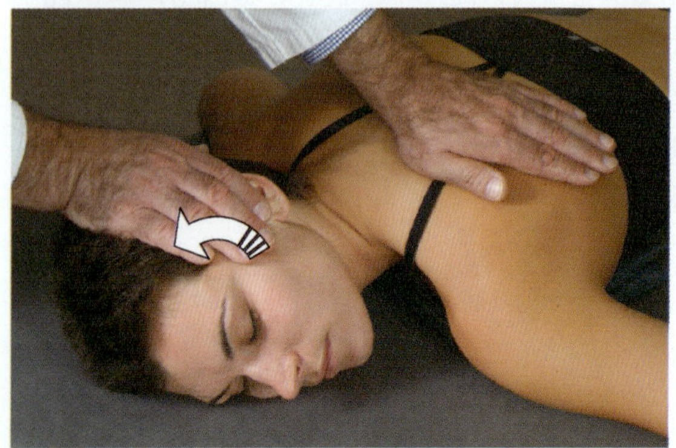
그림 11.50 5단계, 롱레버 회전 좌측추력

흉추 부위 Thoracic Region

T1–T4 "굽힘" 유형 II 기능장애
T1–T4 "Flexion" Type II Dysfunctions

숏레버, 측면굽힘/회전 강조
Short-Lever, Side Bending/Rotational Emphasis

예: T3 NSRRL

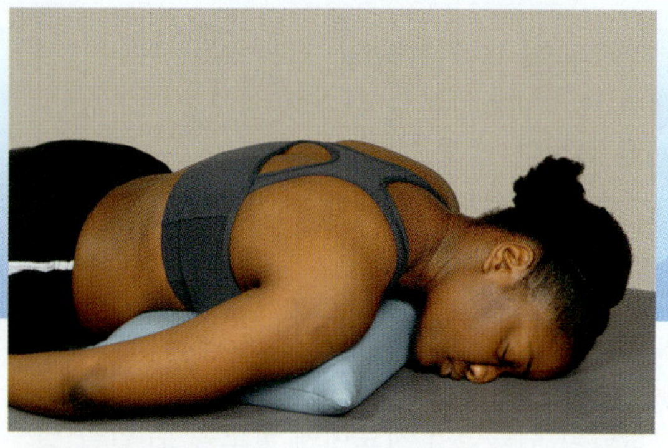

그림 11.51 1단계

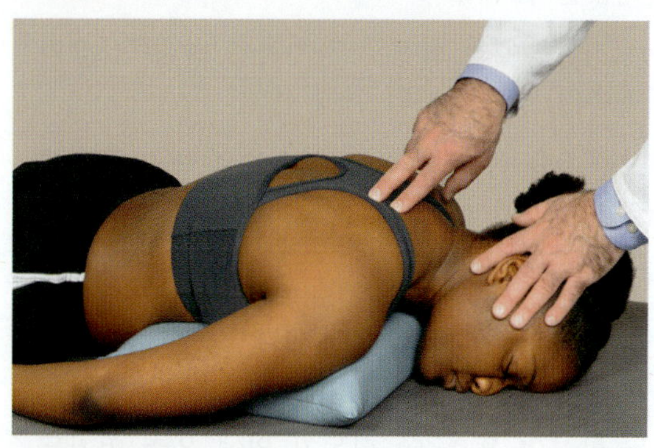

그림 11.52 2단계

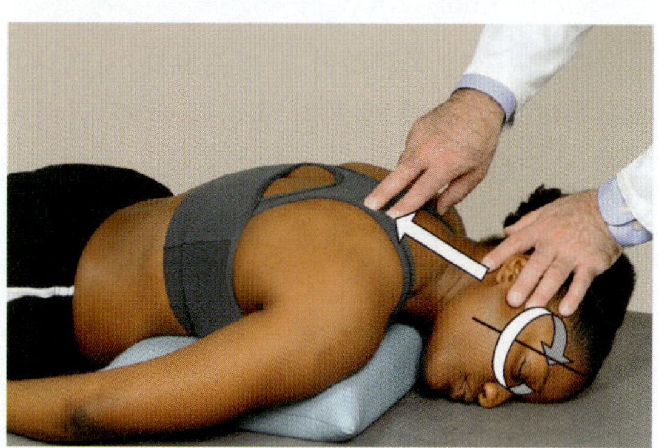

그림 11.53 3단계, 머리/목을 우측으로 회전하여 T3를 제한장벽에 위치시킨다.

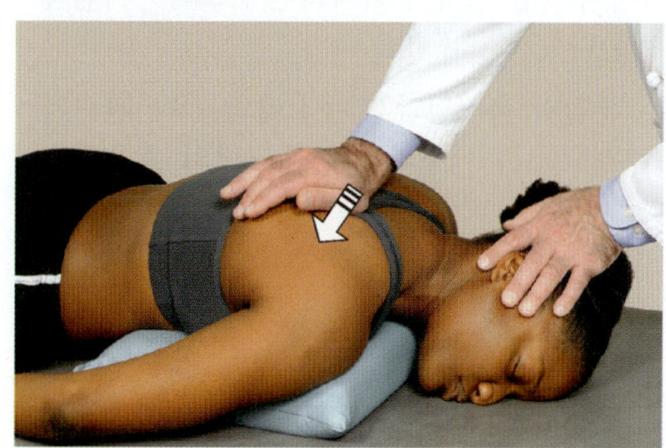

그림 11.54 4단계, 추력의 방향은 T4를 향한다.

1. 환자는 머리와 목이 좌측으로 측면굽힘하고 우측으로 회전한 자세로 엎드려 눕는다. 환자의 가슴 아래에 베개를 놓아 흉추의 만곡을 증가시키며 전후방 축을 따라 약간의 자유로운 움직임을 허용해야 한다(그림 11.51).
2. 치료사는 치료대의 머리쪽에 서서 오른손으로 T3 및 T4의 우측 횡돌기를 촉진하고, 왼손의 손바닥을 환자 머리의 우측 두정후두 부위에 놓는다(그림 11.52).
3. 치료사는 왼손을 사용하여 치료사의 오른손이 환자의 우측 T3 횡돌기(흰색 곡선 화살표)위에서 움직임을 감지하고 T4(흰색 직선 화살표, 그림 11.53)의 움직임이 끝날 때까지 환자의 머리를 조심스럽게 우측으로 회전시킨다.
4. 환자는 숨을 들이쉬고 내쉬며, 숨을 내쉴 때, 머리와 T1–T3 분절이 좌측으로 측면굽힘, 우측으로 회전(SLRR)이 결합된 자세를 유지하면서 T4의 우측 횡돌기에 놓인 치료사의 오른손 엄지두덩을 전방과 꼬리쪽(흰색 화살표, 그림 11.54)으로 추력을 가한다.
5. 교정은 위 T3분절과 연관하여 T4의 우측 횡돌기 아래 방향 및 전방으로 상대적인 움직임에 의해 기능장애가 있는 T3에 좌측으로 측면굽힘과 우측으로 회전(SLRR) 효과를 만들어 내면서 빠르게 가속하는 방법으로 적용한다.
6. 치료사는 분절간 움직임과 기능장애의 기타 관련된 진단의 구성요소를 재평가하여 테크닉의 효용성을 결정한다.

흉추 부위 Thoracic Region

T8-T12 "폄" 유형 II 기능장애
T1-T4 "Extension" Type II Dysfunctions

숏레버, 회전 강조
Short-Lever, Rotational Emphasis

예: T9 ESRRR

1. 환자는 골반의 뒤쪽면이 치료대에 닿도록 두 발을 벌리고 걸터앉는다.
2. 치료사는 기능장애의 회전된 자세측면 반대쪽(RR의 경우는 좌측면)에서 환자의 뒤에 선다.
3. 환자는 오른손을 목 뒤에 놓고 왼손은 우측 팔꿈치에 놓는다(그림 11.55).

(**참고:** 양손을 목뒤에 놓는 것이 더 편할 수도 있다).

4. 치료사는 환자의 좌측 겨드랑이 아래를 거쳐 우측 팔맨 윗부분에 왼손을 놓는다.
5. 치료사는 환자의 우측 T9 횡돌기 위에 우측 엄지두덩을 놓는다(그림 11.56).
6. 환자에게 긴장을 풀고 이완하라고 지시하고 치료사는 T9이 움직이기 시작할 때까지 환자를 약간 굽히고 좌측으로 측면굽힘시킨다.
7. 환자가 깊게 숨을 들이쉬고 내쉴 때 약간의 굽힘과 좌측으로 측면굽힘된 자세를 유지하면서 좌측으로 회전시킨다.
8. 환자가 다시 숨을 들이쉬고 내쉴 때 치료사는 환자를 좌측 회전장벽(그림 11.57)을 통하여 빠르게 최소한으로 잡아당기며 동시에 오른손으로 T9(흰색 화살표, 그림 11.58)에 추력을 가하여 좌측회전에 고속 · 저진폭 효과를 만든다.
9. 치료사는 분절간 움직임과 기능장애의 기타 관련된 진단의 구성요소를 재평가하여 테크닉의 효용성을 결정한다.

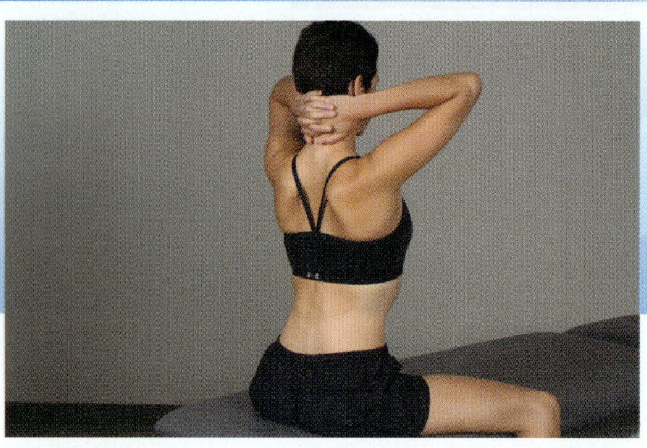
그림 11.55 1~3단계

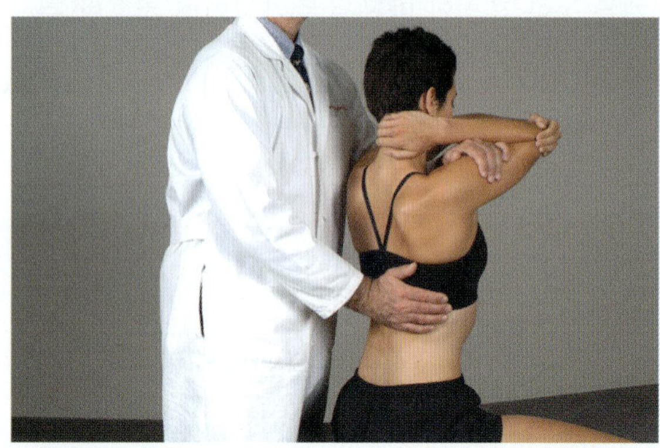
그림 11.56 4~5단계

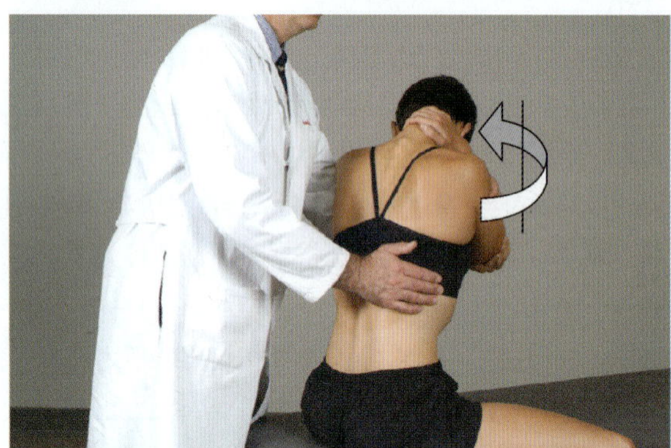
그림 11.57 8단계, 제한장벽

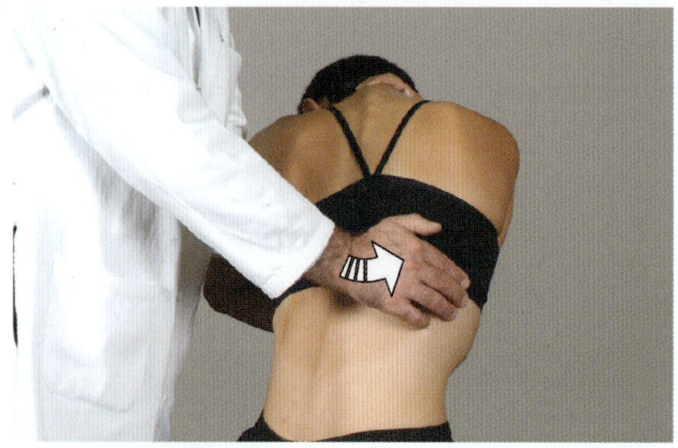
그림 11.58 8단계, 추력

흉추 부위 Thoracic Region

T8-T12 "폄" 유형 II 기능장애
T8-T12 "Extension" Type II Dysfunctions

롱레버, 회전 강조
Long-Lever, Rotational Emphasis

예: T10 ESRRR

1. 환자는 골반의 뒤쪽면이 치료대에 닿도록 두 발을 벌리고 걸터앉는다.
2. 치료사는 기능장애의 회전된 자세측면 반대쪽(RR의 경우는 좌측면)에서 환자의 뒤에 선다.
3. 환자는 오른손을 목 뒤에 놓고 왼손은 우측 팔꿈치에 놓는다(그림 11.59).
   (**참고:** 양손을 목뒤에 놓는 것이 더 편할 수도 있다).
4. 치료사는 환자의 좌측 겨드랑이 아래를 거쳐 우측 팔 위에 왼손을 놓는다.
5. 그리고 오른쪽 손바닥 끝(heel of hand) 부위를 두 개의 기능장애 분절(T11)의 아래쪽 극돌기 위(supraspinously)에 놓는다(그림 11.60)
6. 환자에게 긴장을 풀고 이완하라고 지시하고, 치료사는 T10이 움직이기 시작할 때까지 환자를 약간 굽히고 좌측으로 측면굽힘하도록 한다.
7. 환자가 깊게 숨을 들이쉬고 내쉴 때 약간의 굽힘과 좌측으로 측면굽힘된 자세를 유지하면서 좌측으로 회전(흰색 화살표, 그림 11.61)시킨다.
8. 제한장벽에서 환자는 숨을 들이쉬고 내쉰다. 숨을 내쉴 때 치료사는 좌측 회전장벽(흰색 화살표, 그림 11.62)을 지나서 환자를 빠르게 당기고 오른손으로 T11에 압력을 유지하여 T10이 장벽을 통해 회전하는 동시에 T11의 움직임을 방지한다.
9. 치료사는 분절간 움직임과 기능장애의 기타 관련된 진단의 구성요소를 재평가하여 테크닉의 효용성을 결정한다.

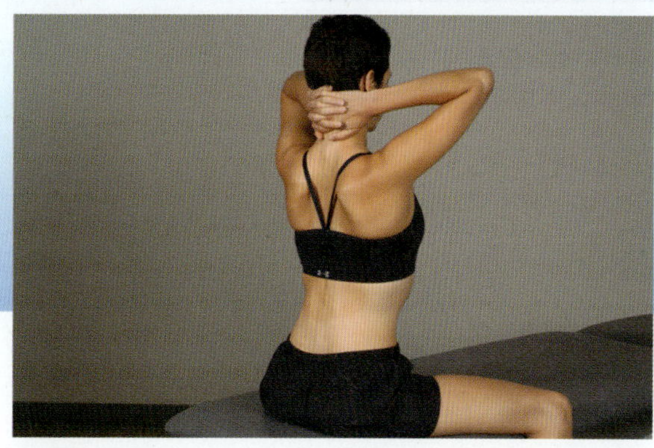

그림 11.59 1~3단계

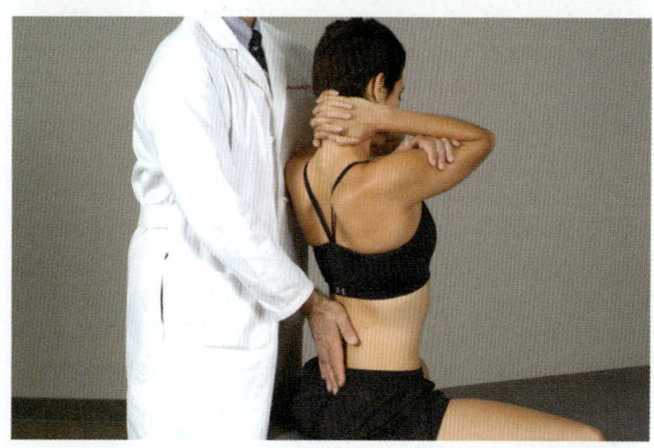

그림 11.60 4~5단계

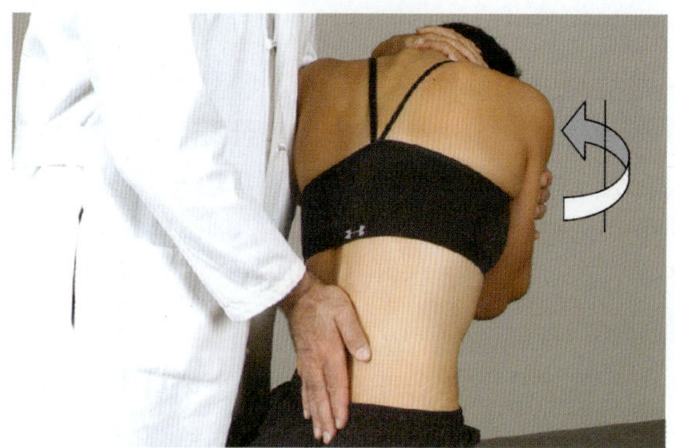

그림 11.61 7단계, 제한장벽

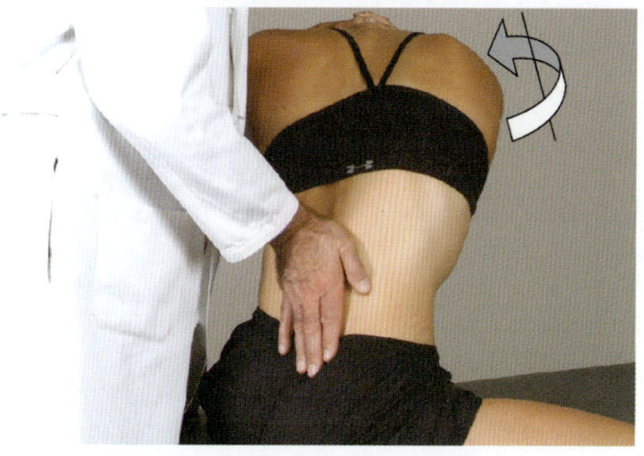

그림 11.62 8단계, 롱레버 방향으로 힘을 가한다.

흉추 부위 Thoracic Region

T4-T12 "굽힘" 유형 II 기능장애
T4-T12 "Flexion" Type II Dysfunctions

숏레버, 폄/회전 강조
Short-Lever, Extension/ Rotational Emphasis

예: T6 FSRRR

1. 환자는 앉고 치료사는 환자 뒤에 선다.
2. 우측 견갑골을 보다 외측으로 움직이기 위해 환자의 오른팔은 왼팔 위에 교차하고(V자를 만든다), 치료사의 발은 환자 뒤에 둔다(그림 11.63).
3. 치료사의 무릎과 환자의 흉추 사이에 베개나 돌돌 말린 수건을 기능장애(T7)와 관련된 아래 분절의 좌측 위에 놓는다(그림 11.64).
4. 치료사의 손은 환자의 주두(olecranon processes, 팔꿈치돌기) 아래에서 컵 모양으로 깍지를 끼고, 환자의 체간을 제어한다. 환자를 좌측으로 측면굽힘하면서 뒤쪽으로 약간 위로 당긴다(그림 11.65). 무릎에 적용한 압력은 유지한다.
5. 환자는 숨을 들이쉬고 내쉰다.
6. 숨을 내쉴 때, 치료사는 T7의 좌측 횡돌기의 무릎(화살표) 압력을 유지하면서 환자의 팔꿈치(흰색 점선 화살표, 그림 11.66)를 통해 상부 방향 그리고 후방으로 빠르고 부드럽게 힘을 적용한다. 이 테크닉으로 T6가 좌측으로 회전하고 측면굽힘되는 동안 T7에서 T6는 폄된다.
7. 치료사는 분절간 움직임과 기능장애의 기타 관련된 진단의 구성요소를 재평가하여 테크닉의 효용성을 결정한다.

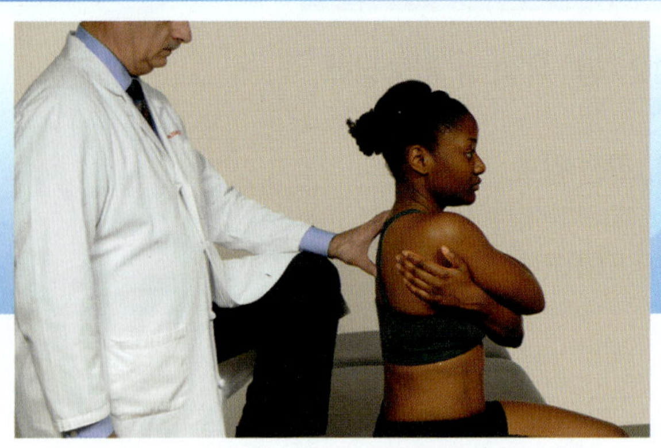
그림 11.63 1~2단계

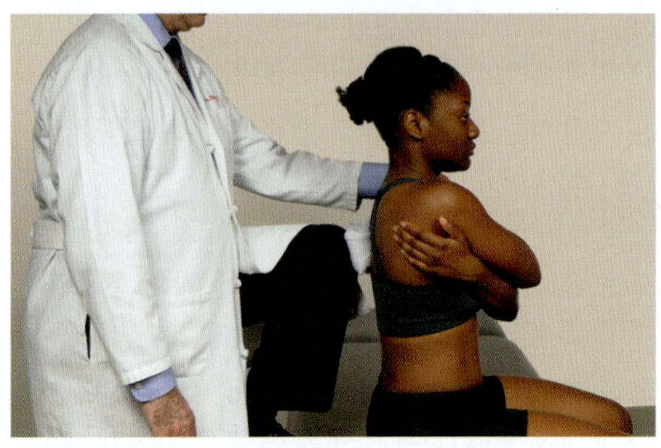
그림 11.64 3단계

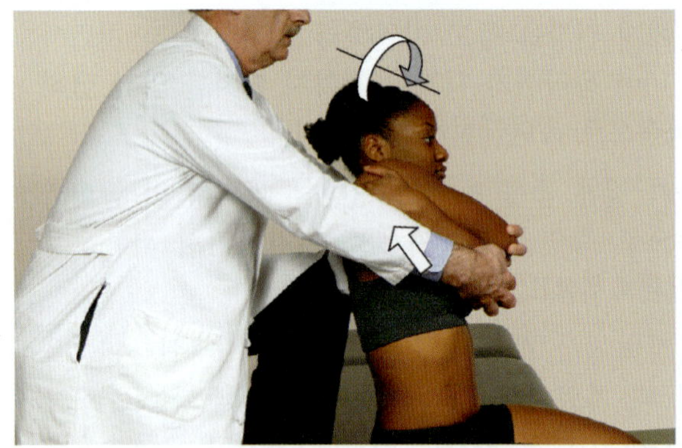
그림 11.65 4단계, 약간의 폄을 동반한 좌측 측면굽힘

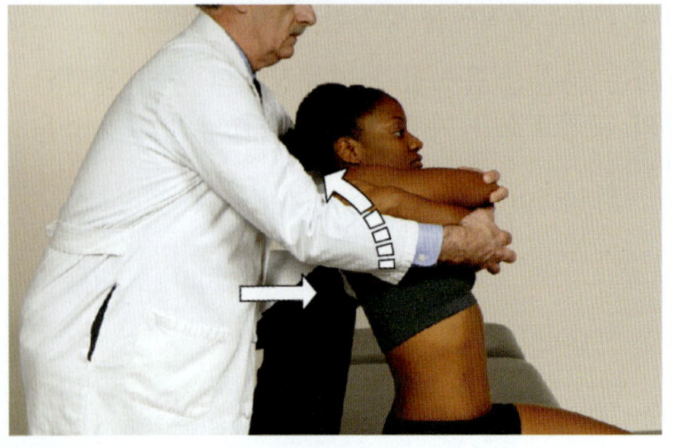
그림 11.66 6단계, T6, 폄, 회전, 그리고 좌측 측면굽힘

흉추 부위 Thoracic Region

T4-T12 "폄" 유형 II 기능장애
T4-T12 "Extension" Type II Dysfunctions

숏레버, 굽힘/회전 강조
Short-Lever, Flexion/ Rotational Emphasis

예: T7 ESRRR

1. 환자는 앉고 치료사는 환자 뒤에 선다.
2. 우측 견갑골을 보다 외측으로 움직이기 위해 환자의 오른팔을 왼팔 위에 교차하고(V자를 만든다), 치료사의 발은 환자 뒤에 둔다(그림 11.67).
   대안적 자세: 환자는 손을 깍지 낀 상태로 머리 뒤에 위치시킨다. 치료사의 손은 환자의 겨드랑이를 지나 위팔뼈 위에 놓는다. 주의! 이 자세는 경추와 흉추 부위의 근막 구성요소와 추간판에 굽힘스트레스를 증가시킬 수 있다(7).
3. 치료사의 무릎과 환자의 흉추 사이에 베개나 돌돌 말린 수건을 기능장애(T7)와 관련된 두 분절(T7)의 상부 우측에 놓는다(그림 11.68).
4. 치료사의 손은 환자의 자뼈 팔꿈치 머리 아래에서 컵 모양으로 깍지를 끼고, 환자의 체간을 제어한다. 환자를 좌측으로 측면굽힘하면서 뒤쪽으로, 약간 위로 당긴다(그림 11.69). 무릎에 적용한 압력은 유지한다.
5. 환자는 숨을 들이쉬고 내쉰다.
6. 숨을 내쉬고 나면, 치료사는 T6의 오른쪽 횡돌기에서 무릎(화살표)의 압력을 유지하면서 환자의 팔꿈치를 통해 T8(흰색 점선 화살표, 그림 11.70)을 향해 하부 방향 그리고 후방으로 빠르고 부드럽게 힘을 적용한다. 이 테크닉으로 T7이 좌측으로 회전과 측면굽힘되는 동안 T8 위에서 T7는 굽힌다.
7. 치료사는 분절간 움직임과 기능장애의 기타 관련된 진단의 구성요소를 재평가하여 테크닉의 효용성을 결정한다.

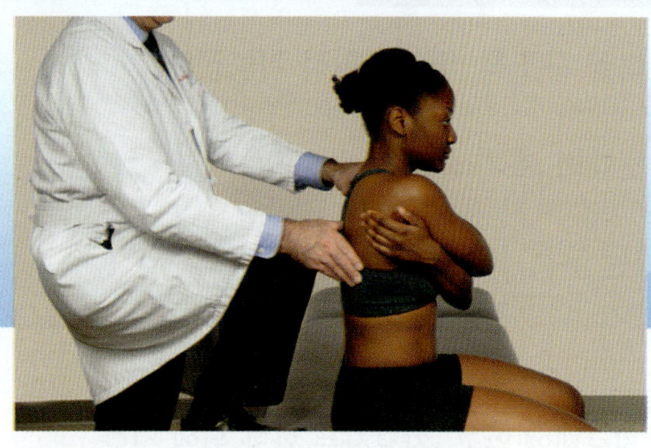

그림 11.67 1~2단계

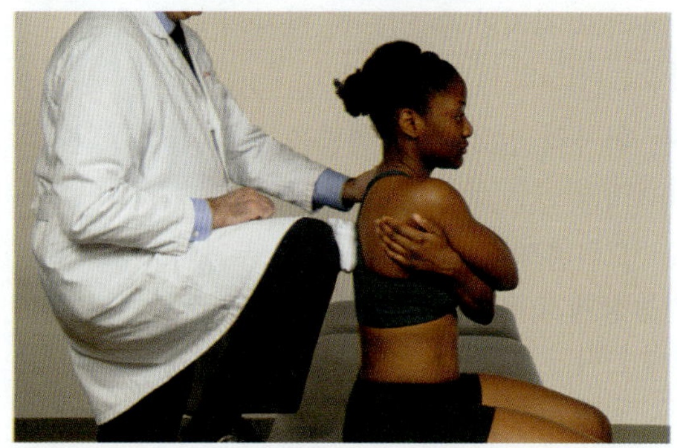

그림 11.68 3단계, T6 횡돌기에 무릎 접촉

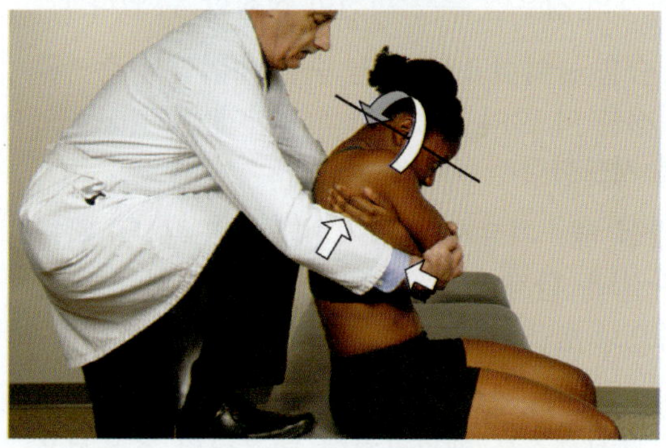

그림 11.69 4단계, 약간의 폄을 동반한 좌측 측면굽힘

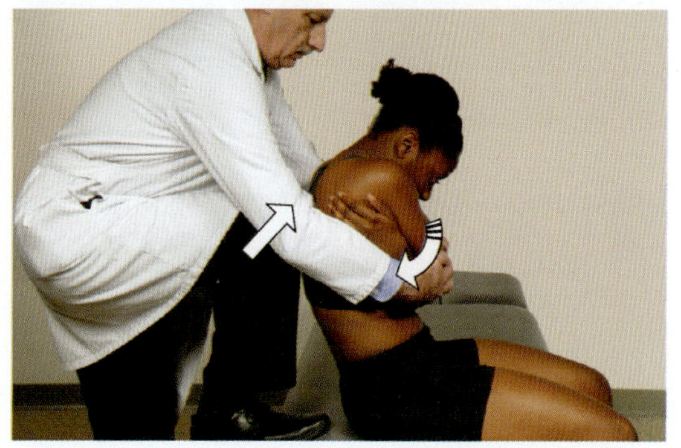

그림 11.70 6단계, 치료사의 힘이 T7에 적용되어 T7위와 T6에 굽힘이 발생된다.

늑골 부위 Costal region

1번, 2번 늑골 구조적, 비생리학적 기능장애
Rib 1, Rib 2 Structural, Nonphysiologic Dysfunctions

앉은자세 숏레버, 호기 강조
Seated Short-Lever, Exhalation Emphasis

예: 후상방된 우측 1번 늑골
Ex: Right Rib 1 Posteriorly Elevated

1. 환자는 치료대에 앉고, 치료사는 환자 뒤에 선다.
2. 치료사는 환자의 좌측 겨드랑이가 치료사의 좌측 대퇴부에 올리고 지지할 수 있도록 환자의 좌측에 왼발을 올려놓는다(그림 11.71A, B).
3. 치료사는 환자의 얼굴 옆에 위팔을 위치시키고 환자의 머리위에 왼손을 올려놓는다.
4. 치료사는 오른손의 엄지손가락 또는 두 번째 MCP관절을 기능장애가 있는 우측 첫 번째 늑골의 상부와 후부에 놓는다.
5. 치료사는 환자의 머리를 제한장벽에 위치할 때까지 우측으로 측면굽힘, 좌측으로 회전한다(그림 11.72). (일부 환자의 경우엔 우측 회전이 적절할 수 있다.)
6. 환자는 숨을 들이쉬고 내쉰다. 숨을 내쉬면서 측면굽힘과 회전을 더 많이 적용하고 느슨하게 죄기(take up slack)를 시도한다.
7. 숨을 내쉴 때, 치료사의 엄지손가락(또는 두 번째 MCP 관절)은 환자의 좌측 유두를 향하여 아래 방향과 앞쪽으로 힘을 적용한다(흰색 화살표, 그림 11.73).
8. 치료사는 늑골의 움직임과 기능장애의 기타 관련된 진단의 구성요소를 재평가하여 테크닉의 효용성을 결정한다.

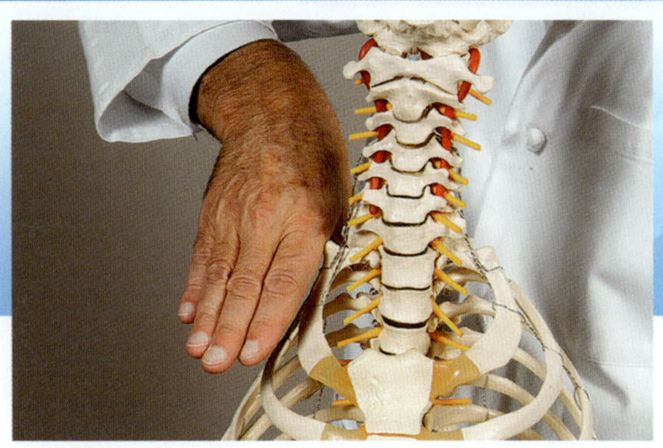

그림 11.71 A. 우측 1번 늑골 후방 상각에 놓인 손의 위치

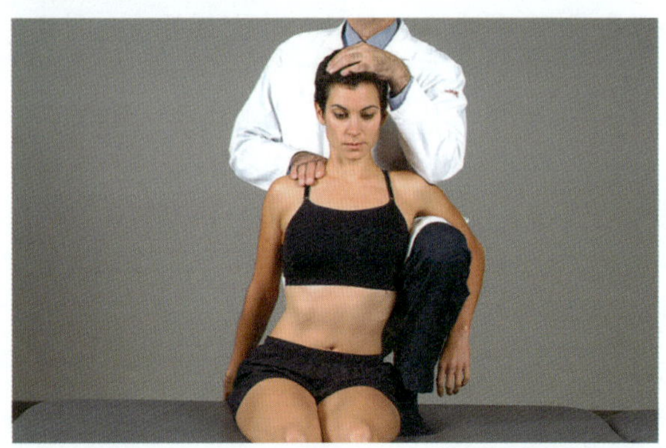

그림 11.71 B. 1~2단계

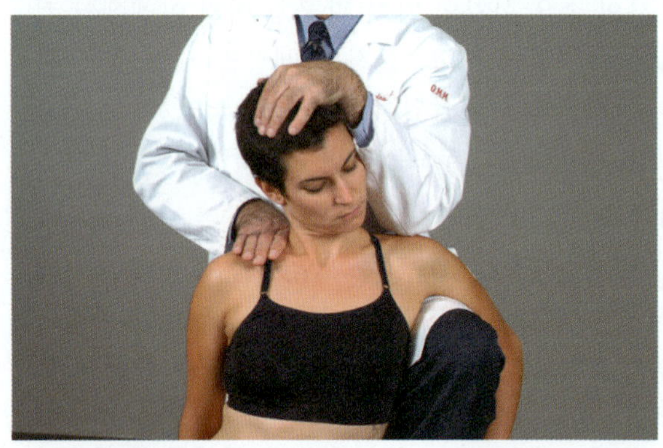

그림 11.72 3~5단계

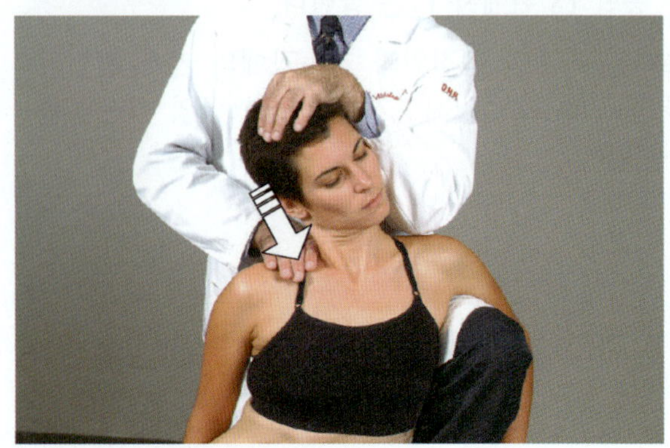

그림 11.73 7단계, 힘의 방향을 포함

늑골 부위 Costal region

1번, 2번 늑골 구조적, 비생리학적 기능장애
Rib 1, Rib 2 Structural, Nonphysiologic Dysfunctions

누운자세 숏레버, 호기 강조
Supine Short-Lever, Exhalation Emphasis

예: 후상방 변위된 좌측 1번 늑골
Ex: Left Rib 1 Posteriorly Elevated

1. 환자는 바로 눕고, 치료사는 환자의 머리쪽에 서거나 앉는다.
2. 치료사의 오른손을 환자의 우측 측두두정(temporoparietal, 관자마루)부위를 따라 놓는다(그림 11.74).
3. 기능장애가 있는 늑골에 치료사의 좌측 두번째 MCP 관절을 늑골의 상부쪽 후부에 놓는다.
4. 치료사의 오른손으로 환자의 머리를 약간 전방으로 구부리고, 우측으로 회전, 좌측측면으로 굽힌다(그림 11.75).
5. 환자는 숨을 들이쉬고 내쉰다.
6. 숨을 내쉴 때, 치료사의 왼손으로 환자의 우측 유두를 향해 꼬리쪽과 내측방향으로 추력(흰색 화살표, 그림 11.76)을 적용한다.
7. 치료사는 늑골의 움직임과 기능장애의 기타 관련된 진단의 구성요소를 재평가하여 테크닉의 효용성을 결정한다.

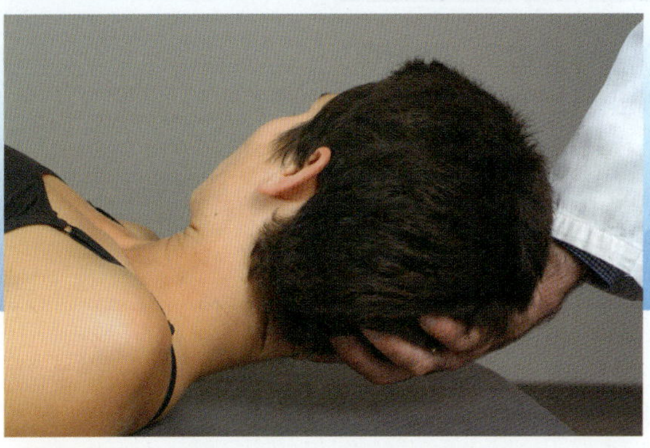

그림 11.74 1~2단계

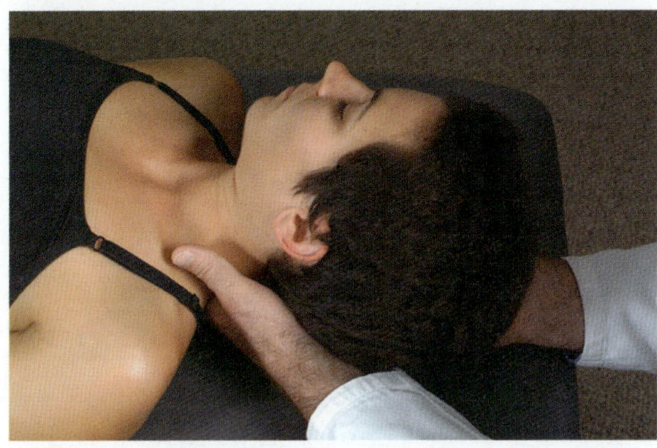

그림 11.75 3~4단계

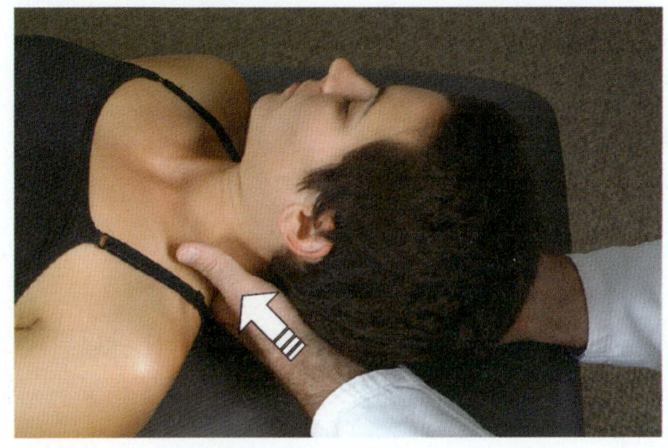

그림 11.76 6단계, 힘의 방향을 포함

늑골 부위 Costal region

3번~10번 늑골 흡기기능장애
Rib 3-Rib10 Inhalation Dysfunctions

숏레버, 호기 강조
Short-Lever, Exhalation Emphasis

예: 흡기시 좌측 6번 늑골
Ex: Left Rib 6 Inhaled

1. 환자는 바로 눕고 치료사는 기능장애 늑골의 반대쪽에 선다.
2. 치료사는 환자의 한쪽 팔을 가슴을 가로질러 아래에 놓이게 하고, 기능장애 측 환자의 팔을 환자의 흉곽(rib cage)을 가로질러 당겨 V형태로 만든다(그림 11.77).
3. 치료사는 환자의 좌측 견갑대의 후방을 부드럽게 앞으로 당겨서 치료사 쪽으로 약간 굴린다.
4. 치료사의 오른손 엄지두덩을 기능장애가 있는 늑골의 각보다 뒤쪽, 위쪽에 위치시킨다(그림 11.78).
5. 환자는 치료사의 손 위에 놓이게 되고, 환자가 팔짱을 낀 부위는 치료사의 가슴이나 복부에 닿게 한다.
6. 압박은 환자의 가슴을 통해 전달되어 엄지두덩에 국소화된다.
7. 환자는 숨을 들이쉬고 내쉰다. 숨을 내쉴 때, 추력(흰색 화살표, 그림 11.79 및 11.80)을 적용한다. 추력에 의한 충격이 엄지두덩에 대하여 약간 머리쪽으로 환자의 흉벽을 통해 전달된다.
8. 치료사는 늑골의 움직임과 기능장애의 기타 관련된 진단의 구성요소를 재평가하여 테크닉의 효용성을 결정한다.

   참고: 이 테크닉은 펌프 핸들 축(pump-handle axis)이 아닌 버킷 핸들 축(bucket-handle axis)을 통한 벡터링이다.

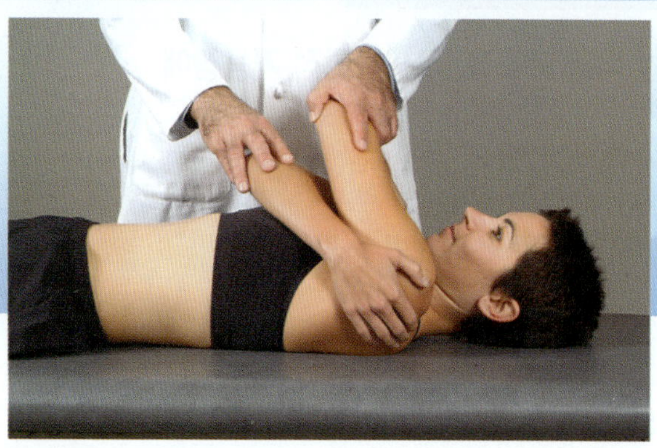

그림 11.77 1~2단계

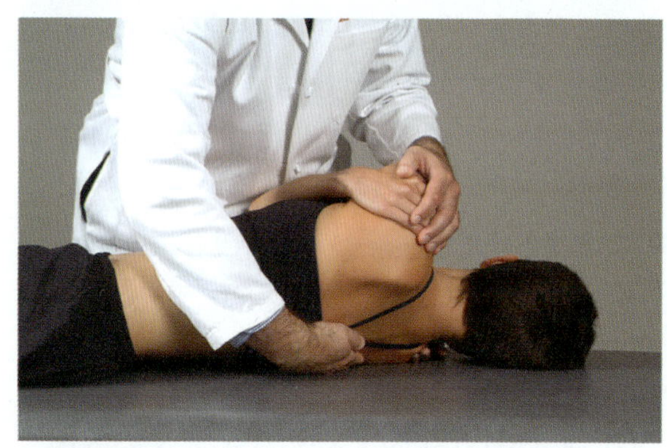

그림 11.78 3~4단계

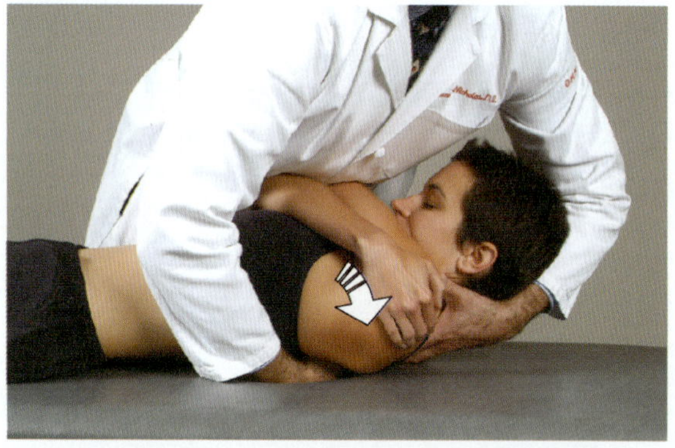

그림 11.79 5~7단계, 힘의 방향을 포함

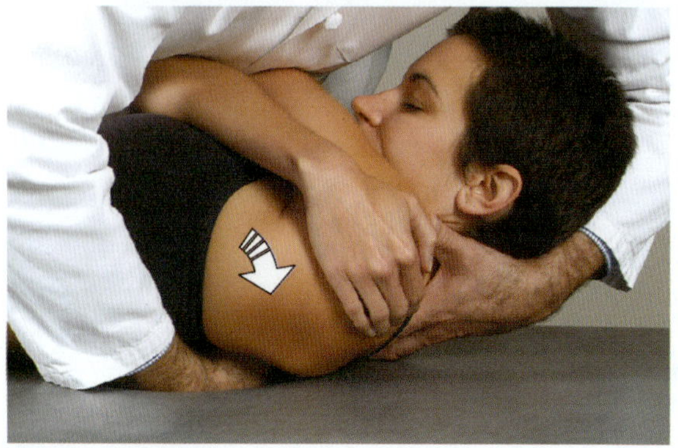

그림 11.80 5~7단계, 힘의 방향을 포함

늑골 부위 Costal region

3번~10번 늑골 호기기능장애
Rib3-Rib10 Exhalation Dysfunctions

숏레버, 흡기 강조
Short-Lever, Inhalation Emphasis

예: 호기시 좌측 6번 늑골
Ex: Left Rib 6 Exhaled

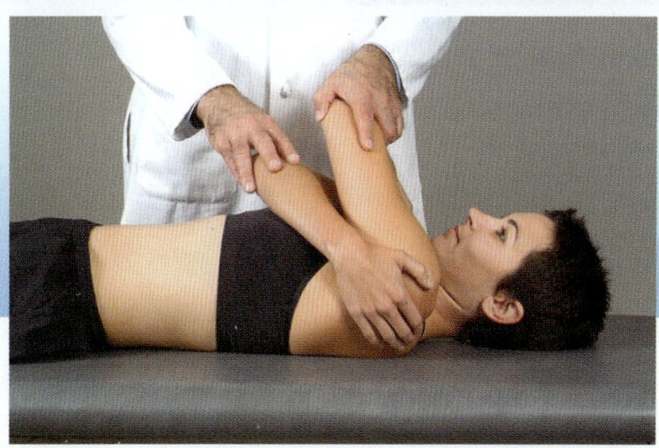

그림 11.81 1~2단계

1. 환자는 바로 눕고 치료사는 기능장애 늑골의 반대쪽에 선다.
2. 치료사는 환자의 한쪽 팔을 가슴을 가로질러 아래에 놓이게 하고, 기능장애 측 환자의 팔을 환자의 흉곽을 가로질러 당겨 V형태로 만든다(그림 11.81).
3. 치료사는 환자의 좌측 견갑대의 후방을 부드럽게 앞으로 당겨서 치료사 쪽으로 약간 굴린다.
4. 치료사의 오른손 엄지두덩을 기능장애가 있는 늑골의 각보다 뒤쪽, 아래쪽에 위치시킨다(그림 11.82).
5. 환자는 치료사의 손 위에 놓이게 되고, 환자가 팔짱을 낀 부위는 치료사의 가슴이나 복부에 닿게 한다.
6. 압박은 환자의 가슴을 통해 전달되어 엄지두덩에 국소화된다.
7. 환자는 숨을 들이쉬고 내쉰다. 숨을 내쉴 때, 추력(흰색 화살표, 그림 11.83 및 11.84)을 적용한다. 추력에 의한 충격이 엄지두덩에 대하여 약간 꼬리쪽으로 환자의 흉벽을 통해 전달된다.
8. 치료사는 늑골의 움직임과 기능장애의 기타 관련된 진단의 구성요소를 재평가하여 테크닉의 효용성을 결정한다.

참고: 이 테크닉은 펌프 핸들 축(pump-handle axis)이 아닌 버킷 핸들 축(bucket- handle axis)을 통한 벡터링이다!

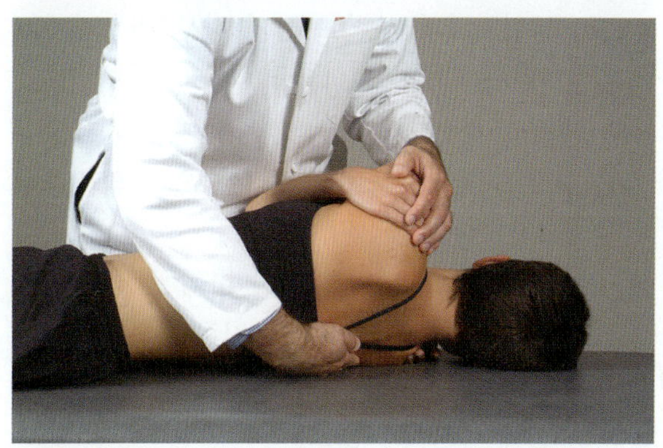

그림 11.82 3~4단계

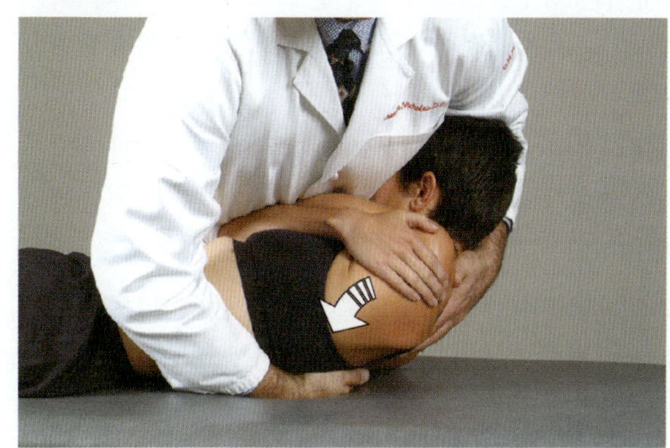

그림 11.83 5~7단계, 힘의 방향을 포함

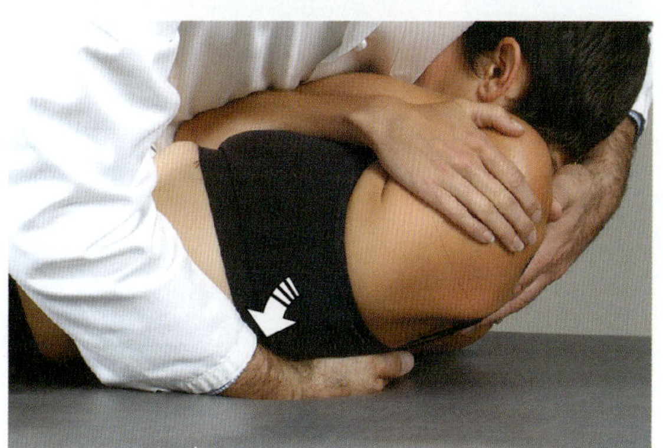

그림 11.84 5~7단계, 힘의 방향을 포함

늑골 부위 Costal region

11번, 12번 늑골 흡기기능장애
Rib11, Rib12 Inhalation Dysfunctions

숏레버, 호기 강조
Short-Lever, Exhalation Emphasis

예: 흡기시 우측 12번 늑골
Ex: Right Rib 12 Inhaled

1. 환자는 치료대에 엎드린자세를 한다.
2. 치료사는 치료대의 좌측에 서서 환자의 다리를 우측으로 15~20도 위치시켜 12번 늑골의 하부 내측면에 부착된 요방형근의 긴장을 없애준다(그림 11.85).
3. 치료사는 왼손의 새끼두덩을 기능장애가 있는 늑골의 내측과 하부에 놓고 부드럽게 지속적으로 외측과 머리쪽으로 견인력을 적용한다.
4. 그리고 우측 손은 골반의 안정시키기 위해 환자의 전상장골극(위앞엉덩뼈가시, ASIS)을 잡을 수 있다(그림 11.86A, B).
5. 환자는 숨을 깊게 들이쉬고 내쉰다.
6. 숨을 내쉬는 동안, 치료사의 왼손으로 머리방향과 외측방향으로 고속 · 저진폭 추력을 적용한다(흰색 화살표, 그림 11.87).
7. 치료사는 늑골의 움직임과 기능장애의 기타 관련된 진단의 구성요소를 재평가하여 테크닉의 효용성을 결정한다.

   참고: 이 테크닉은 일반적으로 흡기장애의 11번, 12번 늑골에 대한 근에너지테크닉을 시행한 후 환자에게 적용한다.

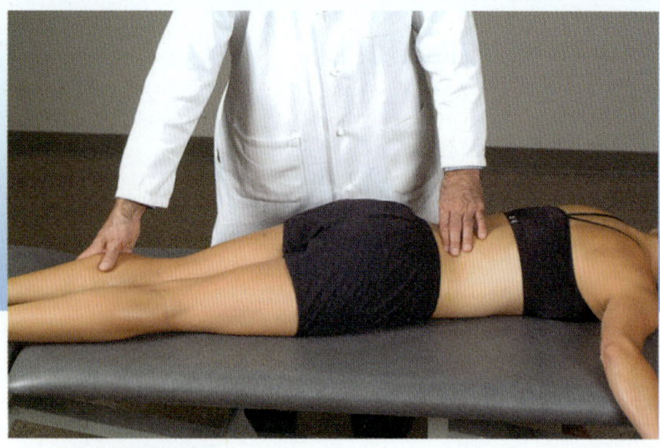

그림 11.85 1~2단계

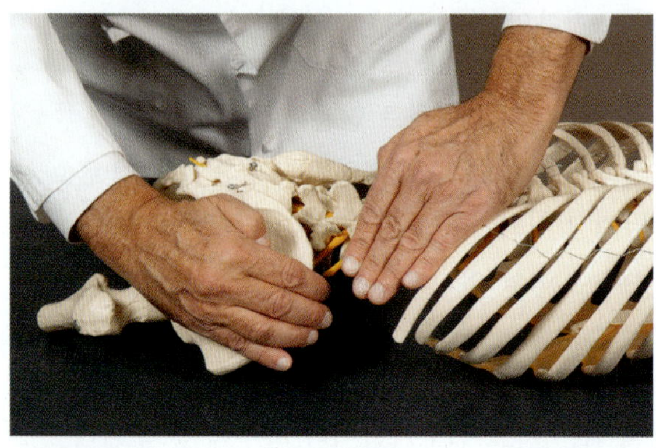

그림 11.86 A. 3~4단계

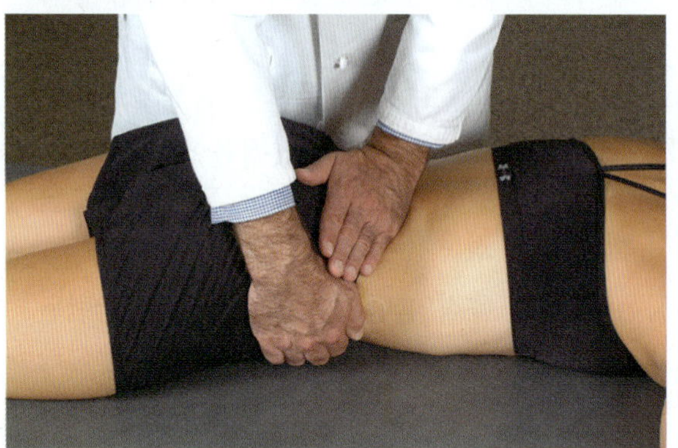

그림 11.86 B. 3~4단계

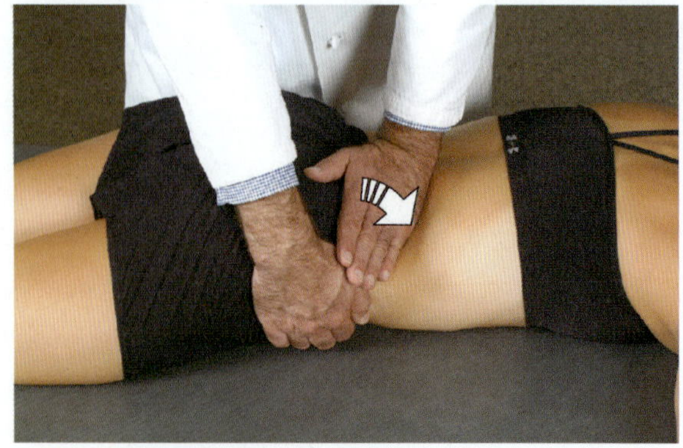

그림 11.87 5~6단계, 힘의 방향을 포함

늑골 부위 Costal region

11번, 12번 늑골 호기기능장애
Rib 11, Rib 12 Exhalation Dysfunctions

롱레버, 흡기 강조
Long-Lever, Inhalation Emphasis

예: 호기시 우측 12번 늑골
Ex: Right Rib 12 Exhaled

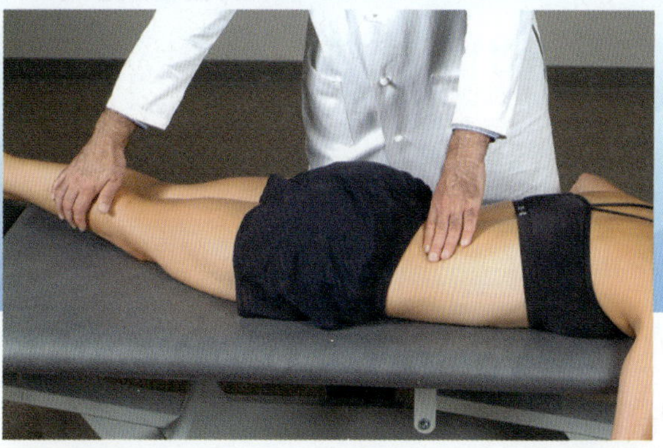
그림 11.88 1~2단계

1. 환자는 치료대에 엎드린자세를 한다.
2. 치료사는 치료대의 좌측에 서서 환자의 다리를 좌측으로 15~20도 위치시켜 12번 늑골의 하부 내측면에 부착된 요방형근의 긴장을 생성한다(그림 11.88).
3. 치료사는 늑골을 고정시키고 추력에 의해 움직이지 않도록 기능장애 늑골의 각도보다 바로 위쪽 그리고 측면에 좌측 엄지두덩(또는 새끼두덩)을 위치시킨다.
4. 치료사의 오른손은 환자의 전상장골극을 잡고 위쪽으로 부드럽게 들어올린다(그림 11.89).
5. 환자는 숨을 깊게 들이쉬고 내쉰다.
6. 숨을 내쉬는 동안 치료사의 왼손은 기능장애가 없는 늑골을 고정하고, 오른손으로는 전상장골극을 위쪽으로 빠르게 들어올린다(그림 11.90).
7. 치료사는 늑골의 움직임과 기능장애의 기타 관련된 진단의 구성요소를 재평가하여 테크닉의 효용성을 결정한다.

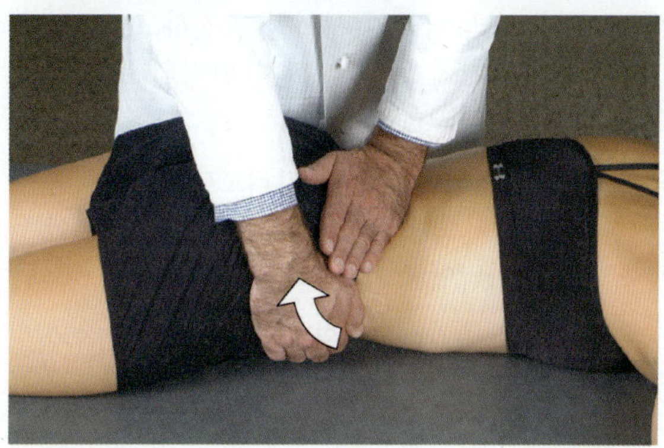
그림 11.89 3~4단계

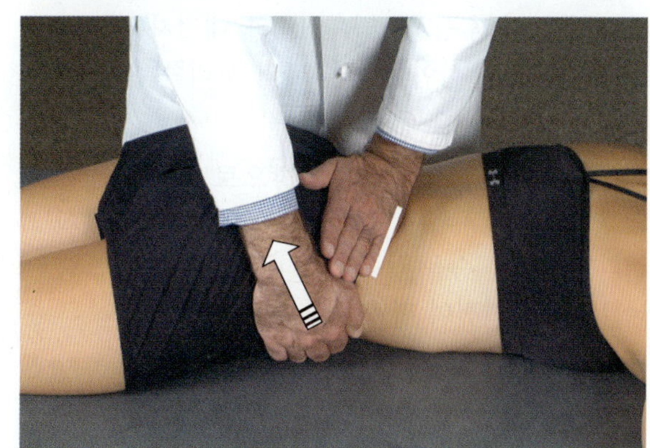
그림 11.90 6단계

요추 부위 Lumbar region

L1-L5 "중립" 유형 I 기능장애
L1-L5 "Neutral" Type I Dysfunctions

롱레버, 회전/측면굽힘 강조
Long-Lever, Rotational/Side Bending Emphasis

예: L5 NSLRR

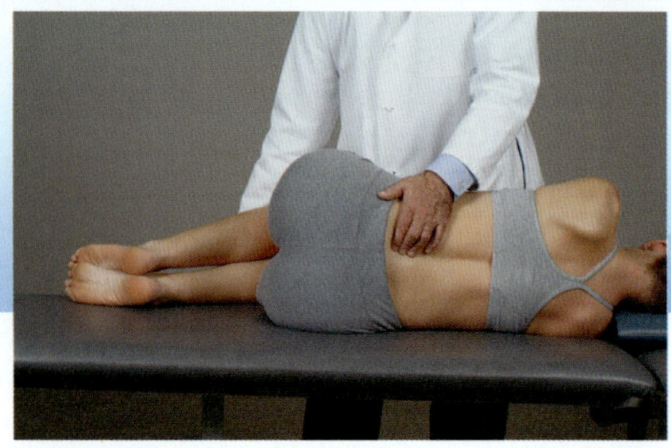

그림 11.91 1~2단계

1. 환자는 우측 옆으로 눕고, 치료사는 환자를 마주보고 앞에 선다.
2. 치료사는 L5와 S1의 극돌기 사이를 촉진하고, L5가 S1에 대해 중립위치에 있을 때까지 환자의 무릎과 엉덩이관절을 굽힌다(그림 11.91).
3. 환자의 다리를 굽힘하여 오른쪽 다리보다 더 머리쪽으로 위치시키고, 치료대 옆쪽으로 약간 떨어지게 한다. 환자의 발이 바닥에 닿아서는 안 된다(그림 11.92).
4. L5를 계속적으로 촉진하고, 환자의 가슴근 앞쪽과 견관절 부위에 치료사의 앞팔을 부드럽게 올려놓으면서 치료사의 머리쪽 손은 환자의 전주와(antecubital fossa, 팔오금)에 위치시킨다.
5. 치료사는 환자의 후상장골극(PSIS)과 대전자(greater trochanter, 큰돌기) 사이의 선을 따라 꼬리쪽 손을 위치시킨다(그림 11.93).
6. 환자의 골반은 제한장벽까지 전방으로 회전시키고 환자의 견관절과 흉추는 제한장벽까지 후방으로 회전시킨다. 환자는 숨을 들이쉬고 내쉰다. 환자가 숨을 내쉬는 동안 회전이 더 느슨해진다.
7. 회전의 느슨함이 제거되지 않거나, 움직임의 제한장벽이 효과적이지 못하면, 치료사는 환자의 오른팔을 잡고 L5와 S1 사이에서 회전 움직임이 촉진될 때까지 견관절을 앞으로 당길 수 있다.
8. 환자는 최대한 긴장을 풀고 이완한 상태에서 치료사는 환자의 견관절을 조금 머리쪽으로 움직이고 꼬리쪽 앞팔을 이용하여 골반과 천골을 꼬리쪽(흰색 화살표, 그림 11.94)으로 움직여 우측 측면굽힘과 좌측으로 회전 움직임이 일어나도록 환자의 척추에 직각으로 추력을 가한다.
9. 치료사는 분절간 움직임과 기능장애의 기타 관련된 진단의 구성요소를 재평가하여 테크닉의 효용성을 결정한다.

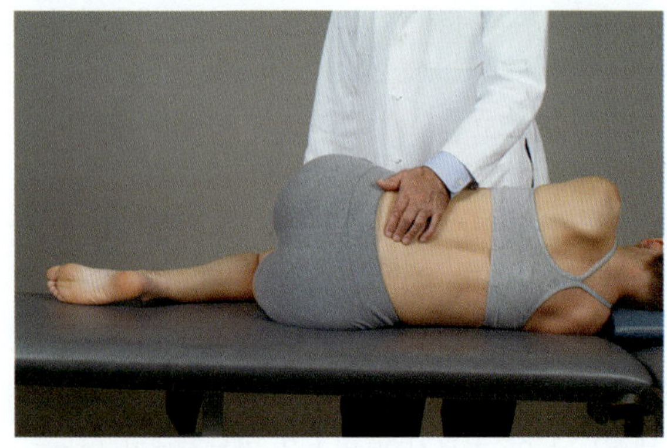

그림 11.92 3단계

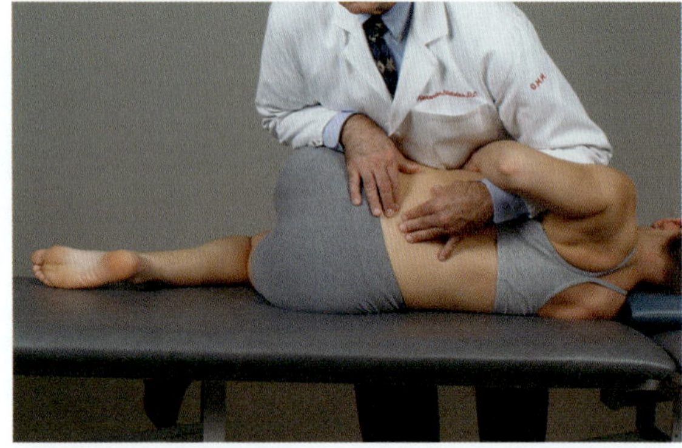

그림 11.93 4~5단계

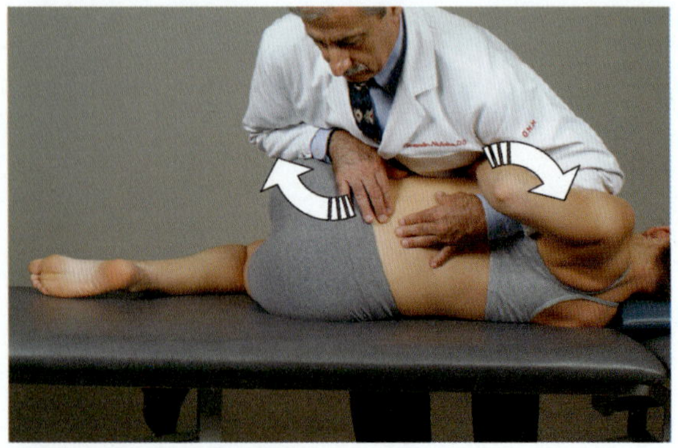

그림 11.94 8단계

요추 부위 Lumbar region

L1-L5 "비중립" 유형 II 기능장애
L1-L5 "Non-Neutura" Type II Dysfunctions

롱레버, 회전/측면굽힘 강조
Long-Lever, Rotational/Side Bending Emphasis

예: L4 FSRRR 또는 L4 ESRRR

1. 환자는 우측 옆으로 눕고, 치료사는 환자를 마주보고 앞에 선다.
2. 치료사는 L4와 L5의 극돌기 사이를 촉진하고, L4가 L5에 대해 중립위치에 있을 때까지 환자의 무릎과 고관절을 굽힌다. 이 지점에서 폄의 장벽에 도달할 필요는 없다(그림 11.95).
3. 그리고 환자의 좌측다리를 더 많이 굴곡시켜 오른쪽 다리보다 더 머리쪽으로 위치되게 하며, 치료대 옆쪽으로 살짝 떨어지게 한다. 환자의 발이 바닥에 닿아서는 안 된다(그림 11.96).
4. L4를 계속적으로 촉진하면서, 치료사의 앞팔을 환자의 견관절에 부드럽게 올려놓고 치료사의 머리쪽 손은 환자의 팔오금에 위치시킨다.
5. 치료사의 꼬리쪽 손으로 환자의 L5를 안정화시킨다(그림 11.97).
6. 환자의 견관절과 골반을 서로 반대방향으로 회전시킨다. 환자는 숨을 들이쉬고 내쉰다. 환자가 숨을 내쉬는 동안 회전의 느슨함을 없앤다.
7. 회전의 느슨함이 제거되지 않거나, 움직임의 제한장벽이 효과적이지 못하면, 치료사는 환자의 오른팔을 잡고 L4와 S1 사이에서 회전 움직임이 촉진될 때까지 견관절을 앞으로 당길 수 있다.
8. 환자는 최대한 긴장을 풀고 이완하게 하고, 치료사는 앞팔로 추력을 가하면서(흰색 화살표, 그림 11.98) 동시에 견관절을 약간 꼬리쪽으로, 그리고 엉치뼈와 골반은 머리쪽으로 움직인다.
9. 치료사는 분절간 움직임과 기능장애 분절의 기타 관련된 진단의 구성요소를 재평가하여 테크닉의 효용성을 결정한다.

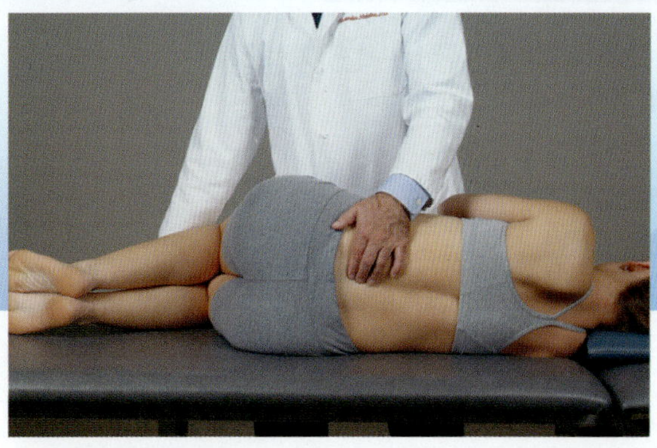

그림 11.95 1~2단계

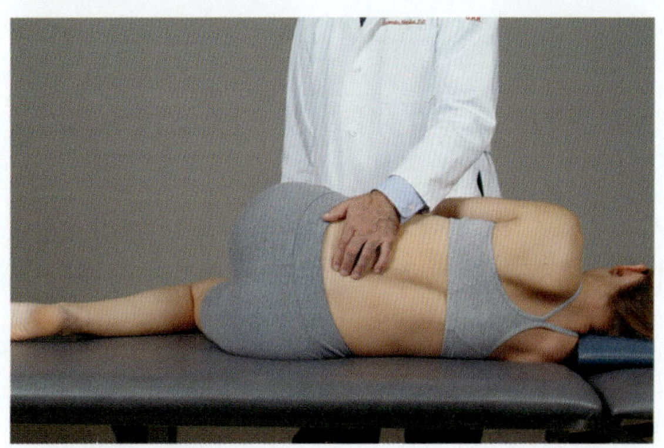

그림 11.96 3단계

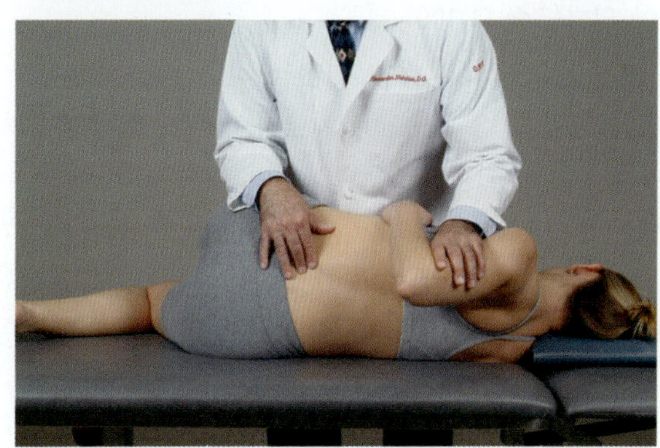

그림 11.97 4~5단계

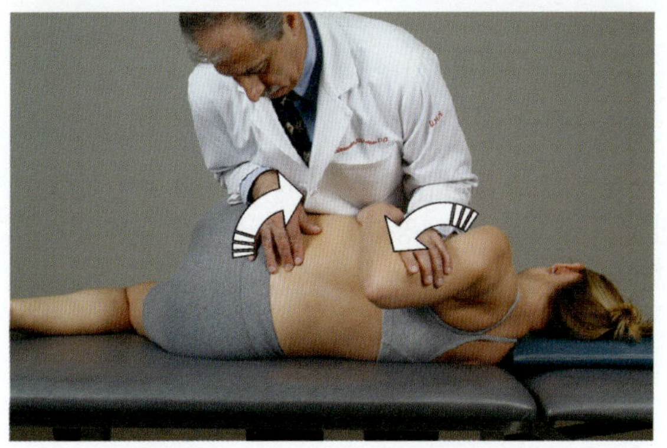

그림 11.98 8단계

요추 부위 Lumbar region

신경근 증후근을 동반한 L1–L5 기능장애
L1–L5 Dysfunction with Radicular Symptoms

롱레버, 견인/벌림 강조
Long-Lever, Traction/Gapping Emphasis

예: 좌측 L5/S1 신경근염
Ex: Left L5/S1 Radiculitis

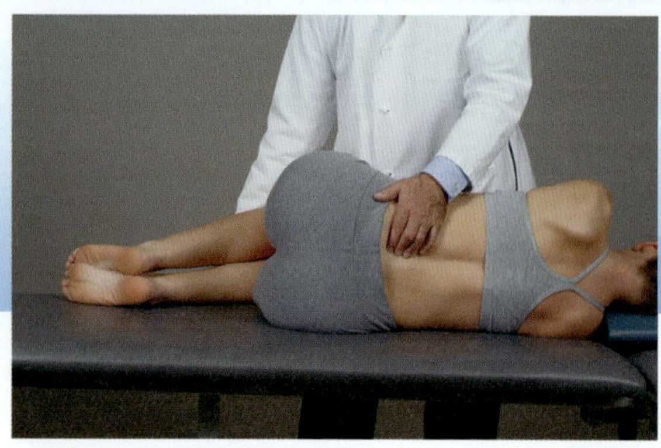
그림 11.99 1~2단계

증상의 심각성 또는 특정 신경학적 결손에 대한 임상적인 소견이 있는 환자에게 이 테크닉은 금기증이 될 수 있다.

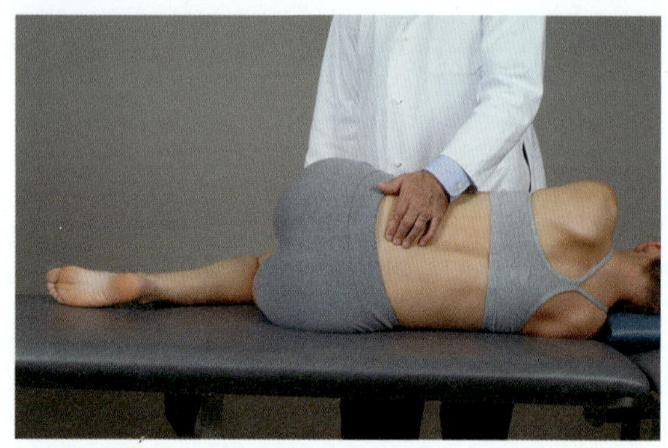
그림 11.100 3단계

1. 환자는 우측 옆으로 눕고, 치료사는 환자를 마주보고 앞에 선다.
2. 치료사는 L5–S1의 극돌기 사이를 촉진하고 L5가 S1에 대해 완전 굽힘될 때까지 환자의 고관절과 무릎관절을 굽힌다(그림 11.99).
3. 그리고 환자의 좌측다리를 더 많이 굴곡시켜 오른쪽 다리보다 더 머리쪽으로 위치되게 하며 치료대 옆쪽으로 살짝 떨어지게 한다. 환자의 발이 바닥에 닿아서는 안 된다(그림 11.100).
4. L5를 계속 촉진하면서, 치료사의 앞팔을 환자의 견관절에 부드럽게 올려놓으며 치료사의 머리쪽 손은 환자의 팔오금에 위치시킨다.
5. 치료사의 꼬리쪽 손은 환자의 PSIS와 큰돌기 사이 선에 위치시킨다(그림 11.101).
6. 치료사의 팔이 움직이면서 좌측 L5와 S1이 분리된다. 이로 인해 L5와 S1의 신연(distraction)과 틈(gapping)이 만들어진다.
7. 환자는 이완하고 긴장하지 않은 상태에서 숨을 들이쉬고 내쉰다. 숨을 내쉬는 동안, 치료사는 회전과 비틀림(torsion)이 일어나지 않게 하면서 L5를 S1에서 분리하는 추력을 적용한다(흰색 화살표, 그림 11.102).
8. 치료사는 신경근 증상을 재평가하고, 기능장애 분절의 진단 구성요소를 재평가하여 테크닉의 효용성을 결정한다.

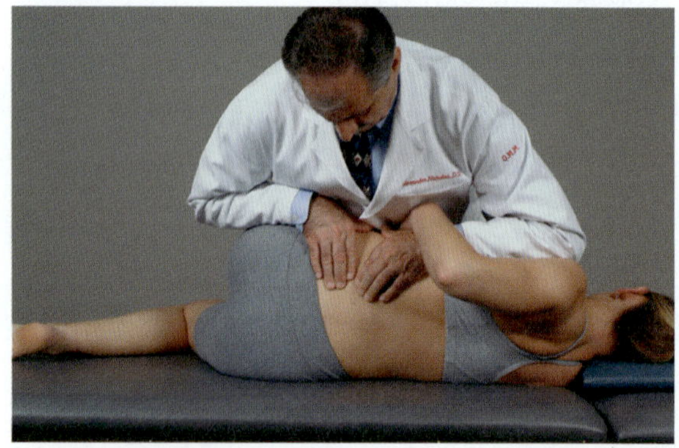
그림 11.101 4~5단계

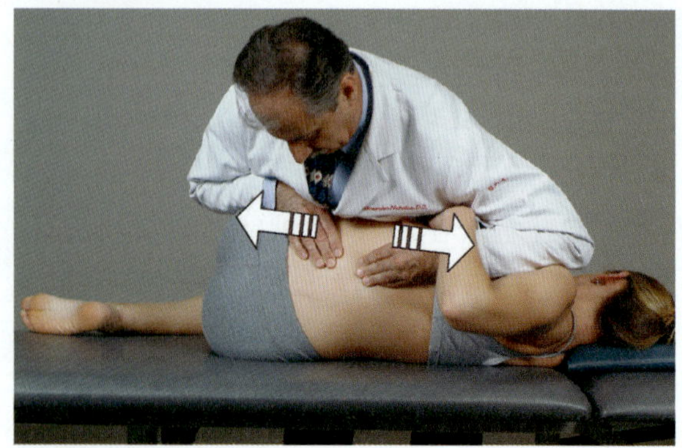
그림 11.102 6~7단계

요추 부위 Lumbar region

L1-L5 "중립" 유형 I 기능장애
L1-L5 "Neutral" Type I Dysfunctions

롱레버, 회전 강조
Long-Lever, Rotational Emphasis

예: L4 NSLRR, "주위 걷기"
Ex: L4 NSLRR, "Walk-Around"

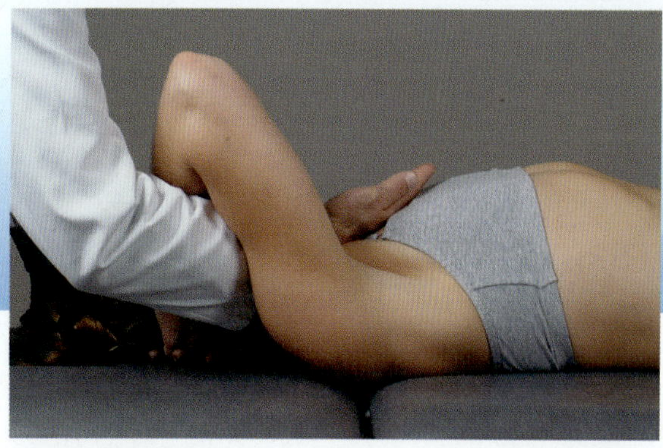

그림 11.103 1~3단계

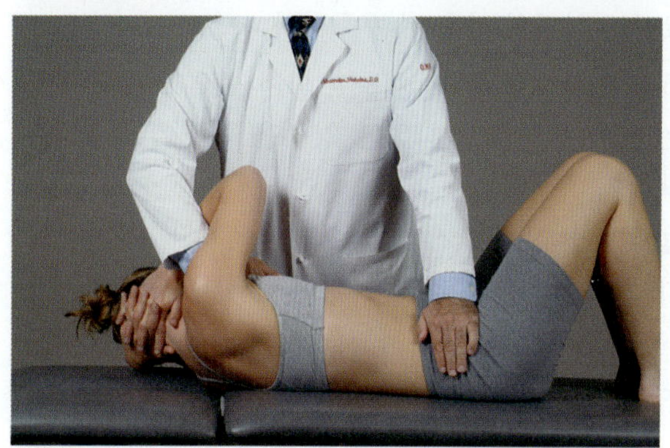

그림 11.104 4~6단계

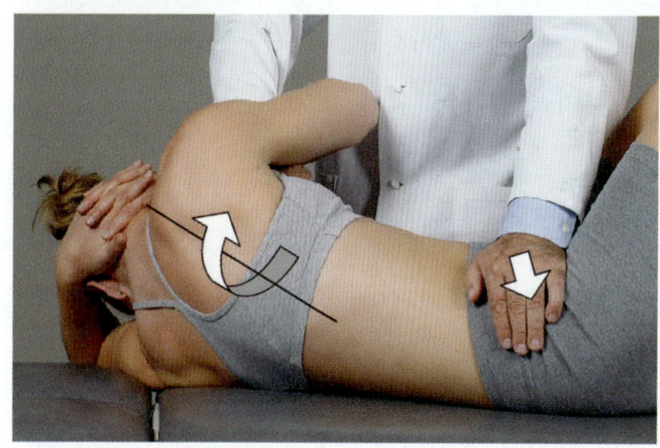

그림 11.105 7~8단계

1. 환자의 목뒤에 손깍지를 끼고 누운자세를 한다.
2. 치료사는 환자의 치료대 머리쪽에 서서 우측 앞팔을 환자의 굽힘된 우측 팔과 어깨 사이의 공간으로 밀어 넣는다.
3. 치료사의 손등을 환자의 가슴뼈 중앙에 조심스럽게 올려놓는다(그림 11.103).
4. 그다음 치료사는 치료대의 머리쪽 주위를 돌아 환자의 좌측으로 걸어간다.
5. 치료사는 꼬리쪽 손으로 뒷면을 촉진하면서 L4가 움직이기 시작할 때까지 환자의 체간을 우측으로 굽힌다.
6. 치료사는 측면굽힘을 유지하면서 환자를 좌측으로 회전시키기 시작한다(그림 11.104).
7. 치료사의 꼬리쪽 손바닥으로 환자의 우측 ASIS를 고정한다.
8. 환자는 이완하고 긴장하지 않는다. 치료사는 환자를 좌측으로 최소한 회전시키면서 추력을 가한다(흰색 화살표, 그림 11.105).
9. 치료사는 분절간 움직임과 기능장애 분절의 기타 관련된 진단의 구성요소를 재평가하여 테크닉의 효용성을 결정한다.

요추 부위 Lumbar region

L1-L5 "폄" 유형 II 기능장애
L1-L5 "Extension" Type II Dysfunctions

숏레버, 회전 강조
Short-Lever, Rotational Emphasis

예: L2 ESRRR

1. 엉치뼈와 골반의 움직임을 제한하기 위해 환자는 가능한 한 다리를 벌리고 치료대에 걸터앉는다.
2. 치료사는 환자의 좌측 뒤편에 선다.
3. 환자는 오른손을 목 뒤에 놓고 왼손은 우측 팔꿈치를 잡는다(더 편안하게 하려면 양손을 목뒤에 놓을 수 있다)(그림 11.106).
4. 치료사는 왼쪽 팔을 환자의 좌측 겨드랑이 아래로 통과시켜 환자의 우측 위팔의 가장 윗부분을 잡는다.
5. 치료사는 L2 우측 횡돌기 위의 척추주위 근육에 우측 엄지두덩 또는 손바닥을 놓는다(그림 11.107).
6. 환자에게 이완하도록 지시하고, 치료사는 환자를 약간 앞으로 굽힘시킨 후 L2에서 움직임이 촉진될 때까지 좌측으로 측면굽힘시킨다.
7. 환자가 깊이 숨을 들이쉬고 내쉴 때, 치료사는 환자를 좌측회전 자세로 만든다(약간의 굽힘과 좌측 측면굽힘이 유지된 상태에서)(그림 11.108).
8. 환자가 이완되고 긴장하지 않는 상태에서, 치료사는 추력을 적용한다. 추가적인 좌측회전을 통해 환자를 최소한으로 당기는 동시에 오른손으로 L2 숏레버의 추력을 적용한다(흰색 화살표, 그림 11.109).
9. 치료사는 분절간 움직임과 기능장애 분절의 기타 관련된 진단의 구성요소를 재평가하여 테크닉의 효용성을 결정한다.

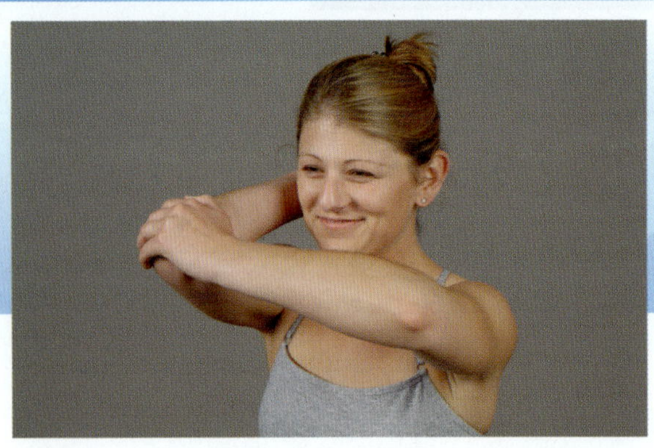
그림 11.106 1~3단계

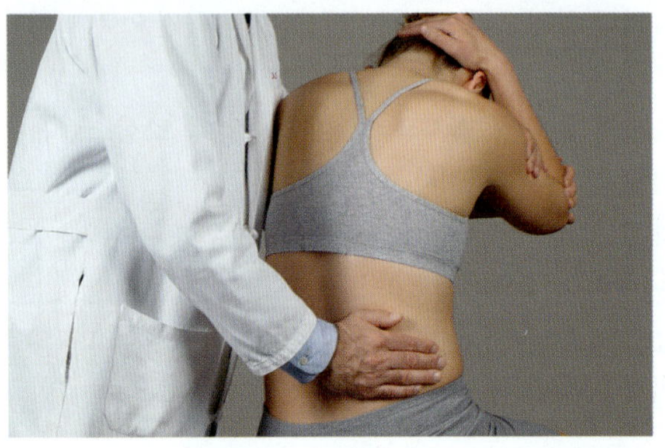
그림 11.107 4~5단계

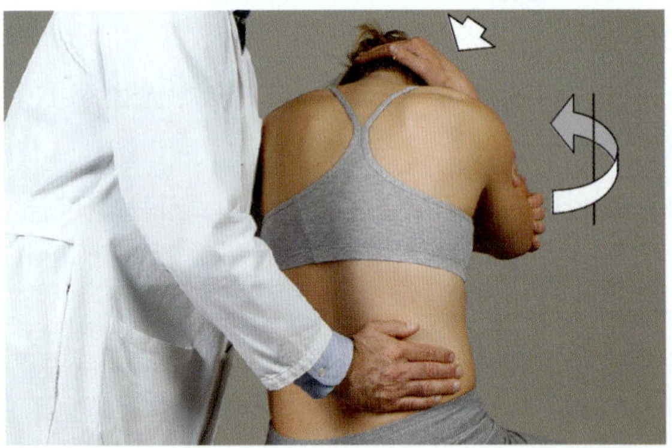
그림 11.108 6~7단계

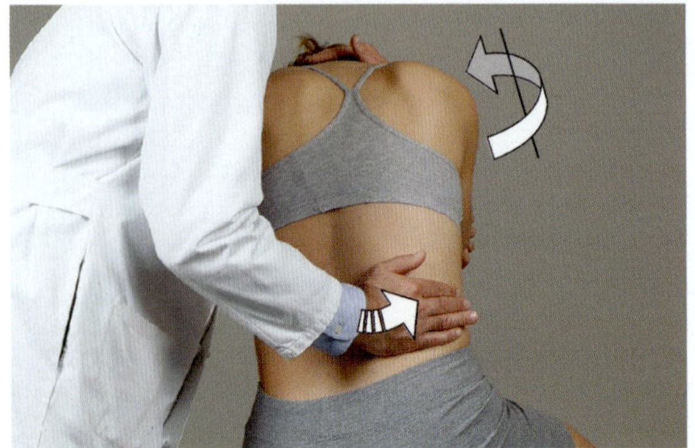
그림 11.109 8단계

요추 부위 Lumbar region

L1-L5 "폄" 유형 II 기능장애

L1-L5 "Extension" Type II Dysfunctions

롱레버, 회전 강조

Long-Lever, Rotational Emphasis

예: L2 ESRRR

1. 엉치뼈와 골반의 움직임을 제한하기 위해 환자는 가능한 한 다리를 벌리고 치료대에 걸터앉는다.
2. 치료사는 환자의 좌측 뒤편에 선다.
3. 환자는 오른손을 목 뒤에 놓고 왼손은 우측 팔꿈치를 잡는다(더 편안하다면 양손을 목뒤에 놓을 수도 있다)(그림 11.110).
4. 치료사는 왼손을 환자의 좌측과 우측의 위팔 상단으로 가져간다.
5. 치료사는 L2와 L3 극돌기 사이의 공간 중앙에 우측 엄지두덩 또는 손바닥 중심선을 위치시킨다(그림 11.111).
6. 환자에게 이완을 유도하고, 치료사는 L2에서 움직임이 촉진될 때까지 환자를 약간 전방으로 굽힘하며 좌측으로 측면굽힘시킨다.
7. 환자는 깊게 숨을 들이쉬고 내쉬면서, 약간의 굽힘과 좌측 측면굽힘을 유지하며 좌측회전 자세를 취한다(그림 11.112).
8. 환자는 이완하고 긴장하지 않은 상태에서, 치료사의 오른손은 L3(흰색 화살표)를 고정하고, 왼손은 환자를 더 좌측으로 회전(흰색 점선 화살표)시키며 끌어당긴다(L3에 대해 L2를 좌측으로 회전시킨다)(그림 11.113).
9. 치료사는 분절간 움직임과 기능장애 분절의 기타 관련된 진단의 구성요소를 재평가하여 테크닉의 효용성을 결정한다.

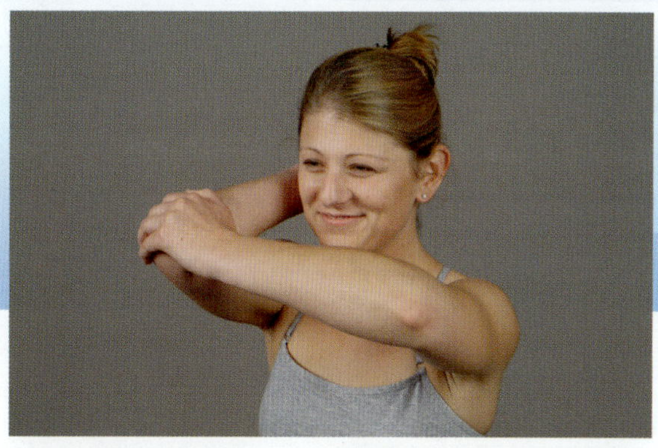

그림 11.110 1~3단계

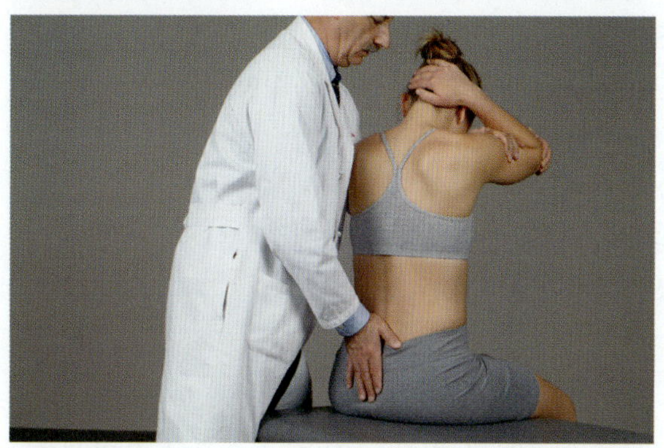

그림 11.111 4~5단계

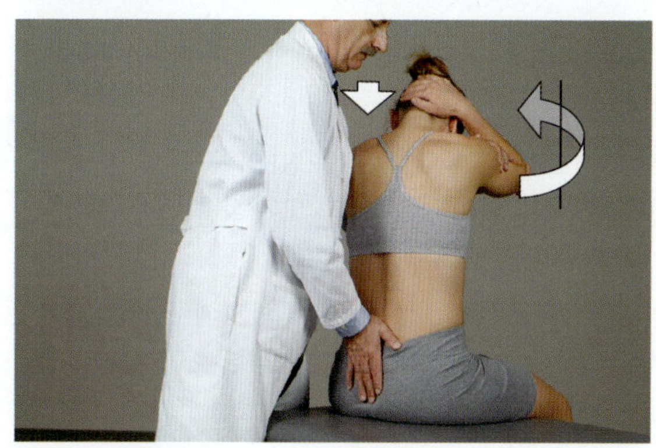

그림 11.112 6~7단계

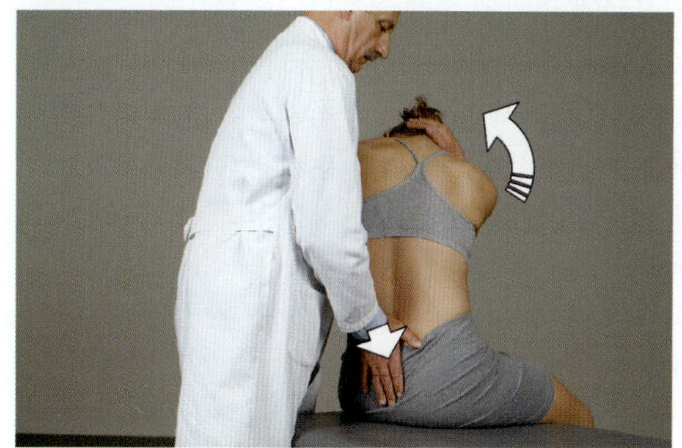

그림 11.113 8단계

골반 부위 Pelvic Region

천장골(무명골) 기능장애
Iliosacral (Innominate) Dysfunction

숏레버, 전방 회전 강조
Short-Lever, Anterior Rotational Emphasis

예: 좌측 후방 무명골 회전
Ex: Left Posterior Innominate Rotation

진단 Diagnosis

선자세 체간 굴곡검사(Standing flexion test): 양성(좌측 PSIS 상승)

누운자세(Supine): ASIS 압박검사 좌측 제한

ASIS: 좌측이 머리쪽(약간 외측)

내측 복사뼈: 좌측이 짧게 나타날 수 있다.

엎드린자세: 제한된 수동적 좌측 천장관절 움직임

PSIS: 좌측이 꼬리쪽(약간 내측)

테크닉 Technique

1. 치료사를 마주보고 환자는 우측 옆으로 누운자세를 한다.
2. 치료사는 머리쪽 손으로 L5와 S1의 극돌기 사이를 촉진한다.
3. 치료사는 꼬리쪽 손으로 L5와 S1의 극돌기 사이가 분리될 때까지 환자의 무릎과 고관절을 굽힌다(그림 11.114).
4. 치료사는 환자의 좌측다리를 이 위치에서 유지시키고 우측다리를 곧게 펴 왼발을 우측 오금(popliteal fossa, 슬와)에 올려놓게 한다.
5. 치료사의 앞팔은 환자의 좌측 어깨 전면에 놓고 환자의 팔오금에 머리쪽 손을 놓는다(그림 11.115).
6. 다음의 테크닉 중 하나를 적용한다:
   a. 꼬리쪽 손을 사용하여, 치료사는 좌측 후방 엉덩뼈능선에 네번째 다섯번째 손가락을 좌측 PSIS에 새끼두덩 손바닥 면을 위치시킨다(그림 11.116).
   또는
   b. 꼬리쪽 손을 사용하여, 치료사는 앞팔의 배쪽면(ventral aspect)을 좌측 PSIS와 좌측 후방 엉덩뼈능선에 위치시킨다(그림 11.117).

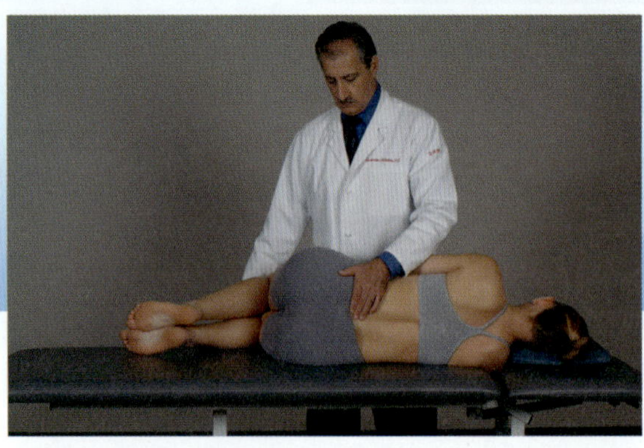
그림 11.114 1~3단계

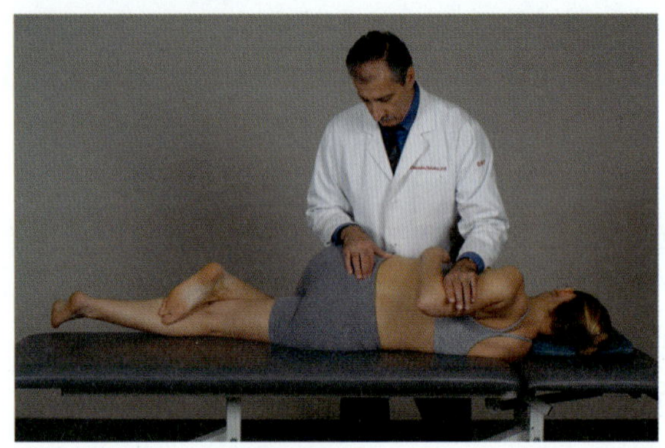
그림 11.115 4~5단계

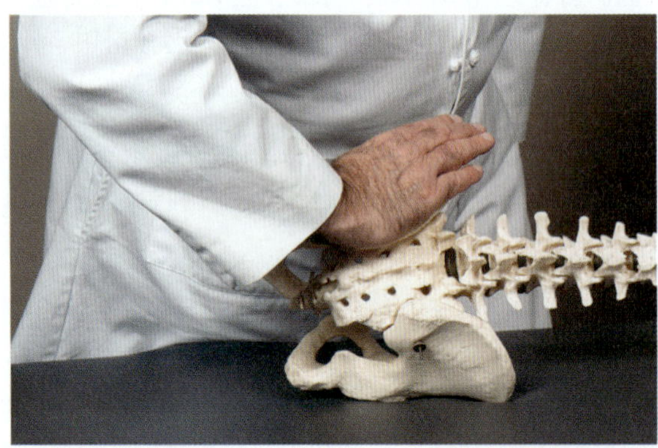
그림 11.116 6a단계

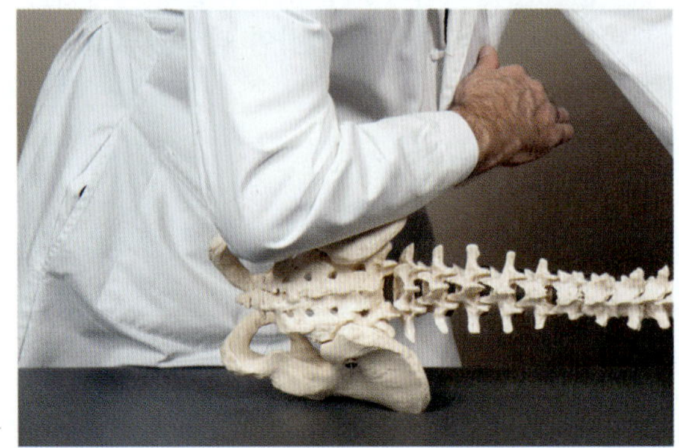
그림 11.117 6b단계

또는

c. 치료사는 환자의 어깨높이에 서서 환자의 골반을 향해 꼬리쪽 팔의 앞팔을 좌측 PSIS와 후방 엉덩뼈능선에 놓는다(그림 11.118).

7. 치료사는 환자의 좌측 어깨를 뒤쪽으로 부드럽게 밀고 골반을 앞으로 굴리면서 반대방향으로의 축 회전을 유도한다. 이러한 움직임은 좌측 SI 관절에서 좌측 천골의 움직임이 촉진될 때까지 계속되어야 한다.

8. 환자는 이완하고 긴장하지 않은 상태에서, 치료사는 환자의 배꼽을 향해 오른손이나 앞팔(흰색 화살표, 그림 11.119~11.121)로 추력을 전달한다.

9. 치료사는 좌측 천장관절의 움직임과 기능장애의 기타 관련된 진단의 구성요소를 재평가하여 테크닉의 효용성을 결정한다.

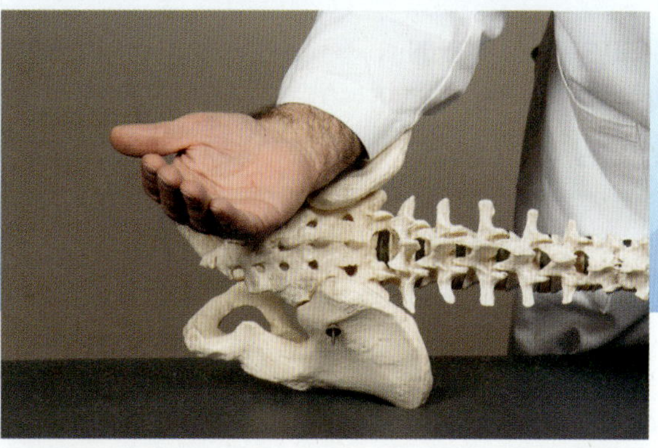

그림 11.118 6c단계

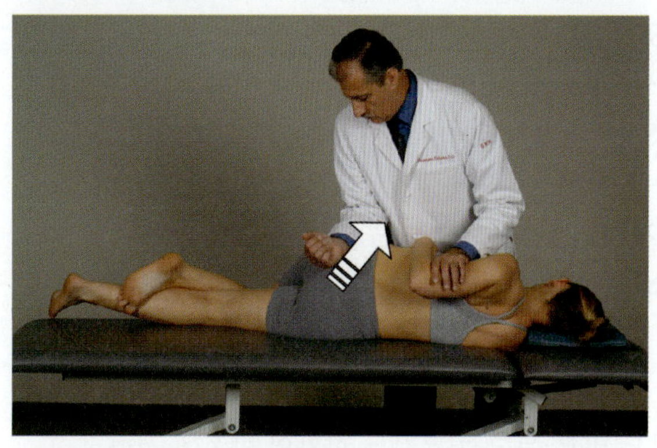

그림 11.119 6c단계, 7~8단계

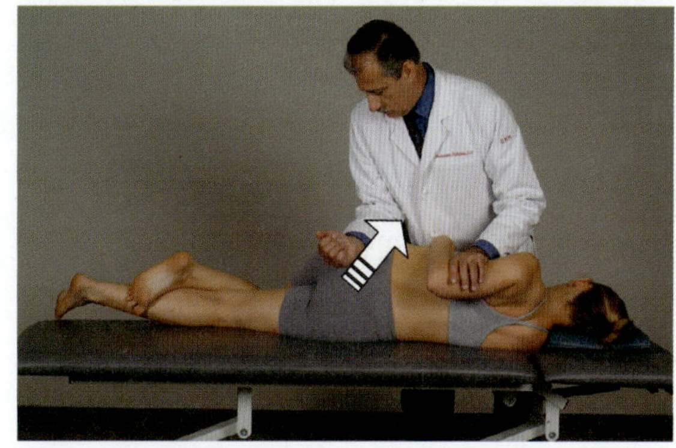

그림 11.120 6a단계, 7~8단계

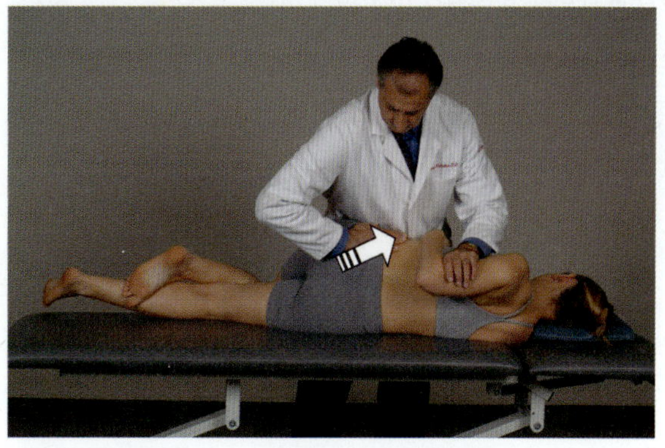

그림 11.121 6b단계, 7~8단계

골반 부위 Pelvic Region

천장골(무명골) 기능장애
Illiosacral (Innominate) Dysfunction

숏레버, 전방 회전 강조
Short-Lever, Anterior Rotational Emphasis

예: 우측 후방 무명골 회전
Ex: Right Posterior Innominate Rotation

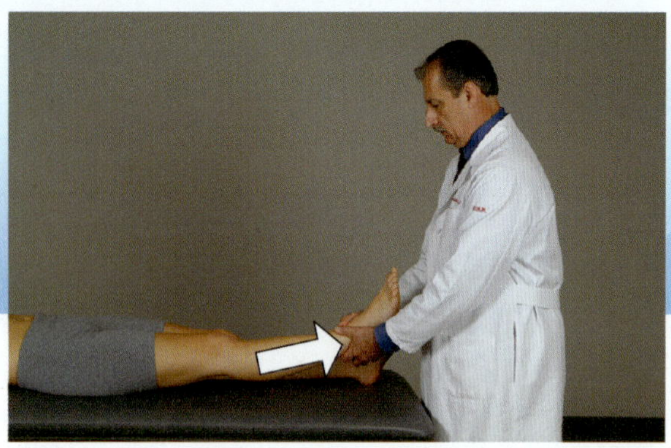
그림 11.122 1~3단계

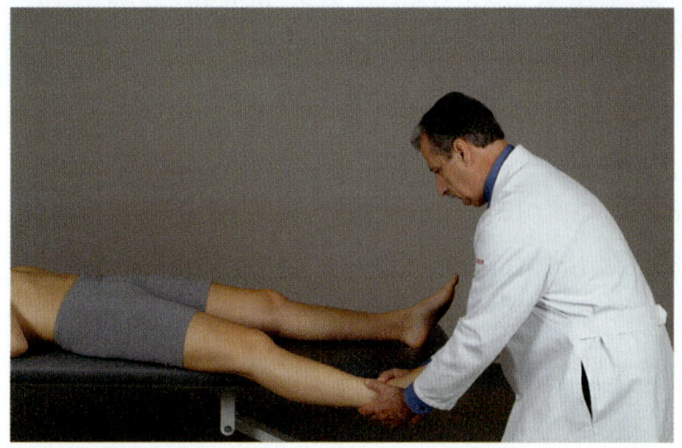
그림 11.123 3a단계

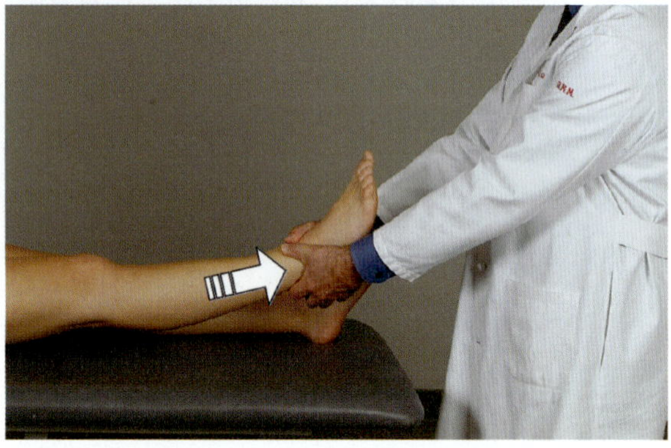
그림 11.124 5단계

진단 Diagnosis

선자세 체간 굴곡검사(Standing flexion test): 양성(우측 PSIS 상승)

누운자세(Supine): ASIS 압박검사 우측 제한

ASIS: 우측이 머리쪽(약간 외측)

내측 복사뼈: 우측이 짧게 나타날 수 있다.

엎드린자세: 제한된 수동적 우측 천장관절 움직임

PSIS: 우측이 꼬리쪽(약간 내측)

테크닉 Technique

1. 환자는 바로 눕고 치료사는 환자의 발쪽에 선다.
2. 치료사는 환자의 우측 발목을 쥔다.
3. 치료사는 환자의 우측다리를 30도 이하로 들어올리고, 다리로 견인력을 적용한다(흰색 화살표, 그림 11.122).
   a. 일부의 치료사는 다리를 치료대 측면에서 약 10~20도 정도 떨어진 위치에 배치하는 것을 선호하기도 한다(그림 11.123).
4. 환자에게 3~5회 천천히 호흡하게하고 그 동안 견인력을 유지한다.
5. 마지막 호흡의 끝에서, 치료사는 견인방향으로 추력을 가한다(흰색 화살표, 그림 11.124).
6. 치료사는 우측 천장관절의 움직임과 기능장애의 기타 관련된 진단의 구성요소를 재평가하여 테크닉의 효용성을 결정한다.

골반 부위 Pelvic Region

천장골(무명골) 기능장애
Iliosacral (Innominate) Dysfunction

받침점이 있는 롱레버, 회전 강조
Long-Lever with Fulcrum, Rotational Emphasis

예: 좌측 후방 무명골 회전
Ex: Left Posterior Innominate Rotation

진단 Diagnosis

선자세 체간 굴곡검사(Standing flexion test): 양성(좌측 PSIS 상승)

누운자세(Supine): ASIS 압박검사 좌측 제한

ASIS: 좌측이 머리쪽(약간 외측)

내측 복사뼈: 좌측이 짧게 나타날 수 있다.

엎드린자세: 제한된 수동적 좌측 천장관절 움직임

PSIS: 좌측이 꼬리쪽 (약간 내측)

테크닉 Technique

1. 환자는 바로 눕고 치료사는 환자의 우측에 선다.
2. 치료사는 환자의 무릎과 고관절을 굽힌다.
3. 그리고 환자의 다리를 치료사쪽으로 굴린다.
4. 치료사는 환자의 좌측 PSIS 아래에 머리쪽 손 모지구융기를 놓고 볼기뼈를 움직일 수 있는 받침점 역할을 하게 한다(그림 11.125).
5. 그리고 환자의 체중이 받침점 바로 위에 있는 상태에서 좌측 PSIS에 환자를 굴린다(흰색 화살표, 그림 11.126).
6. 환자는 무릎을 펴고 천천히 다리를 치료대 쪽으로 내린다(흰색 화살표, 그림 11.127 및 11.128). 이로 인해 좌측 볼기뼈에 짧고 롱레버 작용이 발생된다.
7. 치료사는 좌측 천장관절의 움직임과 기능장애의 기타 관련된 진단의 구성요소를 재평가하여 테크닉의 효용성을 결정한다.

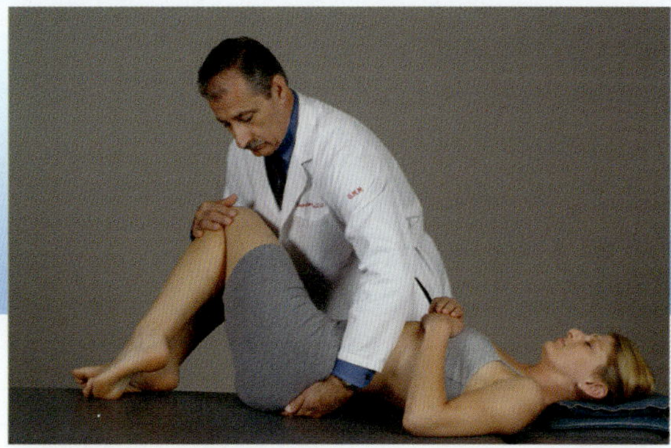

그림 11.125 1~4단계

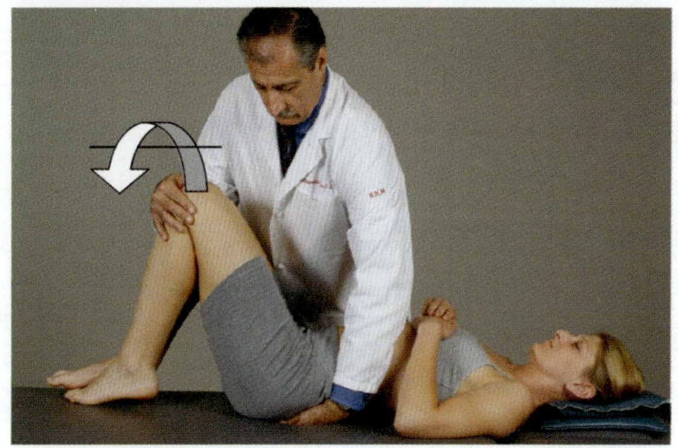

그림 11.126 5단계

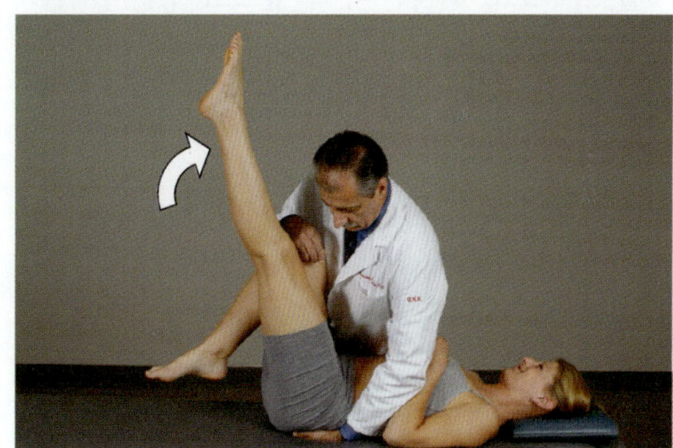

그림 11.127 5-6단계

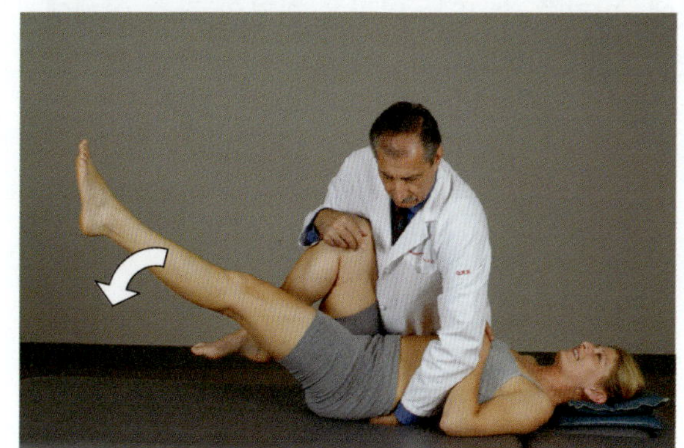

그림 11.128 6단계

골반 부위 Pelvic Region

천장골(무명골) 기능장애
Iliosacral (Innominate) Dysfunction

숏레버, 회전 강조
Short-Lever, Rotational Emphasis

예: 좌측 전방 무명골 회전
Ex: Left Anterior Innominate Rotation

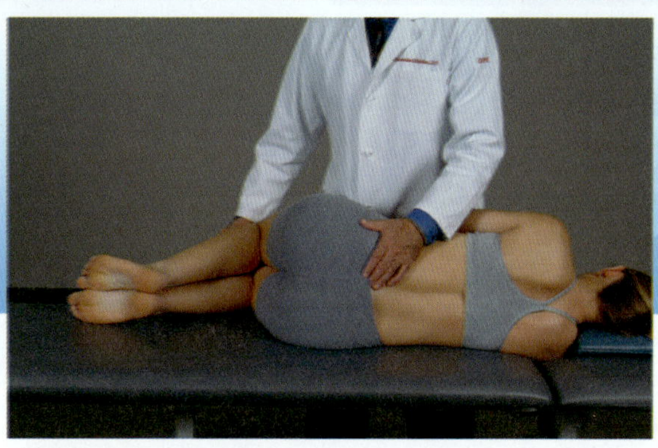
그림 11.129 1단계

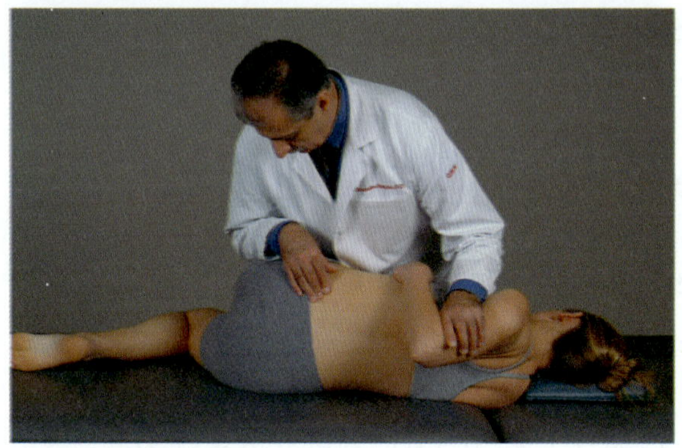
그림 11.130 2~5단계

진단 Diagnosis

선자세 체간 굴곡검사(Standing flexion test): 양성(좌측 쪽 PSIS 상승)

누운자세(Supine): ASIS 압박검사 좌측 제한

ASIS: 좌측이 꼬리쪽(약간 내측)

내측 복사뼈: 좌측이 짧게 나타날 수 있다.

엎드린자세: 제한된 수동적 좌측 천장관절(엉치엉덩) 움직임

PSIS: 우측이 머리쪽(약간 외측)

테크닉 Technique

1. 치료사를 마주보고 환자는 우측 옆으로 누운자세를 한다(그림 11.129).
2. 치료사는 머리쪽 손을 이용하여 L5와 S1 극돌기 사이를 촉진한다.
3. L5와 S1 극돌기 사이가 분리될 때까지 치료사는 꼬리쪽 손으로 환자의 무릎과 고관절을 굽힌다.
4. 치료사는 환자의 좌측다리를 치료대에서 떨어뜨리고 우측다리 보다 약간 더 구부린다. 환자의 발이 바닥에 닿아서는 안 된다.
5. 치료사는 꼬리쪽 팔을 환자의 좌측 PSIS와 대퇴돌기 사이에, 머리쪽 손 또는 앞팔을 환자의 좌측 어깨에 놓는다(그림 11.130).

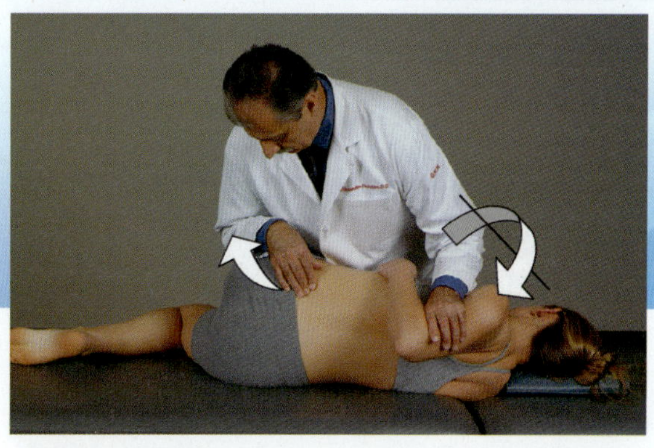
그림 11.131 6단계

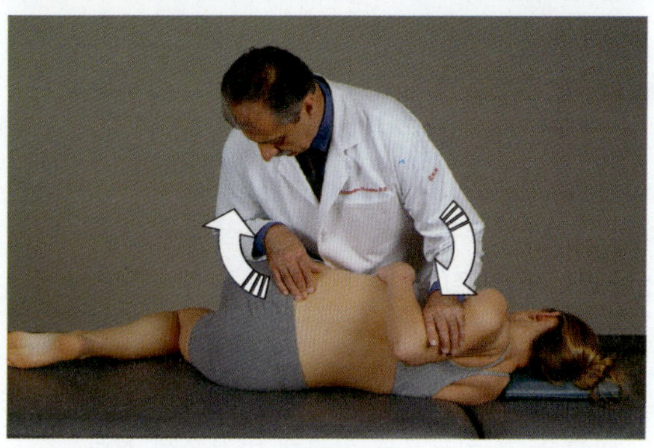
그림 11.132 7~8단계

6. 그리고 환자의 어깨를 등쪽(뒤쪽)으로 부드럽게 밀고, 골반을 배쪽(앞쪽)으로 굴리면서 반대방향으로의 축 회전을 일으킨다(흰색 화살표, 그림 11.131). 이러한 동작은 좌측 천장관절에서 천골의 움직임이 촉진될 때까지 계속되어야 한다.

7. 움직임이 느껴지지 않으면, 치료사는 환자의 오른팔을 잡고 좌측 천장관절에서 회전 움직임이 나타날 때까지 환자의 어깨를 앞으로 당긴다.

8. 환자가 이완하고 긴장하지 않은 상태에서, 치료사는 대퇴골을 따라 추력을 전달한다(흰색 화살표, 그림 11.132).

9. 치료사는 좌측 천장관절의 움직임과 기능장애의 기타 관련된 진단의 구성요소를 재평가하여 테크닉의 효용성을 결정한다.

골반 부위 Pelvic Region

천장골(무명골) 기능장애
Iliosacral (Innominate) Dysfunction

견인/후방 회전 강조
Tracton/Posterior Rotational Emphasis

예: 우측 전방 무명골 회전
Ex: Right Anterior Innominate Rotation

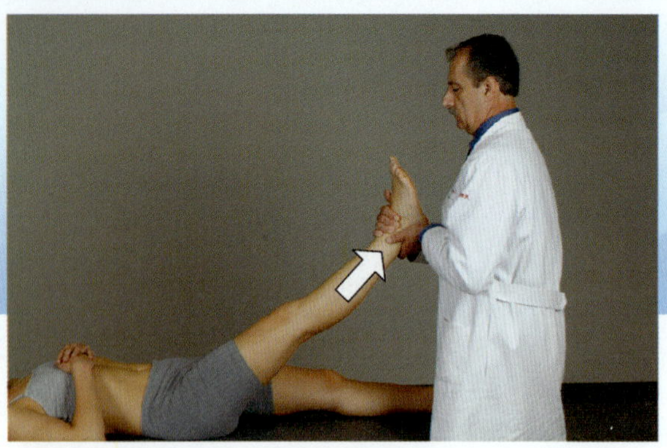

그림 11.133 1~3단계

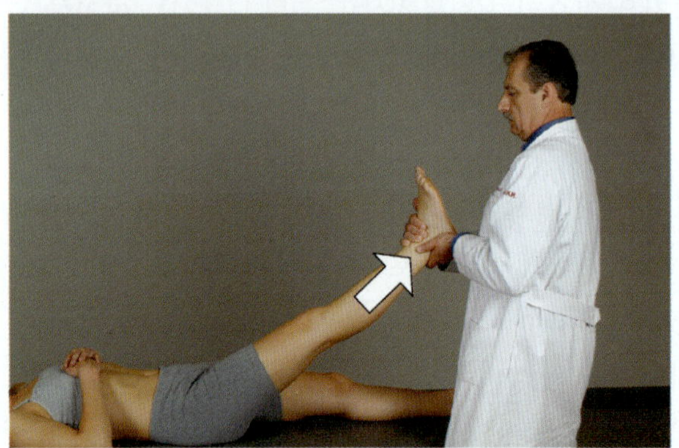

그림 11.134 4단계

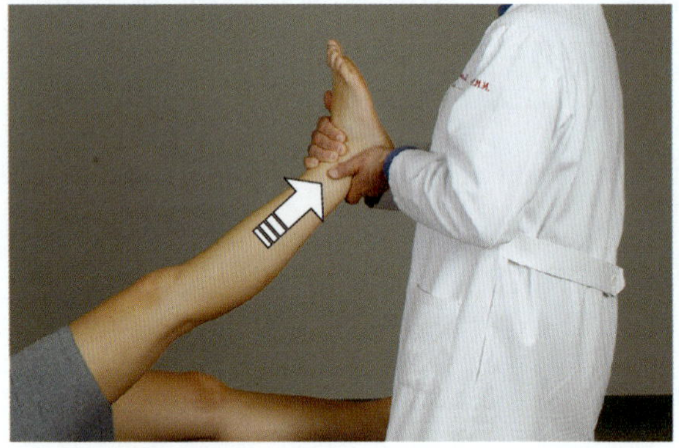

그림 11.135 5단계

진단 Diagnosis

선자세 체간 굴곡검사(Standing flexion test): 양성(우측 PSIS 상승)

누운자세(Supine): ASIS 압박검사 우측 제한

ASIS: 우측이 꼬리쪽(약간 내측)

내측 복사뼈: 좌측이 짧게 나타날 수 있다.

엎드린자세: 제한된 수동적 우측 천장관절 움직임

PSIS: 우측이 머리쪽(약간 외측)

테크닉 Technique

1. 환자는 바로 눕고 치료사는 치료대 발끝쪽에 선다.
2. 치료사는 환자의 발목을 쥔다.
3. 환자의 다리를 45도 또는 조금 더 올린 자세에서 다리의 축을 따라 견인력을 적용한다(흰색 화살표, 그림 11.133).
4. 견인력을 유지한 상태에서 환자에게 3~5회 호흡하게 한다. 숨을 내쉬기 끝날 때마다 견인력을 증가한다(그림 11.134).
5. 호흡의 마지막 끝부분에서 치료사는 견인방향(흰색 화살표, 그림 11.135)으로 추력을 적용한다.
6. 치료사는 우측 천장관절의 움직임과 기능장애의 기타 관련된 진단의 구성요소를 재평가하여 테크닉의 효용성을 결정한다.

상지 부위 Upper Extremity Region

손목: 손목뼈 등쪽 기능장애
Wrist: Dorsal Carpal Dysfunction

숏레버, 폄 강조
Short-Lever, Extension Emphasis

예: 좌측 배부(손등) 유두골 또는 능형골
Ex: Left Dorsal Capitate or Trapezoid

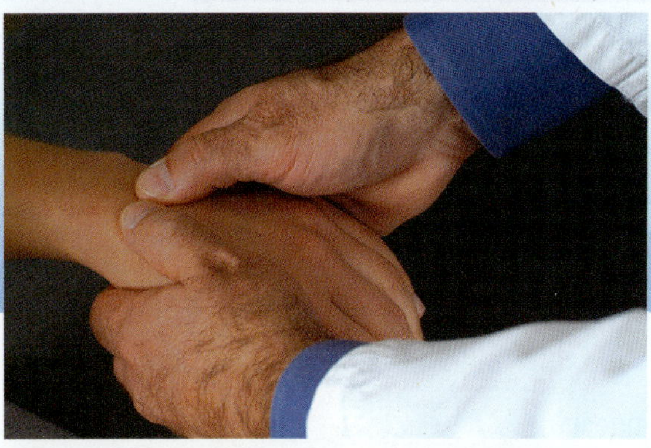

그림 11.136 1~2단계

진단 Diagnosis

증상: 손목을 완전 폄할 때 불안정성과 불편감

촉진: 손등에 융기 또는 하나의 손목뼈 통증

테크닉 Technique

1. 환자는 치료대에 앉고 치료사는 마주보고 선다.
2. 치료사는 엄지손가락으로 환자의 손목 등쪽 부분을 잡는다(그림 11.136).
3. 치료사는 엄지손가락을 이용하여 등쪽 기능장애가 있는 손목뼈를 확인한다.
4. 그리고 변위된 손목뼈 위에 엄지손가락을 올려놓고 다른 엄지손가락으로 보강한다. 치료사는 다른 손가락이 손바닥의 표면을 감싼다(그림 11.137).
5. 변위된 손목뼈에 압력을 유지하면서 잡아채는 듯한 움직임(*whipping motion*)을 적용한다(흰색 화살표, 그림 11.138). (이 테크닉에서는 견인력이 필요하지 않다.)
6. 치료사는 손목의 움직임범위와 기능장애의 기타 관련된 진단의 구성요소를 재평가하여 테크닉의 효용성을 결정한다.

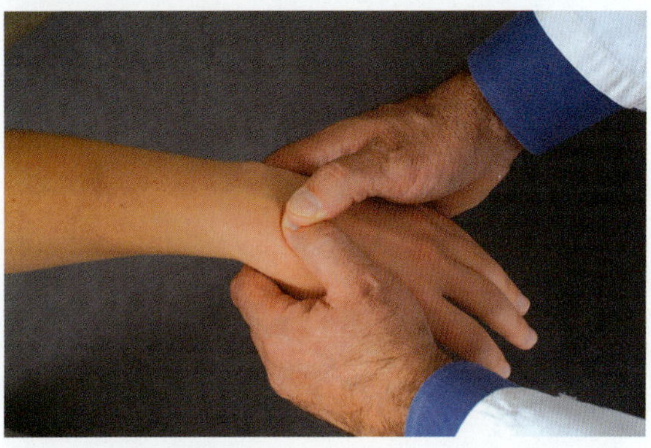

그림 11.137 3~4단계

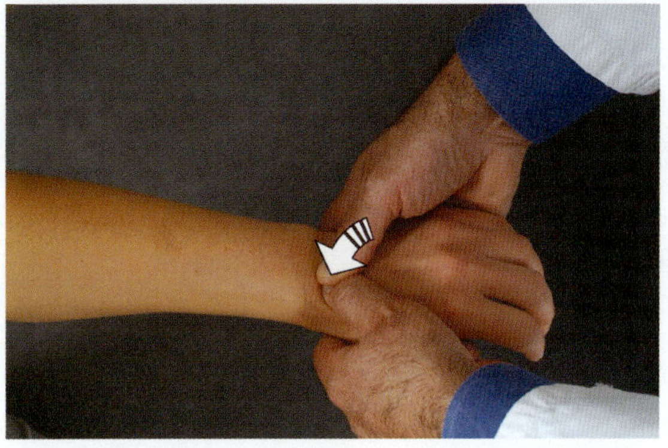

그림 11.138 5단계

상지 부위 Upper Extremity Region

팔꿉관절: 요골두(노뼈머리) 전방 기능장애
Elbow: Anterior Radial Head Dysfunction

롱레버/받침, 회내 강조
Long-Lever/Fulcrum, Pronation Emphasis

예: 우측 전방 요골두
Ex: Right Anterior Radial Head

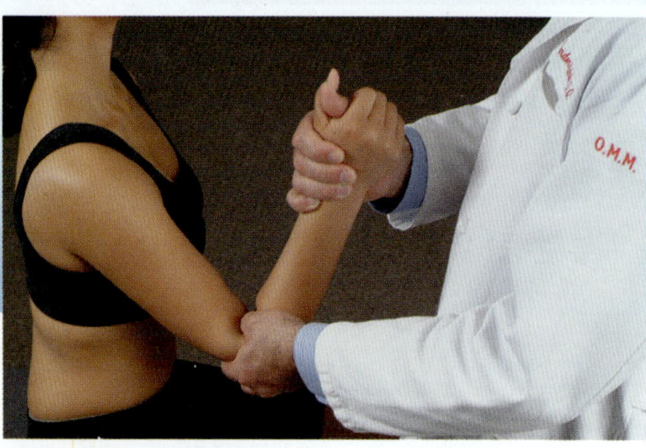

그림 11.139 1~2단계

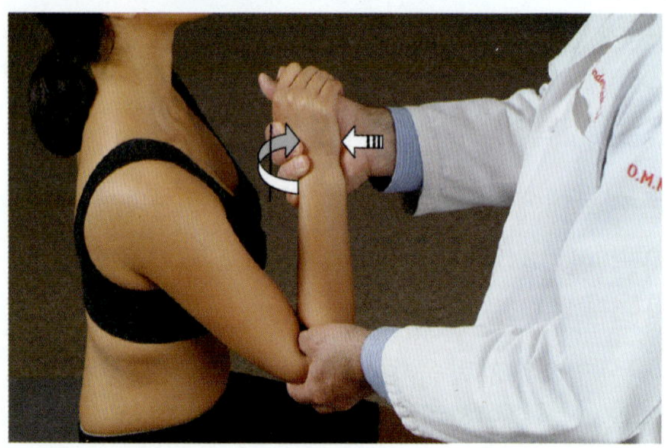
그림 11.140 3~4단계

진단 Diagnosis

증상: 요골두(Radial Head, 노뼈머리)의 불편감
움직임: 앞팔의 수동적 엎침의 소실
촉진: 요골두의 전방융기 및 압통

테크닉 Technique

1. 환자는 앉고, 치료사는 환자를 마주보고 선다.
2. 치료사는 환자와 악수하듯이 기능장애가 있는 팔의 손을 잡는다. 치료사는 반대쪽 손의 엄지손가락을 노뼈머리 전방에 놓는다(그림 11.139).
3. 치료사는 제한장벽에 도달할 때까지 앞팔을 회내로 회전시킨다.
4. 환자가 완전히 이완된 상태에서 치료사는 앞쪽 노뼈머리에 엄지손가락의 압력을 유지하면서 앞팔을 약간 굽힘 및 엎침을 적용한다(그림 11.140).
5. 치료사는 노뼈머리와 앞팔의 위치, 압통 및 가동범위를 재평가하여 테크닉의 효과를 결정한다.

상지 부위 Upper Extremity Region

팔꿉관절: 노뼈머리 후방 기능장애
Elbow: Posterior Radial Head Dysfunction

롱레버/받침, 뒤침 강조
Long-Lever/Fulcrum, Supination Emphasis

예: 우측 후방 노뼈머리
Ex: Right Posterior Radial Head

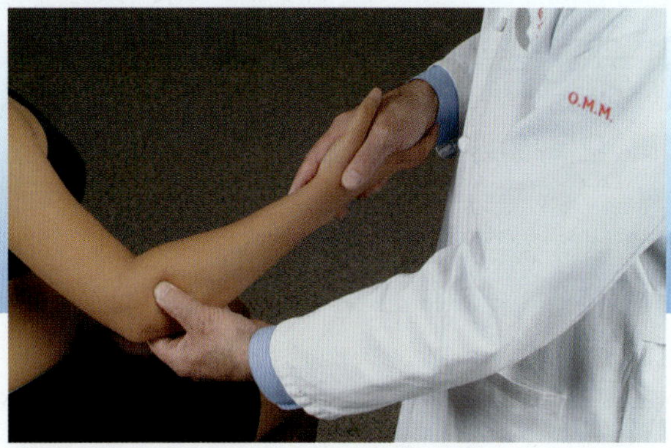

그림 11.141 1~2단계

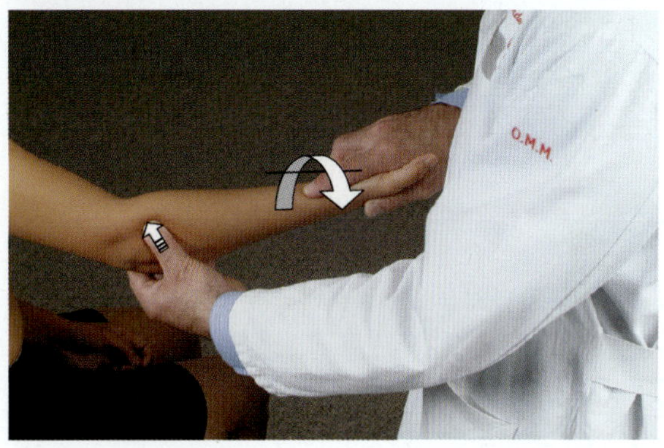

그림 11.142 3~4단계

진단 Diagnosis

증상: 노뼈머리의 불편감
움직임: 앞팔의 수동적 뒤침의 소실
촉진: 노뼈머리의 후방융기 및 압통

테크닉 Technique

1. 환자는 앉고, 치료사는 환자를 마주보고 선다.
2. 치료사는 환자와 악수하듯이 기능장애가 있는 팔의 손을 잡는다. 치료사는 반대쪽 손의 엄지손가락을 노뼈머리 후방에 놓는다(그림 11.141).
3. 치료사는 제한장벽에 도달할 때까지 앞팔을 뒤침으로 회전시킨다.
4. 환자가 완전히 이완된 상태에서 치료사는 뒤쪽 노뼈머리에 엄지손가락의 압력을 유지하며 앞팔을 약간 굽힘 및 뒤침을 적용한다(그림 11.142).
5. 치료사는 노뼈머리와 앞팔의 위치, 압통 및 움직임 범위를 재평가하여 테크닉의 효과를 결정한다.

상지 부위 Upper Extremity Region

팔꿉관절: 위팔자관절 "벌림" 기능장애
Elbow: Ulnohumeral "Abduction" Dysfunction

롱/숏레버, 모음/외측 강조
Long-Lever/Adduction/Lateral Emphasis

예: 오른쪽 내측 활주와 벌림된 자뼈
Ex: Right Ulna Abducted with Medial Glider Radial Head

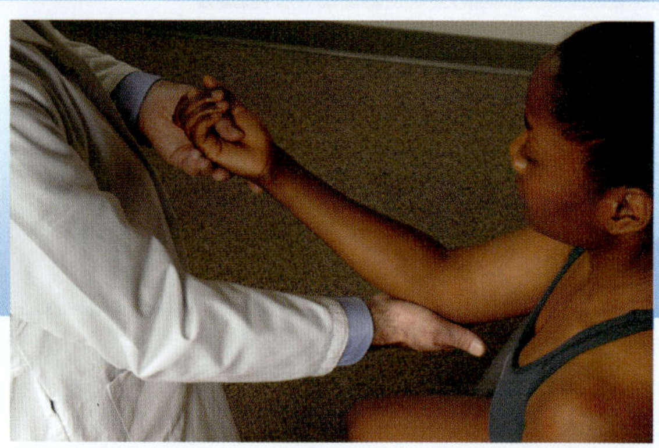

그림 11.143 3단계

진단 Diagnosis

증상: 팔꿉관절 내측 또는 외측(노뼈머리)의 불편감

관찰: 증가된 운반각

움직임: 모음 중 외측 활주가 제한된 몸쪽 자뼈

촉진: 먼쪽 자뼈 외측, 팔꿈치머리 내측

테크닉 Technique

1. 환자는 앉고, 치료사는 환자를 마주보고 선다(누운자세에서도 가능하다).
2. 환자의 우측 먼쪽 앞팔은 치료사의 왼손에 의해 해부학적 자세를 유지한다.
3. 치료사의 우측 손은 "컵 모양"을 하고 환자의 우측 팔꿉관절 아래에 위치시키며, 치료사의 엄지두덩은 내측에 위치시킨다(그림 11.143).
4. 치료사는 천천히 환자의 팔꿉관절을 폄의 제한장벽의 끝 범위로 이동시키며, 내측 팔꿉관절을 고정하고 먼쪽 앞팔을 먼쪽 자뼈의 모음 제한장벽의 내측으로 위치시킨다(흰색 화살표, 그림 11.144).
5. 환자가 완전 이완된 상태에서, 치료사의 왼손은 팔꿉관절(앞팔)을 자뼈(손목)의 먼쪽면에서 폄(흰색 짧은 곡선 화살표)과 모음(흰색 화살표)으로 빠르게 최소한 이동시킨다. 동시에 치료사의 우측손은 팔꿈치머리(olecranon)의 내측면에 내측에서 외측으로 추력을 적용한다(흰색 점선 화살표, 그림 11.145).
6. 치료사는 가동범위와 운반각을 재평가하여 테크닉의 효과를 결정한다.

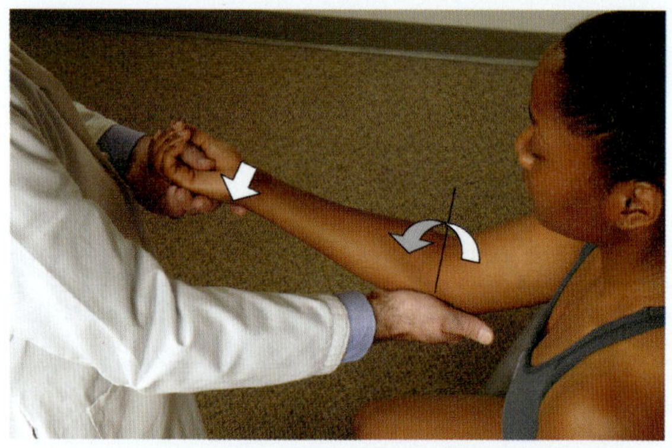

그림 11.144 4단계, 모음의 제한장벽

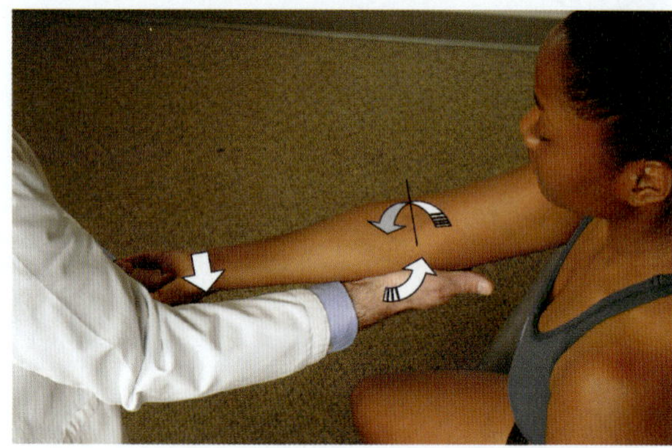

그림 11.145 5단계, 내측 팔꿈치머리에 적용한 외측방향 압력

상지 부위 Upper Extremity Region

팔꿉관절: 위팔자관절 "모음" 기능장애
Ulnohumeral "Adduction" Dysfunction

롱/숏레버, 벌림/내측 강조
Long/Short-Lever, Abduction/Medial Emphasis

예: 오른쪽 외측 활주와 모음된 자뼈
Ex: Right Ulna Adducted with Lateral Glide

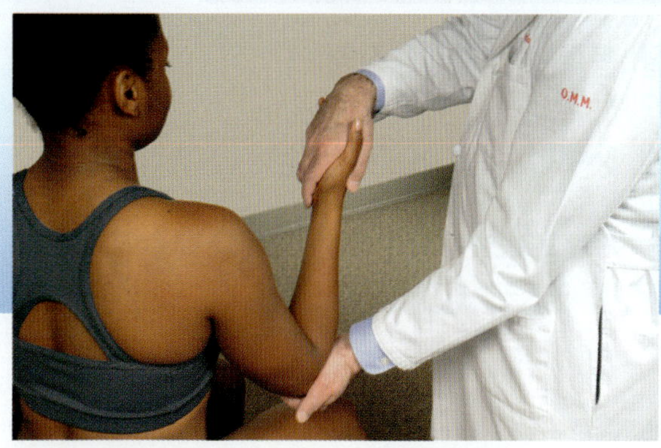

그림 11.146 1~3단계

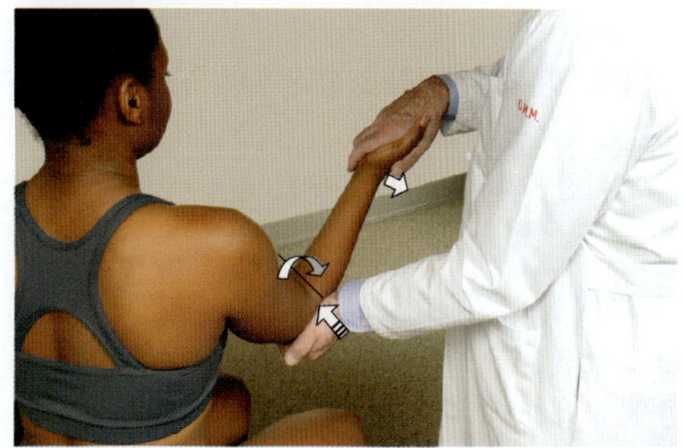

그림 11.147 4단계, 외전의 제한장벽

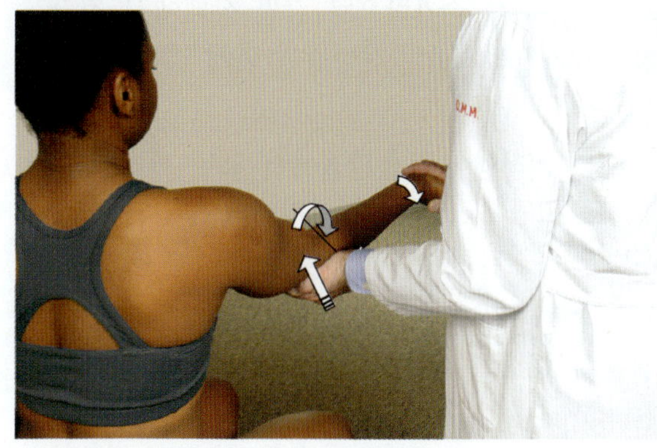

그림 11.148 5단계, 외측 팔꿈치머리에 적용한 내측방향 압력

진단 Diagnosis

증상: 팔꿉관절 내측 또는 외측(노뼈머리)의 불편감
관찰: 증가된 운반각
움직임: 외전중 내측 활주에서 몸쪽 자뼈의 제한
촉진: 먼쪽 자뼈 외측, 팔꿈치머리 외측

테크닉 Technique

1. 환자는 앉고, 치료사는 환자를 마주보고 선다(누운자세에서도 가능하다).
2. 환자의 우측 먼쪽 앞팔은 치료사의 오른손으로 해부학적 자세를 유지한다.
3. 치료사의 좌측 손은 "컵 모양"을 하고 환자의 우측 팔꿉관절 아래에 위치시키며, 치료사의 엄지두덩은 외측에 위치시킨다(그림 11.146).
4. 치료사는 환자의 팔꿉관절을 폄의 제한장벽의 끝범위로 천천히 이동한 다음, 내측 팔꿉관절을 고정하고 먼쪽 앞팔을 먼쪽 자뼈의 내전 제한장벽의 외측으로 위치시킨다(흰색 화살표, 그림 11.147).
5. 환자가 완전 이완된 상태에서, 치료사는 외측 팔꿈치머리에 내측방향의 힘(흰색 점선 화살표)과 먼쪽 자뼈(손목)에 대한 외측방향의 힘을 가하는 동시에 팔꿉관절을 약간 증가된 폄(흰색 곡선 화살표)으로 빠르게 최소한으로 이동시킨다(흰색 짧은 곡선 화살표, 그림 11.148).
6. 치료사는 움직임 범위와 운반각을 재평가하여 테크닉의 효과를 결정한다.

하지 부위 Lower Extremity Region

무릎관절: 몸쪽 정강뼈 기능장애
Knee: Proximal Tibial Dysfunction

누운자세, 숏레버, 후방 정강뼈 강조
Supine, Short-Lever, Posterior Tibial Emphasis

예: 우측 전방 정강뼈(후방 먼쪽 넙다리뼈)
Ex: Right Anterior Tibia (Posterior Distal Femur)

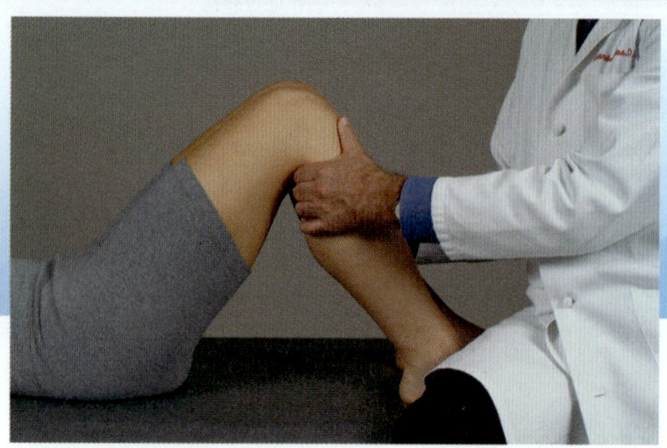
그림 11.149 1~3단계

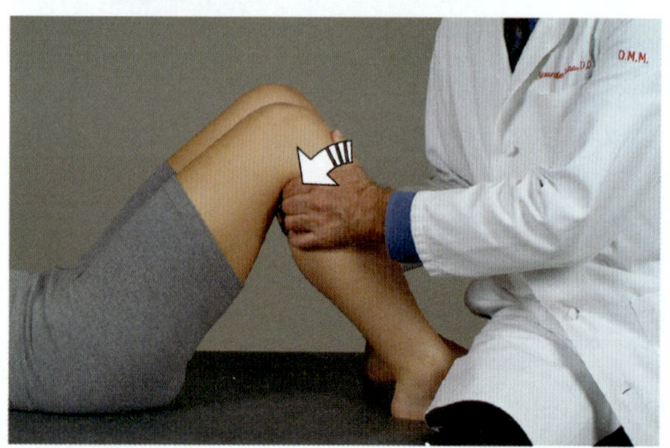
그림 11.150 4단계

진단 Diagnosis

증상: 무릎관절의 불편감, 무릎관절을 편하게 펴기 어려움

움직임: 전방의 자유 움직임의 소실과 후방 스프링(끌림검사와 같은 검사)의 제한

촉진: 정강뼈거친면의 융기(tuberosity)

테크닉 Technique

1. 환자는 무릎관절을 90도 굽히고, 발을 치료대 위에 평평하게 놓은 자세로 바로 눕는다.
2. 치료사는 환자의 발 위에 앉아 치료대를 고정시킨다.
3. 그리고 다리주위를 손가락으로 감싼 상태에서 정강뼈 고평부(tibial plateau)의 전방측면 위에 엄지두덩을 위치시킨다(그림 11.149).
4. 후방의 자유 움직임이 무릎관절에서 모두 제거된 후 추력(화살표, 그림 11.150)이 넙다리뼈의 장축과 평행하게 후방으로 전달된다.
5. 치료사는 무릎관절의 움직임 범위와 기능장애의 기타 관련 진단요소를 재평가하여 테크닉의 효과를 결정한다.

하지 부위 Lower Extremity Region

무릎관절: 몸쪽 정강뼈 기능장애
Knee: Proximal Tibial Dysfunction

앉은자세, 숏레버/견인, 후방강조
Seated, Short-Lever/Traction, Posterior Emphasis

예: 우측 전방 정강뼈(후방 먼쪽 넙다리뼈)
Ex: Right Anterior Tibia (Posterior Distal Femur)

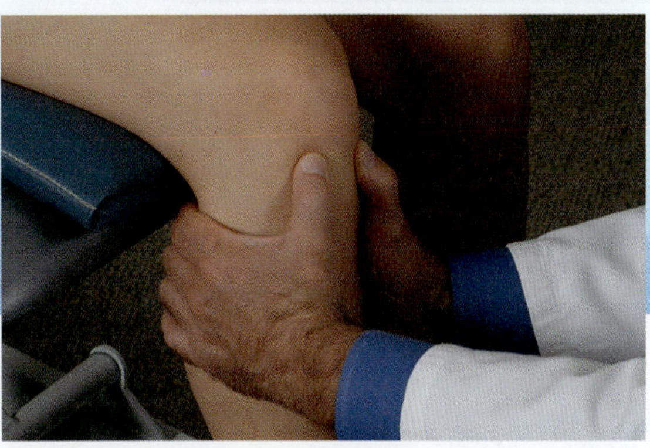

그림 11.151 1~2단계

진단 Diagnosis

증상: 무릎관절의 불편감, 편하게 무릎관절을 펴기 어려움

움직임: 전방의 자유 움직임의 소실과 후방 스프링의 제한

촉진: 정강뼈거친면의 융기

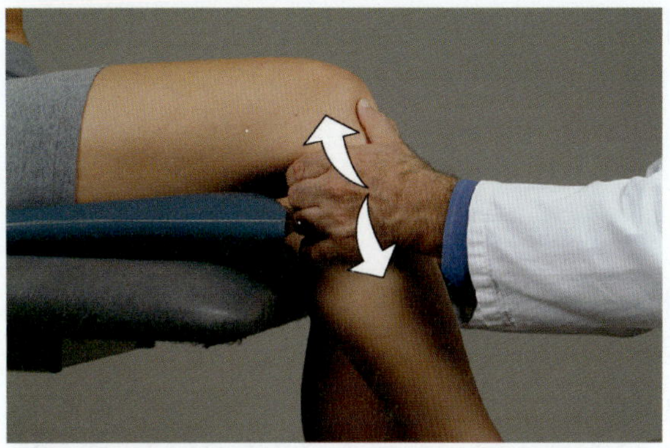

그림 11.152 3단계

테크닉 Technique

1. 환자는 허벅지 아래에 작은 베개를 놓아 완충작용을 만들고 치료대에 앉게 한다.
2. 치료사는 다리를 감싸 쥐고 손가락으로 정강뼈 고평부에 엄지손가락을 놓는다(그림 11.151).
3. 허벅지 근육의 완전한 이완을 위해 허벅지를 위아래로 움직인다(흰색 화살표, 그림 11.152).
4. 엄지손가락으로 후방 압력의 추력을 적용함과 동시에 바닥을 향해 똑바로 아래로도 전달된다(흰색 화살표, 그림 11.153).
5. 치료사는 무릎관절의 움직임 범위와 기능장애의 기타 관련 진단요소를 재평가하여 테크닉의 효과를 결정한다.

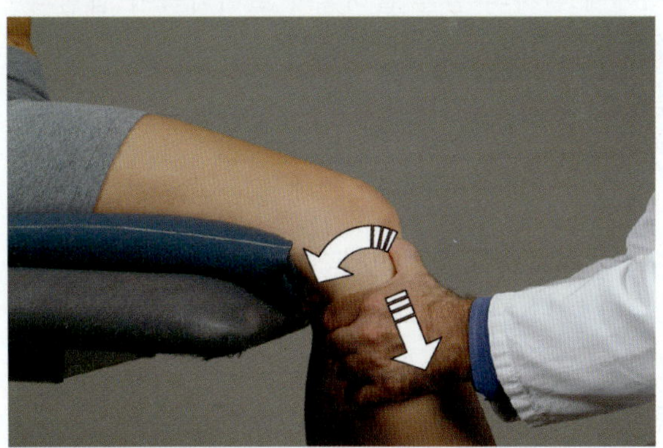

그림 11.153 4단계

하지 부위 Lower Extremity Region

무릎관절: 몸쪽 정강뼈 기능장애
Knee: Proximal Tibial Dysfunction

엎드린자세, 숏레버, 전방 정강뼈강조
Prone, Short-Lever Anterior Tibial Emphasis

예: 좌측 후방 정강뼈(전방 먼쪽 넙다리뼈)
Ex: Left Posterior Tibia (Anterior Distal Femur)

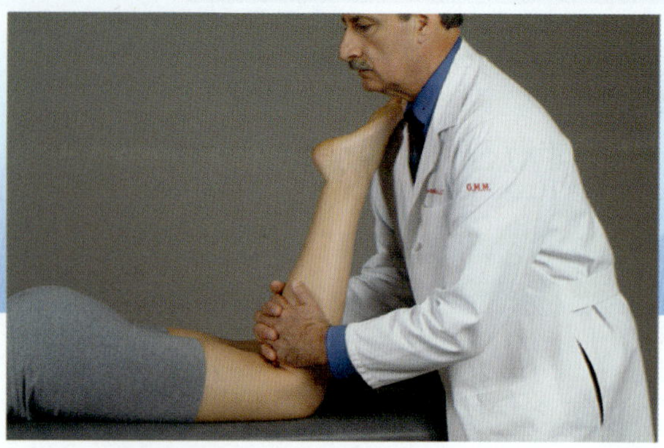

그림 11.154 1~3단계

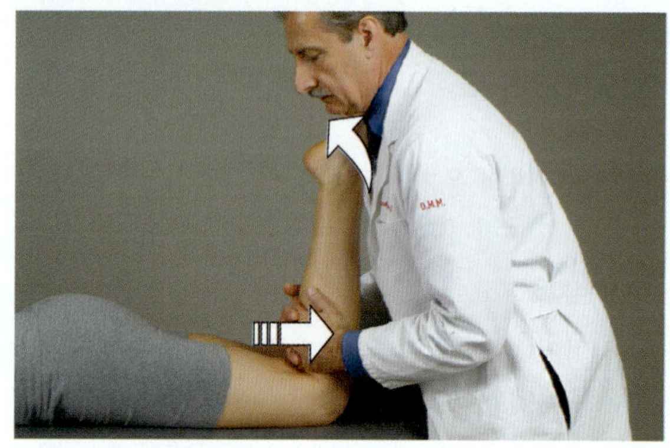

그림 11.155 4단계

진단 Diagnosis

증상: 무릎관절의 불편감, 편하게 무릎관절을 굽히기 어려움

움직임: 후방의 자유 움직임의 소실과 전방 스프링의 제한

테크닉 Technique

1. 환자는 가능하면 기능장애가 있는 무릎관절을 약 90도 굽힌 자세로 엎드린다.
2. 치료사는 환자의 발등이 치료사 어깨의 앞쪽 내측면에 놓이게 하고 치료대 끝에 서거나 앉는다. 치료사의 어깨에 환자의 발을 올려놓아 발바닥쪽이 굽힘되어 장딴지근의의 긴장이 이완된다.
3. 치료사의 손가락은 환자의 오금(popliteal)부위 먼쪽 정강뼈 근위부 주위를 서로 엇갈려 감싸쥔다(그림 11.154).
4. 양손으로 치료사를 향하면서, 치료대와 평행하게 추력을 적용한다(흰색 화살표, 그림 11.155).
5. 치료사는 무릎관절의 움직임 범위와 기능장애의 기타 관련 진단요소를 재평가하여 테크닉의 효과를 결정한다.

하지 부위 Lower Extremity Region

무릎관절: 몸쪽 정강뼈 기능장애
Knee: Proximal Tibial Dysfunction

앉은자세, 숏레버, 전방 정강뼈강조
Seated, Short-Lever Anterior Tibial Emphasis

예: 우측 후방 정강뼈(전방 먼쪽 넙다리뼈)
Ex: Right Posterior Tibia (Anterior Distal Femur)

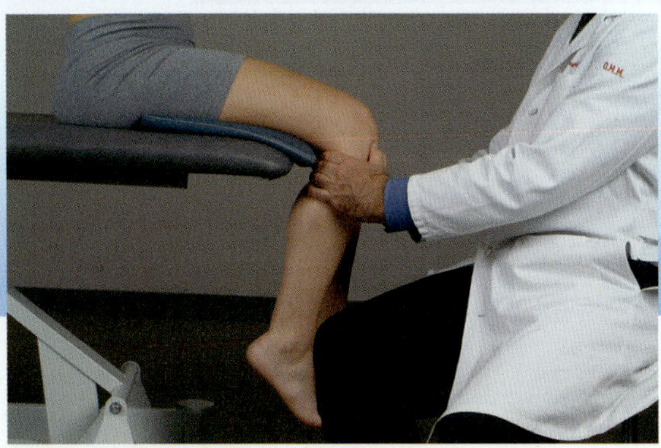
그림 11.156 1~2단계

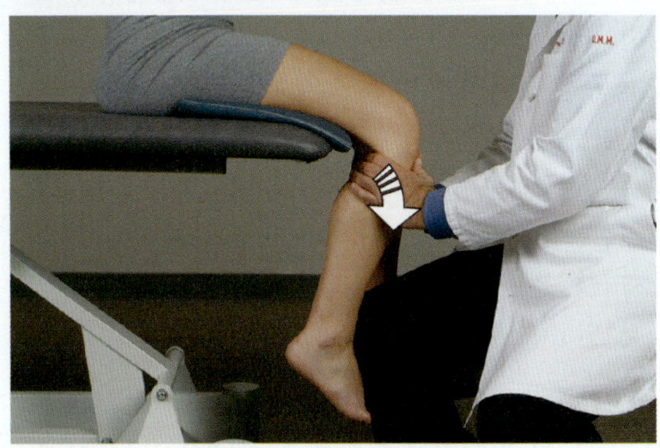
그림 11.157 3~4단계

진단 Diagnosis

증상: 무릎관절의 불편감, 편하게 무릎관절을 굽히기 어려움

움직임: 전방의 자유 움직임의 소실과 후방 스프링의 제한

테크닉 Technique

1. 환자는 허벅지 아래에 작은 베개를 놓아 완충작용을 만들고 치료대에 앉게 한다.
2. 치료사는 엄지손가락을 앞쪽 정강뼈 고평부에 놓고 손가락은 오금부위에 접촉한다. 무릎관절에 약간의 굽힘을 추가하여 발이 치료대 가장자리 아래로 들어갈 수 있게 한다(그림 11.156).
3. 그리고 허벅지를 위아래로 움직여 허벅지 근육을 완전히 이완시킨다.
4. 오금에 접촉한 손가락으로 전방을 향한 압력을 적용함과 동시에 바닥을 향해 아래로 추력을 적용한다(흰색 화살표, 그림 11.157).
5. 치료사는 무릎관절의 움직임 범위와 기능장애의 기타 관련 진단요소를 재평가하여 테크닉의 효과를 결정한다.

하지 부위 Lower Extremity Region

무릎관절: 몸쪽 종아리뼈 기능장애
Knee: Proximal Fibular Dysfunction

숏레버, 안쪽번짐과 함께 후방 강조
Short-Lever, Posterior with Inversion Emphasis

예: 우측 전방 종아리뼈머리
Ex: Right Anterior Fibular Head

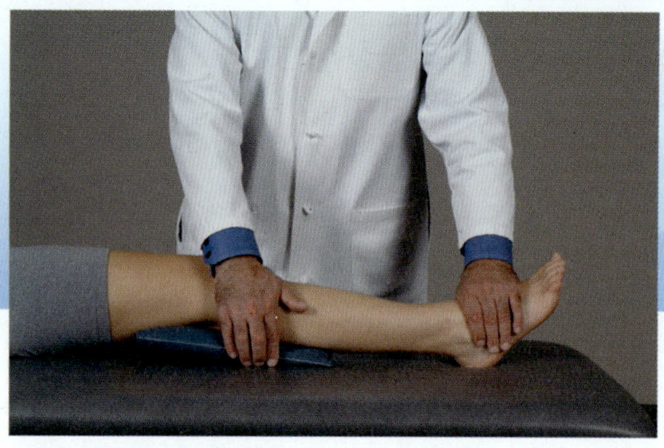

그림 11.158 1~3단계

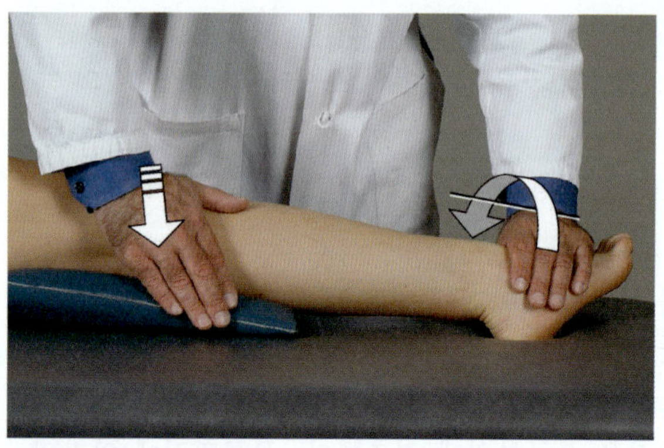

그림 11.159 4~5단계

진단 Diagnosis

증상: 몸쪽 정강뼈에 압통을 동반한 옆다리 통증 및 근육 경련

움직임: 몸쪽 정강뼈의 후방 활주의 제한된 움직임을 동반한 전방 활주의 증가

병력: 내측 발목염좌, 강제적 힘을 적용한 발등굽힘, 그리고 전반슬(genu recurvatum, 젖힌 무릎)기형에서 흔히 발생

테크닉 Technique

1. 환자는 기능장애 무릎아래에 작은 베개를 놓아 약간의 굽힘을 유지한 상태로 눕는다.
2. 치료사의 꼬리쪽 손으로 환자의 정강뼈 머리가 보다 전방으로 올 수 있게 내회전을 유도한다.
3. 치료사의 머리쪽 손을 몸쪽 정강뼈 머리의 전면에 놓는다(그림 11.158).
4. 추력은 정강뼈머리 후방을 통해 치료대를 향해 적용된다(흰색 점선 화살표, 그림 11.159).
5. 동시에 발목관절에서 내회전의 대항력을 적용한다(휘어진 화살표, 그림 11.159).
6. 치료사는 정강뼈머리의 가동범위, 위치 및 압통을 재평가하여 테크닉의 효과를 결정한다.

하지 부위 Lower Extremity Region

무릎관절: 몸쪽 종아리뼈 기능장애
Knee: Proximal Fibular Dysfunction

롱레버, 받침/가쪽번짐 강조
Long-Lever, Fulcrum/Eversion Emphasis

예: 좌측 후방 종아리뼈머리
Ex: Left Posterior Fibular Head

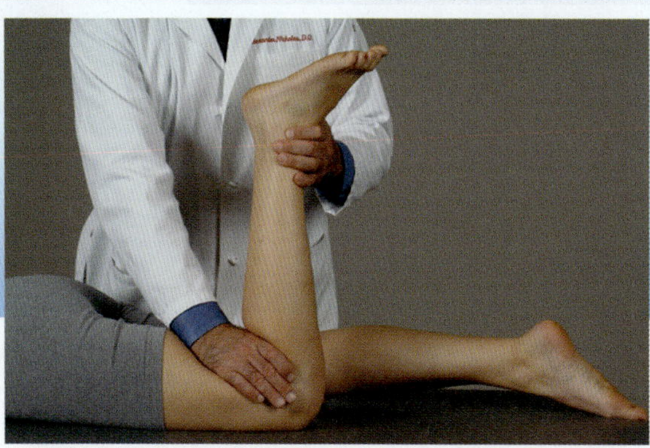

그림 11.160 1~4단계

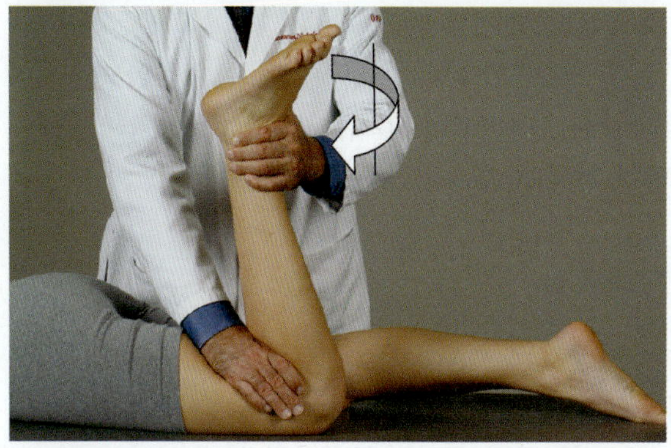

그림 11.161 5단계

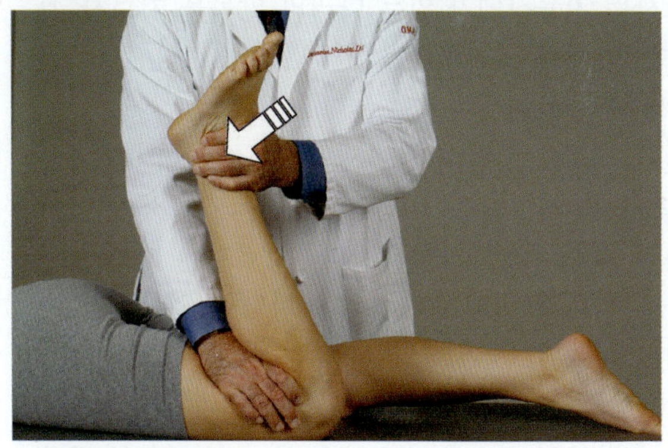

그림 11.162 6단계

진단 Diagnosis

증상: 정상적인 발목관절의 회복에서 예상되는 것 이상의 발목통증과 측면 무릎관절의 통증

움직임: 후방 활주의 증가와 전방 활주의 감소

촉진: 정강뼈머리의 압통, 후방으로 돌출된 정강뼈머리

병력: 발목관절의 안쪽번짐 염좌 후 흔히 발생

테크닉 Technique

1. 기능장애가 있는 무릎관절을 90도 구부린 자세로 엎드려 눕는다.
2. 치료사는 기능장애가 있는 반대쪽에 선다.
3. 치료사는 머리쪽 집게손가락의 MCP 관절을 기능장애가 있는 정강뼈머리 뒤에 위치시키고, 엄지두덩은 넙다리근육에 위치시켜 무릎 뒤에 받침을 만들어 준다.
4. 그리고 기능장애가 있는 쪽의 발목을 잡고 제한장벽에 도달할 때까지 무릎관절을 부드럽게 굽힌다(그림 11.160).
5. 환자의 발과 다리를 부드럽게 외회전시켜 치료사의 머리쪽 손에 의해 형성된 받침에 대해 정강뼈머리를 뒤쪽으로 이동시킨다(흰색 화살표, 그림 11.161).
6. 환자의 다리와 발목을 조절하는 치료사의 꼬리쪽손은 일반적으로 무릎관절을 좀 더 굽힐수 있는 방법이 되도록 환자 엉덩이를 향해 추력을 시행한다(흰색 화살표, 그림 11.162). 그러나 치료사의 머리쪽손은 쐐기 받침대(wedge fulcrum)가 되게 한다.
7. 치료사는 정강뼈머리의 가동범위, 위치 및 압통을 재평가하여 테크닉의 효과를 결정한다.

하지 부위 Lower Extremity Region

무릎관절: 내측 반월판연골 기능장애
Knee: Medial Meniscus Dysfunction

롱레버, 견인 강조
Long-Lever, Traction Emphasis

예: 우측, 앞중간 내측 반월판연골
Ex: Right, Anteromedial Medial Meniscus

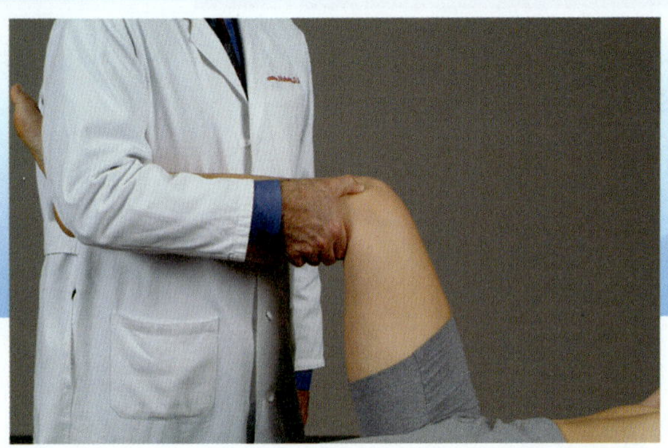
그림 11.163 1~3단계

진단 Diagnosis

증상: 무릎관절 내측의 불편감 및 무릎관절이 완전히 펴되지 않은 상태에서 잠김

신체적 소견: 촉지 가능한 슬개인대 안쪽 반월판연골의 팽윤(bulging), 맥머레이 검사(McMurray test) 양성, 애플리압박 검사(Apley compression test) 양성

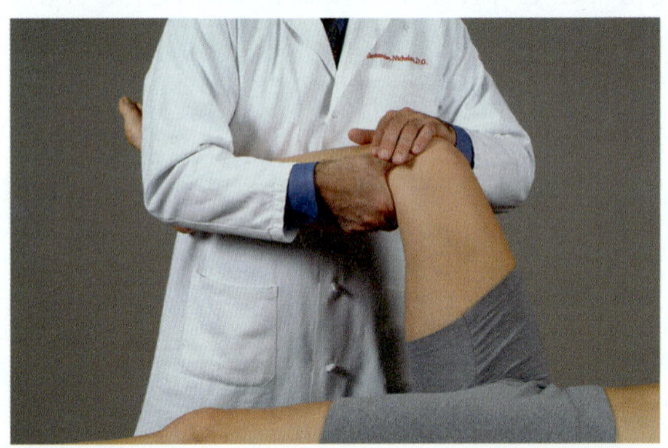
그림 11.164 4단계

테크닉 Technique

1. 환자는 기능장애가 있는 무릎관절을 굽히고 바로 눕는다.
2. 치료사는 기능장애가 있는 무릎관절 옆에 선다.
3. 치료사는 기능장애가 있는 다리의 발목을 치료사 겨드랑이 아래와 갈비뼈사이의 측면에 위치시킨다(그림 11.163).
4. 치료사는 팽윤된 반월판 위에 내측 손의 엄지손가락을 위치시킨다. 외측 손의 손가락은 내측 손의 엄지손가락 위에 놓아 강화시킨다. 치료사는 엄지손가락을 강화하기 위해 손가락의 손바닥면을 사용할 수 있지만, 슬개골의 먼쪽(distal)에 위치해야 한다(그림 11.164).
5. 치료사는 무릎관절에 외반응력(valgus stress)을 가하고 발을 외회전시킨다(흰색 화살표, 그림 11.165).
6. 이 자세를 유지하고 엄지손가락으로 내측 반월상연골 위로 중등도 이상의 압력을 가한다. 이 압력은 무릎관절이 완전 폄할 때까지 유지해야 한다(그림 11.166).
7. 치료사는 무릎관절의 움직임 범위와 기능장애의 기타 관련 진단요소를 재평가하여 테크닉의 효과를 결정한다.

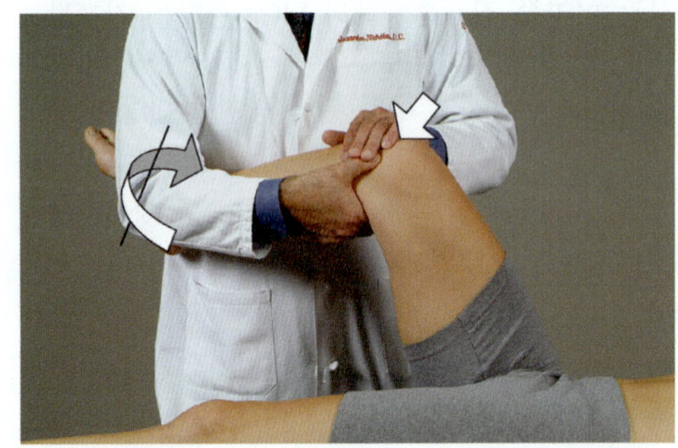
그림 11.165 5단계

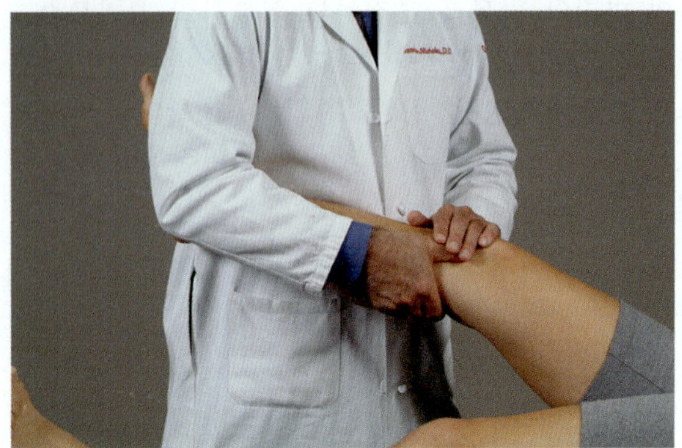
그림 11.166 6단계

하지 부위 Lower Extremity Region

발목관절: 정강목발 기능장애
Ankle: Tibiotalar Dysfunction

숏레버, 후방 강조
Short-Lever, Posterior Emphasis

예: 좌측 먼쪽 정강뼈, 전방
Ex: Left Distal Tibia, Anterior

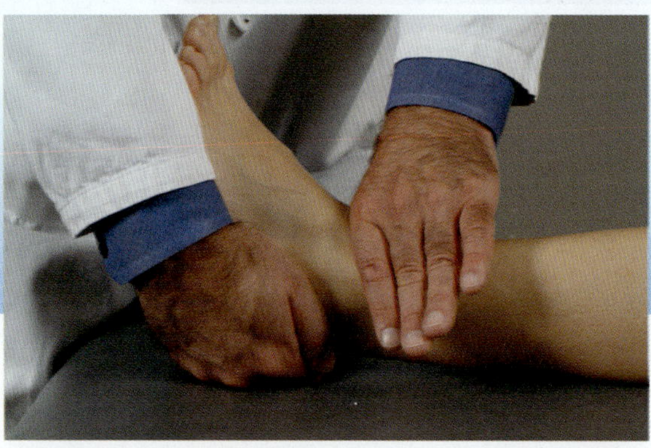

그림 11.167 1~3단계

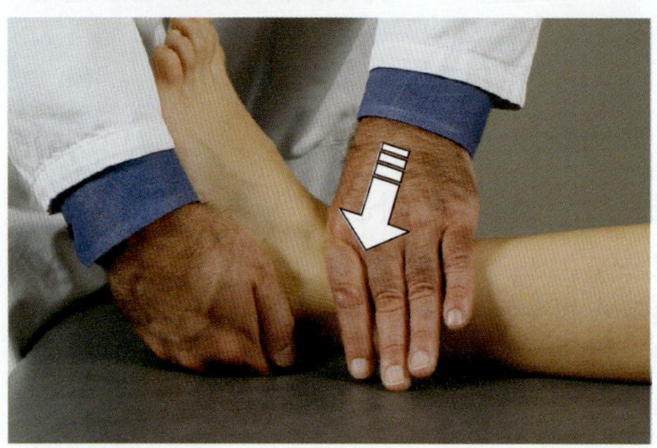

그림 11.168 4단계

진단 Diagnosis

당김 검사(Drawer test): 후방 당김검사의 감소를 동반한 전방활주(freeplay motion)의 감소

테크닉 Technique

1. 환자는 바로 눕고, 치료사는 치료대의 끝에 선다.
2. 치료사는 한 손으로 컵모양처럼 발꿈치뼈를 잡는다(약간의 견인력을 적용할 수 있다).
3. 치료사의 다른 손은 발목 장붓구멍(ankle mortise)에 가까운 앞 정강뼈에 놓는다(그림 11.167).
4. 손을 정강뼈에 대고 치료대를 향해 아래로 추력을 전달한다(흰색 화살표, 그림 11.168).
5. 치료사는 발목의 가동범위 및 기능장애의 기타 관련 진단요소를 재평가하여 테크닉의 효과를 결정한다.

하지 부위 Lower Extremity Region

발목관절: 정강목발 기능장애
Ankle: Tibiotalar Dysfunction

숏레버, 후방 강조
Short-Lever, Posterior Emphasis

예: 좌측 먼쪽 정강뼈, 후방
Ex: Left Distal Tibia, Posterior

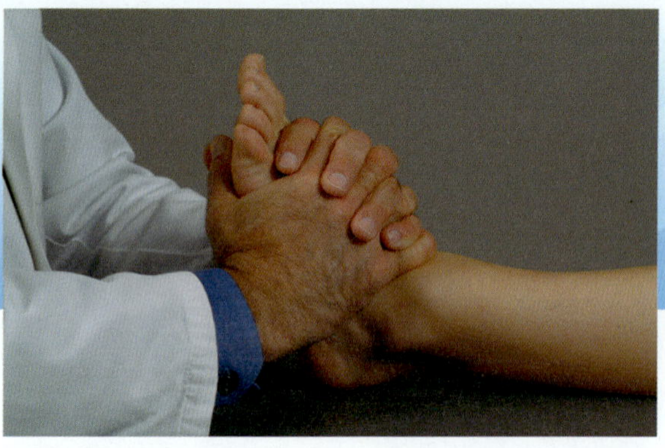

그림 11.169 1~3단계

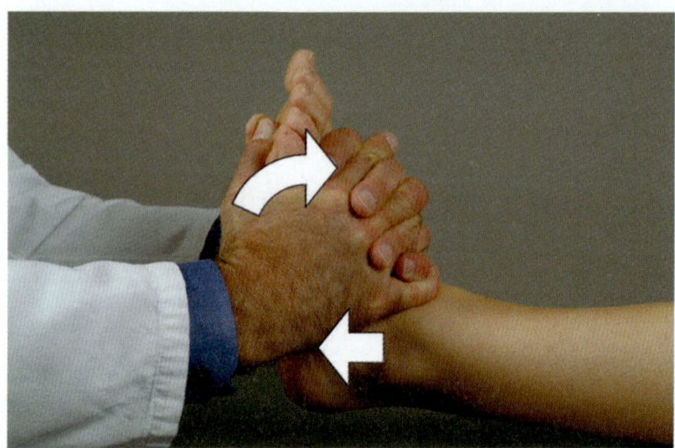

그림 11.170 4단계

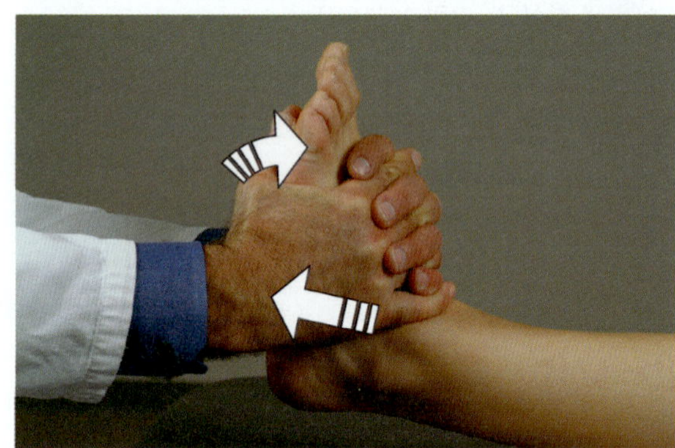

그림 11.171 5단계

진단 Diagnosis

Drawer test: 후방활주 소실(자유 움직임)과 전방 끌림 검사의 감소

테크닉 Technique

1. 환자는 바로 눕고, 치료사는 치료대의 끝에 선다.
2. 치료사의 손으로 환자의 좌측 발을 감싸쥔다. 그리고 손가락이 발등에 위치하게 한다. 엄지손가락은 발허리뼈 머리에, 새끼손가락은 거골(talus, 목말뼈)에 접촉한다.
3. 치료사는 엄지손가락으로 발허리뼈 머리의 바닥면에 압력을 가하여 왼발 움직임의 제한장벽까지 밀면서 발등을 굽힘시킨다(그림 11.169).
4. 치료사는 발 또는 발목에 견인력을 적용하는 동시에 발목의 발등굽힘을 증가시킨다(흰색 화살표, 그림 11.170).
5. 치료사는 발목의 발등굽힘을 증가시키면서 발과 발목(목말뼈)에 견인력과 동시에 추력을 적용한다(흰색 점선 화살표, 그림 11.171).
6. 치료사는 발목관절(역자 주; 원서에는 무릎관절의 가동범위와 기능장애로 기술하였으나 발목관절이 합당하다고 생각되어 발목관절로 변경하여 기술하였음)의 가동범위와 기능장애의 기타 관련 진단요소를 재평가하여 테크닉의 효과를 결정한다.

하지 부위 Lower Extremity Region

발: 쐐기뼈, 발바닥 기능장애
Foot: Cuneiform, Plantar Dysfunction

숏레버(재빠르게 채기), 발등 강조
Short-Lever (Hiss Whip), Dorsal Emphasis

예: 우측 1번 쐐기뼈
Ex: Right First Cuneiform

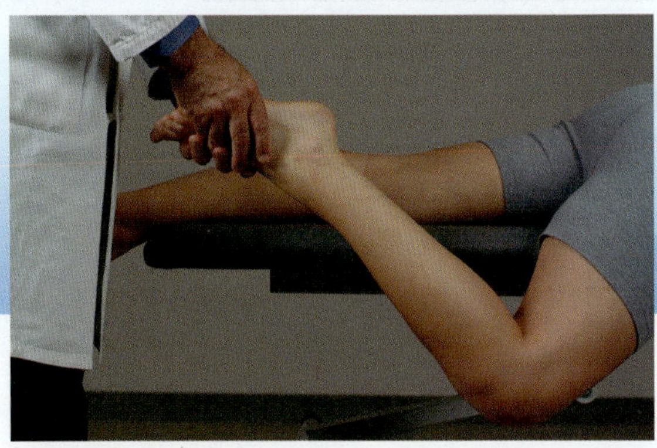

그림 11.172 1~3단계

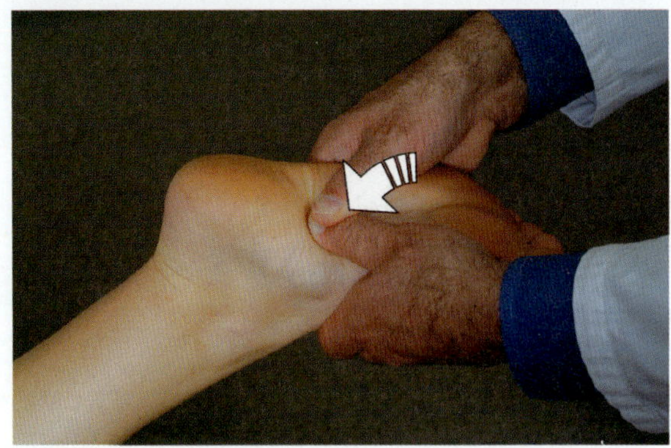

그림 11.173 4단계

진단 Diagnosis

증상: 발바닥의 불편감

움직임: 종방향 아치(longitudinal arch, 세로활)와 앞발이 뒤침쪽으로 들어올리기가 어려움

촉진: 기능장애가 있는 설상골(cuneiform, 쐐기뼈)을 덮고 있는 발바닥면에 압통이 있는 돌출부

테크닉 Technique

1. 환자는 치료대에서 다리를 들고 무릎관절을 굽힌 자세로 엎드려 눕는다.
2. 치료사는 치료대 끝에 선다.
3. 치료사의 엄지손가락을 내려간 쐐기뼈 위에 놓고 손으로 발을 감싸쥔다(그림 11.172).
4. 엄지손가락은 발바닥을 향해 똑바로 아래로 밀어 넣은채 기능장애가 있는 쐐기뼈의 수평으로 재빠른 움직임(*whipping motion*)을 수행한다(흰색 화살표, 그림 11.173).
5. 치료사는 앞발의 움직임 및 기능장애의 기타 관련 진단요소를 재평가하여 테크닉의 효과를 결정한다.

   이 테크닉은 몸쪽 발허리뼈의 발바닥 기능장애에도 적용할 수 있다.

하지 부위 Lower Extremity Region

발: 발허리뼈, 발바닥 기능장애
Foot: Metatarsal, Plantar Dysfunction

받침을 동반한 롱레버, 발등 강조
Long-Lever with Fulcrum, Dorsal Emphasis

예: 좌측 다섯 번째 발허리뼈
Ex: Left Fifth Metatarsal

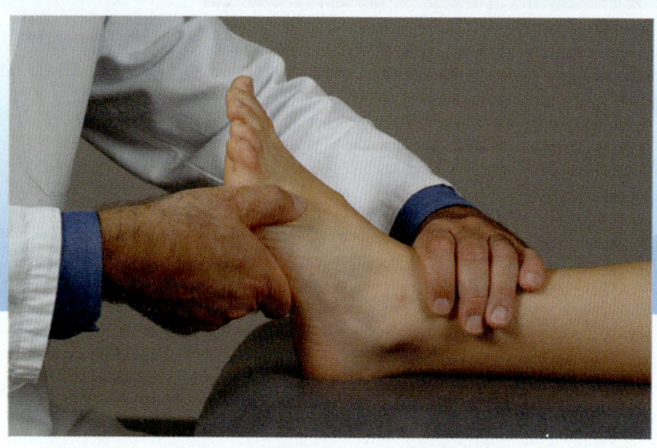
그림 11.174 1~4단계

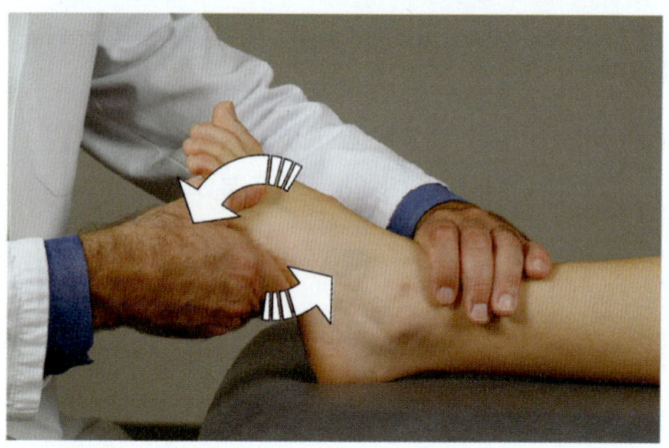
그림 11.175 5단계

진단 Diagnosis

병력: 발목관절의 안쪽번짐 염좌 후 흔히 발생

테크닉 Technique

1. 환자는 바로 눕는다.
2. 치료사는 치료대의 끝에 앉아 환자의 발목을 고정한다.
3. 치료사는 다섯 번째 발허리뼈의 등쪽 측면과 말단부에 엄지손가락을 놓는다.
4. 치료사의 검지 MCP 관절을 경상돌기(styloid process, 붓돌기) 아래에 놓는다(그림 11.174).
5. 추력은 두 손가락에 의해 동시에 전달된다. 엄지손가락은 발바닥 쪽으로 압력을 가하고, 검지손가락은 발등 쪽으로 힘을 가한다(흰색 화살표, 그림 11.175).
6. 치료사는 다섯 번째 발허리뼈의 경상돌기의 움직임, 위치 및 압통을 재평가하여 테크닉의 효과를 결정한다.

하지 부위 Lower Extremity Region

발: 입방뼈, 발바닥 기능장애
Foot: Cuboid, Plantar Dysfunction

숏레버(재빠르게 채기), 발등 강조
Short-Lever (Hiss Whip), Dorsal Emphasis

예: 우측 입방뼈
Ex: Right Cuboid

진단 Diagnosis

압통: 다섯 번째 발허리뼈의 몸쪽 붓돌기와 긴종아리근 힘줄 위에 있는 발의 외측 발바닥 측면

촉진: 정상보다 깊은 다섯 번째 발허리뼈의 붓돌기 원위부의 고랑(groove); 외측 발의 발바닥면에서 돌출된 쐐기뼈

병력: 발목관절의 안쪽번짐 염좌 후 흔히 발생

테크닉 Technique

1. 환자는 무릎관절에서 다리를 30도 구부리고 엎드려 눕는다.
2. 치료사는 치료대 끝에 선다.
3. 치료사는 엄지손가락을 발의 안쪽 면에 있는 쐐기뼈의 발바닥 돌출부 위에 놓는다.
4. 발의 측면쪽에 있는 치료사의 엄지손가락은 안쪽 엄지손가락을 강화한다(그림 11.176).
5. 앞발이 모음되면서 발의 측면이 열리게 한다(그림 11.177).
6. 발의 측면을 향해 재빠르게 채기 동작으로 추력을 적용한다(흰색 화살표, 그림 11.178 및 11.179).
7. 치료사는 입방골의 움직임, 위치 및 압통을 재평가하여 테크닉의 효과를 결정한다.

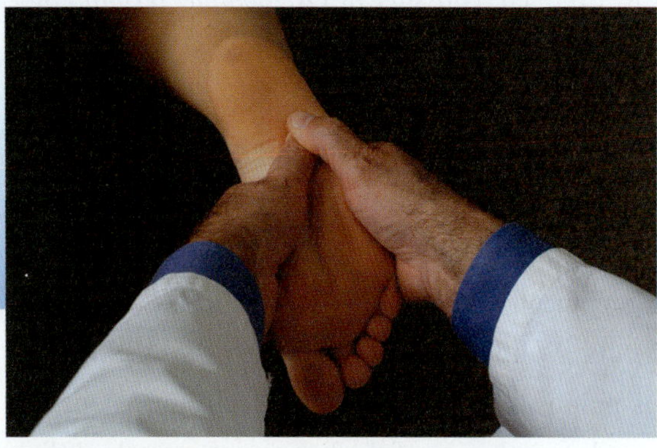
그림 11.176 1~4단계

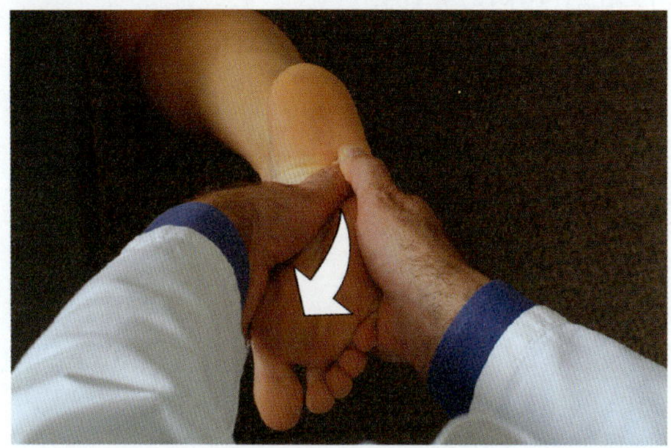
그림 11.177 5단계

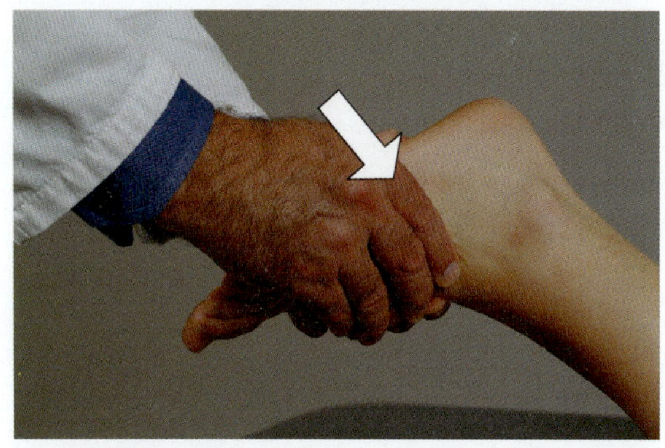
그림 11.178 6단계

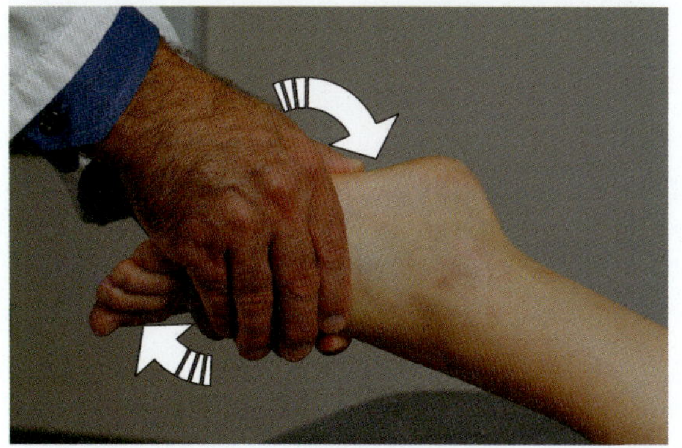
그림 11.179 6단계

참고문헌 Reference

1. Guisti R, exec. ed. *Glossary of Osteopathic Terminology*. 3rd ed. Chevy Chase, D: Educational Council on Osteopathic Principles of the American Association of Colleges of Osteopathic Medicine, 2017.
2. DeStephano L. Greenman's Principles of Manual Medicine. 5th ed. Philadelphia, PA: Wolters Kluwer Health/Lippincott Williams & Wilkins, 2018.
3. Iatridis JC, Weidenbaum M, Selton LA, et al. Is the nucleus pulposus a solid or fluid? Mechanical behavior of the nucleus pulposus of the human intervertebral disc. Spine 1996;21(10):1174–184.
4. Heilig D. The thrust technique. J Am Osteopath Assoc 1981;81:244–48.
5. Seffinger MA, exec. ed. Foundations of Osteopathic Medicine. 4th ed. Philadelphia, PA: Wolters Kluwer, 2018.
6. Hensel K, exec. ed. *A Teaching Guide for Osteopathic Manipulative Medicine*. 2nd ed. Chevy Chase, MD: Educational Council on Osteopathic Principles of the American Association of Colleges of Osteopathic Medicine, 2018.
7. Kimberly P. Outline of Osteopathic Procedures: The Kimberly Manual. Marceline, MO: Walsworth Publishing Co., 2006.

자세촉진이완 테크닉

Facilitated Positional Release Techniques

- 역자: 정지훈(Jung Ji Hun) PT DO(KR)

12장

테크닉 원칙 Technique Principles

자세촉진이완 테크닉(facilitated positional release, FPR)은 환자가 수동적으로 사용하는 간접 테크닉이므로 다른 간접 오스테오파시, 특히 근막이완, 균형잡힌 인대긴장 및 인대관절 스트레인 테크닉과 원리가 유사하다. 이 테크닉의 자세는 카운터스트레인과, 스틸 테크닉의 초기 간접 치료자세와 비슷하다. 오스테오파시의학 교육심의위원회는 FPR을 "중립적 위치, 활성 힘 적용(압박, 비틀림 또는 견인)의 조합으로 기능장애가 있는 신체부위를 다루는 Stanley Schiowitz, DO가 개발한 치료방법"이라고 정의한다(1). 이 테크닉의 주요 목표는 비정상적인 근육 과긴장(표층 및 심층)을 줄이고 제한된 관절에 잃어버린 움직임을 회복하는 것이다.

카운터스트레인 테크닉과 마찬가지로, FBR의 신경생리학적 메커니즘은 Iα-구심성신경과 γ-원심성신경 간의 활성에 관련된 것으로 여겨진다(2~4). 기능장애 영역이 균형잡힌 긴장된 위치에 있다면, 방추내섬유는 정상길이로 되돌아갈 수 있으며, 이는 반대로 방추외섬유의 장력을 감소시킨다. 근방추 부위의 감소된 장력은 Iα-구심성 신경신호를 더욱 감소시키며, 이 효율적 상호작용이 계속되어 결국 근육이 정상적인 길이와 긴장도에 도달할 수 있다(5). FPR의 다른 효율적 측면은 림프 및 정맥배액 개선, 유체역학 및 국소대사 과정을 제어하는 기타 생체전기현상 개선과 같은 치료위치의 2차 효과와 관련이 있을 수 있다. 이 테크닉에서 위치를 결정하는 원칙은 간접치료의 기본이므로 치료사는 근막 및/또는 관절 기능장애를 움직임이 편하거나 긴장이 감소된 위치로 움직이려고 시도한다.

근육 과긴장과 장력을 치료하는 것이 주목적이라면(확실한 *x*축, *y*축, *z*축 진단이 없을 때), 과긴장 근육을 긴장이 가장 줄어드는 위치에 놓는다. 이것은 비정상적인 조직질감을 촉진하고 위치에 대한 반응을 기반으로 한다(4,6). 예를 들어 기능장애가 있는 근육이 흉추 앞쪽 긴장을 만든다면, 굽힘이 가장 편해지는 자세일 수 있고, 후방 흉부근육의 과긴장은 일반적으로 펴는 것이 편한 자세일 수도 있다(3).

만약 기능장애가 관절에 있다면 기능장애는 먼저 중립위치, 기계적으로 부하가 없는 위치에 놓이게 되는데 Schiowitz는 이를 전후방 척추곡선을 편평하게 만드는 것으로 설명한다(후관절은 굽힘의 시작과 폄의 시작 사이의 중립위치에 배치됨)(4,6). 굽힘/폄 기능장애가 있는 경우, 초기위치는 척추 전후곡선을 편평하게 하는 것이며, 그 후 기능장애 내에서 중립위치를 찾는다. 이 예는 Type II 기능장애에 해당된다. Type I 기능장애의 경우 전방 및 후방 위치변화는 덜 중요하다.

다른 간접 테크닉과 비교할 때 이 테크닉에서 볼 수 있는 주요 차별요소는 **이완을 촉진시키는 메커니즘(*release-enhancing mechanism*)**이다. DiGiovanna와 Schiowitz는 이것을 근력을 촉진하는 것이라고 설명한다(4). 이 촉진 또는 활성화된 힘은 압박 또는 견인, 비틀림 또는 이 둘의 조합으로 적용될 수 있다. 대부분의 척추 기능장애는 측면굽힘 및 회전요소가 있기에 일반적으로 치료사는 테크닉의 위치 구성요소 중에 어떤 형태의 비틀림(회전과 결합된 측면굽힘) 힘을 추가할 필요가 있다. 활성화된 힘을 유지하면서 치료사는 근막 또는 관절 기능장애를 편안한 위치에 배치한다. 치료사는 이 편안한 자세를 3~5초 동안 유지한 다음 활성화된 힘을 해제하고 환자를 중립으로 되돌린다. 치료사는 테크닉의 효과를 결정하기 위해 체성기능장애(조직의 이상, 움직임 제한, 비대칭 및 압통/민감도)의 진단적 요소를 재평가한다.

DO의 Dennis Dowling에 따르면 Dr. Schiowitz는 FPR을 혼합 치료방법으로 연습하고 가르쳤다. 처음에는 간접 위치를 결정한 다음 기능장애를 장벽의 방향으로 배치했으며, 이는 Van Buskirk가 설명한 스틸 테크닉과 유사하다(6). 이것은 2007년 PCOM에서 열린 Heilig 심포지엄에서 FPR을 발표하고, 시연하는 동안 Dr. Schiowitz에 의해 확인되었다. 환자를 3~5초 동안 편안한 자세로 유지한 후, Dr. Schiowitz는 저진폭 임펄스를 여러 번 간접에서 직접으로 빠르게 변환하는 것을 소개했다. 이것은 Dr. Schiowitz의 원래 설명에는 포함되지 않았지만 후에 그가 "비법"으로 설명했다(Schiowitz S. *Personal communication*. Heilig Symposium, 2007. Philadelphia, PA: Philadelphia College of Osteopathic Medicine).

테크닉 분류 Technique Classification

간접 테크닉 Indirect

모든 간접 테크닉과 마찬가지로, 치료사는 연부조직(근막) 장력을 감소시키는 방향으로 환자를 위치시키거나 관절주변의 움직임이 자유롭거나 쉬운방향으로 위치시키려고 시도한다. FPR은 주로 간접적 수동치료방법으로 설명되지만, 필요한 경우 치료를 더욱 향상시키기 위해 절차 끝에 직접 치료방법을 추가할 수 있다(6,7). 우리의 선배들과 다른 임상가들은 이 직접적인 구성요소를 "시행하기/중단하기(on/off), 만들기/멈추기(make and break), 관절/진동 스프링(articulatory/oscillatory springing)"으로 설명했다.

테크닉 유형 Technique Styles

연부조직(근막) 중심의 기능장애 Soft Tissue (Myofascial) Oriented Dysfunctions

FPR에 대한 접근법에서 치료사는 조직질감이상(예: 긴장, 비탄성)을 평가하고 기능장애 매개변수가 최적으로 감소될 때까지 환자를 위치시킨다. 다음으로 치료사는 적절한 힘(압박 또는 견인, 비틀림 또는 둘의 조합)을 추가하고 3~5초 동안 유지한 다음 영향을 받은 부위를 중립위치로 되돌리고 기능장애의 진단적 요소를 재평가한다. 치료사가 기능장애의 주요 구성요소(근막 또는 관절)를 결정하는 데 어려움이 있을 때 초기에 이 방식을 사용하는 것이 좋다. 이는 간접 근막이완 및 카운터스트레인 테크닉의 효과와 유사할 수 있다.

관절(척추간 및 분절간 *x*축, *y*축, *z*축) 기능장애 Articular (Intervertebral and Intersegmental *x*-Axis, *y*-Axis, *z*-Axis) Dysfunction

일차 척추(즉, 분절간, 관절) 기능장애를 진단하기 위해 치료사는 보행관찰, 정적자세, 국소 운동범위, 깊이감 촉진 및 분절간 움직임을 통해 근골격계 요소들을 평가한다. 분절간 움직임 제한 및 비대칭이 특징이다. 기존의 치료순서에서 Schiowitz는 치료사가 치료할 부위의 전후방 척추곡선을 편평하게 하는 것부터 시작할 것을 권장했다. 수년간 이 테크닉으로 환자를 치료한 결과, 우리는 해당 척추 부위의 전만 또는 후만 곡선을 국소적으로 감소시키고자 시도한 것이 아니라 오히려 기능장애를 나타낼려고 한 것이기 때문에 커브를 편평하게 한다는 용어가 정확하지 않을 수 있다고 생각되었다. 이는 다른 기술(예: HVLA, ME 등)에서 볼 수 있듯이 적절한 촉진법이 보장되도록 벡터화해야 한다. 따라서 해당부위의 전후방(AP) 만곡(후만 또는 전만)에 따라 기능장애 분절이 먼저 굴곡(전방굽힘)에 관여해야 한다. 이 "근막고정(myofascial tethering)"에 의해 연결되면 기능장애 관절부분은 중립 AP 위치 쪽으로 배치되어야 한다. 이제 압박이 적용된 다음 기능장애가 있는 분절이 영향을 받는 모든 평면에서 움직임이 자유로운 방향으로 배치된다. 다음으로, 치료사는 이 자세를 3~5초 동안 유지한 후 직접 저진폭 임펄스에 대해 여러 번 간접적으로 번갈아가며 신속하게 적용한다. 그다음 치료사는 압박을 해제하고 분절의 중립으로 되돌린다.

적응증 Indication

근막 또는 관절의 체성기능장애

금기증 Contraindications (6, 7)

절대적 금기증 Absolute Contraindications

1. 체성기능장애가 없는 경우
2. 환자 동의 및/또는 협조 부족
3. 치료위치에 영향을 받는 불안정 골절
4. 심한 관절 불안정성
5. 신경학적 및 생명을 위협하는 증상을 악화시키는 치료자세(ECG/BP 변화; 산소 포화도 저하)

상대적 금기증/주의사항
Relative Contraindications/Precautions

1. 경증에서 중등도의 관절 불안정성
2. 자세가 상태를 악화시킬 수 있는 허리디스크
3. 중등도에서 중증의 추간공협착증, 특히 치료자세가 추간공을 좁힘으로써 증상을 악화시켜 신경근 증상이 발생하는 경우
4. 자세가 부상을 악화시킬 수 있는 심한 염좌 및 좌상
5. 기능장애를 치료하는 데 있어 자세가 불가능한 특정 선천적 기형 또는 상태(예: 강직증)
6. 척추뇌저동맥부전 및/또는 경동맥병리

일반적 고려사항 및 규칙
General Considerations and Rules

치료사는 정확한 진단을 내릴 수 있어야 하며, 가능한 경우 근막 기능장애와 관절 기능장애를 구별할 수 있어야 한다. 척추의 전후 만곡을 편평하게 한 후, 편안한 자세나 근막의 긴장을 최대한 줄이는 자세를 취한다. 측면굽힘 및 회전(비틀림)과 결합된 압박이 3~5초 동안 적용된다. 반동을 사용할 수도 있다.

요약 규칙 Shorthand Rules

원발성 근막 기능장애 Primary Myofascial Dysfunction

1. 체성기능장애(조직질감이상)를 진단한다.
2. 기능장애 부위의 근막구조를 짧게 하여 장력을 감소시킨다.
3. 압박을 추가한다(압박 또는 견인, 비틀림 또는 둘 다).
4. 점진적으로 "편안한" 간접적인 자세를 찾는다.
5. 이 자세를 3~5초간 유지한 후 모든 압박을 천천히 이완하고 중립으로 돌아간다.
6. 테크닉의 효과를 결정하기 위해 기능장애의 진단적 요소(조직질감이상(Tissue texture abnormality), 위치 비대칭(Asymmetry of position), 움직임 제한(Restriction of motion), 압통(Tenderness)[TART])를 재평가한다.

일차 관절(*x*축, *y*축, *z*축) 유형 I 및 유형 II 기능장애
Primary Articular (*x*-Axis, *y*-Axis, *z*-Axis) Type I and Type II Dysfunctions

1. 관절/분절 체성기능장애(예: Type I 또는 Type II)를 진단한다.
2. AP 만곡을 굴곡시켜(앞으로 구부려) 기능장애가 있는 분절과 맞물리도록 하고 해당 분절을 중립에 위치시킨다.
3. 압박을 추가한다(압박 또는 견인, 비틀림 또는 둘 다).
4. 기능장애가 있는 분절을 굽힘 또는 폄이 용이하도록 이동한다.
5. 기능장애가 있는 분절을 측면굽힘 및 회전하기 쉬운 쪽으로 이동한다.
   참고: 한 번에 하나의 평면을 배치하는 대신 모든 방향으로 동시에 움직임을 적용할 수 있다.
6. 이 자세를 3~5초 동안 편안한 간접자세를 유지한 후, 치료사는 직접 저진폭 임펄스에 대해 여러 번 신속하게 번갈아 가며 간접적으로 적용한다. 그런 다음 치료사는 적용된 힘을 이완하고 분절을 중립으로 되돌린다.
7. 기능장애의 진단적 요소(TART)를 재평가하여 테크닉의 효과를 결정한다.
   참고: 일부 치료사는 기능장애를 중립위치에 놓고 기능장애를 편안하거나 자유로운 위치에 놓은 다음 압박을 추가했을 때 테크닉이 효과적이라는 것을 발견했다(6).

경추 부위 Cervical Region

우측 후두하근 과긴장
Right Suboccipital Muscle Hypertonicity

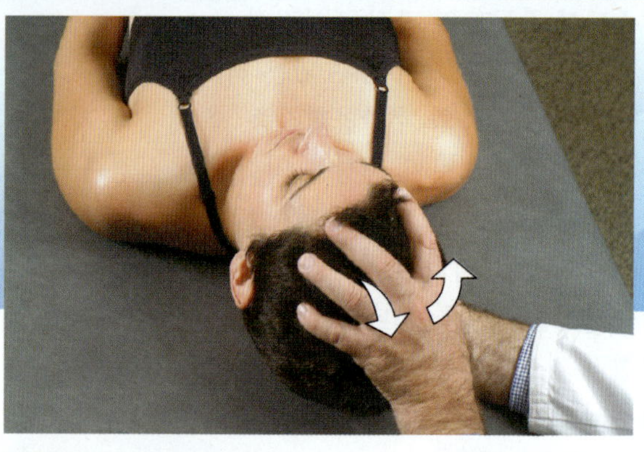

그림 12.1 1~5단계

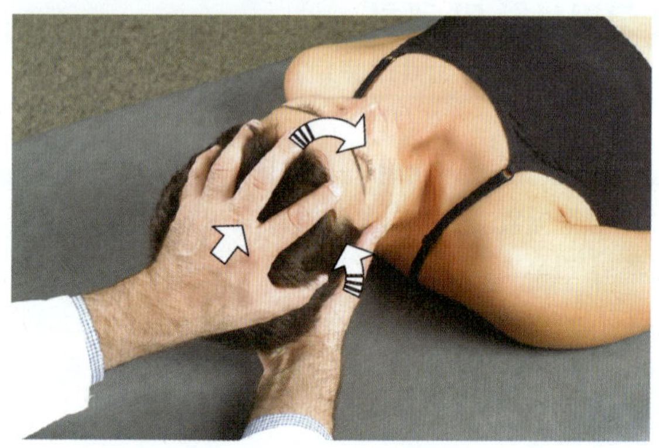

그림 12.2 1~5단계

1. 환자는 치료대에 누운자세로 하고, 치료사는 치료대 머리쪽에 앉는다.
2. 치료사는 오른손으로 환자 머리의 후두부와 상부 경추 부위를 부드럽게 지지한다.
3. 치료사는 왼손을 환자의 머리에 대고, 전후방 만곡(약간 굽힘)을 부드럽게 펴서 목뼈를 중립화한다.
4. 가볍게(1파운드 이하) 축 방향으로 압박하는 형태의 힘을 가한다.
5. 압박을 유지하면서, 치료사는 조직 및 근육장력이 최대로 감소할 때까지 환자의 머리와 목부위를 폄 및 우측 측면굽힘, 그리고 부드럽게 회전(화살표, 그림 12.1 및 12.2)시킨다.
6. 치료사는 이 자세를 3~5초간 유지한 다음 압박을 천천히 풀면서 중립으로 되돌아간다.
7. 몇 초 이내에 이완된 상태가 촉진되지 않으면 축 압박을 해제하고, 3~6단계를 반복할 수 있다.
8. 치료사는 테크닉의 효과를 결정하기 위해 기능장애의 진단적 요소(TART)를 재평가한다.

경추 부위 Cervical Region

2번~7번 경추 기능장애
C2-C7 Dysfunctions

예: 4번 경추 굽힙 우측측면굽힘 우측회전
Ex: C4 FSRRR

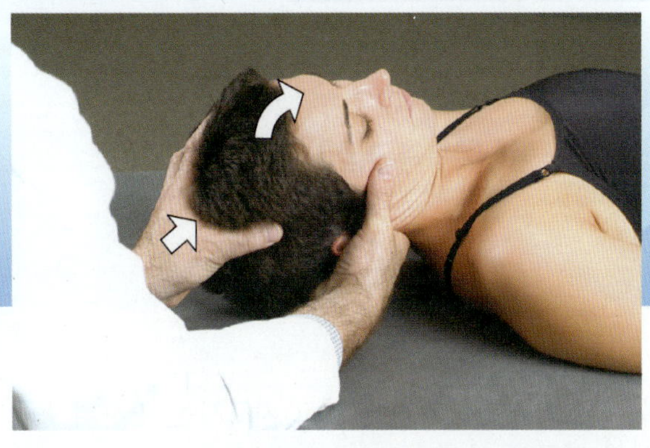
그림 12.3 1~5단계

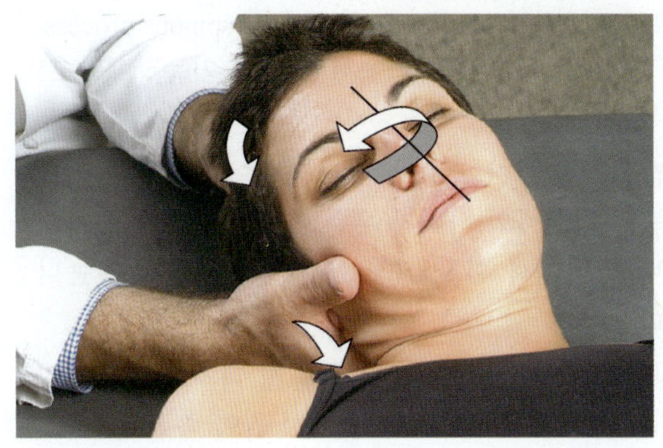
그림 12.4 1~5단계

1. 환자는 치료대에 누운자세로 하고, 치료사는 치료대 머리쪽에 앉는다.
2. 치료사는 오른손으로 환자 머리의 후두부와 상부 경추 부위를 부드럽게 지지한다.
3. 치료사는 왼손을 환자의 머리에 대고, 전후방 만곡(약간 굽힘)을 부드럽게 펴서 목뼈를 중립화한다.
4. 가볍게(1파운드 이하) 축 방향으로 압박하는 형태의 힘(화살표)을 가한다.
5. 치료사는 압박을 유지하면서 조직 및 근육장력이 최대로 감소할 때까지 환자의 머리와 목부위를 굽힘 및 우측 측면굽힘, 그리고 회전방향(화살표)으로 부드럽게 위치시킨다(그림 12.3 및 12.4).
6. 치료사는 이 자세를 3~5초간 유지한 후 적용된 힘을 이완하고, 천천히 기능장애 분절을 중립으로 되돌린다. **참고:** 3~5초 동안 편안한 간접자세를 유지한 후, 치료사는 직접 저진폭 임펄스에 대해 간접적으로 여러 번 빠르게 반복해서 적용한 다음 가해진 힘을 이완할 수 있다.
7. 치료사는 분절간 움직임과 분절 기능장애의 연관된 다른 요소를 재평가하여 테크닉의 효과를 결정한다.

흉추 부위 Thoracic Region

4번~12번 흉추 "폄" 유형 II 기능장애
T4-T12 "Extension" Type II Dysfunctions

예: 6번 흉추 "폄" 우측측면굽힘 우측회전
Ex: T6 ESRRR

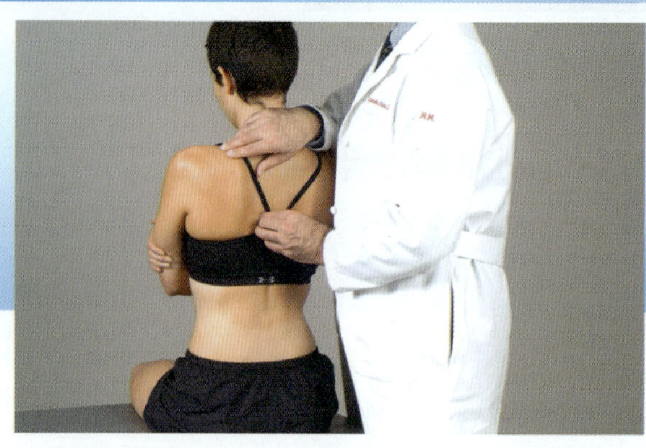
그림 12.5 1~3단계

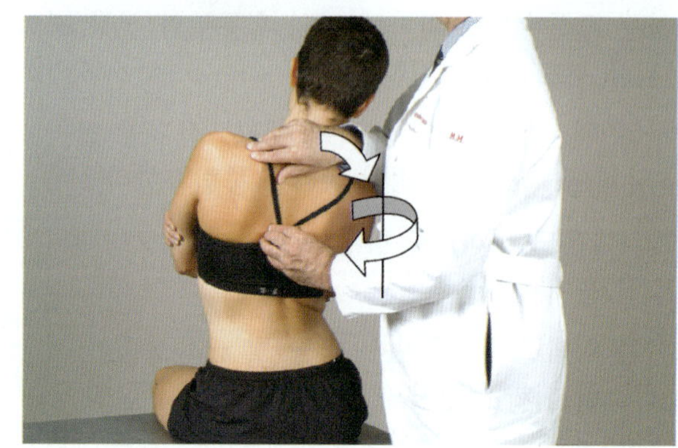
그림 12.6 4~6단계

1. 환자는 치료대 가장자리에 앉고 치료사는 환자의 우측 약간 뒤쪽에 선다.
2. 치료사의 왼손은 T6 및 T7의 극돌기(spinous processes) 및 T6의 우측 횡돌기에서 환자의 기능장애를 모니터링한다.
3. 치료사는 우측 전완을 환자의 우측 위승모근(어깨대)에 놓고 치료사의 나머지 우측 아래팔과 손은 환자의 목 바로 뒤에서 환자의 등 위쪽을 가로질러 놓는다(그림 12.5).
4. 환자는 정상적인 흉추 만곡이 곧게 펴지고 평평해질 때까지 똑바로 앉아, T6 부위에서 폄이 촉진된다.
5. 치료사의 우측 아래팔은 가볍게(1파운드 이하) 압박하는 형태로 힘을 가한다.
6. 압박을 유지하면서 치료사는 우측 아래팔(흰색 화살표, 그림 12.6)로 꼬리쪽 및 후방 힘을 가하여 T6를 더 폄하고 우측 측면을 구부리고 회전시킨다. 이것은 균형점과 최소한의 근 긴장으로 옮겨져야 한다.
7. 치료사는 이 자세를 3~5초 동안 유지한 후 적용된 힘을 이완하고, 천천히 기능장애 분절을 중립으로 되돌린다. **참고:** 3~5초 동안 편안한 간접자세를 유지한 후, 치료사는 직접 저진폭 임펄스에 대해 간접적으로 여러 번 빠르게 반복해서 적용한 다음 적용된 힘을 이완할 수 있다.
8. 치료사는 테크닉의 효과를 판단하기 위해 기능장애 부위의 분절간 움직임 및 기타 관련된 요소를 재평가한다.

흉추 부위 Thoracic Region

우측, 승모근 과긴장
Right, Trapezius Muscle Hypertonicity

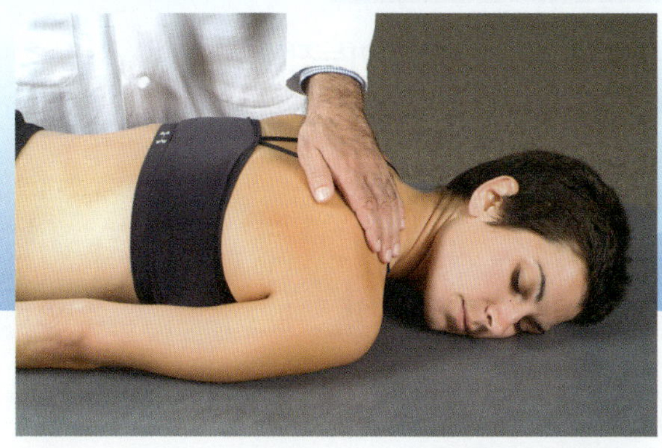
그림 12.7 1~3단계

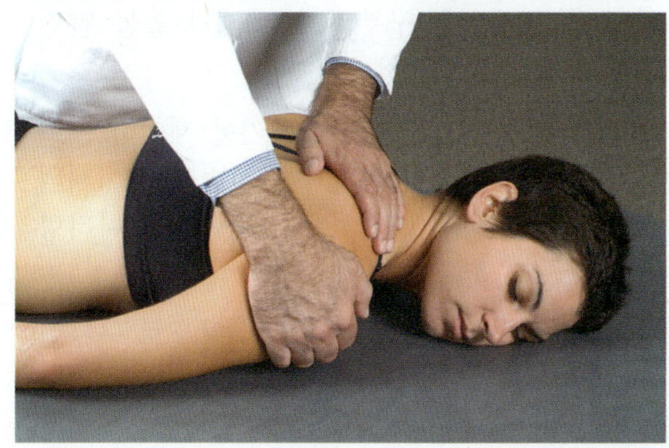
그림 12.8 4단계

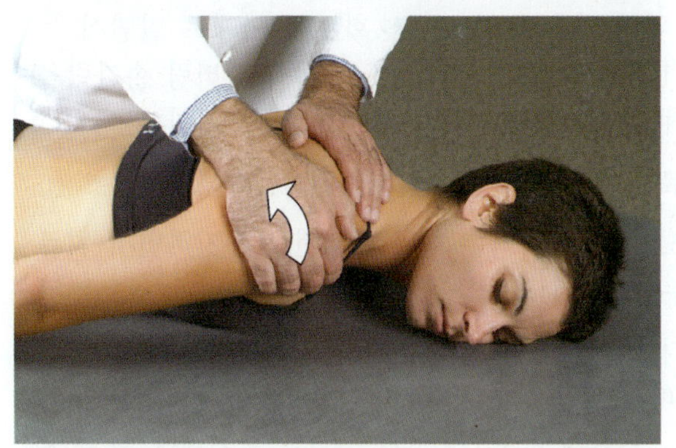
그림 12.9 5단계

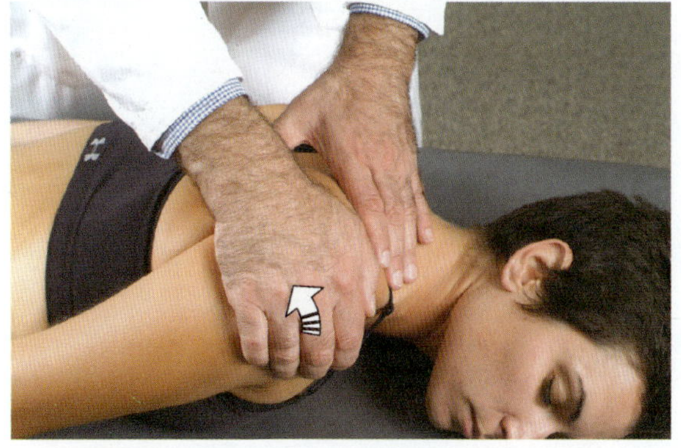
그림 12.10 6단계

1. 환자는 치료대에 엎드려 눕고 머리와 목을 우측으로 회전시킨다.
2. 치료사는 환자를 향하여 좌측에 선다.
3. 치료사의 좌측 손은 우측 과긴장성 승모근을 촉진한다(그림 12.7).
4. 치료사의 우측 손은 환자의 몸을 가로질러 전방 삼각근과 봉우리빗장 부위에서 환자의 우측 어깨를 잡는다(그림 12.8).
5. 치료사는 우측 등세모근에서 균형점과 최소한의 근육긴장을 위해 꼬리와 후방으로 힘(흰색 화살표, 그림 12.9)을 적용한다.
6. 적절한 위치에 도달하면, 치료사의 우측 손은 3~5초 동안 가볍게(1파운드 이하) 압박하는 형태로 힘(흰색 화살표, 그림 12.10)을 적용한다.
7. 몇 초 안에 이완이 촉진되지 않으면, 압박을 해제해야 하며, 3~6단계를 반복할 수 있다.
8. 치료사는 기능장애(TART)의 진단적 요소를 재평가하여 해당 테크닉의 효과를 결정한다.

늑골 부위 Costal Region

1번 늑골 구조적, 비생리적 기능장애
Rib1 Structural, Nonphysiologic Dysfunction

예: 좌측 1번 늑골 후방 거상
Ex: Left Rib 1 Posteriorly Elevated

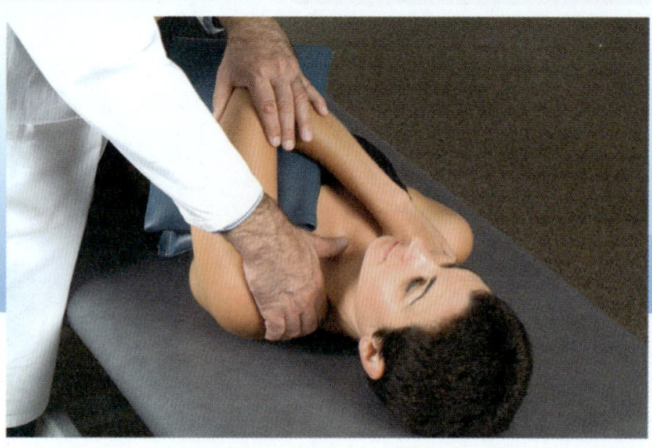

그림 12.11 1~3단계

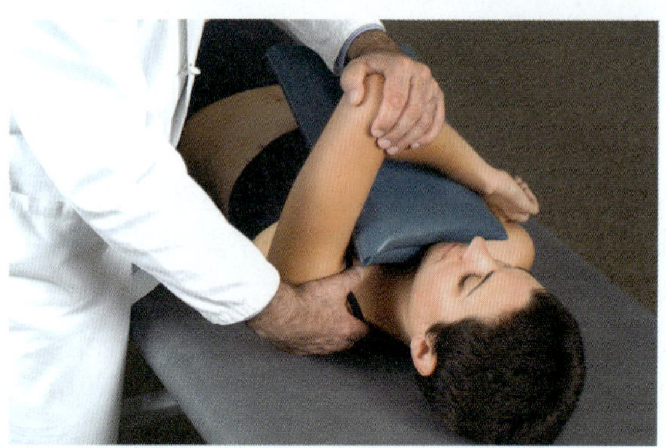

그림 12.12 4단계

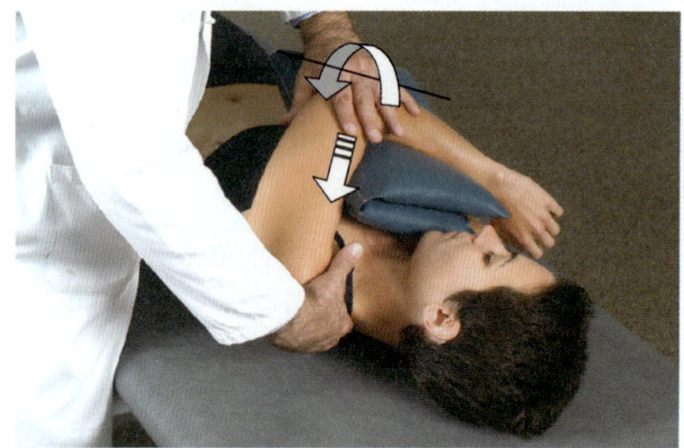

그림 12.13 5단계

1. 환자는 치료대에 바로 누운자세로, 치료사는 기능장애가 있는 쪽에서 환자를 마주보고 선다.
2. 환자의 좌측 팔꿈치를 구부리고, 베개나 돌돌 말린 수건을 환자의 위팔 아래에 놓는다.
3. 치료사의 좌측 손은 팔꿈치 머리돌기를 제어하고 우측 손의 검지와 세 번째 손가락은 첫번째 갈비뼈의 뒤쪽 측면을 촉진하여 조직의 질감변화를 모니터링 한다(그림 12.11).
4. 치료사의 좌측 손은 환자의 어깨를 약 90도로 구부린 다음 약간 벌리고 조직이 가장 이완되고 부드러워지는 위치로 어깨를 내회전시킨다(그림 12.12).
5. 치료사는 팔을 모음하고 동시에 환자의 팔꿈치를 베개 위의 가슴 쪽으로(곡선 화살표) 아래로 밀면서 늑골 1(직선 화살표, 그림 12.13)에서 모니터링 손가락을 향해 환자의 좌측 위팔을 통해 압박을 가한다.
6. 치료사는 이 자세를 3~5초간 유지한다.
7. 3~5초 후, 압박하는 힘과 내회전을 유지하면서 치료사는 팔을 더 모음하고 내회전한다.
8. 그다음 치료사는 팔을 천천히 회전시키고 몸의 측면을 따라 팔을 중립위치로 되돌린다.
9. 치료사는 테크닉의 효과를 판단하기 위해 늑골의 움직임 및 기능장애 늑골의 기타 관련된 요소를 재평가한다.

늑골 부위 Costal Region

3번~10번 늑골 흡입 기능장애
Rib 3-Rib 10 Inhalation Dysfunctions

예: 좌측 7번 늑골, 흡입
Ex: Left Seventh Rib, Inhaled

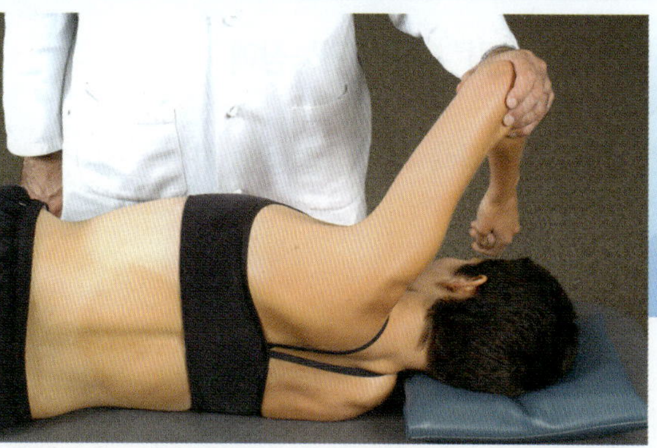

그림 12.14 1단계

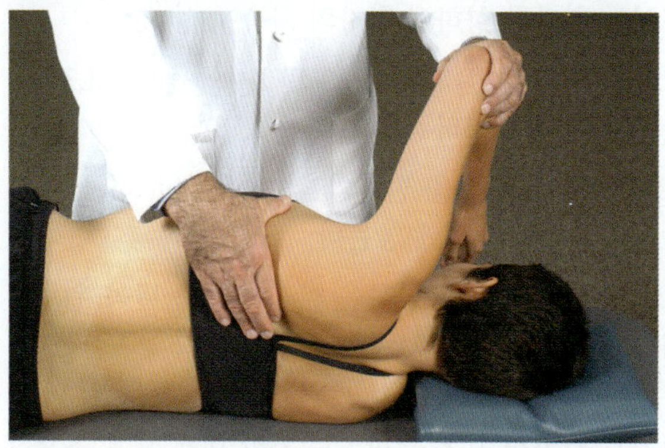

그림 12.15 2단계와 3단계

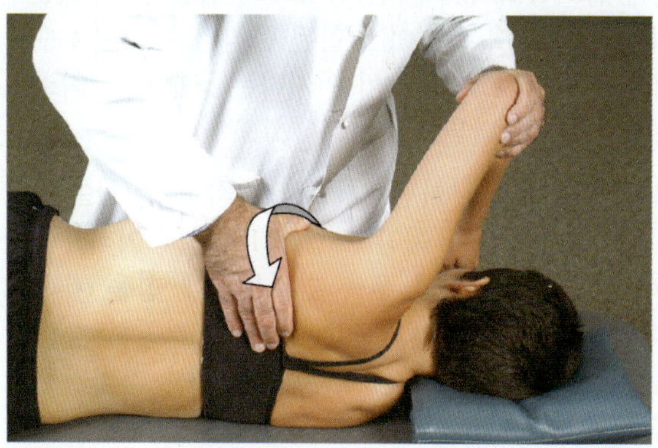

그림 12.16 4단계

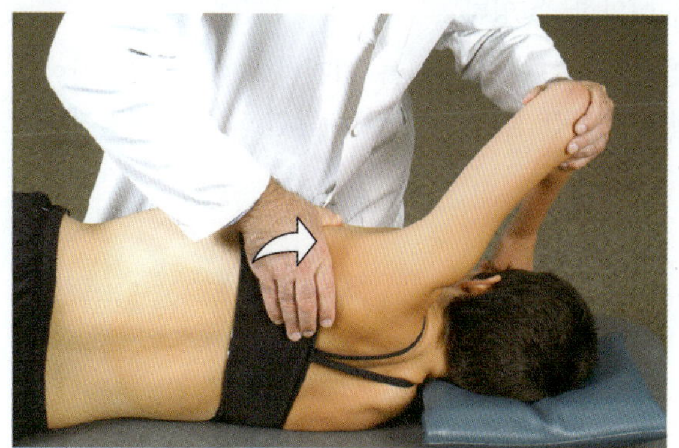

그림 12.17 5단계

1. 환자는 팔을 90정도 구부리고 벌린 상태에서 우측 옆으로 눕고, 치료사는 환자 앞 치료대 가장자리에 서거나 앉는다(그림 12.14).
2. 치료사는 우측 손의 검지 또는 세번째 손가락패드를 늑횡돌기관절(costotransverse articulation, 갈비가로돌기관절)에서 7번 늑골의 후방 측면 위에 놓는다. 엄지손가락은 같은 늑골의 측면 아래쪽 가장자리 위에 놓는다.
3. 치료사의 우측 손 갈퀴막 공간(webbing thumb abducted)은 늑연골에 너무 많은 압력을 가하지 않도록 주의하면서, 7번 늑골의 전 측면을 따라 곡선을 형성한다(그림 12.15).
4. 치료사는 늑골척추관절(costovertebral articulation, 갈비척추관절)에서 늑골을 분리하기 위해 후방 압박(화살표)을 부드럽게 적용한다(그림 12.16).
5. 치료사는 기능장애가 있는 늑골의 양동이 손잡이 움직임을 흡기가 편한 쪽으로 유도하기 위해 머리쪽으로 힘을 추가한다(흰색 화살표, 그림 12.17).
6. 치료사는 이 자세를 3~5초 동안 유지한 다음, 압박을 이완하고 측면 신체선을 따라 팔을 중립위치로 되돌린다. **참고:** 3~5초 동안 편안한 간접자세를 유지한 후, 치료사는 직접 저진폭 임펄스에 대해 간접적으로 여러 번 빠르게 반복 적용한 다음 적용된 힘을 이완할 수 있다.
7. 치료사는 테크닉의 효과를 결정하기 위해 늑골의 움직임 및 기능장애 늑골의 기타 관련된 요소를 재평가한다.

요추 부위 Lumbar Region

1번~5번 요추 "중립" 유형 I 기능장애
L1–L5 "Neutral" Type I Dysfunctions

예: 3번 요추 중립 좌측 측면굽힘 우측회전
Ex: L3 NSLRR

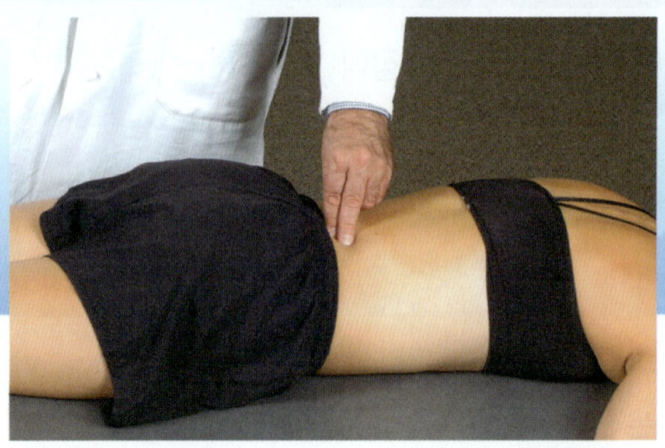

그림 12.18 1~3단계

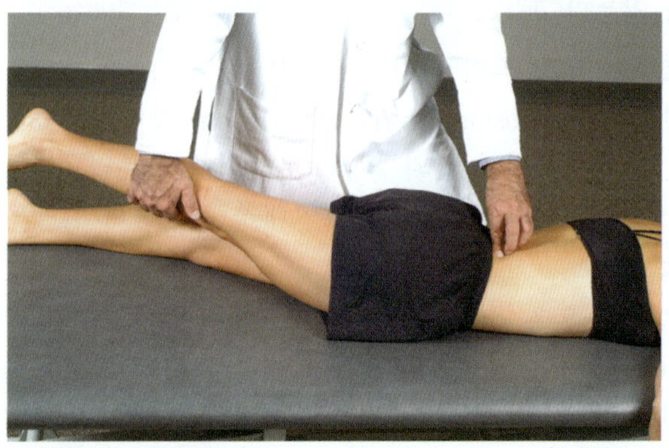

그림 12.19 4~5단계

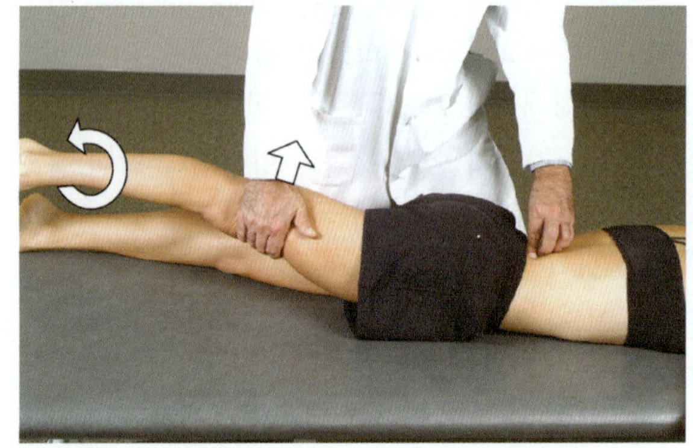

그림 12.20 6단계

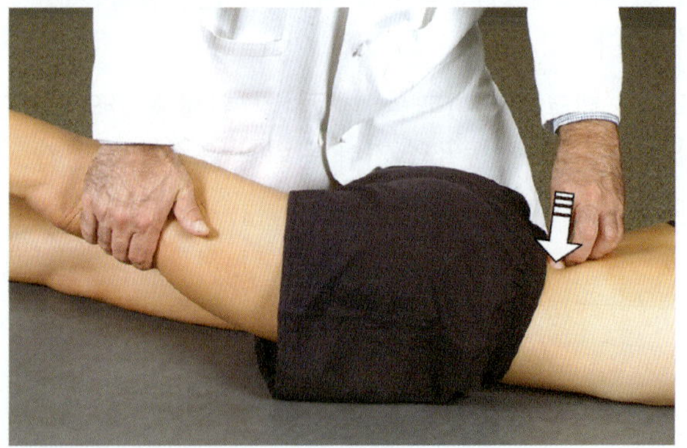

그림 12.21 7단계

1. 환자는 치료대에 엎드리고, 정상적인 요추만곡을 줄이기 위해 배 아래에 베개를 놓을 수 있다.
2. 치료사는 환자를 향하여 환자의 좌측에 선다.
3. 치료사의 좌측 손은 환자의 L3 및 L4 극돌기와 L3의 우측 횡돌기를 모니터링한다(그림 12.18).
4. 치료사는 좌측 무릎을 환자의 좌측 장골(ilium, 엉덩뼈)에 대고 치료대 위에 놓는다.
5. 치료사는 환자의 우측 발목을 환자의 좌측 발목 위로 교차시키며 환자의 우측 무릎을 잡고 환자의 두 다리를 좌측으로 미끄러뜨린다(그림 12.19).
6. 치료사는 환자의 우측 허벅지를 잡기 위해 우측 손을 재배치하고 등쪽과 외회전 방향으로 힘을 가한다(흰색 화살표, 그림 12.20). 이 결합된 움직임은 L3–L4 수준에서 치료사의 좌측 손이 인지하는 균형점과 최소 근육장력으로 전달된다.
7. 적절한 위치에 도달하면, 치료사의 좌측 손(화살표, 그림 12.21)은 3~5초 동안 가볍게(1파운드 이하) 축 압박하는 형태로 L4의 우측 가로돌기에 힘을 가한 후 이완하고, 기능장애가 있는 분절을 천천히 중립으로 되돌린다. **참고:** 3~5초 동안 편안한 간접자세를 유지한 후, 치료사는 직접 저진폭 임펄스에 대해 간접적으로 여러 번 빠르게 반복 적용한 다음 적용된 힘을 이완할 수 있다.
8. 치료사는 테크닉의 효과를 결정하기 위해 기능장애 분절의 분절간 움직임 및 기타 관련 요소를 재평가한다.

요추 부위 Lumbar Region

1번~5번 요추 "비중립" 유형 II 기능장애
L1–L5 "Non-Neutral" Type II Dysfunctions

예: 4번 요추 굽힘 우측 측면굽힘 우측회전
Ex: L4 FSR RR

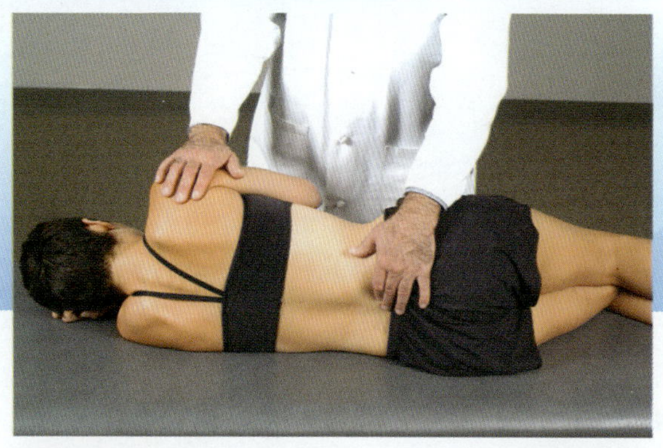

그림 12.22 1~2단계

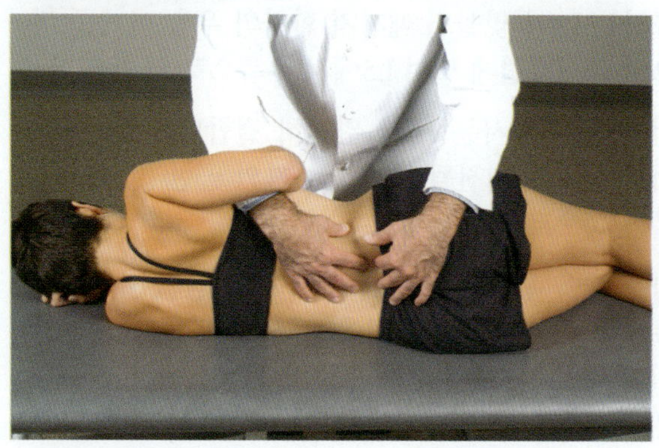

그림 12.23 3단계

1. 환자는 치료대에 좌측 옆으로 눕고, 치료사는 환자를 향하여 치료대 옆에 선다.
2. 치료사의 오른쪽 전완과 손은 환자의 오른쪽 전외측 흉벽을 제어하고, 왼쪽 아래팔과 손은 오른쪽 골반 및 허리부위를 제어한다(그림 12.22).
3. 치료사의 우측 검지와 세번째 손가락패드는 L4의 가로돌기를 모니터링하고 제어하는 반면 좌측 검지와 세 번째 손가락패드는 L5의 가로돌기를 모니터링하고 제어한다(그림 12.23).

(계속)

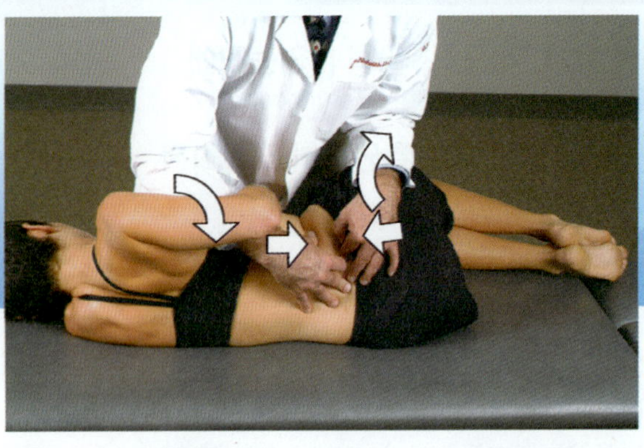

그림 12.24 4~7단계

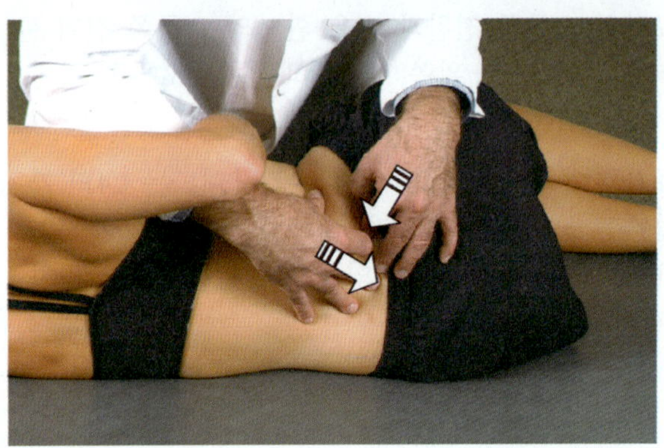

그림 12.25 8단계

4. 치료사는 L4가 L5에서 완전히 구부러질 때까지 환자의 고관절을 부드럽게 구부린다.
5. 치료사는 L4가 맞물릴 때까지 환자의 우측 어깨를 뒤쪽으로 조심스럽게 밀며 L5에서 우측으로 더 돌린다.
6. 그런 다음 치료사는 L5가 완전히 결합되고 L4 아래에서 좌측으로 회전될 때까지 환자의 골반 및 허리부위를 앞쪽으로 부드럽게 누른다.
7. 환자는 숨을 완전히 들이쉬고 내쉰다. 숨을 내쉴 때, 치료사는 아래팔과 손가락을 모두 가로돌기에 놓고 동일한 횟수의 회전방향(곡선 화살표, 그림 12.24)을 통해 힘을 증가시키면서 동시에 아래팔(직선 화살표)에 접근하여 약간의 압박을 가하여 우측 측면굽힘을 증가시킨다.
8. 적절한 위치에 도달하면, 치료사는 손가락패드(화살표, 그림 12.25)를 사용하여 3~5초 동안 가볍게(1파운드 이하) 축방향으로 압박 형태로 힘을 가한 후 이완하고, 기능장애가 있는 분절을 천천히 중립으로 되돌린다. **참고:** 3~5초 동안 편안한 간접자세를 유지한 후, 치료사는 직접 저진폭 임펄스에 대해 간접적으로 여러 번 빠르게 반복 적용한 다음 적용된 힘을 이완할 수 있다.
9. 치료사는 테크닉의 효과를 결정하기 위해 기능장애 분절의 분절간 움직임 및 기타 관련 진단적 요소를 재평가한다.

요추 부위 Lumbar Region

좌측 척추기립근 과긴장
Left Erector Spinae Muscle Hypertonicity

1. 환자는 치료대에 엎드린자세로 정상적인 요추만곡을 줄이기 위해 배 아래에 베개를 놓을 수 있다. 치료사는 환자를 향하여 환자의 좌측에 선다.
2. 치료사는 좌측 손으로 환자의 척추기립근 긴장도를 모니터링한다(그림 12.26).
3. 치료사의 좌측 무릎을 환자의 좌측 장골에 대고 치료대 위에 놓는다.
4. 치료사는 환자의 우측 발목을 환자의 좌측 발목 위로 교차시키며 환자의 우측 무릎을 잡고 환자의 두 다리를 좌측으로 미끄러뜨린다(그림 12.27).
5. 치료사는 환자의 우측 허벅지를 잡기 위해 우측 손을 재배치하고 뒤쪽과 외회전 방향으로 힘을 가한다(흰색 화살표, 그림 12.28). 이 결합된 움직임은 치료사의 좌측 손이 인지할 수 있는 균형점과 최소한의 근육장력으로 수행되어야 한다.
6. 적절한 위치에 도달하면, 치료사의 좌측 손은 3~5초 동안 가볍게(1파운드 이하) 축 방향으로 압박 형태로 힘(흰색 화살표, 그림 12.29)을 적용한다.
7. 몇 초 이내에 이완된 상태가 촉진되지 않으면 축 압박을 해제하고, 3~6단계를 반복할 수 있다.
8. 치료사는 기능장애(TART)의 진단적 요소를 재평가하여 해당 테크닉의 효과를 판단한다.

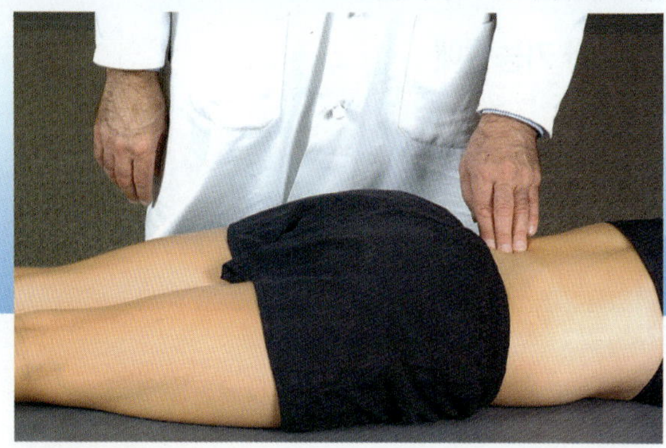
그림 12.26 1~2단계

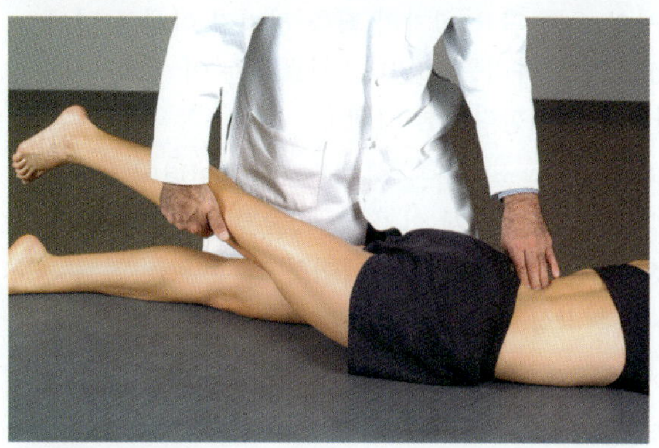
그림 12.27 3~4단계

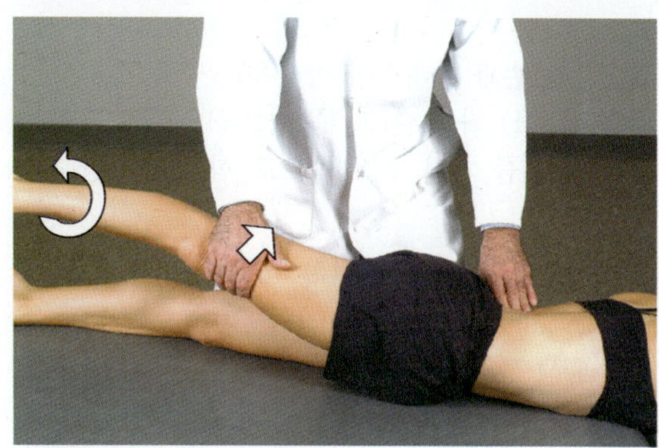
그림 12.28 5단계

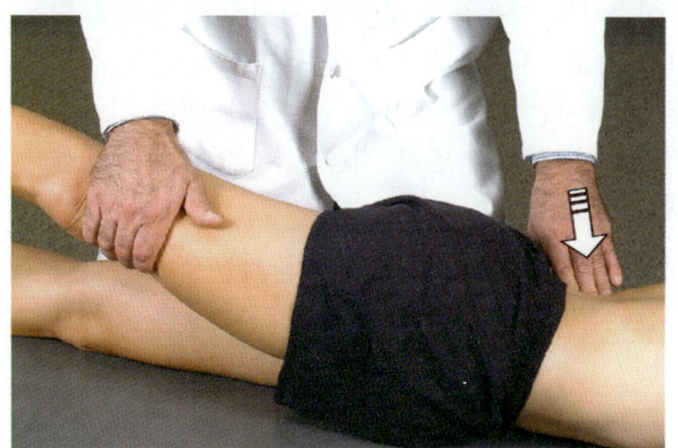
그림 12.29 6단계

골반 부위 Pelvic Region

장천골(볼기뼈) 기능장애
Iliosacral(Innominate) Dysfunction

예: 좌측, 후방 볼기뼈 회전
Ex: Left, Posterior Innominate Rotation

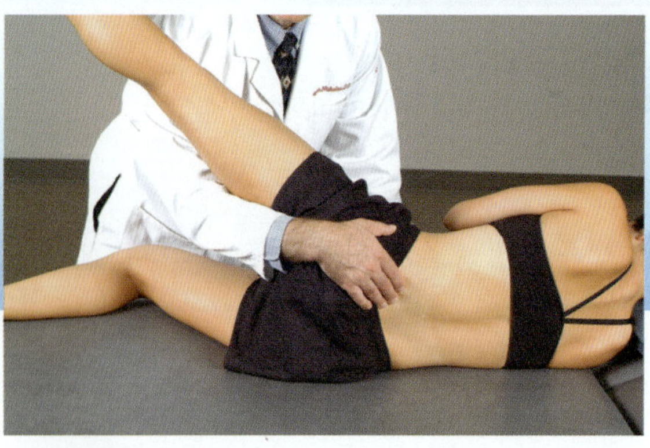
그림 12.30 1~2단계

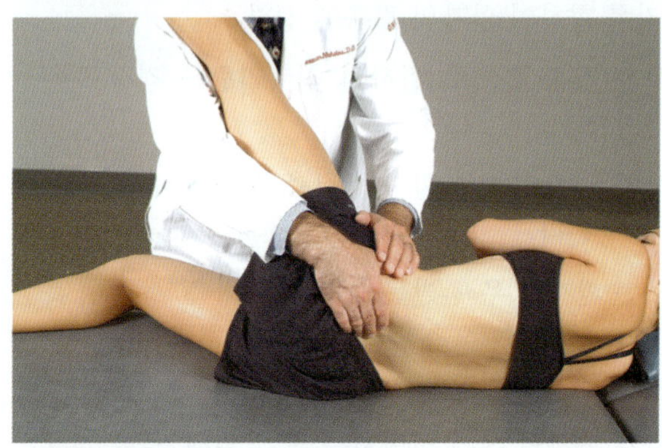
그림 12.31 3~4단계

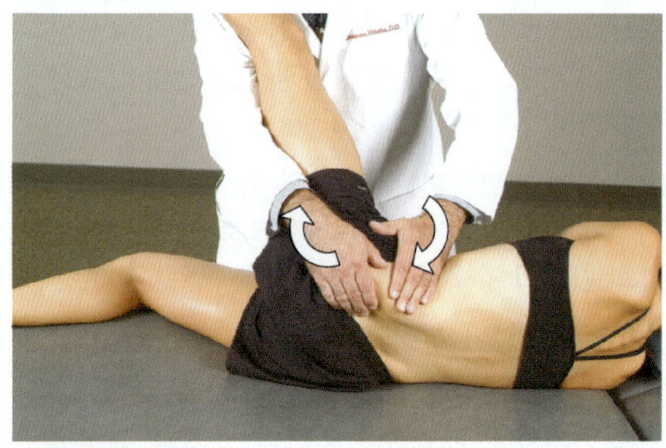
그림 12.32 5단계

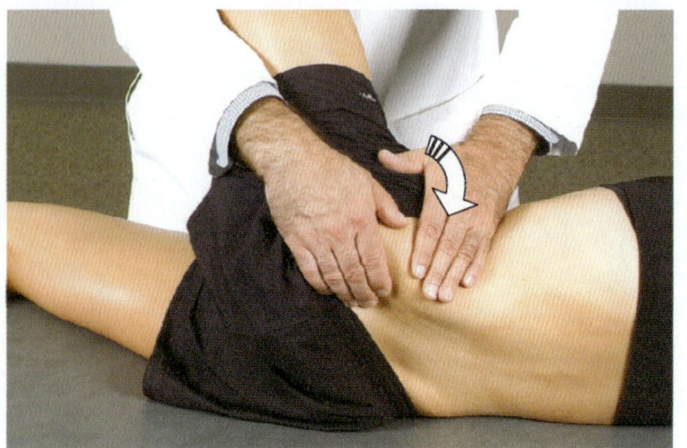
그림 12.33 6단계

1. 환자는 치료대에 우측 옆으로 눕고, 치료사는 치료대 옆에서 환자 앞에 선다.
2. 치료사의 우측 팔을 환자의 좌측 허벅지 아래로 넣어 약 30도 정도 다리를 벌린다. 치료사는 이 팔과 어깨로 다리를 제어한다(그림 12.30).
3. 치료사의 좌측 손바닥을 아래로 하여 엉덩뼈능선의 상부 가장자리 위에서 엄지손가락으로는 전상장골극(ASIS, 위앞엉덩뼈가시)을 제어하고, 손은 엉덩뼈능선의 상부 가장자리를 제어한다.
4. 치료사의 우측 손은 후장골능과 후상장골극(posterior superior iliac spine, PSIS) 위에 놓고 아래팔을 대전자(greater trochanter, 큰돌기)의 후외측에 놓는다(그림 12.31).
5. 치료사는 우측 손과 아래팔이 아래쪽과 앞쪽으로 당길 때(위쪽 화살표) 좌측 손(아래쪽 화살표)으로 약간의 호(우회전 방향)를 가진 후방 쪽으로 힘을 추가한다(그림 12.32).
6. 골반이 후방으로 회전함에 따라, 치료사는 천장관절(sacroiliac joint, 엉덩엉치관절) 표면에 근접하도록 치료대(흰색 점선 화살표, 그림 12.33)를 향해 압박(454g 이하)을 추가한다.
7. 치료사는 이 자세를 3~5초 동안 유지한 다음, 적용된 힘을 이완하고 기능장애 분절을 서서히 중립으로 되돌린다. **참고:** 3~5초 동안 간접자세를 편안히 유지한 후, 치료사는 직접 저진폭 임펄스에 대해 간접적으로 여러 번 빠르게 반복 적용한 다음 적용된 힘을 이완할 수 있다.
8. 치료사는 좌측 천장관절 움직임과 기능장애의 다른 관련 진단적 요소를 재평가하여 테크닉의 효과를 결정한다.

골반 부위 Pelvic Region

장천골(볼기뼈) 기능장애
Iliosacral(Innominate) Dysfunction

예: 좌측, 전방 볼기뼈 회전
Ex: Left, Anterior Innominate Rotation

1. 환자는 치료대에 우측 옆으로 눕고, 치료사는 치료대 옆에서 환자 앞에 선다.
2. 치료사의 우측 팔을 환자의 좌측 허벅지 아래로 넣어 약 30~40도 정도 다리를 벌린다. 치료사는 이 팔과 어깨로 다리를 제어한다(그림 12.34).
3. 치료사의 좌측 손바닥을 아래로 하여 엉덩뼈능선의 상부 가장자리 위에서 엄지손가락으로는 전상장골극을 제어하고, 손은 엉덩뼈능선의 상부 가장자리를 제어한다.
4. 료사의 우측 검지손가락패드는 PSIS 수준의 후방 엉덩뼈능선 위에 놓고, 우측 손의 뿌리(heel of the right hand)는 궁둥뼈 결절 수준에 놓는다(그림12.35).
5. 치료사는 좌측 손이 상방과 전방으로 당길 때 우측 손으로 약간의 호(좌회전 방향)를 가진 전방 쪽으로 힘(화살표, 그림 12.36)을 추가한다.
6. 골반이 전방으로 회전할 때, 치료사는 천장관절 표면에 근접하도록 치료대(화살표, 그림 12.37)를 향해 압박(1파운드 이하)을 추가한다.
7. 치료사는 이 자세를 3~5초 동안 유지한 다음, 적용된 힘을 이완하고 기능장애 분절을 서서히 중립으로 되돌린다. **참고:** 3~5초 동안 간접자세를 편안히 유지한 후, 치료사는 직접 저진폭 임펄스에 대해 간접적으로 여러 번 빠르게 반복 적용한 다음 적용된 힘을 이완할 수 있다.
8. 치료사는 좌측 천장관절 움직임과 기능장애의 다른 관련 진단적 요소를 재평가하여 테크닉의 효과를 결정한다.

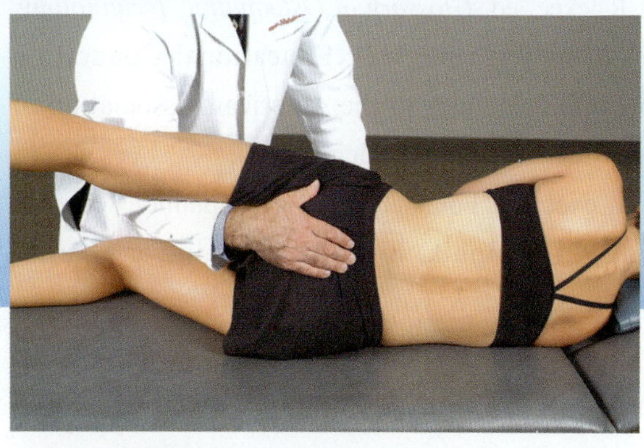

그림 12.34 1~2단계

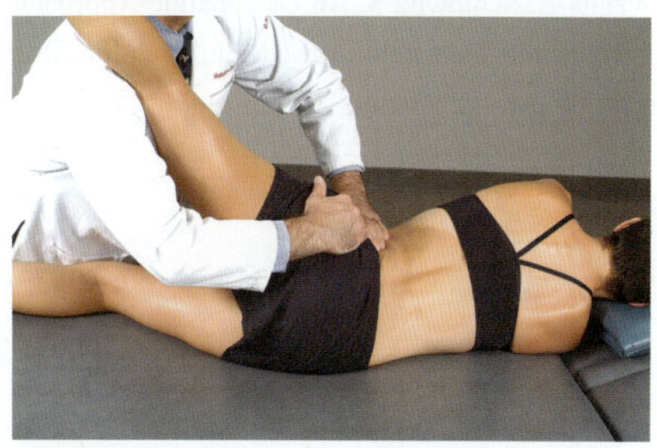

그림 12.35 3~4단계

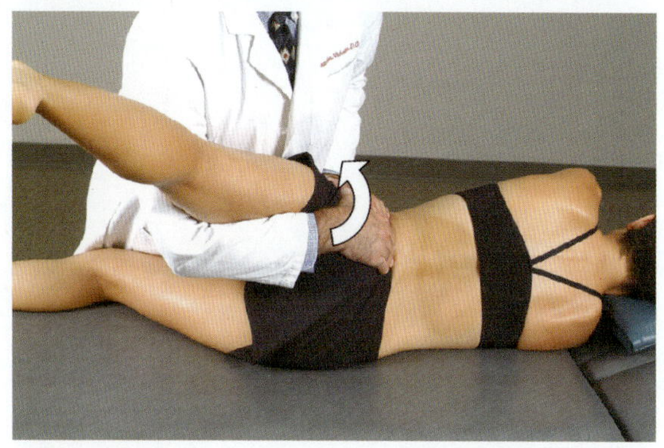

그림 12.36 5단계

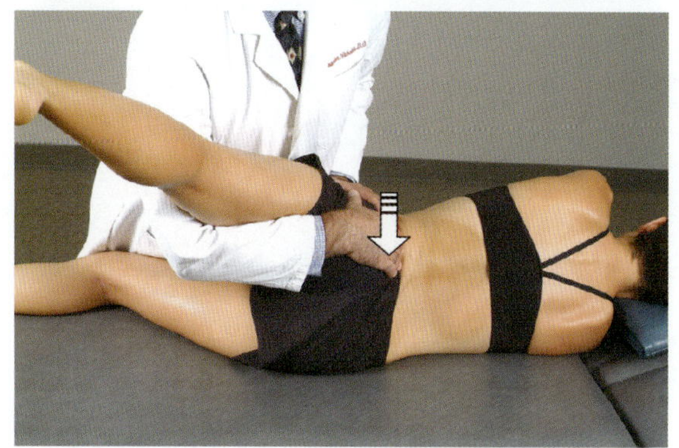

그림 12.37 6단계

참고문헌 Reference

1. Guisti R, exec. ed. *Glossary of Osteopathic Terminology*. 3rd ed. Chevy Chase, MD: Educational Council on Osteopathic Principles of the American Association of Colleges of Osteopathic Medicine, 2017.
2. Chila A, exec, ed. Foundations of Osteopathic Medicine. 3rd ed. Philadelphia, PA: Wolters Kluwer Health/ Lippincott Williams & Wilkins, 2011.
3. Jones L, Kusunose R, Goering E. Jones Strain-Counterstrain. Boise, ID: Jones Strain-Counterstrain, Inc., 1995.
4. DiGiovanna E, Schiowitz S. An Osteopathic Approach to Diagnosis and Treatment. 3rd ed. Philadelphia, PA: Lippincott Williams & Wilkins, 2005.
5. Carew TJ. The Control of Reflex Action: Principles of Neural Science. 2nd ed. New York, NY: Elsevier, 1985.
6. Seffinger MA, exec. ed. Foundations of Osteopathic Medicine. 4th ed. Philadelphia, PA: Wolters Kluwer, 2018.
7. Hensel K, exec. ed. *A Teaching Guide for Osteopathic Manipulative Medicine*. 2nd ed. Chevy Chase, MD: Educational Council on Osteopathic Principles of the American Association of Colleges of Osteopathic Medicine, 2018.

Still 테크닉

Techniques of Still

- 역자: 김중석(James J.S. Kim) PT DO DNM PhD

13장

테크닉 원칙 Technique Principles

이 책의 앞부분에서 언급한 바와 같이, 많은 오스테오파시 도수치료 테크닉은 전체적으로 유사하지만, 서로 다른 범주로 분류되어 있다. 스틸(Still) 테크닉도 마찬가지이다. 다른 여러 테크닉들이 결합하고 변형을 거쳐 또 다른 테크닉, 즉 이 경우 Still 테크닉이 되는 전형적인 예(example)가 될 수 있다. 오스테오파시의학 교육심의위원회는 Still 테크닉을 "간접 및 직접요소를 모두 활용하는 결합된 도수치료 방법(combined manipulative method)"으로 정의한다. 또한 Still 테크닉에서는 "기능장애영역이 먼저 간접적인 위치에 배치되고, 축 방향에 적용되는 힘(압박, 견인, 비틀림)이 추가된 후, 제한발생 이전의 중립지점(past neutral point)을 향하여 이동함으로써, 제한장벽(restrictive barrier)에 접근하거나, 제한장벽을 통과하는 방식으로 적용된다"(1). Still 테크닉은 기본적으로 간접, 관절 움직임, 그리고 롱레버를 이용한 고속·저진폭(HVLA) 테크닉의 일부 구성요소를 조합한 것이다. PCOM(Philadelphia College of Osteopathic Medicine)에서는 Still 테크닉에서 사용되는 대부분의 테크닉이 수년 동안 이러한 다른 범주(고속·저진폭 테크닉, 관절 움직임 테크닉 등)에 포함되어 늑골, 요추, 무명골(innominate) 및 사지 기능장애 치료에 사용되어 왔다고 하였다(Rubinstein, S. H., *Osteopathic Techniques*, 1949, Nicholas, N.S., *Atlas of Osteopathic Techniques*, 1974). 2000년에 Richard L. Van Buskirk(DO, PhD, FAAO)가 "*The Still Technique Manual*"을 출판하면서 Still 테크닉의 많은 부분이 보다 공식적으로 구조화되고 분류되었다. 따라서 이전에 고속·저진폭 테크닉(HVLA)으로 가르친 것을 오스테오파시에서 Still 테크닉 범주로 재분류했다. 그러나 Still 테크닉은 Van Buskirk의 "*The Still Technique Manual*" 출판 이전부터 가르쳐졌기 때문에 일부는 테크닉 적용과정 전반에 걸쳐 압박 또는 견인측면을 포함하지 않고 있다. 이러한 이전의 Still 테크닉은 기능장애 분절(facilitation segment)의 간접 방향 이동 후, 직접 방향으로의 이동을 통해 제한장벽의 적절한 위치 파악 및 적용되는 힘의 방향을 결정하는 방식에 의존해 왔다. 이것은 A.T. Still이 대부분의 테크닉을 서면으로 기록하여 설명하지 않고, 오스테오파시 치료사 자신이 **오스테오파시의 원칙(*principles of osteopathy*)**을 고려하며, 해부학 및 생리학적 상황을 고려하여, 환자에게 맞는 특정한 치료계획을 개발하는 것이 가장 적절하다고 판단했기 때문으로 생각된다. 역사적으로 시간이 지남에 따라 오스테오파시 도수치료 테크닉에는 일반적인 약간의 변형이 일어났고, 이것은 Van Buskirk 현대적인 스타일의 "Still 테크닉" 개발에서도 그대로 적용된 것으로 보인다.

테크닉 분류 Technique Classification

간접 적용 후, 직접 적용 Indirect, Then Direct

Still 테크닉의 진단 구성요소는 모든 오스테오파시 도수치료 테크닉에 적용되는 진단 구성요소(조직 질감이상,(tissue texture abnormality), 자세 비대칭(asymmetry of position), 움직임 제한(restriction of motion), 압통[TART])와 동일하다. Still 테크닉의 시작점은 FPR(facilitated positional release) 또는 기타 간접 테크닉과 유사한 간접 적용위치이기 때문에 가동범위와 조직의 느슨함-팽팽함(ease-bind; tight-loose)에 대한 장벽 비대칭(barrier asymmetries)에 유의하여 기록해야 한다. 예를 들어, L4의 굴곡, 우측 측면굽힘, 우측 회전(L4 FSRRR)으로 기록된 기능장애의 경우, 초기(간접적) 위치지정은 L4가 기본 움직임 평면(x, y, z)에서 가장 움직임이 자유로운 위치인 굴곡, 우측 회전, 우측 측면굽힘으로 이동하는 것이기 때문이다.

이 간접 위치를 계속 유지하면서 FPR 테크닉과 유사하게 약간의 압박력을 추가할 수 있다. 그런 다음, 환자의 해부학적 구조(예: 몸통, 사지)의 일부를 롱레버로 사용하여 적용되는 힘의 방향에 따라 테크닉을 적용하게 되는데, 이때 기능장애 분절은 움직임에 대한 최소한의 저항 경로 또는 아크(arc)를 따라, 팽팽하고 긴장된 제한장벽으로 이동하게 된다. 관절표면과 기타 요소(예: 뼈, 인대)가 손상되거나 스트레스를 받지 않아야 하므로 저항이 가장 적은 경로를 통해 기능장애 분절을 이동시키는 것이 중요하다. 그렇지 않으면, 통증과 같은 부작용이 발생할 수 있다. 마지막 단계는 롱레버를 이용한 고속 · 저진폭 테크닉(HVLA)의 적용방식과 유사하지만, 기능장애가 있는 분절은 기능장애 패턴이 느슨함과 팽팽함의 한계 범위 내에서 이동하는 동안 제한장벽이 제거될 수 있으므로 반드시 제한장벽에 도달하거나, 제한장벽을 통과하는 움직임이 필요한 것은 아니다. 이렇게 반드시 제한장벽에 도달해야 하거나, 제한장벽을 통과할 필요가 없다는 것이 Still 테크닉과 고속 · 저진폭 테크닉(HVLA)의 차이점이다. 따라서 Still 테크닉은 "간접 적용 후, 직접 적용이 이루어지는 특정 비반복적 관절움직임 방법(specific nonrepetitive articulatory method)"으로 간단하게 정의할 수 있다(2, 3).

테크닉 유형 Technique Styles

압박 Compression

간접 장벽(indirect barrier)에 환자를 위치시킨 후, 치료사는 해당 분절을 제한장벽으로 이동하기 전, 관절면을 향해 약간의 압박을 추가할 수 있다. 이 압박은 기능장애를 부분적으로 해제하는 데 도움이 될 수 있으며, 압력의 강도는 5파운드(2kg) 미만이어야 한다(4). 그러나 환자의 건강 및 기능적 수용능력에 따라 해당부위에서 전단효과(shear effect)가 발생하거나, 관절 연골이 손상될 수 있으므로, 제한장벽을 향한 움직임의 초기에 이 압박을 유지하는 적용 방식은 신중하게 고려되어야 한다. 또한 환자에게 추간공 협착(foraminal narrowing)이 있는 경우라면, 원치 않는 부작용인 신경근 자극(nerve root irritation)이 나타날 수 있다. 퇴행성관절질환 등이 있는 일부 환자에게는 테크닉 전반에 걸쳐 압박을 계속하는 것이 불편할 수 있으므로 이러한 환자의 경우엔 관절움직임이 시작된 직후에 압박을 해제해야 한다. 이전에 언급한 바와 같이, 이것은 Van Buskirk의 테크닉과 약간 다를 수 있지만, 기능장애 분절에 올바른 롱레버 적용이 유지되고, 안전하고 효과적인 범위가 확인되면, 기능장애 분절의 조절이 어떤 경우라도 가능하다. 다른 말로 설명하자면, 간접 위치에서 직접 움직임(아크)으로 이동하는 동안 압박(또는 견인)력이 추가되어 전체 적용과정에서 계속될 수 있으며, 이는 각 단계에서 따로 설명하지 않더라도 환자의 상태에 따라 적용되는 Still 테크닉의 고유한 것으로 생각해야 한다.

견인 Traction

간접 장벽에 환자를 위치시킨 후, 치료사는 해당 분절을 제한장벽으로 이동하기 전에 관절표면을 약간 견인할 수 있다. 이러한 관절면 분리(distraction)는 기능장애를 부분적으로 해제(slight disengagement)하는 데 도움이 될 수 있다. 이 방식(견인, traction)은 압박을 통한 방식보다 환자들에게 더 많은 편안함을 제공한다.

적응증 Indications

1. 분절간 움직임 제한과 관련된 관절 기능장애
2. 근육 과긴장 또는 팽팽한 근막과 관련된 근막기능장애

금기증 Contraindications

절대적 금기증 Absolute Contraindications

1. 체성기능장애(somatic dysfunction)가 없는 경우
2. 환자의 동의 또는 협조가 부족한 경우
3. 치료자세에 영향을 받는 불안정 골절이 있는 경우
4. 척추증, 골관절염, 류마티스관절염 등에 의한 치료부위의 이차적인 분절간 움직임의 심각한 손실
5. 치료 부위의 심한 관절 불안정성
6. 치료자세가 신경학적 또는 생명을 위협하는 증상을 악화시키는 경우(ECG/BP 변화; 산소포화도 저하)

상대적 금기증/주의사항 Relative Contraindications/Precautions

1. 경증에서 중등도의 관절 불안정성
2. 자세가 상태를 악화시킬 수 있는 추간판탈출증
3. 중등도에서 중증의 추간공협착증(intervertebral foraminal stenosis), 특히 치료자세가 추간공을 더 좁혀 증상을 악화시켜 신경근 증상이 발생하는 경우
4. 자세가 부상을 악화시킬 수 있는 심한 염좌 및 좌상

5. 기능장애를 치료하는 데 필요한 자세가 불가능한 특정 선천적 기형 또는 신체적 상태(예: 강직증, ankylosis)

6. 척추-기저동맥기능부전 또는 경동맥 병리

경추 부위 Cervical Region

환추후두관절(C0–C1, OA) 기능장애
Occipitoatlantal (C0–C1, OA) Dysfunction

예: C0 ESRRL

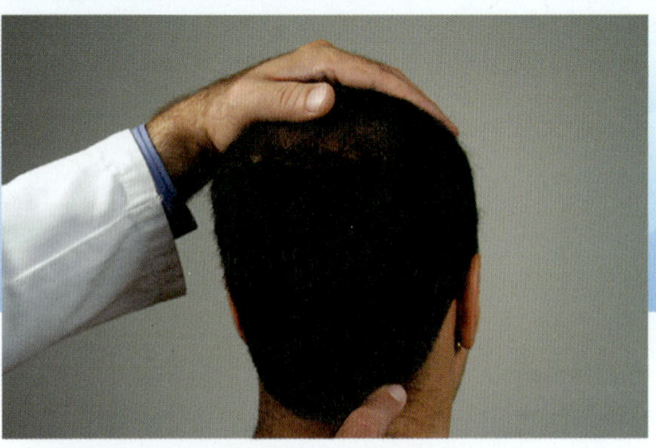

그림 13.1 1~3단계, 설정(준비)

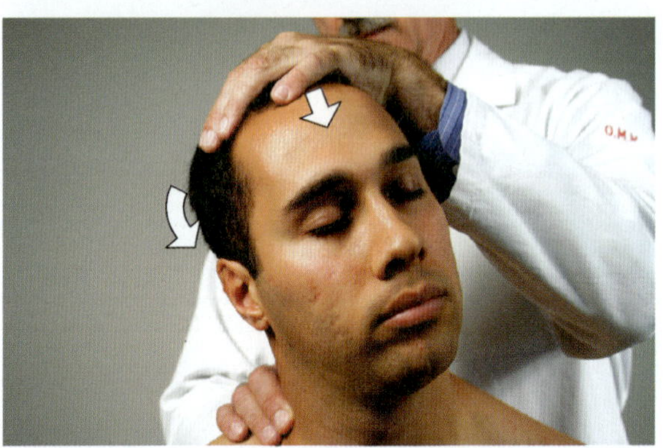

그림 13.2 4단계, 압박 및 우측 측면굽힘

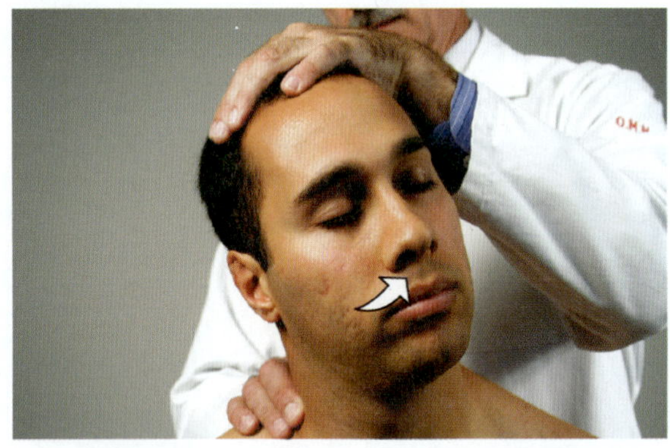

그림 13.3 5단계, 좌측회전

1. 환자는 치료대에 앉는다(원하는 경우, 환자를 바로 눕히고, 치료사는 환자의 머리쪽에 앉은자세에서 수행할 수 있다).
2. 치료사는 환자 뒤에 서서 환자의 머리위에 왼손을 얹는다.
3. 치료사는 움직임을 관찰하기 위해 우측 검지패드(또는 엄지패드)를 우측 후두기저부(basiocciput)에 놓는다(그림 13.1).
4. 치료사는 후두부를 최소한 신전한 다음, 머리에 약간의 압력을 가하고(직선 화살표, 그림 13.2), 머리를 우측(곡선 화살표)으로 5~7도 정도 측면굽힘하여, 후두골을 환추(C1; atlas)에 충분히 접근시킨다.
5. 치료사는 머리를 좌측으로 5~7도 회전하여(화살표, 그림 13.3) 후두골을 환추에 충분히 맞물리게 한다.

6. 치료사는 머리 압박을 최소한으로 증가시킨 다음, 적당한 속도로 머리를 최소한(10~15도) 굴곡시키고(그림 13.4), 움직임이 C1 아래 분절과 맞물리지 않도록 우측 후두기저부(basiocciput)를 관찰하면서 좌측 측면굽힘과 우측 회전(화살표, 그림 13.5)을 추가한다.
7. 치료사는 테크닉의 효과를 확인하기 위해, 후두환추관절(occipitoatlantal (O-A) articulation)의 분절간 움직임과 기능장애의 다른 관련 진단요소를 재평가한다.

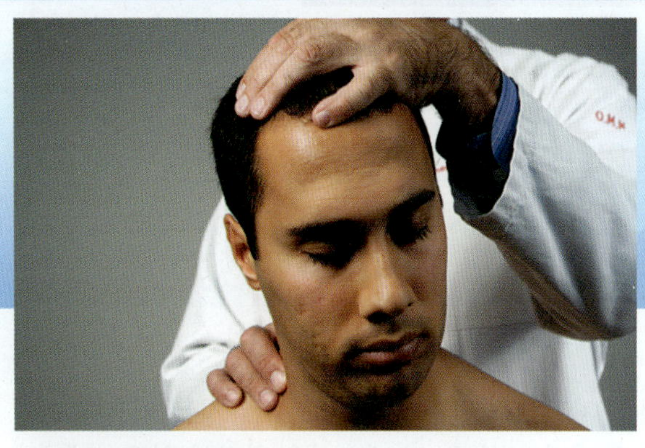

그림 13.4 6단계, 굴곡

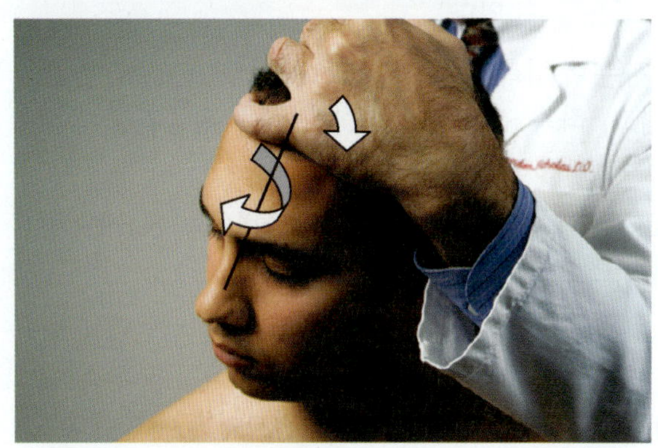

그림 13.5 6단계, 장벽과 맞물리는 최종 위치

경추 부위 Cervical Region

환추축추관절(C1–C2) 기능장애
Atlantoaxial (C1–C2) Dysfunction

예: C1 RL

1. 환자는 치료대에 반듯하게 눕고, 치료사는 치료대 머리쪽에 앉거나 선다. 이 테크닉은 환자가 앉은자세에서도 적용할 수 있다.
2. 치료사는 두정측두부위(parietotemporal regions)에 손을 대고, 좌측 검지패드로 C1의 좌측 횡돌기를 촉진한다(그림 13.6).
3. 치료사는 환자의 머리를 느슨한 장벽(ease barrier) 방향인 좌측으로 회전한다(화살표, 그림 13.7).
4. 치료사는 C1(그림 13.8) 방향으로 머리에 부드럽게 압력을 가한 후, 적당한 가속을 이용해 머리를 우측 제한장벽(화살표, 그림 13.9)으로 회전시키기 시작한다.
5. 이완은 제한장벽에 도달하기 전에 이루어져야 한다. 그렇지 않다면, 치료사는 제한장벽 방향으로 환자의 머리와 기능장애가 있는 C1을 몇도 이상 이동해서는 안 된다.
6. 치료사는 테크닉의 효과를 확인하기 위해, 환추축추관절(atlantoaxial articulation)의 분절간 움직임과 기능장애의 다른 관련 진단요소를 재평가한다.

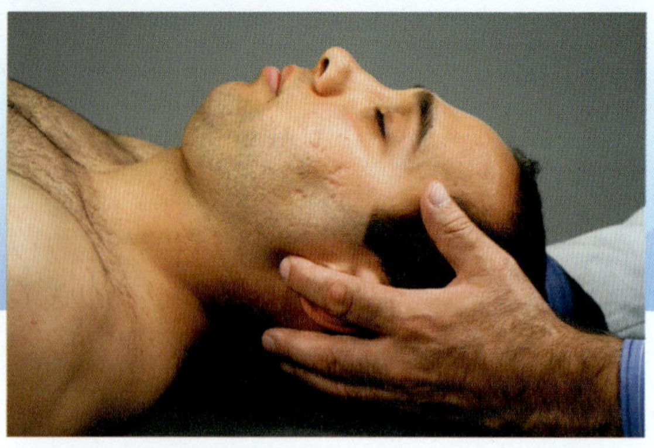
그림 13.6 2단계, 손의 배치

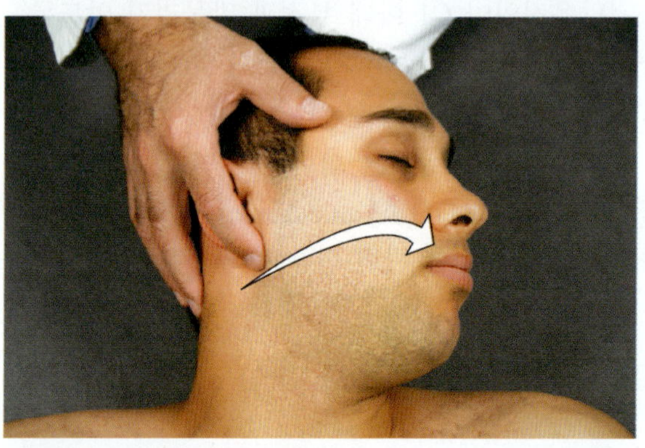
그림 13.7 3단계, 느슨한 방향으로 회전

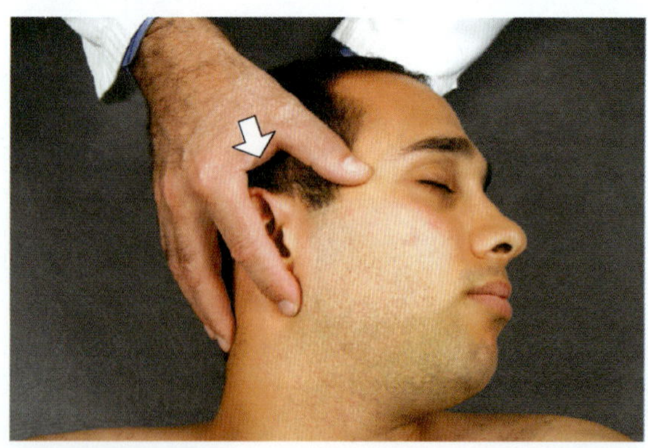
그림 13.8 4단계, 압박

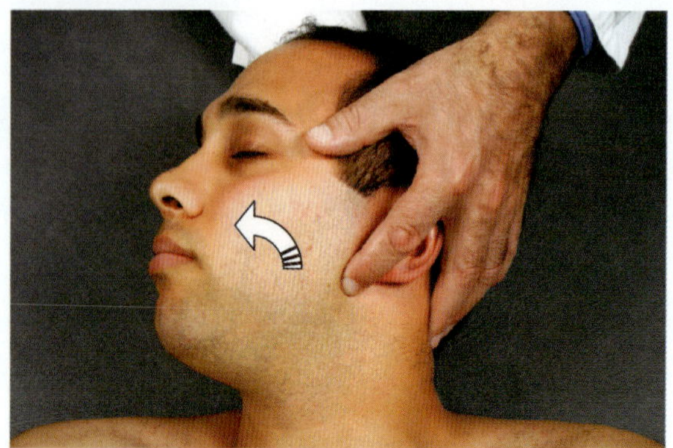
그림 13.9 4단계, 제한장벽 방향으로 회전

경추 부위 Cervical Region

C2-C7 기능장애
C2-C7 Dysfunctions

예: C4 ESRRR

1. 환자는 치료대에 눕는다.
2. 치료사는 우측 검지패드로 환자의 우측 C4 관절돌기를 촉진한다.
3. 치료사는 환자의 머리위에 왼손을 얹고 움직임을 조절할 수 있도록 한다(그림 13.10).
4. 치료사는 C4가 맞물릴 때까지 머리를 신전한다(화살표, 그림 13.11).
5. 치료사는 C4가 맞물린 상태로 환자의 머리를 회전하고 측면으로 굽힌다(그림 13.12).
6. 치료사는 환자의 머리에 C4 방향으로 압박(직선 화살표, 그림 13.13)을 가하고, 적당한 가속(moderate acceleration)을 이용해 회전을 시작, 머리를 좌측(곡선 화살표) 측면굽힘 하면서 점진적인 굴곡을 추가한다.
7. 이완(release)은 제한장벽에 도달하기 전에 이루어져야 한다. 그렇지 않다면, 치료사는 제한장벽 방향으로 환자의 머리와 기능장애가 있는 C4를 몇도 이상 이동해서는 안 된다.
8. 치료사는 테크닉의 효과를 확인하기 위해, 분절간 움직임과 기능장애의 다른 관련 진단요소를 재평가한다.

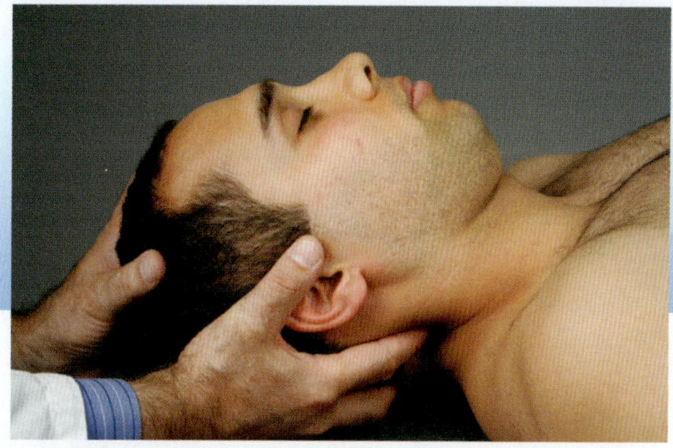
그림 13.10 1~3단계, 손의 배치

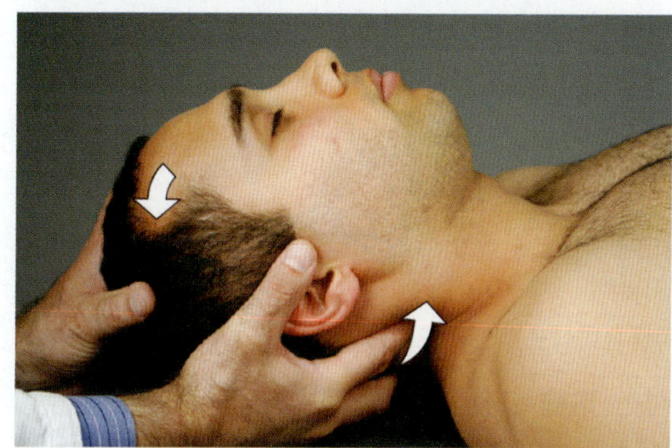
그림 13.11 4단계, 느슨한 방향으로 신전

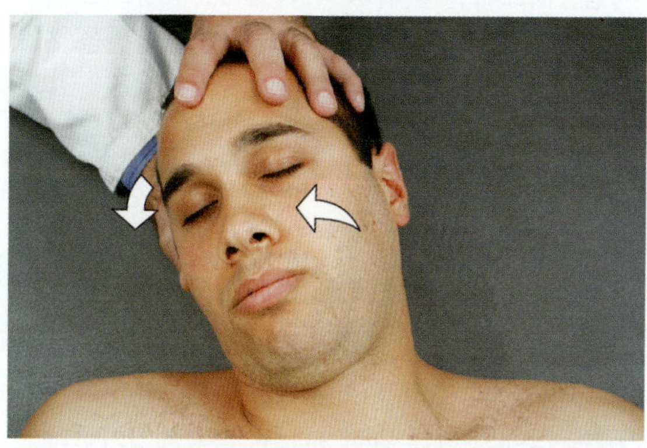
그림 13.12 5단계, 느슨한 방향으로 측면굽힘 및 회전

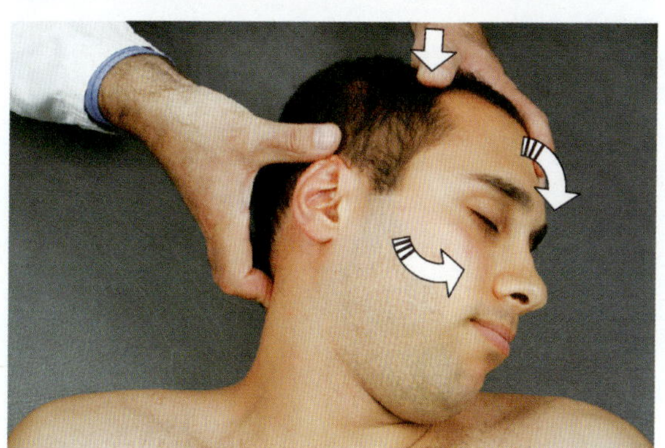
그림 13.13 6단계, 압박, 제한장벽(barrier) 방향으로 좌측 측면굽힘 및 회전(SLRL)

흉추 부위 Thoracic Region

T1, T2 "비중립" 유형 II 기능장애
T1, T2 "Nonneutral" Type II Dysfunctions

앉은자세
Seated

예: T1 ESRRR

1. 환자는 치료대에 앉는다(환자를 눕힌 상태에서 적용할 수 있다).
2. 치료사는 환자의 앞이나 뒤에 선다.
3. 치료사는 한 손의 검지패드로 기능장애 분절(T1)을 촉진하고, 다른 손으로 환자의 머리를 조절한다(그림 13.14).
4. 치료사는 머리를 조절하는 손으로 머리를 약간 신전하면서, 이 움직임이 T1에서 촉진될 때까지 신전을 계속한다(화살표, 그림 13.15).
5. 치료사는 T1에서 움직임이 촉진될 때까지 머리에 우측 측면굽힘 및 회전(화살표, 그림 13.16)을 적용한다.
6. 그런 다음, 치료사는 환자의 머리에 T1 방향으로 부드럽게 압박을 가하고, 적당한 가속으로 회전을 시작, 머리를 좌측으로 측면굽힘 하면서(화살표, 그림 13.17) 점진적인 굴곡을 추가한다.
7. 이 움직임은 제한장벽을 향해 진행된다. 제한장벽에 도달하기 전에 이완이 발생할 수 있다. 그렇지 않은 경우, 제한장벽 방향으로 환자의 머리를 몇도 이상 움직여서는 안 된다.
8. 치료사는 테크닉의 효과를 확인하기 위해, 분절간 움직임과 기능장애의 다른 관련 진단요소를 재평가한다.

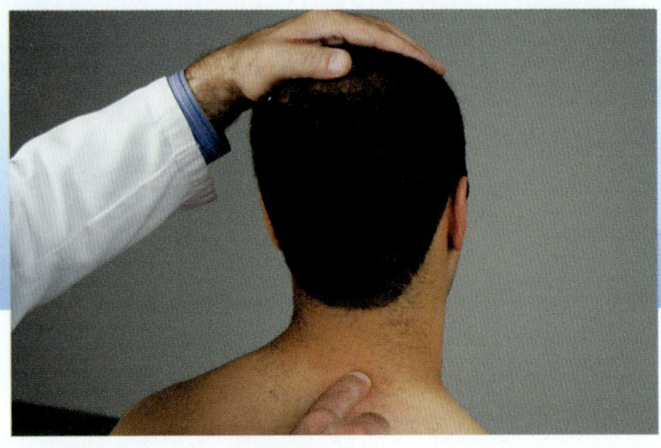
그림 13.14 3단계, 설정(준비)

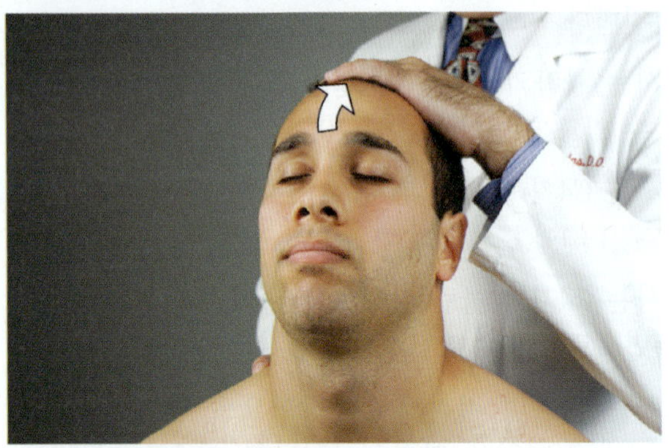
그림 13.15 4단계, 느슨한 방향으로 신전

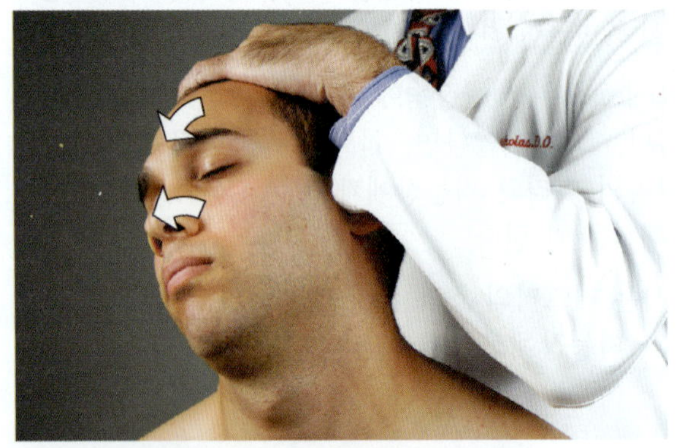
그림 13.16 5단계, 느슨한 방향으로 측면굽힘 및 회전

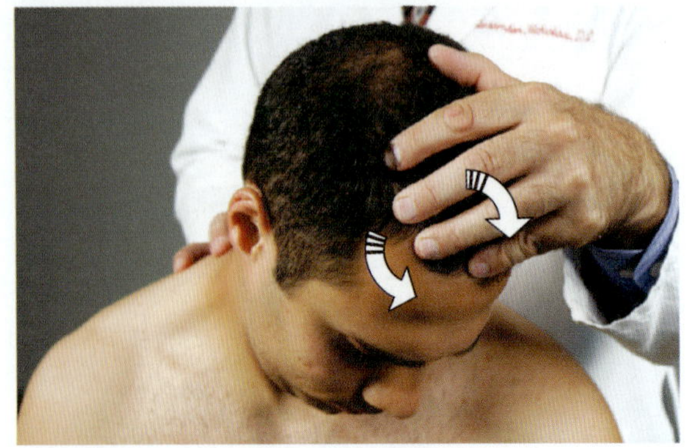
그림 13.17 6단계, 압박, 제한장벽 결합

흉추 부위 Thoracic Region

T1, T2 "비중립적" 유형 II 기능장애
T1, T2 "Nonneutral" Type II Dysfunctions

누운자세
Supine

예: T2 FSLRL

1. 환자는 치료대에 바로 눕는다(환자가 앉은자세에서도 적용할 수 있다).
2. 치료사는 치료대의 머리쪽에 앉거나 선다.
3. 치료사는 왼손 검지패드로 기능장애 분절(T2)을 촉진하고, 다른 손으로는 환자의 머리를 조절한다(그림 13.18).
4. 치료사는 머리를 조절하는 손으로 T2에서 움직임이 촉진될 때까지 환자의 목을 약간 굴곡한다(화살표, 그림 13.19).
5. 치료사는 T1에서 움직임이 촉진될 때까지 머리를 좌측회전 및 측면굽힘(화살표, 그림 13.20)한다.
6. 치료사는 T2 방향으로 머리에 부드럽게 압박(직선 화살표, 그림 13.21)을 가하고, 적당한 가속 (moderate acceleration)으로 회전을 시작, 머리에 우측 측면굽힘(곡선 화살표, 그림 13.21)을 적용한다(그림 13.22).
7. 이 움직임은 제한장벽을 향해 진행되며, 제한장벽에 도달하기 전에 이완이 발생할 수 있다. 그렇지 않은 경우, 제한장벽 방향으로 환자의 머리를 몇도 이상 움직여서는 안 된다.
8. 치료사는 테크닉의 효과를 확인하기 위해, 분절간 움직임과 기능장애의 다른 관련 진단요소를 재평가한다.

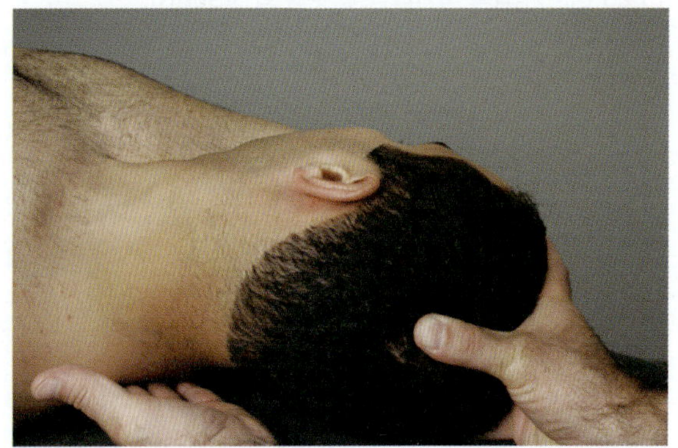
그림 13.22 6단계, 신전, 우측 회전, 우측 측면굽힘(ERRSR)의 제한장벽 결합

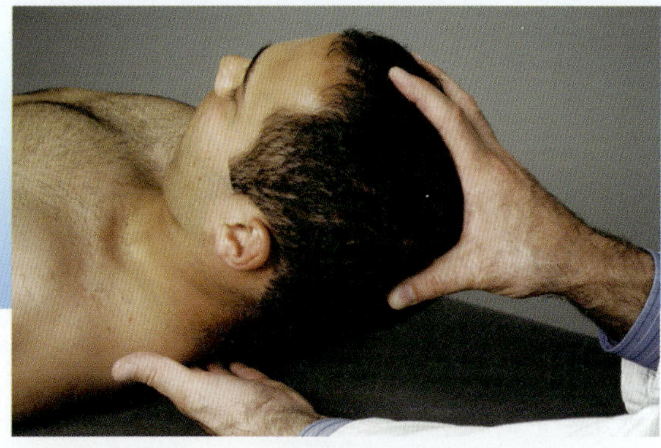
그림 13.18 3단계, 설정(준비)

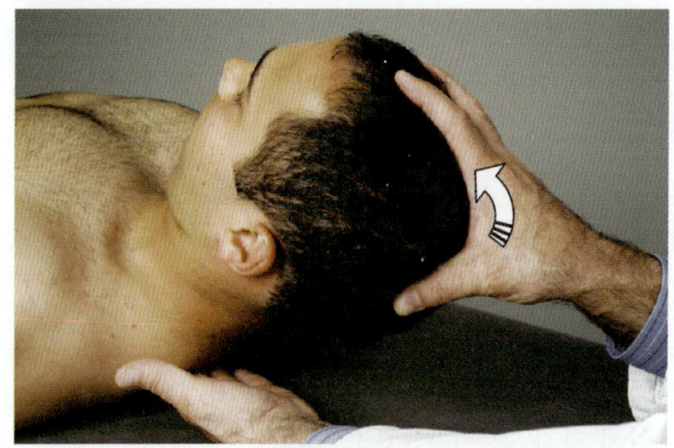
그림 13.19 4단계, 느슨한 방향으로 굴곡

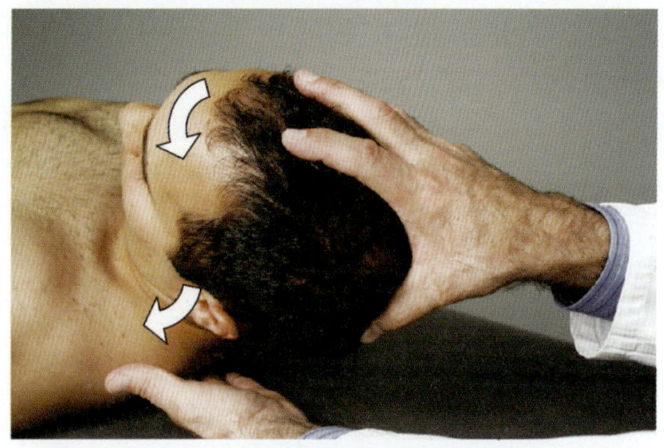
그림 13.20 5단계, 느슨한(ease) 측면굽힘 및 회전

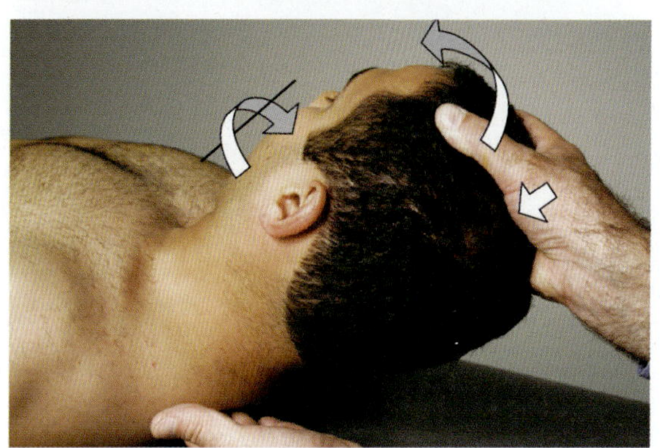
그림 13.21 6단계, 압박, 우측 회전 및 측면굽힘(RRSR)

흉추 부위 Thoracic Region

T3-T12 "중립" 유형 I 기능장애
T3-T12 "Neutral" Type I Dysfunctions

앉은자세
Seated

예: T5 NSLRR

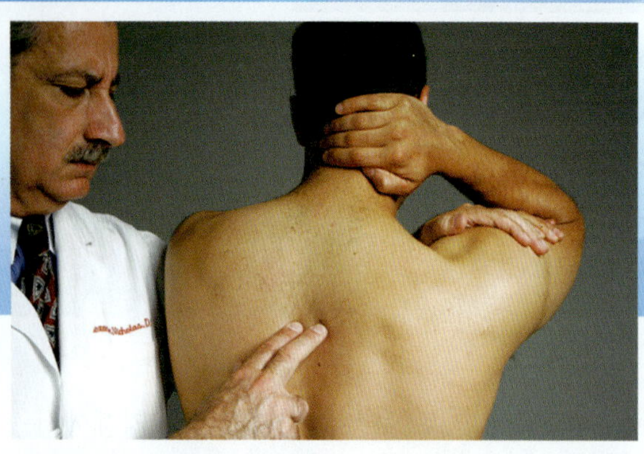

그림 13.23 1~4단계, 자세 설정

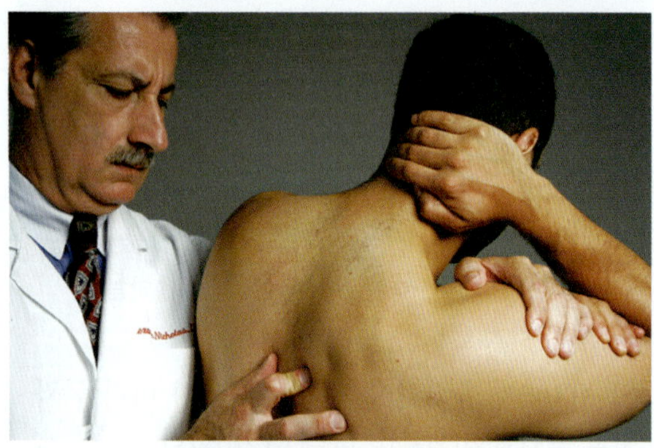

그림 13.24 5단계, T5-T6 관찰(모니터링)

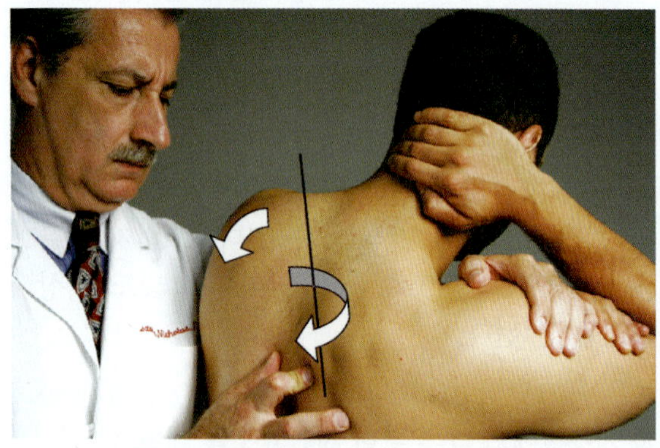

그림 13.25 6단계, 좌측 측면굽힘 및 우측 회전(SLRR)

1. 환자는 치료대에 앉는다.
2. 치료사는 환자의 좌측에 서거나 앉는다.
3. 치료사는 환자에게 오른손을 목 뒤에 놓고, 왼손 손바닥을 우측 전방주와(antecubital fossa) 위에 놓도록 지시한다.
4. 치료사는 전완이 환자의 좌측 팔 아래를 거쳐 손바닥이 환자의 우측 상완골 위에 놓이도록 한다(그림 13.23).
5. 치료사는 우측 모지구(thenar eminence)를 T6 좌측 횡돌기 위에 놓고, 엄지와 검지를 T5의 좌측과 우측 횡돌기 위에 각각 놓는다(그림 13.24).
6. 치료사는 환자의 흉추를 좌측으로 측면굽힘하고 우측으로 회전하여 움직임이 T5에서 부드럽게 일어나도록 한다(화살표, 그림 13.25).

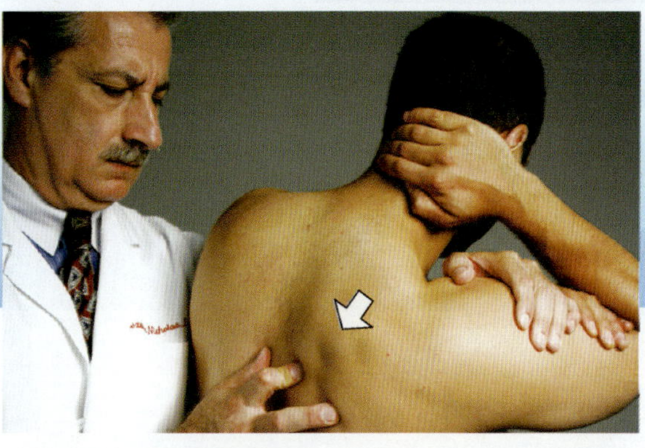
그림 13.26 7단계, 압박 추가

7. 치료사는 척추를 T5–T6에 대해 중립위치를 유지하면서, 환자를 부드럽게 당기거나 환자 쪽으로 몸통을 기대어 T5(화살표, 그림 13.26)에 압박을 가한다. 동시에 우측 측면굽힘(곡선 화살표)과 좌측회전(곡선 화살표, 그림 13.27)을 적용한다.

8. 이 움직임은 제한장벽을 향해 진행되며, 제한장벽에 도달하기 전에 이완이 발생할 수 있다. 그렇지 않은 경우, 제한장벽을 향해 환자의 머리를 몇도 이상 움직여서는 안 된다.

9. 치료사는 테크닉의 효과를 확인하기 위해, 분절간 움직임과 기능장애의 다른 관련 진단요소를 재평가한다.

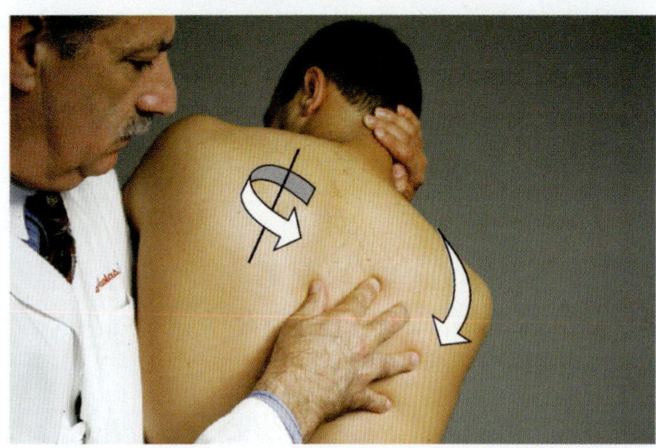
그림 13.27 7단계, 제한장벽으로 우측 측면굽힘, 좌측회전(SRRL) 가속

늑골 부위 Costal Region

1번 늑골 구조적, 비생리적 기능장애
Rib 1 Structural, Nonphysiologic Dysfunction

예: 우측 1번 늑골 후방융기
Ex: Right Rib 1 Posteriorly Elevated

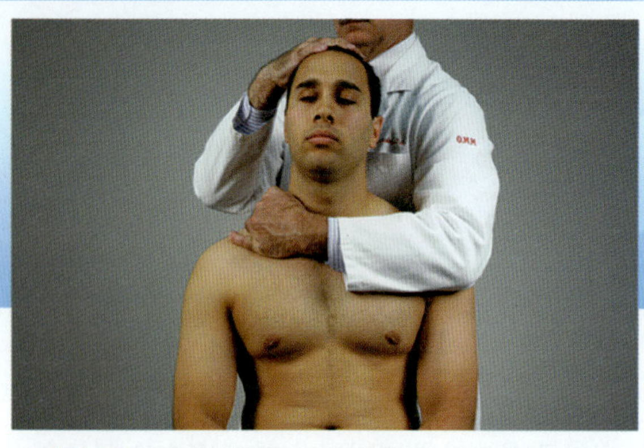

그림 13.28 1단계와 2단계, 위치 설정

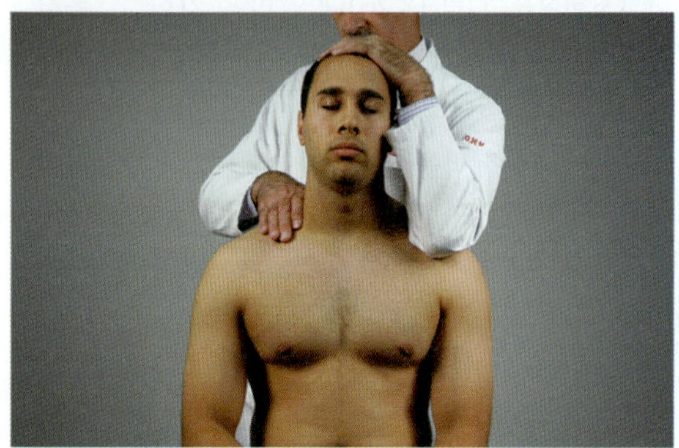

그림 13.29 1단계와 2단계, 대체 테크닉 위치

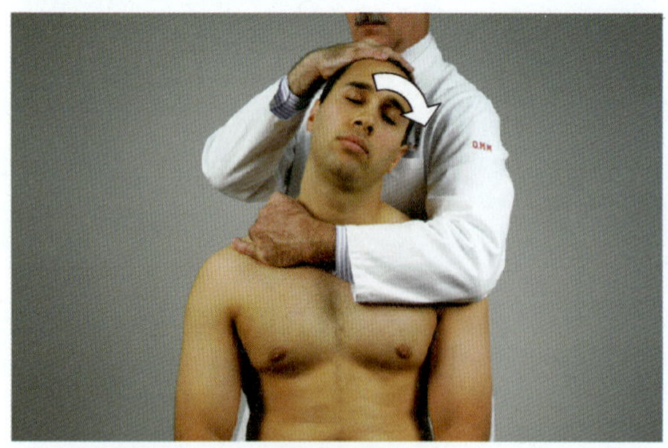

그림 13.30 3단계, 좌측 측면굽힘

1. 환자는 앉고, 치료사는 환자 뒤에 선다.
2. 치료사는 왼손바닥을 컵모양처럼 만들어 환자의 좌측 어깨위와 환자의 가슴을 가로질러 환자의 우측 어깨 위에 놓고, 두 번째 및 세 번째 손가락패드를 이용해 첫 번째 늑골을 고정한다(그림 13.28). 고속 · 저진폭 테크닉(HVLA)과 유사한 대체위치가 효과적일 수도 있다(그림 13.29).
3. 치료사의 오른손은 환자의 목을 좌측으로 측면굽힘(화살표, 그림 13.30)하고, 왼팔은 환자의 몸통에 따라가지 않도록 위치를 유지한다.

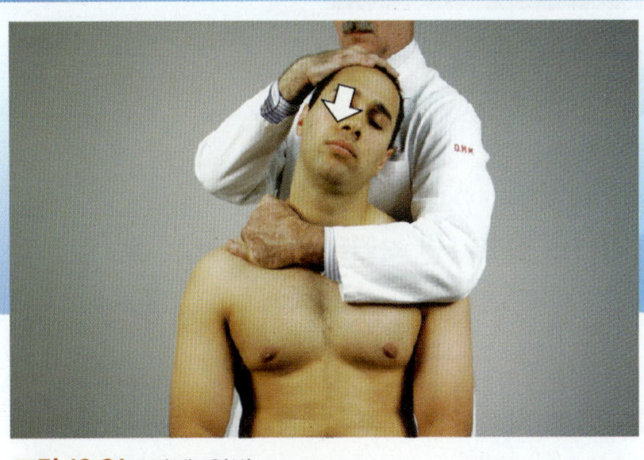
그림 13.31 4단계, 압박

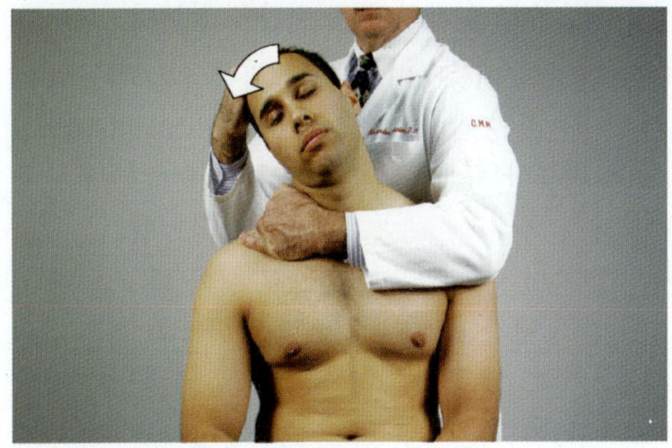
그림 13.32 6단계, 우측 측면굽힘

4. 치료사는 오른손으로 우측 첫번째 늑골을 향해 부드럽게 압박(화살표, 그림 13.31)을 가한다.

5. 치료사는 환자에게 숨을 들이쉬고 내쉬도록 지시한다.

6. 숨을 내쉴 때 치료사는 환자의 목을 우측으로 측면굽힘(화살표, 그림 13.32)하면서, 손가락으로 머리와 갈비뼈를 압박한다.

7. 이 움직임은 제한장벽을 향해 진행되며, 제한장벽에 도달하기 전에 이완이 발생할 수 있다. 그렇지 않은 경우, 제한장벽을 향해 환자의 머리를 몇도 이상 움직여서는 안 된다.

8. 치료사는 테크닉의 효과를 확인하기 위해, 늑골 움직임과 기능장애 늑골의 다른 관련 진단요소를 재평가한다.

늑골 부위 Costal Region

1번 늑골, 2번 늑골 호기기능장애
Rib 1, Rib 2 Exhalation Dysfunctions

펌프핸들, 흡입강조
Pump Handle, Inhalation Emphasis

예: 호기위치의 좌측 1번 늑골(전방함몰)
Ex: Left Rib 1 Exhaled (Anteriorly Depressed)

1. 환자는 앉고, 치료사는 기능장애가 있는 늑골쪽 뒤에 선다.
2. 치료사는 왼손으로 환자의 좌측 전완을 잡는다.
3. 치료사는 환자의 기능장애가 있는 좌측 1번 늑골의 뒤쪽, T1 횡늑골관절(transverse costal articulation)의 바로 옆에 치료사의 오른쪽 엄지손가락을 놓는다(그림 13.33).
4. 치료사는 환자의 좌측 팔을 앞쪽으로 당겨 환자의 가슴을 가로질러 내전하고, 내전된 팔을 바닥쪽으로 당긴다(화살표, 그림 13.34).
5. 치료사는 적당한 가속으로 팔을 들어올리면서, 굴곡과 외전 움직임을 동시에 적용한다(그림 13.35).
6. 움직임의 가속이 후방으로 계속된 후, 다시 환자 측면으로 되돌아간다(그림 13.36).
7. 치료사는 테크닉의 효과를 확인하기 위해, 늑골 움직임과 기능장애 늑골의 다른 관련 진단요소를 재평가 한다.

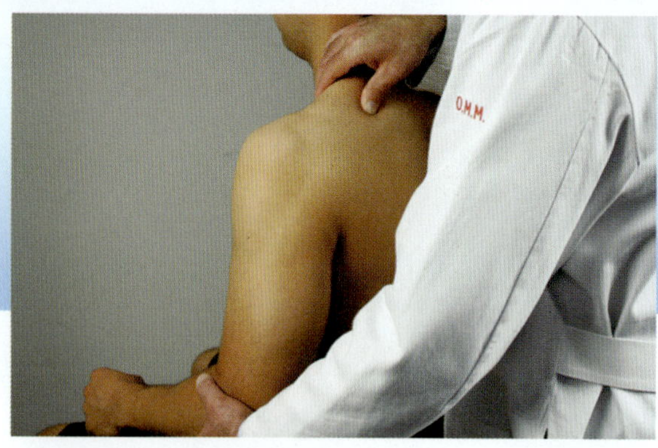

그림 13.33 1~3단계, 위치 설정

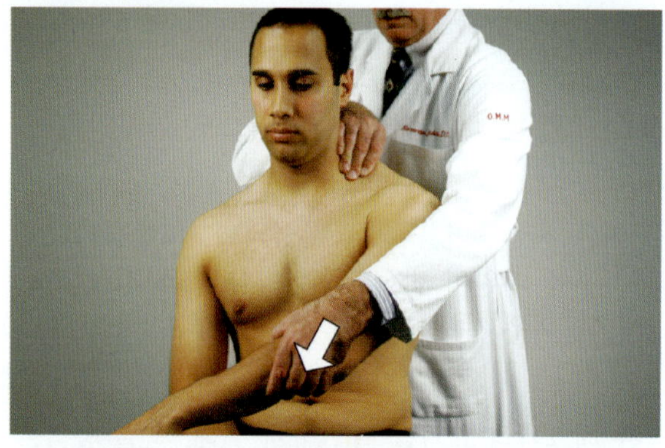
그림 13.34 4단계, 환자의 팔을 부드럽게 끌어당김

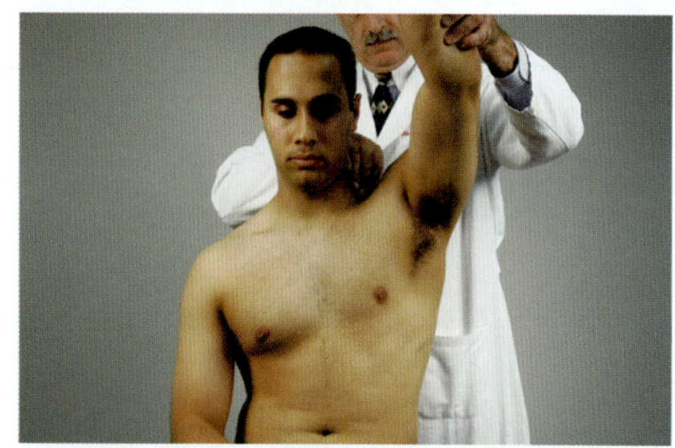
그림 13.35 5단계, 제한장벽 방향으로 가속

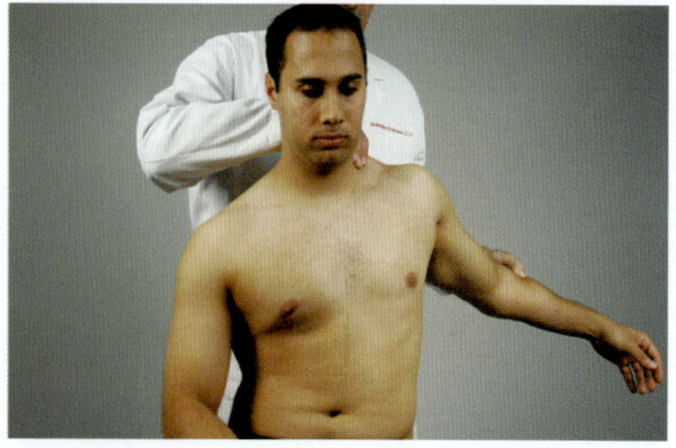
그림 13.36 6단계, 후방으로 가속

늑골 부위 Costal Region

1번 늑골 호기기능장애
Rib 1 Exhalation Dysfunctions

펌프핸들, 흡입강조
Pump Handle, Inhalation Emphasis

예: 호기위치의 좌측 1번 늑골(전방함몰)
Ex: Left Rib 1 Exhaled (Anteriorly Depressed

1. 환자는 앉고, 치료사는 환자 뒤에 선다.
2. 치료사는 오른손으로 1번 늑골의 횡늑골관절 후방에서 1번 늑골을 촉진한다.
3. 치료사는 환자의 머리위에 왼손을 얹는다.
4. 치료사는 왼손으로 T1 분절과 1번 늑골이 맞물릴 때까지 천천히 환자의 머리를 굴곡한다(곡선 화살표, 그림 13.37).
5. 환자의 머리를 측면굽힘하고, 우측으로 회전하여(곡선 화살표, 그림 13.38) 이러한 움직임 벡터(vector)가 T1과 1번 늑골에 맞물려 호기 기능장애 위치를 과장(exaggerating)할 수 있도록 한다.
6. 환자에게 숨을 들이쉬고 내쉬도록 지시하고, 들이쉬는 과정이 반복되는 것에 맞추어 환자의 머리를 좌측 측면굽힘하고 회전하도록 한다(곡선 화살표, 그림 13.39).
7. 이 과정에서 기능장애가 있는 늑골이 맞물리게 하기 위해 머리를 약간 신전할 경우, 늑골은 펌프핸들(pump handle; 약간의 bucket-handle)의 움직임 축을 통해 이동한다(그림 13.40).
8. 이 동작은 흡입 제한장벽을 향해 진행되며, 장벽에 도달하기 전에 이완이 발생할 수 있다. 그렇지 않은 경우, 제한장벽을 향해 환자의 머리를 몇도 이상 움직여서는 안 된다.
9. 치료사는 테크닉의 효과를 확인하기 위해, 늑골 움직임 및 기능장애 늑골의 기타 관련 진단요소를 재평가한다.

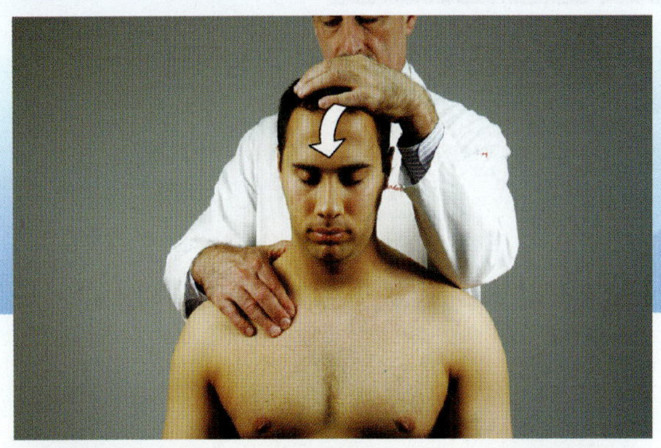

그림 13.37 1~4단계, 설정(준비), T1과 1번 늑골 맞물림

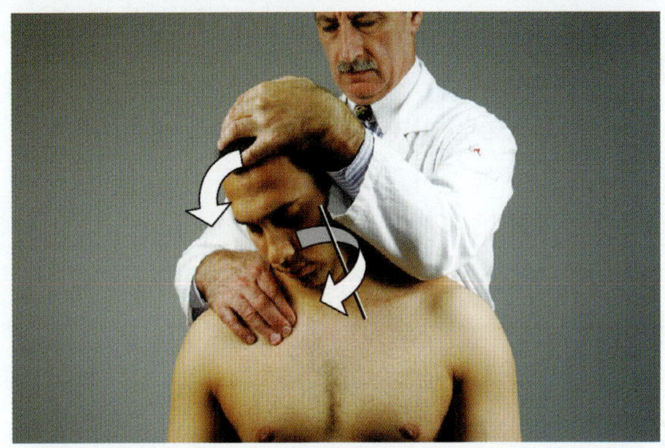

그림 13.38 5단계, 측면굽힘 및 우측 회전

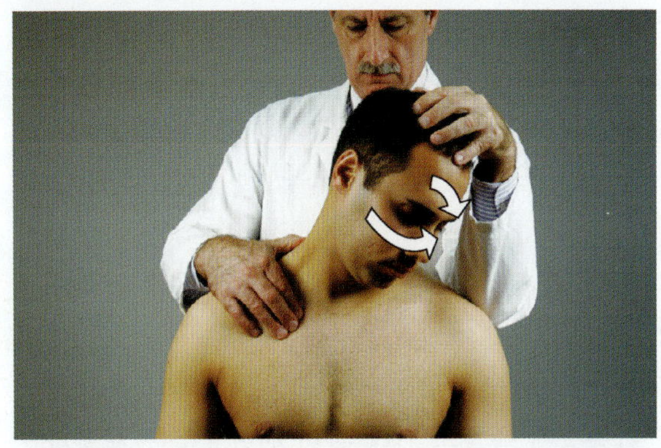

그림 13.39 6단계, 머리를 SLRL(좌측 측면굽힘 및 회전) 방향으로 이동

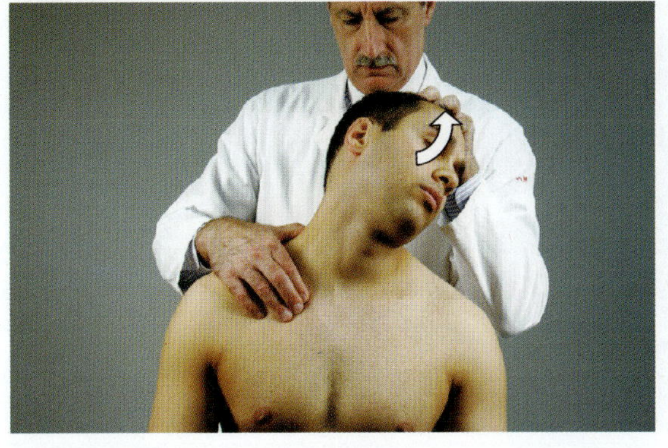

그림 13.40 7단계, 약간의 신전 추가

늑골 부위 Costal Region

3번~10번 늑골, 구조적, 비생리적 기능장애
Ribs 3–10, Structural, Nonphysiologic Dysfunctions

예: 우측 7번 늑골 전방
Ex: Right Rib 7 Anterior

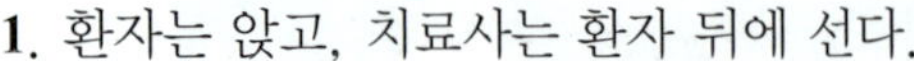

1. 환자는 앉고, 치료사는 환자 뒤에 선다.
2. 치료사는 왼손을 이용하여 우측 7번 늑골의 늑횡관절(costotransverse articulation) 후방을 촉진한다(그림 13.41).
3. 치료사는 오른손으로 환자의 우측 전완을 조절하고, 기능장애가 있는 늑골이 맞물릴 때까지 상완을 굴곡한다(화살표, 그림 13.42).
4. 치료사는 환자의 우측 팔을 앞쪽으로 이동하고, 환자의 가슴 앞쪽을 약간 가로질러 당기면서(화살표, 그림 13.43), 동시에 기능장애가 있는 늑골의 높이를 관찰한다.
5. 그런 다음, 환자의 우측 팔을 더 앞쪽으로 가져와 기능장애를 약간 과장되도록 한다.
6. 치료사는 오른손으로 기능장애가 있는 늑골에 압박 또는 견인력 벡터(vector)를 추가하여, 기능장애가 있는 늑골을 조금 더 맞물리도록 한다(화살표, 그림 13.44).
7. 그런 다음, 환자의 우측 팔 제한장벽을 향해 뒤쪽으로 당긴다(곡선 화살표, 그림 13.45).
8. 치료사는 테크닉의 효과를 확인하기 위해, 늑골 움직임 및 기능장애 늑골의 기타 관련 진단요소를 재평가한다.

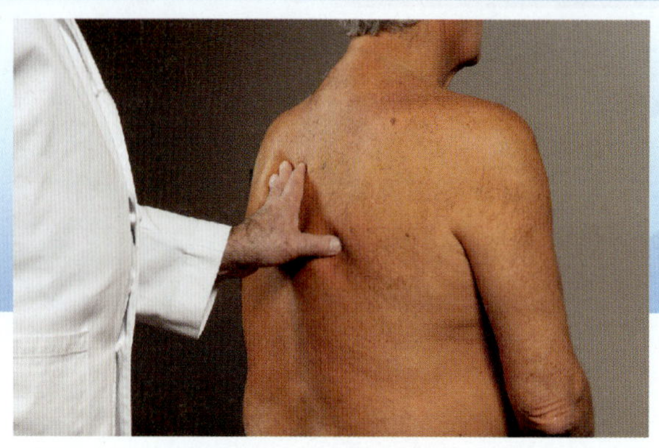

그림 13.41 1단계와 2단계

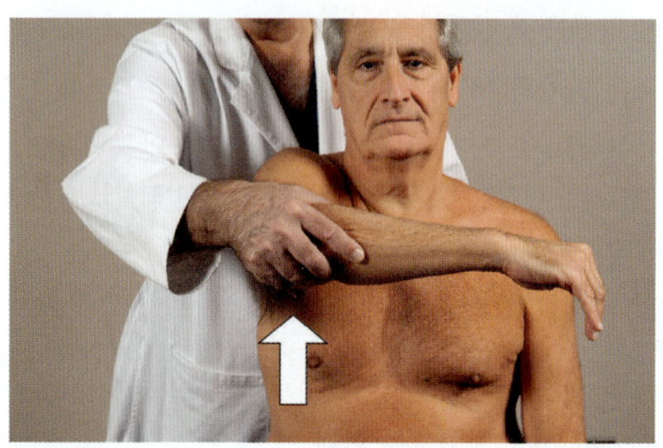

그림 13.42 3단계

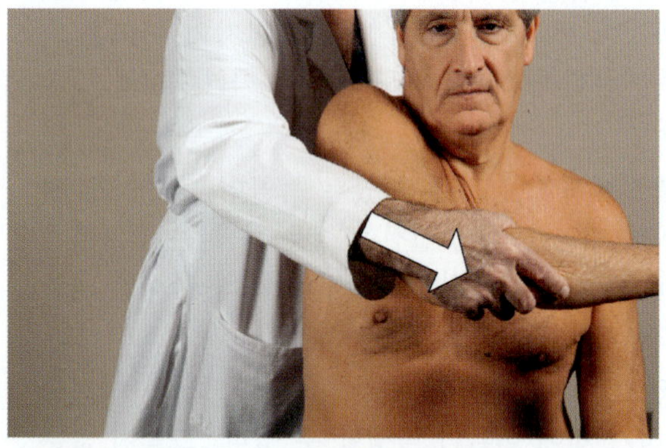

그림 13.43 4단계와 5단계, 과장

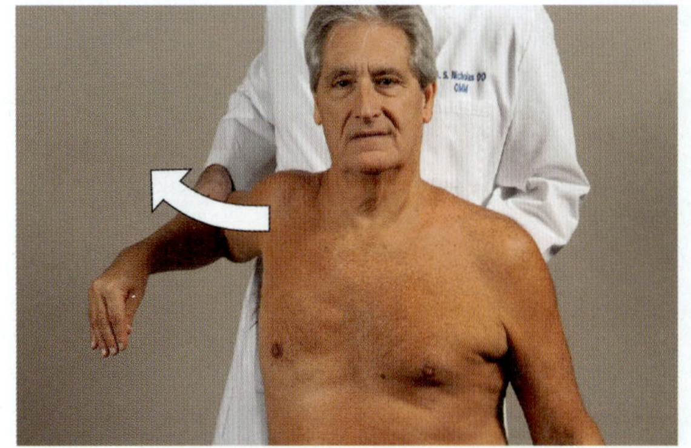

그림 13.45 7단계, 후방 제한장벽

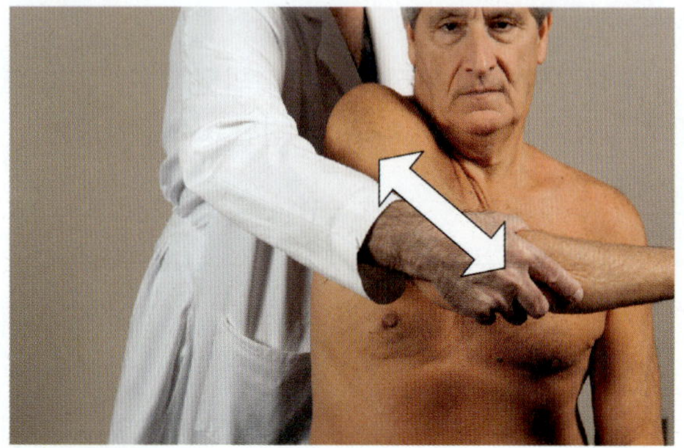

그림 13.44 6단계, 압박 또는 견인

늑골 부위 Costal Region

3번~10번 늑골, 구조적, 비생리적 기능장애
Ribs 3-10, Structural, Nonphysiologic Dysfunctions

예: 우측 7번 늑골 후방
Ex: Right Rib 7 Posterior

1. 환자는 앉고, 치료사는 환자 뒤에 선다.
2. 치료사는 왼손을 이용하여 우측 7번 늑골의 늑횡관절 후방을 촉진한다(그림 13.46).
3. 치료사는 오른손으로 환자의 우측 전완을 조절하여(직선 화살표), 기능장애가 있는 늑골이 맞물릴 때까지 상완을 신전한다(곡선 화살표, 그림 13.47).
4. 이제 치료사는 환자의 우측 팔을 뒤쪽으로 당긴다(곡선 화살표, 그림 13.48).
5. 환자의 우측 팔 움직임은 기능장애 늑골을 통해 압박 또는 견인력 벡터(vector)를 추가하게 되고, 기능장애 늑골과 충분히 맞물리게 된다(그림 13.49).
6. 기능장애가 있는 늑골 높이에서 팔을 외전한 상태로 유지하면서, 환자의 우측 팔을 제한장벽을 향해 앞쪽으로 당긴다(곡선 화살표, 그림 13.50).
7. 치료사는 테크닉의 효과를 확인하기 위해, 늑골 움직임 및 기능장애 늑골의 기타 관련 진단요소를 재평가한다.

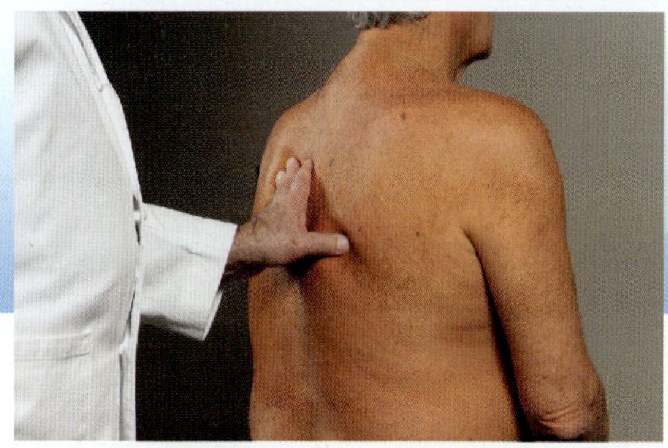
그림 13.46 1단계와 2단계

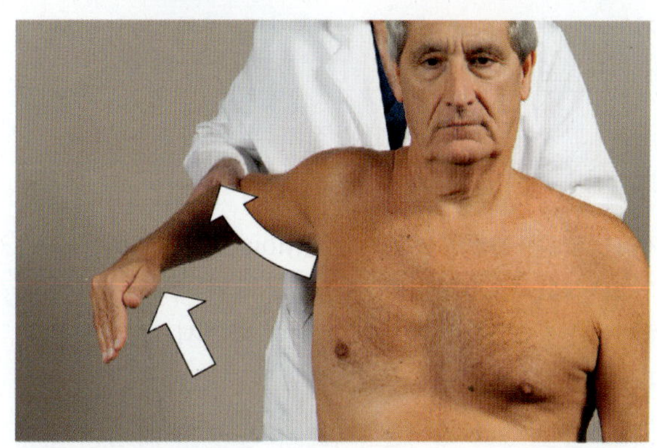
그림 13.47 3단계, 외전, 신전

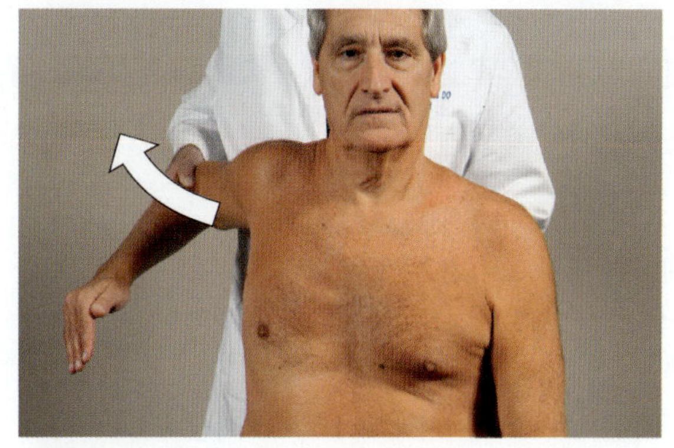
그림 13.48 4단계, 과장

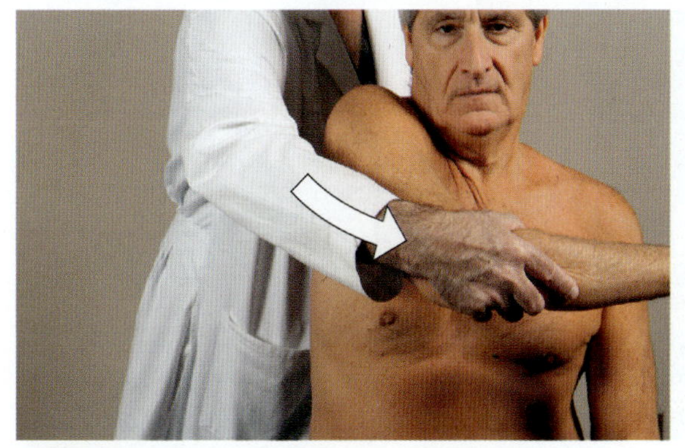
그림 13.50 6단계, 전방 제한장벽

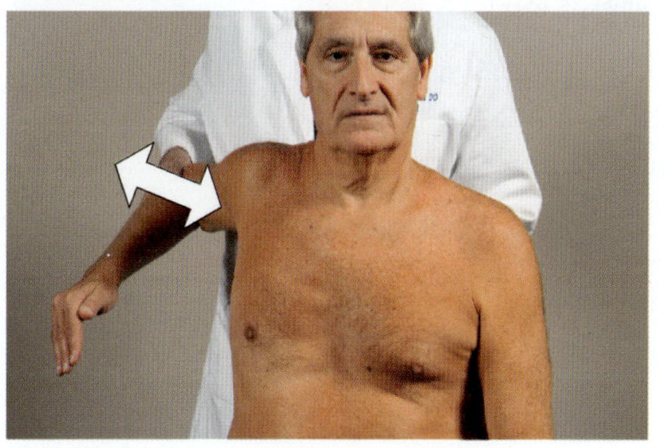
그림 13.49 5단계, 압박 또는 견인

요추 부위 Lumbar Region

L1-L5 "중립" 유형 I 기능장애
L1-L5 "Neutral" Type I Dysfunctions

골반/고관절 회선강조
Pelvic/Hip Circumduction Emphasis

예: L4 NSRRL

1. 환자는 치료대에 눕고, 치료사는 회전요소(좌측)의 측면에 선다.
2. 치료사는 환자의 L4와 L5의 횡돌기를 관찰하기 위해 아래에 오른손을 놓는다.
3. 치료사는 환자에게 우측 고관절과 무릎을 구부리도록 지시한다.
4. 치료사는 다른 손으로 경골결절(tibial tuberosity, 정강뼈거친면)을 접촉하여 환자의 굴곡된 우측다리를 조절하고, L5 분절이 맞물려 L4 아래에서 우측으로 회전될 때까지 고관절을 굴곡한다(그림 13.51).
5. 치료사는 다른 손으로 L4–L5에서 동작을 관찰하면서, 고관절을 외회전 및 외전한다. 이 움직임은 L4 분절을 간접위치로 배치하는(우측 측면굽힘, 좌측 회전[SRRL]) 것으로, 이는 L5가 우측으로 회전하는 동안 L4의 기능장애 위치와 관련되기 때문이다(그림 13.52).
6. 치료사는 적당한 가속으로 환자의 우측다리를 내전과 내회전 방향으로(좌측으로) 당긴 다음(그림 13.53), 다리를 정중선을 가로질러 좌측으로 완전히 펴도록 한다(그림 13.54).
7. 이 동작은 L4(SLRR) 아래의 L5(SRRL)를 L4–L5 제한장벽으로 이동시키며, 장벽에 도달하기 전에 이완이 발생할 수 있다.
8. 치료사는 테크닉의 효과를 확인하기 위해, 기능장애 분절의 분절간 움직임 및 기타 관련 진단요소를 재평가한다.

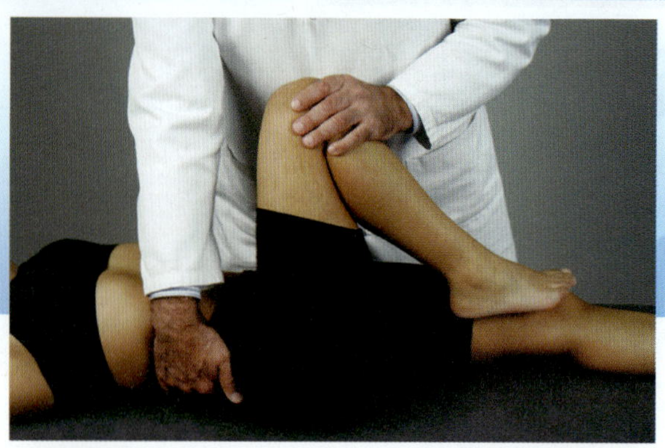

그림 13.51 1~4단계, 회전이 느슨한 방향으로 설정(준비)

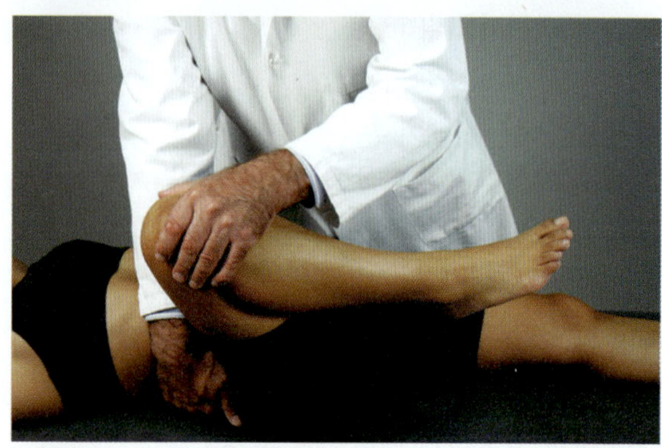

그림 13.52 5단계, 고관절 외회전

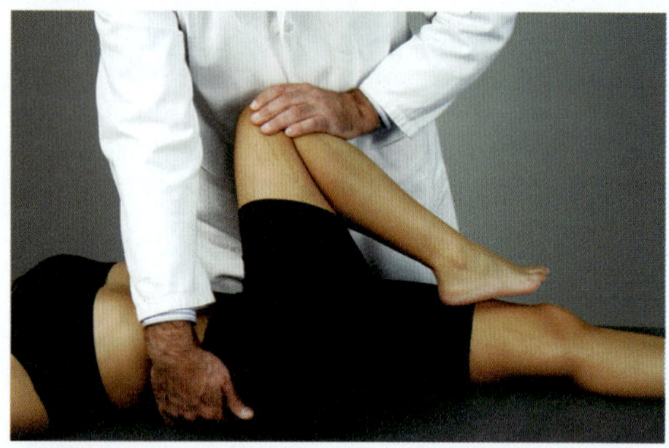

그림 13.53 6단계, 내회전 및 내전 방향으로 가속

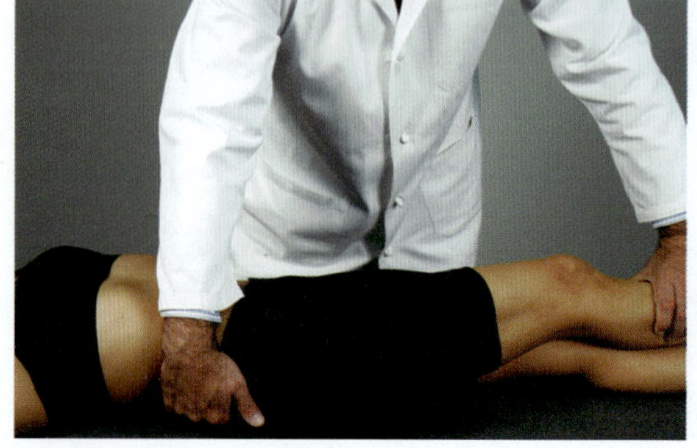

그림 13.54 6단계, 정중선을 가로지르는 신전

요추 부위 Lumbar Region

L1–L5 "비중립적" 유형 II 기능장애
L1–L5 "Nonneutral" Type II Dysfunctions

옆으로 누움, 측면굽힘/회전
Lateral Recumbent, Side Bending/Rotation

예: L3 ESRRR

1. 환자는 치료대에 우측 옆으로 눕는다(옆으로 누운자세).
2. 치료사는 환자 앞에서 치료대 옆에 선다.
3. 치료사는 꼬리쪽 손으로 환자의 다리를 조절하여 고관절을 굴곡하고, 머리쪽 손으로 L3–L4에서 움직임을 관찰한다.
4. L3가 맞물릴 때까지 환자의 다리를 굴곡한다(그림 13.55).
5. 치료사는 손가락으로 계속해서 L3–L4 척추단위(vertebral unit)을 관찰하면서, 머리쪽 팔의 전완으로 환자의 좌측 견갑대(shoulder girdle)를 전방으로 당기고(화살표, 그림 13.56), 꼬리쪽 팔의 전완을 이용하여 환자의 장골을 뒤쪽으로 민다(화살표).
6. 치료사는 견갑대와 골반사이에 약간의 견인력(화살표, 그림 13.57)을 더하고, 적당한 가속으로 이 견인력을 역전시킨 후(직선 화살표, 그림 13.58), 동시에 어깨를 후방으로 밀면서(우측의 펄스 화살표, 그림 13.58), 골반이 전방(좌측의 펄스 화살표, 그림 13.58) 이동과 좌측 측면굽힘 및 좌측회전이 일어나도록 당긴다.
7. 제한장벽에 도달하기 전에 이완이 발생할 수 있으며, 그렇지 않은 경우, 해당 분절은 제한장벽을 향해 최소한의 이동만 일어나야 한다.
8. 치료사는 테크닉의 효과를 확인하기 위해, 기능장애 분절의 분절간 움직임 및 기타 관련 진단요소를 재평가한다.

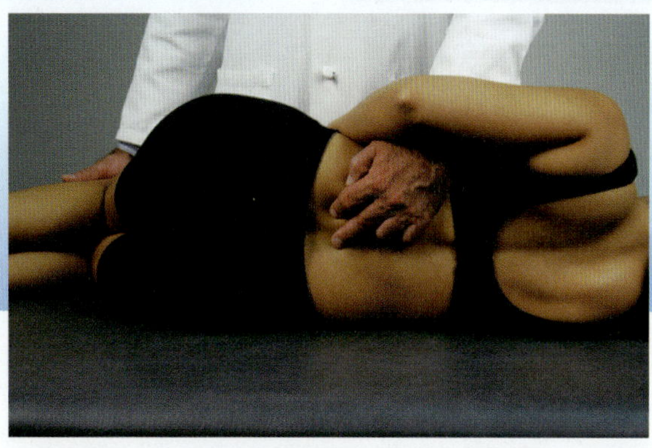

그림 13.55 1~4단계, 분절결합을 위한 고관절 굴곡

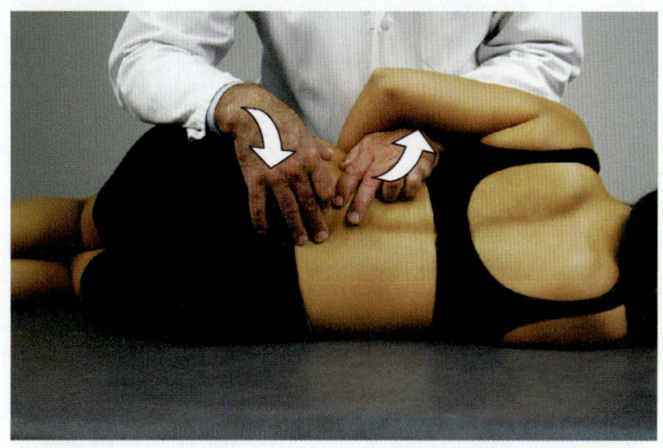

그림 13.56 5단계, 회전이 느슨한 방향으로 배치(위치)

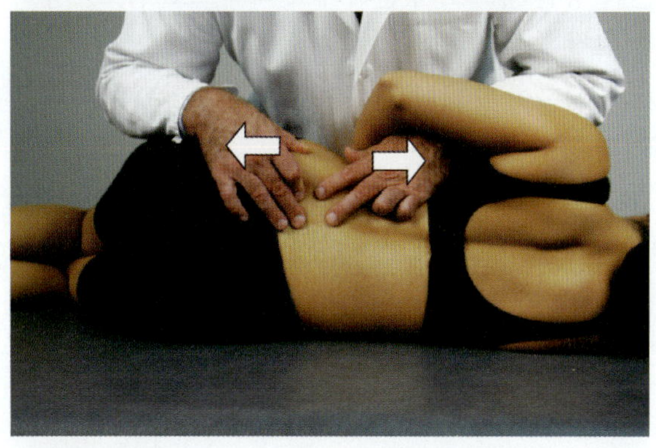

그림 13.57 6단계

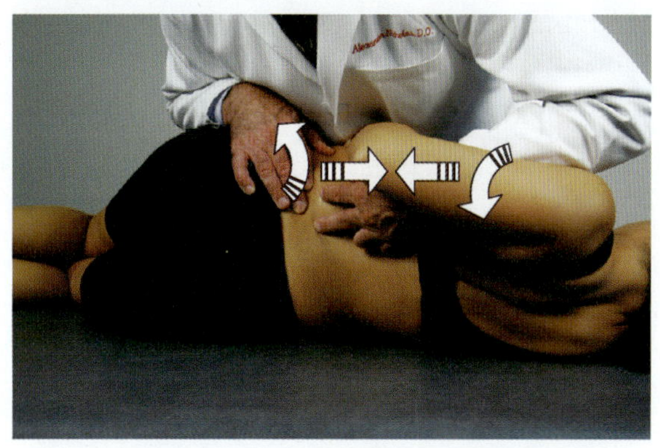

그림 13.58 6단계, 좌측 측면굽힘 및 좌측회전(SLRL) 방향으로 가속

골반 부위 Pelvic Region

장천골(무명골 기능장애) Iliosacral (Innominate Dysfunction)
수정된 옆으로 누운자세 Modified Lateral Recumbent Position
후방 회전강조 Posterior Rotation Emphasis
예: 우측 무명골 전방회전 Ex: Right Anterior Innominate Rotation

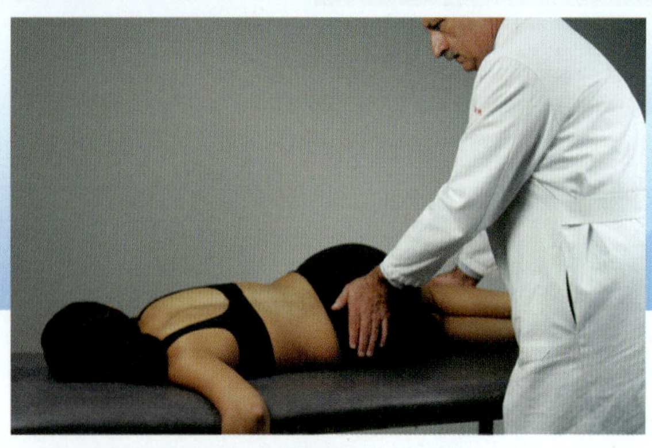
그림 13.59 1단계, 위치 설정(준비)

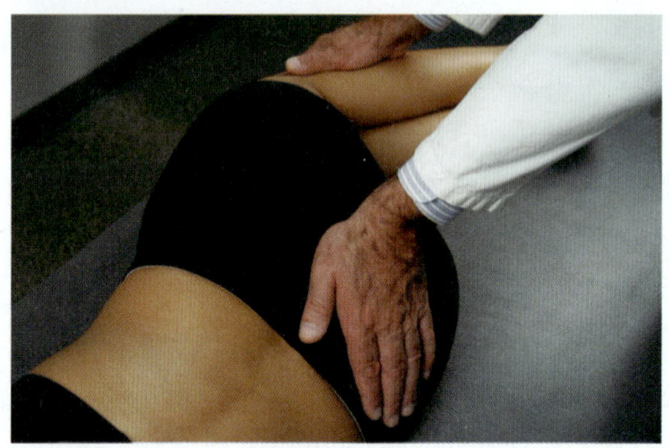
그림 13.60 2단계와 3단계, 손의 배치

참고: 이 테크닉은 원래 간접/직접 롱레버 고속·저진폭 테크닉(HVLA)의 방식이다.

진단 Diagnosis

선 자세 굴곡검사: 양성(우측 후상장골극[PSIS] 상승)
누운자세: ASIS 압박검사에서 우측 제한
 ASIS: 우측이 꼬리쪽에 위치(약간 내측)
엎드린자세: 수동적 우측 천장관절 움직임 제한
 PSIS: 우측이 머리쪽에 위치(약간 외측)

테크닉 Technique

1. 환자는 수정된 옆으로 누운자세로 좌측으로 눕고, 치료사는 환자 뒤에 선다(그림 13.59).
2. 치료사는 천골의 움직임에 저항하기 위해, 머리쪽 손을 환자의 천골에 놓는다
3. 치료사는 꼬리쪽 손으로 환자의 우측다리 무릎원위부(경골결절)를 잡는다(그림 13.60).

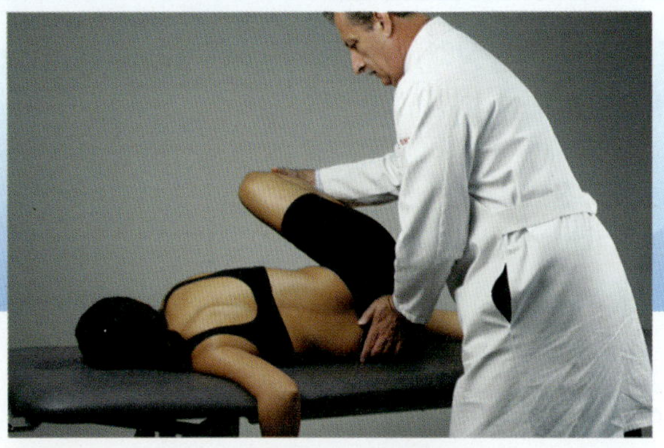
그림 13.61 4단계, 고관절 및 슬관절(무릎) 굴곡

4. 치료사는 머리쪽 손으로 환자의 우측 고관절과 무릎을 구부린 다음(그림 13.61), 다시 중립으로 되돌린다(그림 13.62).
5. 이 움직임을 3회 반복하고, 세번째 굴곡이 끝나면, 왼손으로 환자의 천골을 안정시키면서(직선 흰색 화살표, 그림. 13.63), 환자의 고관절에 머리쪽 방향 충격(추력)을 통해 굴곡(휘어진 흰색 화살표) 방향으로 가속한다.
6. 치료사는 테크닉의 효과를 확인하기 위해, 우측 천장관절 움직임과 기능장애의 다른 관련 진단요소를 재평가한다.

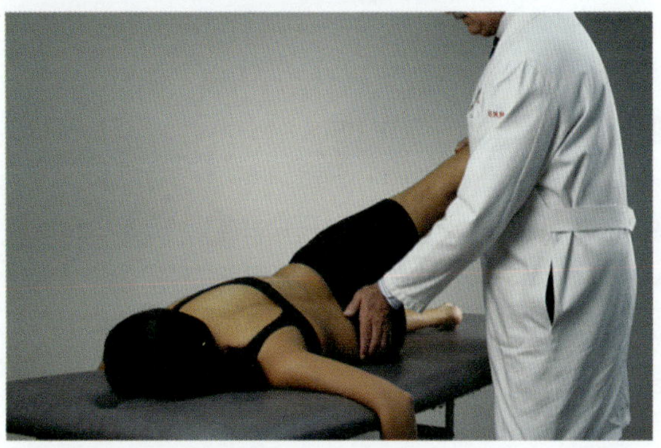
그림 13.62 4단계, 중립위치로 되돌아옴

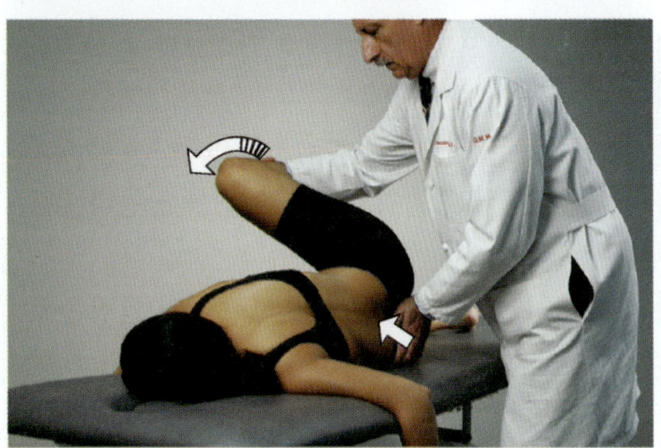
그림 13.63 5단계, 위쪽방향 충격(추력)

골반 부위 Pelvic Region

장천골(무명골 기능장애) Iliosacral (Innominate Dysfunction
수정된 옆으로 누운자세
Modified Lateral Recumbent Position
전방 회전강조 Anterior Rotation Emphasis
예: 우측 무명골 후방회전
Ex: Right Posterior Innominate Rotation

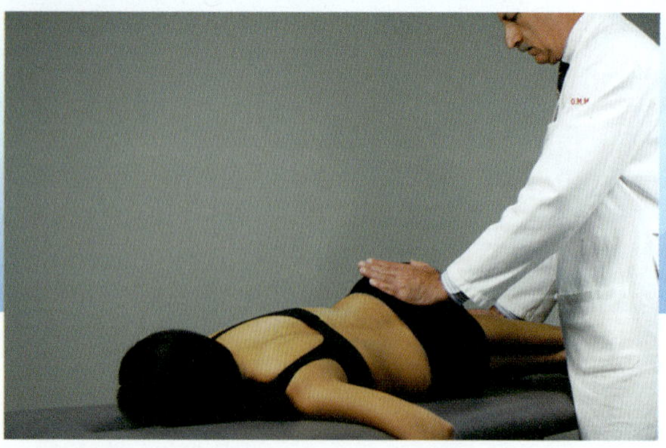

그림 13.64 1단계와 2단계, 설정(준비)

참고: 이 테크닉은 원래 간접/직접 롱레버 고속·저진폭 테크닉(HVLA)의 방식이다.

진단 Diagnosis

선 자세 굴곡검사: 양성(우측 PSIS 상승)
누운자세: ASIS 압박검사에서 우측 제한
ASIS: 우측이 머리쪽에 위치(약간 외측)
내측 복사뼈: 우측이 짧게 보일 수 있음
엎드린자세: 수동적 우측 천장관절 움직임 제한
PSIS: 우측이 꼬리쪽에 위치(약간 내측)

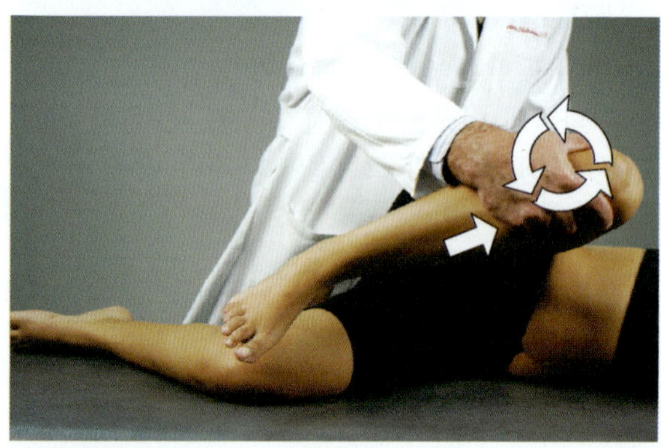

그림 13.65 3단계, 고관절 원형 운동

테크닉 Technique

1. 환자는 수정된 옆으로 누운자세로 좌측으로 눕고, 치료사는 환자 뒤에 선다.
2. 치료사는 환자의 우측 PSIS에 왼손을 놓고, 오른손은 환자의 우측다리 무릎원위부(경골결절)를 잡는다(그림 13.64).
3. 환자의 우측다리를 위쪽 및 외측방향으로 원형운동(circular motion; 흰색 화살표, 그림 13.65) 형태의 움직임을 만드는데, 이것은 고관절 가동범위를 확인하는 것으로, 고관절 굴곡, 고관절 외전, 고관절 외회전 상태에서 고관절 신전위치로 가져오는 것과 같은 움직임이다(그림 13.66).

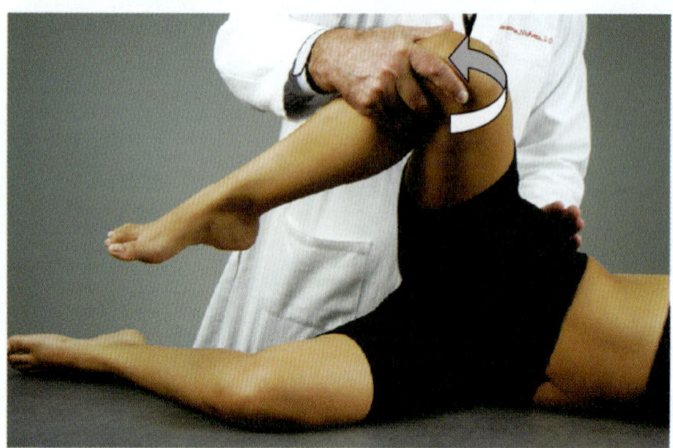

그림 13.66 3단계, 외전, 외회전, 신전

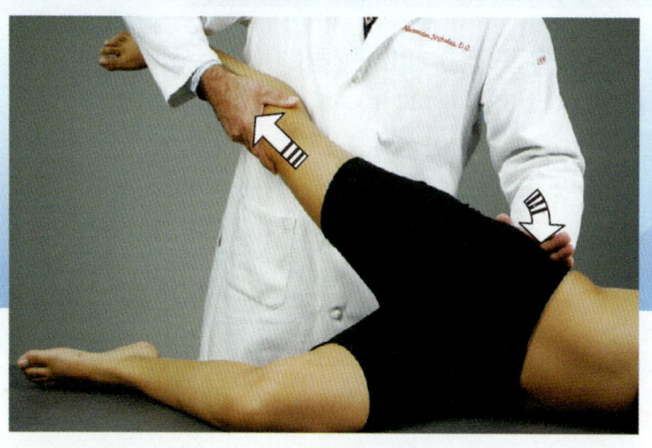

그림 13.67 4단계와 5단계, PSIS에서 충격(임펄스)을 가하면서, 다리를 차듯이 곧게 편다.

4. 이 원형 움직임을 3회 반복하고, 3회 반복이 끝나면, 환자에게 다리를 곧게 차도록 지시하고, 고관절과 무릎을 펴도록 한다.

5. 환자의 다리를 곧게 펴는 움직임(kick)이 일어나는 동안(좌측 화살표, 그림 13.67), 치료사는 환자의 우측 PSIS에 있는 왼손(머리쪽 손)을 이용하여 환자의 배꼽방향으로 충격(임펄스; 우측 화살표)을 적용한다.

6. 치료사는 테크닉의 효과를 확인하기 위해, 우측 천장관절 움직임과 기능장애의 다른 관련 진단요소를 재평가한다.

상지 부위 Upper Extremity Region

주관절: 후방 요골두[노뼈머리(회내)] 기능장애
Elbow: Posterior Radial Head (Pronation) Dysfunction

요골두(노뼈머리), 회외강조
Radial Head, Supination Emphasis

예: 좌측 후방 요골두[노뼈머리(회내)]
Ex: Left Posterior Radial Head (Pronated)

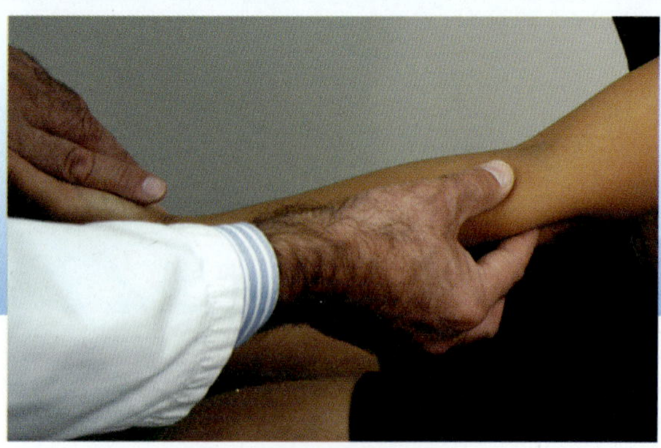
그림 13.68 1~3단계, 설정(준비): 손의 배치

참고: 이 테크닉은 원래 간접/직접 롱레버 고속·저진폭 테크닉(HVLA)의 방식이다.

진단 Diagnosis

증상: 전완을 완전히 회외시킬 수 없는 주관절(팔꿈치)의 불편함

움직임: 전완의 회외 제한

촉진: 요골두의 후방 돌출부 압통

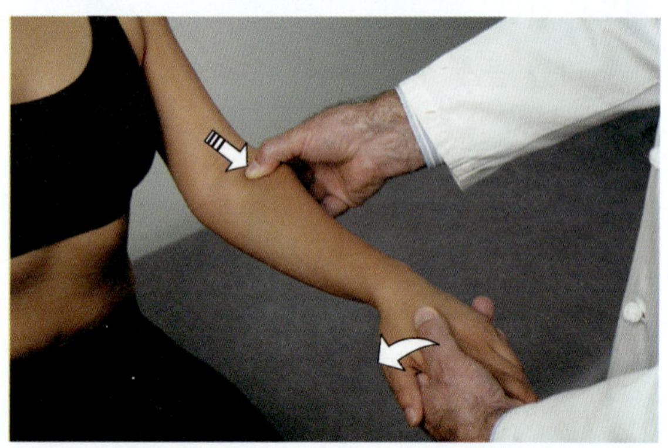
그림 13.69 4단계, 회내 및 요골두(노뼈머리) 느슨한 방향으로 이동

테크닉 Technique

1. 환자는 치료대에 앉고, 치료사는 환자 앞에 선다.
2. 치료사는 환자의 기능장애가 있는 쪽 손을 악수하듯 잡는다.
3. 치료사는 다른 손을 이용하여 엄지를 요골두의 앞면에, 검지패드를 요골두의 뒷면에 접촉할 수 있도록 하고, 요골두를 잡는다(그림 13.68).
4. 치료사는 손목/전완을 회내시키고, 간접(느슨함)장벽이 나타날 때까지 엄지손가락으로 요골두를 뒤쪽으로 부드럽게 민다(그림 13.69).
5. 마지막으로, 치료사는 저항이 가장 적은 원호모양의 경로(arc-like path)를 통해 적당한 가속으로 전완을 팽팽한 제한장벽(그림 13.70)을 향해 회외시키고, 검지패드를 이용하여 전방으로 향하는 대항력(counterforce; 화살표, 그림 13.71)을 더한다.
6. 제한장벽에 도달하기 전에 이완이 발생할 수 있으며, 그렇지 않은 경우, 요골두 제한장벽을 향해 몇도 이상 이동해서는 안 된다.
7. 치료사는 테크닉의 효과를 확인하기 위해, 요골두와 전완의 위치, 압통(tenderness) 및 가동범위를 재평가한다.

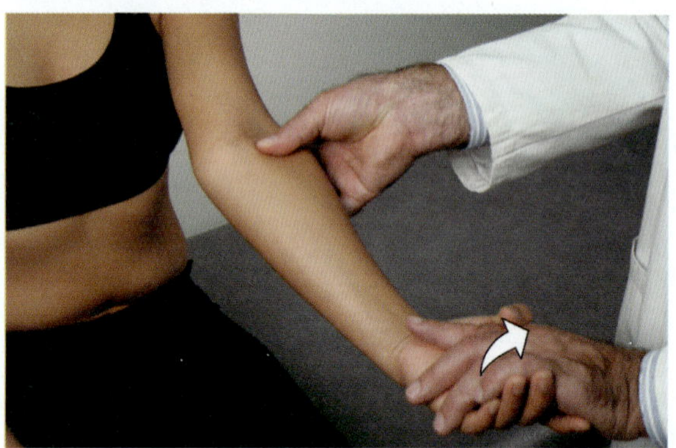
그림 13.70 5단계, 회외 적용

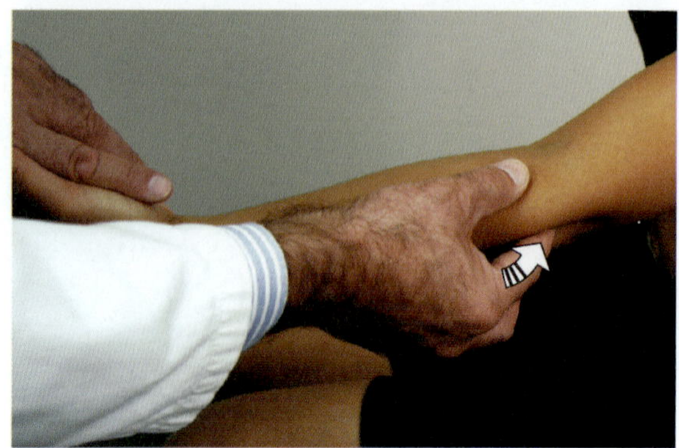
그림 13.71 5단계, 전방 대항력(counterforce) 적용

상지 부위 Upper Extremity Region

주관절: 전방 요골두(회외) 기능장애
Elbow: Anterior Radial Head (Supination) Dysfunction

요골두, 회내강조
Radial Head, Pronation Emphasis

예: 좌측 전방 요골두(회외)
Ex: Left Anterior Radial Head (Supinated)

참고: 이 테크닉은 원래 간접/직접 롱레버 고속·저진폭 테크닉(HVLA)의 방식이다.

진단 Diagnosis

증상: 전완을 완전히 회내(pronation)시킬 수 없는 주관절(팔꿈치) 불편함
움직임: 전완의 회내 제한
촉진: 요골두의 전방(복측; ventral) 돌출부 압통

테크닉 Technique

1. 환자는 치료대에 앉고, 치료사는 환자 앞에 선다.
2. 치료사는 환자의 기능장애가 있는 쪽 손을 악수하듯 잡는다.
3. 치료사는 다른 손을 이용하여 엄지를 요골두의 앞면에, 검지패드를 요골두의 뒷면에 접촉할 수 있도록 하여, 요골두를 잡는다(그림 13.72).
4. 치료사는 손목/전완을 회외시키고(그림 13.73), 간접(느슨함) 장벽이 나타날 때까지 검지패드로 요골두를 앞쪽으로 부드럽게 민다(화살표, 그림 13.74).
5. 마지막으로, 치료사는 저항이 가장 적은 원호모양의 경로(arc-like path)를 통해 적당한 가속으로 전완을 팽팽한 제한장벽을 향해 회내시키고, 엄지를 이용하여 후방으로 향하는 대항력(화살표, 그림 13.75)을 더한다.
6. 제한장벽에 도달하기 전에 이완이 발생할 수 있으며, 그렇지 않은 경우, 요골두 제한장벽을 향해 몇 도 이상 이동해서는 안 된다.
7. 치료사는 테크닉의 효과를 확인하기 위해, 요골두와 전완의 위치, 압통(tenderness) 및 가동범위를 재평가한다.

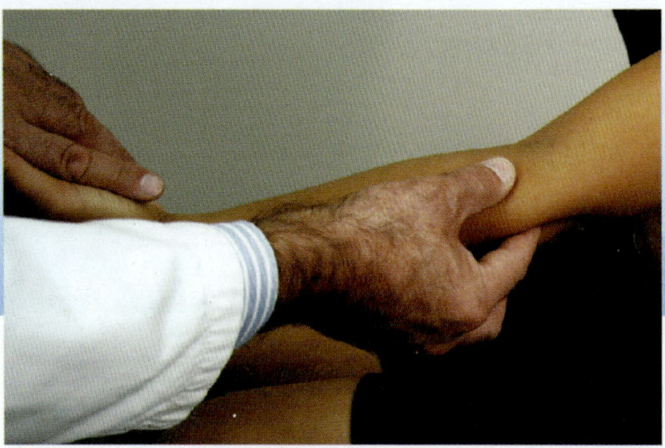
그림 13.72 1~3단계, 설정(준비): 손의 배치

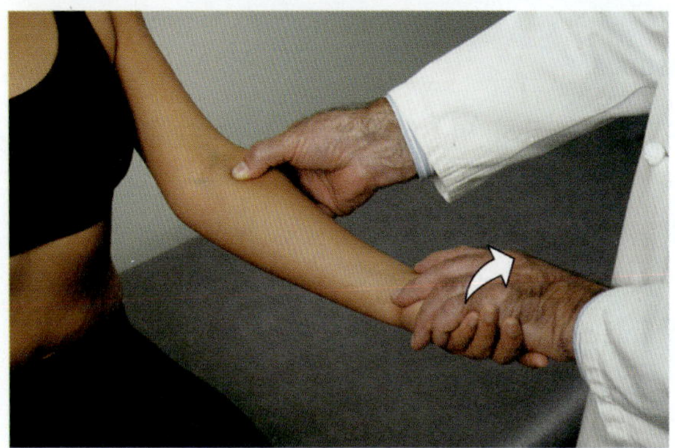
그림 13.73 4단계, 회외 결합

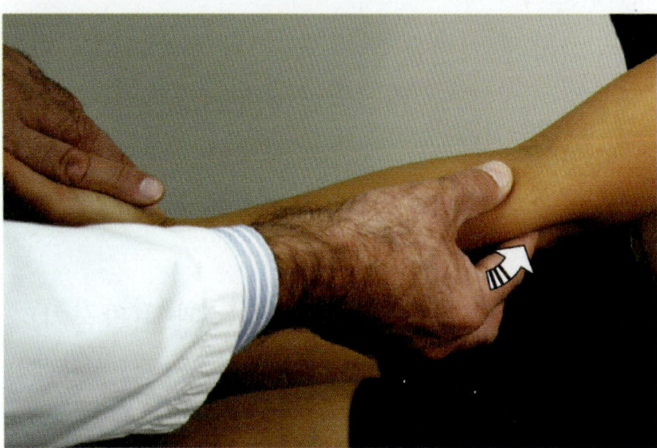
그림 13.74 4단계, 요골두(노뼈머리) 느슨한 방향으로 이동

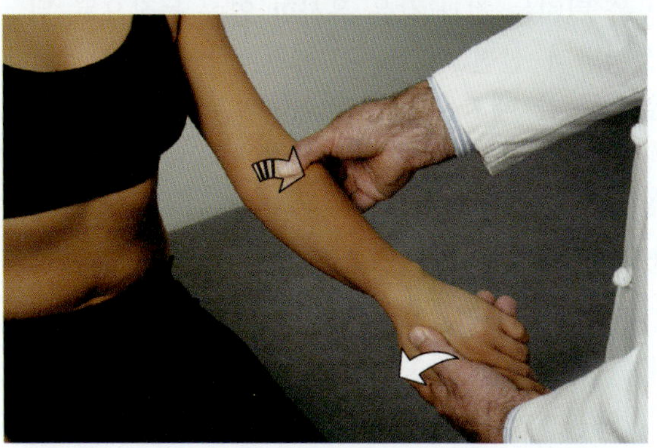
그림 13.75 5단계, 후방 대항력(counterforce) 적용을 통한 회내

상지 부위 Upper Extremity Region

견봉쇄골관절 기능장애
Acromioclavicular Joint Dysfunction

예: 우측 원위부 쇄골, 상승
Ex: Right Distal Clavicle, Elevated

참고: 이 테크닉은 원래 간접/직접 롱레버 고속·저진폭 테크닉(HVLA)의 방식이다.

진단 Diagnosis

증상: 어깨를 완전히 외전하거나, 굴곡할 수 없는 견봉쇄골관절의 불편함

소견: 쇄골 원위부가 견봉의 위쪽으로 올라온 것으로 촉진되고, 꼬리쪽 압박에 저항

테크닉 Technique

1. 환자는 치료대에 앉고, 치료사는 치료할 쪽을 향해 환자 뒤에 선다.
2. 치료사는 환자에 가까운 손의 두 번째 중수-지절 관절을 사용하여 치료할 쇄골의 원위부 1/3 위치에 놓는다.
3. 치료사는 치료과정 전반에 걸쳐 환자의 쇄골에 지속적인 압력을 가한다.
4. 치료사는 다른 손으로 치료할 쪽의 주관절(팔꿈치) 바로 아래에 있는 환자의 전완을 잡고, 어깨를 향해 상방으로 압박을 가한다(그림 13.76).
5. 그런 다음, 환자의 팔을 오버핸드(overhand motion)로 공을 던지는 것과 같은 유사한 연속 동작으로 뒤로 끌어당겨 신전(그림 13.77)하고, 팔이 다시 환자의 앞으로 올 때까지 팔을 회선(circumducting; 그림 13.78) 한 후, 팔이 내전하여 환자의 가슴을 가로지른 상태로 끝낸다(그림 13.79).
6. 제한장벽에 도달하기 전에 이완이 발생할 수 있다.
7. 치료사는 테크닉의 효과를 확인하기 위해, 쇄골 원위부의 위치, 어깨의 가동범위 및 기능장애의 기타 관련 진단요소를 재평가한다.

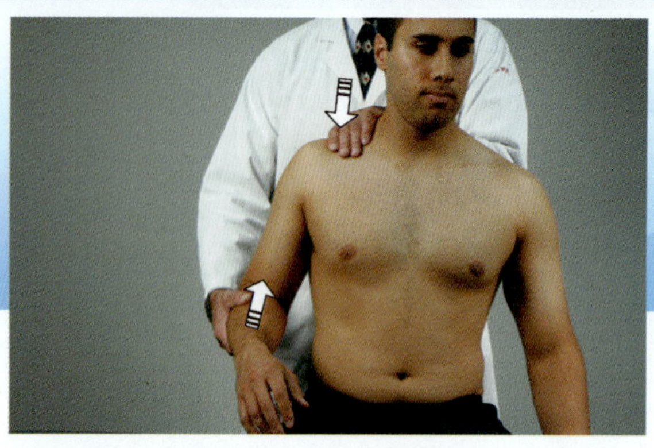

그림 13.76 1~4단계, 설정(준비): 손의 배치

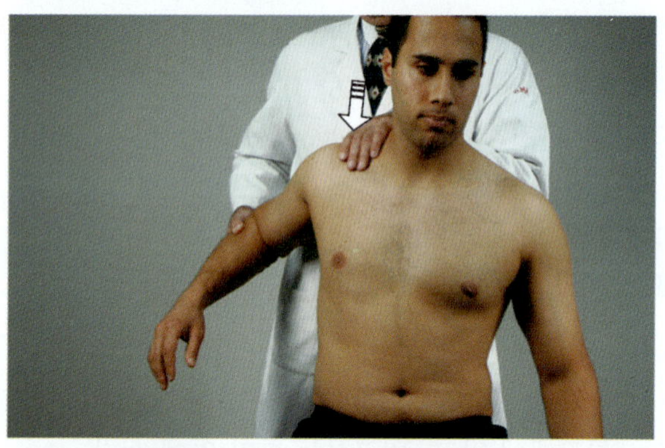

그림 13.77 4단계와 5단계, 후방으로 신전

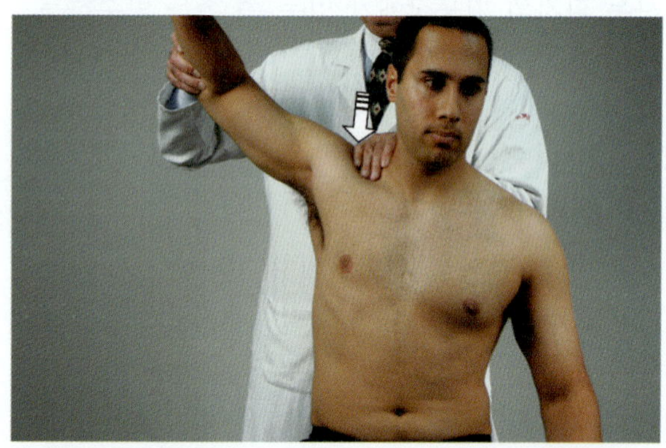

그림 13.78 5단계, 오버핸드 움직임

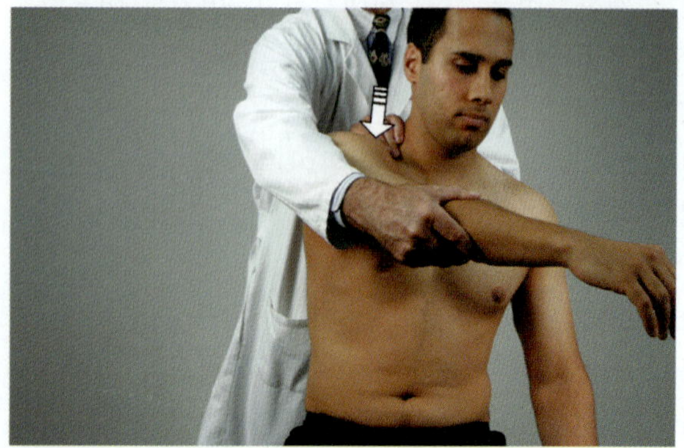

그림 13.79 5단계, 팔이 가슴을 가로지름

상지 부위 Upper Extremity Region

흉쇄관절 기능장애
Sternoclavicular Joint Dysfunction

예: 우측 근위부 쇄골, 상승
Ex: Right Proximal Clavicle, Elevated

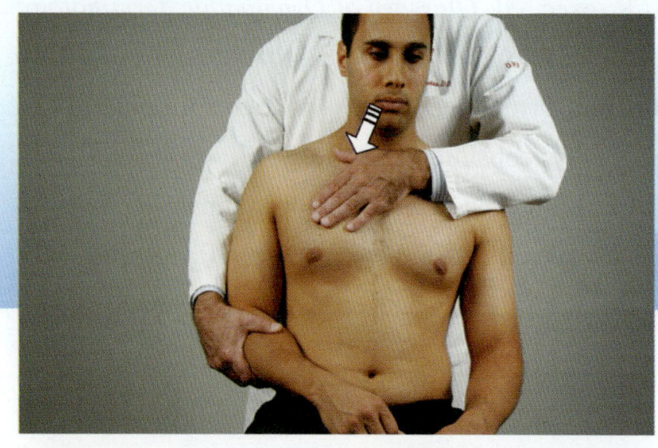
그림 13.80 1~4단계, 설정(준비): 손의 배치

참고: 이 테크닉은 원래 간접/직접 롱레버 고속·저진폭 테크닉(HVLA)의 방식이다.

진단 Diagnosis

증상: 통증없이 어깨를 완전히 외전할 수 없는 흉쇄관절의 압통
움직임: 쇄골의 제한된 외전
촉진: 쇄골 근위부 말단의 융기 및 상승

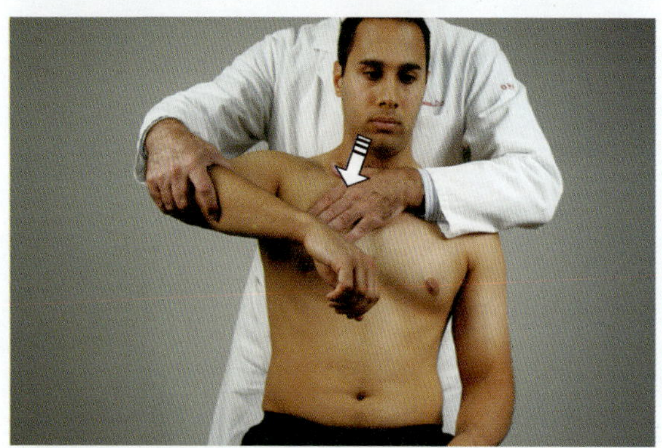
그림 13.81 5단계, 굴곡과 외전

테크닉 Technique

1. 환자는 앉고, 치료사는 환자 뒤에 선다.
2. 치료사는 왼손을 환자 앞으로 뻗어, 엄지손가락을 환자의 우측 쇄골 근위부 끝에 놓는다.
3. 치료사는 치료과정 전반에 걸쳐, 좌측 엄지손가락으로 환자의 쇄골에 지속적인 압력을 가한다.
4. 치료사는 오른손으로 환자의 주관절(팔꿈치) 바로 아래에서 환자의 우측 팔을 잡는다(그림 13.80).
5. 환자의 팔을 굴곡하여 내전에서 외전상태가 되도록 한다(그림 13.81). 연속적인 배영동작(그림 13.82)을 통해 팔이 환자의 옆구리에 올 때까지 신전방향으로 회선한다(그림 13.83). 환자가 편안한 상태라면, 팔을 앞으로 가져와 가슴을 가로질러 놓을 수 있다.
6. 제한장벽에 도달하기 전에 이완이 발생할 수 있다.
7. 치료사는 테크닉의 효과를 확인하기 위해, 내측 쇄골의 위치, 어깨의 가동범위 및 기능장애의 기타 관련 진단요소를 재평가한다.

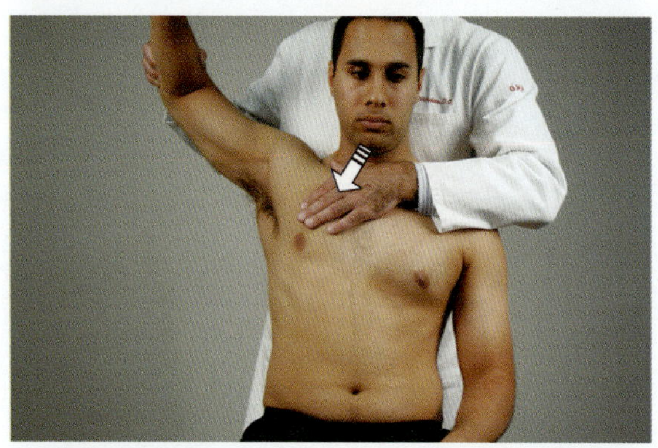
그림 13.82 5단계, 배영 동작(backstroke motion)

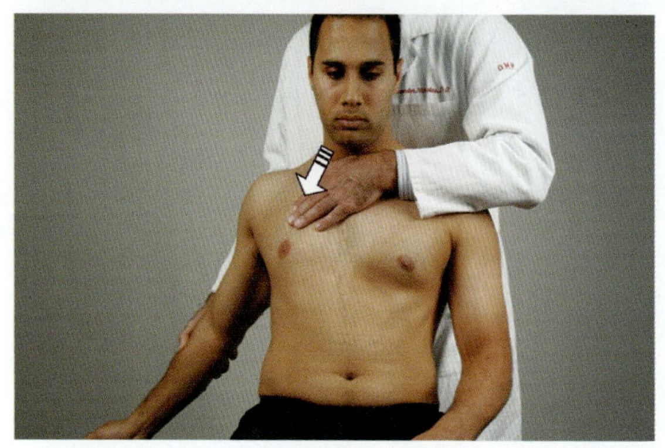
그림 13.83 5단계, 신전 방향으로 회선

참고문헌 Reference

1. Guisti R, exec. ed. *Glossary of Osteopathic Terminology.* 3rd ed. Chevy Chase, MD: Educational Council on Osteopathic Principles of the American Association of Colleges of Osteopathic Medicine, 2017.
2. Van Buskirk RL. The Still Technique Manual: Applications of a Rediscovered Technique of Andrew Taylor Still, MD. Indianapolis, IA: American Academy of Osteopathy, 2000.
3. Ward RC, exec. ed. Foundations for Osteopathic Medicine. 2nd ed. Baltimore, MD: Lippincott Williams & Wilkins, 2003.
4. Chila A, exec. ed. Foundations of Osteopathic Medicine. 3rd ed. Philadelphia, PA: Wolters Kluwer Health/ Lippincott Williams & Wilkins, 2011.

균형잡힌 인대긴장 및 인대관절 스트레인 테크닉

14장

Balanced Ligamentous Tension and Ligamentous Articular Strain Techniques

- 역자: 정지훈(Jung Ji Hun) PT DO(KR)

테크닉 원칙 Technique Principles

균형잡힌 인대긴장(BLT) 및 인대관절 스트레인(LAS) 테크닉은 두 가지 별개의 테크닉 또는 하나로 간주될 수 있다. 이들 테크닉 발전의 역사는 아마도 A. T. Still의 시대에 시작되었을 것으로 생각되며, W. G. Sutherland, DO; H. A. Lippincott, DO; R. Lippincott, DO; R. Becker, DO; and A. Wales, DO(1~5) 등에 의해 구체화되었지만, 이들 외의 많은 오스테오파시 치료사들의 연구를 통해 크게 발전되었다. 두 그룹 간의 지리적 차이와 최소한의 접점으로 인해 동일한 테크닉이 두 개의 이름으로 알려지게 된 것으로 보인다. 미국 중부(즉, 텍사스)에 있는 사람들은 LAS라는 용어를 홍보하여 사용했고, 미국 북동부(즉, 뉴저지 및 뉴잉글랜드)에 있는 사람들은 BLT라는 용어를 홍보하며 사용했다(6). 두 이름에서 알 수 있듯이 테크닉에 일부에 차이가 생겼고, 치료사는 치료적용에 대한 고유하고 미묘한 차이를 만들었다.

LAS라는 용어는 비정상적인 인대긴장 또는 염좌를 초래하는 체성기능장애를 설명한다. BLT라는 용어는 인대에 의한 고유감각정보가 신체의 모든 방향(5,6)에서 관절에 가해지는 스트레스를 동등하게 할 수 있도록 하는 정확한 생리적 지점을 설명한다. *Osteopathic Terminology*의 ECOP Glossary는 이러한 테크닉을 다음과 같이 정의한다(5,6).

BLT: *1949년 Applied Osteopathy Academy*에 게재된 "William G. Sutherland의 Osteopathic Technique"이라는 글을 바탕으로 부위별로 해석한 치료방법이다. 이 방법은 관절주위 조직부하를 최소화하고 영향을 받은 인대를 모든 적절한 운동면에서 동일한 장력의 위치에 놓아 신체 고유의 힘이 체성기능장애를 해결할 수 있도록 한다.

LAS: (a) *1949년 Applied Osteopathy Academy*에 게재된 논문 "William G. Sutherland의 Osteopathic Technique"의 지리적 해석에 근거한 치료방법으로 이 방법은 이탈, 과장, 기능장애가 있는 대항하는 인대를 균형점으로 가져가는 것. (b) Howard Lippincott, DO 및 Rebecca Lippincott, DO가 설명한 일련의 근막이완 테크닉(MFR). (c) Conrad Speece, DO 및 William Thomas Crow, DO의 참조 작업 제목을 포함한다.

Sutherland는 초기 오스테오파시 연구그룹에서 테크닉을 가르치는 가장 큰 책임이 있었을 것이다. 1940년대에, 그는 두개골 치료를 위해 권장되는 원리로 신체 및 사지의 치료방법을 가르치기 시작했다. 그는 관절과 인대, 근막 등의 관계(**인대관절메커니즘**)에 대해 이야기했으며, 우리는 기능장애 상태에서 기계수용기 자극을 포함하도록 추정할 수 있다. 이 분야의 핵심 개념인 Sutherland의 아이디어 중 하나는 관절이나 관절의 정상적인 움직임이 인대의 비대칭 긴장을 유발하지 않으며 주어진 관절에서 인대를 통해 분배되는 장력이 균형을 이룬다는 것이다(2,7). 이러한 긴장은 변형된 기계적 힘이 있는 상태에서 인대 또는 관절에 자극이 가해질 때(**팽팽함**, 또는 **분절변형**) 변할 수 있다. 이 경우 팽팽함이라는 용어는 인체에 대한 자극의 정의를 따르며 좌상(힘줄) 및 염좌(인대)의 임상적 정의 및 각각의 1차, 2차 및 3차 중증도 부상수준과 혼동되어서는 안 된다. 오늘날, 이 원리는 R. Buckminster Fuller의 지오데식 돔과 그의 제자인 Kenneth Snelson의 예술에서 볼 수 있는 텐세그리티의 건축 및 생체역학적(구조적) 원리와 유사하다(8~10). 이 원리는 신체에 전방 해부학적(근막) 보우스트링이 존재한다는 가정하에 일반적으로 권장된다. 이론은 주요 기능장애가 근위부와 원위부에 모두 영향을 일으킬 수 있다는 것이다. 이러한 효과는 전방 및 후방 모두에서 증상을 일으킬 수 있다(1).

일부 오스테오파시에서 언급된 측면 중 하나는 이완촉진방법이다. 이 방법은 근육의 등척성수축일 수 있다. 횡경막의 호흡운동, 눈 및 혀 움직임 또는 BLT 또는 LAS의 경우 순환계(Traube-Hering-Mayer), 림프계 또는 다양한 기타 요인(예: 일차 호흡방법)과 같은 내재된 **고유한 힘(*inherent forces*)**일 수 있다(2). 치료사는 받침점을 설정할 수 있도록 환자의 자세를 잡기 위해 힘을 가한다. 이 지점은 조직(인대)의 균형잡힌 상태를 이루어 유체역학 및 기타 요인과 결합하여 기능장애 상태에 변화를 일으킨다. 경우에 따라 이 테크닉은 근막구조에 영향을 주기 위해 사용된다. 근막구조를 치료하는 경우, BLT/LAS와 근막이완(MFR) 간의 차별화 요소는 내재된 고유한 힘(유체모델)이 BLT/LAS의 이완촉진방법이라는 것이다. MFR에서 압력에 대한 열역학적 반응은 주요 이완요인이다.

테크닉 분류 Technique Classification

간접 테크닉 Indirect Technique

BLT/LAS의 경우 치료사는 환자의 기능장애 영역을 편안한 장벽 쪽으로 이동시킨다. 이 간접적인 위치는 이 테크닉의 고전적인 치료방법이다.

치료를 시작할 때 치료사는 일반적으로 관절에서 약간의 자유로운 움직임을 시도한다. 저항 없이 대부분의 움직임이 발생하도록 허용하려는 이러한 시도를 **이탈(*disengagement*)**라고 한다. 압박 또는 견인에 의해 발생할 수 있다(1,3,4). 연습 시 압박은 가장 일반적으로 이 자유로운 움직임을 느낀다. **과장(*exaggeration*)**은 설명된 두 번째 단계이다. 편안한 방향 또는 어떤 사람들이 손상의 원래 위치라고 나타내는 쪽으로 이동함으로써 발생한다(1,4). 이 "과장된" 위치는 관절 기능장애(예: C5, FRRSR)에서 문서화된 것처럼 균형이 깨진 편안한 자세와 동의어이다. 관절 또는 기능장애 부위에서 조직을 긴장의 최적화된 균형(즉, **균형점**, **정지점**)에 위치하는 것이 이 테크닉의 최종 배치단계이다(3,4). 일부에서는 이 지점을 **흔들림 지점(*wobble point*)**이라고 한다. 이것은 손가락 끝으로 물체의 균형을 잡는 감각과 유사하다. 흔들림 지점은 모든 방사 긴장의 중심이며, 이러한 긴장은 그 지점이 아닐 때 비대칭적으로 느껴진다. 이 자세를 유지하는 동안, 치료사는 이완을 기다린다. 이 이완은 편한 방향으로 부드러운 움직임과 정상적인 기능 생리학적 위치로 다시 천천히 이동하는 것으로 설명되었다. 치료사는 일반적으로 조직이 "부드러워지는" 것을 느끼고, 두개골 리듬 임펄스(4)라고 하는 압력의 느리고 리드미컬한 파동을 감지할 수 있다.

예를 들어, 치료 중인 기능장애가 L4, F SL RL로 진단된 경우, 자유롭거나 편안한 방향은 굴곡, 좌측 측면굽힘 및 좌측회전 방향이다. 이 방향으로 (안정화된 L5 위에서) L4를 이동하는 것은 제한장벽에서 멀어지는 것으로 설명되므로 이 테크닉을 간접 테크닉으로 정의한다.

직접 테크닉 Direct Technique

일부는 직접 근막이완 또는 연부조직 "억제" 테크닉을 따르는 직접적인 스타일의 테크닉1을 포함한다. 어떤 이들은 이 테크닉을 직접적인 것으로 묘사하는데, 일부 기능장애와 마찬가지로 치료사는 더 깊은 관절 및 관절낭 구조에 접근하기 위해 과긴장된 근막구조에 "직접" 접근해야 한다. 그러나 이러한 오스테오파시 도수치료 방법(BLT, LAS)에 대한 두 가지 설명 모두 인대라는 용어를 포함하고 있으며, 특히 관절/관절낭 수준에서 **균형점(*point of balance*)**의 개념을 정의하고 도입함으로써 테크닉은 본질적으로 간접적이어야 한다.

테크닉 유형 Technique Styles

호흡을 통한 진단 및 치료
Diagnosis and Treatment with Respiration

이 방법에서, 치료사는 관련 부위를 촉진하고 매우 가벼운 촉진 테크닉으로 기능장애의 패턴을 감별하려고 한다. 이것은 호흡으로 인한 움직임으로 분절을 x, y, z 축을 통해 조금씩 움직이는 것으로 설명할 수 있다. 따라서 기능장애를 진단하고 치료하기 위해 사용되는 움직임은 매우 작다.

분절간 움직임 검사를 통한 진단 및 치료(치료사 능동) Diagnosis and Treatment with Interseg- mental Motion Testing (Physician Active)

분절간 움직임 검사/치료방식에서는 약간 더 많은 움직임 또는 힘을 사용하여 기능장애 부위의 동작 매개변수를 검사하고 기능장애 부위를 균형잡힌 긴장의 적절한 간접위치로 이동시킬 수 있다. 기능장애 상태, 부위 또는 치료사의 선호도에 따라 이 형태에서도 더 많은 압박 또는 견인이 있을 수 있다.

적응증 Indications

1. 관절에 근거한 체성기능장애
2. 림프울혈 또는 국소 부종부위
   (**참고:** 두 상황 모두에 효과적인 LAS 방식 테크닉은 림프 테크닉, 하지, 고관절)

금기증 Contraindications

절대적 금기증 Absolute Contraindications

1. 체성기능장애가 없는 경우
2. 환자 동의 또는 협조 부족
3. 치료위치에 영향을 받는 불안정한 골절
4. 신경학적 또는 생명을 위협, 증상을 악화시키는 치료자세(ECG/BP 변화, 산소포화도 저하)

상대적 금기증/주의사항 Relative Contraindications/Cautions (6)

1. 치료부위의 골절, 탈구 또는 심한 불안정
2. 열린 상처
3. 연부조직 또는 뼈 감염
4. 종기
5. 심부정맥혈전증(색전증의 위험)
6. 대동맥류
7. 항응고, 파종 또는 국소 신생물

일반적 고려사항 General Considerations

이 테크닉은 관절 또는 관절과 관련된 근막구조를 둘러싸고 있는 고유한 조직에 대한 촉진을 통해 균형을 잡는 특별한 방법이다. 목표는 해당 관절에 공통적인 생리학적 운동 방향으로 관절표면 또는 조직의 균형을 맞추는 것이다. 치료사는 변화를 일으키는 것이 아니라 몸이 스스로를 도울 수 있도록 하는 것이다. 이와 관련하여 신경-근골격계의 유체 및 기타 역학이 전반적인 정상화 또는 균형을 찾기 때문에 오스테오파시 도수치료 테크닉이라 한다. 테크닉에 너무 많은 압력을 가하지 않는 것이 중요하다. 조직은 탄성한계를 넘어서는 안되며, 치료사는 보호반응을 유발하는 수준까지 불편함을 일으키지 않아야 한다. 일반적으로 환자가 견딜 수 있어야 한다.

모든 기능장애에 대한 일반적 정보 General Information for All Dysfunctions

위치지정 Positioning (1,6)

1. 치료사는 특정 관절 또는 척추간 분절 내의 모든 운동면에서 체성기능장애를 진단한다.
2. 치료사는 가능하면 동시에 모든 운동면에서 정확한 균형점에 맞춰 안정화된 하위(하부 또는 원위)분절 위에 상위분절(상부 또는 근위부)을 배치한다. 이는 일반적으로 제한장벽에서 벗어나 가장 쉽게 또는 자유롭게 움직일 수 있는 위치로 이동하는 것을 의미한다.
3. 모든 운동면은 가장 균형잡힌 지점에 도달할 때까지 미세 조정되어야 한다. “미세조정”을 용이하게 하기 위해 환자는 천천히 호흡하며 호흡의 어떤 단계가 조직의 최대 이완을 만들어내는지 평가한다. 이는 완전 또는 부분적인 흡기 또는 호기일 수 있다.

치료 Treatment

1. 치료사는 균형을 유지하기 위해 상하분절 사이의 상대적인 위치를 지속적으로 조정한다.
   a. 이는 일반적으로 조직이 이완될 때 짧아지는 것을 방지하기 위해 상위분절을 장벽에서 지속적으로 이동하는 것을 의미한다.
      i. 하부 또는 원위부 분절수준에서 필요한 양의 움직임을 줄이기 위해 기능장애가 있는 목표 분절에 대해 반대방향으로 고정하거나 움직일 수 있다.
   b. 조직이 이완되면서 종종 녹는 느낌이 들거나 부드러워지는 것처럼 묘사된다.
   c. 이 이완은 기능장애가 있는 관절 또는 분절이 정상적인 기능위치로 되돌아감에 따라 느리고 리드미컬한 파동과 관련될 수 있다(4).
   d. 이완이 촉진되지 않으면, 해당 테크닉은 최적의 위치에 있지 않았으므로 반복해야 한다.
2. 전체적으로 이완이 확인되면 치료사는 테크닉의 효과를 결정하기 위해 체성기능장애의 진단요소(조직 질감이상, 자세 비대칭, 움직임 제한, 압통[TART])를 재평가한다.

LAS 치료방법을 지지하는 사람들은 다음과 같은 세 가지 기본 구성요소 또는 요약된 규칙을 설명한다(1,4,6).

1. 이탈(Disengage): 자유로운 움직임을 유도하기 위해 관절/분절 주변조직의 긴장을 압박하거나 압박 해제한다.
2. 과장(Exaggerate): 균형점이 결정될 때까지 손상의 원래 위치에 부합하는 기록된 기능장애 패턴의 방향으로 이동한다.
3. 균형(Balance): 균형점에 도달하면 이완이 발생할 때까지 이 위치(모든 방향의 장력이 동일한 지점)를 유지한다.

경추 부위 Cervical Region

후두환추관절 (후두~1번 경추) 기능장애
Occipitoatlantal (OA, C0–C1) Dysfunction

Ex: C0 ESLRR

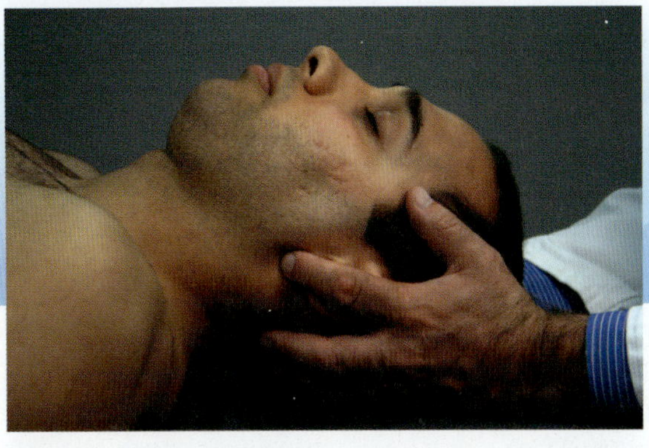
그림 14.1 머리와 척추뼈 접촉

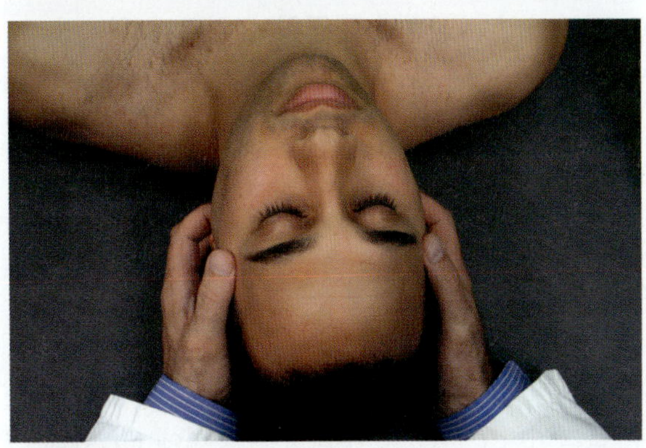
그림 14.2 3,4단계

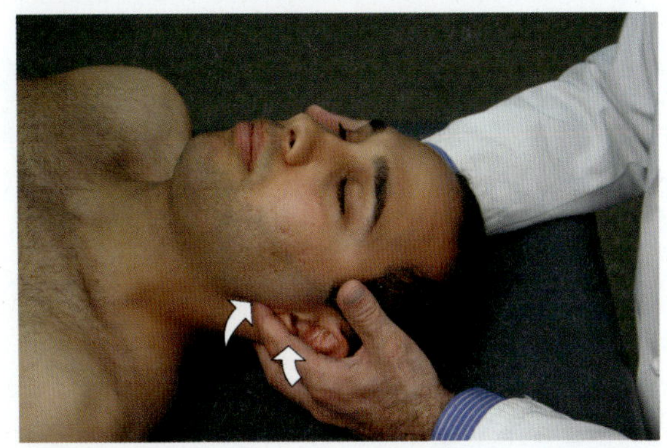
그림 14.3 5단계

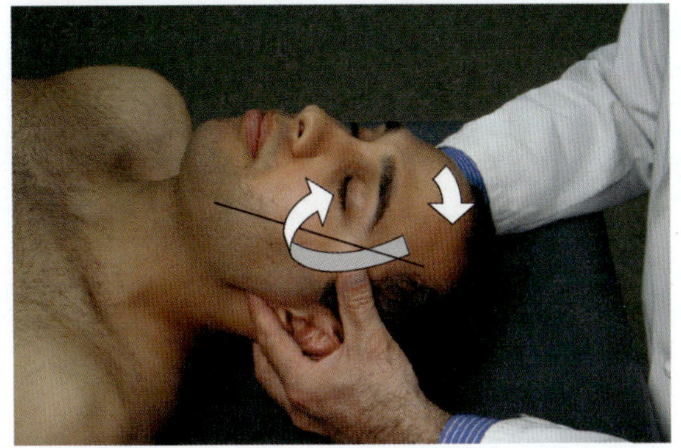
그림 14.4 6단계

1. 환자는 치료대에 누운자세로 하고, 치료사는 치료대의 머리쪽에 앉는다.
2. 환자는 치료사의 아래팔과 팔꿈치가 치료대 위에 놓일 수 있을 정도로 충분한 간격을 둔다.
3. 치료사는 손바닥을 환자의 머리 아래에 놓고 소뇌천막 1 수준에서 접촉하도록 하며, 대부분 손바닥의 근위부 소지구를 댄다.
4. 치료사의 검지나 셋째손가락은 환자의 C1 횡돌기를 촉진한다(그림 14.1 및 14.2).
5. 치료사의 손가락은 C1 횡돌기 위쪽과 머리쪽을 동시에 촉진(화살표, 그림 14.3)하고, 폄이 용이한 쪽으로, 그리고 우측 측면굽힘, 뒤통수 아래에서 좌측으로 회전시킨다. 이렇게 하면 뒤통수에서 상대적으로 좌측 측면굽힘, 우측 회전효과가 발생한다.
6. 치료사가 벡터방향으로 힘을 줄 때, 균형잡힌 긴장지점에 도달할 때까지 머리를 부드럽게 좌측으로 구부리고 우측으로 회전시킨다(화살표, 그림 14.4).
7. 치료사는 이완될 때까지 균형잡힌 긴장상태를 유지한다. 이 방법은 기능장애가 있는 분절이 정상적인 기능위치로 돌아올 때 압력이 느리고 리드미컬하게 변동하는 것과 관련이 있을 수 있다.
8. 치료사는 후두환추관절(occipitoatlantal, 고리뒤통수관절, O-A)의 분절간 움직임과 기능장애의 감별진단 요소를 재평가하여 테크닉의 효과를 평가한다.

경추 부위 Cervical Region

환추축추관절 (1번~2번 경추) 기능장애
Atlantoaxial (AA, C1–C2) Dysfunction

예: 1번 경추 우측회전
Ex: C1 RR

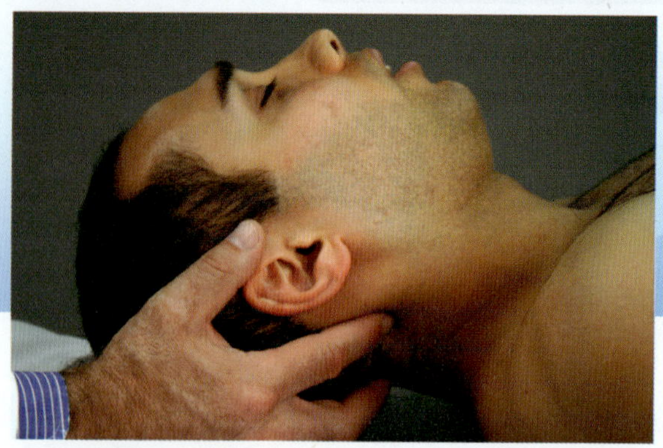
그림 14.5 C2 관절기둥 촉진

1. 환자는 치료대에 누운자세로 하고, 치료사는 치료대 머리쪽에 앉는다.
2. 환자는 치료사의 아래팔과 팔꿈치가 치료대 위에 놓일 수 있을 정도로 충분한 간격을 둔다.
3. 치료사는 손바닥을 환자의 머리 아래에 놓고, 소뇌천막 1수준에서 접촉하도록 하며, 대부분 손바닥의 근위부 소지구를 댄다.
4. 치료사의 검지나 셋째손가락으로 환자의 C2 관절돌기를 촉진한다(그림 14.5 및 14.6).
5. 치료사의 촉진 손가락은 C2 관절돌기를 위쪽과 머리쪽으로 움직이며 C1–C2를 분리하는 동시에 C1 아래에서 C2를 좌측 화살표 방향으로 회전시킨다(곡선 화살표, 그림 14.7). 이렇게 하면 상대적으로 C1의 우측 회전효과가 발생한다.
6. 치료사가 벡터방향으로 힘을 줄 때, C1과 머리는 균형잡힌 긴장지점에 도달할 때까지 부드럽게 최소한 우측 회전할 수 있다(화살표, 그림 14.8).
7. 치료사는 이완될 때까지 균형잡힌 긴장상태를 유지한다. 이 방법은 기능장애가 있는 분절이 정상 기능위치로 돌아올 때 압력이 느리고 리드미컬하게 변동하는 것과 관련이 있을 수 있다.
8. 치료사는 환추축추관절의 분절간 움직임과 기능장애의 감별진단요소를 재평가하여 테크닉의 효과를 평가한다.

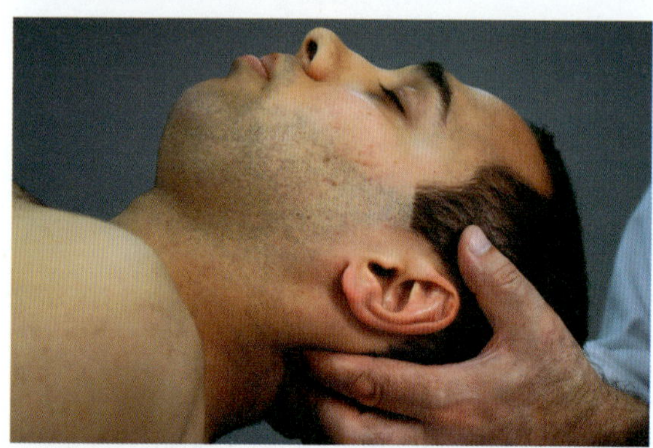
그림 14.6 3~4단계

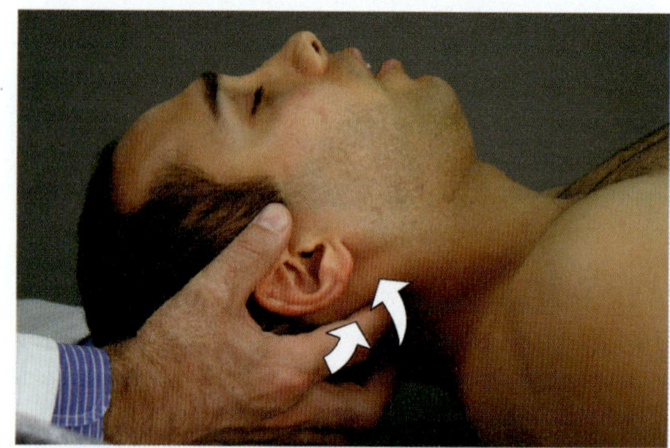
그림 14.7 5단계, 회전 우측효과

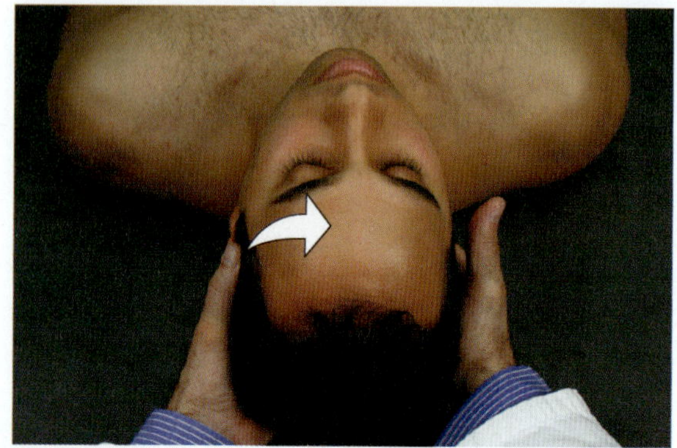
그림 14.8 6단계

경추 부위 Cervical Region

환축축추관절 (1번~2번 경추) 기능장애
Atlantoaxial (AA, C1–C2) Dysfunction

예: 오른쪽 1번 경추 수평이동
Ex: Right C1 Lateral Translation

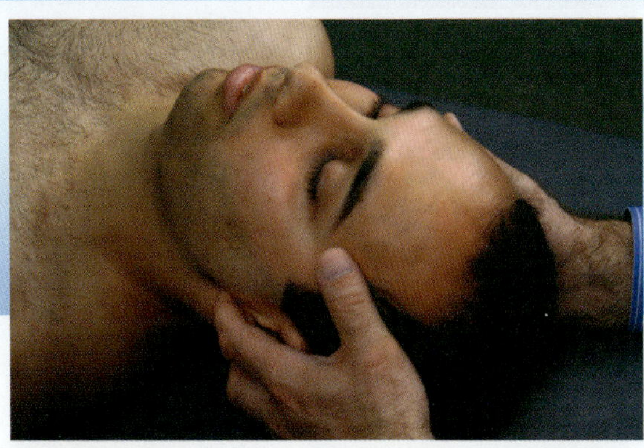

그림 14.9 2~3단계

1. 환자는 치료대에 누운자세로 하고, 치료사는 치료대 머리쪽에 앉는다.
2. 치료사의 손은 두정측두엽 부위의 윤곽을 잡고 머리를 감싼다.
3. 치료사는 검지패드를 C1 가로돌기 위에 댄다(그림 14.9).
4. 치료사는 편안하게 제한장벽을 향해 좌측에서 우측으로 평행 이동하는 힘(화살표, 그림 14.10)을 천천히 부드럽게 가한다. 치료사는 균형잡힌 긴장지점을 찾기 위해 좌측과 우측 사이를 왔다 갔다 할 수도 있다(그림 14.10 및 14.11).
5. 치료사는 이완이 발생할 때까지 균형잡힌 긴장상태를 유지한다. 이 이완은 기능장애가 있는 분절이 정상 기능위치로 돌아올 때 압력이 느리고 리드미컬하게 변동하는 것과 관련이 있을 수 있다.
6. 또 다른 방법으로 직접 테크닉으로 수행할 수도 있다.
7. 치료사는 고리중쇠(A-A) 관절의 분절간 움직임과 기능장애의 감별진단요소를 재평가하여 테크닉의 효과를 평가한다.

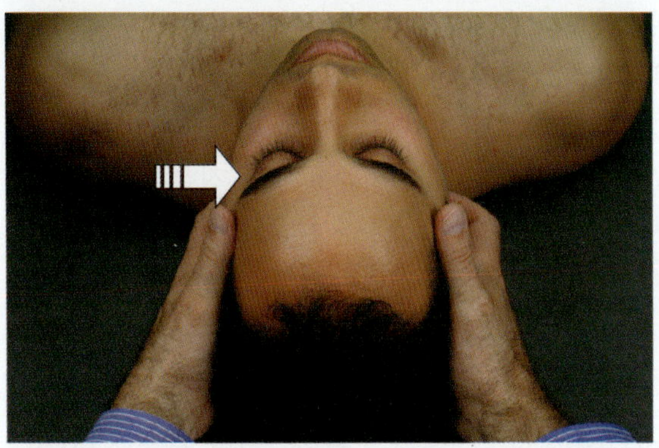

그림 14.10 4단계, 좌측에서 우측으로 이동

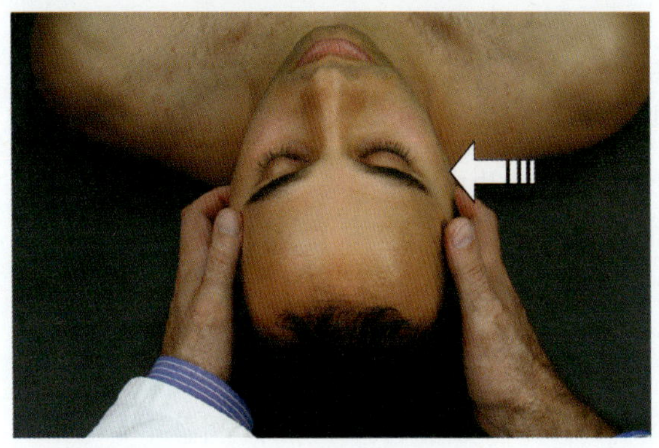

그림 14.11 4단계, 우측에서 좌측으로 이동

경추 부위 Cervical Region

2번~7번 경추 기능장애
C2–C7 Dysfunctions

예: 4번 경추 폄 우측 측면굽힘 우측회전
Ex: C4 ESRRR

1. 환자는 치료대에 누운자세로 하고, 치료사는 치료대 머리쪽에 앉는다.
2. 환자는 치료사의 아래팔과 팔꿈치가 치료대 위에 놓일 수 있을 정도로 충분한 간격을 둔다.
3. 치료사는 손바닥을 환자의 머리 아래에 놓고, 소뇌천막(tentorium cerebelli)(1) 수준에서 접촉하도록 하며, 대부분의 손바닥쪽 근위부 소지구를 댄다(그림 14.12).
4. 치료사의 검지나 셋째손가락으로 환자의 C5 관절돌기를 촉진한다(화살표, 그림 14.13).
5. 치료사의 촉진 손가락은 C5 관절돌기를 위쪽과 머리쪽으로 움직이며, C4–C5를 분리하는 동시에 C4 아래에서 C5를 좌측(화살표)으로 측면굽힘하고 회전시킨다(곡선 화살표, 그림 14.14). 이렇게 하면 상대적으로 C4의 우측 측면굽힘과 우측 회전효과가 발생한다.
6. 치료사가 C1–C4 머리를 하나씩, 기능장애 분절의 경추부를 가볍게 그리고 부드럽게 압박을 가한 후, 그 다음 우측으로 회전을 시행한다(화살표, 그림 14.15).
7. 치료사는 이완될 때까지 균형잡힌 긴장상태를 유지한다. 이 이완은 기능장애가 있는 분절이 정상 기능위치로 돌아올 때 압력이 느리고 리드미컬하게 변동하는 것과 관련이 있을 수 있다.
8. 치료사는 분절간 움직임과 기능장애의 감별진단요소를 재평가하여 테크닉의 효과를 평가한다.

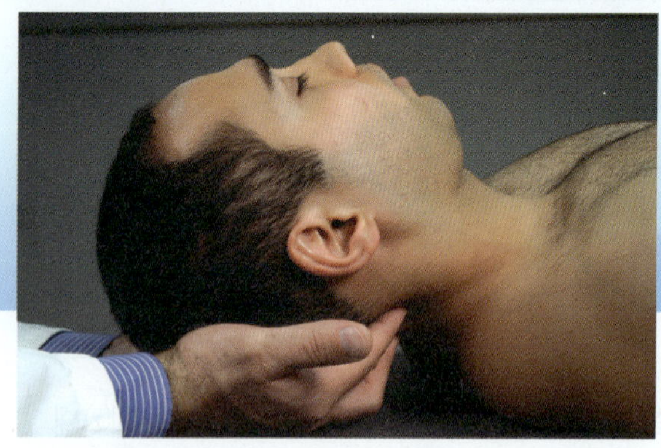
그림 14.12 1~3단계, 머리 접촉

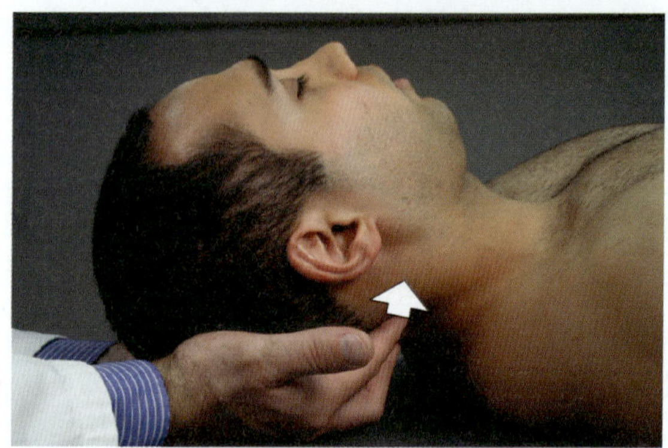
그림 14.13 4단계

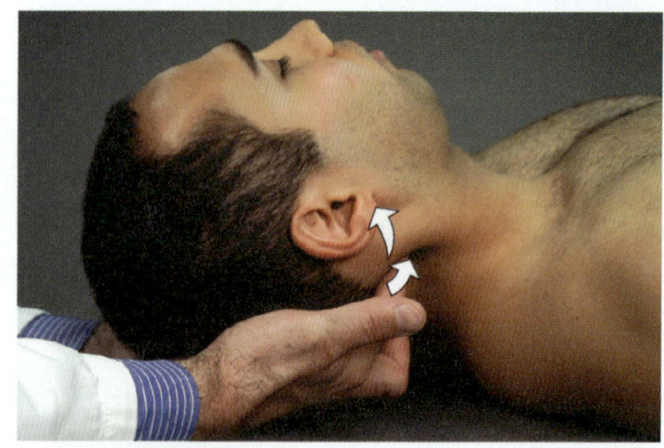
그림 14.14 5단계, S_RR_R

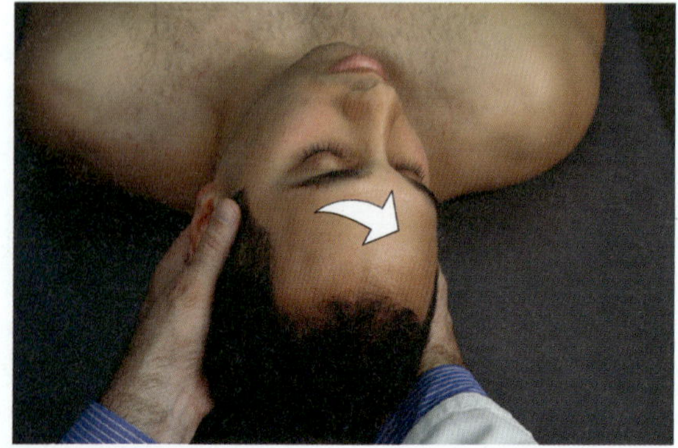
그림 14.15 6단계

흉추 부위 Thoracic Region

1번~2번 흉추 "비중립" 유형 II 기능장애
T1-T2 "Nonneutral" Type II Dysfunctions

예: 1번 흉추 굽힘 우측 측면굽힘 우측회전
Ex: T1 FSRRR

1. 환자는 치료대에 누운자세로 하고, 치료사는 치료대 머리쪽에 앉는다.
2. 환자는 치료사의 아래팔과 팔꿈치가 치료대 위에 놓일 수 있을 정도로 충분한 간격을 둔다.
3. 치료사는 손바닥을 C2 또는 C3 수준에서 환자의 경추 아래에 놓고 경추가 편안하게 놓이도록 한다.
4. 치료사는 검지패드를 T1의 가로돌기에 놓고 셋째손가락패드를 T2의 가로돌기에 댄다(그림 14.16).
5. 치료사의 촉진 손가락으로 T2 가로돌기를 위아래로 들어올려(화살표, 그림 14.17) 굴곡장벽과 신전장벽 사이의 자유로운 지점을 찾는다.
6. 치료사는 셋째손가락패드를 사용하여 부드럽게 측면을 구부리고(곡선 화살표) T2를 좌측으로 회전(화살표)하여 T1에서 상대적으로 우측 측면으로 구부려 우측으로 회전시킨다(그림 14.18).
7. 치료사가 벡터방향으로 힘을 줄 때, T1 분절의 검지패드는 부드럽게 최소한 회전하고 균형잡힌 긴장지점에 도달할 때까지 T1을 우측으로 구부릴 수 있다(그림 14.19).
8. 치료사는 이완될 때까지 균형잡힌 긴장상태를 유지한다. 이 이완은 기능장애가 있는 분절이 정상 기능위치로 돌아올 때 압력이 느리고 리드미컬하게 변동하는 것과 관련이 있을 수 있다.
9. 치료사는 분절간 움직임과 기능장애의 감별진단요소를 재평가하여 테크닉의 효과를 평가한다.

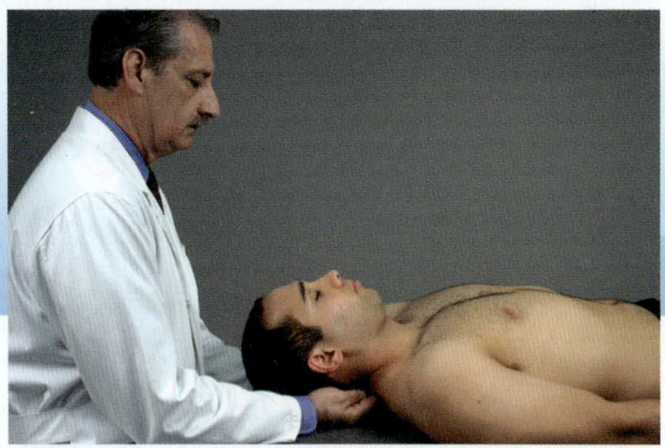
그림 14.16 3~4단계, 환자촉진

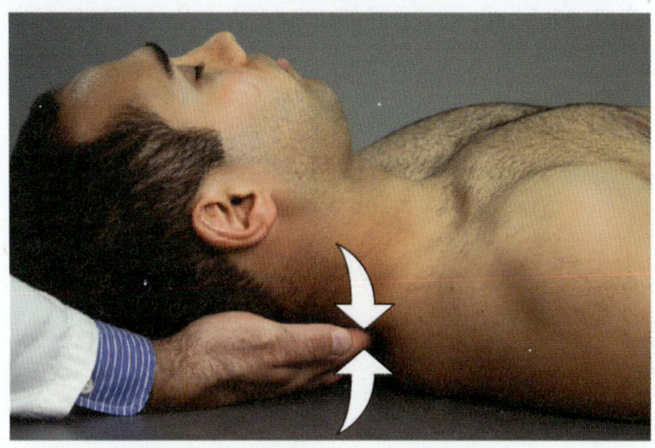
그림 14.17 5단계, 중립 균형점

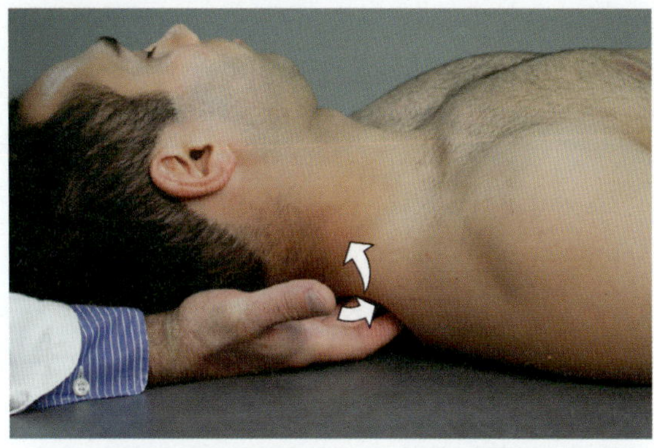
그림 14.18 6단계, T2, SLRL

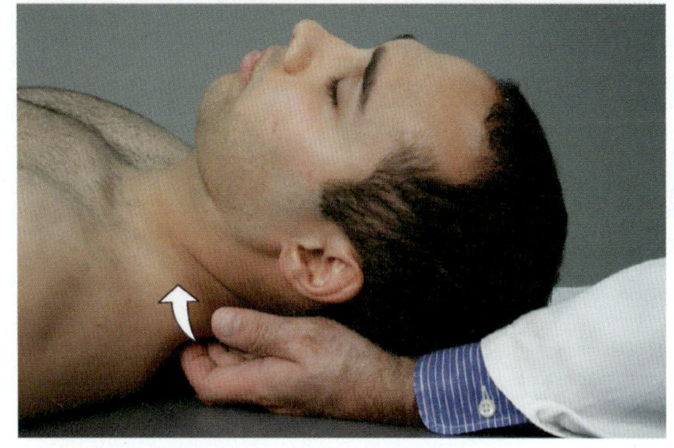
그림 14.19 7단계, T1, SRRR

흉추 부위 Thoracic Region

4번~12번 흉추 "중립" 유형 I 기능장애
T4-T12 "Neutral" Type I Dysfunctions

예: 6번 흉추 중립 우측 측면굽힘 우측회전, 앉은자세
Ex: T6 NSRRL, Seated

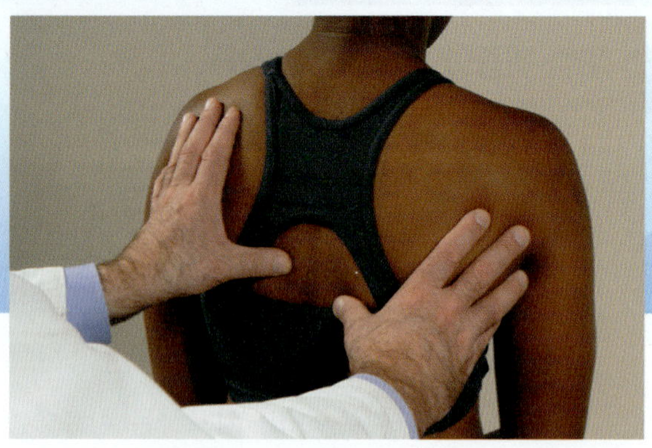
그림 14.20 1~3단계

1. 환자는 치료대에 앉은자세로 하고, 치료사는 환자 뒤에 앉거나 선다.
2. 치료사의 좌측 엄지손가락은 T6(두 개의 인접한 분절 중 위쪽)의 왼쪽 횡돌기 바로 뒤에 댄다.
3. 치료사의 우측 엄지손가락은 T7(두 개의 인접한 분절 중 아래쪽)의 우측 횡돌기 바로 뒤에 댄다(그림 14.20).
4. 환자는 두 개 중 위쪽에서 굽힘이 시작할 때까지 몸을 앞으로 숙이고(긴 화살표) 치료사가 굽힘과 폄 사이의 중립 또는 균형지점을 감지할 때까지 멈추고 약간 폄 하도록 (짧은 화살표) 한다(그림 14.21).
5. 환자는 어깨를 오른쪽 아래로 기울여 오른쪽 측면굽힘(SR)(화살표)을 유도한 다음 좌측으로 회전하여 치료사가 이 운동면의 제한장벽 사이의 균형점을 감지할 때까지 좌측(RL)(화살표)으로 회전을 유도한다(그림 14.22). 이것은 잡기 어려울 수 있으며 치료사가 균형점을 유지하려고 시도할 때, 이러한 운동면을 따라 "흔들리는" 느낌을 받을 수 있다(손가락 끝에서 물체의 균형을 잡을 때 느끼는 것과 유사).
6. 환자는 호흡의 어떤 단계가 조직의 최대 이완을 일으키는지 결정하기 위해 숨을 들이쉬고 내쉬도록 느끼고, 이완이 발생할 때까지 가능한 한 편안하게 해당 단계에서 숨을 참도록 한다. 이 이완은 기능장애가 있는 분절이 정상 기능위치로 돌아올 때 압력이 느리고 리드미컬하게 변동하는 것과 관련이 있을 수 있다.
7. 치료사는 분절간 움직임과 기능장애의 감별진단요소를 재평가하여 테크닉의 효과를 평가한다.

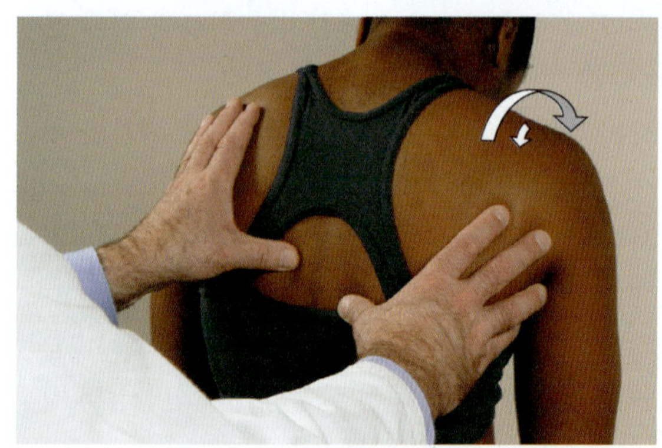
그림 14.21 4단계, 굴곡 신전 사이의 중립을 찾는다.

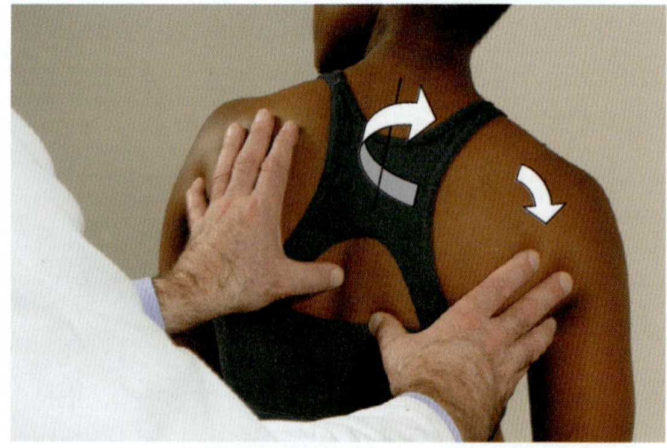
그림 14.22 5단계, 우측으로 굽히기/좌측으로 회전 균형 잡기

흉추 부위 Thoracic Region

4번~12번 흉추 "중립" 유형 I 기능장애
T4-T12 "Neutral" Type I Dysfunctions

예: 8번 흉추 중립 좌측 측면굽힘 우측회전, 바로 누운 자세
Ex: T8 NSLRR, Supine

1. 환자는 치료대에 누운자세로 하고, 치료사는 치료대 오른쪽(기능장애의 회전구성요소 쪽)에 앉는다.
2. 치료사의 좌측 손은 환자의 등 아래에 놓고 검지/셋째손가락을 T8의 좌측 횡돌기(관련된 두 개의 인접한 분절 중 위쪽)에 댄다(그림 14.23).
3. 치료사의 우측 손은 환자의 전방 흉벽 위로 놓고 치료사는 좌측 흉벽을 오른쪽(화살표)으로 당겨 왼쪽 측면이 구부러지도록 유도한다. 환자는 뒤쪽에 놓인 왼손이 T8의 왼쪽 굽힘 시작 부분을 촉진하고 T9의 움직임이 일어나기 직전에 좌측 어깨(화살표)를 누르도록 요청받을 수 있다(그림 14.24). (더 편안하다면 치료사의 손이 반대로 될 수도 있다.)
4. 치료사는 T8의 후방 접촉 손가락을 천천히 위쪽으로 들어올리고, 좌측 가로돌기는 우측회전을 유도하며 손가락을 구부리고 치료사 쪽으로 당기면서 좌측으로 약간 구부린다(그림 14.25).
5. 환자에게 호흡의 어떤 단계가 조직의 최대 이완을 일으키는지 알아내기 위해 숨을 들이쉬고 내쉬도록 지시한다. 그런 다음 환자는 이완이 발생할 때까지 가능한 한 편안하게 해당 단계에서 숨을 참도록 한다. 이 이완은 기능장애가 있는 분절이 정상 기능위치로 돌아올 때 압력이 느리고 리드미컬하게 변동하는 것과 관련이 있을 수 있다.
6. 치료사는 분절간 움직임과 기능장애의 감별진단요소를 재평가하여 테크닉의 효과를 평가한다.

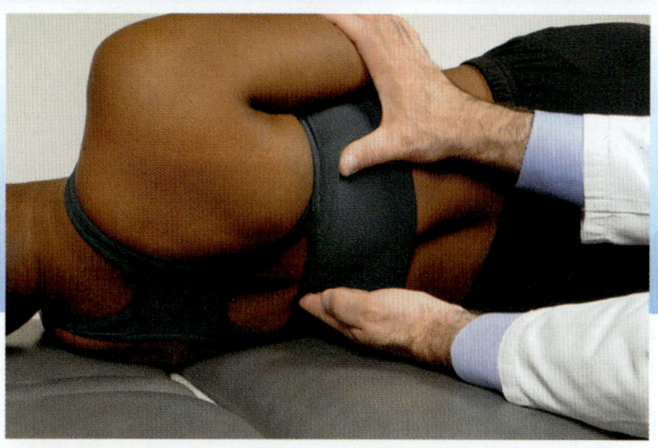
그림 14.23 1~2단계

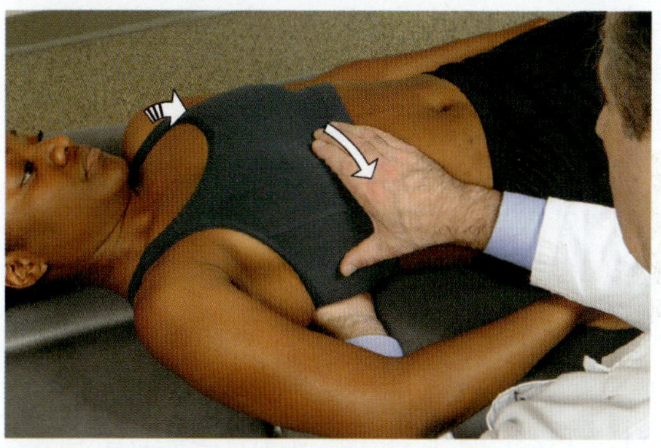
그림 14.24 3단계, 좌측 옆으로 굽히기

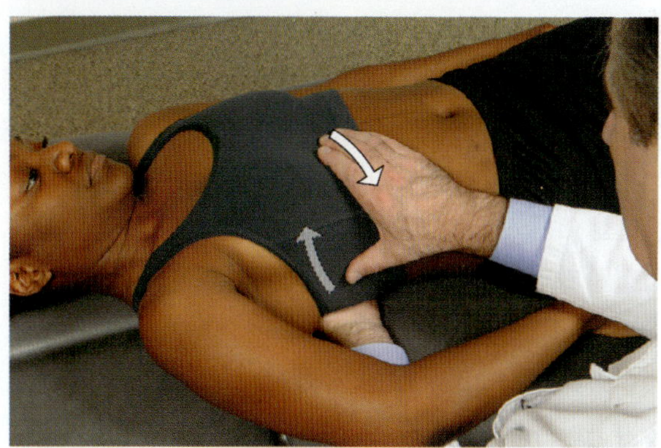
그림 14.25 4단계, T8, 우측 회전

흉추 및 요추 부위 Thoracic and Lumbar Regions

3번 흉추~4번 요추 "비중립" 유형 II 기능장애
T3-L4 "Nonneutral" Type II Dysfunctions

예: 12번 흉추 폄 좌측 측면굽힘 좌측회전
Ex: T12 ESLRL

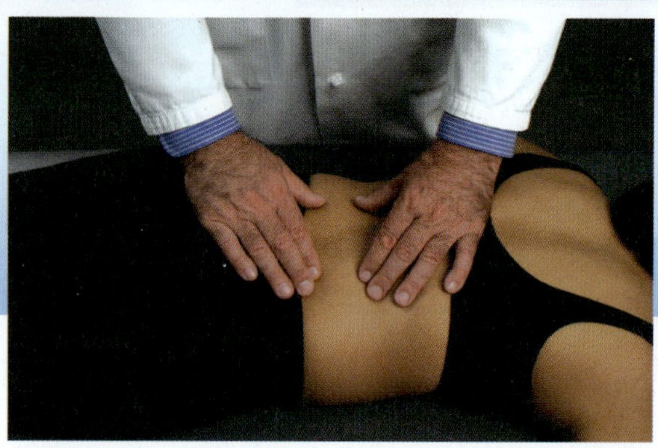
그림 14.26 1~3단계

1. 환자는 치료대에서 엎드린자세로 하고, 치료사는 치료대 옆에 선다.
2. 치료사는 좌측 엄지손가락을 T12의 왼쪽 횡돌기 위에 놓고 왼손 검지와 셋째손가락패드를 T12의 우측 횡돌기 위에 댄다.
3. 치료사는 우측 엄지손가락을 L1의 왼쪽 횡돌기 위에 놓고 검지와 셋째손가락패드를 L1의 우측 횡돌기 위에 댄다(그림 14.26).
4. 환자는 숨을 들이마시고 내쉬며, 내쉴 때 치료사는 이 두 분절의 움직임을 따라간다.
5. 치료사는 T12와 L1에 가까운 압박(긴 화살표)을 적용한 다음 치료대를 향해 아래로 힘(짧은 화살표)을 가하여 폄 장벽의 벡터방향으로 적용한다(그림 14.27).
6. 다음으로, 치료사의 엄지손가락은 T12와 L1의 좌측 횡돌기에 접근하여, 이는 균형잡힌 긴장이 될 때까지 T12를 좌측으로 (좌측 검지손가락 화살표), L1을 우측으로(우측 엄지손가락, 아래쪽 화살표)(그림 14.28) 동시에 회전시키면서 좌측 측면굽힘(수평 화살표)을 만든다.
7. 치료사는 이완이 발생할 때까지 균형잡힌 긴장상태를 유지한다. 이 이완은 기능장애가 있는 분절이 정상 기능위치로 돌아올 때 압력이 느리고 리드미컬하게 변동하는 것과 관련이 있을 수 있다.
8. 치료사는 분절간 움직임과 기능장애의 감별진단요소를 재평가하여 테크닉의 효과를 평가한다.

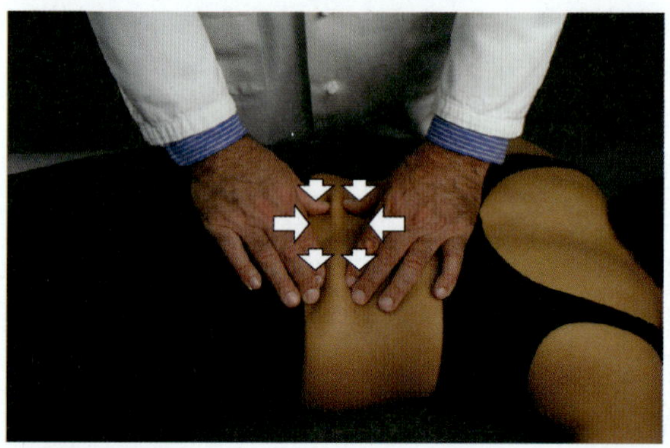
그림 14.27 5단계

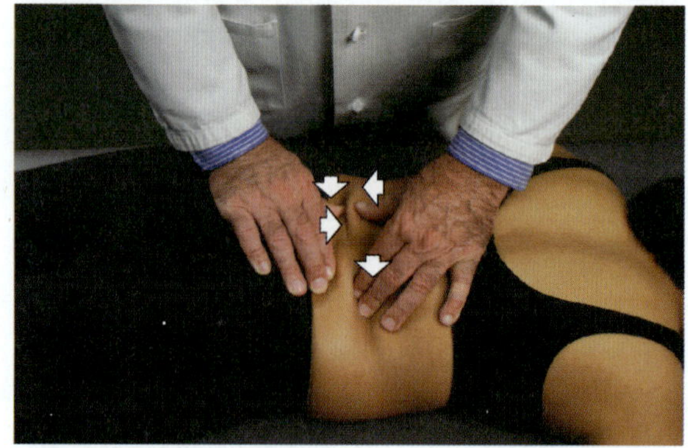
그림 14.28 6단계

흉추 및 요추 부위 Thoracic and Lumbar Regions

8번 흉추~5번 요추 기능장애; 요천추 연결 강조
T8-L5 Dysfunctions Spinal-Sacral Tethering Emphasis

예: 5번 요추 굽힘 우측 측면굽힘 우측회전
Ex: L5 FSRRR

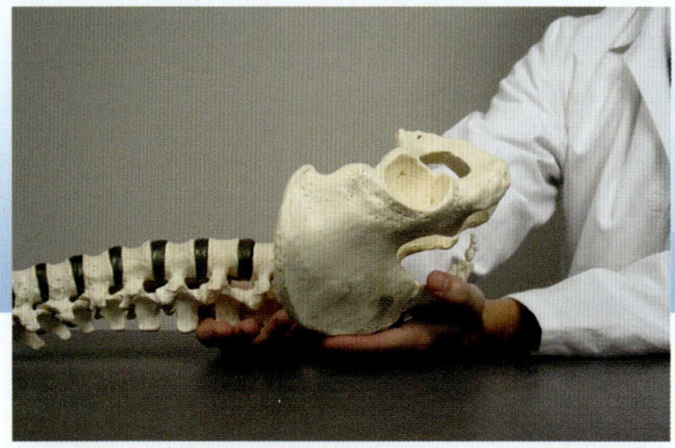

그림 14.29 손 위치, 천골과 요골추 접촉

천골(sacrum, 엉치뼈) 문제가 없는 경우, 손은 기능장애와 관련된 척추단위의 각 분절(예: L2 및 L3)에 접촉할 수 있다.

1. 환자는 치료대에 누운자세로 하고, 치료사는 환자 옆에 앉는다.
2. 치료사의 손가락패드는 천골바닥에 놓고, 손바닥 근위부가 천골미골 부위를 향하도록 치료사는 꼬리쪽 손을 환자의 천골 아래에 댄다.
3. 치료사는 손바닥의 근위부와 손가락패드를 환자의 좌측 및 우측 L5 횡돌기에 접촉하도록 기능장애 분절수준에서 척추를 가로질러 머리쪽으로 손을 댄다(그림 14.29).
4. 천골쪽 손은 천골 머리쪽과 꼬리쪽(화살표, 그림 14.30)을 움직여 허리에 접촉하는 손과 마찬가지로 편안한 지점을 찾는다.
5. 허리에 접촉한 손은 굽힘과 폄 사이의 균형을 맞추기 위해 위아래로 들어올릴 수도 있다(화살표, 그림 14.31).
6. 그런 다음 허리와 접촉하는 손은 옆으로 구부리고, L5를 우측(화살표)으로 회전하여 이 방향에서 균형잡힌 긴장지점을 찾는다(그림 14.32).
7. 치료사는 이완이 발생할 때까지 균형잡힌 긴장상태를 유지한다. 이 이완은 기능장애가 있는 분절이 정상 기능위치로 돌아올 때 압력이 느리고 리드미컬하게 변동하는 것과 관련이 있을 수 있다.
8. 치료사는 분절간 움직임과 기능장애의 감별진단요소를 재평가하여 테크닉의 효과를 평가한다.

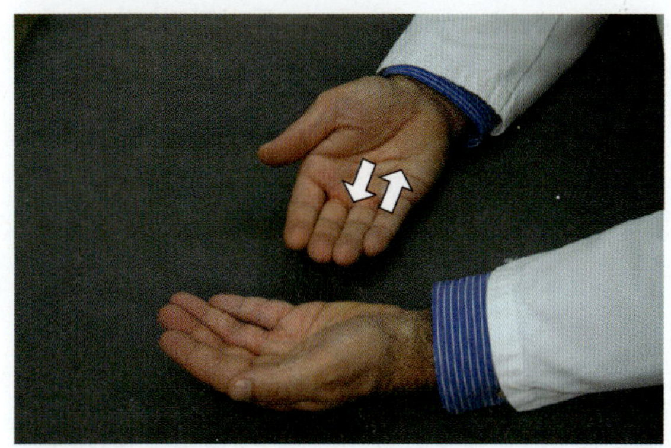

그림 14.30 4단계

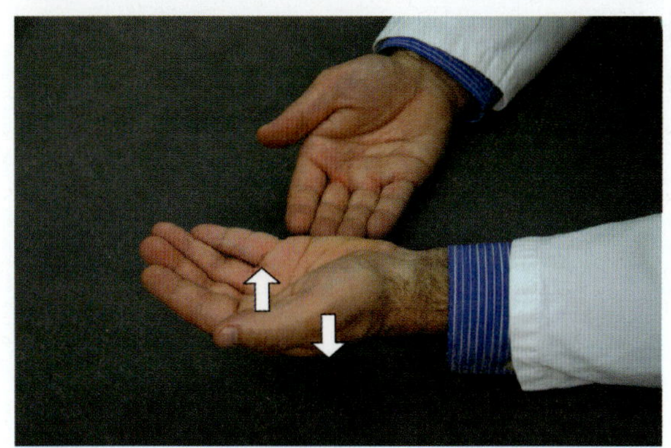

그림 14.31 5단계

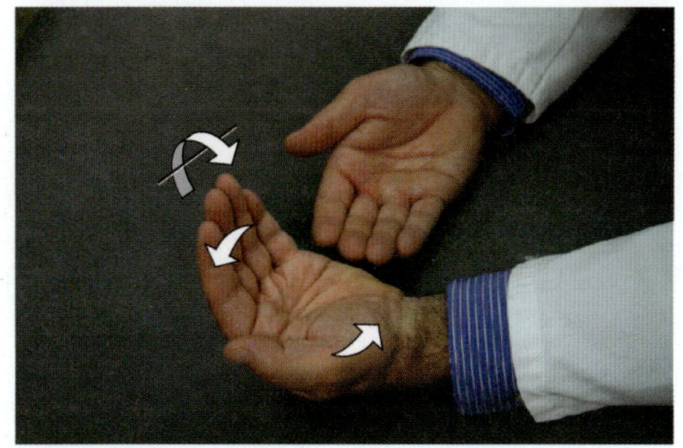

그림 14.32 6단계, L2, $S_R R_R$.

늑골 부위 Costal Region

1번 늑골 구조적, 비생리학적 기능장애
Rib 1 Structural, Nonphysiologic Dysfunction

예: 좌측 1번 늑골 후방 거상
Ex: Left Rib 1 Posteriorly Elevated

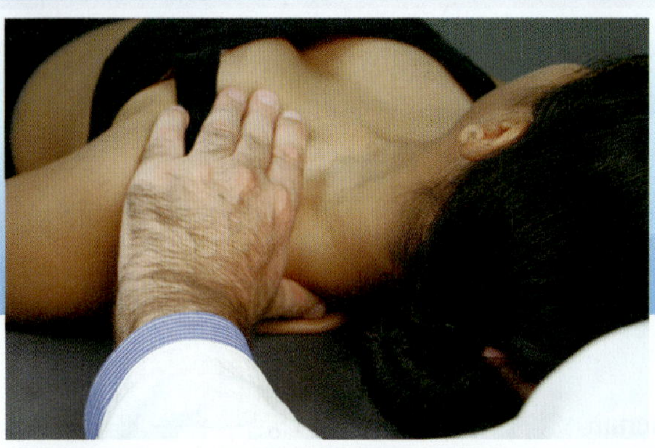

그림 14.33 2단계, 엄지손가락 위치

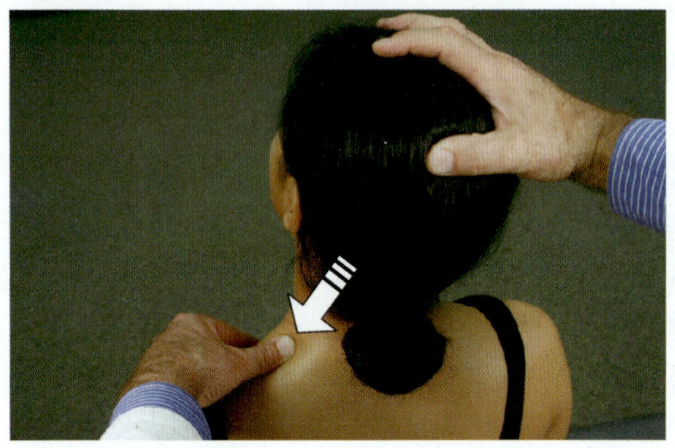

그림 14.34 3단계, 미측(꼬리쪽) 힘

1. 환자는 치료대에 앉은자세나 누운자세를 한다.
2. 치료사는 좌측 엄지손가락을 늑횡돌기관절(costotransverse articulation, 갈비가로돌기관절)의 올라온 왼쪽 첫 번째 늑골의 뒤쪽 측면위에 놓는다(그림 14.33).
3. 치료사는 상부조직과 후방의 좌측 첫 번째 늑골 위를 통과하여 힘을 꼬리쪽으로 가한다(화살표, 그림 14.34).
4. 가해지는 힘은 적당하여야 하며, 강하지 않아야 한다.
5. 치료사는 엄지손가락으로 기능장애가 있는 늑골을 제한장벽을 지나 정상적인 기능적 생리학적 위치로 다시 움직일 수 있도록 하는 조직 이완느낌을 느낄 때까지 압력을 유지한다.
6. 치료사는 늑골 움직임과 기능장애 늑골의 감별진단 요소를 재평가하여 테크닉의 효과를 평가한다.

늑골 부위 Costal Region

7번~10번 늑골 호기기능장애; 바로누운자세, 양동이 손잡이 강조

Ribs 7 to 10 Exhalation Dysfunctions Supine, Bucket Handle Emphasis

예: 우측 9번 늑골 호기되어 있는 상태(아래쪽으로 하강)

Ex: Right Rib 9 Exhaled (Depressed)

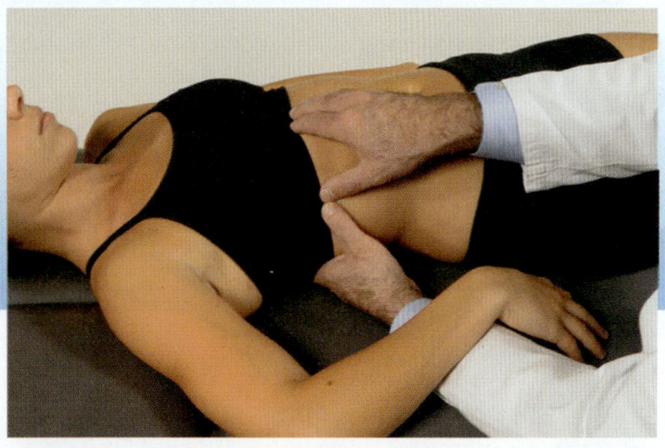

그림 14.35 1~3단계

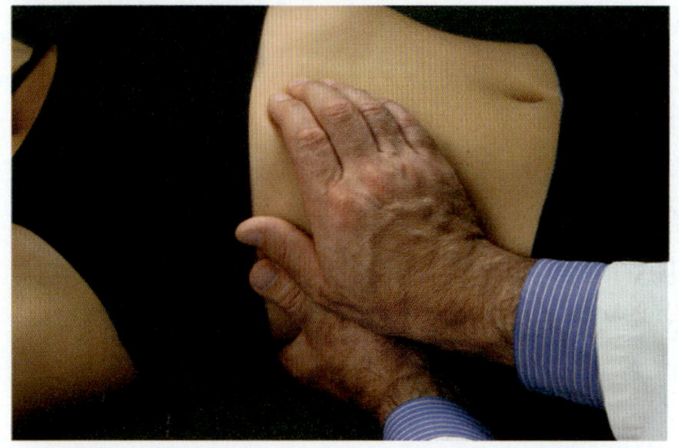

그림 14.36 2~3단계, 손의 위치

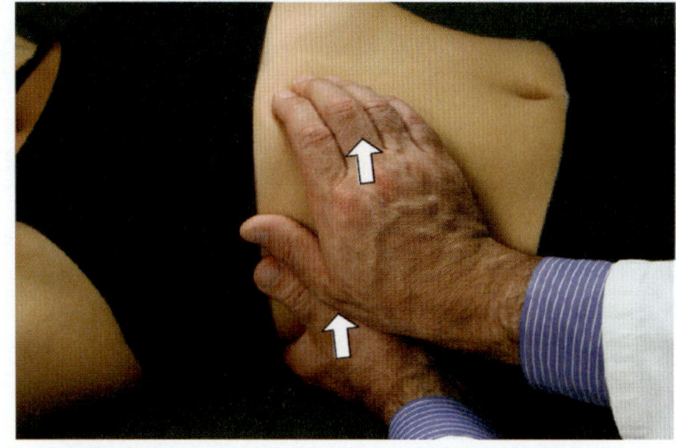

그림 14.37 4단계

1. 환자는 치료대에 누운자세로 하고, 치료사는 환자 옆에 앉거나 선다.
2. 치료사는 좌측손의 손가락으로 흉곽의 각도를 뒤쪽으로 윤곽을 그리며 한 손 손바닥을 위로 올린다.
3. 다른 손은 손바닥을 아래로 향하게 하여 손가락이 흉곽의 각도를 앞쪽으로 윤곽을 그리도록 한다(그림 14.35 및 14.36).
4. 손은 검상돌기(xiphoid process, 칼돌기)를 향해 벡터 방향으로 적당한 압박력(화살표, 그림 14.37)을 전달한다.
5. 이 압력은 균형잡힌 긴장지점에 도달할 때까지 늑골과 하부조직의 움직임이 이완되도록 적용한다.
6. 그런 다음 치료사가 아홉 번째 늑골의 흡기와 호기장벽사이의 균형지점에 도달하는 동안 환자에게 깊게 숨을 들이쉬고 내쉬며 날숨을 참도록 지시한다.
7. 치료사는 이완이 발생할 때까지 균형잡힌 긴장상태를 유지한다. 이 이완은 기능장애가 있는 늑골이 정상 기능위치로 돌아올 때 압력이 느리고 리드미컬하게 변동하는 것과 관련이 있을 수 있다.
8. 치료사는 늑골 움직임과 기능장애 늑골의 감별진단 요소를 재평가하여 테크닉의 효과를 평가한다.

늑골 부위 Costal Region

7번~10번 늑골 호기기능장애
Ribs 7 to 10 Exhalation Dysfunctions

앉은자세, 양동이 손잡이 강조
Seated, Bucket-Handle Emphasis

예: 우측 7번 늑골 호기되어 있는 상태(아래쪽으로 하강)
Ex: Right Rib 7 Exhaled (Depressed)

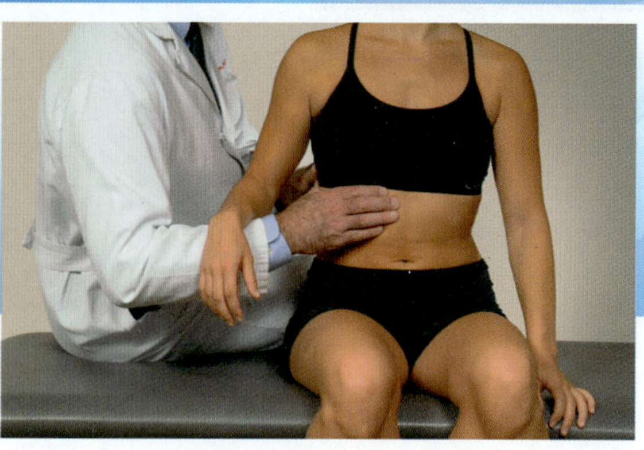

그림 14.38 1~3단계, 앉은자세

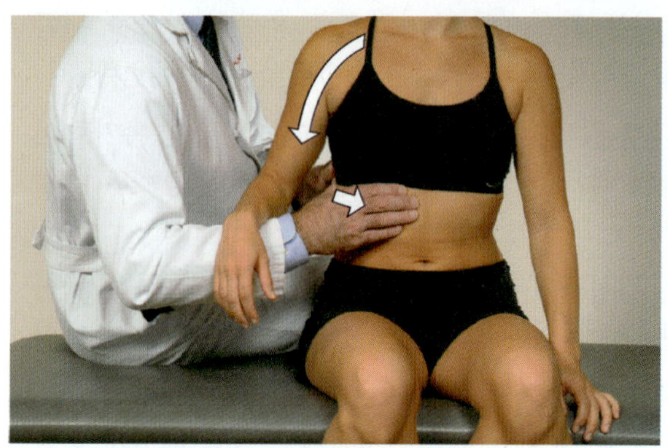

그림 14.39 4단계, 호기촉진

1. 환자는 치료대에 앉은자세로 하고, 치료사는 우측에 앉거나 선다.
2. 치료사의 왼손은 우측 후흉벽 위에 올려져 일곱 번째 늑골의 위쪽 가장자리에 닿게 되며, 검지와 셋째손가락의 패드로 우측 늑횡돌기관절의 바로 옆쪽 갈비뼈를 제어한다.
3. 치료사의 오른손은 우측 앞가슴쪽 흉벽위에 놓고, 엄지손가락, 엄지 물갈퀴(webbing of the thumb), 집게손가락을 사용하여 일곱번째 갈비뼈와 연결된 늑연골 연결부의 위쪽 경계에 접촉하도록 한다(그림 14.38).
4. 치료사는 환자에게 치료사를 향해 우측으로 몸을 숙이도록(흰색 곡선 화살표) 지시하여, 더 쉽게 "호기효과" 동안 반대무게를 사용하여 양손으로 일곱 번째 늑골(직선 흰색 화살표)에 하향 및 내측방향 압박력을 추가한다(그림 14.39).
5. 환자는 척추 부착물에서 늑골을 가장 잘 분리하기 위해 좌측이나 우측으로 약간 돌리도록 요청받을 수 있다.
6. 그런 다음 치료사가 일곱 번째 늑골의 흡기와 호기 장벽사이의 균형점을 달성하려고 하는 동안 환자에게 깊게 숨을 들이쉬고 내쉬며 날숨을 참도록 지시한다.
7. 치료사는 이완이 발생할 때까지 균형잡힌 긴장상태를 유지한다. 이 이완은 기능장애가 있는 늑골이 정상 기능위치로 돌아올 때 압력이 느리고 리드미컬하게 변동하는 것과 관련이 있을 수 있다.
8. 치료사는 늑골 움직임과 기능장애 늑골의 감별진단 요소를 재평가하여 테크닉의 효과를 평가한다.

골반 부위 Pelvic Region

장천골관절(볼기뼈) 기능장애
Iliosacral(Innominate) Dysfunction

통상적인 보상패턴 강조
Common Compensatory Pattern Emphasis

예: 좌측 후방 볼기뼈 회전
Ex: Left Posterior Innominate Rotation

1. 환자는 치료대에 앉은자세로 하고, 치료사는 환자의 다리쪽 앞에 앉는다.
2. 치료사는 치료사가 가장 잘 제어할 수 있는 경골(tibial) 원위부 또는 거경골관절(talotibial articulation, 목말정강관절)에서 환자의 다리를 각각 잡는다(그림 14.40).
3. 치료사는 환자의 좌측다리를 천천히 위로 밀고(머리쪽으로, 이완 방향) 동시에 우측다리(흰색 화살표)를 아래로 당긴다(원위, 이완 방향)(그림 14.41).
4. 치료사는 좌측과 우측으로 시작된 움직임 사이의 균형점을 찾은 다음 환자에게 좌측다리가 위쪽으로 당기기 시작하는 것을 감지할 때까지 흉요추 부위를 좌측(화살표)으로 돌리도록 지시한다(그림 14.42).
5. 치료사는 좌측회전 위치에서 환자와 함께 새로운 균형점을 찾는다.
6. 환자가 이 자세를 유지하는 동안, 치료사는 환자에게 깊게 숨을 들이쉬고 균형점을 유지하면서 5~10초 동안 이 상태를 유지하도록 지시할 수 있다.
7. 치료사는 이완이 발생할 때까지 균형잡힌 긴장상태를 유지한다. 이 이완은 환자의 하지와 골반을 통한 압력이 느리고 리드미컬하게 변동하는 것과 관련이 있을 수 있다.
8. 치료사는 왼쪽 천장관절 움직임과 기능장애의 감별진단요소를 재평가하여 테크닉의 효과를 평가한다.

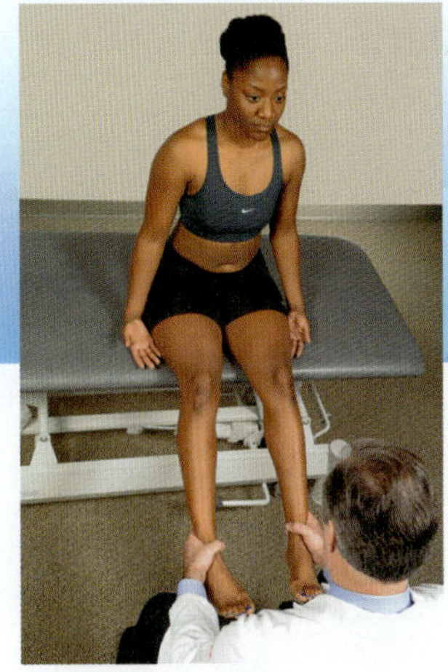

그림 14.40 1단계

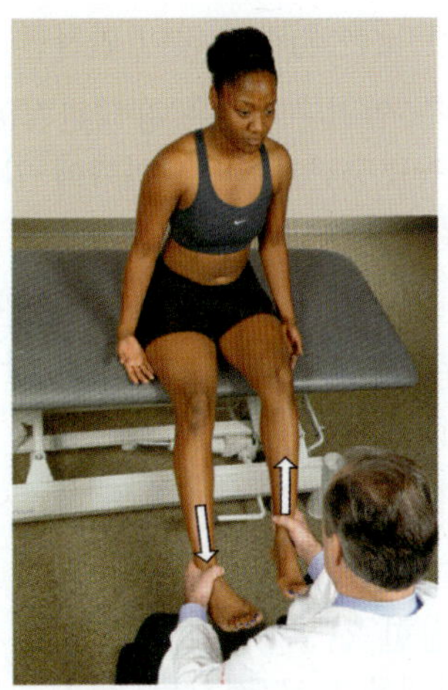

그림 14.41 3단계, 좌측 후방/우측 전방 볼기뼈 회전

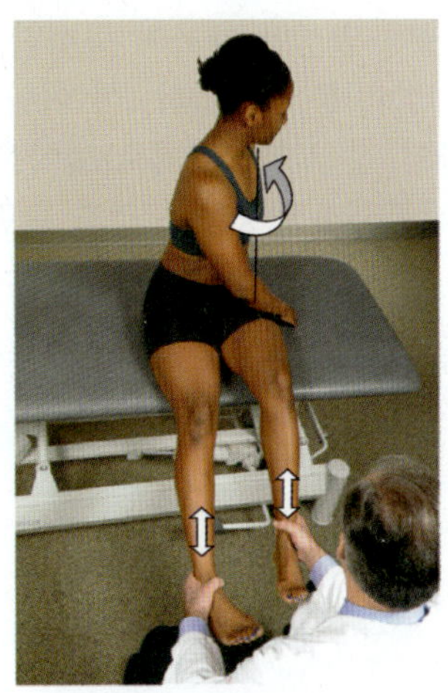

그림 14.42 4단계, 골반 통상적인 보상패턴(CCP)의 간접결합

상지 부위 Upper Extremity Region

흉쇄쇄골 기능장애
Sternoclavicular Dysfunction

직접테크닉
Direct Method

예: 좌측 근위 쇄골, 압박된 상태
Ex: Left Proximal Clavicle, Compressed

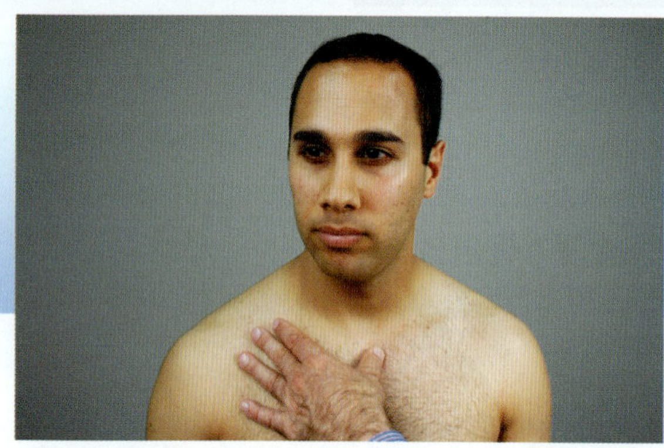
그림 14.43 3단계

징후와 진단 Symptom and Diagnosis

증상은 쇄골 양쪽 끝에 통증이 있다.

테크닉 Technique

1. 환자는 치료대 옆에 앉은자세를 한다.
2. 치료사는 약간 낮은 의자에 앉아 환자를 마주한다.
3. 치료사의 좌측 엄지손가락은 흉쇄관절(sternoclavicular joint, 복장빗장관절) 바로 외측에 있는 쇄골내측 흉골말단의 끝에 놓는다(그림 14.43).
4. 치료사는 우측 엄지손가락을 견봉쇄골관절(acromioclavicular joint, 봉우리빗장관절) 바로 안쪽과 아래쪽 측면 쇄골에 놓는다(그림 14.44).
5. 환자는 기능장애가 있는 아래팔을 치료사의 위팔 위에 걸쳐 놓을 수 있다.
6. 환자가 균형잡힌 긴장지점에 도달할 때까지 영향을 받지 않은 어깨를 뒤로 젖히는 동안 치료사는 양쪽 엄지손가락(화살표, 그림 14.45)을 가쪽, 위쪽, 그리고 약간 뒤로 움직인다.
7. 치료사는 이완이 발생할 때까지 균형잡힌 긴장상태(화살표, 그림 14.46)를 유지한다. 이 이완은 기능장애가 있는 쇄골이 정상 기능위치로 돌아올 때 압력이 느리고 리드미컬하게 변동하는 것과 관련이 있을 수 있다.
8. 치료사는 쇄골의 위치와 움직임 및 기능장애의 감별진단요소를 재평가하여 테크닉의 효과를 평가한다.

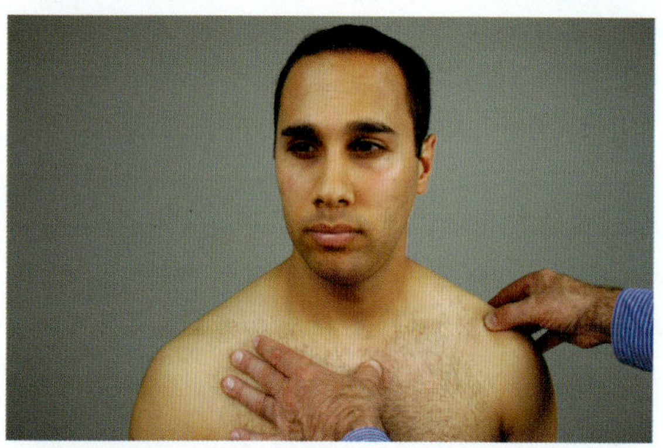
그림 14.44 4단계

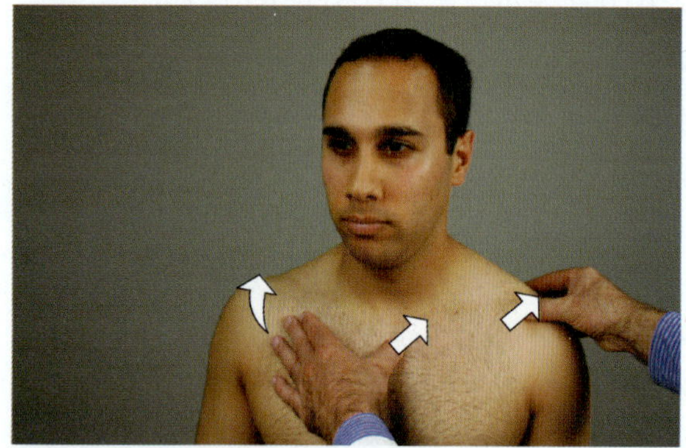
그림 14.45 6단계

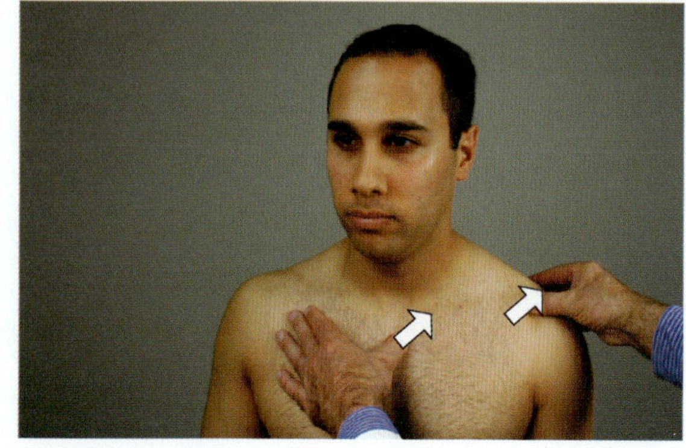
그림 14.46 7단계

상지 부위 Upper Extremity Region

견갑상완 기능장애
Glenohumeral Dysfunction

제한 영역
Regional Restriction

예: 우측 섬유성 유착 관절낭염
Ex: Right Fibrous Adhesive Capsulitis

징후와 진단 Symptom and Diagnosis

적응증은 삼각근하 활액낭염(subdeltoid bursitis, 어깨세모근밑윤활낭염) 또는 오십견이다.

테크닉 Technique

1. 환자는 손상당한 어깨를 위로 한 채 옆으로 누운자세를 한다.
2. 치료사는 환자 뒤, 치료대 옆에 선다.
3. 치료사는 환자의 구부리고 이완된 팔꿈치의 주두돌기(olecranonprocess)를 원위 손바닥에 놓고 반대쪽 손으로 환자의 어깨를 잡는다(그림 14.47).
4. 치료사는 환자의 팔꿈치에서 상완골을 조절하고 관절오목으로 압박한다(화살표, 그림 14.48).
5. 치료사는 어깨의 균형잡힌 긴장을 생성하기 위해 팔꿈치를 옆으로 약간 앞쪽 또는 뒤쪽으로 당긴다(화살표, 그림 14.49).
6. 치료사는 어깨를 앞쪽 또는 뒤쪽으로 당기고 동시에 아래쪽으로 압박하여(화살표, 그림 14.50) 균형잡힌 긴장지점에 도달할 때까지 힘의 방향이 반대쪽 견갑상완관절(glenohumeral joint, 오목위팔관절)로 향하게 한다.
7. 치료사는 이완이 발생할 때까지 균형잡힌 긴장상태를 유지한다. 이 이완은 기능장애가 있는 어깨가 정상 기능위치로 돌아올 때 압력이 느리고 리드미컬하게 변동(물이 빠지고 들어오듯이)하는 것과 관련이 있을 수 있다. 이완 후, 상완골은 귀를 지나 얼굴 앞에서 아래로 쓸어내리면서 전방 및 상방으로 움직일 수 있다(1).
8. 치료사는 어깨의 가동범위와 기능장애의 감별진단요소를 재평가하여 테크닉의 효과를 평가한다.

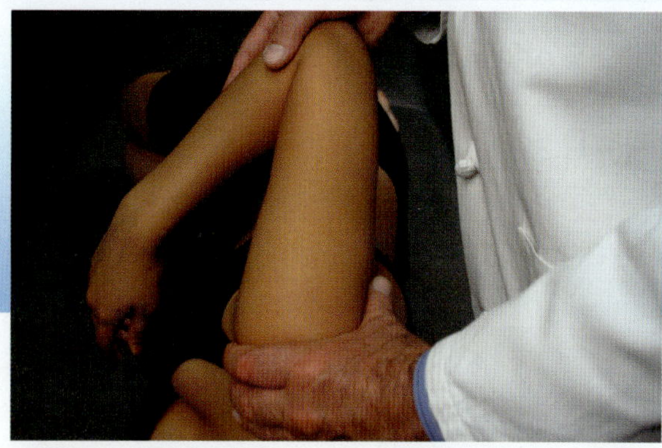

그림 14.47 3단계

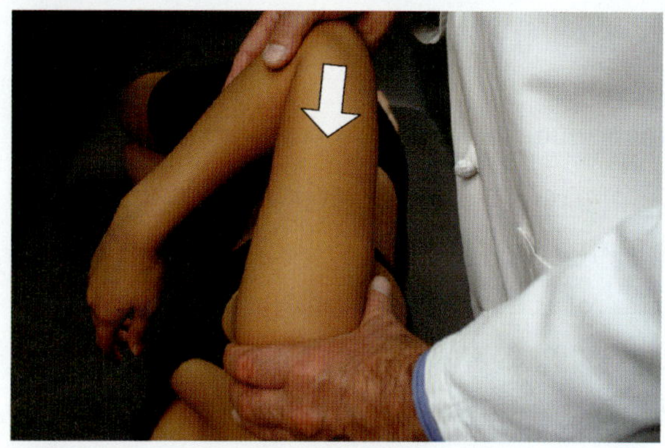

그림 14.48 4단계, 관절와쪽으로 압박

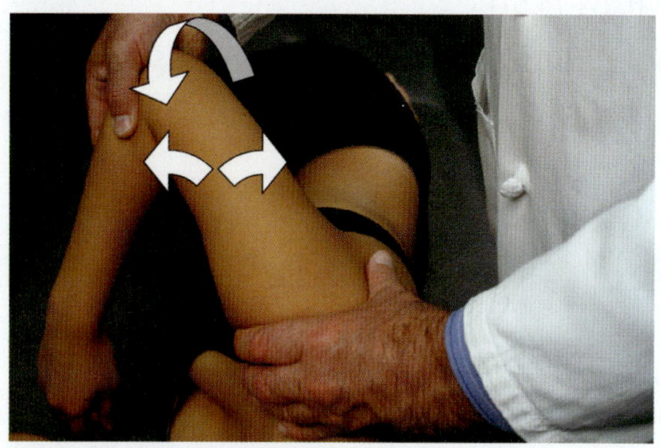

그림 14.49 5단계, 긴장 균형

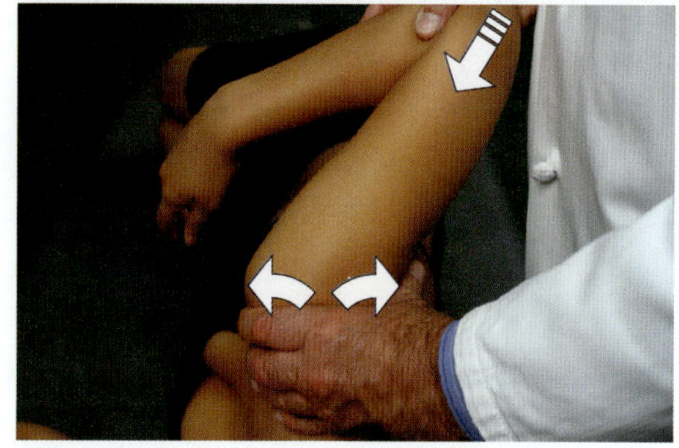

그림 14.50 6단계, 균형점

상지 부위 Upper Extremity Region

요척골 및 척골 상완골 기능장애
Radioulnar and/or Ulnohumeral Dysfunctions

결합, 간접에서 직접 강조
Combined, Indirect to Direct Emphasis

예: 좌측 후방 노뼈머리 상완척골관절 굴곡
Ex: Left Posterior Radial Head with Ulnohumeral Flexion

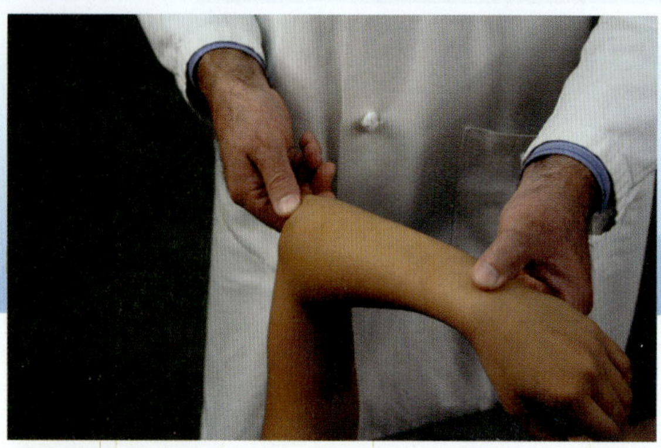
그림 14.51 2~3단계

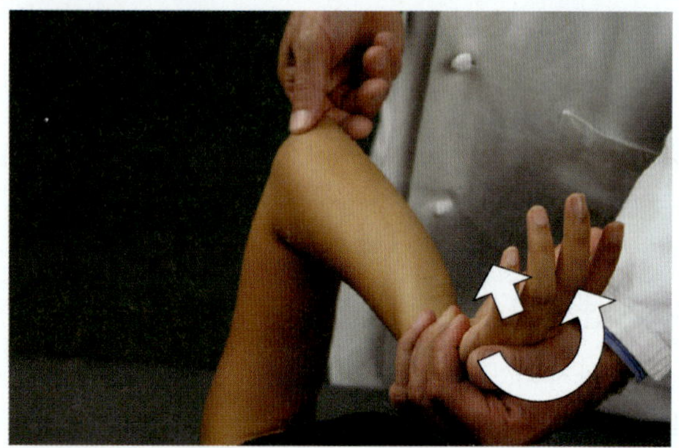
그림 14.52 4단계, 회내(엎침)와 굴곡(굽힘)

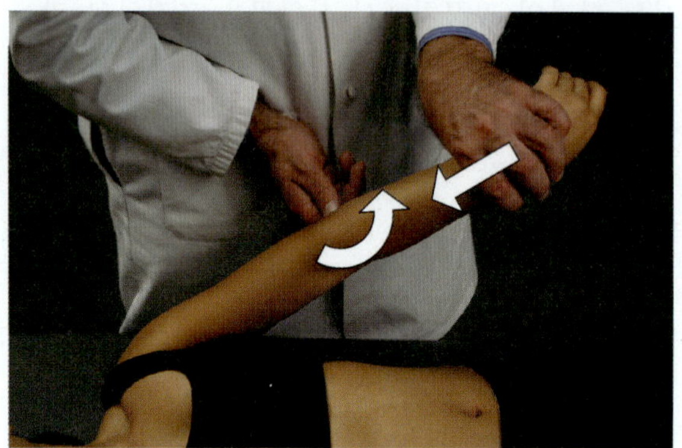
그림 14.53 5단계, 압박과 신전(폄)

증상 및 진단 Symptoms and Diagnosis

적응증은 움직임이 제한되거나 뻣뻣한 팔꿈치 통증이다.

테크닉 Technique

1. 환자는 치료대에 누운자세로 하고, 치료사는 환자 옆에 서 있거나 앉는다.
2. 치료사는 엄지손가락(외측면)과 집게손가락(내측면)으로 환자의 양측 홈에 있는 주두돌기의 근위부 끝을 잡는다.
3. 치료사의 다른 손은 환자의 굴곡된 손목의 등부분을 잡는다(그림 14.51).
4. 치료사는 환자의 아래팔을 완전히 회내(굽은 화살표, 그림 14.52)하고 손을 완전히 굴곡(짧은 화살표)시킨다.
5. 치료사는 환자의 팔꿈치를 천천히 펴면서(곡선 화살표) 환자의 아래팔을 압박(직선 화살표, 그림 14.53)한다.
6. 팔꿈치가 곧게 펴지고 치료사의 엄지와 손가락 끝이 주두돌기의 양쪽에 있는 홈을 통해 미끄러질 때까지 모든 장벽에 대해 일정한 균형잡힌 압력을 유지한다.
7. 이 치료는 요골두의 비틀림과 주두와에서 주두돌기의 측면 또는 내측 치우침(즉, 상완골에서 척골의 측면 또는 내측 치우침)을 해결한다.
8. 치료사는 팔꿈치의 가동범위와 기능장애의 다른 관련요소를 재평가하여 테크닉의 효과를 평가한다.

상지 부위 Upper Extremity Region

요척골/근위 손목 기능장애
Radioulnar/Proximal Carpal Dysfunctions

결합, 간접에서 직접 강조
Combined, Indirect to Direct Emphasis

예: 좌측 손목 터널증후군과 골간막 염좌 및 손목 외전
Ex: Left Carpal Tunnel Syndrome with Interosseous Strain and Wrist Abduction

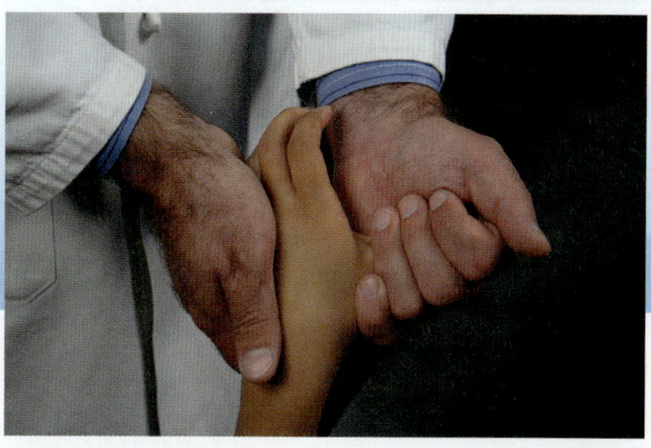
그림 14.54 1~2단계

1. 환자는 치료대에 누운자세로 하고, 치료사는 기능장애가 있는 손목 쪽으로 선다.
2. 치료사의 왼손은 환자의 엄지와 모지구(thenar eminence, 엄지두덩)를 제어하고 오른손은 환자의 소지구(hypothenar eminence, 새끼두덩)를 잡는다(그림 14.54).
3. 치료사는 환자의 좌측 아래팔과 손목을 완전히 회외시킨다(화살표, 그림 14.55).
4. 그리고 완전히 구부린(긴 화살표, 그림 14.56) 다음, 환자의 좌측 손목을 외전시킨다(짧은 화살표).
5. 양쪽을 완전히 구부리고 손목을 벌린 상태에서 치료사는 환자의 아래팔과 손목을 천천히 회내(pronate)시킨다. 회내장벽에 도달하면 치료사는 이완될 때까지 일정한 압력을 유지한 다음 손목 굴곡을 원위치로 하고, 손목을 내전한다(ulnar deviation, 척골편위)(화살표, 그림 14.57).
6. 치료사는 손목의 가동범위와 기능장애의 다른 관련 요소를 재평가하여 테크닉의 효과를 평가한다.

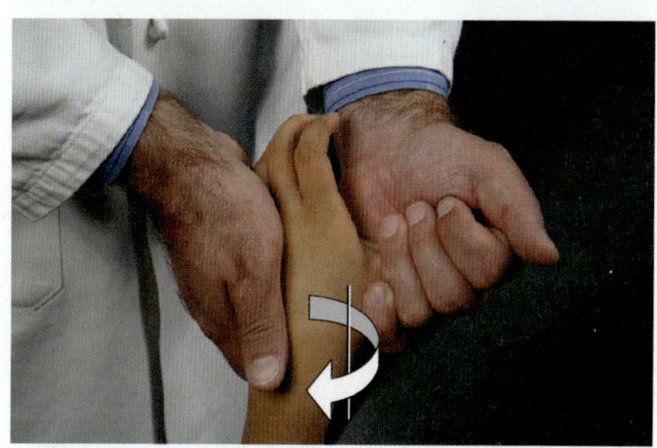
그림 14.55 3단계, 회외(뒤침)

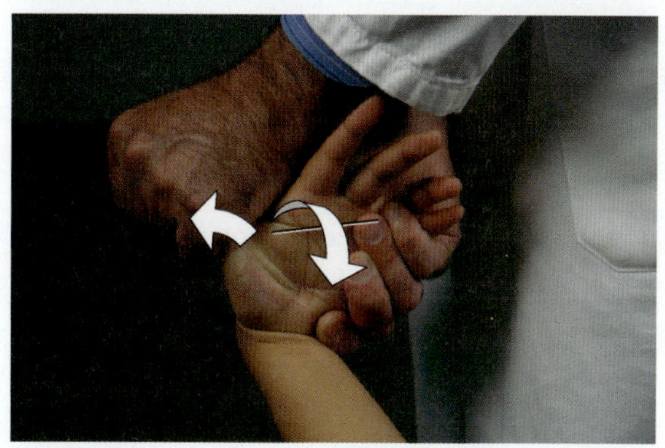
그림 14.56 4단계, 손목 회외와 굴곡(굽힘)

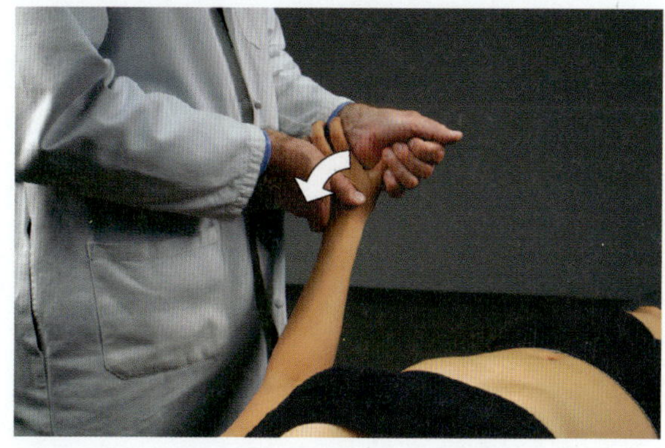
그림 14.57 5단계, 손목 내전(모음), 척골편위(자쪽편위)

하지 부위 Lower Extremity Region

비골 기능장애
Fibular Dysfunction

내번 후 발목 염좌
Post-Inversion Ankle Sprain

예: 좌측 후방 비골두
Ex: Left Posterior Fibular Head Lower Extremity Region

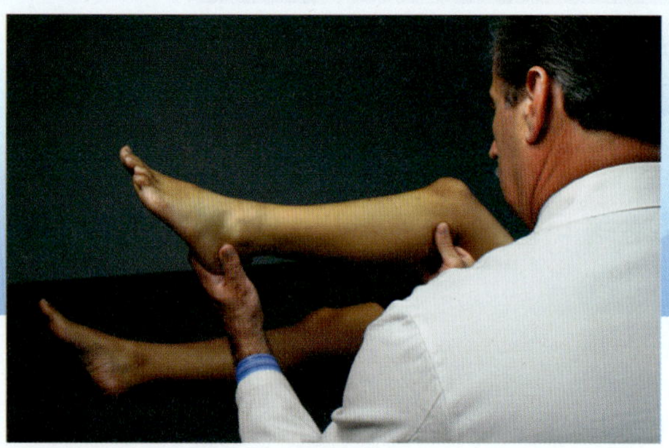

그림 14.58 1~4단계

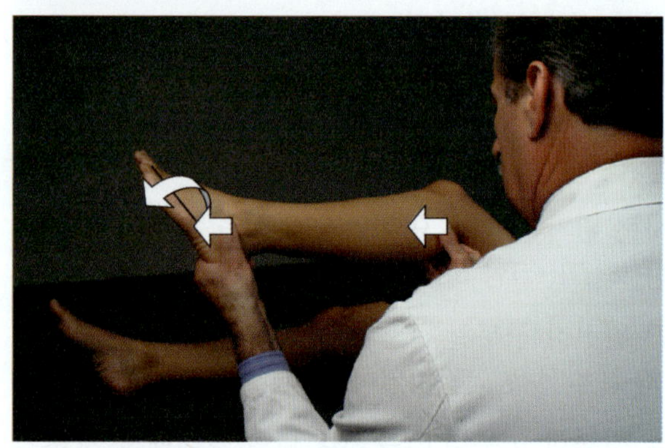

그림 14.59 5단계

1. 환자는 치료대에 누운자세로 하고, 치료사는 기능장애가 있는 다리 옆에 앉는다.
2. 환자의 고관절과 무릎을 모두 약 90도로 구부린다.
3. 치료사의 머리쪽 손의 엄지손가락은 비골두(fibular head, 종아리뼈머리)의 상외측면에 위치한다.
4. 치료사의 다른 손은 원위 비골(종아리뼈) 바로 아래의 발을 제어한다(그림 14.58).
5. 치료사의 엄지손가락은 발을 향해 근위 종아리뼈에 압력을 가하는 반면(오른쪽 화살표, 그림 14.59), 다른 손(왼쪽 화살표)은 발과 발목을 안쪽으로 내번하여(invert, 안쪽들림) 근위 종아리뼈의 균형잡힌 긴장지점을 결정한다.
6. 치료사는 이완이 발생할 때까지 균형잡힌 긴장상태를 유지한다. 이 이완은 기능장애가 있는 종아리뼈가 정상 기능위치로 돌아올 때 압력이 느리고 리드미컬하게 변동하는 것과 관련이 있을 수 있다.
7. 치료사는 발목의 가동범위, 종아리뼈의 위치 및 기능장애의 다른 관련요소를 재평가하여 테크닉의 효과를 평가한다.

하지 부위 Lower Extremity Region

대퇴경골 기능장애
Femorotibial Dysfunctions

회전 비틀림 강조
Rotation/Torsion Emphasis

예: 왼쪽 경골 회전
Ex: Left Tibial Rotation

1. 환자는 치료대에 누운자세로 하고, 치료사는 기능장애가 있는 무릎 옆에 선다.
2. 치료사는 머리쪽 손바닥을 대퇴골 원위 앞쪽 위에 놓는다.
3. 치료사는 꼬리쪽 손바닥을 경골결절 위에 놓는다(그림 14.60).
4. 치료사는 환자의 다리(화살표, 그림 14.61)에 기대어 치료대 쪽으로 힘을 가한다.
5. 치료사는 대퇴골과 경골을 가까이 위치하도록 압박(화살표, 그림 14.62)을 적용한다.
6. 치료사는 꼬리쪽 손으로 경골(화살표, 그림 14.63)에 내회전 또는 외회전하여 균형잡힌 긴장지점을 결정한다.
7. 치료사는 이완이 발생할 때까지 균형잡힌 긴장상태를 유지한다. 이 이완은 기능장애가 있는 종아리뼈가 정상 기능위치로 돌아올 때 압력이 느리고 리드미컬하게 변동하는 것과 관련이 있을 수 있다.
8. 치료사는 기능장애의 요소를 재평가하여 테크닉의 효과를 평가한다.

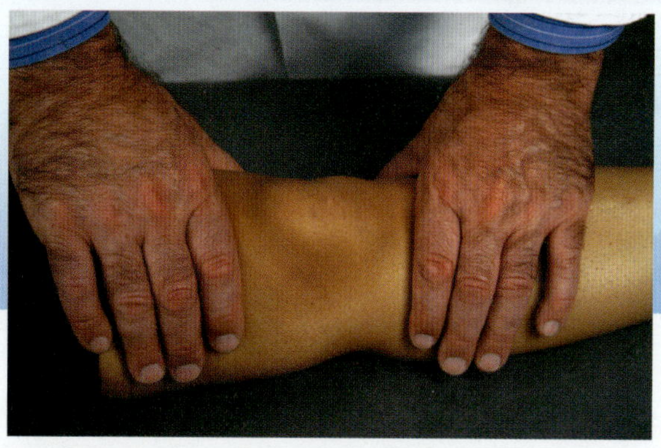
그림 14.60 1~3단계

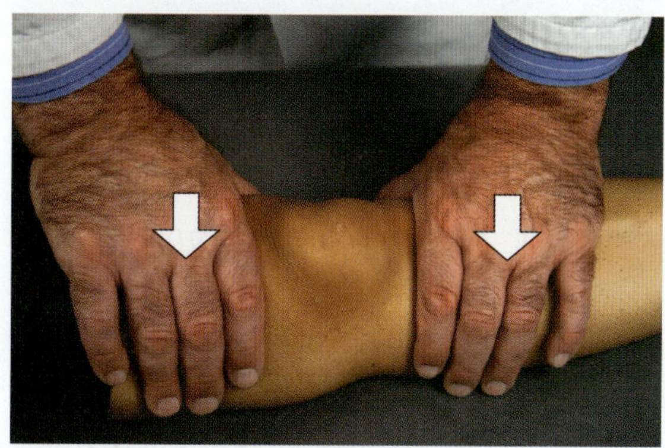
그림 14.61 4단계, 아래쪽으로 힘

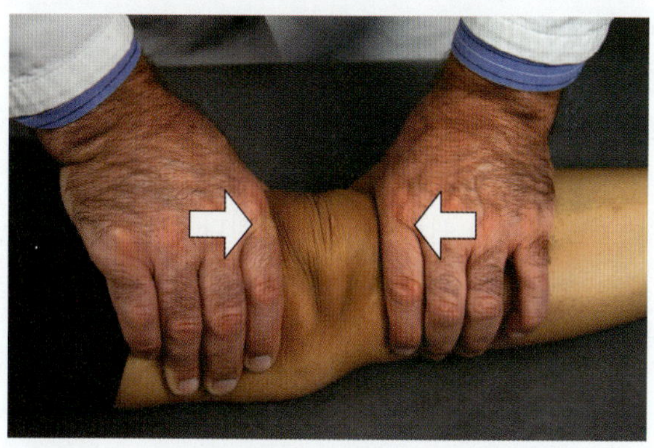
그림 14.62 5단계, 관절 압박

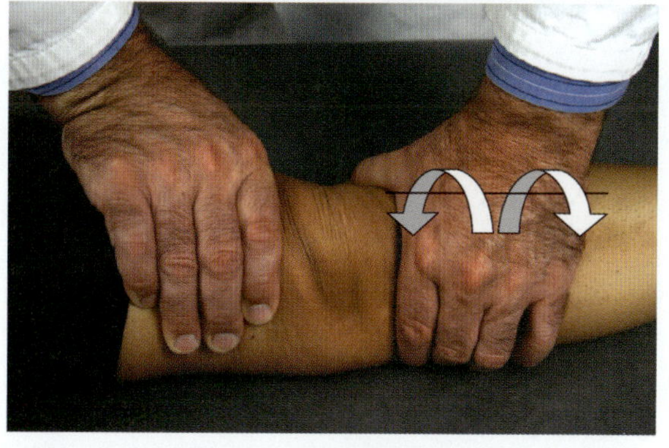
그림 14.63 6단계, 내회전 또는 외회전

하지 부위 Lower Extremity Region

발목: 경거관절 기능장애
Ankle: Tibiotalar Dysfunction

예: 좌측 경골 후방(거골 전방)
Ex: Left Tibia Posterior (Talus Anterior)

1. 환자는 발뒤꿈치를 치료대 위에 올려놓고, 반듯이 눕는다.
2. 치료사는 증상이 있는 발목쪽에 선다.
3. 치료사는 오른쪽 손바닥의 근위부를 원위 정강이를 가로질러 아래로 향하게 하고, 검지손가락의 중수지절 관절을 원위 정강이에 가까이 한다(그림 14.64).
4. 치료사는 치료대 방향으로 아래로 누르고(화살표, 그림 14.65) 발뒤꿈치와 경골거골관절(tibiotalar joint, 정강목말관절)을 통해 올라오는 긴장의 균형을 맞춘다.
5. 치료사의 반대 손을 치료하는 손 위에 올려 더 많은 압력을 가할 수 있다. 치료사는 경골을 약간 내회전(그림 14.66)하거나 외회전(그림 14.67)하여 압박을 균형잡힌 긴장지점으로 가져온다.
6. 치료사는 이완이 발생할 때까지 균형잡힌 긴장상태를 유지한다. 이 이완은 기능장애가 있는 종아리뼈가 정상 기능위치로 돌아올 때 압력이 느리고 리드미컬하게 변동하는 것과 관련이 있을 수 있다.
7. 치료사는 기능장애의 요소를 재평가하여 테크닉의 효과를 평가한다.

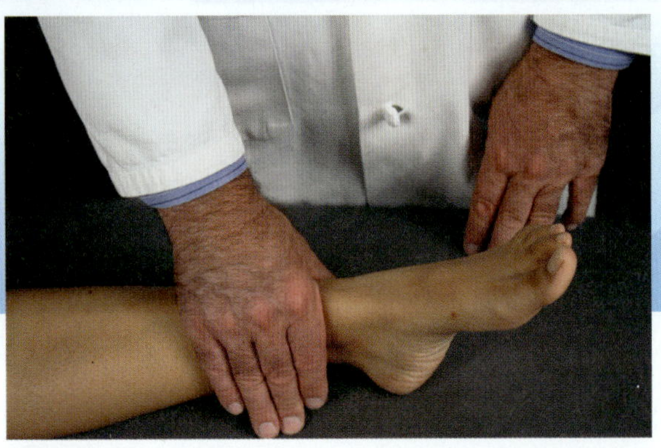
그림 14.64 1~3단계

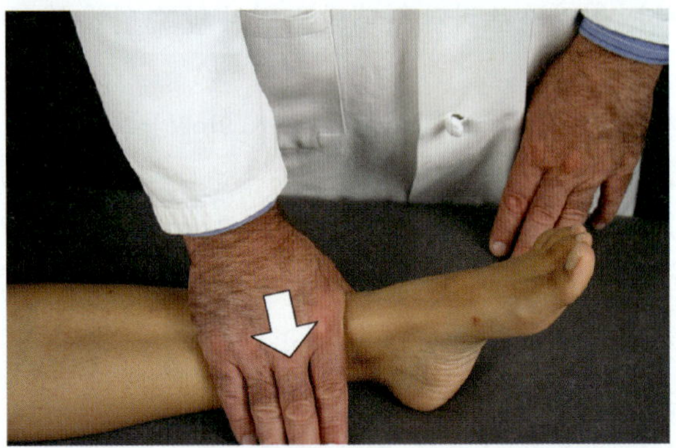
그림 14.65 4단계, 아래로 누르기

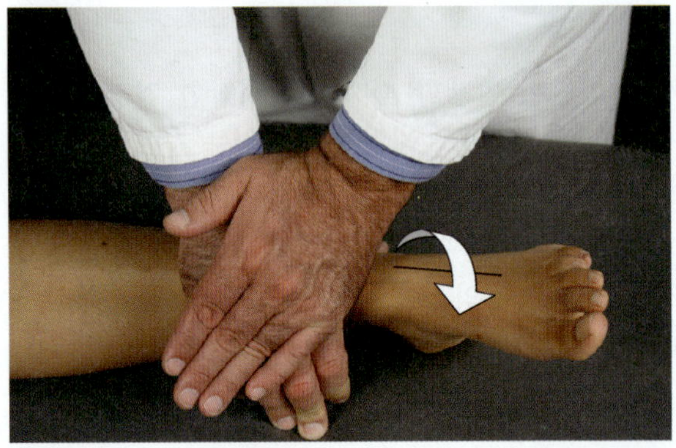
그림 14.66 5단계, 내회전

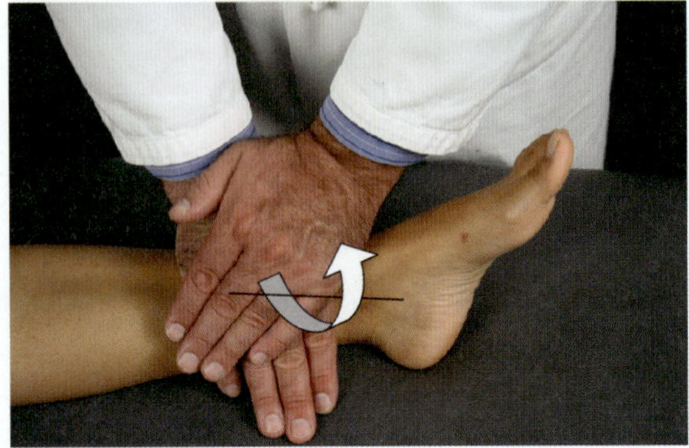
그림 14.67 5단계, 외회전

하지 부위 Lower Extremity Region

발과 발목 기능장애
Foot and Ankle Dysfunctions The

"Boot-Jack" 테크닉
"Boot-Jack" Technique

예: 좌측 종골 족저 굴곡
Ex: Left Calcaneus Plantar Flexion

1. 환자는 치료대에 누운자세로 하고, 치료사는 좌측에 서서 치료대의 발쪽을 향한다.
2. 균형과 조절을 위해 환자의 좌측 하퇴와 무릎을 치료사의 우측 겨드랑이 아래 및 측면 흉곽에 대놓는다.
3. 치료사는 우측 엄지와 검지로 환자의 좌측 종골(calcaneus, 발꿈치뼈)을 잡는다(그림 14.68).
4. 치료사는 환자의 좌측 엉덩이와 무릎을 약 90도 구부리고, 환자의 대퇴골을 부드럽게 외회전하며 외전시킨다(화살표, 그림 14.69).
5. 치료사의 우측 상완골 원위부와 팔꿈치가 환자의 슬와(popliteal fossa, 다리오금) 바로 위의 원위 대퇴골과 접촉하여 근위 압력을 발생시킨다.
6. 치료사는 손가락으로 발의 내측면을 감싸면서 환자의 좌측 발을 제어한다.
7. 치료사는 뒤로 기대어 환자의 좌측 엉덩이와 무릎을 더 구부리면서 환자의 좌측 종골을 강하게 조절한다. 이것은 거골에서 종골에 견인효과(화살표, 그림 14.70)를 발생시킨다.
8. 치료사의 좌측 손은 환자 왼발 중족골과 족근골의 균형잡힌 긴장지점까지 약간의 저측굴곡(화살표, 그림 14.71)을 유도한다.
9. 치료사는 이완이 발생할 때까지 균형잡힌 긴장상태를 유지한다. 이 이완은 기능장애가 있는 종아리뼈가 정상 기능위치로 돌아올 때 압력이 느리고 리드미컬하게 변동하는 것과 관련이 있을 수 있다.
10. 치료사는 기능장애의 요소를 재평가하여 테크닉의 효과를 평가한다.

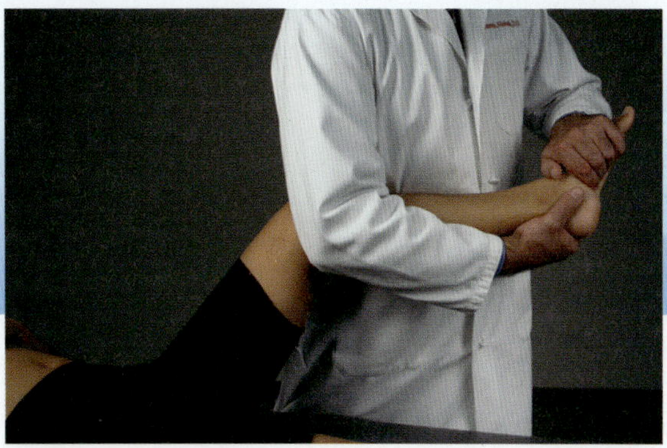
그림 14.68 1-3단계

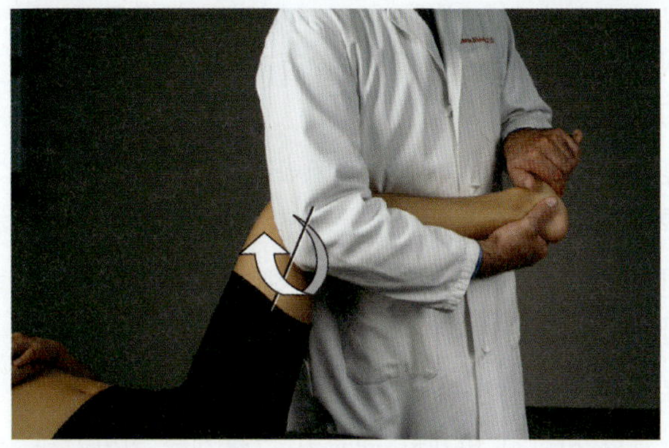
그림 14.69 4단계, 외회전과 대퇴골 외전(벌림)

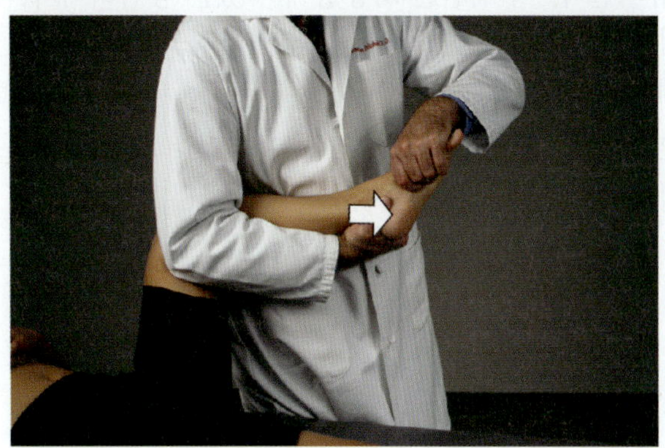
그림 14.70 5~7단계

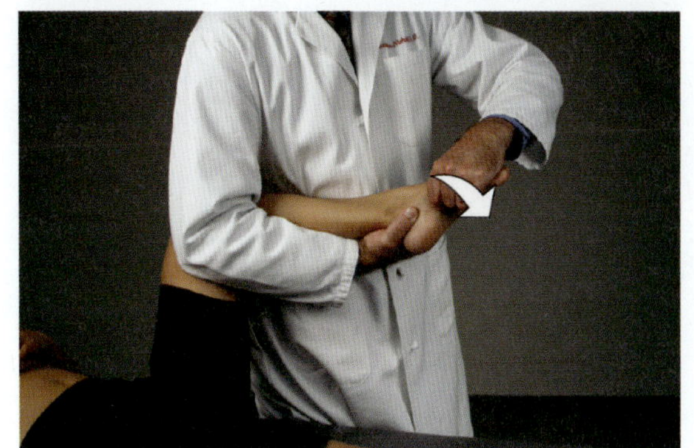
그림 14.71 8단계, 균형을 위한 족저굴곡

하지 부위 Lower Extremity Region

설상골 중족골 기능장애
Cuneiform Metatarsal Dysfunctions

예: 우측 중족골 굴곡
Ex: Right Metatarsal Flexion

1. 환자는 치료대에 누운자세로 하고, 치료사는 치료대의 끝에 서거나 앉는다.
2. 치료사는 양손으로 발을 잡고, 손가락은 중족골 원위부의 발바닥 부분(그림 14.72), 엄지손가락은 발등부분(그림 14.73)을 잡는다.
3. 치료사는 발바닥 부분에서 손가락을 오므려 원위 앞발(화살표, 그림 14.74)을 약간 구부린다.
4. 그런 다음 치료사는 치료대를 향해 엄지손가락을 중족골 아래쪽으로 누른다(화살표, 그림 14.75).
5. 치료사는 균형잡힌 긴장지점에 발을 놓는다.
6. 치료사는 이완이 발생할 때까지 균형잡힌 긴장상태를 유지한다. 이 이완은 기능장애가 있는 종아리뼈가 정상 기능위치로 돌아올 때 압력이 느리고 리드미컬하게 변동하는 것과 관련이 있을 수 있다.
7. 치료사는 기능장애의 요소를 재평가하여 테크닉의 효과를 평가한다.

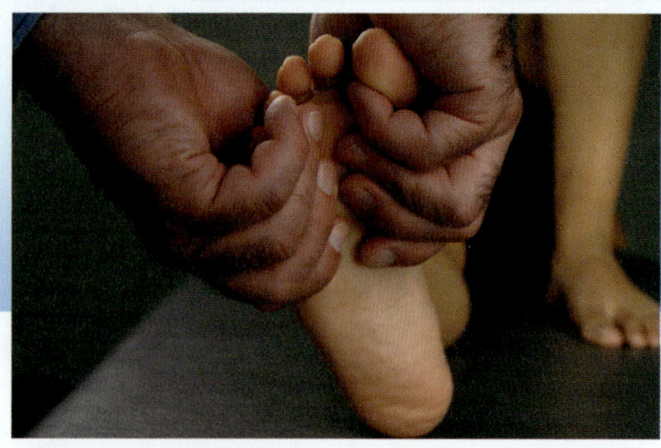
그림 14.72 1~2단계, 발바닥면의 손가락 위치

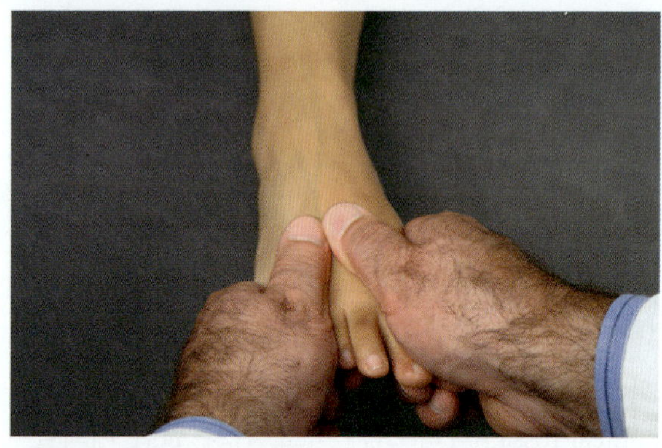
그림 14.73 1~2단계, 발등위의 엄지손가락 위치

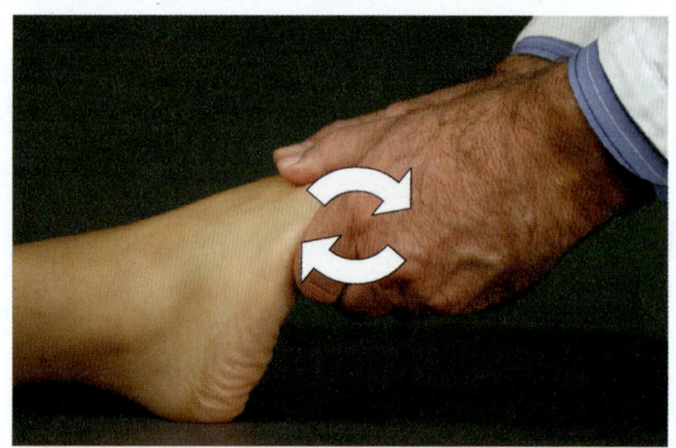
그림 14.74 3단계, 앞발가락의 굴곡

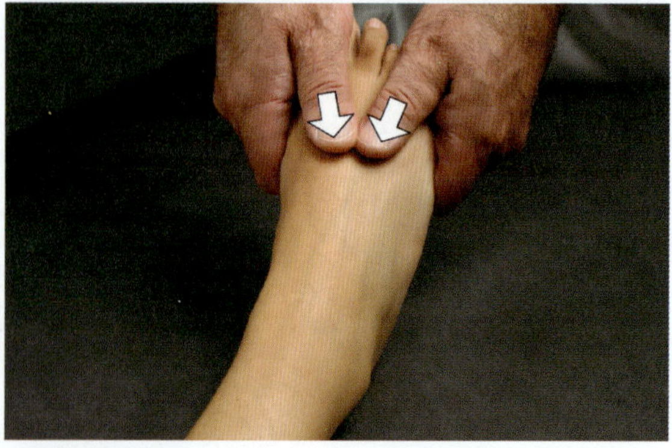
그림 14.75 4단계, 치료대쪽으로 압박

하지 부위 Lower Extremity Region

지골의 신전 기능장애
Phalangeal Extension Dysfunction

압박, 이차적인 염좌
Compressed, Secondary to Sprain

예: 우측 "큰" 발가락, 배측굴곡
Ex: Right "Great" Toe, Dorsiflexioned

1. 환자는 치료대에 누운자세로 하고, 치료사는 치료대 우측 끝에 앉는다.
2. 치료사는 한 손의 검지와 엄지를 사용하여 발가락 등쪽과 발바닥 표면을 잡는다(신경이 자극될 수 있으므로 내측/외측 경계선을 잡지말고 압박하지 않도록 한다).
3. 치료사의 다른 손은 환자 우측의 발바닥과 발등을 감싸서 첫번째 중족골 원위부를 제어한다(그림 14.76).
4. 그런 다음 치료사는 압박 또는 견인(화살표)을 가하고 중족골 및 지골관절(발허리발가락관절, metatarsal-phalangeal joint)에서 어느 위치가 가장 자유로운 움직임이 증가되는지 확인한다(그림 14.77). 이탈이 개선되는 경우 최소한의 굽힘 또는 폄 위치를 설정할 수도 있다.
5. 이 이탈된 위치에서 환자의 발가락을 잡고, 치료사는 균형점이 편안한(간접) 장벽 쪽으로 갈 때까지 각 회전 방향으로 회전(회전/비틀림) 동작을 추가한다(그림 14.78).
6. 이 위치에서 환자의 발가락을 잡고 치료사는 회전 균형점에 측면굽힘(내전/외전) 동작을 추가 또는 가중하여 최종 균형점을 얻는다(그림 14.79).
7. 치료사는 이완이 발생할 때까지 균형잡힌 긴장상태를 유지한다. 이 이완은 "엄지발가락"이 정상 기능위치로 돌아올 때 압력이 느리고 리드미컬하게 변동하는 것과 관련이 있을 수 있다.
8. 치료사는 기능장애의 요소를 재평가하여 테크닉의 효과를 평가한다.

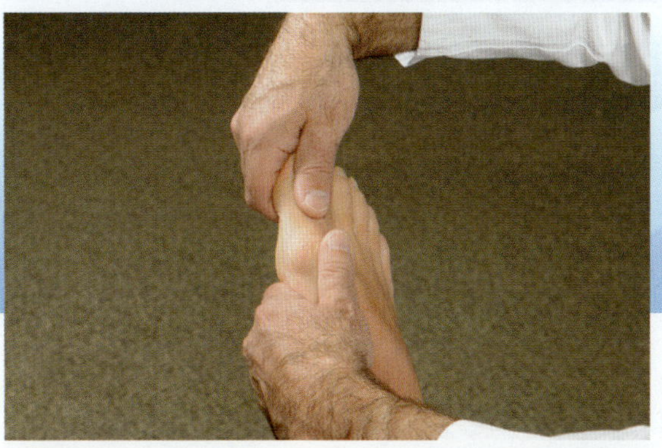
그림 14.76 1~3단계, 손의 위치

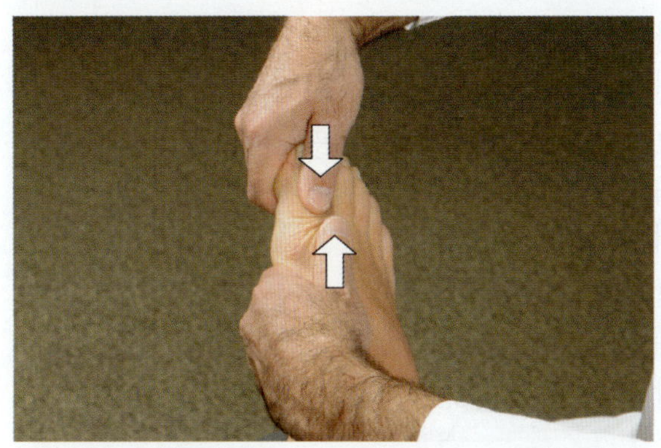
그림 14.77 4단계, 이탈(disengagement)

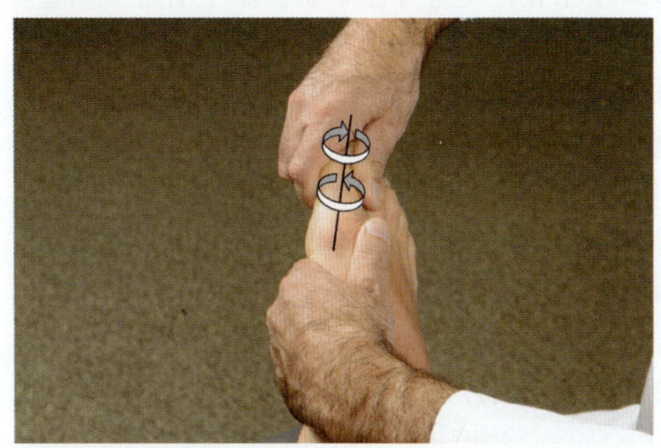
그림 14.78 5단계, 회전 균형찾기

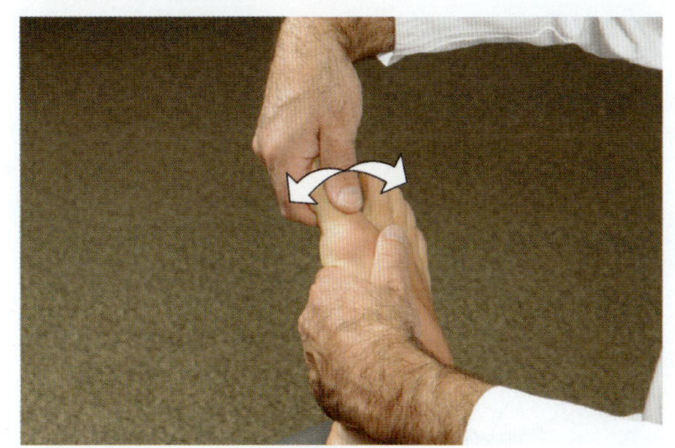
그림 14.79 6단계, 내전/외전 균형찾기

두개골 부위 Cranial Region

측두하악 관절(TMJ) 기능장애
Temporomandibular Joint (TMJ) Dysfunction

예: 양측 TMJ, "닫힘"
Ex: Bilateral TMJs, "Closed"

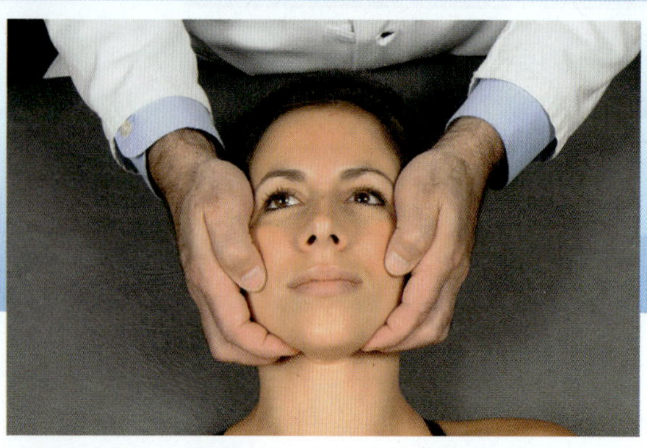

그림 14.80 1~2단계

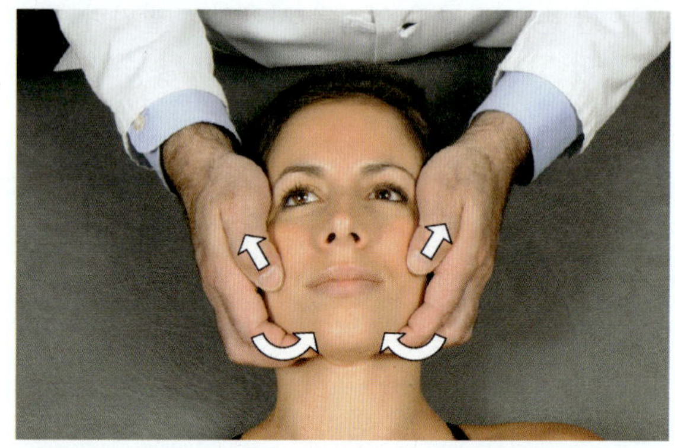

그림 14.81 3단계, TMJs 이탈(disengagement)

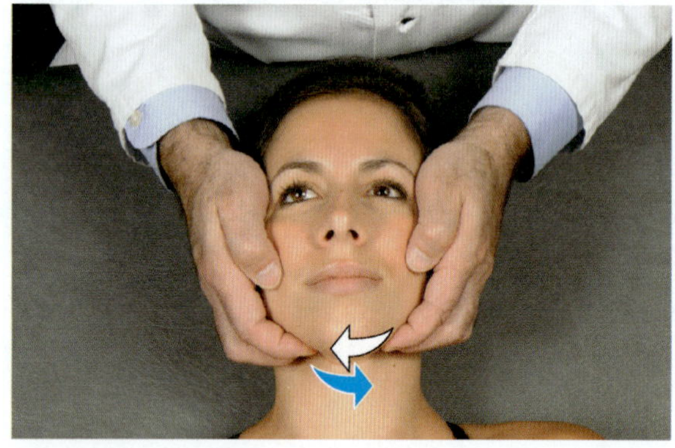

그림 14.82 4단계, 측면 비대칭성 평가

검사결과 TMJ가 자유롭게 닫히지만, 정상적으로 열리지 않는 것으로 나타났다.

1. 환자는 치료대에 누운자세로 하고, 치료사는 치료대 머리쪽에 앉는다.
2. 치료사의 손가락패드는 하악골(mandible, 아래턱뼈) 아래에 놓고, 턱 아래와 주위에 윤곽선을 그려 하악골의 움직임을 제어한다(그림 14.80).
3. 치료사는 손가락을 구부리고 치아를 함께 당기는 동시에(흰색 곡선 화살표) TMJ(흰색 직선 화살표)를 향해 후방 힘을 추가하여 압박력을 가하기 시작한다(그림 14.81).
4. 그리고 균형잡힌 긴장지점에 도달하기 위해 하악골을 좌측과 우측(화살표)으로 움직여 외측으로 잘가는지 잘안가는지 대칭적인지를 평가한다(그림 14.82).
5. 치료사는 이완이 발생할 때까지 균형잡힌 긴장상태를 유지한다. 이 이완은 기능장애가 있는 하악골이 정상 기능위치로 돌아올 때 압력이 느리고 리드미컬하게 변동하는 것과 관련이 있을 수 있다.
6. 치료사는 기능장애의 진단구성요소를 재평가하여 테크닉의 효과를 평가한다.

두개골 부위 Cranial Region

측두하악 관절(TMJ) 기능장애
Temporomandibular Joint (TMJ) Dysfunction

예: 양측 TMJ, "열림"
Ex: Bilateral TMJs, "Open"

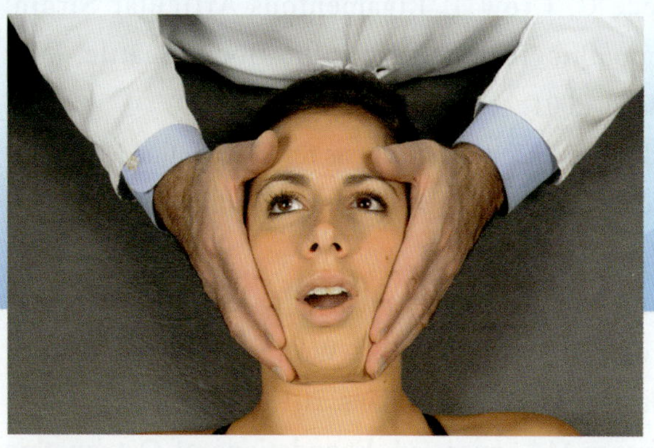
그림 14.83 1~2단계

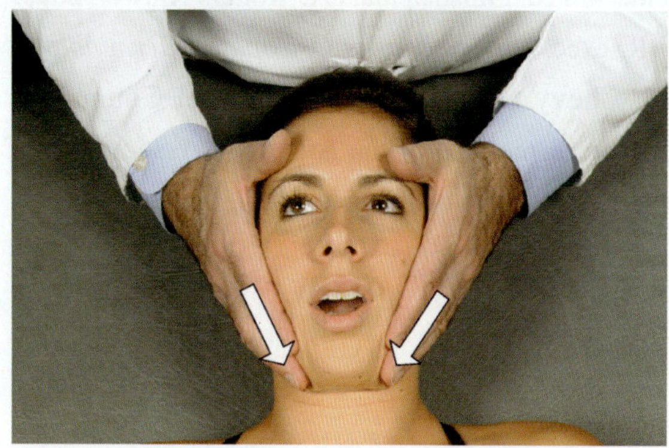
그림 14.84 3단계, TMJs 분리(distracting)

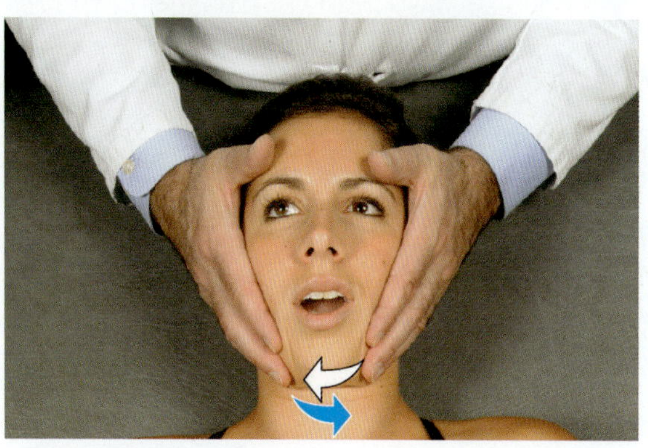
그림 14.85 4단계, 측면 비대칭성 평가

검사결과 TMJ는 자유롭게 열리지만 정상적으로 닫히지 않는 것으로 나타났다.

1. 환자는 치료대에 누운자세로 하고, 치료사는 치료대 머리쪽에 앉는다.
2. 치료사의 손은 환자의 머리와 접촉하는 측두부(temporal region, 관자부위)에서 아래쪽으로 양쪽 얼굴과 턱선에 놓는다(그림 14.83).
3. 그리고 손가락을 뻗어(흰색 화살표) 턱을 아래쪽으로 밀어서 턱을 벌리고 턱관절을 벌린다. 이때 치료사의 손 근위부는 측두부에 고정한다(그림 14.84).
4. 그다음 치료사는 균형잡힌 긴장지점을 달성하기 위해 하악골을 좌측과 우측(화살표)으로 움직여 외측으로 잘가는지, 잘안가는지, 또는 대칭적인지를 평가한다(그림 14.85).
5. 치료사는 이완이 발생할 때까지 균형잡힌 긴장상태를 유지한다. 이 이완은 기능장애가 있는 하악골이 정상 기능위치로 돌아올 때, 압력이 느리고 리드미컬하게 변동하는 것과 관련이 있을 수 있다.
6. 치료사는 기능장애의 요소를 재평가하여 테크닉의 효과를 결정한다.

참고문헌 Reference

1. Speece C, Crow T. Ligamentous Articular Strain: Osteopathic Techniques for the Body. Seattle, WA: Eastland, 2001.
2. Ward RC, exec. ed. Foundations for Osteopathic Medicine. 2nd ed. Baltimore, MD: Lippincott Williams & Wilkins, 2003.
3. Chila A, exec. ed. Foundations of Osteopathic Medicine. 3rd ed. Philadelphia, PA: Wolters Kluwer Health/ Lippincott Williams & Wilkins, 2011.
4. Seffinger MA, exec. ed. Foundations of Osteopathic Medicine. 4th ed. Philadelphia, PA: Wolters Kluwer, 2018.
5. Guisti R, exec. ed. *Glossary of Osteopathic Terminology*. 3rd ed. Chevy Chase, MD: Educational Council on Osteopathic Principles of the American Association of Colleges of Osteopathic Medicine, 2017.
6. Hensel K, exec. ed. *A Teaching Guide for Osteopathic Manipulative Medicine*. 2nd ed. Chevy Chase, MD: Educational Council on Osteopathic Principles of the American Association of Colleges of Osteopathic Medicine, 2017.
7. Sutherland WG. Teachings in the Science of Osteopathy. Wales A, ed. Portland, OR: Rudra, 1990.
8. Fuller RB. Synergetics. New York, NY: Macmillan, 1975.
9. Snelson K. Frequently Asked Questions (FAQ) and Structure & Tensegrity. Accessed February 4, 2007, http:// www. kennethsnelson.net/
10. Ingber DE. The architecture of life. Sci Am 1998;278:48-57.

내장기 테크닉
Visceral Techniques

15장

– 역자: 허용제(Heo yong je) PT DO(KR)

테크닉 원칙 Technique Principles

내장기에 대한 오스테오파시 도수치료(osteopathic visceral manipulation)는 오스테아파시의학 교육심의위원회의 오스테오파시 의학용어집에 의해 정의된다. "내장기와 주변의 구조물들의 생리적 기능을 향상시키기 위한 진단과 치료; 역사적으로 복측(ventral) 테크닉들로 명명된다"(1). 내장기 테크닉은 Still시대부터 오스테오파시의 한 분야였으며, 근골격계 통증뿐만 아니라 질병을 치료하기 위한 방법으로 체계와 진단법이 발전되었다. Still의 저서는 요즘의 오스테오파시 치료사들이 관심있는 근골격계 시스템 보다는 순환(동맥, 정맥, 림프), 신경학적, 내장기 인체의 체계에 관한 것들이었다. Still은 테크닉에 대한 부분을 책으로 쓰지 않았다. 그러나 그의 초기 제자인, Carl P. McConnell, DO이 내장기 테크닉에 대한 몇 권의 책과 다수의 논문들을 집필했으며, 이러한 자료들은 1951 AAO year book에서 찾을 수 있다. 1982년, Jacques Weischenk, DO는 내장기 치료에 관한 첫 번째 책을 썼다, *Traite d'osteopathie viscerale*. 1990년대부터, Jean-Pierre Barral, DO (European School of Osteopathy)는 많은 책을 쓰는 저자이자 강사로 내장기 테크닉을 발전시켜 왔다(2,3).

다수의 오스테오파시 의과대학에서는 내장기를 치료하는 테크닉보다 머리, 목, 허리, 팔, 다리의 통증을 유발하는 근골격계 기능장애 테크닉들이 더욱 많이 교육되었다. 그러나 내장기에 긍정적 치료효과를 주는 테크닉들(간, 비장, 위장관, 폐, 림프)은 계속해서 교육되고 있으며, 또한 체내장(somatovisceral)과 내장체(viscerosomatic)의 관계와 자율신경계 이상증에 대한 효과들은 오스테오파시 교육과정에 중요한 부분을 차지하고 있다. 체성구성요소가 내장기의 문제를(4) 만들어 낼 수 있으므로, 내장기 신경절 전신경세포(preganglionic neurons)의 척추 레벨을 주목하여야 한다. 표 15.1은 해부학 참고에서 보고된 광범위한 범위의 자율신경 지배를 묘사하고 있다(2,5). 또한 표 15.1은 체내장과 내장체 반사와 관련된 척추주변 분절의 레벨도 포함되어 있다. 교감신경이 구심성 체성신경을 통하여 전달되어 다소 광범위한 체성반응을 일으킬 수 있다는 사실을 이해함으로써, 치료사는 척추주변 조직들의 층별(layer-by-layer) 촉진을 통하여 추가적인 정보를 얻을 수 있다(5). 만약 일차적인 체성기능장애가 체내장 반사를 통하여 내장기의 문제를 일으키는 경우, 체성구성요소를 치료함으로써 내장기의 문제를 경감시킬 수 있다. 또한 내장기의 문제가 내장체 반사를 통하여 2차적인 체성기능장애를 일으킨다면, 체성구성요소를 치료하는 것은 내장기의 증상을 성공적으로 개선시키기 어려울 것이다. 2차적 체성기능장애 진단요소(TART)를 지속적으로 평가하는 것은 내장기 상태를 전반적으로 관리하는데 필요한 임상적 반응을 진단하고 예측하는 데 중요하다. 과거에는, 오스테오파시의 진단과 치료가 특별한 내장기 장애와 관련된 척추분절 주변의 과긴장된 교감신경계에 초점이 맞추어져 있었다(그림 15.1). 하지만 최근에는 내장기와 관련된 척추 레벨의 부교감신경(뇌신경 III, VII, IX, X, S2–S4)을 관찰하고 치료하는 것이 환자의 전반적인 건강상태를 관리하는데 임상적으로 더 중요하게 여겨진다(그림 15.2). 내장기 시스템에 문제를 일으키는 체성기능장애 부위는 다양한 오스테오파시 도수치료 테크닉(OMTs)으로 치료된다. 만약 체성구성요소를 다루는 OMT 테크닉들이 내장기 치료에 효과적이라면 관련된 테크닉들은 내장기 테크닉이 될 수도 있다. 그러므로 이장에서 다루는 테크닉은 간접적으로 또는 2차적인 효과로 내장기 시스템에 영향을 줄 수 있다. 대부분의 테크닉들은 직접적인 영향을 주는 경우가 많다.

표 15.1 자율신경 분포 및 내장체/체장내 반사레벨

해부학적 구조	교감신경 분포	부교감신경 분포	척추주변 교감신경 분포 레벨	척주주변 부교감신경 분포 레벨
머리 와 목	T1-T5	CN X(미주신경)	T1-T5	알려지지 않음
갑상선	T1-T4	CN X(미주신경)	C4-C6, T2	후두골- C2
심장 심근 심장(리듬) 관상동맥	T1-T5	CN X(왼쪽 동방결절; 오른쪽 방실결절)	T1-T5 L〉R T1-T2 C3-C5	후두골-C2 후두골-C2 후두골-C2
폐 기관지운동 기관지 점막 "천식 반사" 실질	T1-T6	CN X(미주신경)	T1-T4 양쪽 T1-T3 T2-T3 T2(왼쪽) T3-T4 양쪽	후두골-C2 후두골-C2 후두골-C2 후두골-C2 후두골-C2
식도	T1-T9	CN X(미주신경)	T2-T6 오른쪽	후두골-C2
위장	T5-T9	CN X(미주신경)	T4-T10 왼쪽	후두골-C2
십이지장	T5-T9	CN X(미주신경)	T6-T8 오른쪽	후두골-C2
소장	T9-T11	CN X(미주신경)	T8-T10 양쪽(R>L)	후두골-C2
맹장 및 막창자	T10-T11	CN X(미주신경)	T9-T12 오른쪽	후두골-C2
상행에서 횡행결장	T8-L2	골반 내장신경S2-S4	T11-L1 오른쪽	후두골-C2
횡행결장에서 직장	T8-L2	CN X(미주신경)	L1-L2 왼쪽	S2-S4
췌장	T5-T11	CN X(미주신경)	T5-T9 양쪽(R>L)	후두골-C2
간	T5-T9	CN X(미주신경)	T5-T10 오른쪽	후두골-C2
담낭	T5-T9	CN X(미주신경)	T8-T10 오른쪽	후두골-C2
비장	T5-T12	CN X(미주신경)	T7-T9 왼쪽	후두골-C2
신장	T10-L1	CN X(미주신경)	T9-L1 동측	후두골-C2
부신	T7-T11	CN X(미주신경)	T8-T10 동측	알려지지 않음
요관 근위부	T10-L2	CN X(미주신경)	T11-L2 동측	후두골-C2
요관 원위부	T10-L2	골반 내장신경 S2-S4	T11-L2 동측	S2-S4
방광	T11-L2	골반 내장신경 S2-S4	T11-L2 양쪽	S2-S4
나팔관	T9-T10	내측 부위=골반 내장신경 S2-S4 외측 부위=CN X	T10-L2 동측	S2-S4
난소	T9-T10	골반 내장신경 S2-S4	T10-T11 동측	후두골-C2
자궁	T10-L2	골반 내장신경 S2-S4	T9-L2 양쪽	
고환	T9-L2	골반 내장신경 S2-S4	T10-T11 동측	후두골-C2
전립선	T11-L2	골반 내장신경 S2-S4	T10-L2 양쪽	S2-S4
상지	T2-T7		T2-T7	
하지	T10-L3		T10-L3	

Sources : Seffi nger M , exec. ed. Foundations of Osteopathic Medicine. 4th ed . Philadelphia, PA : Wolters Kluwer Heath/Lippincott Williams & Wilkins , 2018 ; Nelson KE , Glonek T . Somatic Dysfunction in Osteopathic Family Medicine . 2nd ed. Philadelphia, PA : Wolters Kluwer Heath/ Lippincott Williams & Wilkins , 2015 .

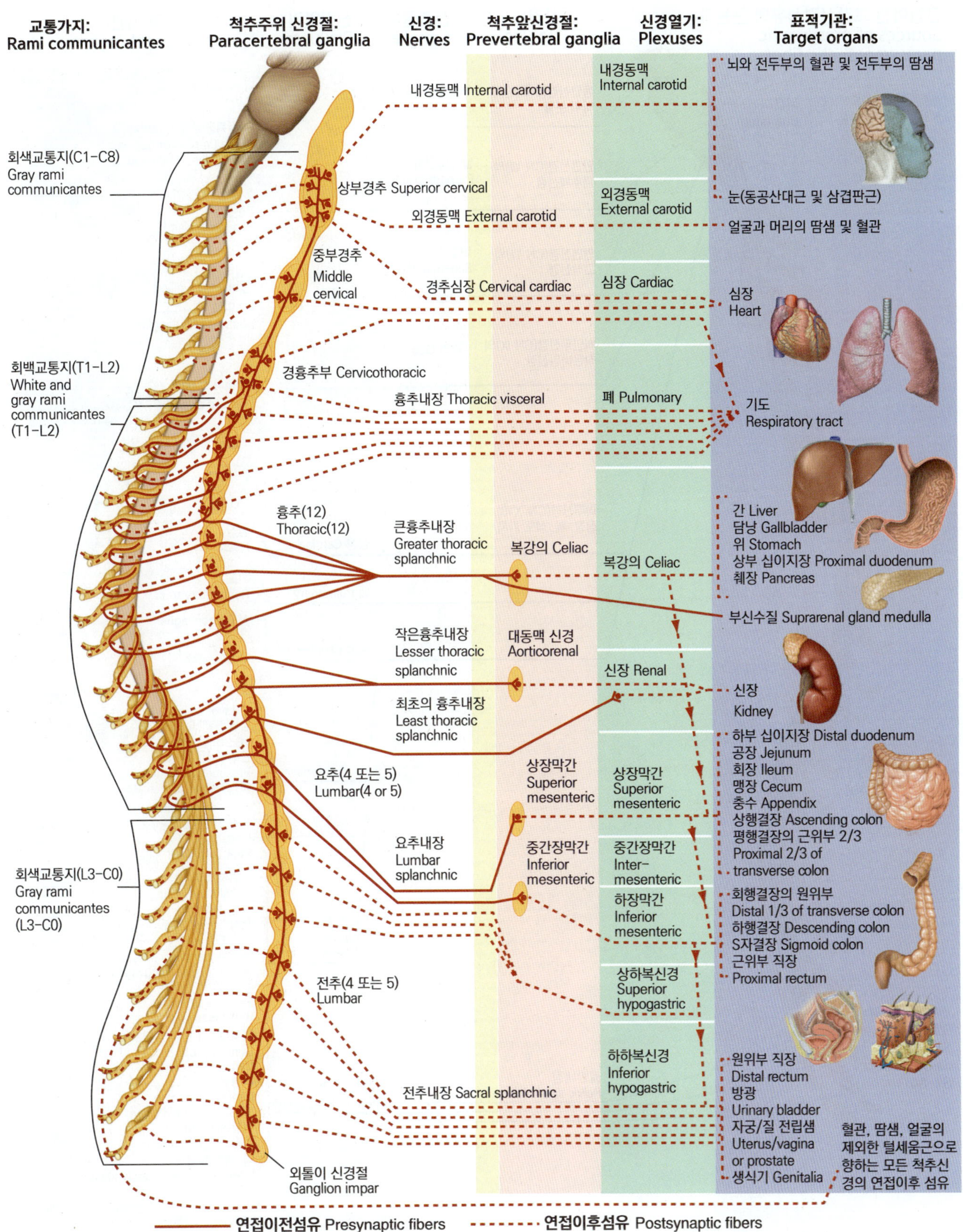

그림 15.1 교감신경의 경로. (From Gest TR. Lippincott® Atlas of Anatomy. 2nd ed. Wolters Kluwer, 2020, Plate 8-07.)

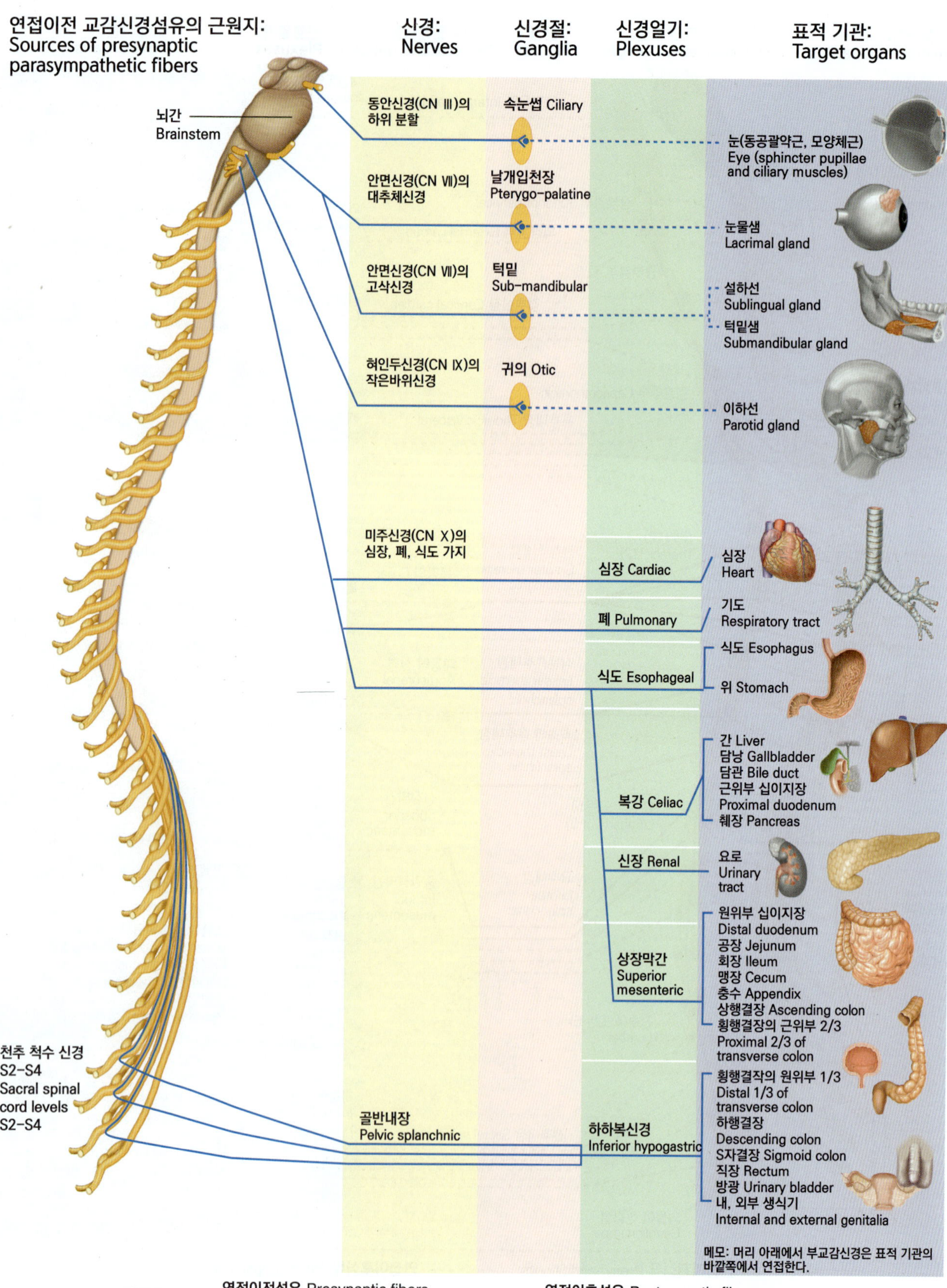

그림 15.2 부교감신경의 경로. (From Gest TR. Lippincott® Atlas of Anatomy. 2nd ed. Wolters Kluwer, 2020, Plate 8-13.)

다른 챕터들은 체성기능장애를 찾고 진단하고 촉진하는 것을 다룬다. 같은 원리로 조직의 긴장과 움직임의 느슨함-팽팽함 비대칭은 내장기 치료를 위한 진단과 치료적 방향으로 사용된다. 내장기관의 자연적 움직임은 많은 치료사들에 의해 받아들여졌지만; 보다 진화된 자발적 운동력에 관한 관점은 오스테오파시 도수치료의 관점에서 확장되고 있다. 연습을 통하여 장기의 비대 및 움직임의 제한을 촉진하는 것 외에 내재적인 자발적 운동력(inherent motility)의 변화도 느낄 수 있다.

모든 오스테오파시 검사는 내장기 주변조직의 질감이상, 구조 및 운동의 비대칭(운동성 및 이동성), 움직임 제한, 압통(민감성)이 결정될 수 있는 층별 촉진을 통한 방법이 포함되어 있다.

테크닉 분류 Technique Classification

직접, 간접, 조합 Direct, Indirect, or Combined

환자의 병력과 검진에 따라, 치료사는 치료방법을 선택할 수 있다. 기능장애를 일으키는 주된 요인 및 최고의 치료효과를 얻기 위한 방법이 선택의 근거가 될 수 있다. 예를 들어:

1. 장간막(mesentery) 결합조직의 제한을 진단하고 조직의 탄력성을 개선하기 위한 직접 근막이완(myofascial-oriented) 테크닉.
2. 척추의 기능장애로 인해 심장을 지배하는 교감신경이 항진되어 발생된 부정맥(arrhythmia)을 치료하기 위해 기능이상이 있는 척추분절을 간접적으로 치료하기 위한 BLT 형태의 테크닉.

테크닉 유형 Technique Styles

체성기능장애의 경감 Alleviation of Somatic Dysfunction

내장기의 기능에 직접적인 영향을 주는 체성기능장애는 해당분절을 치료함으로써 비정상적인 내장기의 기능을 완화할 수 있다. 이것은 체성기능장애를 제거함으로써 체내장 반사를 진정시키는 방법이다. 비정상적인 구심성(afferent) 체성자극이 제거됨으로써 비정상적인 원심성(efferent) 내장신경 반응이 정상화되는 것이다.

반사지향 Reflex Oriented

이러한 테크닉들은 자율신경계에 영향을 주므로 내장기 시스템에 2차적인 반응을 만들어내는 것이다. 이 테크닉들은 자율신경계 반사를 이용하는 다른 테크닉들과 유사하며, 경동맥 마사지, 발살바 테크닉을 이용한 미주시경유도(vagal induction), 안구 압박, 찬물에 담금과 같은 방법들이다. 이러한 테크닉들은 각자의 특별한 방법으로 교감과 부교감 신경을 자극하여 자율신경계에 영향을 준다. 문제가 되는 부위의 자율신경계에 항진이나 억제를 하는 방법으로 치료를 시도한다. 일반적으로, 저자는 자율신경계를 항진 또는 억제한다는 생각보다는 체성기능장애를 경감시키는 방법을 치료적인 접근으로 생각한다. 가끔 환자에서 임상적인 반응들을 볼 수 있는데, 예를 들면 흉부펌프를 통해 자율신경계가 자극되어 천식환자의 기도의 반응이 개선되고 호흡기능이 개선되는 것이다.

채프만 반사(*Chapman reflex*)는 정확한 진단과 주된 기능장애를 결정하는데 필요한 진단도구가 될 수 있다. 이는 오스테오파시의학 교육심의위원회의 오스테오파시 의학용어집에 의해 정의되고, (a) 내장기 기능장애나 질병을 반영하여 몸의 앞쪽이나 뒤쪽에서 촉진되는 부위를 총칭한다; (b) Frank Chapman, DO에 의해 사용되고, Charles Owens, DO에 의해 묘사되었다(1). Chapman과 Owens 외의 많은 오스테오파시 치료사가 채프만 반사를 이용한 진단과 테크닉을 발전시켜왔다(즉, Kimberly; Kuchera, W; Kuchera, M; Arbuckle; Lippincott; and Patriquin). 이들은 각각의 이론을 추가하고 테크닉들을 발전시켰다(2,4).

Chapman의 초기의 저서들은 내분비 시스템을 다루었고 갑상샘의 기능이 가장 중요하다고 강조했다(4,6). 그 외의 다른 몸의 부위들도 내분비 시스템과 연관이 있고, 관련되어 진다고 하였다; Owens은 "무명골(innominate)… [기능장애, dysfunction]는 항상 내분비장애를" 유발한다고 보고하였다(6). 의학의 발달로 인한 내장체 반사에 대한 더 많은 지식들은 Chapman에 의해 제안된 여러 발견들을 입증하였다(2). Chapman은 원래 이러한 조직의 비정상적인 질감을 신경절 모양으로 수축된 림프조직결절(**신경절형성, gangliform**)로 설명하였으나, 나중에는 신경림프성 결절(neurolymphatic nodules)이라는 용어로 표현하였다. 그러나 근본적인 발생원은 특정 부위의 울혈(congestion)과 다양한 조직의 반응을 일으키는 내장기와 자율(대부분 교감)신경계 반사라는 것에 초점을 두었다.

학생들에게 이것들의 존재를 찾고 결정하는 방법을 가르치려 노력하였고, 이에 수년에 걸쳐 "BB shot like," pea-shaped and pea-sized, rice-like, and tapioca pearl-like 등의 다양한 설명이 사용되어 왔다. 급성기인 경우 촉진 시 통증이 있으며 만성기인 경우 통증이 없는 경우도 있다(2). 위에 언급한 결절의 적절한 진단과 치료를 위한 적절한 오스테오파시 모델을 범주화할 때, 호흡-순환(respiratory-circulatory)과 신경학적 모델들이 적절하게 포함된 "신경내분비-면역(neuroendocrine-immune)"의 조합된 범주 안에 위치하는 것이 최선이다. 일반적으로 앞쪽의 결절들을 확인한 후, 뒤쪽 내장기의 문제로 인한 반사적으로 긴장된 조직의 촉진으로 확진한다(5). Chapman points의 일반적인 치료는 앞쪽을 먼저 한 후 뒤쪽에 시행한다(4,6).

오스테오파시 전문가들은 학생과 치료사들이 결절의 위치를 잘 기억하고 적절하게 자극하는 방법을 통합하기 위해 위치를 그림으로 도식화하였다(그림 15.3 및 15.4). 그러나 이러한 도식화는 쉽게 위치를 기억할 수는 있지만 내장기의 전반적인 상태를 이해하는 데는 부족한 부분이 있다. 내장기의 증상이나 상태를 고려하지 않고 반사점 만으로만 묘사된 기존의 방식보다 결막염, 중이염, 기관지염, 방광염과 같이 질환진단과 관련되어 위치를 결정하는 것들도 중요하게 여겨지고 있다(4,6). 현재는 임상적인 상태를 고려하는 Owens의 방법들에도 관심이 많아지고 있다(2). Chapman(Owens)은 반사점(reflex point)과 연관있는 신체부위를 치료하는 것과 보조제(nutritional supplements)의 섭취, 일반적인 오스테오파시에서 다루지 않은 반사치료법 등을 설명하였다(6).

현대의 발전된 진단도구로 인해 80~100년 전 Chapman이 치료할 때보다 감별진단이 쉬워졌지만 여전히 진단에 도움이 되는 요소들이 있다. 최근 한 여성환자가 지속적인 복통과 복부의 팽창으로 지역에 있는 응급진료실을 찾았다. 신체검사, 혈액검사, CT 촬영을 마친 후 난소에 혹이 있는 것으로 진단되었다. 이 여성은 일반외과에서 산부인과로 전원되었고 수술 전 의사는 환자를 확인 후 맹장의 파열(ruptured appendix)로 진단하였다(Mahon VN. *Personal Communication*, 2012). 맹장과 난소는 각기 다른 채프만 반사(Chapman reflex) 점을 가지고 있으므로 의사는 조직질감의 변화를 촉진하여 정확하게 진단한 것이다.

근막지향 Myofascial Oriented

내장기의 움직임에 관련된 근막의 구성요소는 진단과 치료에 중요한 부분이다. (근막이완[MFR]과 같은 조직에 치료를 하지만 [BLT/LAS] 치료가 소개되는 이유는 진단과 치료에 있어 다른 촉진의 표현을 사용하기 때문이다.) 층별(layer-by-layer) 촉진 테크닉을 이용하여, 치료사는 특정 장기의 다양한 깊이에서 어떤 부분에 테더링(tethering) 있는지 확인 후 느슨함-팽팽함 장벽 개념을 적용한다. 치료사는 MFR과 비슷한 직접 또는 간접테크닉 결정을 한다. 이러한 치료법은 내장기의 혈관, 림프 배액(lymphatic drainage)에 영향을 주며, 임상적으로 염증이나 통증을 감소시키는 반응을 일으킨다.

균형잡힌 인대장력(BLT) 또는 인대관절긴장(LAS) Balanced Ligamentous Tension or Ligamentous Articular Strain

BLT/LAS의 진단과 치료법은 느슨함-팽팽함 비대칭을 찾아내는 것이다. 촉진 테크닉을 이용하여 장기의 내재적인 자발적 운동력을 느끼고 치료사는 조직의 긴장을 간접 또는 직접적인 방법을 이용하여 내장기 및 주변 조직의 압박과 견인으로 분리하여 조직의 균형을 회복하고, 자유로운 움직임 패턴을 과장(exaggerating)하여, x, y, z축에서 만들어지는 힘의 중심점에 위치하게 하는 것이다.

진동 또는 자극 테크닉 Vibratory or Stimulatory Technique

진동, 자극 테크닉은 장기에 반복적인 움직임, 부드럽거나 중간 정도의 진동(vibrating), 흔듦(shaking), 두드림(percussing)으로 장기의 혈액, 정맥, 림프의 흐름을 촉진하고 장기의 충혈(decongest)을 완화하는 방법이다. 이러한 테크닉은 특별한 금기가 없을 경우, 비장이나 간의 문제에 적용되기도 한다.

적응증 Indications

진동, 자극 테크닉의 내장기 기능장애에 대한 적응증은 다음과 같으나 이것들에만 국한되지는 않는다.

1. 심장 부정맥, 울혈 심부전, 고혈압
2. 천식, 기관지염, 폐렴, 무기폐(atelectasis), 폐기종(emphysema)
3. 위식도 역류, 위염, 틈새탈장(hiatal hernia)

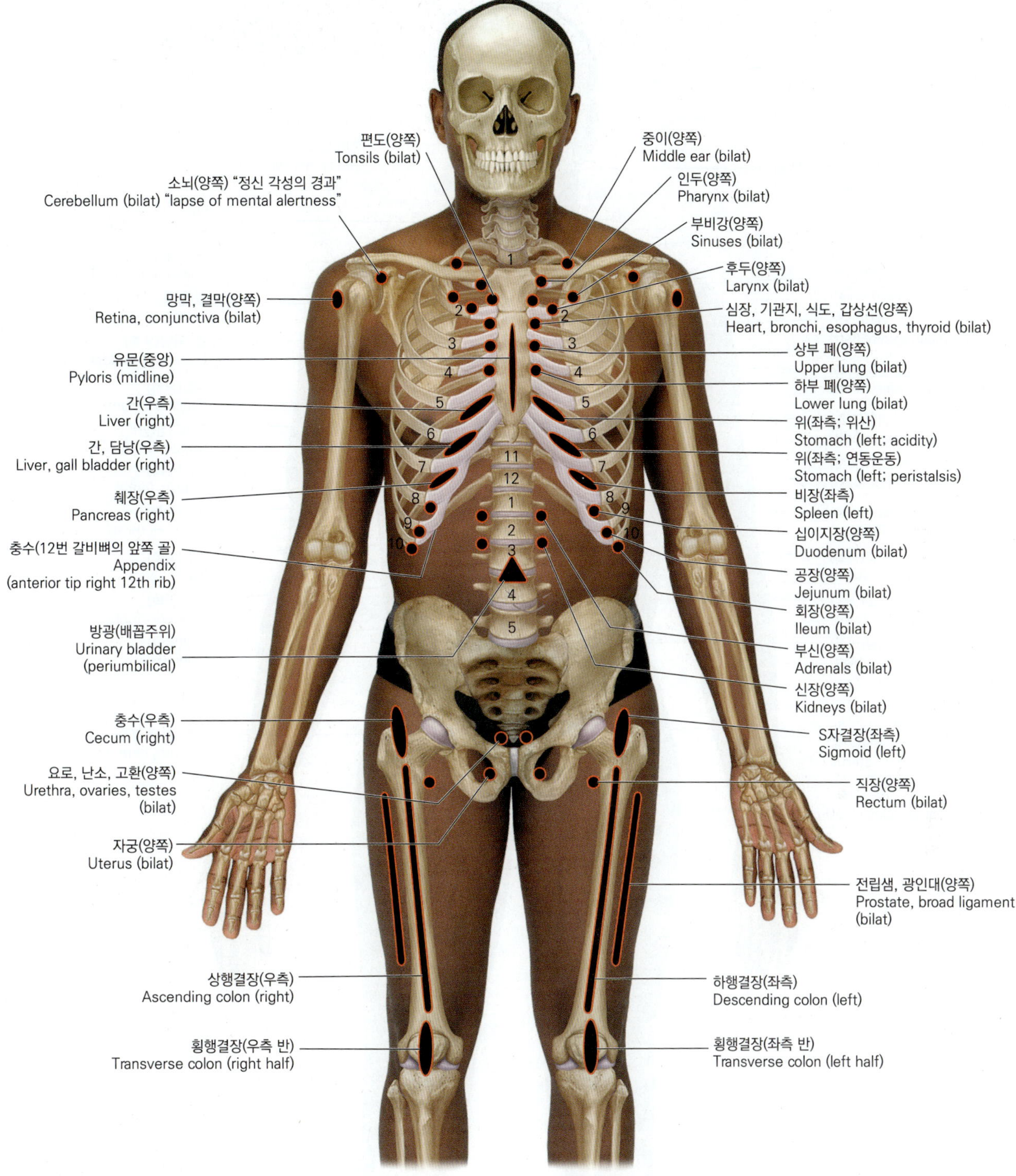

그림 15.3 앞쪽 채프만 포인트

4. 간염, 담석증, 담낭염, 췌장염, 만성피로, 호르몬 불균형
5. 장게실증(diverticulosis, 곁주머니증), 궤양결장염, 과민성대장, 변비, 설사, 치핵
6. 신우신염, 신장결석증
7. 재발성방광염, 간질성방광염, 스트레스성요실금
8. 월경통, 성교통증(dyspareunia), 불임(infertility)

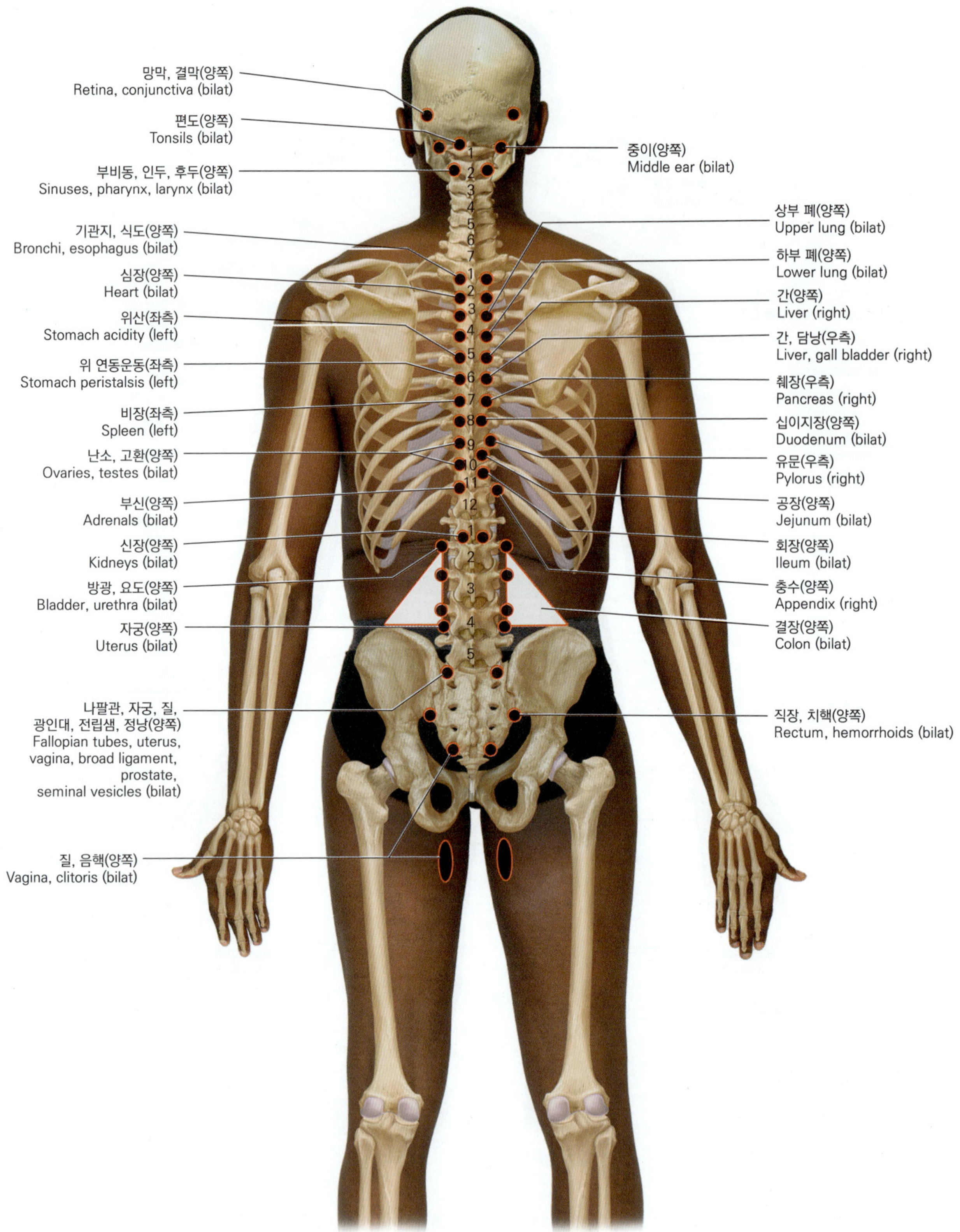

그림 15.4 후쪽의 채프만 포인트

금기증 Contraindications

절대적 금기증 Absolute Contraindications

1. 체성기능장애(somatic dysfunction)가 없는 경우
2. 환자의 동의와 협조의 부족

이러한 치료에 절대적인 금기증은 많지 않다. 대부분의 경우에서 임상적 판단이 중요하다. 질병, 손상, 쉽게 손상될 수 있는 내장기의 상태는 항상 주의를 요한다. 심각하게 감염되거나 출혈이 있는 장기에 압력, 압박, 견인을 하는 것은 적절하지 않다

상대적 금기증 Relative Contraindications

절대적이지 않지만, 상대적으로 제한되는 (3):

1. 대동맥류
2. 간 비대; 비장비대(splenomegaly)
3. 복벽탈장(Abdominal hernia)
4. 복직근 분리
5. 복부/골반 수술 후 즉시
6. 복잡한 임신
7. 허혈성 장염
8. 위장관(Gastrointestinal)/장 폐쇄
9. 진단 미확정의 복부통증

일반적 고려사항 및 규칙 General Considerations and Rules

치료사는 항상 질병의 상태에 영향을 주는 체성구성요소(somatic component)에 문제가 있는지 판단하여야 한다. 질병의 상태와 체내장과 내장체의 기능장애와의 연관성을 토대로 체성기능장애를 안전하게 치료 할 수 있는 방법을 연구하여야 한다. 치료사는 자율신경계의 문제가(예를 들어, 활성화된 분절, facilitated segment) 있는지 주의하고 가능하다면 이러한 문제를 먼저 해결한다.

반사지향 치료 Reflex-Oriented Treatment

후두유양골 봉합 압박
Occipitomastoid Suture Pressure

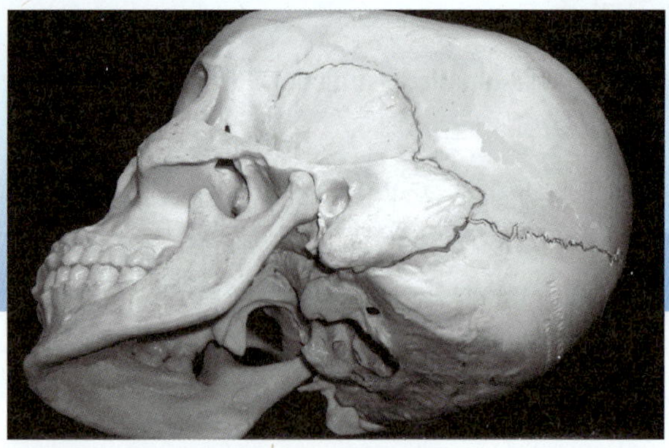

그림 15.5 후두유골 봉합

적응증 Indications

후두유양골 봉합 압박에 대한 이완 적응증은 빈맥(tachycardia)과 서맥(bradycardia)이다.

생리학적 목표 Physiologic Goal

목표는 심장 박동수에 영향을 받는 환자의 맥박을 부교감신경계반사를 이용하여 낮추는 것이고 미주신경 또는 두개 체성기능장애(그림 15.5)를 치료하는 것이다. 이는 이차적인 서맥(체성혈관유형)을 유발할 수 있다.

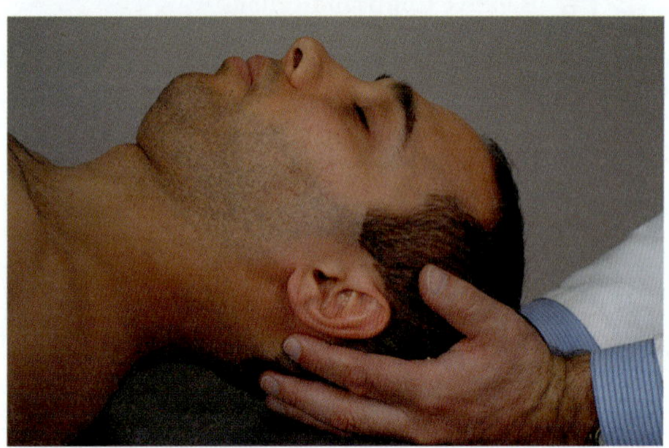

그림 15.6 3~4단계, 손가락 위치

테크닉 Technique

1. 환자는 치료대에 누운자세로 하고 치료사는 환자의 머리쪽에 앉는다.
2. 치료사는 환자의 후두유양골 고랑의 양쪽을 촉진한다.
3. 치료사는 각각의 검지를 고랑의 앞쪽에 위치한 유양돌기(mastoid process, 꼭지돌기)에 위치시킨다.
4. 치료사는 3번째 손가락을 고랑의 뒤쪽면(posterior aspect of the groove) 근위부(Proximal) 후두골에 위치시킨다(그림 5.6).
5. 치료사는 손가락의 패드를 이용하여 종축(axial traction) 방향의 힘과 중앙에서 옆으로 벌리는 힘을 결합하여 부드럽게 당겨준다(화살표, 그림 15.7 및 15.8).
6. 부드러운 힘은 원하는 효과가 나타나거나 효과가 없는 것이 확인될 때까지 유지해준다.

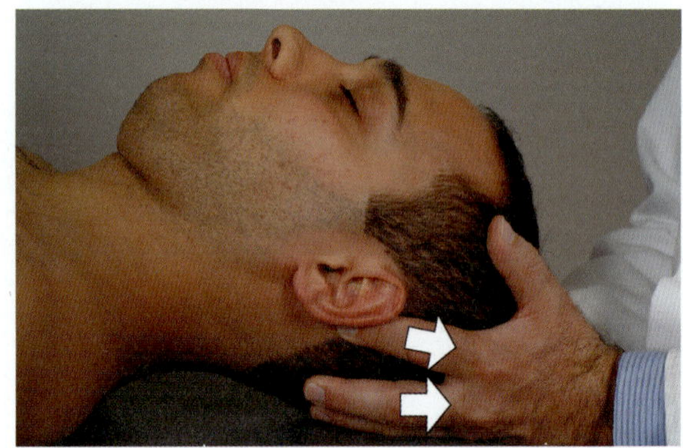

그림 15.7 5단계, 손가락을 이용한 견인

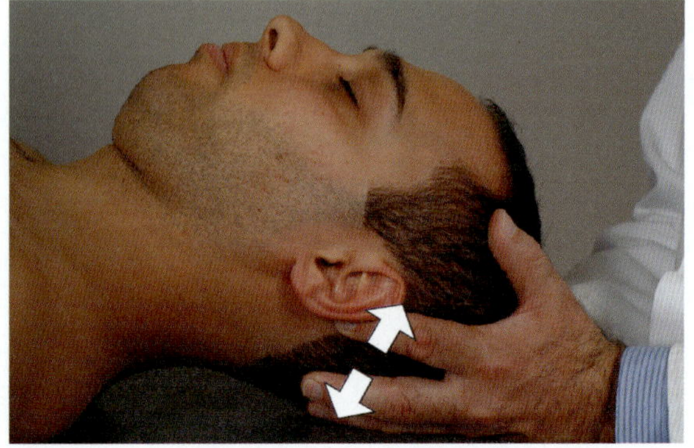

그림 15.8 5단계, 손가락을 이용한 봉합의 분리

반사지향 치료 Reflex-Oriented Treatment

교대 압력, 좌측 2번째 늑골
Alternating pressure, Left Second Rib

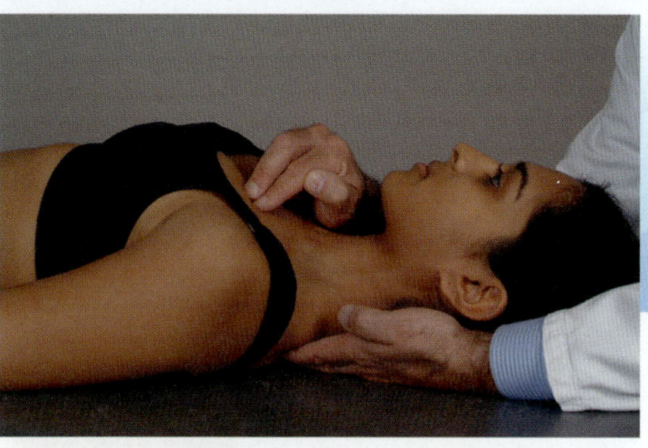

그림 15.10 1~3단계, 앞쪽과 뒤쪽 손가락의 위치

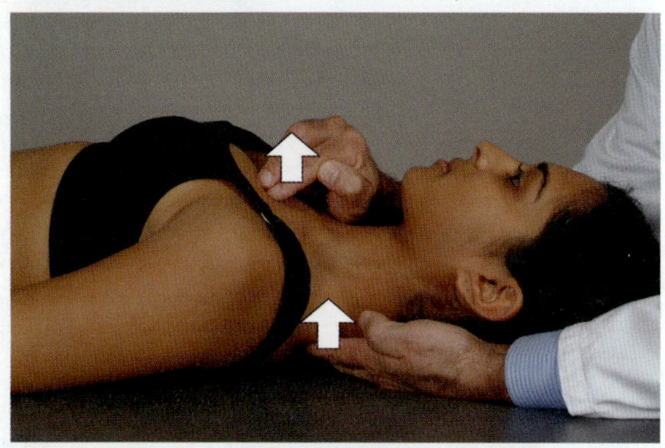

그림 15.11 4단계, 앞쪽 방향으로 압력

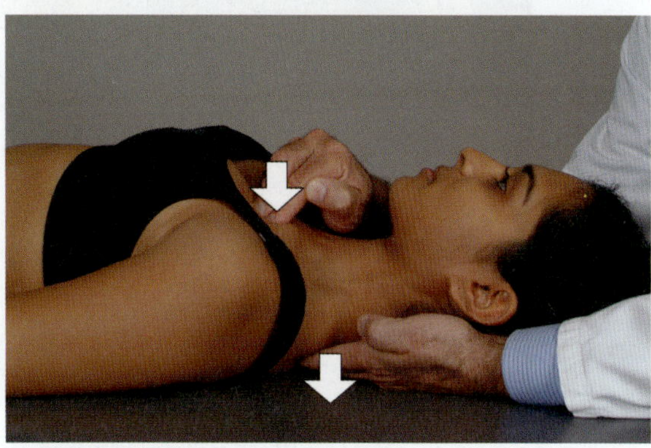

그림 15.12 5단계, 뒤쪽 방향으로 압력

적응증 Indications

치료의 적응증은 빈맥과 서맥이다.

생리학적 목표 Physiologic Goal

교감신경반사를 이용한 방법으로 교감신경줄기 신경절(그림 15.9)을 자극하여 심장 박동수를 증진시키거나 과항진된 교감신경톤을 흉늑골 기능장애를 치료함으로써 심장 박동수 저하를 유도하는 것이다.

테크닉 Technique

1. 환자는 치료대에 누운자세로 하고, 치료사는 환자의 머리쪽에 앉는다.
2. 치료사의 둘째, 셋째손가락패드를 환자의 늑횡돌기관절(costotransverse articulation) 옆의 좌측 두 번째 늑골의 각에 위치시킨다.
3. 치료사의 반대쪽 두 번째, 셋째손가락패드를 늑연골 접합부 옆, 두번째 늑골 전면에 위치시킨다(그림 15.10).
4. 치료사는 위쪽에 있는 손의 압력을 줄이면서 아래쪽 손을 위쪽으로 향하게 한다(그림 15.11).
5. 치료사는 이러한 자세를 몇 초간 유지한 후, 아래쪽 손의 압력을 줄이면서 위쪽 손을 아래로 향하게 한다(그림 15.12).
6. 몇 초간 고정한 후 방향을 바꾸어 진행한다. 이러한 교대압력은 원하는 효과가 나타나거나 효과가 없는 것이 확인될 때까지 진행한다.

(계속)

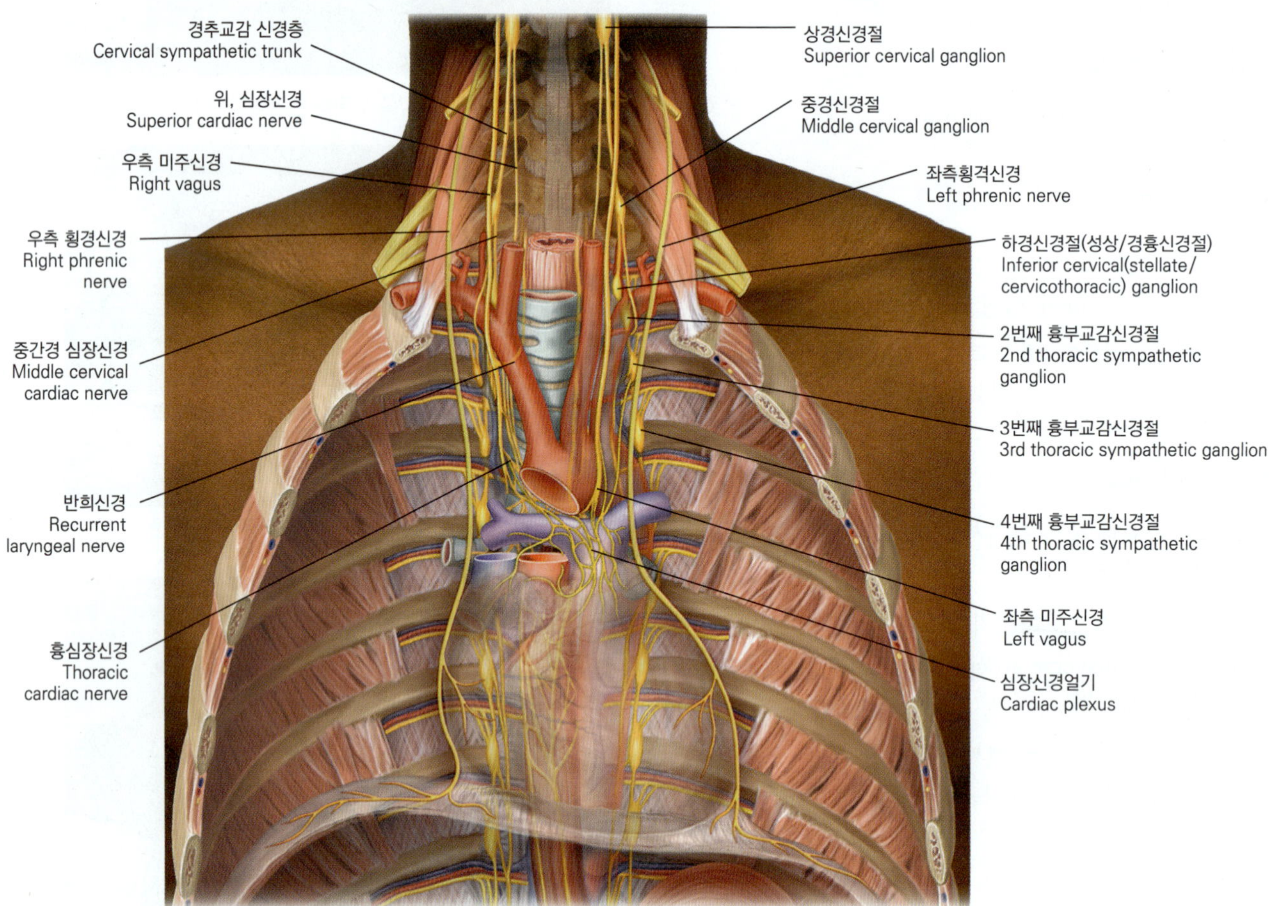

그림 15.9 교감신경절, 심장 신경얼기, 미주, 횡격신경의 해부학적 위치

반사지향 치료 Reflex-Oriented Treatment

딸꾹질
Singultus (Hiccups)

횡격신경(phrenic nerve, 가로막신경)은 주로 C3-C5에서 신경섬유를 받는다. 이 신경은 견갑설골근(omohyoid muscle)과 전사각근 사이로 주행하면서 횡격막을 신경지배하는 유일한 신경이다(그림 15.13 및 15.14).

테크닉 Technique

1. 환자는 치료대에 앉거나 바로 눕는다.
2. 치료사의 왼손은 흉골과 쇄골의 머리, 흉쇄유돌근으로 만들어지는 삼각형 모양에 위치한다(그림 15.15).
3. 치료사는 모지나 검지, 중지를 이용하여 이 삼각형 모양의 위치를 깊게 누른다(그림 15.16 및 15.17).
4. 이 부분에 통증을 유발하며, 참을 수 있을 정도의 통증을 유발하면서 적어도 1분 이상 딱꾹질(hiccups)이 멈출 때까지 누른다.
5. 만약에 좌측에서의 치료가 성공적이지 않다면 우측에 다시 시행한다.

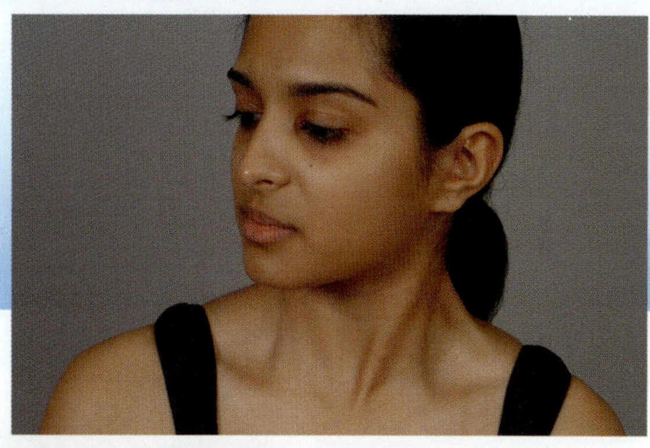

그림 15.15 1~2단계

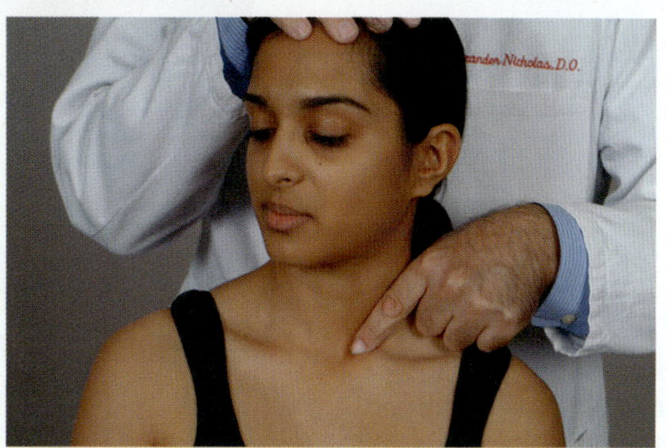

그림 15.16 손가락의 압력

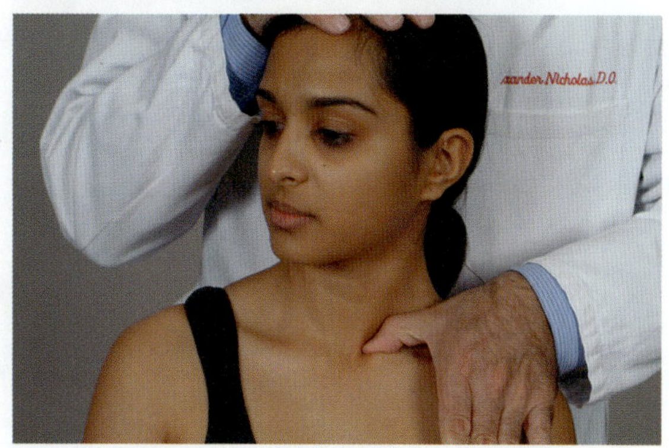

그림 15.17 엄지손가락 압력 변화

(계속)

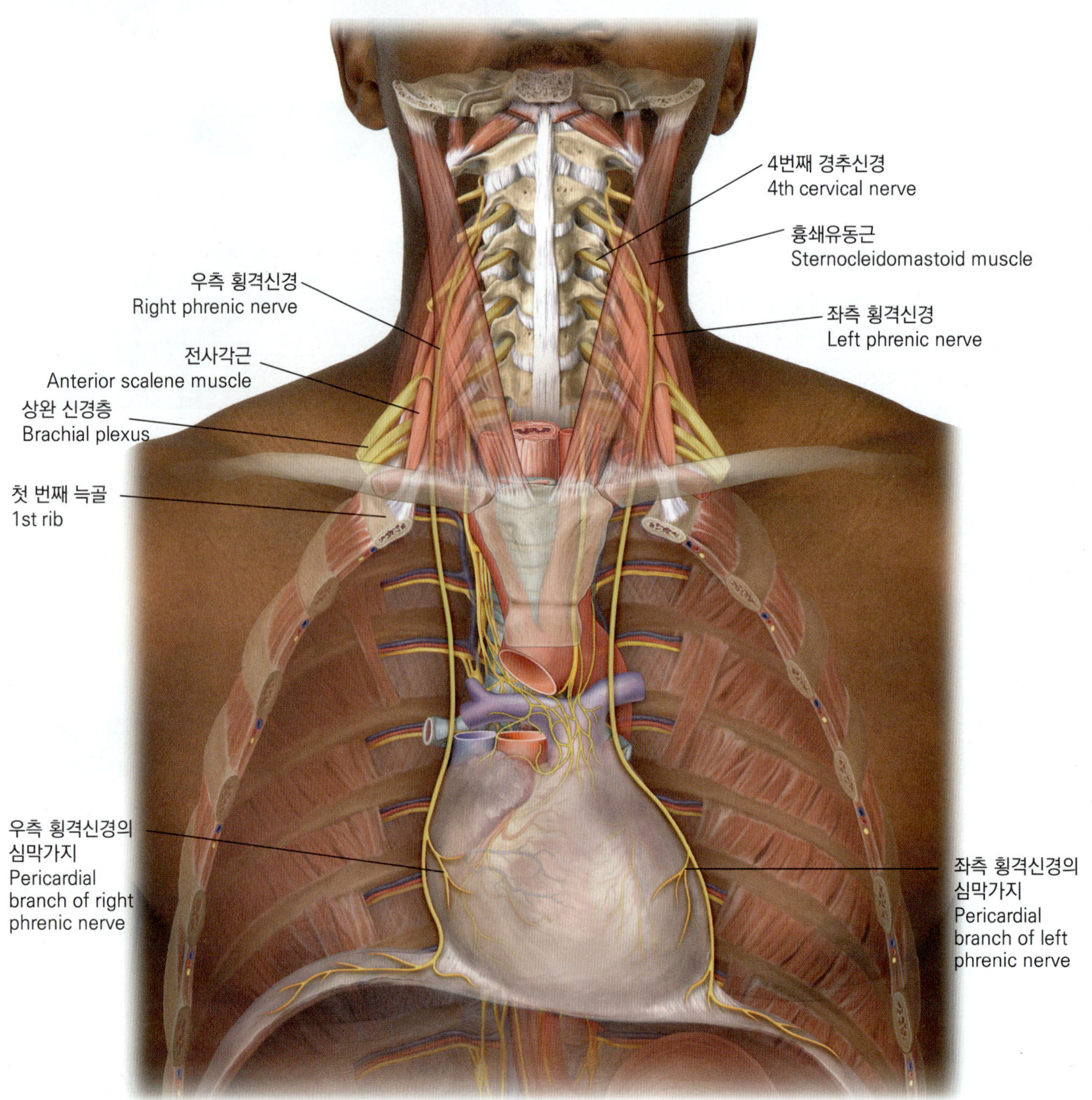

그림 15.13 횡격신경의 해부학적 위치

반사지향 치료 Reflex-Oriented Treatment

늑골 들어올리기
Rib Raising

적응증 Indications

수술 후 발생한 마비성 장폐색증(paralytic ileus) 완화
호흡을 증가시키기 위한 늑골의 가동성 증진
림프배액 촉진

금기증 Contraindications

늑골 골절
척수신경 손상이나 수술
악성 종양(malignancy)

테크닉 Technique

1. 환자는 치료대에 누운자세로 하고, 치료사는 환자 옆에 앉는다.
2. 치료사는 양쪽 손을 환자의 흉요추 부위에 위치시킨다(그림 15.18 및 15.19).
3. 치료사 쪽에 있는 늑횡돌기관절 위쪽 척추주변 조직 위에 손가락 패드를 위치시킨다(그림 15.20).
4. 치료사는 팔꿈치를 기울여 손가락으로 척추주변 조직을 위로 올리면서 화살표 방향으로 당겨준다(화살표, 그림 15.21).
5. 척추주변 조직의 들어올림(lifts)은 척추를 치료대에서 띄워주고 바깥쪽으로 당겨준다.
6. 이 테크닉은 간헐적인 니딩(kneading) 테크닉이나 지속적인 깊은 억제성 압박(sustained deep inhibitory pressure)방법으로 수행될 수 있다.

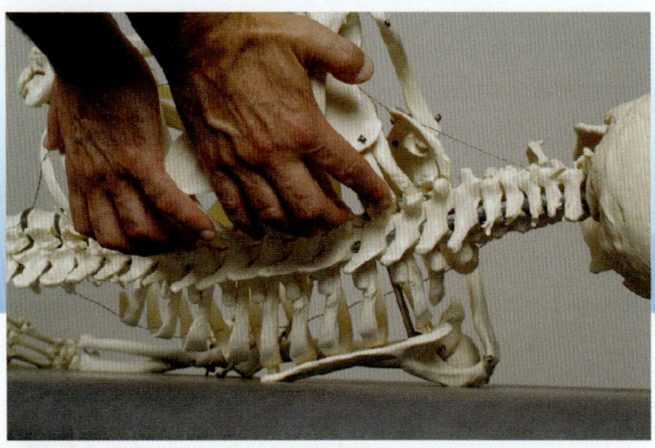

그림 15.18 뼈대에 손가락 접촉

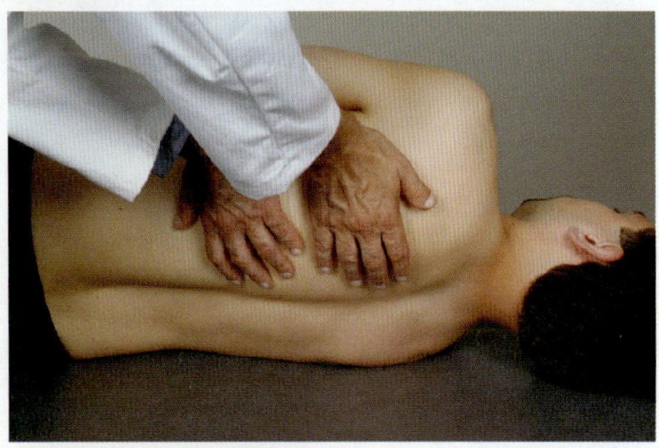

그림 15.19 환자에 손가락 접촉

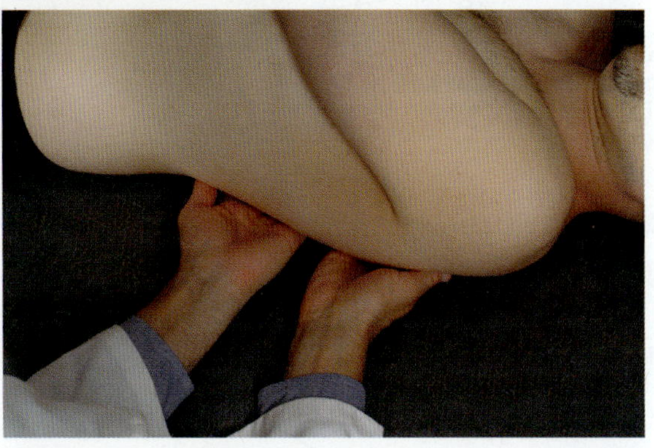

그림 15.20 환자와 치료사 위치선정

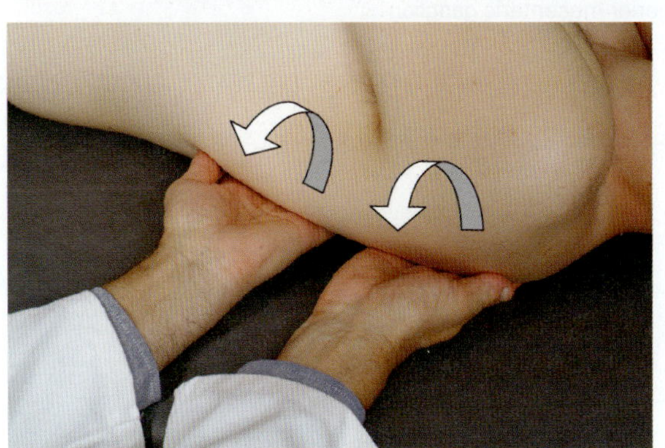

그림 15.21 4단계, 복측 그다음 외측압력

(계속)

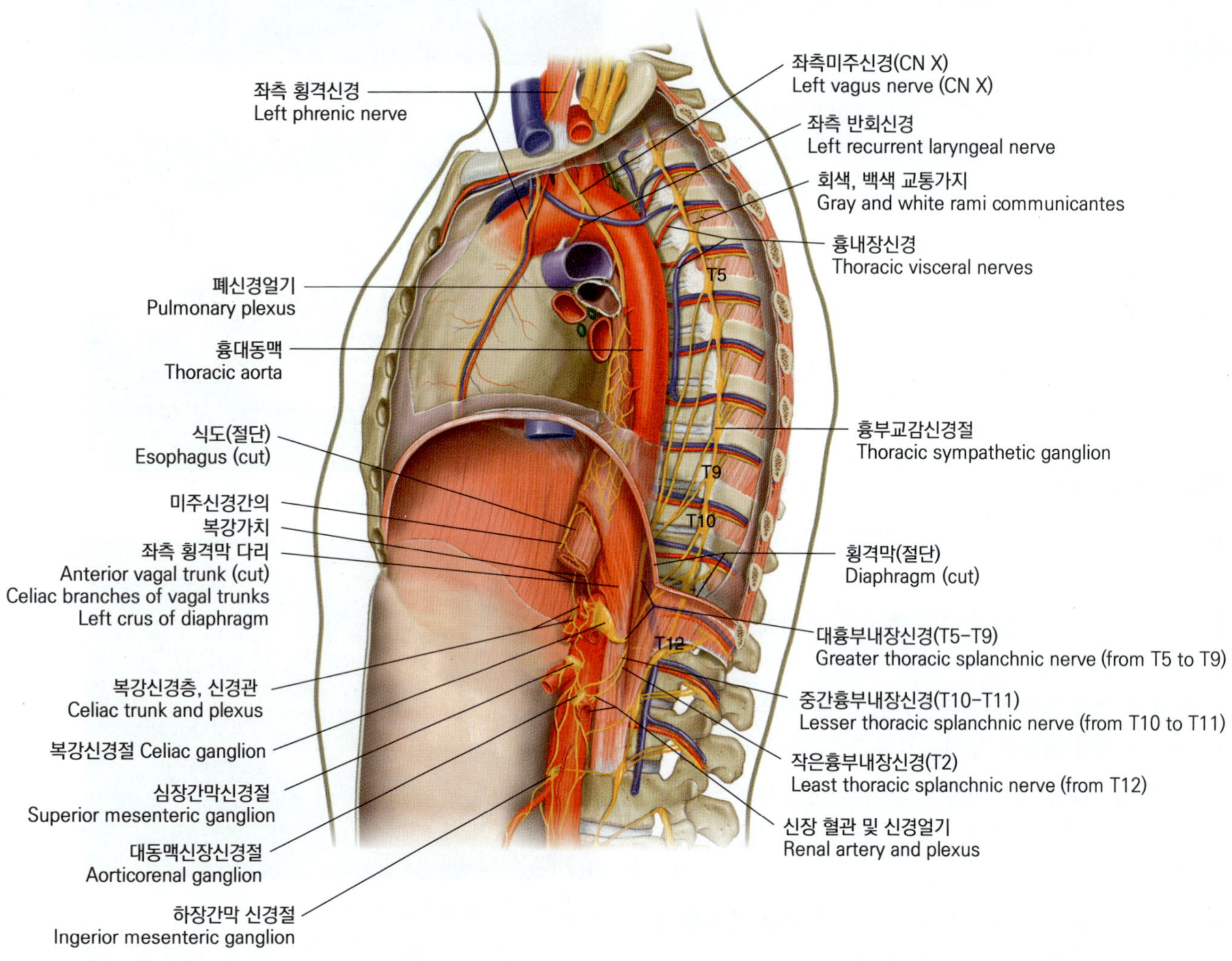

그림 15.14 교감신경절, 복강, 상장막간. 대동맥신장. 하장막간 절의 외측부위. (From Gest TR. Lippincott® Atlas of Anatomy. 2nd ed. Wolters Kluwer, 2020, Plate 5-43.)

반사지향 치료 Reflex-Oriented Treatment

천골 흔들기
Sacral Rock

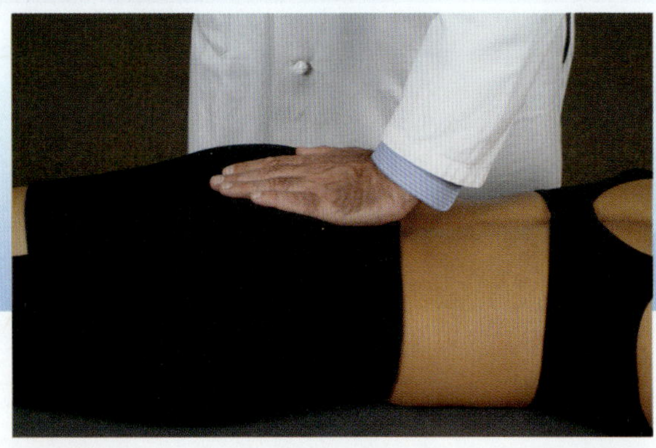

그림 15.22 머리쪽 손의 위치

적응증 Indications

월경통(dysmenorrhea)
골반울혈증후군(pelvic congestion syndrome)
천장관절 기능장애(sacroiliac dysfunction)

금기증 Contraindications

진단되지 않은 골반통증
골반 악성종양(pelvic malignancy)

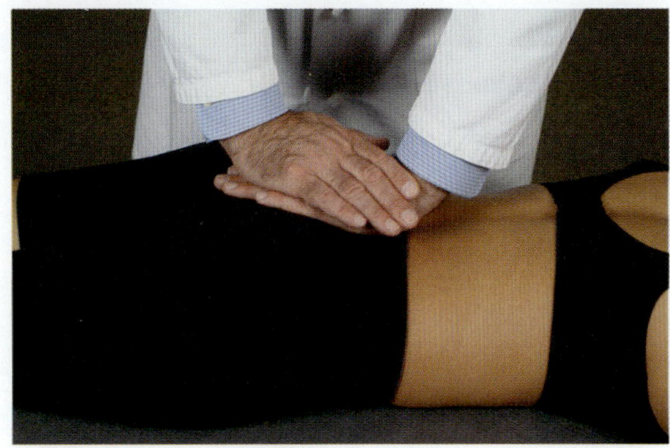

그림 15.23 꼬리쪽 손의 위치

테크닉 Technique

1. 환자는 치료대에 엎드려 눕고(prone) 치료사는 환자 옆에 선다.
2. 치료사의 머리쪽 손 뒤꿈치(heel) 부분으로 환자의 천골저(sacral base)에 위치시키고, 손가락은 꼬리뼈 방향을 향하게 한다(그림 15.22).
3. 치료사의 꼬리쪽 손은 머리쪽 손과 포개고 손가락은 서로 반대방향으로 향한다(그림 15.23).
4. 치료사는 팔꿈치를 편 채로 유지하며 천골을 살짝 누른다.
5. 치료사는 환자의 호흡주기에 맞추어 천골의 요동운동(rocking motion)을 동시에 진행한다. 천골의 신전(화살표, 그림 15.24)은 흡기시에 일어나고, 천골의 굴곡(화살표, 그림 15.25)은 호기시에 일어난다.
6. 수분동안 지속적으로 시행한다.

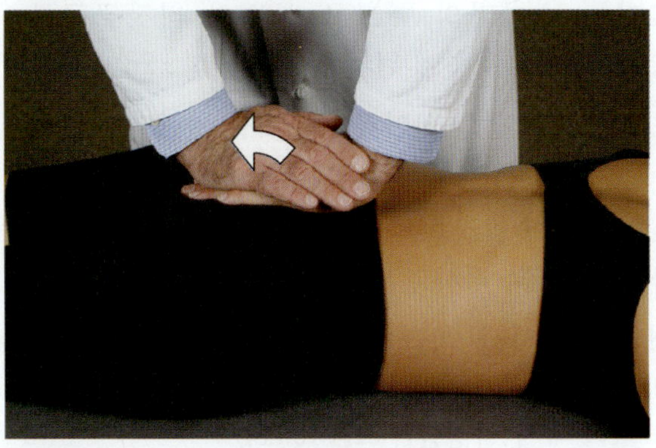

그림 15.24 천골신전(뒤 기울이기, counternutation)

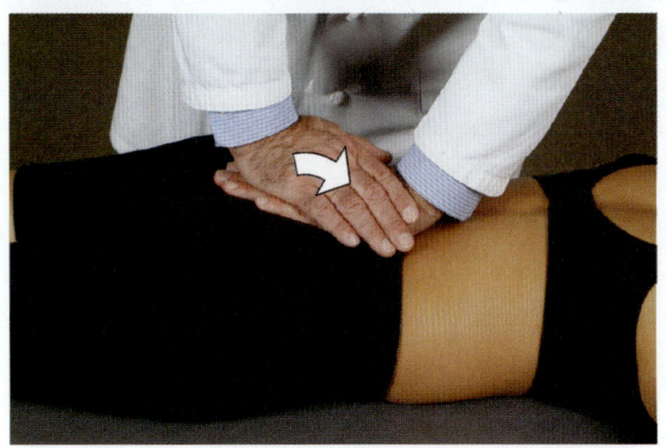

그림 15.25 천골굴곡(앞 기울이기, nutation)

자극/진동 치료 Stimulatory/Vibratory Treatment

결장 자극
Colonic Stimulation

적응증 Indications

변비(constipation)

금기증 Contraindications

장폐색(bowel obstruction)
복부의 신생물(abdominal neoplasm)
진단되지 않은 복부의 통증(undiagnosed abdominal pain)

테크닉 Technique

1. 환자는 치료대에 누운자세로 하고, 치료사는 환자 옆에 선다.
2. 치료사는 손가락의 패드를 복벽의 비장굴곡부(splenic flexure) 위쪽에 위치시킨다(그림 15.26).
3. 치료사는 장의 방향을 따라 손가락을 굴린다(화살표, 그림 15.27).
4. 치료사는 손의 압력을 줄이고 결장 쪽으로 한손너비만큼 이동한 후, 다시 손의 위치를 잡는다.
5. 하행결장을 따라 여러 번 반복한 후, 간 만곡부(hepatic flexure)에 손을 재위치시키고, 횡행 하행결장을 따라 다시 시행한다(그림 15.28).
6. 여러 번 반복한 후 치료사는 맹장부위에 손을 재위치시킨 후, 상행, 횡행, 하행결장을 따라 시행한다(화살표, 그림 15.29).

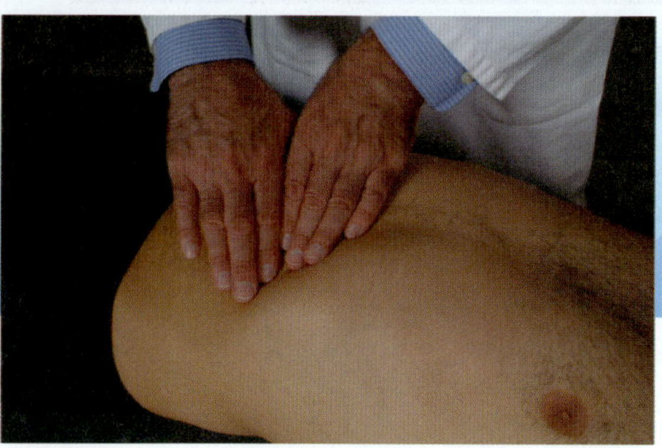
그림 15.26 1~2단계

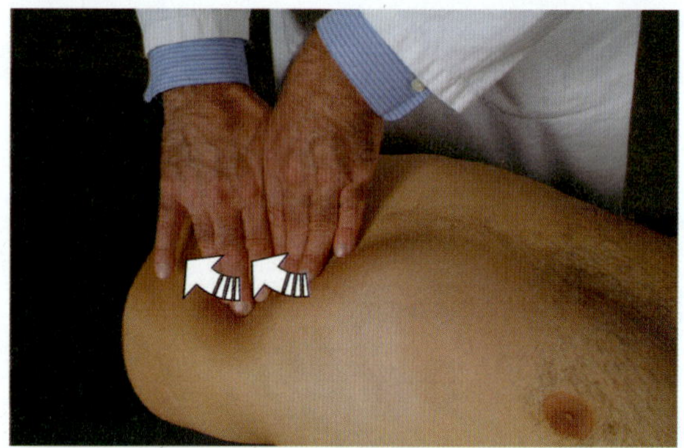
그림 15.27 3단계

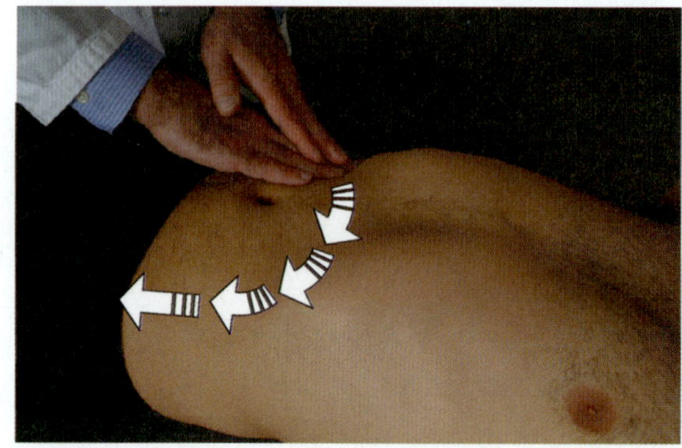
그림 15.28 5단계

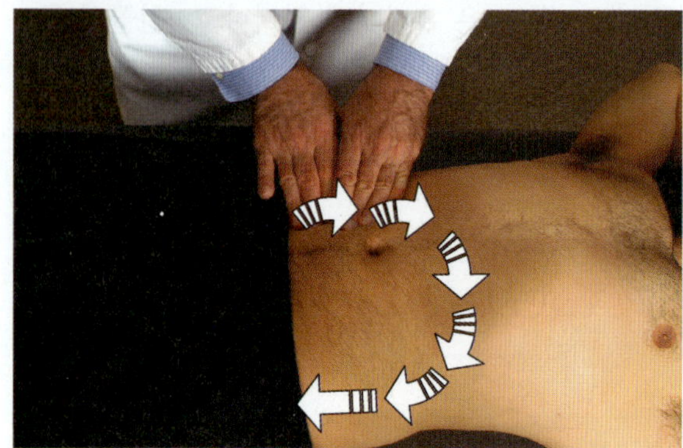
그림 15.29 6단계, 대장의 전체

자극/진동 치료 Stimulatory/Vibratory Treatment

비장 자극
Splenic Stimulation

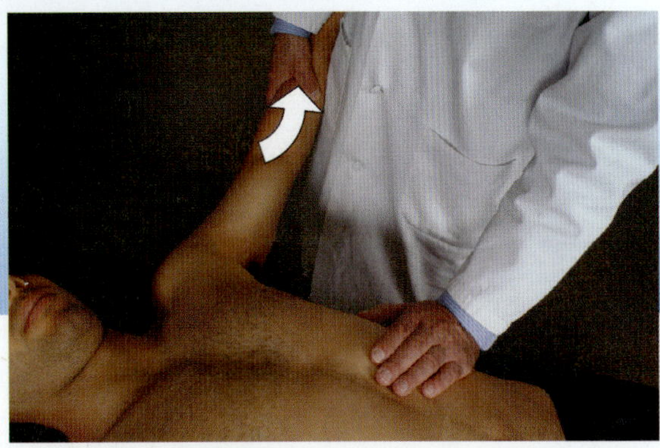

그림 15.30 1~3단계

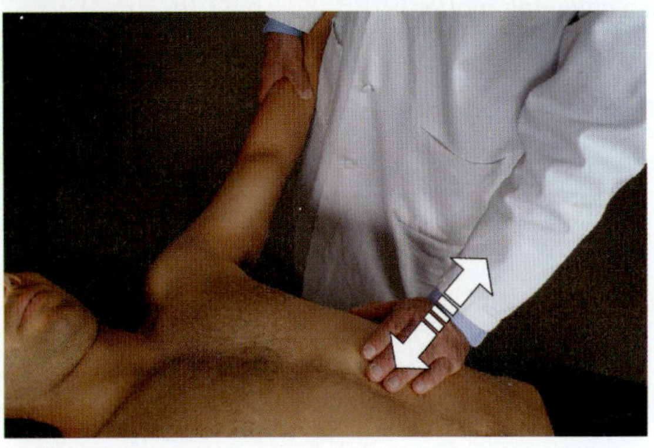

그림 15.31 5단계

적응증 Indications

모든 감염병, 또는 예방

금기증 Contraindications

감염단핵구증(infectious mononucleosis), 모든 비장비대, 비장의 침윤성 신생물(neoplasm infiltrating the spleen)

테크닉 Technique

1. 환자는 치료대에 누운자세로 하고, 치료사는 환자 좌측 편에 선다.
2. 치료사의 우측 팔은 환자의 좌측 팔을 90도 외전시키고 약간 견인한다(화살표, 그림 15.30).
3. 치료사의 좌측 손은 환자의 비장 위쪽 늑골연골에 위치하고, 손가락은 늑간격 사이에 위치한다(그림 15.30).
4. 치료사의 좌측 손은 환자의 늑골 중심쪽으로 압박한다.
5. 30초에서 몇 분 동안 1초에 2회 정도 스프링모션(springing motion)이 일어나도록 반복한다(화살표, 그림 15.31).

(계속)

6. 다른 방법은 환자의 좌측 아래 늑골을 치료사의 두 손으로 압박했다가 갑작스럽게 손을 놓는 방법(also called a chugging motion)이다(그림 15.32 및 15.33).
7. 두 번째 다른 방법은 치료사의 한 손을 환자의 좌측 아래쪽 늑골연골 위에 위치시킨 후, 주먹으로 두드리는(percuss) 방법이다(화살표, 그림 15.34).

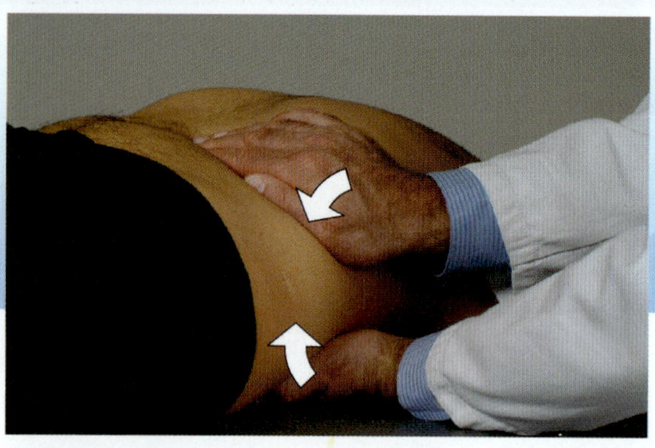

그림 15.32 6단계, 갑작스런 이완 방법(압박)

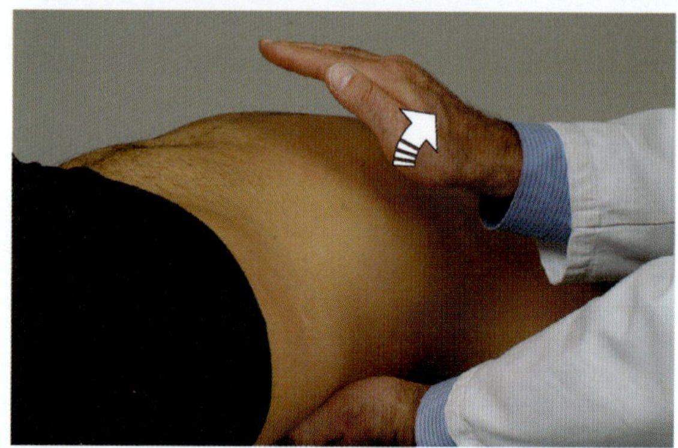

그림 15.33 6단계, 이완

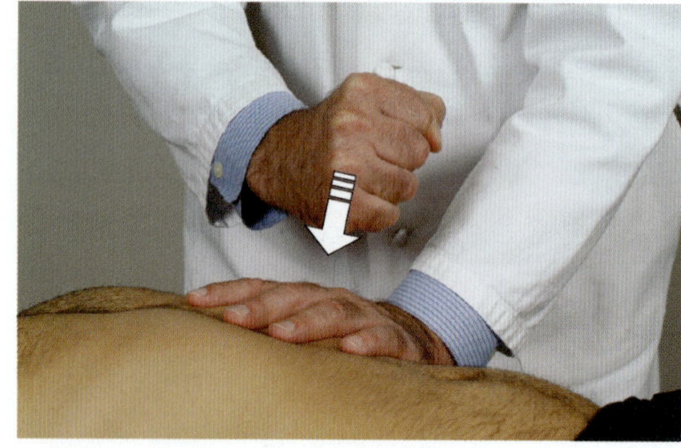

그림 15.34 7단계, 두드리기(percussive)

근막이완/BLT Myofascial Release/BLT Treatment

위장 이완
Gastric Release

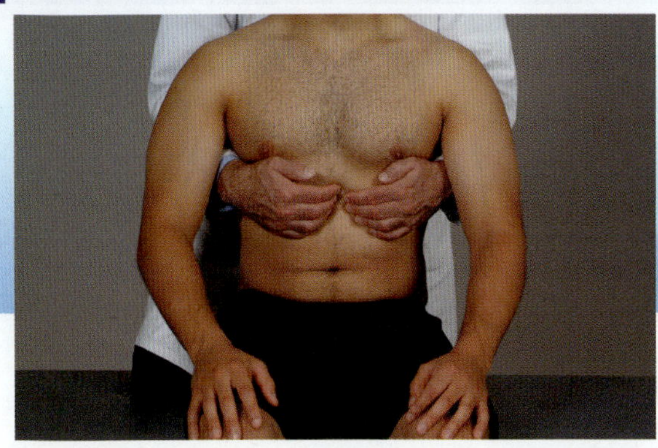

그림 15.35 1~2단계

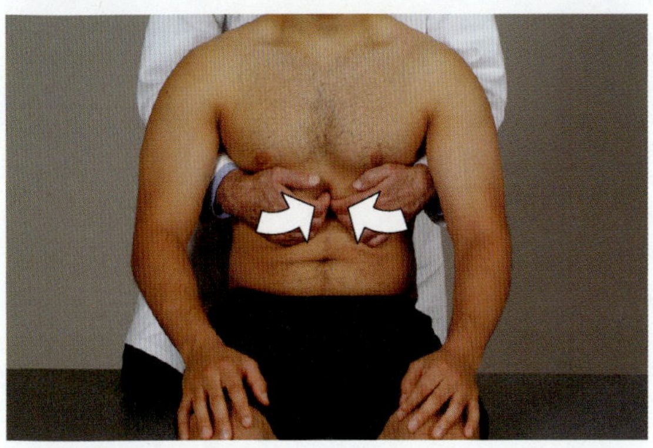

그림 15.36 3단계

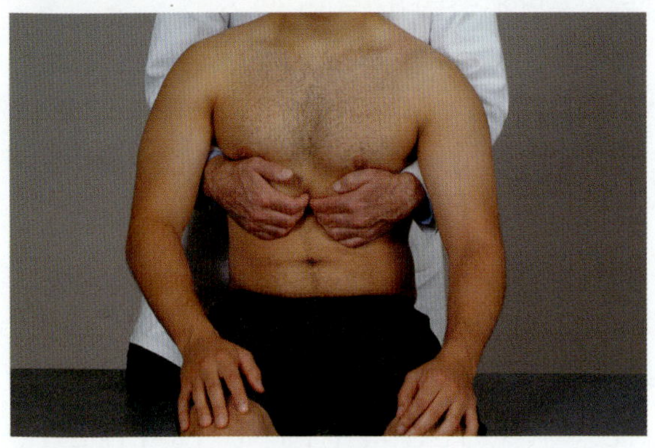

그림 15.37 5단계, 간접 힘(느슨함)

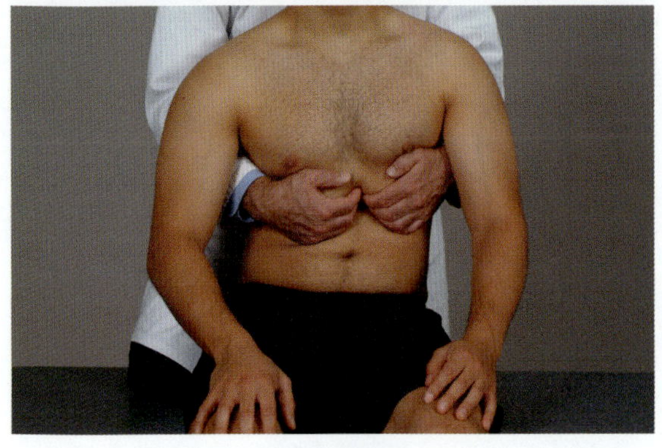

그림 15.38 5단계, 직적 힘(팽팽함)

적응증 Indications

위식도 역류(gastroesophageal reflux)
위하수(gastric ptosis)

테크닉 Technique

1. 환자는 치료대에 앉고, 치료사는 환자의 뒤에 선다.
2. 치료사는 각각의 손을 환자의 늑골 밑, 검상돌기 밑에 위치시킨다(그림 15.35).
3. 치료사의 손은 환자의 복부위쪽 사분면(abdominal quadrants)에 위치시키고 손가락 패드를 살짝 둥그렇게 감으면서 안쪽을 압박한다(화살표, 그림 15.36).
4. 치료사는 손의 압박을 더하면서 조직의 질감의 변화를 검사하고, 느슨함-팽팽함 움직임에서 비대칭이 있는지 확인한다.
5. 치료사는 본인의 선호도에 따라 환자가 견딜 수 있는 범위 내에서 느슨한 또는 팽팽한 방향으로 지속적인 압박을 가한다(그림 15.37 및 15.38).
6. 치료사는 조직의 이완을 느끼거나 더 이상의 개선이 없을 때까지 압박을 지속한다.
7. 이완을 촉진하는 방법으로 깊은 흡기나 호기는 도움이 된다.

근막이완/BLT Myofascial Release/BLT Treatment

간 이완
Hepatic Release

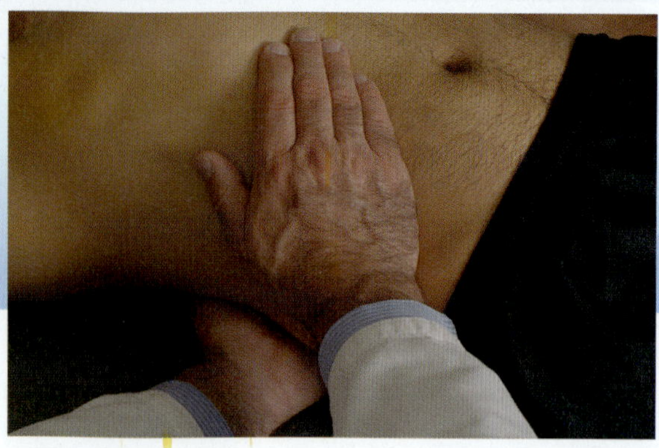

그림 15.39 1~3단계

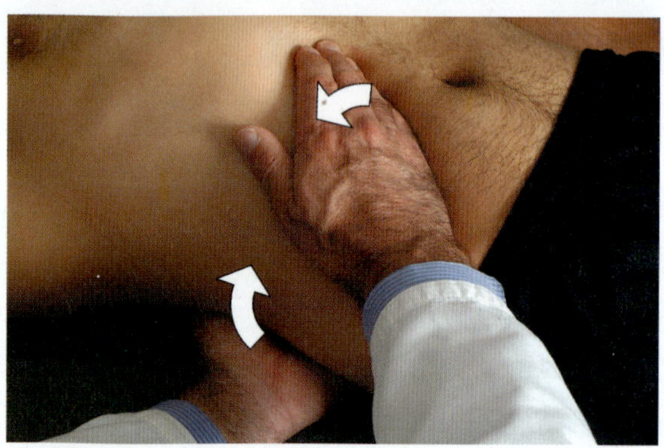

그림 15.40 간 촉진을 위한 압박

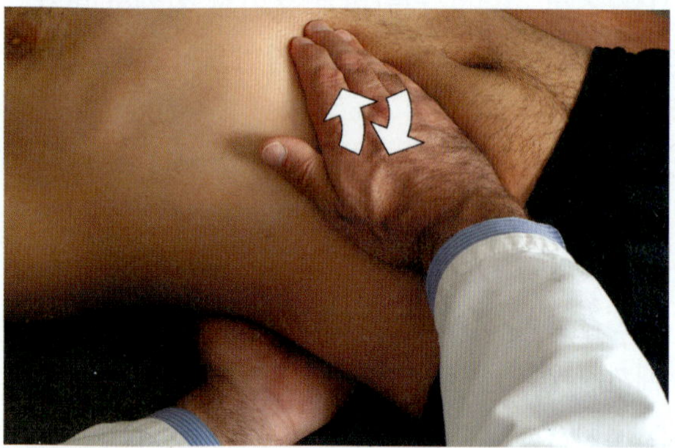

그림 15.41 6단계, 직접 또는 간접 힘

적응증 Indications

간염(hepatitis)
경화증(cirrhosis)
담석증(cholelithiasis)

테크닉 Technique

1. 환자는 치료대에 누운자세로 하고, 치료사는 환자 오른편에 선다.
2. 치료사의 좌측 손은 간이 위치하고 있는 흉곽 아래쪽에 놓는다.
3. 치료사의 우측 손은 환자의 늑골밑각 바로 아래, 우측 상부 사분면에 놓는다(그림 15.39).
4. 치료사는 두 손을 이용하여 환자를 압박한 후, 간을 촉진한다(화살표, 그림 15.40).
5. 치료사는 압박을 유지한 상태에서 느슨함-팽팽함 조직의 질감 및 비대칭적인 움직임을 검사한다.
6. 비대칭이 확인되면, 치료사는 본인의 선호도에 따라 환자가 견딜 수 있는 범위 내에서 느슨한 또는 팽팽한 방향으로 지속적인 압박을 가한다(그림 15.41).
7. 치료사는 조직의 이완을 느끼거나 더 이상의 개선이 없을 때까지 압박을 지속한다.
8. 이완을 촉진하는 방법으로 깊은 흡기나 호기가 도움이 된다.

근막이완/BLT Myofascial Release/BLT Treatment

담낭의 이완
Gallbladder Release

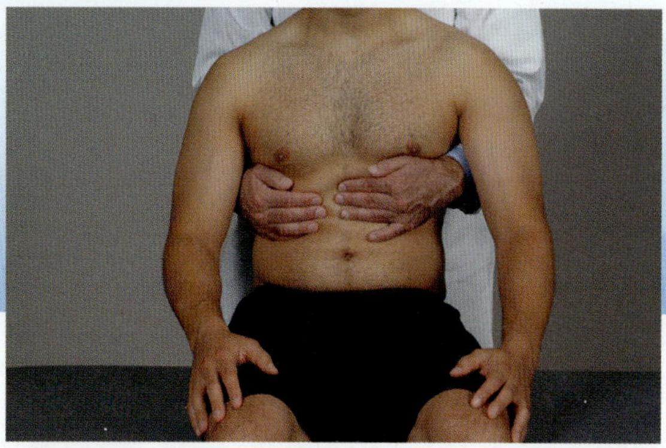

그림 15.42 1~3단계

적응증 Indications

담낭염(cholecystitis)
담즙정체(cholestasis)
만성적인 상복부 통증(chronic upper abdominal pain)

테크닉 Technique

1. 환자는 치료대에 앉고, 치료사는 환자의 뒤에 선다.
2. 치료사의 좌측 둘째, 셋째, 넷째손가락을 환자의 가슴 중앙에서 살짝 우측 검상돌기 아래 위치시킨다.
3. 치료사의 우측 둘째, 셋째, 넷째손가락을 환자의 늑골하연 아래 우측 담낭의 바로 옆에 위치시킨다(그림 15.42).
4. 치료사는 느슨함-팽팽함 조직의 질감 및 비대칭적인 움직임을 검사한다.
5. 비대칭이 확인되면, 치료사는 본인의 선호도에 따라 환자가 견딜 수 있는 범위 내에서 느슨한 또는 팽팽한 방향으로 지속적인 압박(화살표, 그림 15.43 및 15.44)을 가한다.
6. 치료사는 조직의 이완을 느끼거나 더 이상의 개선이 없을 때까지 압박을 지속한다.
7. 이완을 촉진하는 방법으로 깊은 흡기나 호기가 도움이 된다.

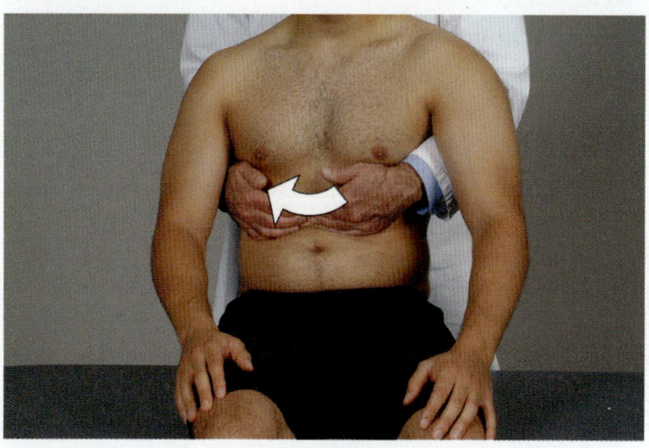

그림 15.43 5단계, 간접 힘(느슨함)

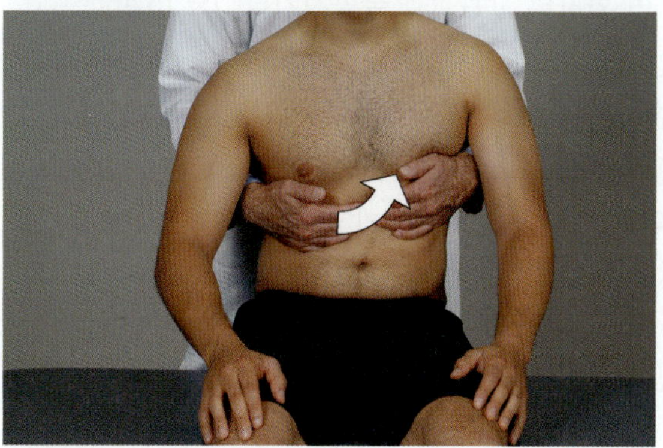

그림 15.44 5단계, 직접 힘(팽팽함)

근막이완/BLT Myofascial Release/BLT Treatment

신장의 이완
Kidney Release

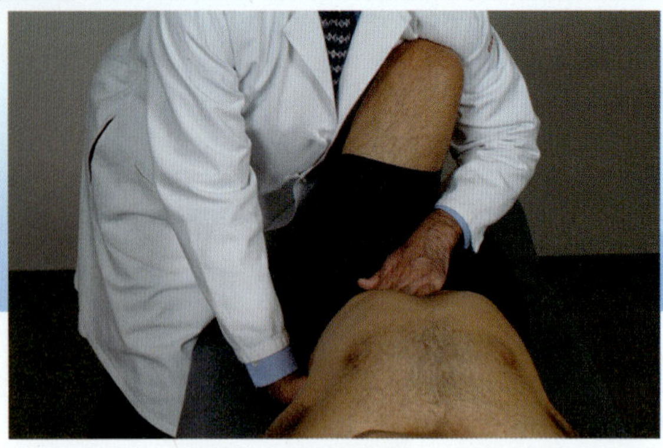
그림 15.45 1~3단계

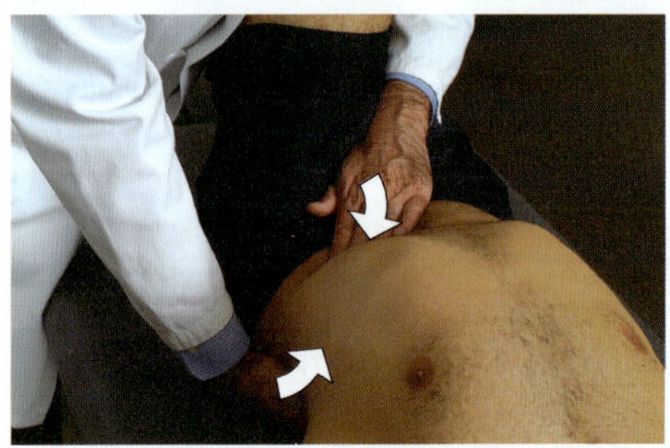
그림 15.46 4~6단계

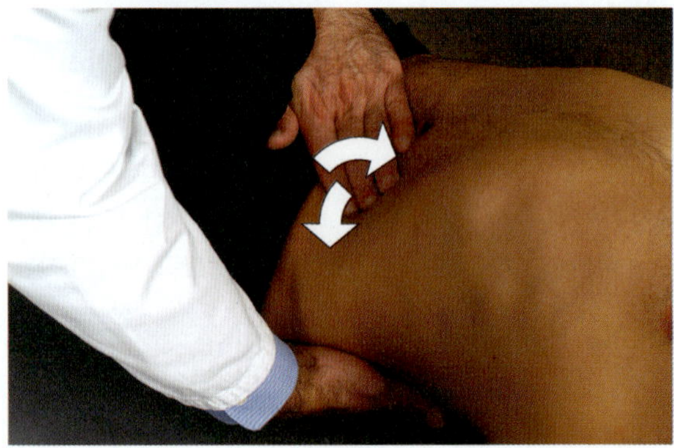
그림 15.47 8단계, 직접, 간접 힘

적응증 Indications

신우신염(pyelonephritis)
신장결석증(renal lithiasis)
옆구리, 서혜부 통증

테크닉 Technique

1. 환자는 치료대에 누운자세로 하고, 증상이 있는 쪽 고관절과 무릎을 굴곡한다.
2. 치료사는 환자의 해당 고관절 옆에 선다.
3. 치료사는 환자의 무릎을 액와(axilla)와 오구돌기(coracoid process) 앞에 위치시킨 후 복부를 이완하기 위하여 환자의 고관절을 굴곡시킨다(그림 15.45).
4. 치료사는 바깥쪽 손을 환자의 12번 늑골 아래의 허리에 손바닥을 위로 한 상태로 위치시킨다.
5. 치료사의 내측 손은 환자의 대퇴부를 돌아 환자의 복부 위쪽 사분면에 위치시키고 뒤쪽 아래방향으로 신장(kidney)이 느껴질 때까지 누른다(위쪽 화살표, 그림 15.46).
6. 치료사의 아래쪽 손은 신장이 잘 촉진될 수 있도록 위쪽 방향으로 들어올린다(그림 15.46).
7. 치료사는 질감, 비대칭 움직임, 팽팽함-느슨함 검사를 시행한다.
8. 비대칭이 확인되면, 치료사는 본인의 선호도에 따라 환자가 견딜 수 있는 범위 내에서 느슨한 또는 팽팽한 방향으로 지속적인 압박(화살표, 그림 15.47)을 가한다.
9. 치료사는 조직의 이완을 느끼거나 더 이상의 개선이 없을 때까지 압박을 지속한다.
10. 이완을 촉진하는 방법으로 깊은 흡기나 호기가 도움이 된다.

참고문헌 Reference

1. Guisti R, exec. ed. *Glossary of Osteopathic Terminology*. 3rded. Chevy Chase, MD: Educational Council on Osteopathic Principles of the American Association of Colleges of Osteo- pathic Medicine, 2017.
2. Seffinger MA, exec. ed. Foundations of Osteopathic Medicine. 4th ed. Philadelphia, PA: Wolters Kluwer, 2018.
3. Hensel K, exec. ed. *A Teaching Guide for Osteopathic Manip ulative Medicine*. 2nd ed. Chevy Chase, MD: Educational Council on Osteopathic Principles of the American Associa- tion of Colleges of Osteopathic Medicine, 2018.
4. Chila A, exec. ed. Foundations of Osteopathic Medicine. 3rded. Philadelphia, PA: Wolters Kluwer Health/Lippincott Wil-liams & Wilkins, 2011.
5. Nelson KE, Glonek T. Somatic Dysfunction in Osteopathic Family Medicine. Baltimore, MD: Lippincott Williams & Wilkins, 2007.
6. Owens F. An Endocrine Interpretation of Chapman's Reflexes. Chattanooga, TN: Chattanooga Printing & Engrav- ing Co., 1937.
7. Ward RC, exec. ed. Foundations for Osteopathic Medicine. 2nd ed. Baltimore, MD: Lippincott Williams & Wilkins, 2003.

16장 림프 테크닉

Lymphatic Techniques

– 역자: 김상범(Kim Sang Bum) PT

테크닉 원칙 Technique Principles

림프 테크닉들은 최근까지도 오스테오파시 도수치료의 특정 범주로 고려되지 않았다. 오스테오파시의 원리와 실기에 있어서 림프 테크닉은 전형적으로 내장기 영역에 포함되었다.

오스테오파시 원리를 교육하기 위한 오스테오파시의학 교육심의위원회(The Educational Council on Osteopathic Principles, ECOP)는 림프 테크닉을 "림프순환의 방해물을 제거하고, 림프와 간질액의 흐름을 향상, 증대시키기 위하여 고안된 다양한 테크닉의 집성체"로 정의한다(1).

모든 오스테오파시 도수치료 테크닉들은 림프관에 어느 정도의 영향을 미친다는 원리이다. 이것은 직접적으로 흐름을 자극하거나 방해물을 제거함으로써 혹은 간접적으로 체성기능장애의 경감과 그에 따른 정상화 그리고 자율신경계(부교감 혹은 교감)의 균형화에 의해서 이루어진다. 그러나 특정 테크닉들은 다른 테크닉들보다 림프계에 더욱 직접적인 영향을 미치는 것 같다고 한다. 이런 이유로 특정 테크닉들을 이 장에서 설명한다. 림프 활성화(lymph-potentiating techniques) 테크닉들은 다른 장에서 설명한다. 림프의 잠재력에 큰 영향을 주는 고유한 테크닉의 예는 BLT 혹은 LAS; 연부조직; 내장기; 근막이완(MFR); 그리고 관절 테크닉이다. 이 테크닉들은 그들 각각의 장에서 설명한다.

많은 오스테오파시 치료사들이 림프계에 영향을 미치려 시도해왔다. 원활한 혈관공급의 원리가 널리 지지되면서 대부분의 오스테오파시 의과대학 학생들은 인용된 A.T Still의 동맥의 법칙을 들었다. 그러나 Still은 건강을 유지함에 있어서 림프계가 가장 주요하고 림프계가 억제되면 질병과 병적상태가 심각해지는 주범이 된다고 진술했다. 림프계에 대해 얘기할 때 Still은 생명(life)과 죽음(death)과 같은 단어로 그의 철학을 표현했다(2). Still 박사의 초창기 학생 중 한 명인 Frederic Maillard, DO는 림프계의 구조와 기능을 연구했다. 그의 저서 Applied Anatomy of the Lymphatics, 1922는 "림프의 배액" 테크닉을 설명했다(3,4).

필라델피아 오스테오파시 치료사들은 림프계를 이해하고 림프계에 영향을 미치는 테크닉을 개발하는 데 주목했다. William Galbreath, D.O (Philadelphia College of Osteopathy [PCO], 1905)는 하악골에서 체액를 이동하고, 이 텍스트에 포함된 테크닉인 중이에 축적된 체액을 배액하기 위한 방법을 개발했다(3~6). 1936년 PCO 졸업생인 J. Gordon Zink, DO는 림프울혈의 근막측면과 그 치료에 있어서 저명한 교수였다. 우리는 유체시스템 중에서 가장 방해받기 쉽고 임상적으로 유익한 것은 저압림프계라고 믿는다. 그리고 이 림프계에 큰 영향을 줄 수 있는 테크닉을 사용하여 자가면역 및 기타 염증상태로 인해 복잡해지는 가장 어려운 몇몇 만성사례를 치료하려 하고 있다.

오스테오파시 의과대학 학생들은 일반적으로 1918년과 1919년에 유행한 인플루엔자의 끔찍한 영향에 대해 교육받았다. 이와 관련해 많은 학생들은 1920년 시카고 오스테오파시 대학 졸업생인 C. Earl Miller, DO에 의해 개발된 림프(흉부) 펌프를 배웠다. 그는 이 테크닉을 사용하기 시작했고, 1920년대 중반에는 다른 오스테오파시 치료사들에게 소개하였다. 그러나 Miller의 테크닉은 인플루엔자 유행기간 사용되지 않았으며, 당시 가장 일반적으로 사용되었던 것은 연부조직과 관절 테크닉이었다.

몇 년 전, 우리는 의학박사인 Miller의 아들과 그의 아버지가 사용하고 또 자신의 내과 진료에 지속적으로 사용하는 많은 테크닉과 사례들에 대해 논의했다. 그는 친절하게도 아버지의 장비 일부를 필라델피아 오스테오파시 의과대학(PCOM) 기록 보관소에 기증했다. 우리에게 가장 흥미로웠던 것은 그의 아버지의 테크닉이 매우 다양한 조건에 영향을 준다는 긍정적인 결과이다. 일부 조건은 역사적으로 그 테크닉 적용을 위한 적응증으로 가르쳐진 게 아니다. 이것은 우리에게 깊은 영향을 미쳤고, 이 분야

(예: 파킨슨병, 다발성 경화증)에서 더 많은 연구를 개발하려 시도하고 있다. 벨 마비(Bell palsy)는 그 임상적 가치를 고려할 때, 우리의 관심을 가장 많이 불러일으킨 질환이다. Miller가 이 테크닉으로 벨 마비를 치료했을 때 분명히 매우 빠른 긍정적인 임상반응을 보였다. 그것은 왜 흉벽과 폐강에 대한 자극이 안면 두개골에 대부분의 증상을 띠는 증후군에서 거의 즉각적인 임상반응을 보이는지 또 이 과정과 관련된 증상에 대한 우리의 견해를 바꾸었다.

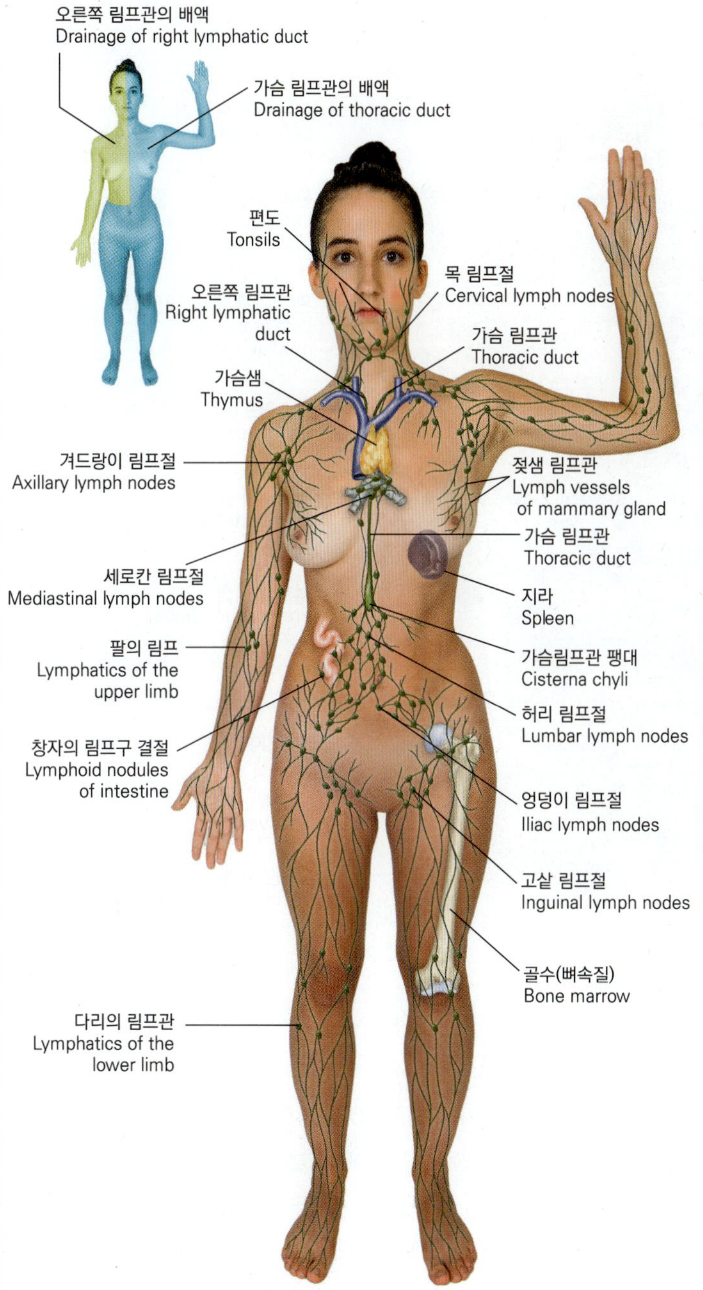

그림 16.1 림프계의 전신 해부

우리는 유체자극효과(fluid-stimulating effects)가 안면신경이 통과하는 공의 충혈을 완화할 수 있다고 믿는다. 따라서 증상을 경감시킨다.

T-림프 테크닉이라 볼 수 있는 임상효과는 체성기능장애의 제거에 이차적일 수 있으며, 이로 인해 관련된 자율신경 변화 및 잠재적인 촉진 분절이 정상화되는 것이다. 이 정상화는 체세포 및 내장반사, 통각 및 혈관 긴장도에 영향을 미칠 뿐만 아니라 자율신경 자극을 받는 림프계에도 영향을 미칠 수 있다(그림 16.1 및 16.2). 더 큰 림프관은 교감신경 자극에 따라 직경이 변경될 수도 있다(1,7).

테크닉 분류 Technique Classification

림프 흐름 제한을 제거하는 테크닉
Techniques Removing Restrictions to Lymphatic Flow

특정 체성기능장애와 관련된 림프 흐름에 대한 제한은 여러 범주(예: BLT/LAS; 고속 · 저진폭)의 테크닉에 의해 제거될 수 있다. 이것은 댐을 깨는 것으로 고려될 수 있고, 1번 늑골의 기능장애가 그 예이다. 통증, 운동 제한 등을 유발하는 것 외에도 1번 늑골 기능장애는 흉곽입구를 통한 흐름을 제한할 가능성이 있다. 늑골을 가동시키고, 정상 움직임과 기능을 회복하면 림프 흐름에 대한 제한을 제거할 수 있다. 따라서 1번 늑골의 체성기능장애(예: MFR, 근에너지 테크닉[MET])를 위해 지향되는 모든 테크닉은 림프 테크닉이 될 가능성이 있다. 또 다른 중요한 원칙은 이차적 자율신경계 영향을 유발하는 체성기능장애(예: 결과적으로 림프의 수축으로 인한 과교감 긴장을 유발하는 흉추기능부전)를 제거하는 것이다. 임상 단계별 치료 프로토콜을 개발하려는 시도로써, 교감신경 과잉반응(예: 촉진된 분절)을 직접적으로 유발하는 체성기능장애를 제거하는 것이 논리적으로 치료의 첫 단계라고 할 수 있다. 치료에서 이 단계를 건너뛰고 흉곽입구의 근막상태를 개선하려는 시도는 자율신경이상증의 병인에 영향을 미치지 않으므로 "혈관의 수축" 영향은 계속해서 림프 흐름을 제한하게 된다. 이는 막힌 배수구로 인한 배수 불량과 유사하다.

이러한 유형의 테크닉이 도움이 될 수 있는 다른 일반적인 기능장애의 영역은 하악와(턱밑이개) 제한, 근막긴장에 이차적인 흉곽입구 제한, 복부횡격막, 요근 기능장애 및 액와, 전면주두와, 슬와(popliteal fossa) 및 족저근막이다.

림프 흐름을 향상시키는 테크닉
Techniques Promoting Lymphatic Flow

림프 흐름을 촉진하는 테크닉은 일반적으로 자극, 쓰다듬기, 진동(oscillatory 혹은 vibratory)이다. 경찰법(effleurage)과 유찰법(pétrissage)은 이러한 유형의 다양한 마사지 테크닉이다. 흉부 펌프, 페달 펌프(pedal pump), 하악배액(mandibular drainage) 및 전방 경추사슬배액(cervical chain drainage)은 흐름을 자극하는 오스테오파시 도수치료 테크닉의 전통적인 예이다.

이 테크닉들은 악성종양 환자의 치료에 관한 논의에 포함됐었다. 어떤 사람들은 림프의 흐름을 촉진하는 것이 현명하지 않다고 믿는데 또 어떤 사람들은 정상적인 흐름의 촉진은 비정상 세포를 더욱 많이 제거하므로 필요하다고 믿는다. 더 많은 연구가 필요하지만, 악성종양이 있는 특정 환자에게 운동을 처방할 수 있다면 림프 흐름의 자극도 해당 환자에게 적용되어야 한다고 믿는다.

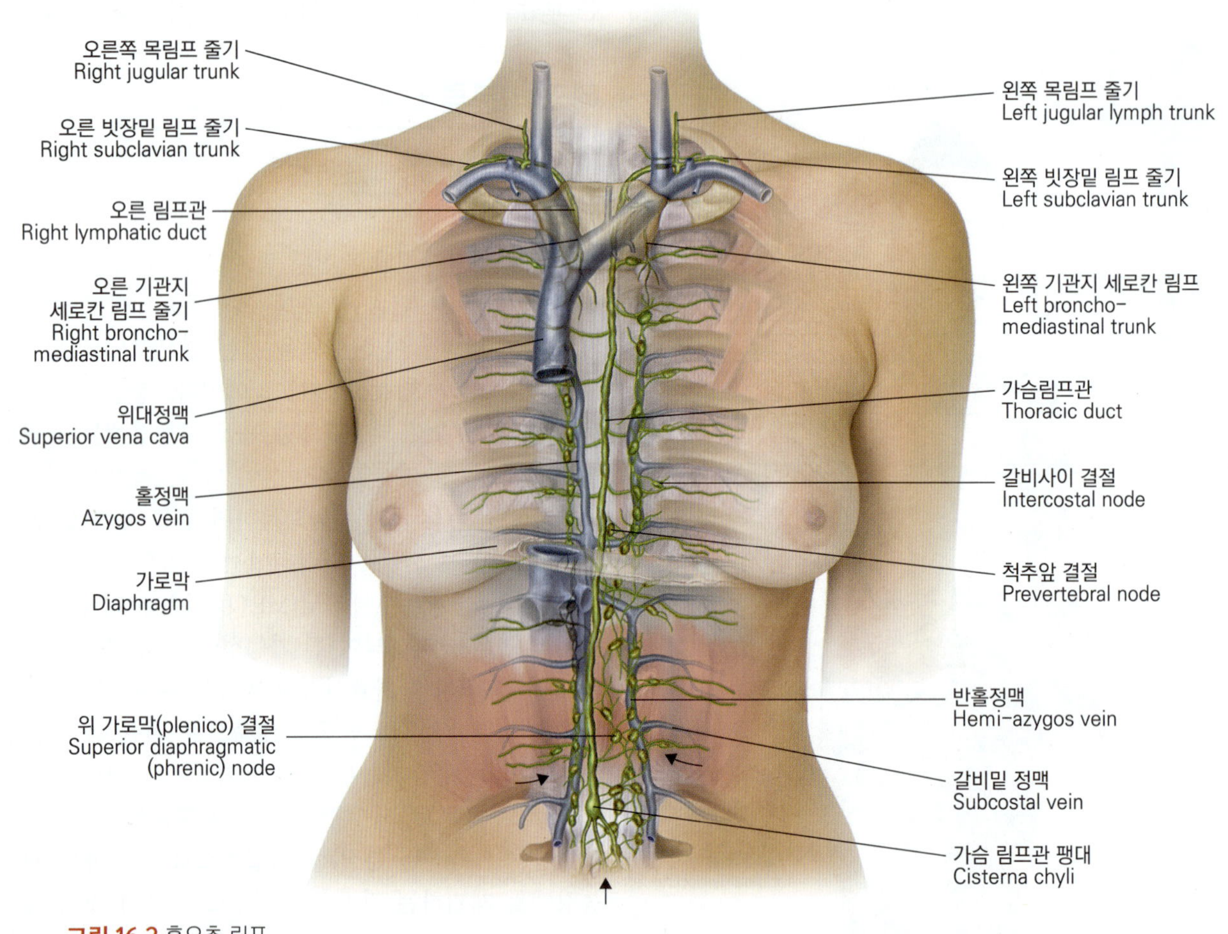

그림 16.2 흉요추 림프

테크닉 유형 Technique Styles

다양한 양식의 림프 테크닉은 오스테오파시 도수치료(OMT)의 자체 범주에 속한다. 이 범주의 하위분류에는 내재성 및 외재성 림프펌프에 영향을 미치는 테크닉을 포함하고 있다.

내재성 림프펌프 Intrinsic Lymphatic Pump

이러한 테크닉은 간질공간에서 자율 긴장도 또는 조직질감을 변경한다. 간질에서 체액이 축적되어 결국 정상적인 림프 흐름을 방해할 수 있다. 이 양식의 예는 흉요추 부위의 촉진된 분절과 골간막에 대한 간접적 MFR의 치료가 포함된다.

외재성 림프펌프 Extrinsic Lymphatic Flow

외재성 펌프는 근육수축의 영향 그리고 림프계의 움직임과 관련된다. 따라서 이 기전에 영향을 미치는 모든 테크닉은 외재적 양식으로 간주된다, MFR 및 MET를 사용한 복부 혹은 골반 횡격막 치료 또는 고속 · 저진폭으로 기능장애가 있는 체성요소를 치료(예: 횡격막에 영향을 미치는 C3–C5 기능장애)하는 예를 들 수 있다. 근육활동에 영향을 미치는 모든 형태의 운동이나 테크닉(예: 직접압박, 쓰다듬기, 경찰법)이 이 양식에 해당된다.

적응증 Indications

림프울혈 및 수술 후 부종(예: 유방 절제술)
경미한 울혈성 심부전
상부 및 하부 호흡기 감염 및 기타 감염부위
천식 및 만성 폐쇄성 폐질환
림프의 울혈과 부종으로 인한 통증

금기증 Contraindications (3,4)

절대적 금기증 Absolute Contraindications

1. 체성기능장애가 없는 경우
2. 환자 동의 및/또는 협조 부족
3. 괴사성 근막염(관련 부위)
4. 폐부종의 잠재적 위험으로 인한 투석 중이 아닌 경우의 무뇨증

상대적 금기증 Relative Contraindications

1. 급성경화 림프절(직접 치료하지 말 것)
2. 테크닉 양식이 상태를 악화시킬 수 있는 골절, 탈구 또는 골다공증
3. 전염성 단핵구증을 동반한 비장에서 보이는 장기 취약성
4. 급성간염
5. 지금까지 어떤 연구도 림프 테크닉으로 인한 암의 전이를 입증하지 못했다. 모든 임상조건에서와 마찬가지로, OMT의 어떤 형태가 해당 환자에게 적절하고 유익한지 결정하기 위해 각 환자를 개별적으로 평가해야 한다.
6. 전파위험이 있는 세균감염
7. 재활성화 위험이 있는 만성감염(농양, 만성골수염)
8. 병적인 장기(갑상선 기능항진증이 있는 경우 갑상선 치료)
9. 응고병증 또는 항응고제 복용환자
10. 불안정한 심장상태
11. 중등도에서 중증의 울혈성 심부전
12. COPD(활성화된 흉부펌프)
13. 반사성 기관지 경련의 위험으로 인한 급성천식악화
14. 임신(심복부 운동)

일반적 고려사항 및 규칙 General Considerations and Rules

림프 테크닉의 원리는 내장기 테크닉과 유사하다. 치료사는 특정한 테크닉 사용을 결정하기 전에 특정 증상과 함께 환자의 건강상태를 고려해야 한다. 해당부위는 안정적이어야 하고 외피(피부)는 마찰이든 압력유형이든 견딜 수 있어야 한다. 진동(vibratory) 또는 압박 테크닉을 적용하기 위해선 골밀도 및 운동 유용성(가용성)과 관련하여 환자의 근골격상태가 비교적 정상적이어야 한다. 환자에게 자율신경 장애와 관련한 림프 후유증이 있는 경우 치료사가 확정한 테크닉으로 특유의 체성요소가 치료되어야 한다.

이러한 테크닉은 림프 순환에 영향을 미치는 것 외에도 내분비, 자가면역 및 신경근골격계에 영향을 미쳐 움직임이 증가하고 통증이 줄어들며 전반적인 안정감이 향상된다. 앞에서 언급한 바와 같이 다음 테크닉이 림프관에 영향을 미치는 유일한 테크닉은 아니다. 림프 흐름을 강화하거나 제한을 줄이거나 자율신경지배를 정상화하는 방법에 대해서는 다른 장을 참고해야 한다.

림프 치료 프로토콜 Lymphatic Treatment Protocol

림프 치료를 위한 치료 프로토콜을 개발할 때, 치료사는 조절 메커니즘, 해부학적 관계 및 림프 테크닉이 수행되는 원리(예: 자극 vs 장애물 제거)로부터 림프 흐름에 대한 본질을 이해해야 한다. 일반적으로 중요한 원칙은 가장 중심(근위)의 폐색을 먼저 치료하는 것이다. 이것은 신경학적 조절문제(즉, 더 큰 내강혈관의 림프수축을 유발하는 과교감 반응) 혹은 신체적 폐색일 수 있다. 또한 치료사는 부종이 다른 내장병리(예: 울혈성심부전)에 의한

것인지 아니면 림프계 자체의 고장인지 식별할 수 있어야 한다. 일반적인 문제는 편측 사지부종의 원인을 감별하는 것이다. 이 경우 발목부종이 있는 환자의 슬와폐색이 더 말초적일 수 있으므로 흉곽입구를 먼저 치료하는 것은 지향되지 않는다.

림프 치료 프로토콜의 예는 귀, 코, 목구멍(ENT) 상태에 대한 단계별 테크닉 시행이다. 림프계 및 내장기 상태에 대한 다른 지침처럼 수준에 따라 단계별 순서 혹은 적용원칙을 완전히 따르거나 각각의 주요한 임상양상에 맞게 조정될 수 있다. 예를 들어, 다음 이비인후과 지침은 특정 상태에 대해 임상적으로 효과적인 단계일 때 적합하다. 따라서 장액성 중이염 및 인두염과 관련된 만성 전두엽 및 상악동염 환자는 전체지침에서 이점을 얻을 수 있는데 후두염만 있는 환자는 해당 영역 및 후두하 부위에 대한 매우 제한된 지침에만 반응하게 된다. 우측 및 좌측 림프관은 확연히 우측과 좌측 패턴으로 배액된다는 점을 기억하는 것이 중요하다. 예를 들어, 머리와 목의 좌측면 이상은 울혈 및 좌측 림프관(흉관)을 둘러싼 조직의 과긴장에 의해 영향을 받을 수 있으며, 우측 림프관을 둘러싼 영역의 치료는 아무 반응도 일으키지 않을 것이다(그림 16.1 과 16.2).

다음은 귀, 코 그리고 목구멍(ENT) 상태에 대한 포괄적인 단계별 테크닉 시행의 예이다:

1. 반사성 자율신경이상증을 유발하고 림프 흐름을 감소시키거나 방해할 수 있는 요소가 존재할 경우, 관련된 척추 및 늑골의 "촉진된 분절"을 치료한다.
2. 흉곽입구나 출구 근막제한이 있는 경우, 이를 이완한 다음 임상적으로 지향된 대로 다음의 테크닉을 단계적으로 수행한다.
3. 전방경추궁(설골, 갑상연골, 윤상연골, 기관[후두]고리)의 제한을 이완한다.
4. 경추사슬배액("착유")
5. 하악와(턱밑)이완
6. 하악골 배액(Galbreath Technique)
7. 귀 배액
8. 비강 압력 및 전두비골 교차 신연
9. 삼차신경 자극
10. 전두(얼굴) 측두하악 배액: 경찰법
11. 후두하 이완(2단계 후에 수행할 수 있음, 7장 참조)

감소된 림프 흐름, 울혈 및 염증이 있는 기타 조건에서는 다른 치료법을 나열하는 것이 적합하다. 예를 들어, 급성의 중등도에서 중증의 부종을 동반한 우측 발목의 심한 염좌 환자를 치료할 때, 체성기능장애가 존재할 경우에는 다음과 같은 단계별 평가 및 치료적 접근법이 적절할 수 있다.

1. 반사성 자율신경이상증을 유발하고 림프 흐름을 감소시키거나 방해할 수 있는 요소가 존재할 경우, 관련된 척추 및/혹은 늑골의 "촉진된 분절"을 치료한다.
2. 흉관(좌측림프관)에 영향을 미치는 모든 흉곽입구 및 출구 근막제한을 이완한다.
3. 호흡기 횡격막(가로막)에 영향을 미치는 모든 근막제한을 이완한다.
4. 흉요추 접합부에서 모든 제한을 정상화한다.
5. 전면의 전천골 근막의 근막제한을 이완한다.
6. 골반 횡격막을 이완한다.
7. 우측 고관절 및 골반부위의 모든 제한(예: 장요근건)을 정상화한다.
8. 우측 슬와를 이완한다.
9. 우측 비복근을 이완한다.
10. 골간막(경골 및 비골)의 균형을 맞춘다.
11. 발목(경골거골; 거골주상골; 거골종골) 제한을 치료한다.

참고: 위의 예에서 OMT는 체성기능장애를 보이는 영역에만 수행되어야 한다. 림프 흐름을 촉진하는 테크닉(예: 흉부펌프, 페달펌프, 경찰법(effleurage) 등)도 임상적으로 필요한 경우 사용될 수 있다.

경흉추 연접 부위 Cervicothoracic Junction

흉곽입구/출구이완
Thoracic Inlet/Outlet Release

앉은자세에서 "핸들 조작" 테크닉
Seated "Steering Wheel" Technique

근막이완/림프 강조
TMyofascial Release/Lymphatic Emphasis

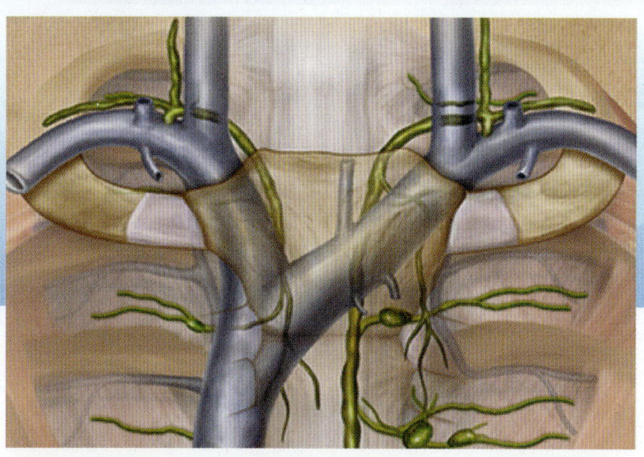

그림 16.3 흉곽입구: 정맥과 림프

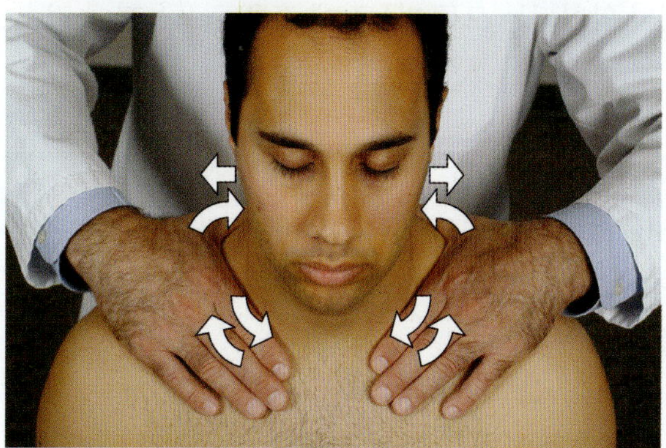

그림 16.4 직접 혹은 간접 MFR

적응증 Indications

이 테크닉은 흉곽입구 및 출구영역의 근막긴장 비대칭으로 인해 발생하거나 악화되는 모든 기능장애 혹은 림프 울혈에 적용한다.

금기증 Contraindications

이 테크닉에 절대적 금기증은 없다.

테크닉 Technique

그림 16.3 및 그림 16.4 참조.
자세한 내용은 8장을 참조한다.

경흉추 연접 부위 Cervicothoracic Junction

흉곽입구/출구이완
Thoracic Inlet/Outlet Release

직접적 근막/림프 강조
Direct Myofascial/Lymphatic Emphasis

예: 우측 흉곽출구(과긴장성, 울혈)
Ex: Right Thoracic Outlet (Hypertonicity, Congestion)

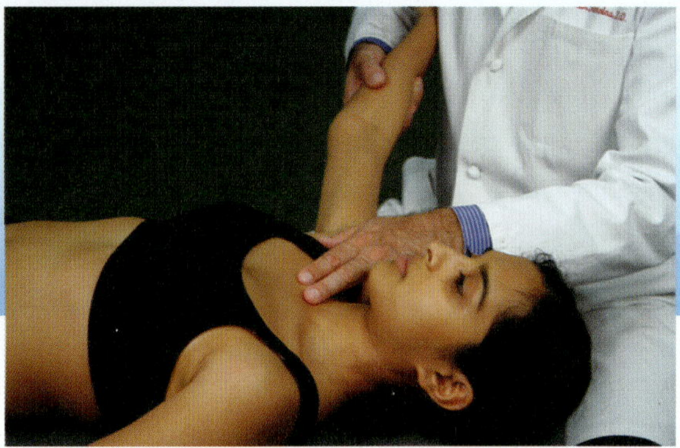
그림 16.5 1~2단계, 준비

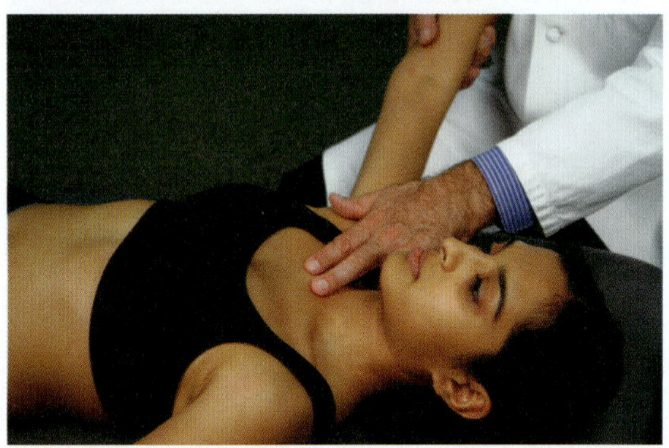
그림 16.6 수정된 지지 자세

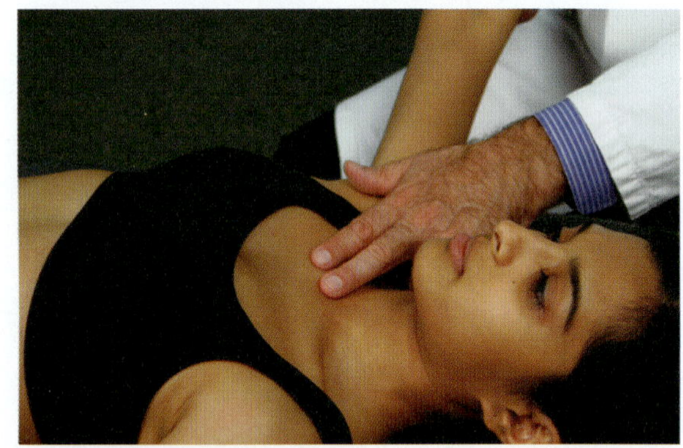
그림 16.7 흉곽입구 촉진

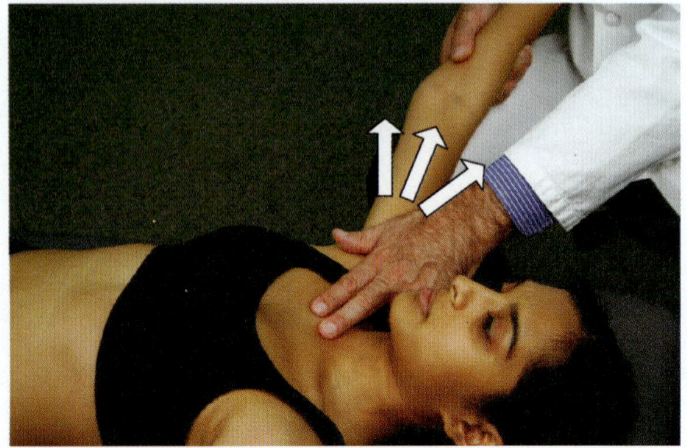
그림 16.8 5단계, 팔로 일련의 움직임을 통해서

적응증 Indications

이 테크닉은 흉곽입구/출구영역의 근막긴장도에 의해 유발되거나 악화되는 모든 기능장애 혹은 림프울혈에 적용한다.

금기증 Contraindications

환자의 어깨에 고통스럽고 심한 움직임 제한(예:섬유 유착성 관절낭염, 회전근개 파열)을 가진 경우엔 이 테크닉을 사용해서는 안 된다.

테크닉 Technique

1. 환자는 기능장애가 있는 쪽의 팔을 약 90도로 벌린 상태로 눕는다.
2. 치료사는 기능장애가 있는 흉곽입구 옆의 꼬리쪽이나 머리쪽의 외전된 상지를 향하여 서거나 앉는다(그림 16.5). 필요한 경우 치료사의 대퇴부로 환자의 팔을 지지할 수 있다(그림 16.6).
3. 치료사는 머리쪽 손의 검지와 셋째손가락패드를 흉곽입구 영역 위에 위치시켜 흉골과 쇄골상 근막의 1번 늑골 정지부에서 근막긴장도를 촉진한다(그림 16.7).
4. 치료사의 꼬리쪽 손이 환자의 팔을 제어한다.
5. 치료사는 일련의 동작(화살표, 그림 16.8)을 통해 환자의 팔을 부드럽게 움직여 흉곽입구를 향한 장력선을 형상화한다. 성공적이라면 치료사는 해당부위의 긴장을 촉진할 수 있다.
6. 치료사는 이완(fascial creep)을 기다리고 제한장벽이 더 이상 개선되지 않을 때까지 계속한다. 손목을 제어하는 손으로 상지를 통해 생성되는 진동 움직임과 마찬가지로 심호흡 혹은 기타 이완을 강화하는 기전이 유용할 수 있다.

머리와 목 Head and Neck

전방 경추궁
Anteriror Cervical Arch

설골, 갑상연골, 윤상연골, 그리고 기관연골(고리)
Hyoid, Thyroid Cartilage, Cricoid Cartilage, and Tracheal cartilages (rings)

적응증 Indications

후두염
인두염
기침
이비인후과(ENT) 영역의 모든 기능부전 혹은 림프울혈

테크닉 Technique

1. 환자는 치료대에 누운자세로 하고, 치료사는 치료대 머리쪽에서 환자 옆에 앉는다.
2. 치료사는 머리쪽 손을 환자의 머리 아래에 두거나 부드럽게 이마를 잡아 환자의 머리를 고정시킨다.
3. 치료사의 꼬리쪽 손의 엄지와 검지는 전경부 아치 위에서 말굽모양(뒤집힌 C)을 만든다(그림 16.9 및 16.10).

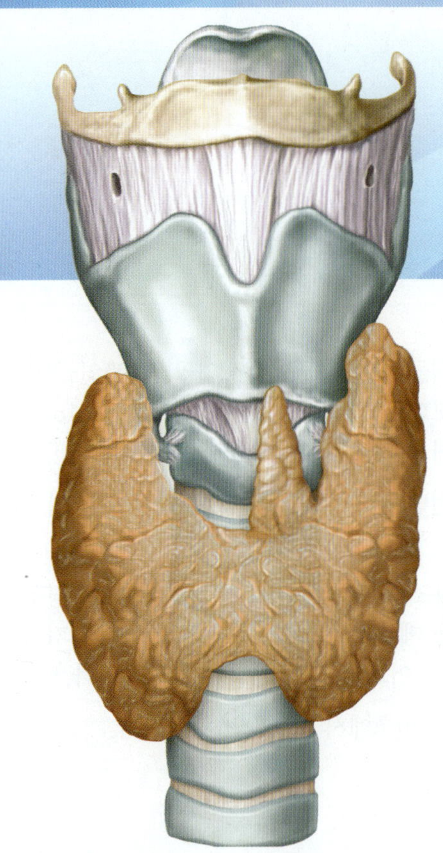

그림 16.9 경추궁 전면

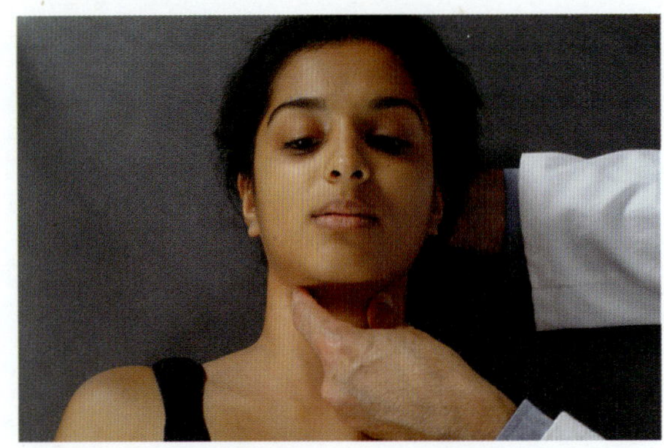

그림 16.10 1~3단계, 준비

(계속)

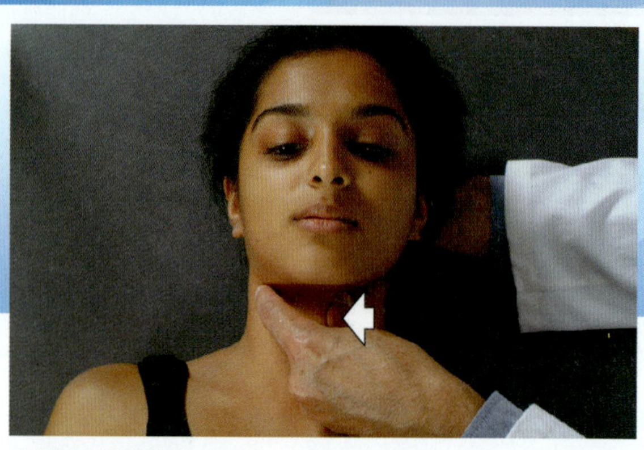

그림 16.11 4단계

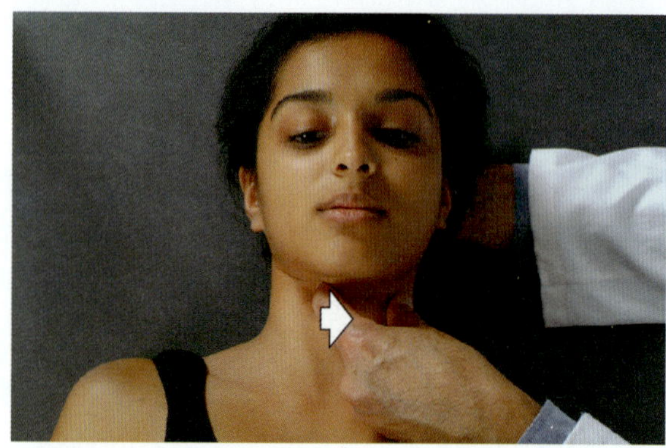

그림 16.12 4단계

4. 치료사는 설골, 갑상연골, 윤상연골, 기관연골(링)의 외측면을 교대로 접촉(화살표, 그림 16.11 및 16.12)하여 부드럽게 한쪽에서 다른 쪽으로 민다.
5. 치료사는 전방 목부위를 위아래로 번갈아 가며 압력을 가한다.
6. 전방 연골구조와 경추 사이에 염발음이 있는 경우 과도한 마찰을 제거하기 위해 목을 약간 굴곡하거나 신전할 수 있다(어느 정도의 마찰음은 정상이다.)
7. 이 테크닉을 30초에서 2분 동안 지속한다.

머리와 목 Head and Neck

경추사슬배액 테크닉
Cervical Chain Draingage Technique

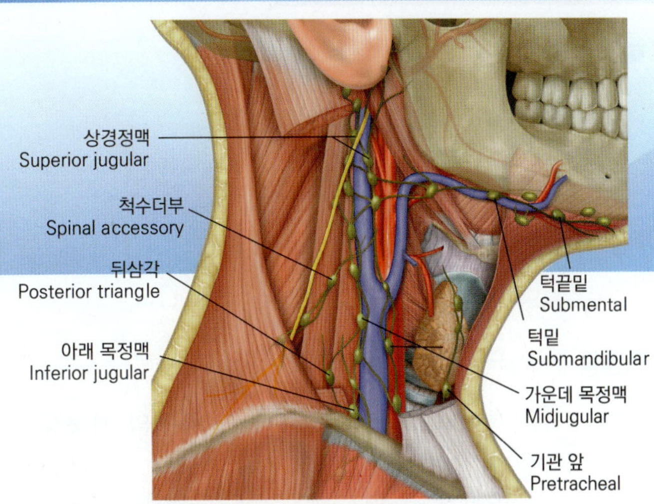

그림 16.13 경추사슬배액

적응증 Indications

이 테크닉은 이비인후과 영역의 기능부전 혹은 림프울혈에 사용된다(그림 16.13). 이 테크닉을 수행하기 전, 치료사는 림프 흐름이 방해받지 않도록 중심부에서 모든 기능장애(흉곽입구, 1번 흉추, 1번 늑골 등)를 치료해야 한다.

참고: 일부 초기 접촉은 쇄골근처의 하방 끝 사슬에서 시작하여 상부 경추 부위를 향해 천천히 실행한 후, 꼬리쪽에서 머리쪽으로 번갈아 가며 실행하는 것이 원칙이다.

테크닉 Technique

1. 환자는 치료대에 누운자세로 하고, 치료사는 치료대 머리쪽에서 환자 옆에 앉는다.
2. 치료사는 머리쪽 손을 환자의 머리 아래에 두고 환자의 머리를 약간 들어올리거나 부드럽게 잡아 머리를 안정시킨다.
3. 치료사의 꼬리쪽 손(손가락의 손바닥 부분)은 하악각 근처의 흉쇄유돌근(SCM) 근육에 넓게 접촉한다(화살표, 그림 16.14).
4. 머리쪽에서 꼬리쪽으로, 손가락은 젖을 짜듯이(milking motion), 근육을 따라 쥐어짠다(화살표, 그림 16.15). 손은 근육을 따라 약간 더 꼬리쪽으로 움직일 수 있으며 쥐어짜는 동작을 반복하여 머리쪽에서 꼬리쪽으로 이동한다.
5. 이와 동일한 절차를 SCM 근육의 전방 및 후방 모두에 적용하여 전방 및 후방 림프사슬 모두에 영향을 준다.
6. 주의: 통증이 있고 경화된 림프절에는 직접적으로 수행하지 않는다.

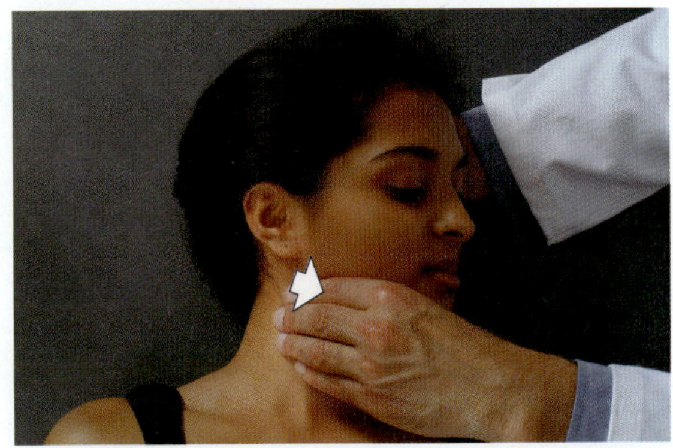

그림 16.14 1~3단계, 손의 위치

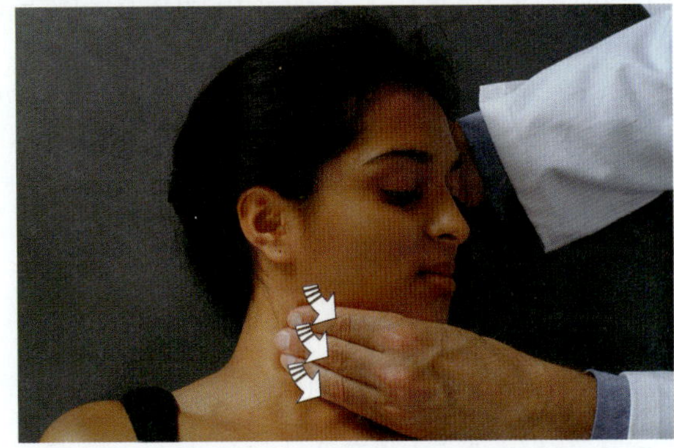

그림 16.15 4단계. 우유짜기 동작(milking motion)

머리와 목 Head and Neck

하악골하 이완
Submandibular Release

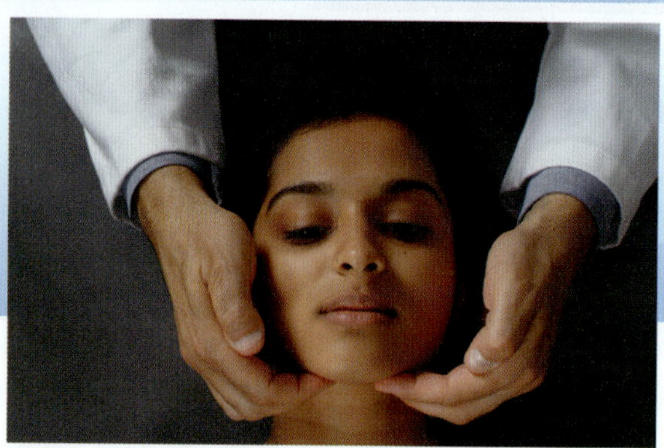
그림 16.16 손과 손가락 위치

적응증 Indications

이 테크닉은 특히 혀, 침샘, 아랫니 및 측두하악 기능장애에 영향을 미치는 이비인후과 부위의 모든 기능부전 혹은 림프울혈에 적용된다.

테크닉 Technique

1. 환자는 치료대에 바로 눕고, 치료사는 치료대의 머리쪽에 앉는다.
2. 치료사는 검지와 셋째손가락 끝(넷째손가락 끝을 포함할 수 있음)을 환자의 하악지 아래쪽 테두리 바로 아래에 놓는다(그림 16.16).
3. 그런 다음 손가락을 하악골하 근막 위쪽으로 향하게 하여 느슨함-팽팽함의 비대칭이 있는지 확인한다(화살표, 그림 16.17).
4. 그리고 팽팽함(직접) 또는 느슨함(간접) 장벽을 만날 때까지 직접(화살표, 그림 16.18) 또는 간접(화살표, 그림 16.19) 방향의 힘을 적용한다.
5. 힘은 아주 부드럽거나 적당하게 적용한다.
6. 치료사는 이완이 촉진될 때까지 계속하며(근막이행, fascial creep) 더 이상 이완되지 않을 때까지 수행한다. 이것은 30초에서 2분 정도 소요될 수 있다.
7. 치료사는 확산과 통증이 있는 하악골하 림프절에 너무 많은 압력이 가해지지 않도록 주의한다.

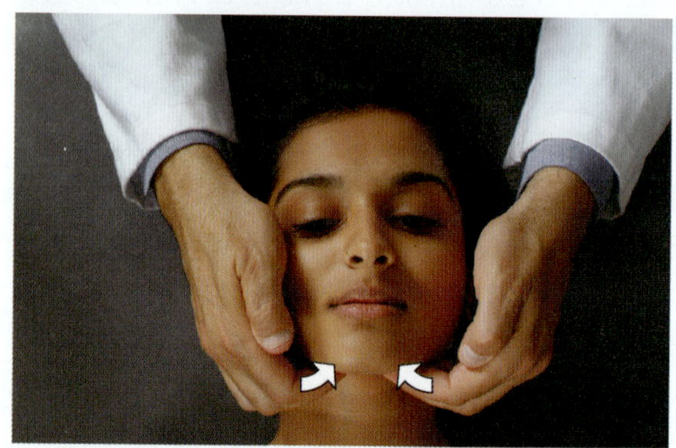
그림 16.17 3단계, 위쪽으로 향한 손가락들

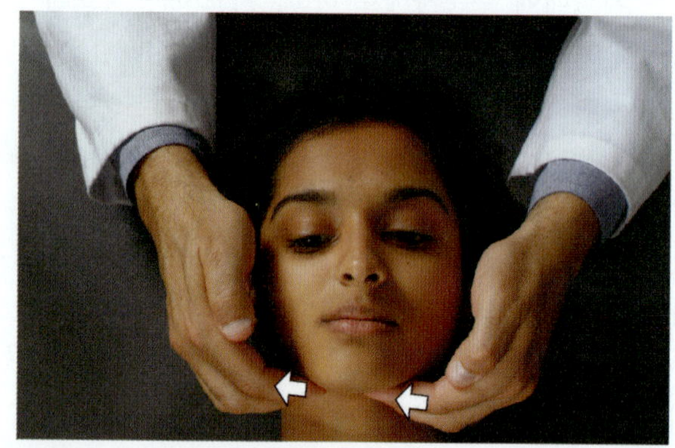
그림 16.18 직접

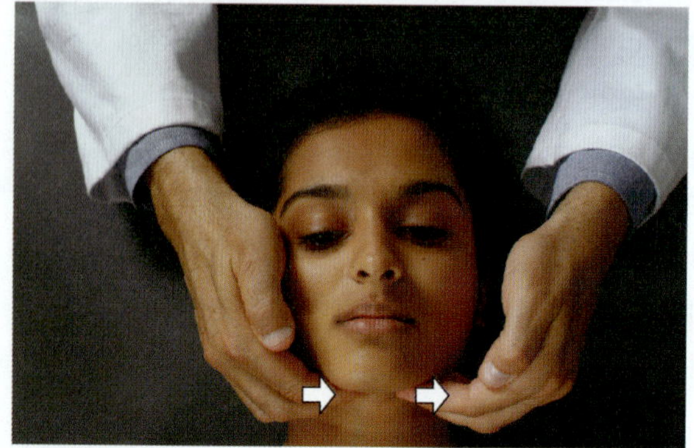
그림 16.19 간접

머리와 목 Head and Neck

하악골 배액, Galbreath 테크닉
Mandibular Drainage, Galbreath Technique

적응증 Indications

이 테크닉은 이비인후과 혹은 하악골하 영역의 모든 기능장애와 림프울혈, 특히 유스타키오관(eustachian tubes) 기능장애에 사용된다. 가동성 또는 잠금이 심하게 상실된 활동성 악관절(TMJ) 기능장애(예: 고통스러운 클릭)가 있는 환자는 주의가 필요하다.

테크닉 Technique

1. 환자는 머리를 치료사 쪽으로 가볍게 돌린 채 반듯하게 눕고, 치료사는 환자 옆에 앉는다.
2. 치료사는 환자의 머리를 약간 들어올려서 머리쪽 손을 환자의 머리 아래에 놓고 안정화시킨다.
3. 치료사는 꼬리쪽 손의 셋째, 넷째 및 다섯번째 손가락 끝으로 환자의 하악골의 후방가지를 따라 놓고, 하악체를 따라 소지구융기를 놓는다(그림 16.20).
4. 환자는 입을 살짝 벌린다.
5. 치료사의 꼬리쪽 손은 하악골을 눌러 TMJ에서 약간 앞으로(화살표, 그림 16.21) 정중선을 향해 부드럽게 당긴다.
6. 이 절차는 30초에서 2분 동안 느린 리듬방식으로 적용 및 이완한다. 반대쪽에도 반복한다.

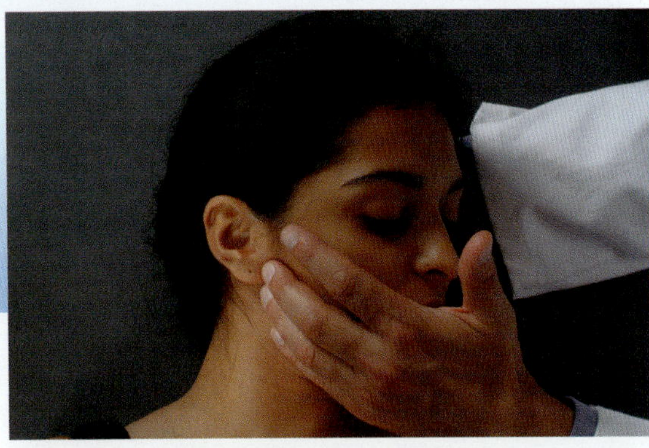

그림 16.20 1~3단계, 준비 그리고 손의 위치

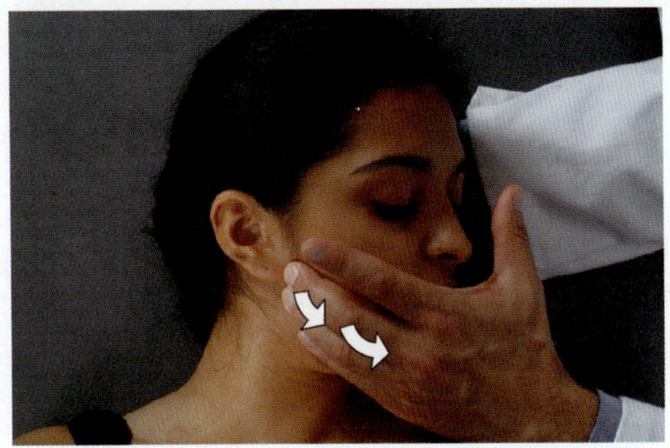

그림 16.21 5단계, 하악골 위의 꼬리쪽 압력

머리와 목 Head and Neck

귀 배액 테크닉
Auricular Drainage Technique

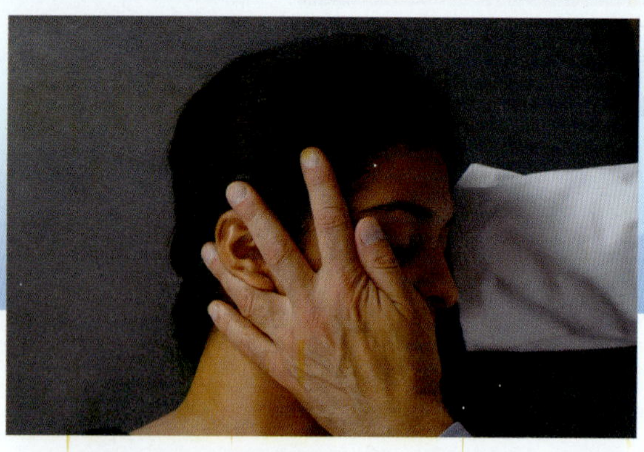
그림 16.22 1~3단계, 손의 위치

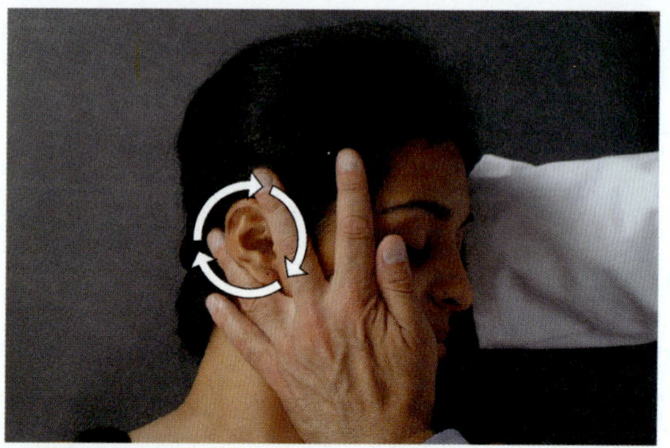
그림 16.23 4단계, 시계방향

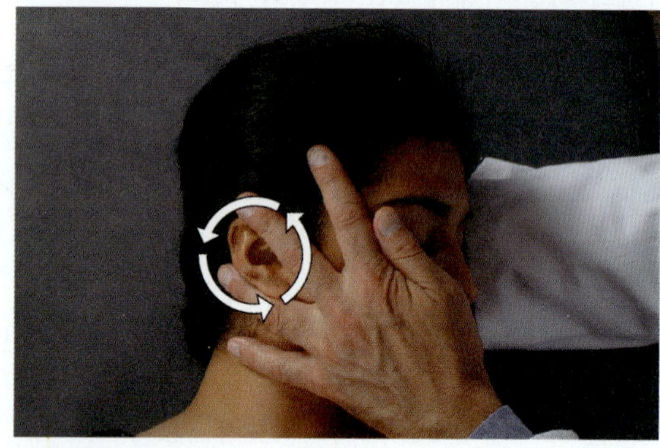
그림 16.24 4단계, 반시계 방향

적응증 Indications

귀 부위의 모든 기능장애 또는 림프울혈
중이염
외이도염

테크닉 Technique

1. 환자는 머리를 치료사 쪽으로 약간 돌린 채 반듯이 눕고 치료사는 환자 옆에 앉는다.
2. 치료사는 머리쪽 손을 환자의 머리 아래에 놓고 머리를 약간 들어올려 환자의 고정한다.
3. 치료사의 손가락은 머리쪽을 향하고 귀가 넷째와 셋째손가락 사이에 오도록 꼬리쪽 손을 환자의 머리측면에 평평하게 놓는다(그림 16.22).
4. 치료사의 꼬리쪽 손은 시계 방향 및 반시계 방향으로 원형 움직임(화살표, 그림 16.23 및 16.24)을 주어 환자의 두개골 표면 위로 피부와 근막을 움직인다. 피부 위에서 미끄러지거나 마찰이 없어야 한다.
5. 이 단계를 30초에서 2분 동안 적용한다.

머리와 목 Head and Neck

교대 비강압박 테크닉
Alternating Nasal Pressure Technique

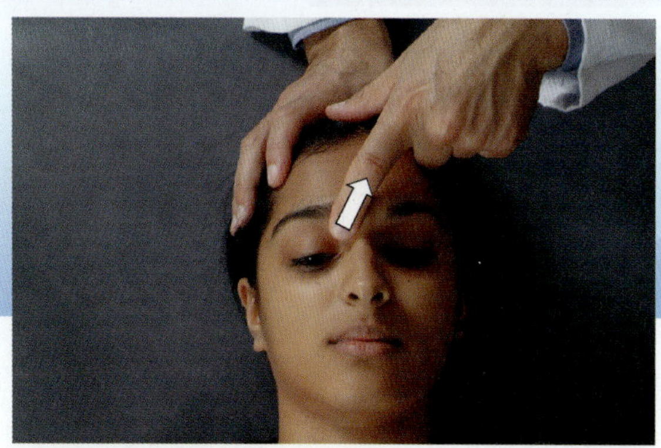

그림 16.25 4단계, 좌측

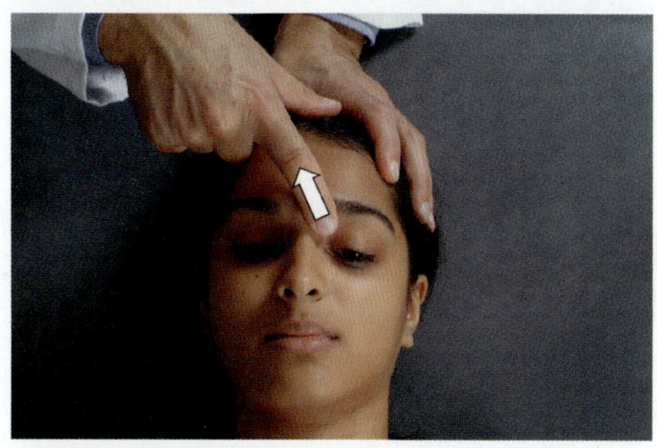

그림 16.26 4단계, 우측

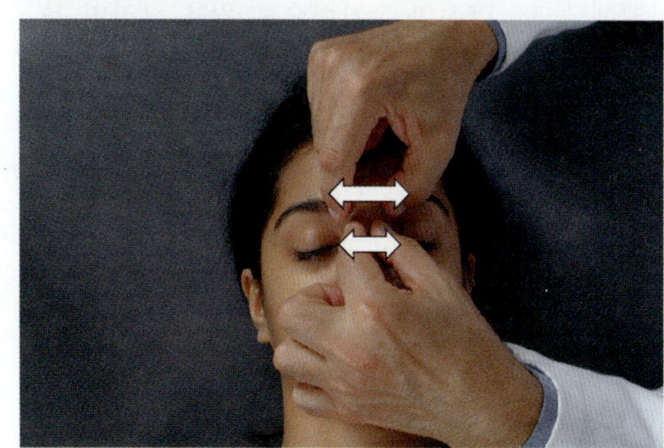

그림 16.27 수정

적응증 Indications

이 테크닉은 이비인후과영역, 특히 사골동(ethmoid sinus)의 기능장애 또는 림프울혈에 사용된다.

테크닉 Technique

1. 환자는 치료대에 바로 눕고, 치료사는 치료대 머리쪽에 앉는다.
2. 치료사는 검지손가락을 사용하여 비골(코뼈)과 전두골 접합부를 향해 먼저 한쪽에서 대각선 방향으로, 그다음 다른 쪽에서 대각선 방향으로 압박한다(화살표, 그림 16.25 및 16.26).
3. 이 과정을 30초에서 2분 동안 적용한다.
4. 손 위치의 적절한 수정에 의해 대체방법이 허용된다(그림 16.27).

머리와 목 Head and Neck

삼차신경 울혈완화/이완
Trigeminal Nerve Decongestion/Release

안와상, 안와하, 하악공
Supraorbital, Infraorbital, Mental Foramina

림프배액 강조
Lymphatic Drainage Emphasis

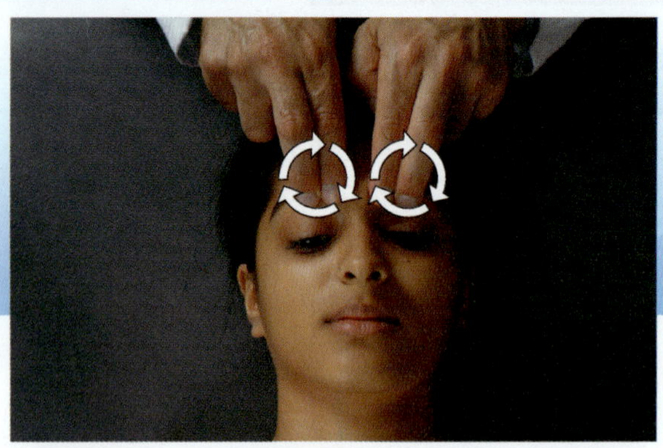

그림 16.29 2~3단계, 안와상공(supraorbital foramen)

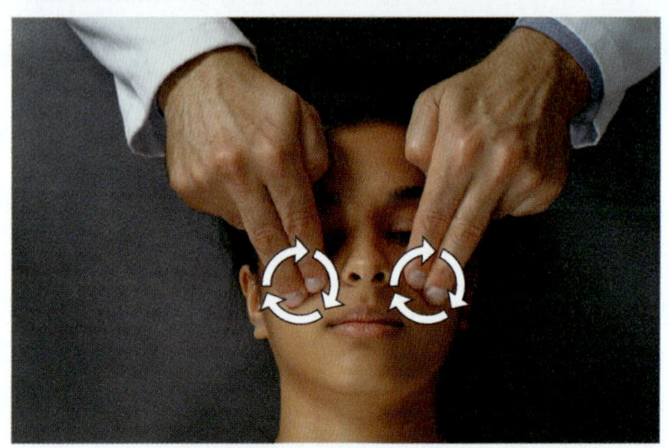

그림 16.30 4~5단계, 안와하공(infraorbital foramen)

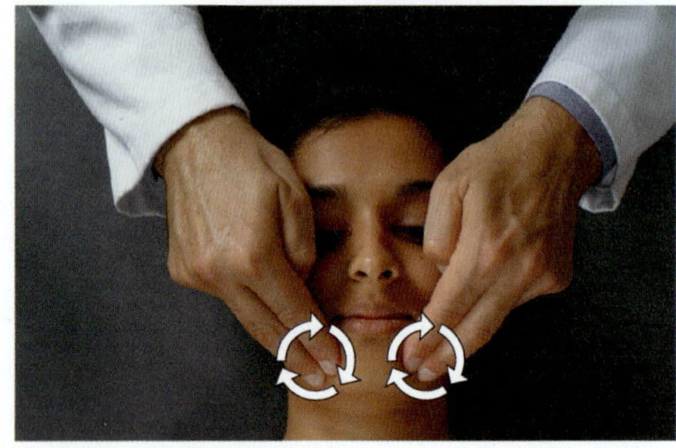

그림 16.31 6~7단계, 하악공(mandibular foramen)

적응증 Indications

이 테크닉은 제5번 뇌신경의 염증에 영향을 미치거나 악화되는 이비인후과 영역의 모든 기능장애 혹은 림프 울혈에 대해 적용된다(그림 16.28).

테크닉 Technique

1. 환자는 치료대에 바로 눕고, 치료사는 치료대의 머리 쪽에 앉는다.
2. 치료사는 상안와능선을 따라 촉진하여 안와상공(supraorbital foramen)을 식별한다.
3. 치료사는 검지와 중지의 패드를 환자의 안와능선 바로 아래에 놓고, 양손의 손가락으로 원을 그리며 움직인다(화살표, 그림 16.29).
4. 그리고 하부 안와능선을 따라 촉진하여 안와하공(infraorbital foramen)을 식별한다.
5. 치료사는 검지와 중지의 패드를 안와하공 바로 아래에 놓고, 양손의 손가락으로 원을 그리며 움직인다(화살표, 그림 16.30).
6. 치료사는 세 개의 공(구멍)이 일렬로 배치된다는 것을 상기하며 하악공(mandibular foramen)을 식별하고, 하악골을 따라 촉진한다.
7. 치료사는 검지와 중지의 패드를 삼차신경의 하악분지 위에 놓고 양손의 손가락으로 원을 그리며 움직인다(화살표, 그림 16.31).
8. 이 삼차신경 자극절차는 3곳에 각각 30초~2분간 적용한다.

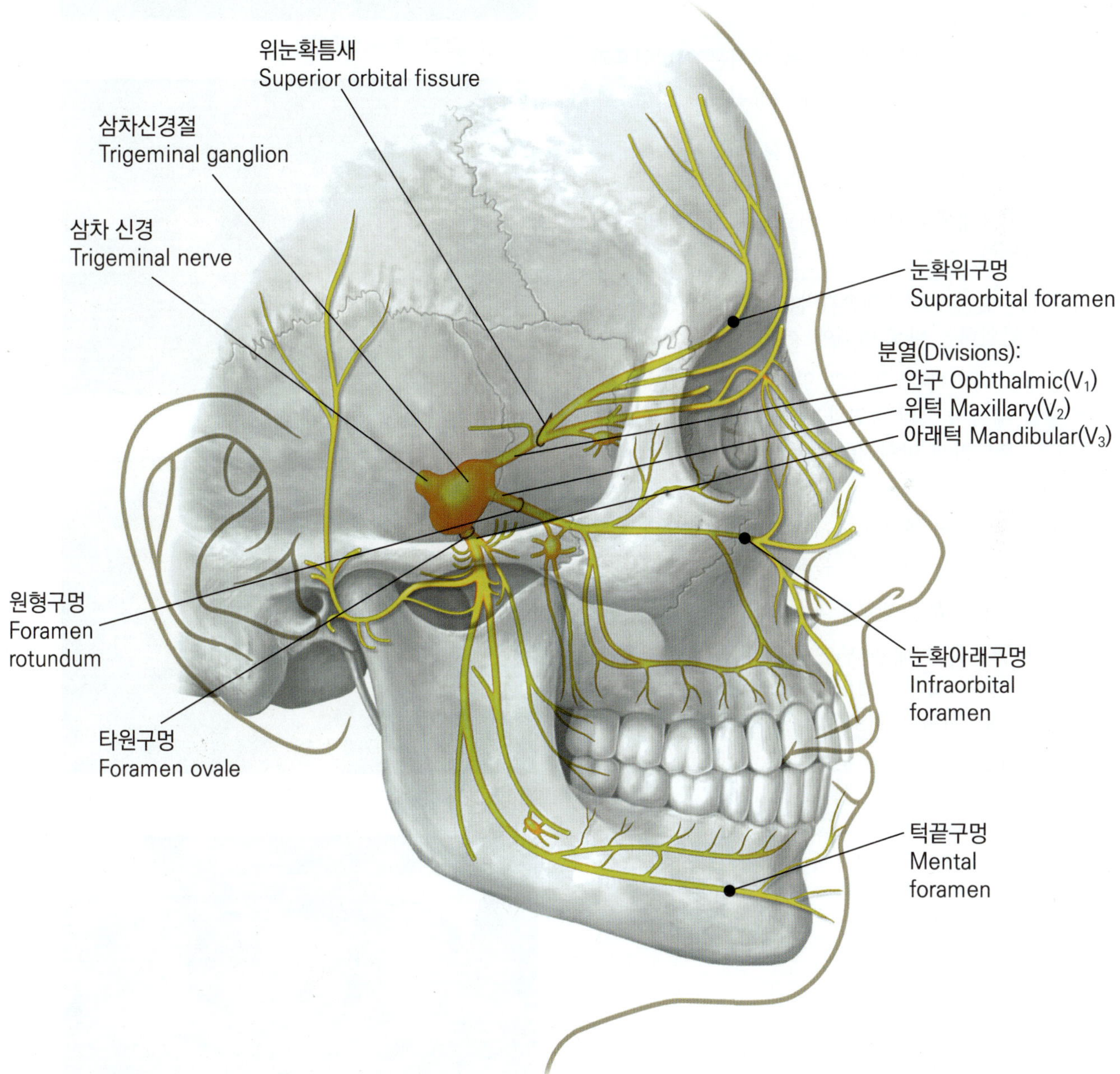

그림 16.28 세갈래(제5번 뇌신경) 신경의 분포. (Reprinted with permission from Tank P. Lippincott Atlas of Anatomy. 2nd ed. Philadelphia, PA: Wolters Kluwer Health/Lippincott Williams & Wilkins, 2020. Ref. 8.)

머리와 목 Head and Neck

상악골 배액, 경찰법
TMaxillary Drainage, Effleurage

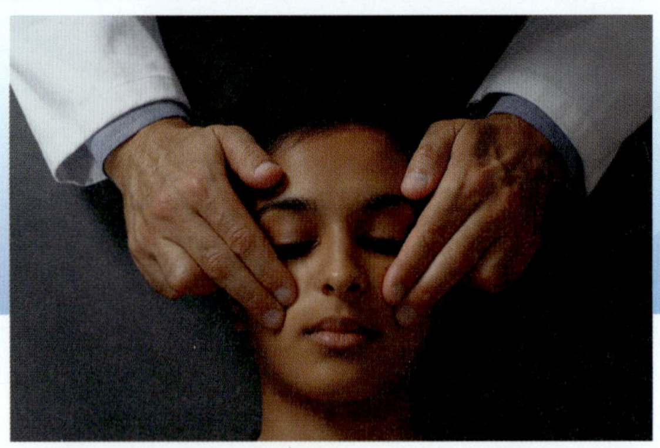
그림 16.32 2단계, 손가락 위치

적응증 Indications

이 테크닉은 특히 상악동에 영향을 미치는 이비인후과 영역의 기능장애 또는 림프울혈에 사용된다.

테크닉 Technique

1. 환자는 치료대에 바로 눕고, 치료사는 치료대의 머리 쪽에 앉는다.
2. 치료사는 검지패드(셋째손가락을 포함할 수 있음)를 환자의 안와하공 바로 아래에 놓는다(그림 16.32).
3. 치료사의 손가락은 환자의 잇몸의 치골(잇몸융기)에 닿을 때까지 코의 측면과 평행하게 환자의 피부를 천천히 부드럽게 마사지(effleurage)한다(화살표, 그림 16.33).
4. 손가락은 환자의 관골(zygoma, 광대뼈)을 향해 지속적으로 부드럽게 외측으로 움직여 준다(그림 16.34).
5. 이것을 30초~2분간 반복한다.
6. 이는 해당부위에 매우 부드러운 피부 마사지(skin rolling) 혹은 3~4단계 각 수준에서 20~30초 동안 다양한 피부와 인접한 피하조직을 부드럽게 들어올리거나 유지함으로 수정될 수 있다(그림 16.35).

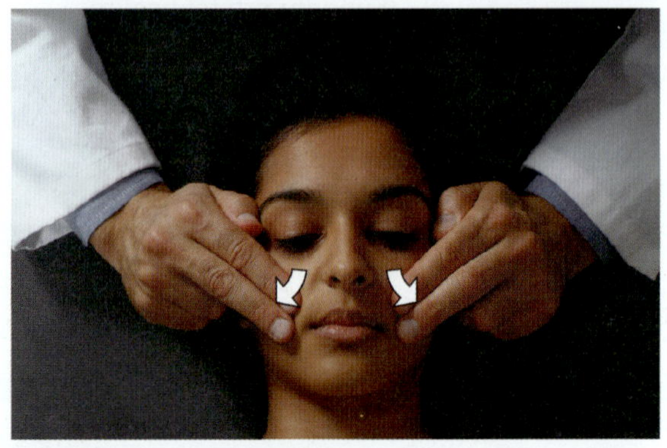
그림 16.33 3단계, 경찰법(effleurage)

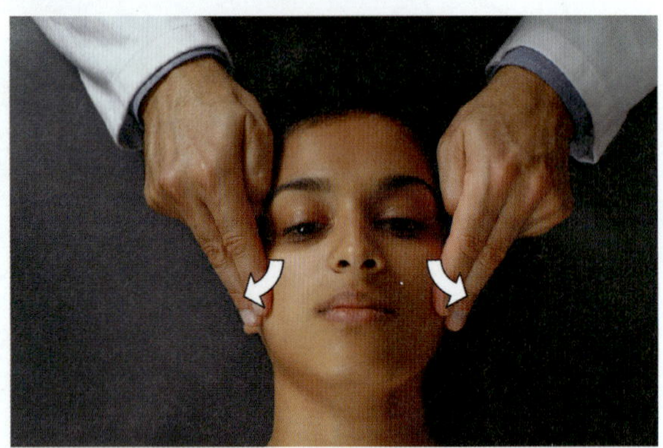
그림 16.34 4단계, 관골을 향한 움직임

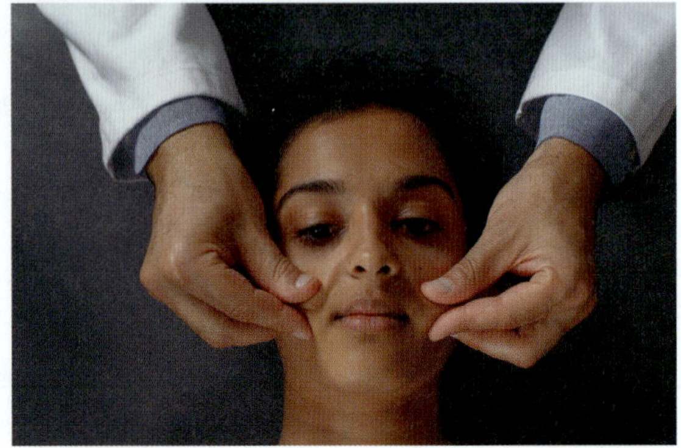
그림 16.35 수정

머리와 목 Head and Neck

전두골(안면) 측두하악골 배액
Frontal (Facial) Temporomandibular Drainage

림프 강조
Lymphatic Emphasis

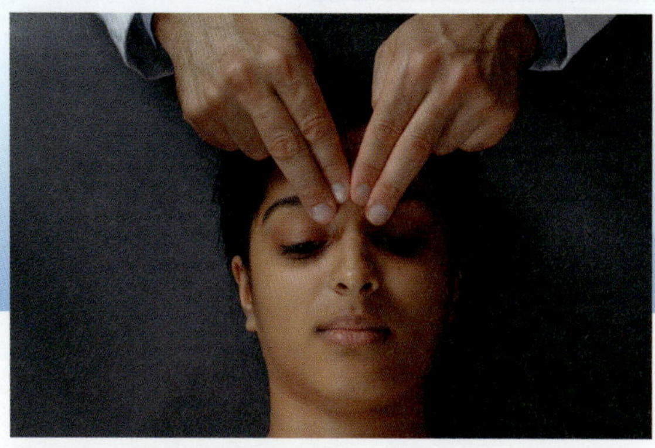
그림 16.36 2단계, 손가락 위치

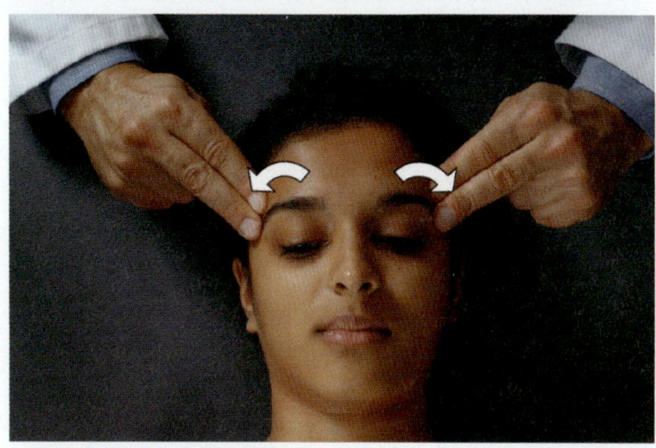
그림 16.37 3단계, 경찰법

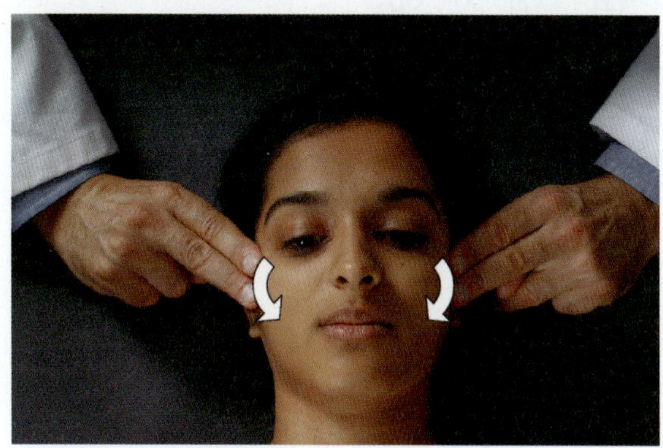
그림 16.38 4단계, TMJ를 향한 움직임

적응증 Indications

이 테크닉은 이비인후과 영역의 모든 기능장애 혹은 림프울혈, 특히 긴장성 두통이나 하악골 영역을 통해 전두골에 영향을 미치는 경우에 적용된다.

테크닉 Technique

1. 환자는 치료대에 바로 눕고, 치료사는 치료대의 머리쪽에 앉는다.
2. 치료사는 검지손가락 끝(셋째손가락을 포함할 수 있음)을 환자의 눈썹 바로 위 및 안쪽에 놓는다(그림 16.36).
3. 치료사의 손가락은 환자의 관자놀이(Pterion) 부위와 만날 때까지 안와상능선(supraorbital ridge)과 평행하게 천천히 부드럽게 경찰법을 외측으로 한다(화살표, 그림 16.37).
4. 손가락은 TMJ를 향해 하방으로 지속적으로 부드럽게 움직임을 주는데 하악골을 지나 아래까지 지속한다(그림 16.38).
5. 이것을 30초~2분간 반복한다.

흉부 부위 Thoracic Region

흉곽(림프)펌프
Miller Thoracic (Lymphatic) Pump

남성/여성 환자 변화
Male/Female Patient Variations

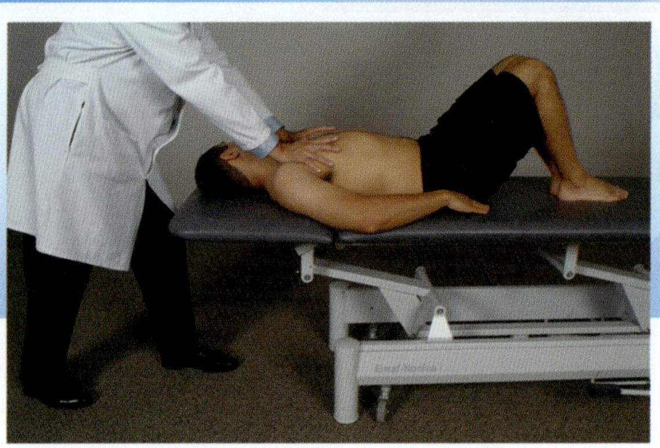

그림 16.39 1~2단계, 준비

적응증 Indications

이 테크닉은 감염, 열, 림프울혈, 수포음 및 만성 젖은 기침(productive cough, 습성해소)에 사용된다. 또한 예방용으로 백신접종 후의 적정농도를 증가시킬 수 있다(9~13).

금기증 Contraindications

환자에게 골절, 골다공증, 중등도에서 중증의 호흡곤란, 국소절개, 쇄골하선, 전이성 암 등이 있는 경우에는 사용해서는 안 된다.

생리학적 목표 Physiologic Goal

목표는 음의 흉부내압을 강조하고, 림프순환을 증가시키며, 진동구성요소를 통해 점액질 마개를 느슨하게 하고, 잠재적으로 자가면역시스템을 자극하는 것이다.

테크닉 Technique

1. 환자는 머리를 한쪽으로 돌리고(호흡이나 기침이 치료사의 얼굴을 향하지 않도록) 누운자세로 엉덩이와 무릎을 구부리며 발은 치료대 위에 평평하게 놓는다.
2. 치료사는 한 발을 다른 발 앞에 두고 치료대 머리쪽에 선다(그림 16.39).

3. 치료사는 모지구융기를 상부늑골을 지나 손가락을 벌린채 환자의 쇄골 아래에 놓는다(그림 16.40). 여성 환자의 경우 치료사는 흉골위 정중선에 손을 놓는다(그림 16.41).
4. 환자에게 심호흡을 하고 완전히 내쉬도록 지시한다.
5. 호기 동안 치료사는 호기동작을 과장하면서 흉곽 전방에 대한 압력을 증가시킨다.
6. 호기 끝에서 치료사는 초당 두 번의 압박으로 흉곽에 진동 움직임을 가한다(펄스 화살표, 그림 16.42).
7. 환자가 숨을 내쉬어야 할 경우, 압박을 약간 완화하는데 그 압박은 몇 분 동안 지속된다.

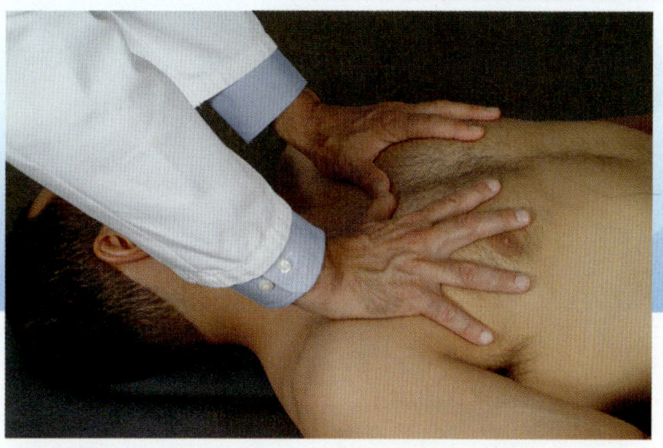

그림 16.40 손의 위치

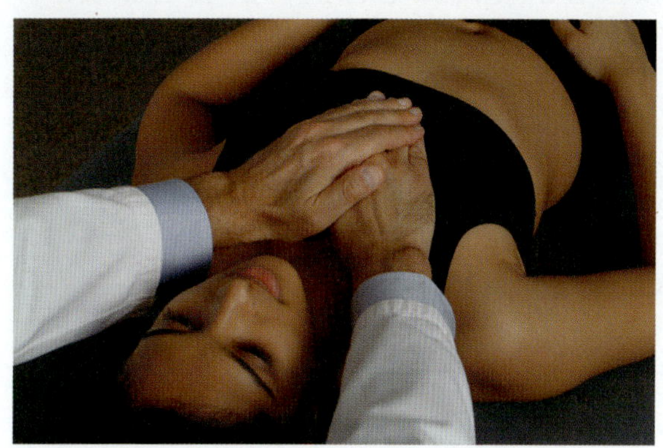

그림 16.41 수정된 손의 위치

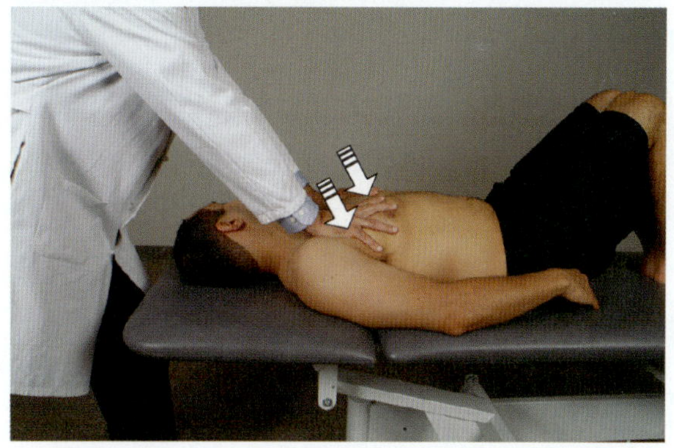

그림 16.42 초당 두 번의 압박

흉부 부위 Thoracic Region

Miller 흉부(림프) 펌프
Miller Thoracic (Lymphatic) Pump

과장된 호흡 방법
Exaggerated Respiration Method

남성/여성 환자 다양성
Male/Female Patient Variations

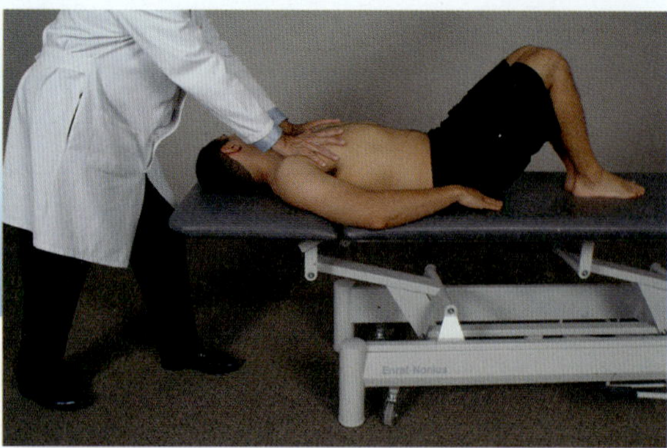

그림 16.43 손의 위치

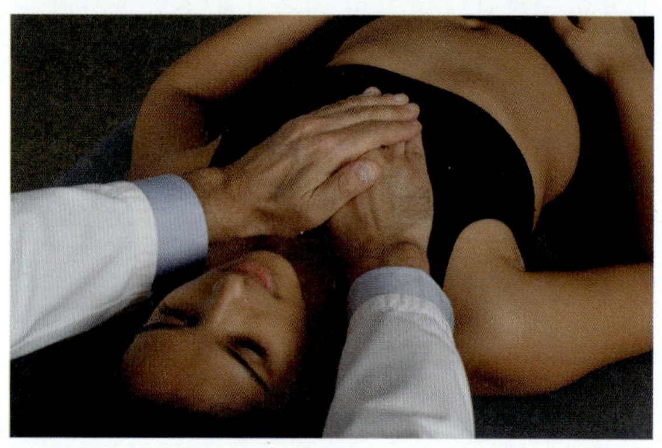

그림 16.44 수정된 손의 위치

적응증 Indications

이 테크닉은 감염, 열, 림프울혈, 수포음 및 만성 젖은 기침(습성해소)에 사용된다. 또한 예방용이다.

금기증 Contraindications

환자에게 골절, 골다공증, 중등도에서 중증의 호흡곤란, 국소절개, 쇄골하선, 전이성 암 등이 있는 경우에는 사용해서는 안 된다.

생리학적 목표 Physiologic Goal

목표는 음성흉강내압을 강조하고, 림프순환을 증가시키는 것이다.

테크닉 Technique

1. 환자는 머리를 한쪽으로 돌리고(호흡이나 기침이 치료사의 얼굴을 향하지 않도록) 누운자세로 엉덩이와 무릎을 구부리며 발은 치료대 위에 평평하게 놓는다.
2. 치료사는 한 발을 다른 발 앞에 두고 치료대 머리쪽에 선다.
3. 치료사는 모지구융기를 상부늑골을 지나 손가락을 벌린 채 환자의 쇄골 아래에 놓는다(그림 16.43). 여성 환자의 경우, 치료사는 손을 흉골위 정중선에 위치시킨다(그림 16.44).
4. 환자에게 심호흡을 하고 완전히 내쉬도록 지시한다.
5. 호기동안 치료사는 호기동작을 과장하면서 흉곽 전방에 대한 압력을 증가시킨다(화살표, 그림 16.45).
6. 흡기동안 치료사는 압박(위쪽 화살표, 그림 16.46)을 이완하고 다음 호기와 함께 다시 압박을 가한다(아래쪽 화살표).
7. 이러한 형태의 흉곽펌프는 5~10회 호흡주기 동안 반복될 수 있다. 이는 환자의 과호흡을 유발할 수 있으며 어지러움과 현기증이 흔히 나타날 수 있다.

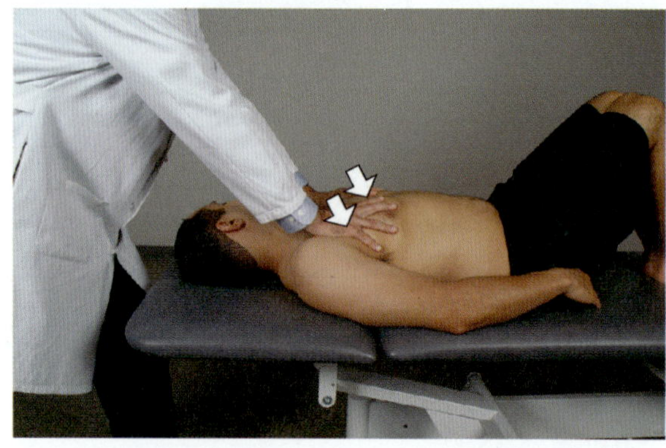

그림 16.45 호기시 압박

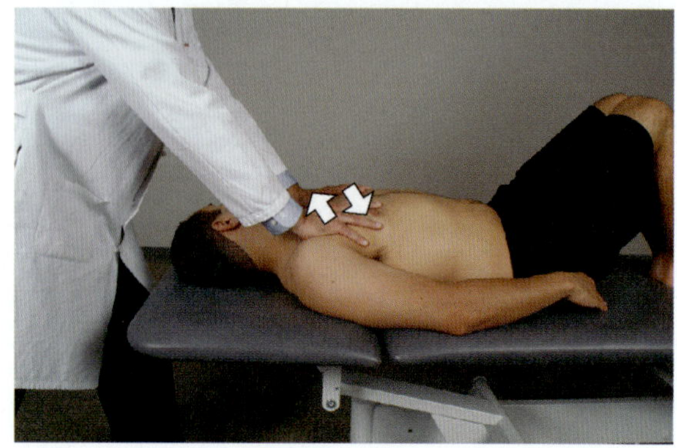

그림 16.46 흡기시 압박을 이완하고 호기시 다시 압박

흉부 부위 Thoracic Region

흉곽(림프)펌프
Thoracic (Lymphatic) Pump

무기폐 수정 방법
Atelectasis Modification Method

남성/여성 환자 다양성
Male/Female Patient Variations

적응증 Indications

이 테크닉은 무기폐(atelectasis)에 사용된다.

금기증 Contraindications

환자에게 골절, 골다공증, 심한 충혈, 절개, 쇄골하선, 전이성 암 또는 이와 유사한 경우엔 사용해서는 안 된다.

생리학적 목표 Physiologic Goal

목표는 호흡의 음압단계를 강조하고 점액플러그를 제거하는 것이다.

테크닉 Technique

1. 환자는 머리를 한쪽으로 돌리고(호흡이나 기침이 치료사의 얼굴을 향하지 않도록) 누운자세로 엉덩이와 무릎은 구부리며 발은 치료대 위에 평평하게 놓는다.
2. 치료사는 한 발을 다른 발 앞에 두고 치료대 머리쪽에 선다.
3. 치료사는 모지구융기를 상부늑골을 지나 손가락을 벌린 채 환자의 쇄골 아래에 놓는다(그림 16.47). 여성 환자의 경우, 치료사는 손을 흉골 위 정중선에 위치시킨다(그림 16.48).
4. 환자에게 심호흡을 하고 완전히 내쉬도록 지시한다.
5. 호기 동안 치료사는 호기 동작을 과장하면서 흉곽 전방에 대한 압력을 증가시킨다.
6. 몇 번 흡입하는 동안 치료사는 흉벽에 강한 압박을 유지한다(그림 16.49).
7. 마지막 흡기시 치료사는 갑자기 압박을 이완하여 환자가 매우 빠르고 깊게 흡기하도록 하여 무기폐가 나타난 부분을 팽창시킨다(그림 16.50).

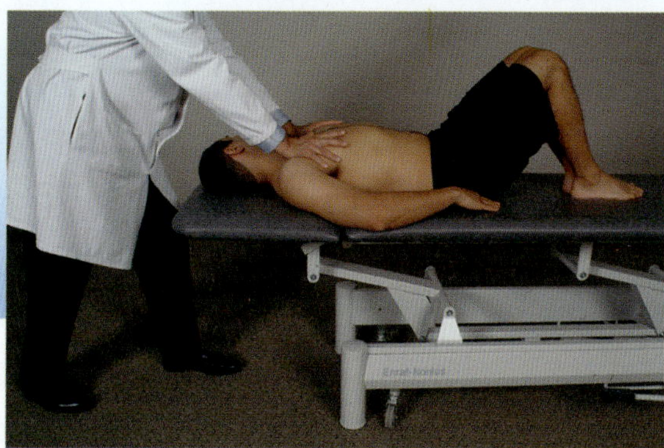
그림 16.47 순서 1~3, 준비, 그리고 손의 위치

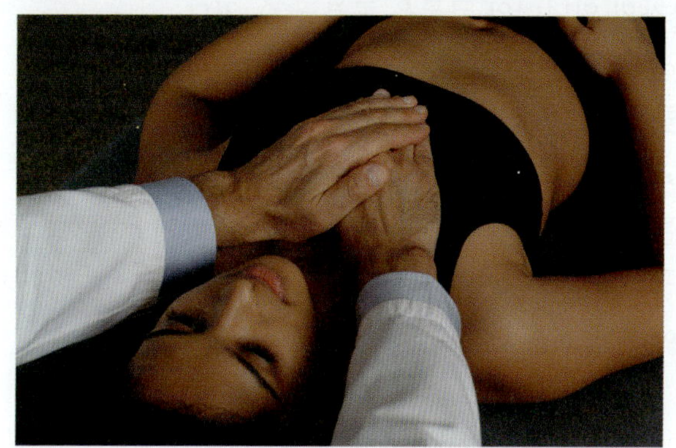
그림 16.48 수정된 손의 위치

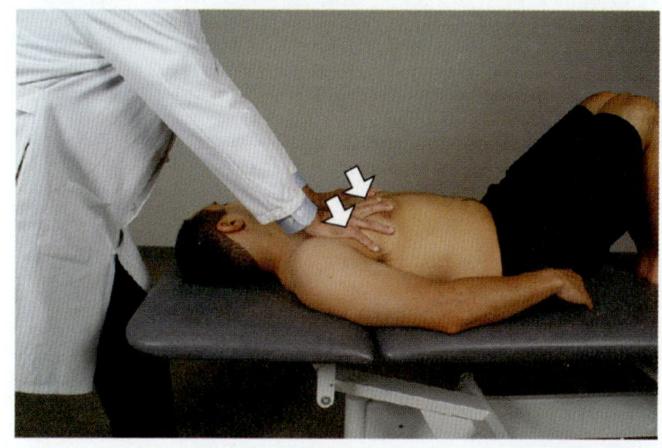
그림 16.49 5~6단계, 호기 과장, 흡기 제한

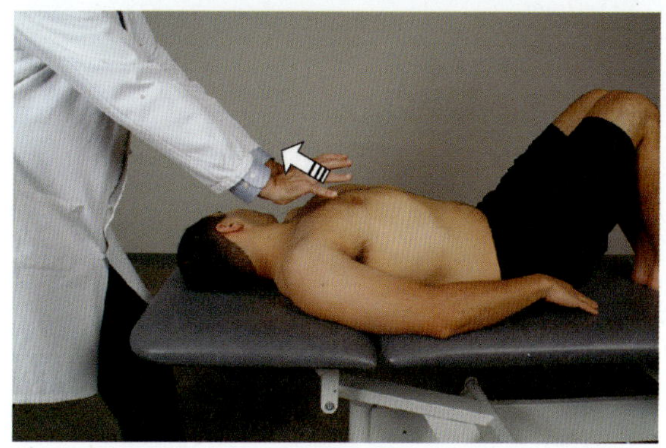
그림 16.50 압박의 갑작스런 이완

흉부 부위 Thoracic Region

편측 흉곽(림프) 펌프
Unilateral Thoracic (Lymphatic) Pump

측면 수정 방법
Side Modifi cation Method

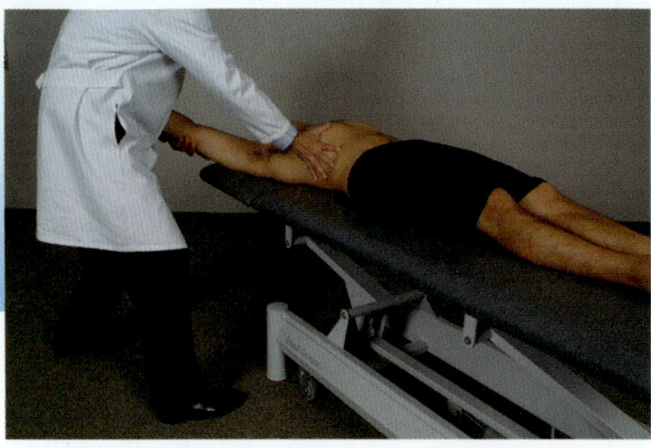

그림 16.51 1~3단계, 준비, 그리고 손의 위치

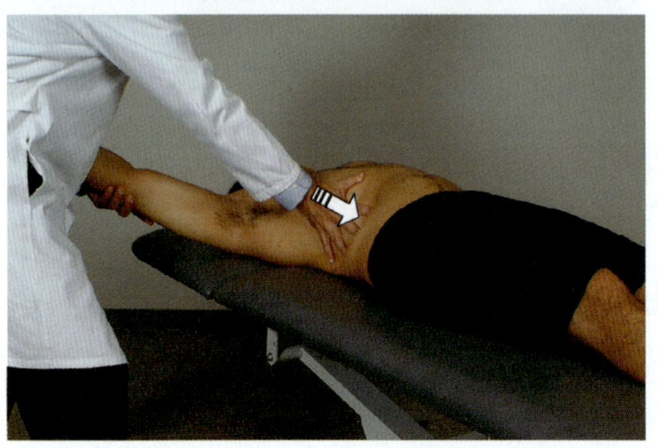

그림 16.52 5단계, 타진(percussive) 또는 진동 움직임

1. 환자는 치료대에 바로 눕고, 치료사는 환자 흉곽(rib-cage)수준에서 치료대 옆에 선다. 효과를 높이기 위해 환자의 엉덩이와 무릎을 구부릴 수 있다.
2. 환자의 팔을 90도 이상 외전시키고 치료사의 머리쪽 손으로 팔을 견인한다.
3. 치료사는 늑간격(intercostal spaces, 갈비사이공간)을 따르는 손가락과 함께 꼬리쪽 손을 하부 늑연골 위에 놓는다(그림 16.51).
4. 환자에게 심호흡을 하고 완전히 내쉬도록 지시한다.
5. 호기 끝에, 치료사는 타진 또는 진동 움직임(화살표, 그림 16.52)을 초당 2회 가한다.
6. 환자가 숨을 쉬어야 할 필요성을 느끼면 쉽게 호흡할 수 있을 만큼만 압박을 풀고 진동 움직임은 계속한다.
7. 이 테크닉은 몇 분 동안 계속한다. 가능하면 반대쪽 가슴에도 반복해야 한다.

흉부 부위 Thoracic Region

양측 가슴견인
Bilateral Pectoral Traction

대흉근/소흉근, 전삼각근
Pectoralis Major/Minor, Anterior Deltoid

근막이완/림프 강조
Myofascial Release/Lymphatic Emphasis

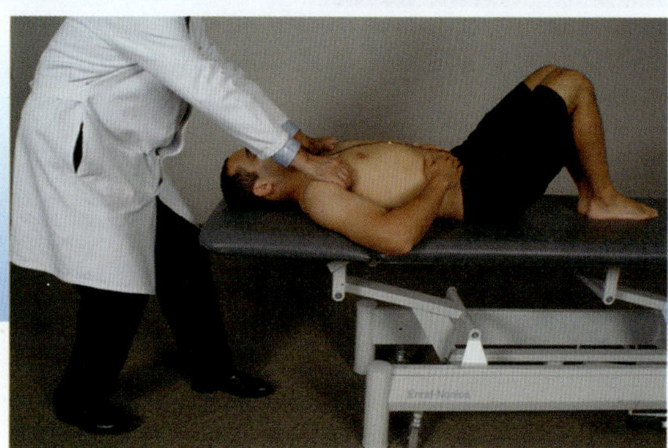

그림 16.53 1~3단계, 손 위치

적응증 Indications

이 테크닉은 림프울혈, 상지부종, 경미하거나 중등도의 호흡곤란 혹은 색색(헐떡)거리는 소리 또는 반응성 기도, 천식에 사용된다. 그것은 흉곽펌프를 촉진한다.

금기증 Contraindications

이 절차는 환자가 전방 액와주름, 쇄골하선, 심박조율기, 전이성 암 또는 이와 유사한 접촉함에 과민증이 있는 경우 사용해서는 안 된다.

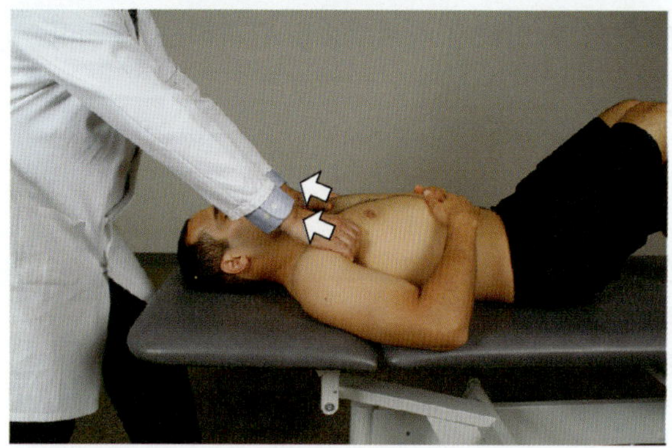

그림 16.54 4~5단계, 위쪽으로 힘을 가한다.

생리학적 목표 Physiologic Goal

목표는 림프순환을 증가시키는 것이다.

테크닉 Technique

1. 환자는 누운자세로 고관절과 무릎을 구부리고 발은 치료대 위에 평평하게 놓는다.
2. 치료사는 한 발을 다른 발 앞에 두고 치료대 머리쪽에 앉거나 선다.
3. 치료사는 환자의 전방 액와주름이 있는 쇄골하부에 손가락패드를 놓는다(그림 16.53).
4. 치료사는 천천히 부드럽게 몸을 뒤로 젖혀 손과 손가락이 환자의 액와(겨드랑이)로 들어가게 한다.
5. 치료사의 손과 손가락이 제한장벽을 만나면 새로운 힘이 머리쪽으로 향한다(화살표, 그림 16.54).
6. 환자에게 입으로 심호흡을 하도록 지시하고 치료사는 흡기로 인한 부가적인 움직임과 함께 머리쪽으로 당긴다(화살표, 그림 16.55).
7. 그다음, 환자에게 완전히 숨을 내쉬라고 지시하고, 치료사는 겨드랑이에서 이 움직임에 대해 저항하면서 계속해 머리를 위로 당긴다(화살표, 그림 16.56).
8. 머리쪽 견인을 동반한 흡기와 늑골내림에 대한 호기 저항을 5~7회 지속한다.

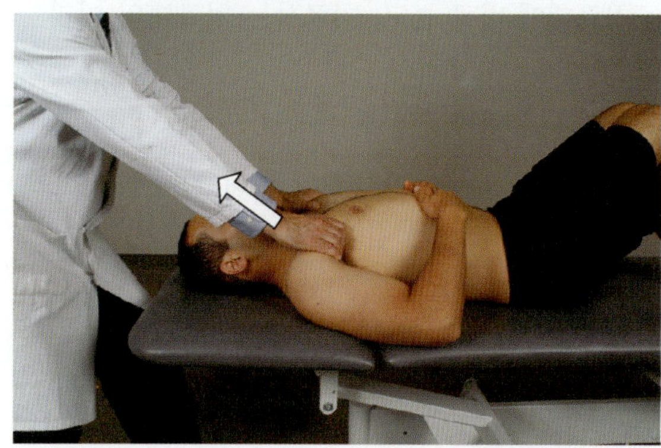

그림 16.55 깊은 흡기

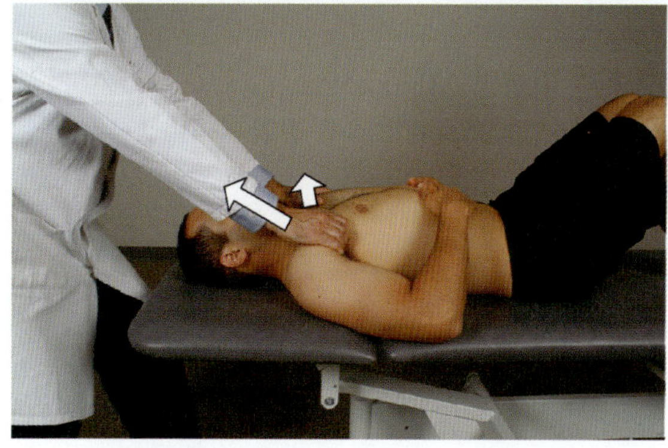

그림 16.56 완전한 호기

흉부 부위 Thoracic Region

"양측 늑골거상 테크닉", 상부 흉추 변이
"Rib Raising" Technique Bilateral, Upper Thoracic Variation

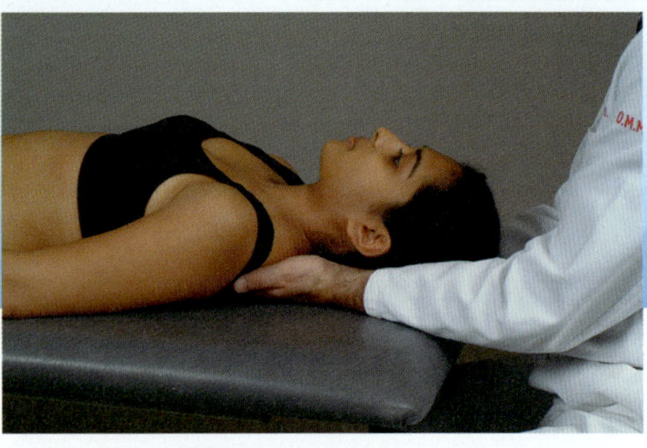

그림 16.57 1~3단계, 준비와 손 위치

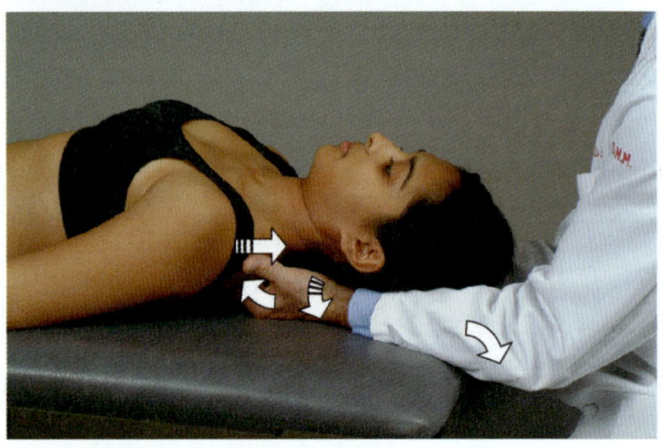

그림 16.58 4단계, 전두 측방 힘

적응증 Indications

이 테크닉은 림프배액를 촉진하고 늑골호흡 움직임을 개선하며 수술 후 마비성 장폐색증을 완화하는 데 사용된다.

금기증 Contraindications

늑골 및/또는 흉골 골절
척수손상 및 수술
악성종양

테크닉 Technique

1. 환자는 치료대에 바로 눕고, 치료사는 치료대의 머리쪽에 앉는다.
2. 치료사는 양손을 환자의 흉부 아래로 밀어 넣는다.
3. 양손의 손가락패드는 늑횡관절을 통해 척추주위 조직(paravertebral tissues)과 접촉한다(그림 16.57).
4. 치료사는 팔꿈치를 아래로 구부려 손가락을 환자의 척추주위 조직(실선 화살표, 그림 16.58)쪽으로 들어올린 다음 치료사의 머리쪽 및 측면방향으로 손가락을 당긴다(점선 화살표).
5. 이것은 척추를 신전시키고 척추주위 조직에 측면 스트레칭을 유발한다.
6. 이 테크닉은 간헐적 니딩(kneading) 테크닉 혹은 지속적 심부억제압박으로써 2~5분 동안 수행한다.

흉복부 부위 Thoracoabdominal Region

횡격막 반구형화
Doming the Diaphragm

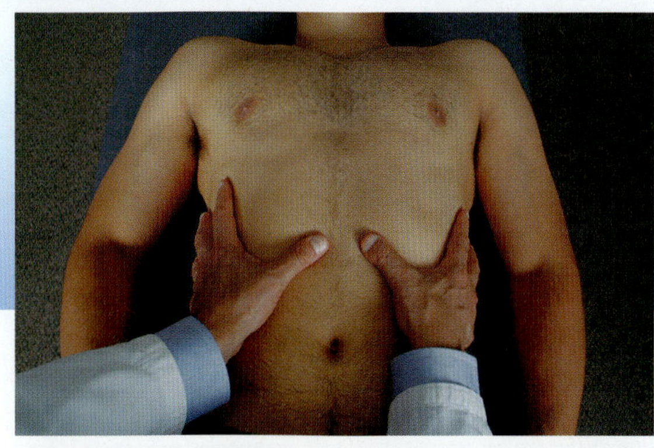

그림 16.59 엄지손가락 위치

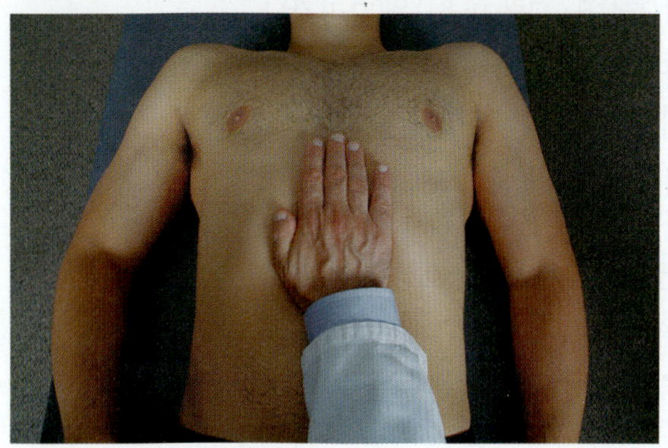

그림 16.60 모지융기(엄지두덩) 위치 변이

적응증 Indications

이 테크닉은 횡격막 원위부의 림프울혈 또는 (근막으로) 치골결합까지 완전히 확장되지 않는 호흡에 적용된다.

금기증 Contraindications

배액관, 정맥 주사선, 흉부 또는 복부절개, 중등도 이상의 식도열공탈장(hiatal hernia) 또는 위식도 역류증상이 있는 경우 사용해서는 안 된다.

생리학적 목표 Physiologic Goal

목표는 림프 및 정맥 회귀를 개선하는 것이다; 면역기능을 향상시킬 수 있다.

테크닉 Technique

1. 환자는 누운자세로 고관절과 무릎을 구부리고, 발은 치료대 위에 평평하게 놓는다.
2. 치료사는 골반높이에서 한쪽에 서서 머리쪽을 향해 선다.
3. 치료사는 엄지손가락이 머리쪽을 향하게 하여 엄지손가락 혹은 모지구융기를 환자의 하부 늑골연 및 검상돌기 바로 아래에 둔다(그림 16.59 및 16.60).

(계속)

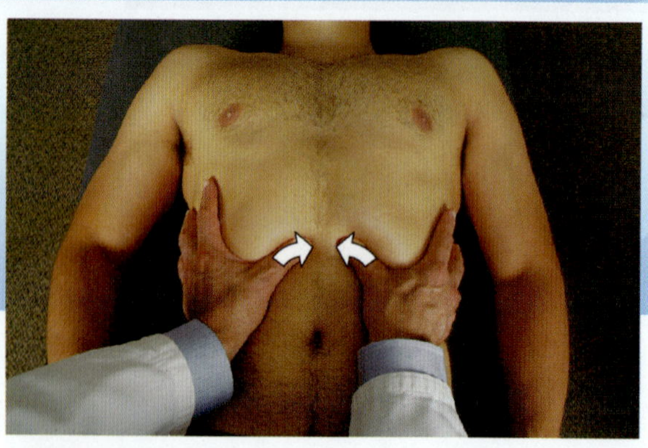
그림 16.61 4단계, 호기 후

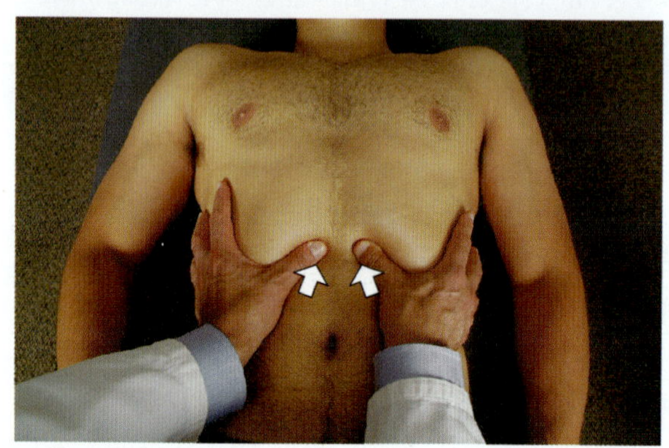
그림 16.62 6단계, 늑골검상(costoxiphoid, 갈비칼) 가장자리 아래에 엄지손가락

4. 환자에게 심호흡을 하고 숨을 내쉬도록 지시한다. 호기시 치료사의 엄지손가락은 후방으로 움직이며 횡격막(화살표, 그림 16.61)을 따라간다.
5. 환자에게 숨을 들이쉬도록 지시하고 치료사는 이 동작에 부드럽게 저항한다.
6. 환자에게 숨을 내쉬도록 지시하고, 치료사의 엄지손가락은 늑골 가장자리와 검상돌기 아래에 있으므로 이 움직임을 후방 및 머리쪽 방향으로 부드럽게 따른다(화살표, 그림 16.62).
7. 치료사가 상복부에 압박을 유지하는 동안 환자는 숨을 들이쉬고 그다음 반복된 호기 후, 더욱 머리쪽으로의 편향을 촉진한다.
8. 이 단계를 3~5회의 호흡주기 동안 반복한다.

이 과정은 늑골 또는 척추의 골절, 척수손상, 흉부수술 또는 치료할 부위에 악성종양이 있는 경우엔 적용해서는 안 된다.

복부 부위 Abdominal Region

장간막 이완, 소장
Mesenteric Release, Small Intestine

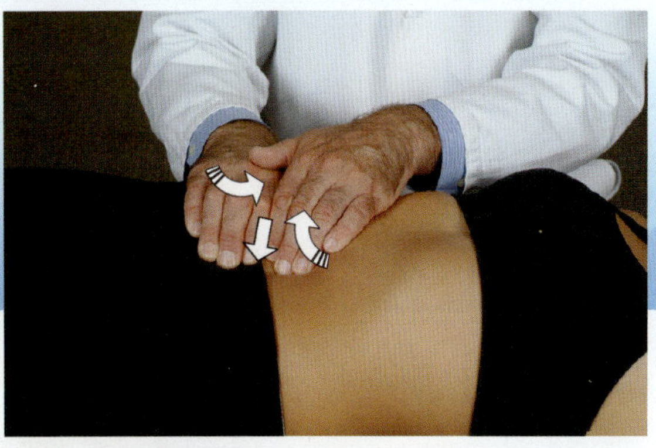

그림 16.65 바로누운자세(앙와위)

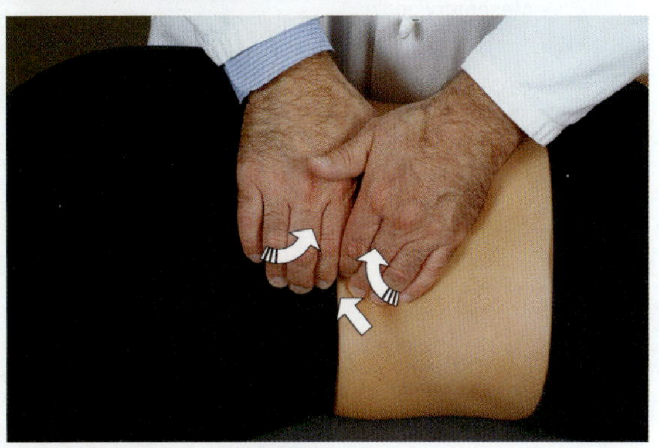

그림 16.66 옆으로 누운자세(측와위)

적응증 Indications

이 테크닉은 림프 및 정맥배액을 촉진하고 내장기하수로 인한 부가적인 울혈을 완화하는 데 사용된다.

금기증 Contraindications

환자에게 복부절개, 급성허혈성 장질환, 폐색 또는 이와 유사한 경우 사용해서는 안 된다.

테크닉 Technique

소장의 장간막은 공장과 회장의 부분에 충분한 공간을 제공하기 위해(그림 16.63) 짧은 뿌리에서 펼쳐지므로 치료는 장간막의 길이에 따라 강조된다(그림 16.64).

1. 환자는 치료대에 누운자세(그림 16.65) 또는 좌측 옆으로 누운자세(그림 16.66)를 한다.
2. 치료사는 환자의 우측에 앉거나 환자 뒤에 선다.
3. 치료사는 손가락을 약간 구부린 채, 소장의 장간막 영역 좌측 경계에 손을 놓는다.
4. 손가락을 환자의 등쪽으로 부드럽게 민 다음(실선 화살표, 그림 16.65 및 16.66) 제한된 조직장벽을 만날 때까지 환자의 우측(곡선점선 화살표)으로 당긴다.
5. 치료사는 이완이 촉진될 때까지(20~30초) 이 자세를 유지하며, 이 움직임(근막이행, fascial creep)을 따라 새로운 장벽까지 이동하여 더 이상의 개선이 없을 때까지 계속한다.

(계속)

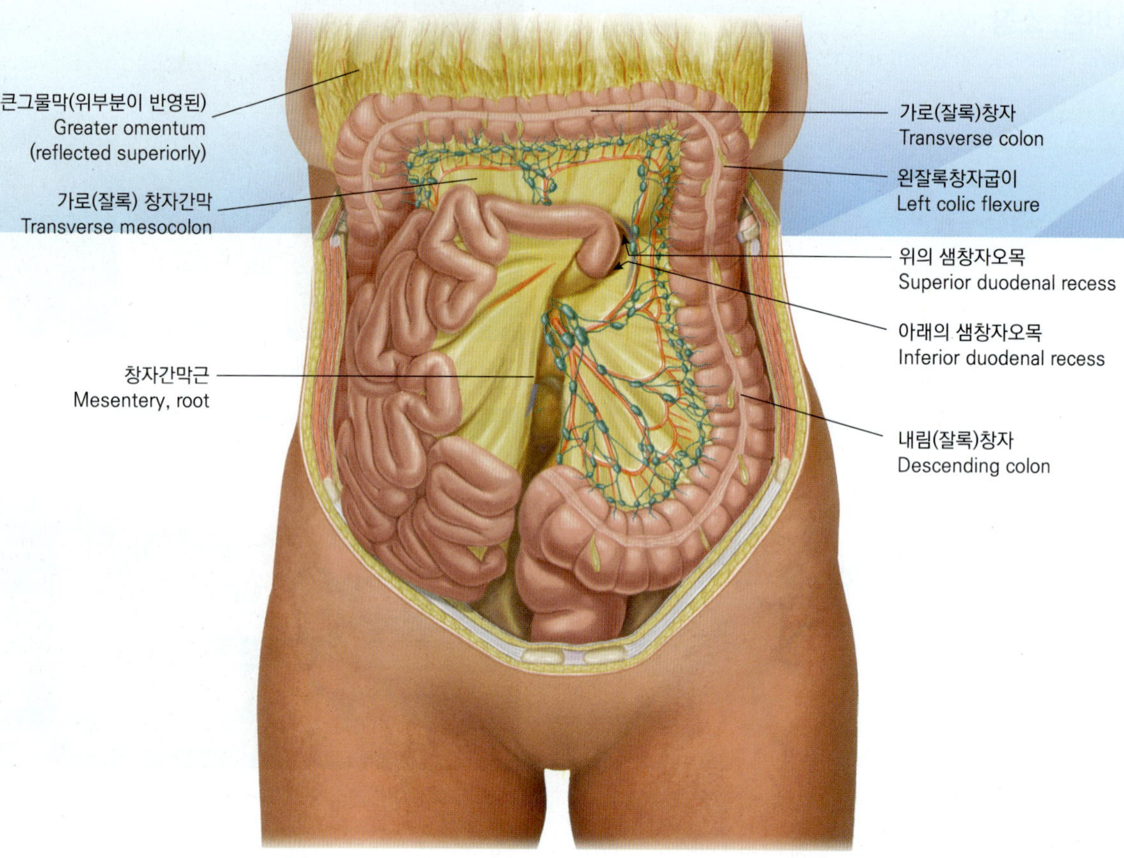

그림 16.63 복부 창자간막, 작은 창자

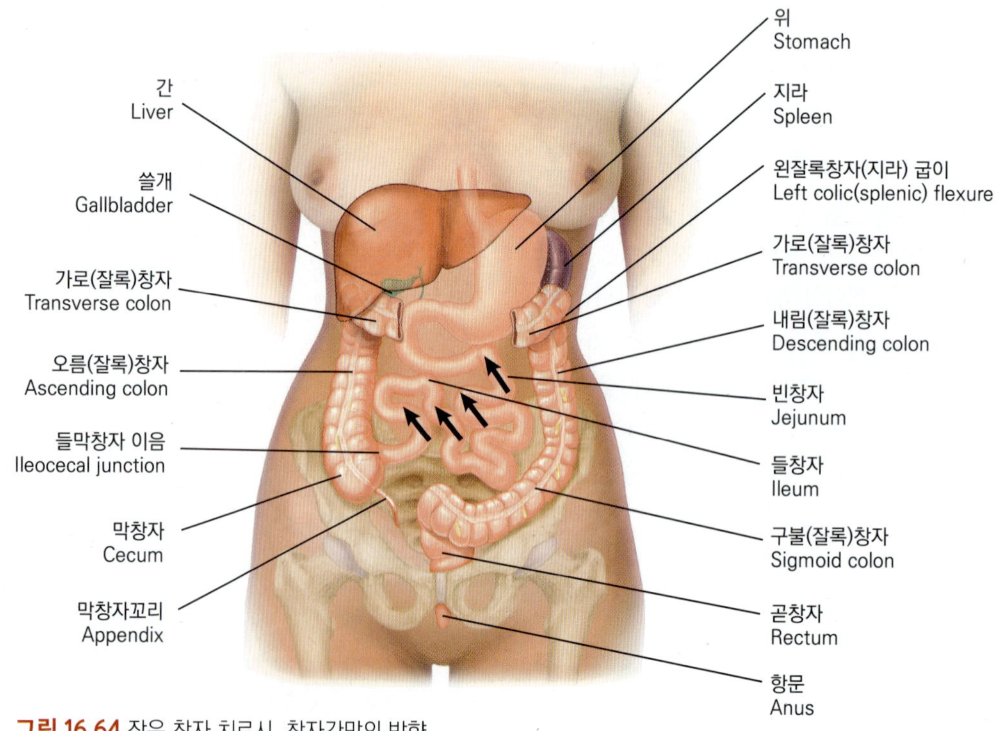

그림 16.64 작은 창자 치료시, 창자간막의 방향

복부 부위 Abdominal Region

장간막 이완, 상행 결장
Mesenteric Release, Ascending Colon

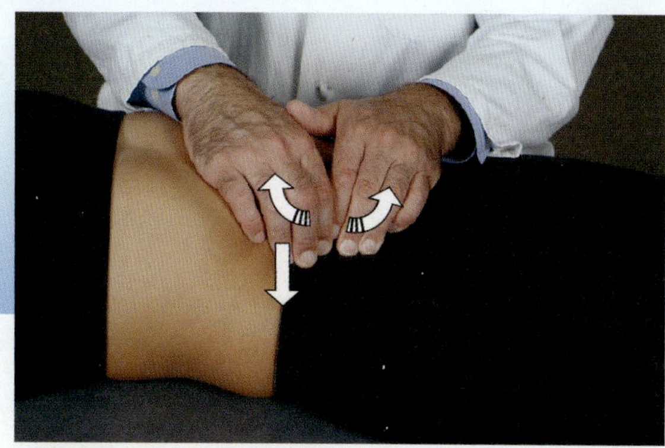
그림 16.69 바로누운자세(앙와위)

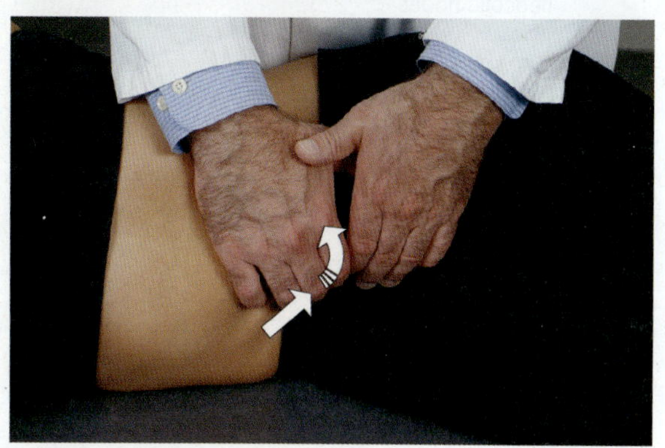
그림 16.70 옆으로 누운자세(측와위)

적응증 Indications

이 테크닉은 림프 및 정맥배액을 촉진하고 내장기하수로 인한 이차적인 울혈을 완화하는 데 사용된다.

금기증 Contraindications

환자에게 복부절개, 급성 허혈성장질환, 폐쇄 또는 이와 유사한 경우 사용해서는 안 된다.

테크닉 Technique

치료는 장간막 상행결장 부착부위를 따라 강조된다(그림 16.67 및 16.68).

1. 환자는 치료대에 누운자세(그림 16.69) 또는 우측 옆으로 누운자세(그림 16.70)를 취한다.
2. 치료사는 환자의 좌측에 앉거나 뒤에 선다.
3. 치료사는 손가락을 약간 구부린 채, 상행결장의 장간막 영역 우측 경계에 손을 놓는다.
4. 손가락을 환자의 등쪽으로 부드럽게 민 다음(실선 화살표, 그림 16.69 및 16.70) 제한된 조직장벽을 만날 때까지 환자의 좌측(곡선점선 화살표)으로 당긴다.
5. 치료사는 이완이 촉진될 때까지(20~30초) 이 자세를 유지하며, 이 움직임(근막이행)을 따라 새로운 장벽까지 이동하여 더 이상의 개선이 없을 때까지 계속한다.

(계속)

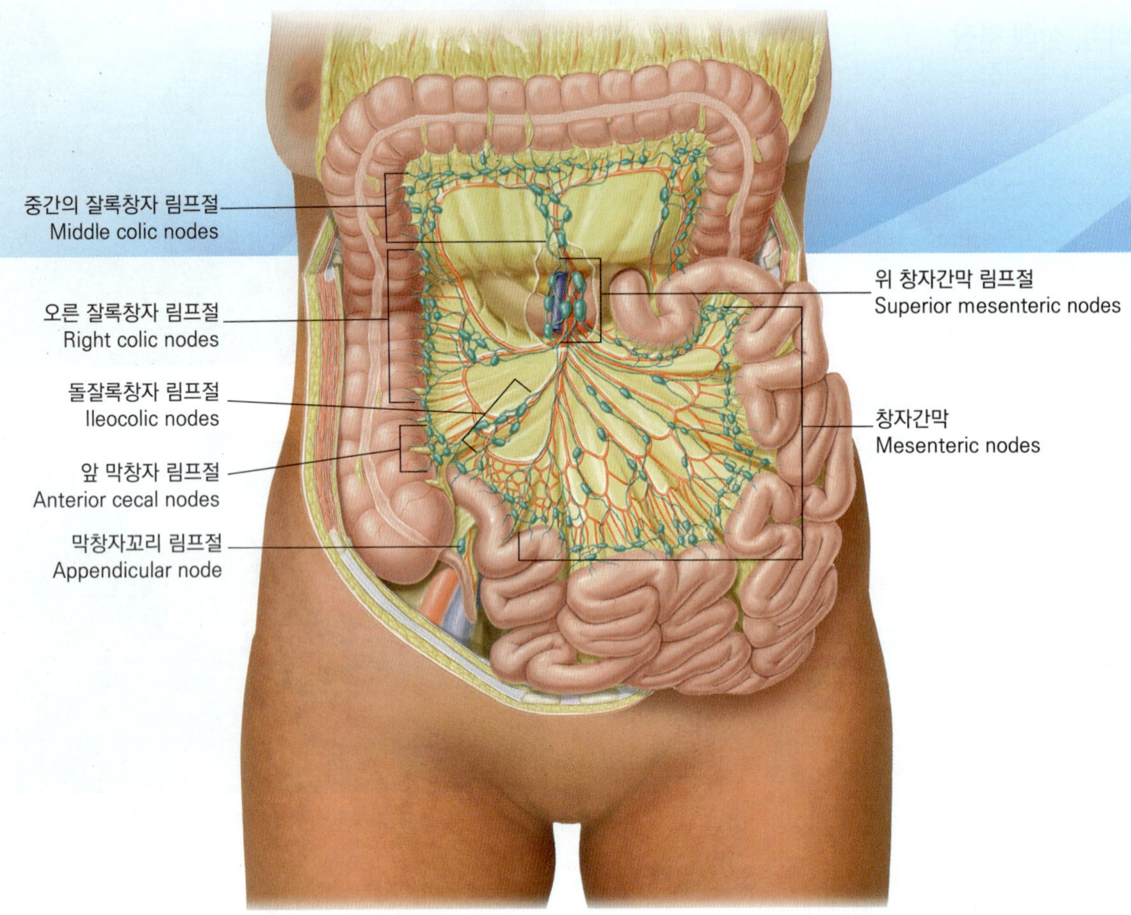

그림 16.67 복부 창자간막, 오름(잘록) 창자

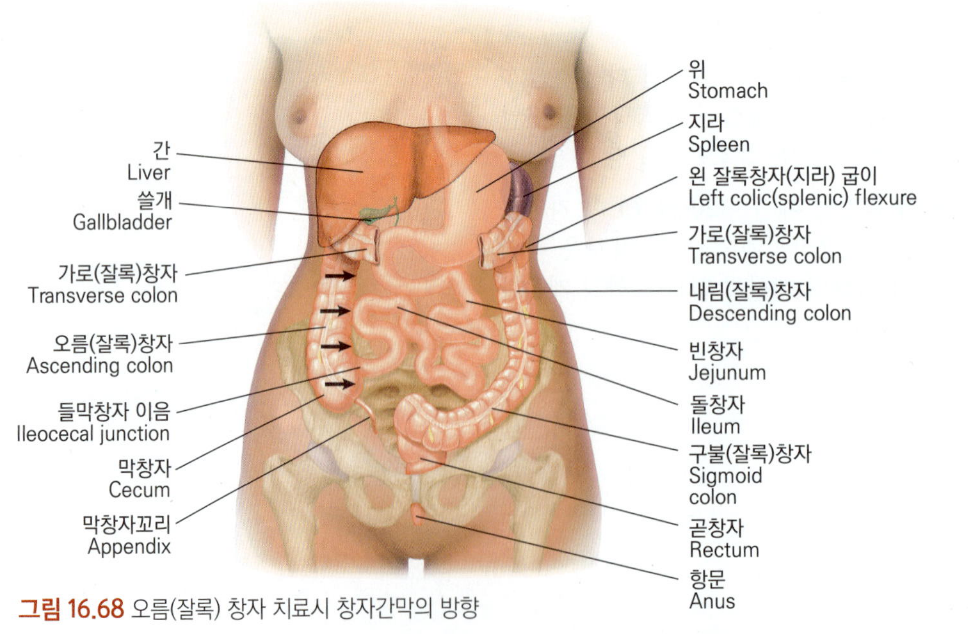

그림 16.68 오름(잘록) 창자 치료시 창자간막의 방향

복부 부위 Abdominal Region

장간막 이완, 하행 결장
Mesenteric Release, Descending Colon

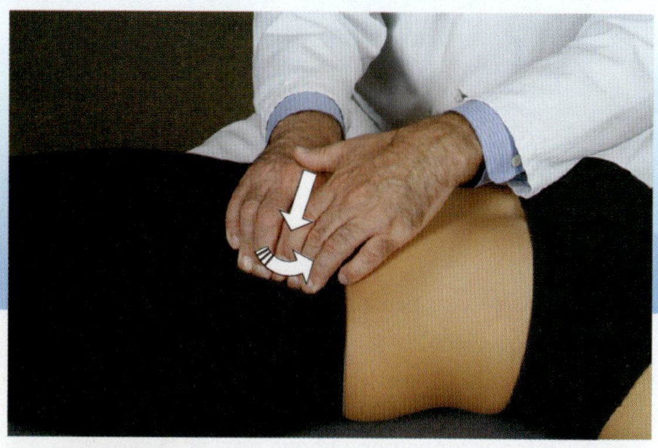

그림 16.73 바로누운자세(앙와위)

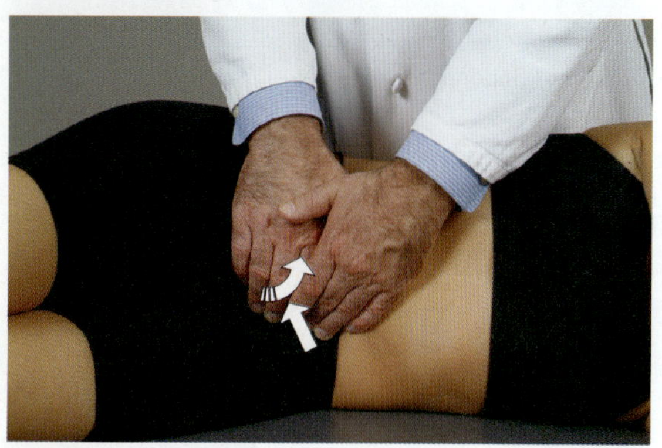

그림 16.74 옆으로 누운자세(측와위)

적응증 Indications

이 테크닉은 림프 및 정맥배액을 촉진하고 내장기하수에 의한 이차적인 울혈을 완화하는 데 사용된다.

금기증 Contraindications

환자에게 복부절개, 급성 허혈성장질환, 폐색 또는 이와 유사한 경우 사용해서는 안 된다.

테크닉 Technique

치료는 장간막 하행결장 부착부위를 따라 강조된다(그림 16.71 및 16.72).

1. 환자는 치료대에 누운자세(그림 16.73) 또는 좌측 옆으로 누운자세(그림 16.74)를 한다.
2. 치료사는 우측에 앉거나 환자 뒤에 선다.
3. 치료사는 손가락을 약간 구부린 채 하행결장과 S자결장의 장간막 영역 좌측경계에 손을 놓는다.
4. 손가락을 환자의 등쪽으로 부드럽게 민 다음(실선 화살표, 그림 16.73 및 16.74) 제한된 조직장벽을 만날 때까지 환자의 좌측(곡선점선 화살표)으로 당긴다.
5. 치료사는 이완이 촉진될 때까지(20~30초) 이 자세를 유지하며, 이 움직임(근막이행)을 따라 새로운 장벽까지 이동하여 더 이상의 개선이 없을 때까지 계속한다.

(계속)

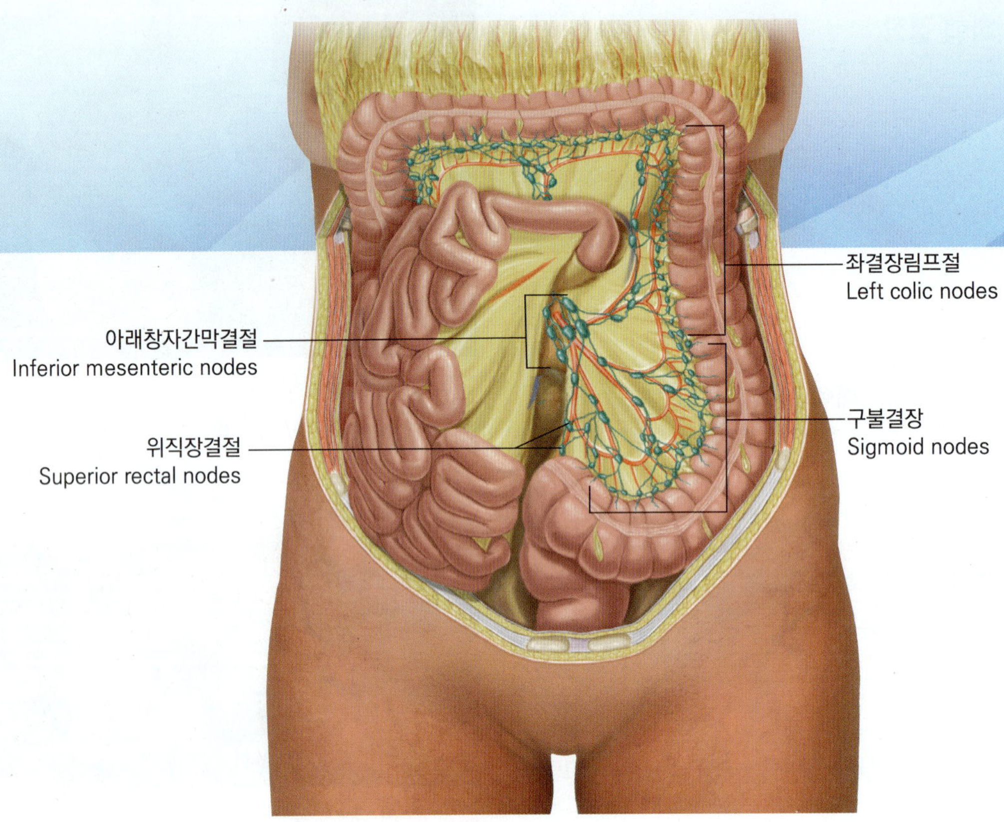

그림 16.71 복부 장간막, 하행결장

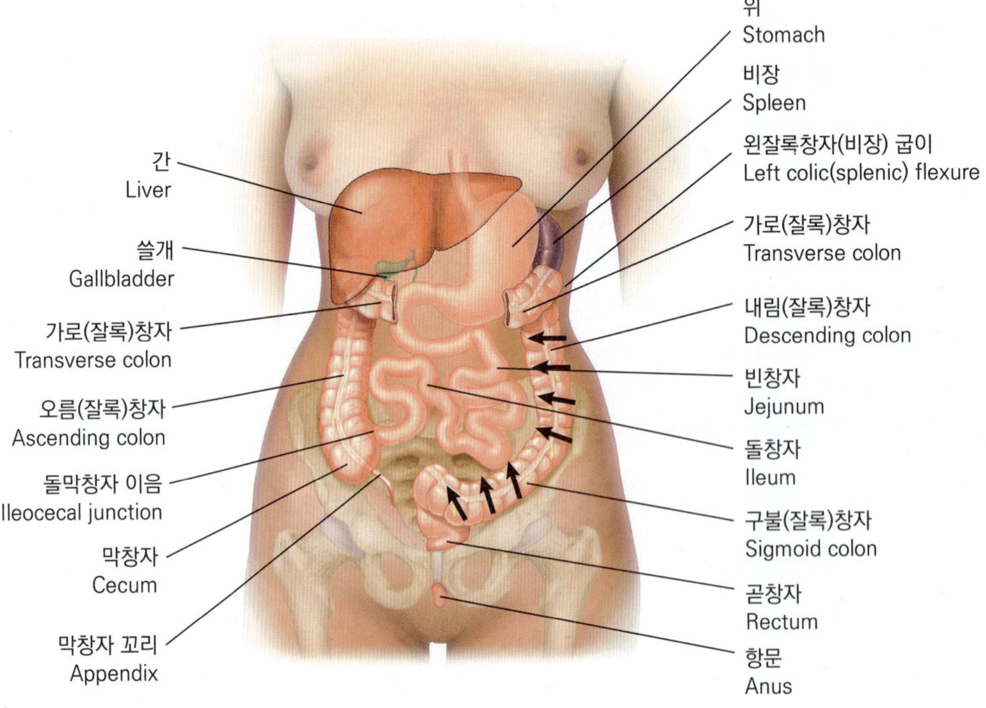

그림 16.72 하행결장 치료의 장간막 벡터

복부 부위 Abdominal Region

전천골 이완, 직접/간접
Presacral Release, Direct/Indirect

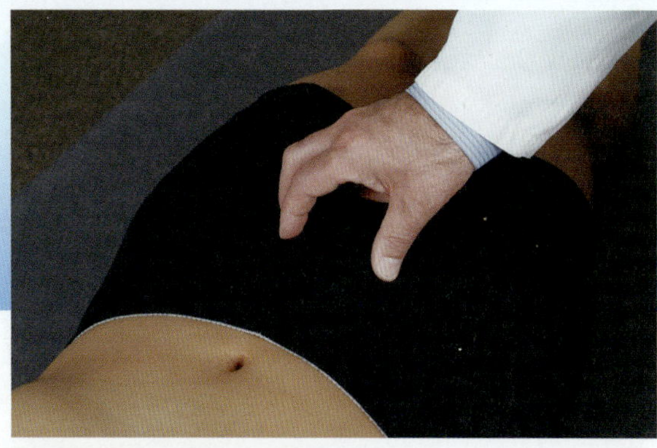
그림 16.75 손의 위치

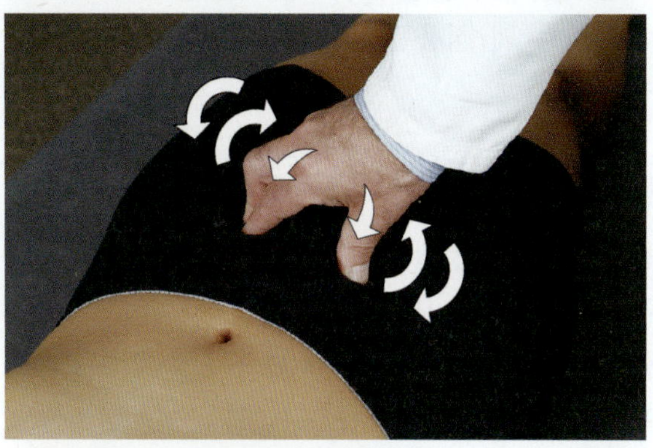
그림 16.76 4단계, 느슨함-팽팽함 결정

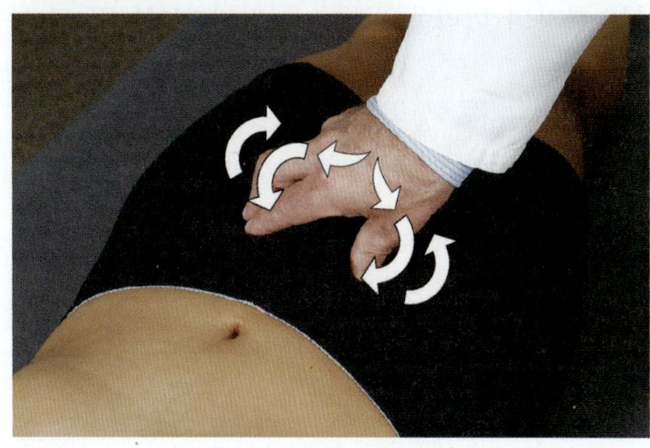
그림 16.77 5단계, 느슨함-팽팽함 결정

적응증 Indications

이 테크닉은 림프배액을 촉진하고 하복부, 골반부위 및 하지의 정맥울혈을 완화하는 데 사용된다.

금기증 Contraindications

환자에게 복부절개, 급성허혈성장 질환, 폐색 또는 이와 유사한 경우 사용해서는 안 된다.

테크닉 Technique

1. 환자는 치료대에 누운자세로 하고, 치료사는 환자의 어느 쪽이든 측면에 선다.
2. 치료사는 검지(집게)손가락과 셋째손가락을 붙이고 외전된 엄지손가락으로 C자 모양을 만든다.
3. 치료사는 환자의 치골지(ramus of the pubic bone) 바로 위, 하복부 부위에 손가락과 엄지손가락을 아래로 향하게 놓는다(그림 16.75).
4. 그리고 후방, 상방, 하방, 시계 방향 및 반시계 방향을 포함하여 여러 방향으로 힘을 적용하고, 방향화(벡터링)하여 느슨함-팽팽함 비대칭이 존재하는지 여부를 결정한다(화살표, 그림 16.76).
5. 치료사는 기능장애가 있는지 비대칭을 찾으며 느슨함 또는 팽행함 장벽을 만날 때까지 각각 간접 또는 직접의 힘을 적용한다(그림 16.77).
6. 치료사는 이완이 촉진될 때까지(20~30초) 이 자세를 유지하며, 이 움직임(근막이행)을 따라 새로운 장벽까지 이동하여 더 이상의 개선이 없을 때까지 계속한다.

복부 및 골반 부위 Abdominal and Pelvic Region

배액 Marion Clark Drainage

적응증 Indications

이 테크닉은 하복부와 골반에서 수동적인 정맥 및 림프 배액을 개선하는 데 적용된다. 또한 생리통 완화에도 도움이 된다.

테크닉 Technique

1. 환자는 치료대에 손, 팔꿈치, 무릎을 접촉하며 네 발의 반 엎드린자세를 취한다(그림 16.78).
2. 치료사는 치료대에 발을 향한 채 환자의 옆에 선다.
3. 치료사는 환자의 양쪽 전상장골극(그림 16.79) 내측에 손가락패드를 건다.
4. 치료사는 환자의 머리쪽으로 손을 당긴다(화살표, 그림 16.80).
5. 치료사는 복부견인을 계속하며 환자에게 고양이자세처럼 등을 동그랗게 구부리도록 지시한다.
6. 치료사는 신체의 머리쪽 흔들기(cephalad rocking)와 함께 이 움직임을 권장한다(그림 16.81).
7. 느린 흔들기 동작을 몇 분 동안 반복한다. 환자는 집에서 이 운동을 사용할 수 있다.

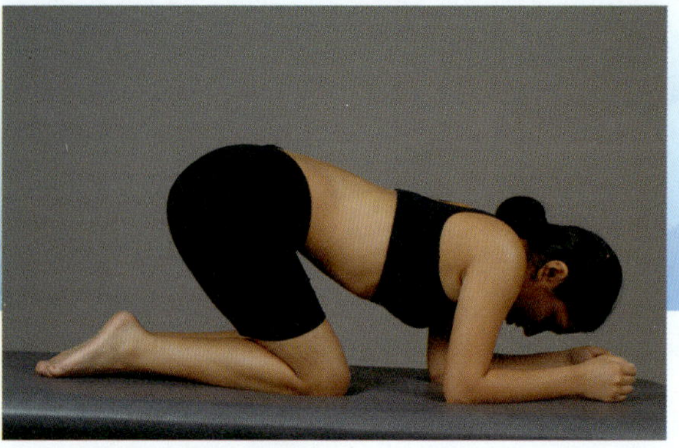

그림 16.78 1단계, 환자의 자세

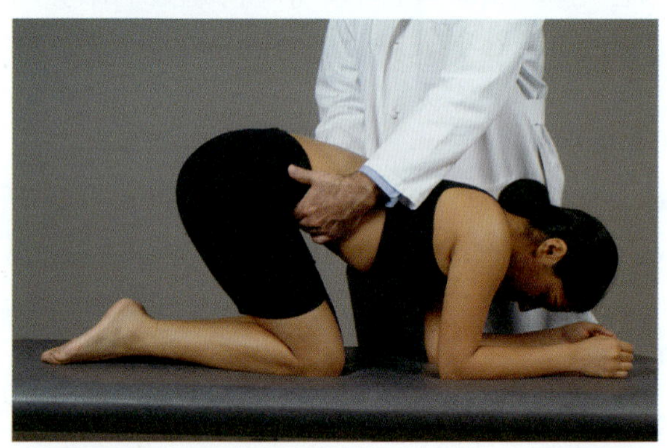

그림 16.79 손의 위치

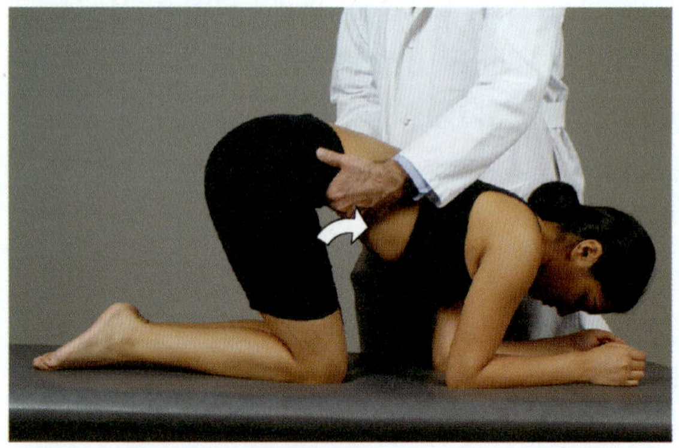

그림 16.80 4단계, 머리쪽 방향

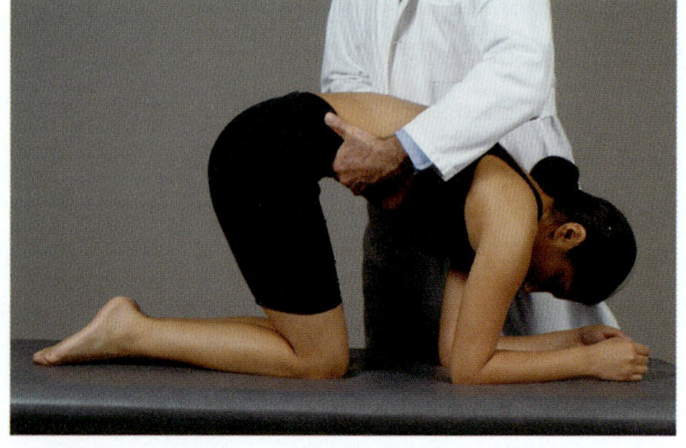

그림 16.81 5~6단계, 복부 견인, 머리쪽으로 흔들기

골반 부위 Pelvic Region

좌골직장와 이완, 앙와위
Ischiorectal Fossa Release, Supine

적응증 Indications

이 테크닉은 골반횡격막의 움직임과 골반내장기 그리고 골반저로부터 림프 및 정맥배액을 개선하는 데 사용된다(그림 16.82).

테크닉 Technique

1. 환자는 치료대에 누운자세로 하고 고관절과 무릎을 구부린다.
2. 치료사는 기능장애 쪽의 치료대 반대쪽에 앉는다.
3. 치료사는 기능장애가 있는 좌골결절 내측에 치료대에서 가장 가까운 손의 엄지손가락을 댄다(그림 16.83).
4. 치료사는 저항을 만날 때까지 좌골직장와(화살표, 그림 16.84)에 머리쪽으로 부드럽게 압박을 가한다. 그리고 측면 힘(곡선 화살표, 그림 16.85)을 가한다.
5. 치료사는 결과적으로 발생하는 이완과 함께 변화하는 체액을 느끼거나 환자에게 깊게 숨을 들이쉬고 내쉬도록 지시함으로써 이완-강화 기전을 추가할 수 있다.
6. 매 호기시 치료사는 골반횡격막에 증가된 머리쪽 압박을 가하여 더 이상 머리쪽 및 측면편위가 일어나지 않도록 한다.
7. 이 테크닉은 필요에 따라 골반 반대쪽에서 반복한다.

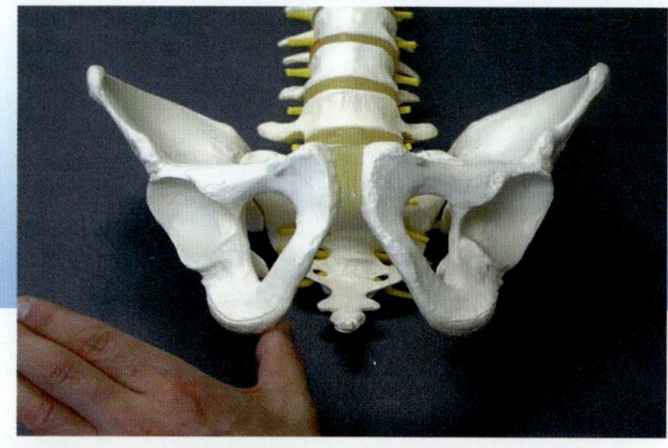
그림 16.83 엄지손가락을 좌측결절 내측에 둔다.

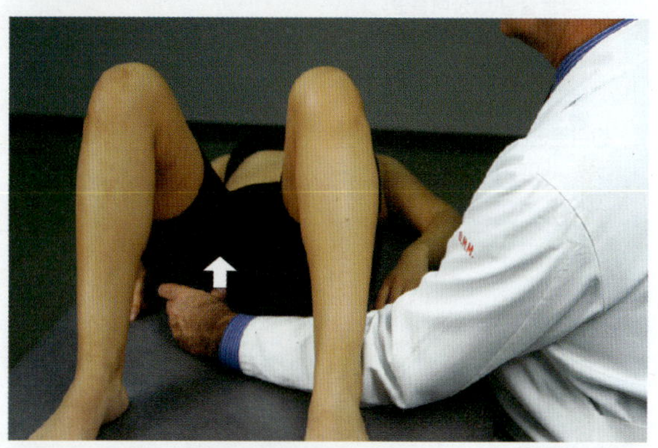
그림 16.84 치료사와 환자의 자세

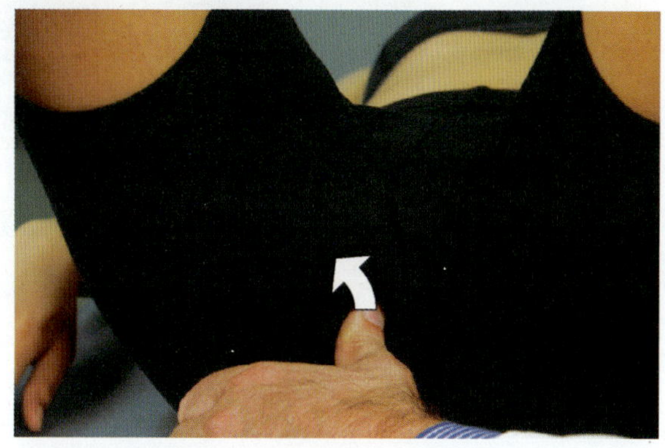
그림 16.85 머리쪽 측면으로 힘을 가한다.

(계속)

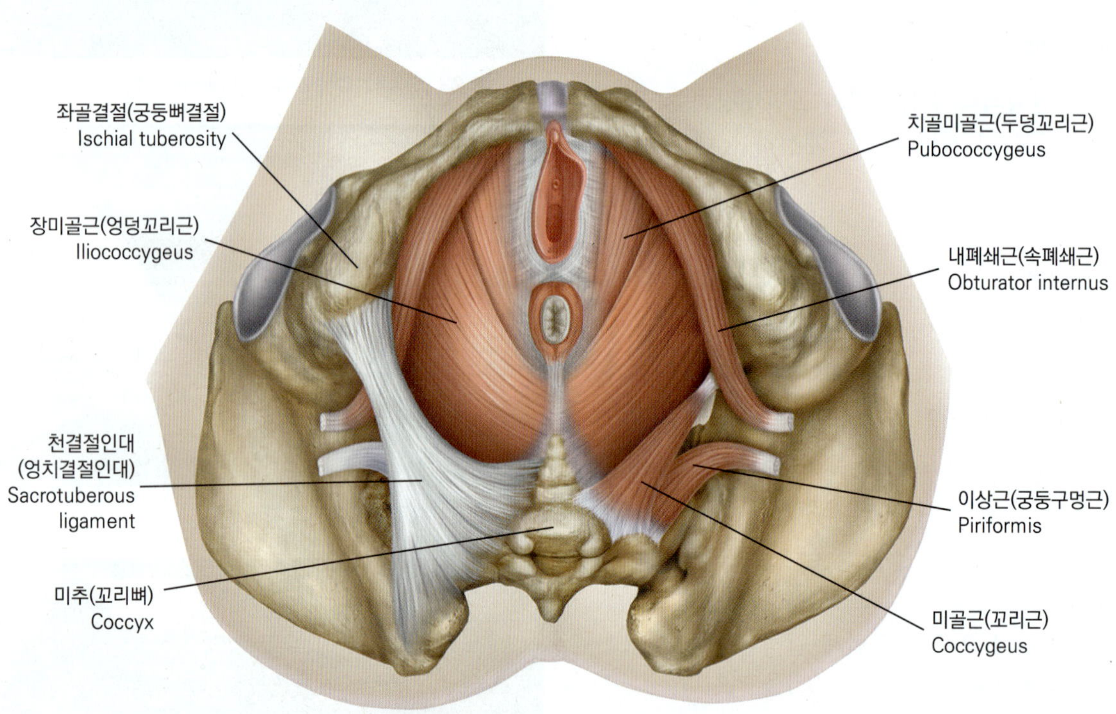

그림 16.82 골반 횡격막(골반 가로막)

골반 부위 Pelvic Region

좌골직장와 이완, 엎드린자세
Ischiorectal Fossa Release, Prone

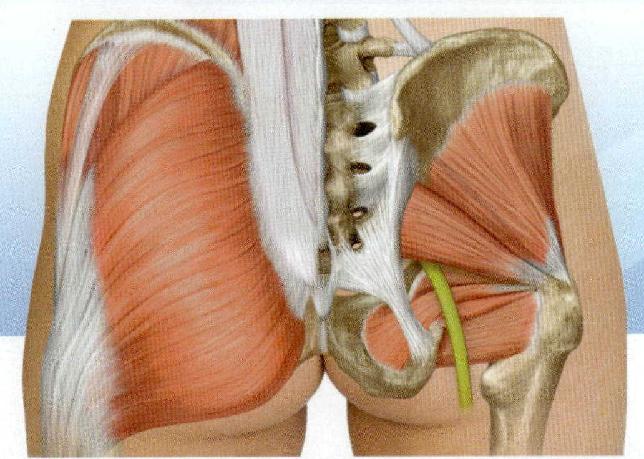

그림 16.86 둔근 부위

적응증 Indications

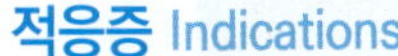

이 테크닉은 골반횡격막의 움직임과 둔부부위, 골반 내장기 및 골반저에서 정맥 및 림프배액을 개선한다(그림 16.86).

테크닉 Technique

1. 환자는 엎드린자세로 치료사는 치료대 머리쪽을 향하여 치료대 옆에 선다.
2. 치료사는 양쪽 엄지손가락을 환자의 좌골결절의 내측에 놓는다(그림 16.87).
3. 저항이 충족될 때까지 좌골직장와에 머리쪽(화살표, 그림 16.88)으로 부드럽게 압박을 가한다음 외측으로 힘을 적용한다(화살표, 그림 16.89).
4. 환자에게 깊게 숨을 들이쉬고 내쉬도록 지시한다.
5. 치료사는 결과적으로 발생하는 이완과 함께 변화하는 체액을 느끼거나 환자에게 깊게 숨을 들이쉬고 내쉬도록 지시함으로써 이완-강화 기전을 추가할 수 있다.
6. 매 호기시 치료사는 골반횡격막에 증가된 머리쪽 압박을 가하여 더 이상의 머리쪽 및 측면편위가 일어나지 않도록 한다.
7. 이 테크닉은 위와 같이 양측으로 수행하거나 편측 제한방향으로 유도한다. 편측 제한방향으로 행해진다면 위와 같이 양손과 양 엄지손가락을 모두 적용하되, 초기접촉 및 조절 후, 반대쪽 손이 골반을 고정하는 동안 제한을 촉진하는 엄지손가락만 증가된 압박을 가한다.

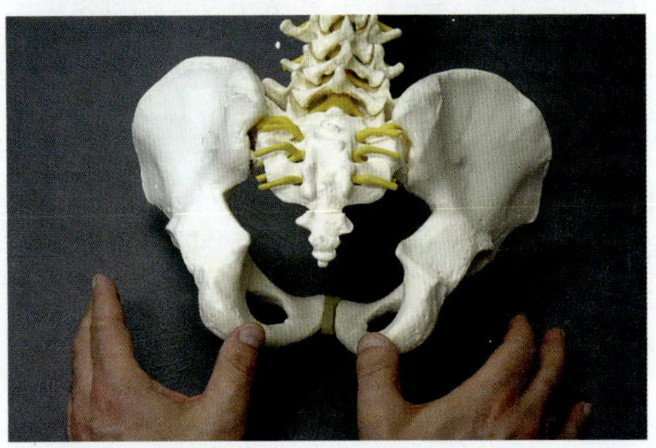

그림 16.87 좌골결절 내측에 위치한 엄지손가락

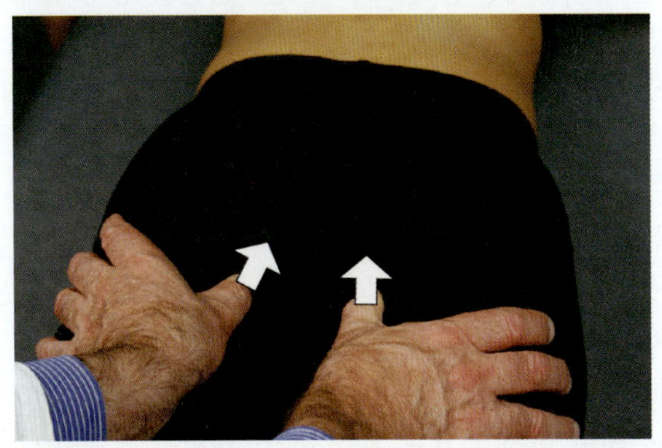

그림 16.88 머리쪽 힘

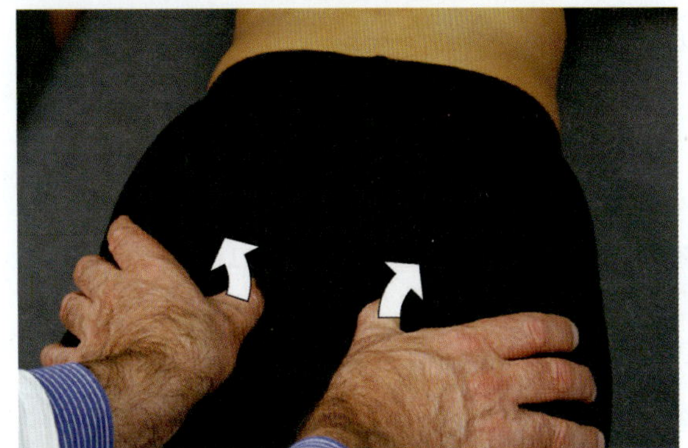

그림 16.89 외측 힘

하지 부위 Lower Extremity Region

페달 펌프(달림플 테크닉)
Pedal Pump (Dalrymple Technique)

누운자세 방법
Supine Method

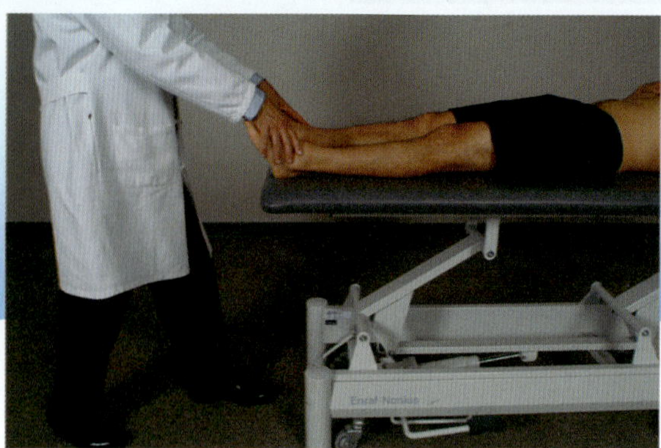
그림 16.90 1~3단계, 준비, 저측굴곡

적응증 Indications

이 테크닉은 림프울혈, 열, 감염 및 흉부펌프를 사용할 수 없는 경우에 사용된다.

금기증 Contraindications

환자에게 정맥혈전증이 있는 경우 사용해서는 안 된다; 급성발목염좌; 아킬레스건 좌상, 비복근 좌상 혹은 기타 급성; 및 심각한 통증의 하지 상태. 또한 일부 복부 수술 환자의 급성수술 후에는 피해야 한다.

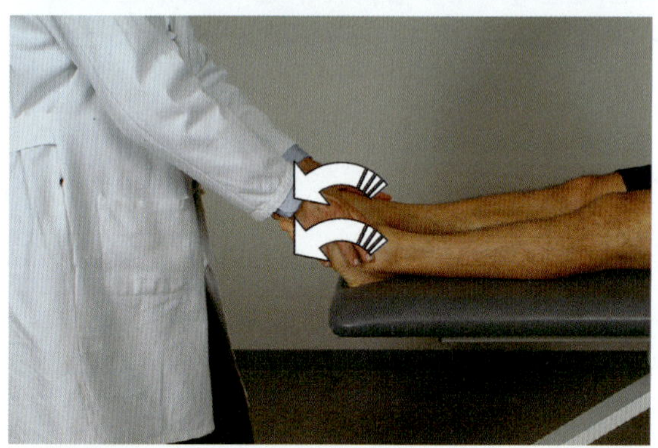
그림 16.91 4단계, 저측굴곡

생리학적 목표 Physiologic Goal

목표는 음의 복강내압을 강조하고, 림프순환을 증가시키며, 항염증효과를 제공할 수 있는 내피 아산화질소(endothelial nitrous oxide)를 증가시키는 것이다(14, 15).

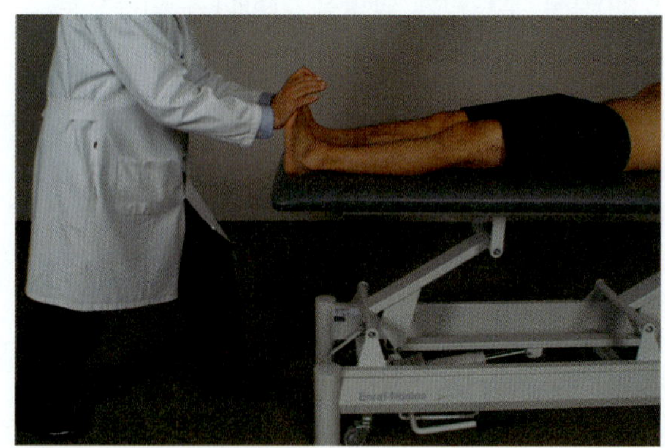
그림 16.92 5단계, 준비, 배측굴곡

테크닉 Technique

1. 환자는 치료대에 발뒤꿈치를 유지하도록 주의하면서 누운자세를 한다.
2. 치료사는 균형을 위해 한 발을 다른 발 약간 뒤에 두고 치료대 끝에 선다.
3. 그리고 환자 발의 등쪽에 손을 얹고, 편안한 한계지점까지 조심스럽게 저측굴곡한다(그림 16.90).
4. 치료사는 이 압력을 유지하고, 1~2분 동안 초당 2회씩의 빠르게 반복하는(왕복하는) 리드미컬한 압박(화살표, 그림 16.91)을 시작한다.
5. 치료사는 원위중족골의 발의 저측면을 쥐고 압박을 가하거나 대체할 수 있다(그림 16.92). 그런 다음 유사한 리드미컬한 방식(화살표, 그림 16.93)으로 1~2분 동안 초당 2회 머리쪽으로 압박을 가한다.
6. 이러한 리드미컬한 힘은 치료대를 향하지 않고, 치료대와 평행해야 한다.

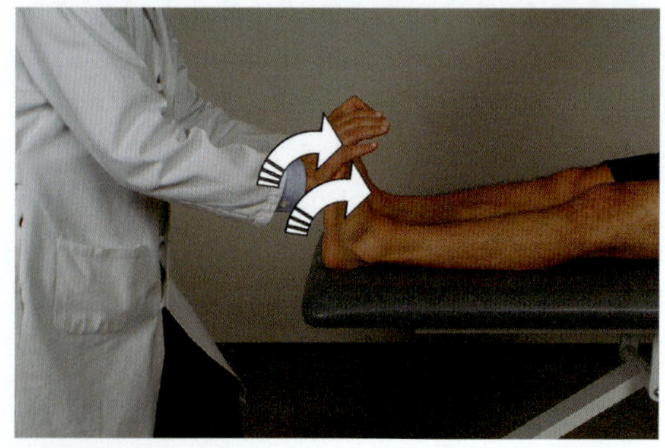
그림 16.93 5단계, 배측굴곡

하지 부위 Lower Extremity Region

페달 펌프(달림플 테크닉)
Pedal Pump (Dalrymple Technique)

엎드린자세 방법
Prone Method

적응증 Indications

이 테크닉은 림프울혈, 열, 감염 및 흉부펌프를 사용할 수 없는 경우에 사용된다.

금기증 Contraindications

환자에게 정맥혈전증이 있는 경우 사용해서는 안 된다; 급성발목염좌; 아킬레스건좌상, 비복근좌상 혹은 기타 급성; 및 심각한 통증의 하지상태. 또한 일부 복부수술 환자의 급성수술 후 기간에는 피해야 한다.

생리학적 목표 Physiologic Goal

목표는 음의 복강내압을 강조하고, 림프순환을 증가시키며, 항염증 효과를 제공할 수 있는 내피 아산화질소를 증가시키는 것이다.

테크닉 Technique

1. 환자는 치료대에서 발을 약간 떨어뜨린 채 엎드린자세로 하고, 치료사는 한 발을 다른 발보다 약간 뒤에 두고 치료대 끝에 선다(그림 16.94).
2. 치료사는 환자의 발의 원위중족골 부위를 잡고 양측 발등쪽 굴곡방향으로 힘을 가한다(화살표, 그림 16.95).
3. 배측굴곡이 용이한(편안한) 한계지점에서 치료사는 초당 1-2회의 리드미컬하게 반복하는(왕복하는) 압박(화살표, 그림 16.96)을 머리쪽으로 가하기 시작한다.
4. 이 압박은 치료대 전체를 따라 평행하게 적용되고 1~2분 동안 지속된다.

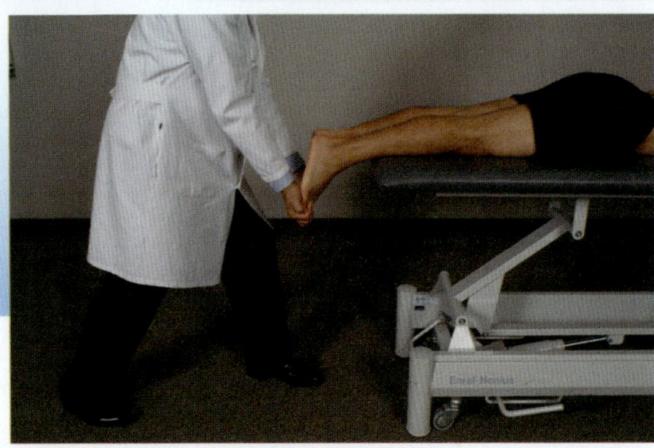
그림 16.94 1단계, 치료사와 환자의 자세

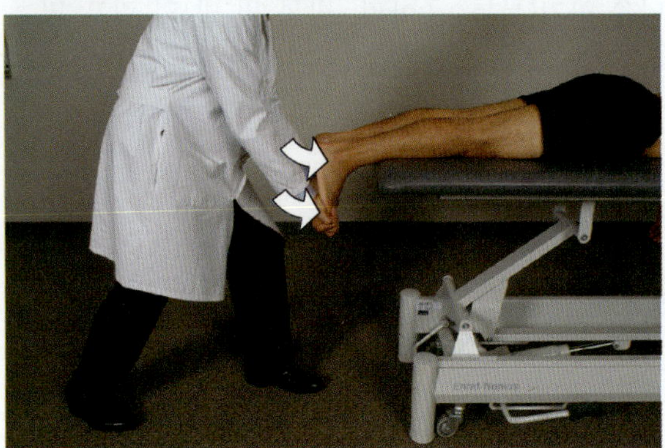
그림 16.95 손과 발의 위치

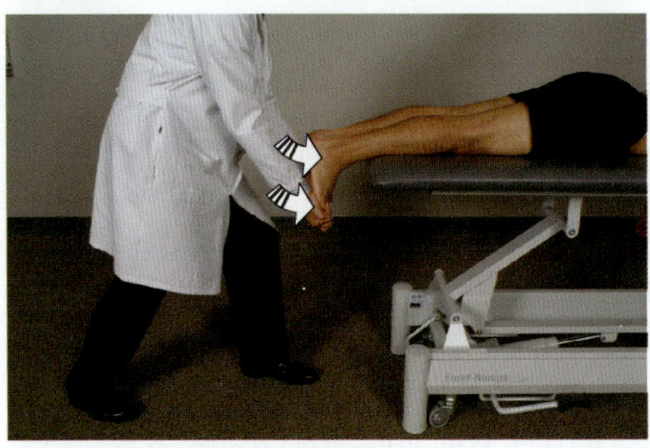
그림 16.96 3단계, 머리쪽 압박

하지 부위 Lower Extremity Region

슬와와 이완, 누운자세
Popliteal Fossa Release, Supine

예: 좌측슬와울혈
Ex: Left Popliteal Congestion

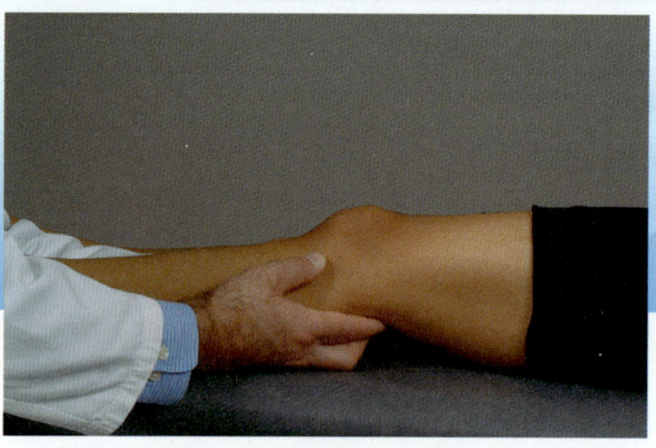

그림 16.97 1~3단계, 준비 그리고 손의 위치

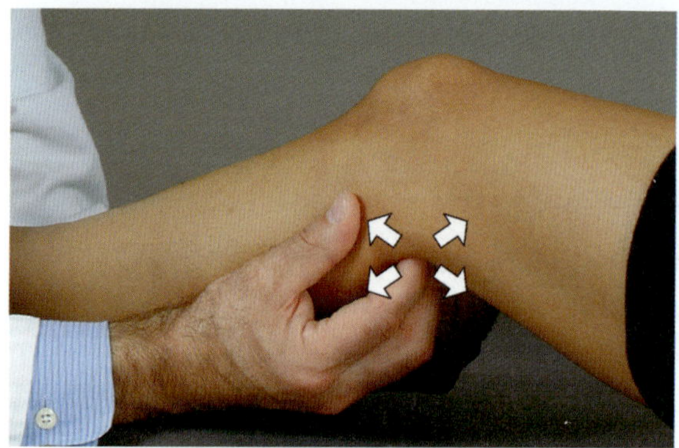

그림 16.98 4단계, 장벽 결정하기

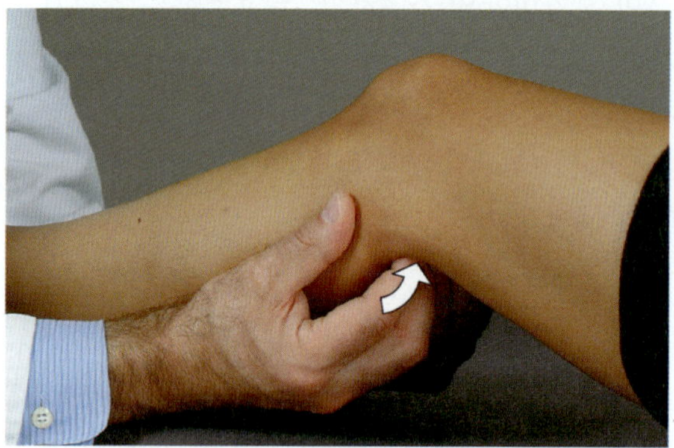

그림 16.99 5단계, 직접 MFR

적응증 및 생리학적 목표
Indications and Physiologic Goal

이 테크닉은 하지(무릎, 종아리, 발목 및 발)의 림프 및 정맥배액을 개선하고 슬와의 모든 근막제한을 이완하는데 사용된다.

테크닉 Technique

1. 환자는 치료대 위에 다리를 펴고 바로 눕는다.
2. 치료사는 치료대를 마주하여 치료받을 부위 측면에 앉는다.
3. 치료사의 내측손은 슬와의 내측면에 접촉하고, 외측손은 슬와의 외측면을 잡는다(그림 16.97).
4. 치료사는 머리쪽, 꼬리쪽, 내측, 외측을 포함한 모든 근막제한을 촉진한다(그림 16.98).
5. 치료사는 저항이 충족될 때까지 모든 근막장벽(예: 머리쪽, 꼬리쪽, 내측, 측면)에 관여하면서 손가락 끝을 통한 전방의 힘으로 조직과 대항한다(그림 16.99).
6. 치료사는 결과적으로 발생하는 이완과 함께 변화하는 체액을 느끼거나 환자에게 깊게 숨을 들이쉬고 내쉬도록 지시함으로써 이완-강화 기전을 추가할 수 있다. 조직에 더 이상의 편위 또는 이완이 일어나지 않을 때까지 장벽쪽으로 힘을 가한다.
7. 이 테크닉은 필요에 따라 반대편에서도 반복한다.

하지 부위 Lower Extremity Region

장경인대 경찰법
Iliotibial Band (ITB) Effleurage

예; 좌측 ITB 울혈/염증
Ex: Left, ITB Congestion/Inflammation

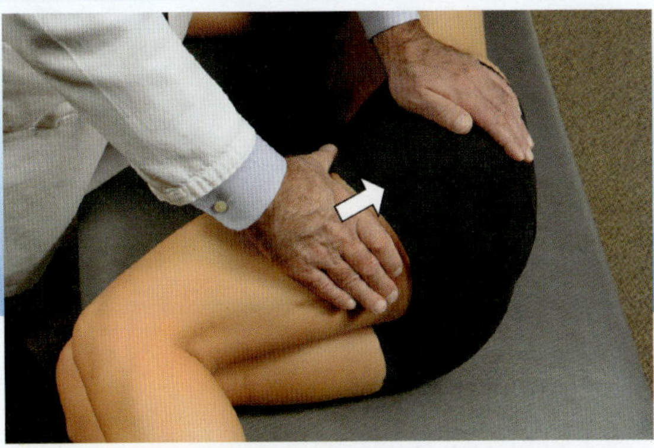

그림 16.100 1~3단계, 초기 손의 위치

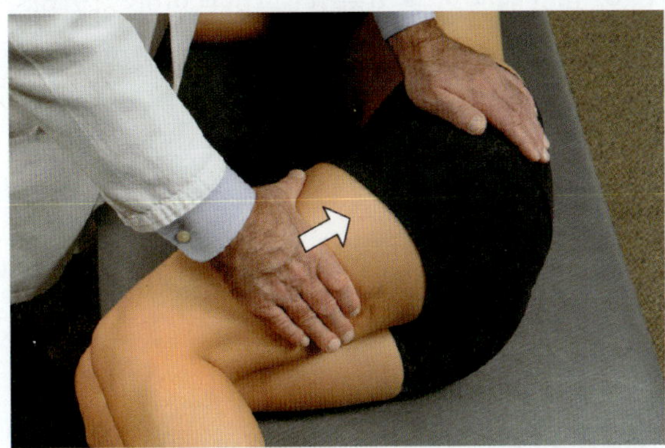

그림 16.101 3단계, 대퇴근막긴장근(ITB) 중간에서 근위부로 쓰다듬기

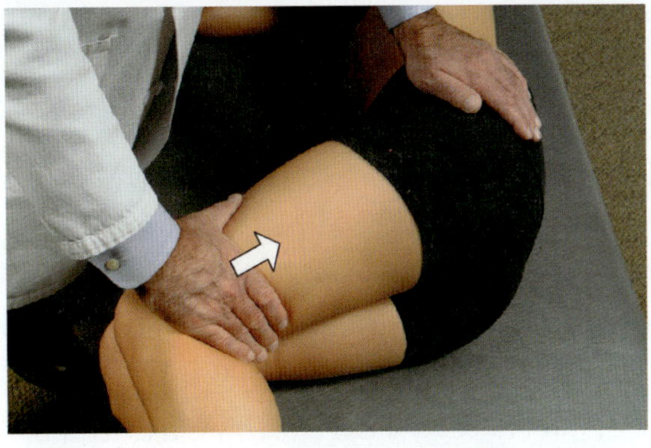

그림 16.102 3b단계, 대퇴근막긴장근(ITB) 원위에서 근위부로 쓰다듬기

적응증 및 생리학적 목표
Indications and Physiologic Goal

장경인대(ITB)증후군과 전자점액낭염(trochanter bursitis)은 다양한 형식의 OMT(예: MFR 및 연부조직)로 도움을 받을 수 있는 질환들이다. 허벅지 측면구획의 림프배액은 이 부위의 림프울혈을 줄이고 그에 따른 염증 및 통증의 어떤 원인(통증)을 줄임으로써 치료의 긍정적인 결과를 증대시킬 수 있다. 섬유화에 따른 근막 제한이 있는 경우 비탄성적 특성은 경찰법(effleurage)보다 더 크고 더 깊은 압력을 가하는 부드러운 "쓰다듬기(stroke)" 스트레칭으로 치료될 수 있다(7장 참조).

테크닉 Technique

1. 환자는 치료대에 우측 옆으로 누운자세(아픈 쪽이 위로 향함)로 치료사는 환자 앞에 선다. 테크닉이 피부에 직접 수행되는 경우 스킨로션이나 파우더가 마찰을 줄이는 데 도움을 준다.
2. 치료사의 오른손 엄지와 검지 사이의 물갈퀴를 ITB 위에 놓는다. 치료사의 왼손은 골반과 고관절을 안정시키기 위해 환자의 좌측 대전자 위에 놓는다.
3. 치료사의 오른손은 처음에 왼쪽 ITB에서 전자(trochanter)의 약간 원위 또는 대퇴부의 절반 아래에 놓는다. 그리고 매우 부드러운 압력으로 원위에서 근위로 경찰법(Effleurage)을 수행한다. 몇 번의 스트로크 후, 치료사는 더 원위부로 이동하여 "원위에서 근위부까지"를 계속해서 전자까지 쓰다듬기를 수행한다(그림 16.100~16.102). 치료사의 손은 말단/원위 ITB에 도달할 때까지 최소 몇 번의 스트로크를 통해 더 먼 말단에 배치된다.

하지 및 골반 부위 Lower Extremity and Pelvic Region

고관절, 간접적 LAS/BLT, 누운자세
Hip, Indirect LAS/BLT, Supine

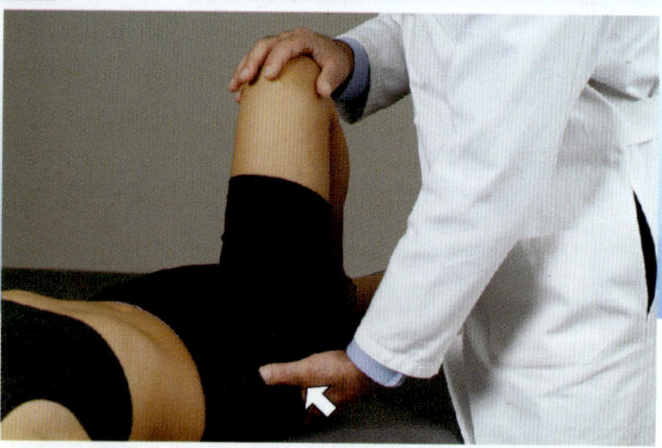

그림 16.103 1~3단계, 초기 손의 위치

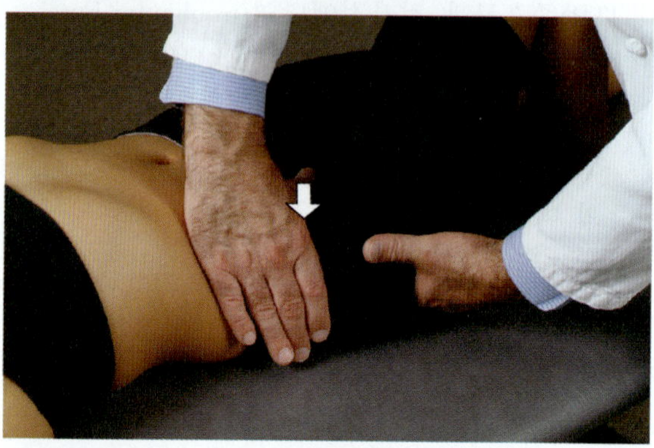

그림 16.104 4단계, 후상방향으로 힘을 가한다.

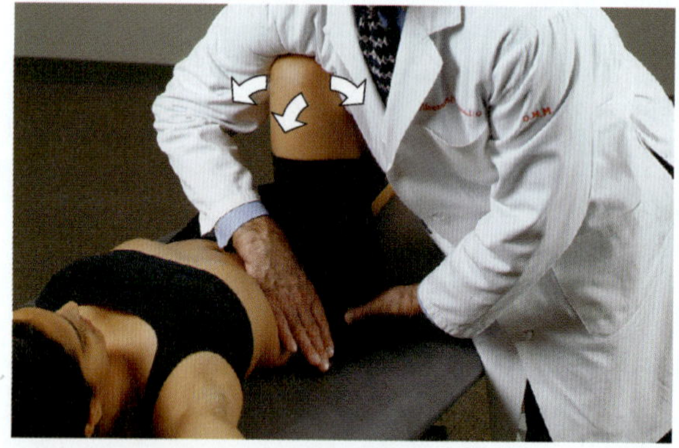

그림 16.105 5단계, 세 힘의 균형을 유지한다.

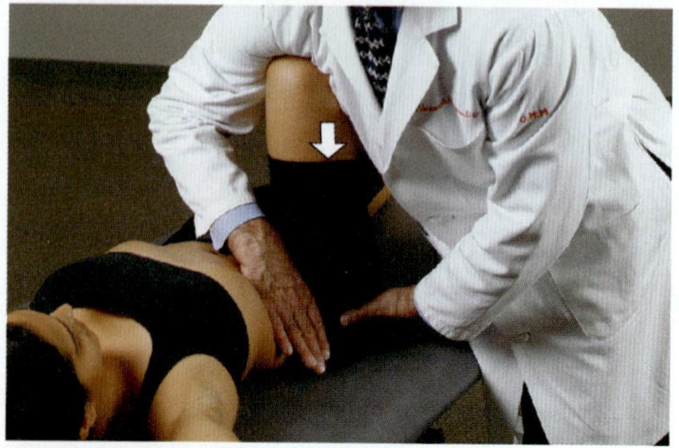

그림 16.106 6단계, 고관절을 통하여 압박한다.

적응증 및 생리학적 목표
Indications and Physiologic Goal

이 테크닉은 림프배액을 촉진하고, 골반부위와 하지의 정맥울혈을 완화하는 데 사용된다. 또한 고관절의 기능장애를 치료하는 탁월한 테크닉이다.

테크닉 Technique

1. 환자는 치료할 쪽의 무릎과 고관절을 구부린 채 치료대에 바로 눕는다.
2. 치료사는 치료받는 쪽 치료대 옆에 선다.
3. 치료사는 후외측을 향하는 손가락들과 전방 서혜부의 윤곽을 따르는 엄지손가락을 머리쪽의 모지구융기와 함께 환자의 대전자에 둔다. 초기 힘은 전방 내측으로 적용한다(화살표, 그림 16.103).
4. 치료사의 꼬리쪽 손의 외전된 엄지손가락과 역 C 모양의 처음 두 손가락은 먼저 대퇴골두의 조절을 시도한다. 이 손은 후외측으로 힘을 적용한다(화살표, 그림 16.104).
5. 기능장애가 있는 쪽의 환자 무릎을 치료사의 가슴 전방이나 액와로 조절하여 굴곡 및 신전, 약간의 외전 및 내전, 내회전 및 외회전을 통해 고관절을 움직임으로써 결정된 느슨함 장벽의 균형점(ease barrier's balance point)으로 위치시킨다(화살표, 그림 16.105).
6. 세 평면 모두에서 약간의 고관절 움직임으로 가장 느슨한 위치를 찾고, 치료사는 환자의 무릎을 고관절 쪽으로 압박(화살표, 그림 16.106)하기 위해 어깨를 사용한다. 이것은 세 번째로 적용되는 힘이다.
7. 세 가지 힘이 모두 동시에 적용되어 간접적인 용이한 위치를 찾는다. 환자에게 깊게 숨을 들이쉬고 내쉬도록 지시하여 이완-강화 기전을 추가할 수 있다. 이완은 간접적인 장벽을 향해 증가된 움직임에 의해 감지된다.

상지 부위 Upper Extremity Region

전방액와주름 이완
Anterior Axillary Fold Release

대흉근/전삼각근
Pectoralis Major/Anterior Deltoid Muscles

예: 좌측, 연부조직 억제 방법
Ex: Left, Soft Tissue Inhibition Method

적응증 Indications

이 테크닉은 림프울혈 및 상지부종에 사용된다.

금기증 Contraindications

전방액와 접힘, 쇄골하선, 심박조율기, 전이성 암 또는 이와 유사한 상태를 접촉하는데 과민성이 있는 경우 사용해서는 안 된다.

생리학적 목표 Physiologic Goal

목표는 림프순환을 증가시키는 것이다.

테크닉 Technique

1. 환자는 치료대에 반듯하게 눕고 치료사는 기능장애가 있는 상지쪽 환자 옆에 앉거나 선다.
2. 치료사는 증가된 색조, 부종 및 조직의 물컹함을 촉진한다(그림 16.107).
3. 치료사는 전방 액와주름의 복측표면에 둘째손가락과 셋째손가락을 대고 액와 안쪽 앞부분을 촉진하면서 (그림 16.108 및 16.109) 조직의 질감변화를 찾는다.
4. 치료사는 엄지와 손가락으로 매우 천천히 그리고 최소한으로 전방 액와주름을 쥔다.
5. 이것을 30~60초간 유지한다. 필요에 따라 반대편에도 반복할 수 있다.

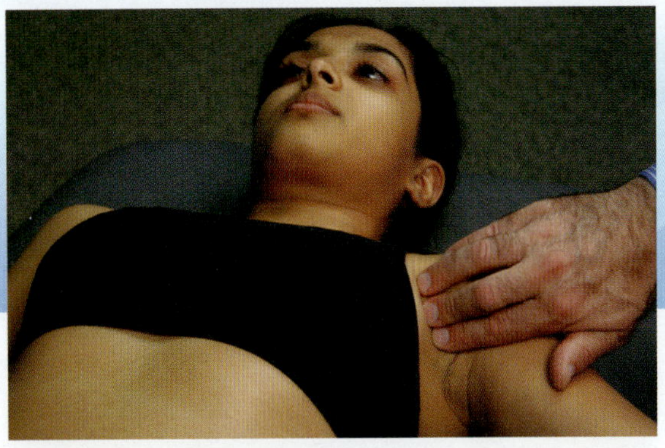

그림 16.107 1~2단계, 준비

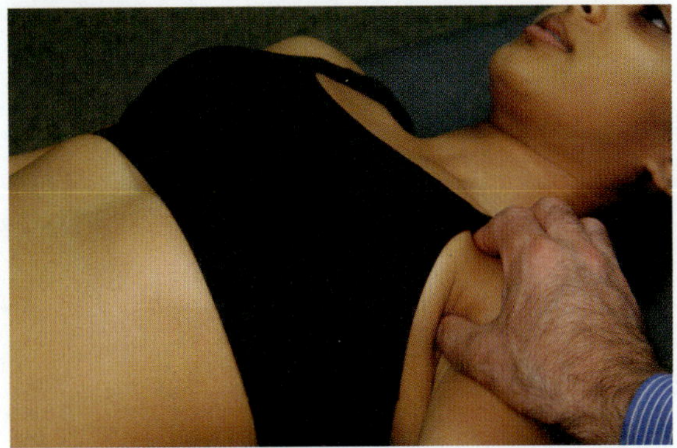

그림 16.108 3단계, 손과 손가락 위치

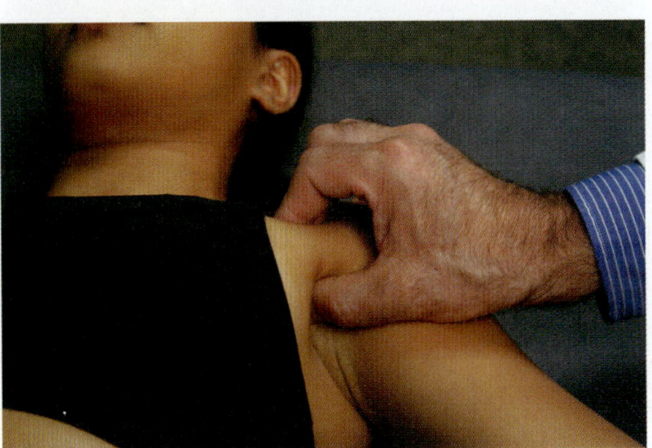

그림 16.109 4단계, 손과 손가락 위치

상지 부위 Upper Extremity Region

후방액와주름 이완
Posterior Axillary Fold Release

대흉근/전삼각근
Pectoralis Major/Anterior Deltoid Muscles

예: 우측, 연부조직 억제 방법
Ex: Right, Soft Tissue Inhibition Method

적응증 및 생리학적 목표
Indications and Physiologic Goal

깊고 지속적인 압박 테크닉은 정상적인 림프 흐름을 제한하고, 결국은 상지부종으로 이어질 수 있는 근막제한에 사용된다. 기능장애로 인한 액와조직은 림프 흐름의 물리적 제한(섬유질 변화, 과긴장성) 외에도, 체성기능장애로 인한 체성-체성반사와 반대로 과교감 긴장도를 통해 림프 및 혈관 흐름에 악영향을 미치는 체성-내장기성 반응을 야기할 수 있다. 결국, 이것은 상지부종 및/또는 흉곽 림프울혈로 이어질 수 있다.

테크닉 Technique

1. 환자는 치료대에 바로 눕고, 치료사는 치료대 우측이나 치료대 우측 머리쪽에 앉는다.
2. 위치에 따라 치료사는 (a) 엄지손가락을 뒤쪽에 두고 둘째손가락/셋째손가락을 앞쪽에 놓거나(그림 16.110) (b) 엄지손가락을 앞쪽에, 둘째손가락/셋째손가락은 뒤쪽에 놓고, 환자의 후방 액와주름을 잡는다(그림 16.111).
3. 예를 들어, 치료대의 측면위치를 이용하여, 치료사는 엄지와 손가락으로 서로 후방 액와주름을 압박하여 "쥐고" 다음 장벽까지 아래쪽으로(흰색 화살표)당긴다(그림 16.112).
4. 압박 및 꼬리쪽으로 견인을 유지하는 동안 환자가 원하다면, 환자의 팔을 옆으로 가져올 수 있다(그림 16.113).
5. 이 압박은 이완될 때까지 혹은 30~60초 동안 유지한다.

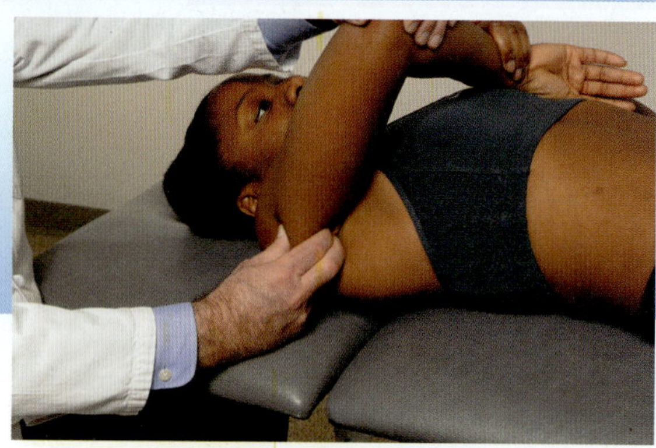
그림 16.110 2a단계, 치료대 머리쪽에 위치하기

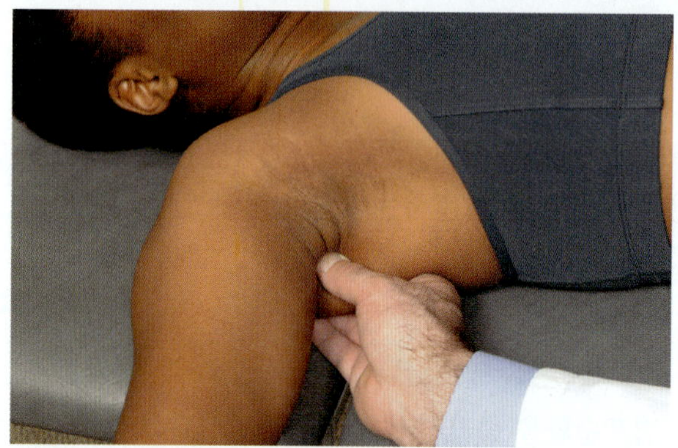
그림 16.111 2b단계, 치료대 우측에 위치하기

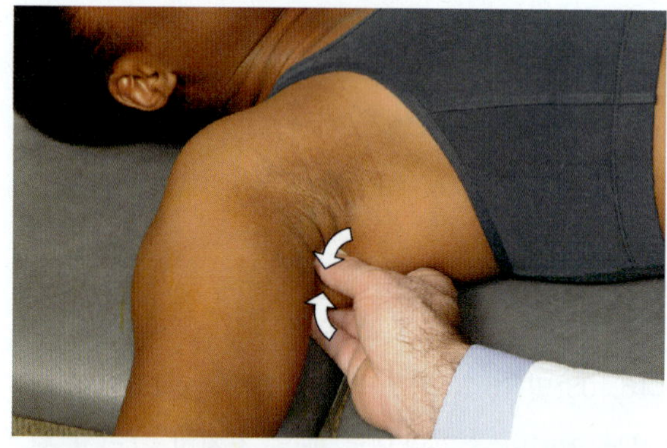
그림 16.112 3단계, 후방 액와주름 "쥐어짜기"

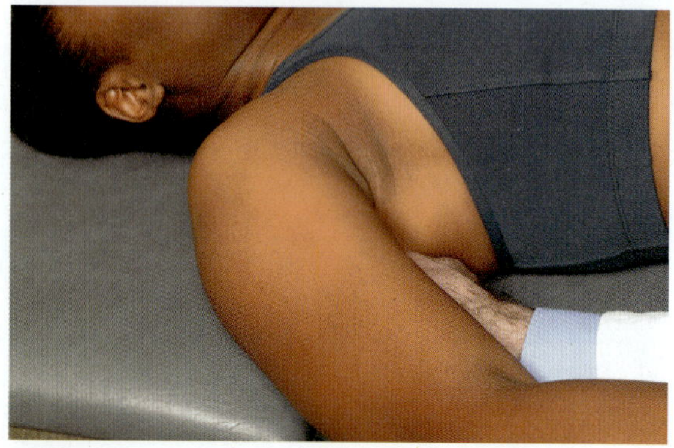
그림 16.113 4단계, 원하는 경우, 팔을 옆으로 가져올 수 있다.

참고문헌 Reference

1. Guisti R, exec ed. *Glossary of Osteopathic Terminology*. 3rd ed. Chevy Chase, MD: Educational Council on Osteopathic Principles of the American Association of Colleges of Osteopathic Medicine, 2017.
2. Still AT. Philosophy of Osteopathy. Kirksville, MO: A.T. Still, 1899.
3. Seffinger MA, exec. ed. Foundations of Osteopathic Medicine. 4th ed. Philadelphia, PA: Wolters Kluwer, 2018.
4. Hensel K, exec ed. *A Teaching Guide for Osteopathic Manipulative Medicine*. 2nd ed. Chevy Chase, MD: Educational Council on Osteopathic Principles of the American Association of Colleges of Osteopathic Medicine, 2018.
5. Galbreath WO. Acute otitis media, including its postural and manipulative treatment. J Am Osteopath Assoc 1929:377–379.
6. Pratt-Harrington D. Galbreath technique: A manipulative treatment for otitis media revisited. J Am Osteopath Assoc 2000;100:635–639.
7. Chikly B. Silent Waves: Theory and Practice of Lymph Drainage Therapy. An Osteopathic Lymphatic Technique. 2nd ed. Scottsdale, AZ: IHH, 2004.
8. Tank P. Lippincott Atlas of Anatomy. 2nd ed. Philadelphia, PA: Wolters Kluwer Health/Lippincott Williams & Wilkins, 2020.
9. Knot EM, Tune JD, Stoll ST, et al. Increased lymphatic flow in the thoracic duct during manipulative intervention. J Am Osteopath Assoc 2005;105:593–596.
10. Jackson KM, Steele TG, Dugan EP, et al. Effect of lymphatic and splenic pump techniques on the antibody response to hepatitis B vaccine: A pilot study. J Am Osteopath Assoc 1998;98:155–160.
11. Steele T, Jackson K, Dugan E. The effect of osteopathic manipulative treatment on the antibody response to hepatitis B vaccine. J Am Osteopath Assoc 1996;96(9).
12. Breithaupt T, Harris K, Ellis J, et al. Thoracic lymphatic pumping and the efficacy of influenza vaccination in healthy young and elderly populations. J Am Osteopath Assoc 2001;101(1):21–25.
13. Mesina J, Hampton D, Evans R, et al. Transient basophilia following the applications of lymphatic pump techniques: A pilot study. J Am Osteopath Assoc 1998;98(2).
14. Kuchera M, Daghigh F. Determination of enhanced nitric oxide production using external mechanical stimuli. J Am Osteopath Assoc 2004;104:344 (abstract).
15. Kuchera M. Osteopathic manipulative medicine considerations in patients with chronic pain. J Am Osteopath Assoc 2005;105(Suppl 4):29–36.

17장 관절결합 테크닉

Articulatory and combined Techniques

– 역자: 박준철(Park Jun Chul) PT DO(KR)

테크닉 원칙 Technique Principles

이 장은 관절결합 테크닉(articulatory and combined technique)에 대한 설명이다. 이 테크닉은 다른 테크닉들 특히 연부조직, 림프, 근에너지 그리고 고속 · 저진폭(HVLA)의 원리를 사용하고 있으며, 많은 유사성을 갖고 있기 때문에 같은 장에서 논의한다. 오스테오파시의학 교육심의위원회에서는 관절결합 테크닉을 "기능장애가 있는 관절에 저속/중간에서 고속진폭의 힘을 사용하는 직접적인 치료방법"으로 정의한다. 오스테오파시 치료사는 관절의 제한된 장벽안에서 반복적인 스프링 움직임(springing motion) 또는 단일 움직임을 선택해서 사용할 수 있다(1). 필라델피아 오스테오파시 의과대학(PCOM)에서는 단순히 스프링 테크닉이라고 불렀으며 최근에는 진동(*oscillatory*)이라는 용어를 추가했다. 근막과 관절을 이루는 구성요소에 각각 영향을 줄 수 있다는 점에서 연부조직, 고속 · 저진폭 테크닉과 유사하다. 그러나 오스테오파시의학 교육심의위원회에서 정의한 중간~고속(moderate-to-high) 진폭은 고속진폭에서 제한장벽으로의 이동을 의미하지 않는다. 병리학, 생리학, 해부학적 장벽 사이의 관계는 고속 · 저진폭의 원리와 일치해야 한다: 제한장벽을 넘어가는 움직임은 조절되어야 하고 최소한으로 유지되어야 한다. 진폭은 기능장애를 나타내는 범위 내에서 움직임이다.

오스테오파시의학 교육심의위원회(ECOP)에서 결합치료방법을 다음과 같이 정의했다. (a) 치료전략은 초기 움직임이 간접적이고 테크닉이 완료되면 직접적인 힘으로 바뀐다. (b) 치료방법은 2개 이상의 오스테오파시 도수치료 시스템을 포함한다(예: 근에너지 테크닉과 결합된 스펜서 테크닉, Spencer technique) (c) Paul Kimberly라는 DO가 설명한 개념이다(1). Kimberly는 치료에서 직접적, 간접적, 내재적, 중력, 치료사의 개입, 호흡보조 및 기타적인 것들을 포함한 다양한 힘의 결합이라는 이차적인 용어를 사용했다(2,3). 따라서 이 장의 테크닉은 각 테크닉의 주된 초점에 맞춰 다른 장보다 잘 분류되어 있다.

관절가동(articulatory)은 근막과 관절기능장애에도 영향을 미치지만, 순환계 및 림프계에도 상당한 영향을 미친다. 이 테크닉 스타일은 오랫동안 노인 환자들을 위한 오스테오파시 도수치료의 권장사항 일부였으며 비교적 안전하고 관대하게 허용되었다.

테크닉 분류 Technique Classification

직접, 간접, 또는 결합 Direct, Indirect, or Combined

관절가동 또는 테크닉 방법의 결합에 따라 모든 테크닉이 직접적이거나 간접적 또는 둘 다일 수 있다고 정의한다. 관절가동은 전형적으로 직접적인 테크닉이라고 정의되었지만, 치료사의 선호에 따라 느슨함과 팽팽함의 장벽(ease and bind barriers)은 부드러운 스프링 움직임으로 충족될 수 있다.

테크닉 유형 Techniques Styles

리드미컬 Rhythmic

치료사는 연부조직이나 관절의 제한을 없애기 위해 리드미컬한 관절가동을 선택할 수 있다. 이 테크닉에서 스트레칭과 이완의 리듬은 Nicholas S. Nicholas, DO, FAAO에 의해 압력조절(on-off pressure, 역자 주; 치료에 적용되는 압력의 적용과 적용의 중단)과 관련된 개폐방식(make and break, 역자 주; 치료방식의 적용과 적용의 중단)을 적용하는 것처럼 설명됐다. 이것은 느린 속도나 보통의 속도일 수 있으며, "진동"이 될 수도 있다.

혼합 Mixed

치료사는 환자의 상태에 따라 리듬, 진폭 또는 가속(속도)의 변형들을 선택할 수 있다. 따라서 환자는 다양하거나 결합된 테크닉으로 치료받을 수 있다.

적응증 Indication

1. 관절 움직임의 제한 또는 근막에 체성기능장애가 존재하는 경우(특히 허약한 사람이거나 연세 드신 분들)
2. 순환계 및 림프의 울혈(circulatory and lymphatic congestion)

금기증 Contraindications (4)

1. 급성 중등도, 중증 좌상 또는 염좌
2. 치료의 영향을 받는 부위의 골절, 탈구, 또는 관절 불안정성
3. 치료의 영향을 받는 부위의 급성 염증성관절질환
4. 치료의 영향을 받는 부위의 전이
5. 신경학적 포착 증후군
6. 심각한 혈관손상
7. 감염(예: 연조직염, 종기, 화농성관절염, 골수염)
8. 출혈성질환

일반적 고려사항 및 규칙 General Considerations and Rules

이러한 테크닉들은 기능장애의 심각성, 여러 복잡한 요소 등 치료사의 소견에 따라 성과가 다양할 수 있다. 테크닉 범위는 진폭이 최소화된 극도의 부드러움부터 강력한 견인력까지 다양하다. 리드미컬한 측면도 느림에서 빠름까지 다양하다. 일반적으로 골다공증, 관절유착증 등이 있는 환자에게는 압박력(compressive forces)이 제한되어야 한다. 이러한 테크닉들은 움직임을 증가시키고 부종을 감소시키는데 광범위하게 적용된다.

경추 부위 Cervical Region

C2-C7 기능장애
C2-C7 Dysfunctions

간접/직접 관절 스프링
Indirect/Direct Articular springing

예: C3 NSLRL
Ex: C3 NSLRL

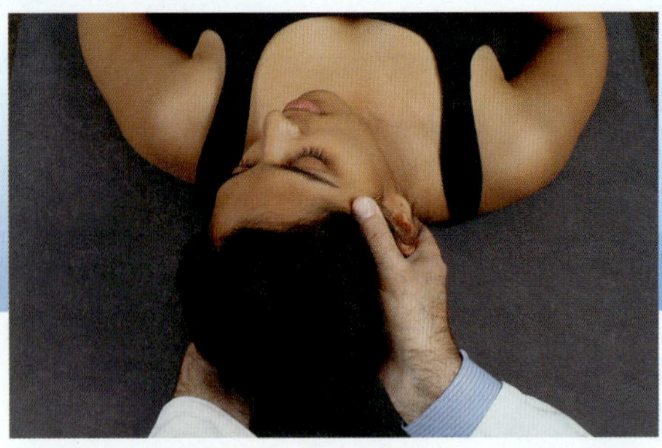
그림 17.1 1~3단계, 우측으로 평행 움직임

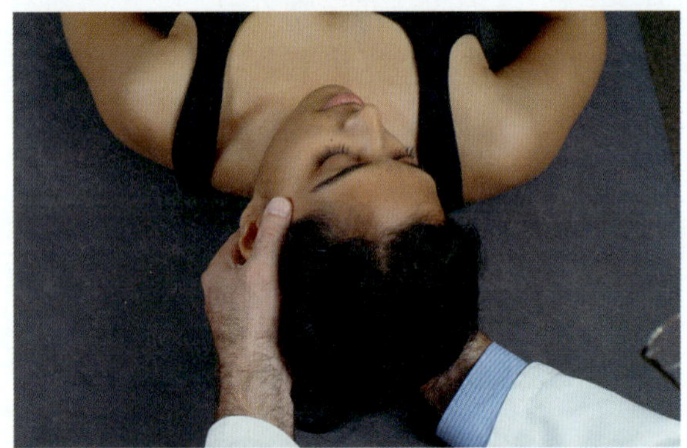
그림 17.2 1~3단계, 좌측으로 평행 움직임

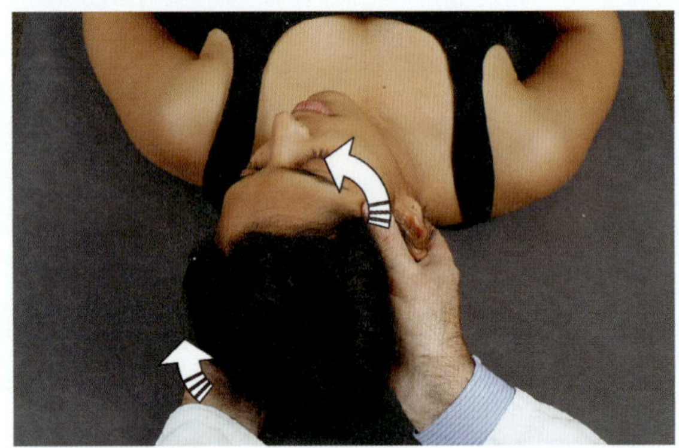
그림 17.3 4단계

1. 환자는 치료대에 누운자세로 하고, 치료사는 치료대의 머리쪽에 앉는다.
2. 치료사는 둘째 또는 셋째손가락의 바닥부분으로 평가할 부분의 관절돌기를 촉진한다.
3. 평행 움직임(translational motion)은 관절돌기를 통해 좌측에서 우측으로(좌측굽힘), 우측에서 좌측으로(우측굽힘) 시행한다(그림 17.1 및 17.2).
4. 각 평행이동의 제한점에서 평행 움직임과 같은 방향의 회전스프링을 적용할 수 있다(예: 좌측굽힘, 우측회전)(그림 17.3).
5. 이는 C2-C7 부위의 개선, 특히 국소적 기능장애 분절의 개선을 위해 반복될 수 있다.
6. 치료사는 테크닉의 효과를 확인하기 위해, 체성기능장애(비대칭, 움직임 제한, 조직질감이상)의 다른 관련 진단구성요소를 재평가한다.

흉추 부위 Thoracic Region

T1-T4 기능장애
T1-T4 Dysfunctions

직접 유형 II 방법
Direct Type II Method

예: T1 ESLRL
Ex: T1 ESLRL

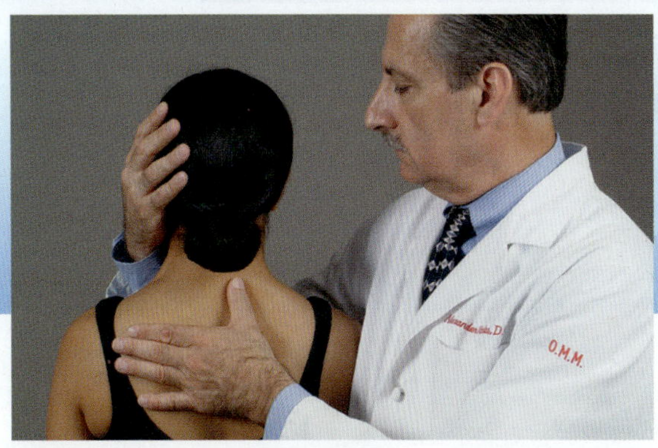
그림 17.4 1~3단계

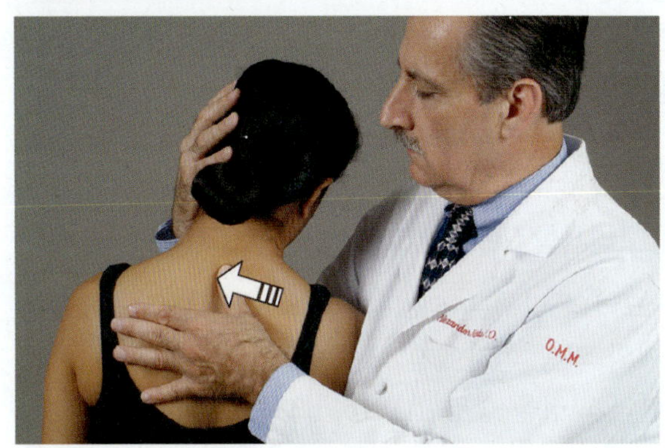
그림 17.5 4단계

1. 환자는 치료대에 앉은자세로 하고, 치료사는 뒤에 서거나 옆에 앉는다.
2. 치료사의 뒤쪽 손의 모지구융기를 환자의 흉추 기능장애 영역 가까운 부분에 위치시킨다.
3. 치료사의 다른 손은 환자의 머리 옆부분을 가볍게 감싸 잡는다(그림 17.4).
4. 치료사가 환자의 머리를 치료사 쪽으로 부드럽게 측면굽힘 하면서 흉추 쪽에 위치한 손으로 수직방향으로 스프링 힘을 가한다(그림 17.5).
5. 이것은 흉추 전체 또는 국소적인 기능장애 분절에서도 사용할 수 있으며 반대쪽에도 시행할 수 있다.
6. 치료사는 테크닉의 효과를 확인하기 위해 분절간 움직임과 기능장애 분절의 다른 관련 진단구성요소를 재평가한다.

상지 부위 Upper Extremity Region

견갑대: 스펜서 테크닉
Shoulder Girdle: *Spencer Technique*

적응증 Indications

유착성관절낭염
윤활낭염
힘줄윤활막염
관절염

일반적인 고려사항 General Considerations

스펜서테크닉의 발전은 Chales H. Spenser, DO가 야구선수와 어깨의 외상 환자에게 도수치료를 성공적으로 치료하며 일련의 과정을 설명한 1916년으로 거슬러 올라간다. 그는 x-ray에서 석회가 있든 없든 어깨 움직임 감소 및 통증이 있는 환자에게 이러한 치료과정이 가장 효과적이라고 말했다. 그는 통증과 움직임 감소로 이어지는 중요한 병리학적 상태는 어깨 연부조직 구조물들 중 윤활낭염과 힘줄윤활막염이 원인이라고 제안했다. 처음에 그는 순서 6을 설명했지만, 1925년 토론토에서 열린 AOA 회의에서 견인과 외전(abduction, 벌림)을 포함하여 원래의 순서 6을 7로 수정하였다(5~7).

Nicholas S. Nicholas, D는FAAO에서 이 테크닉을 다른 것보다 더 많이 홍보했다. 특히 그는 이것의 장점을 극찬하는 기사를 게재하는 것 외에도 운동의학 분야의 많은 단체에서 강의하고 발표하는데 수년을 보냈다. 그는 수년 동안 스포츠의학 및 팀의 자문위원, 특히, 1940년대부터 1960년대까지 Villanova University 축구팀의 치료사로서 다른 치료법이 실패했을 때도 이 치료법으로 많은 성공적인 결과를 얻었다. 이 치료프로토콜은 경추, 흉추, 늑골 부위를 치료하기 위해 다른 오스테오파시 도수치료 테크닉과 함께 사용할 때, 환자에게 탁월한 회복 기회를 제공한다. 이 테크닉은 전통적으로 “스펜서의 7단계(seven stages of spencer)”라고 불렀다. PCOM에서는 5A, 5B가 포함된 8단계를 7단계로 가르치기도 했다.

게다가 스펜서 시리즈에 근에너지 테크닉 요소를 덧붙여 효과를 더욱 크게 높였다. 각 순서에서 신체 일부가 제한장벽으로 이동된 뒤, 근에너지 힘이 적용된다. 최종적으로는 환자가 빠른 기간 내에 더 적은 통증으로 더 많은 움직임을 가질 수 있다. 테크닉에 이러한 추가적인 요소는 아마도 신경연결이 어깨 연부조직 구성요소에 직접적으로 영향을 미쳐 모든 움직임 범위를 증가시키는 것으로 보인다(5).

Spenser가 처음 설명한 대로 환자는 치료받을 어깨가 치료대 위로 가도록 옆으로 누운자세를 취한다. 환자의 등은 치료대와 수직을 이루며, 무릎과 고관절은 앞으로 구르는 것을 방지하게 위해 구부린다. 경추와 견갑대의 근육계는 어깨에 가해지는 물리력을 제거하기 위해 베개를 환자의 머리 아래 놓는다.

상지 부위 Upper Extremity Region

견갑대: 스펜서 테크닉
Shoulder Girdle: *Spencer Technique*

1단계: 신전(폄)
Stage 1: Extension

1. 치료사는 환자를 향해 마주보고 선다.
2. 치료사의 머리쪽 손은 견봉쇄골관절(acromioclavicular, 봉우리빗장관절)과 견흉관절(scapulothoracic, 어깨가슴관절)의 움직임을 차단하기 위해 어깨 연결부위를 잡는다. 손가락은 견갑극에, 엄지손가락은 쇄골뼈의 전면에 올려놓는다.
3. 치료사의 꼬리쪽 손은 환자의 팔꿈치를 잡는다.
4. 환자의 어깨는 수평면에서 신전의 제한장벽까지 움직인다.
5. 가동범위의 끝에서 느리고 부드러운 스프링(관절가동, 개폐방식) 움직임을 적용한다(화살표, 그림 17.6).
6. 근에너지활성화: 환자에게 치료사의 저항(흰색 화살표)에 대항하여 어깨를 굴곡(검은색 화살표, 그림 17.7) 하도록 지시한다. 이 수축은 3~5초 동안 유지한다.
7. 몇 초간 휴식 후, 어깨를 새로운 제한장벽으로 신전시킨다(그림 17.8).
8. 순서 6과 7을 3~5회 반복하고 신전을 재평가한다.
9. 신전에 대한 저항(흰색 화살표, 그림 17.9)(상호억제)은 효과를 높이는 데 도움이 되는 것으로 밝혀졌다.

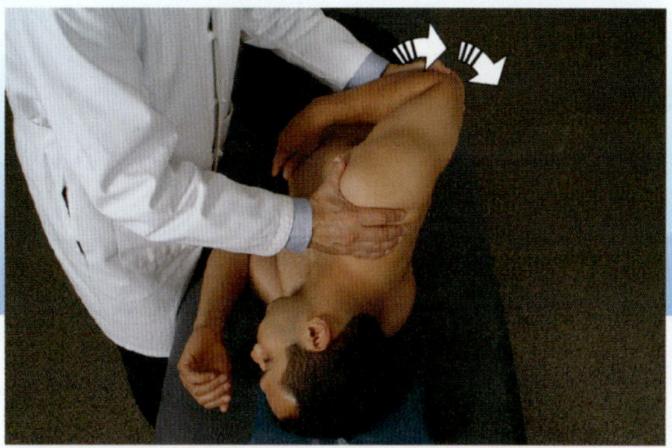
그림 17.6 1단계(stage), 순서 1~5(step)

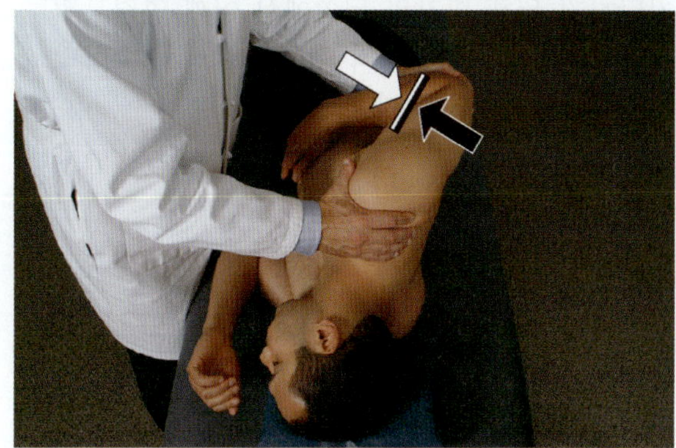
그림 17.7 1단계(stage), 순서 6(step)

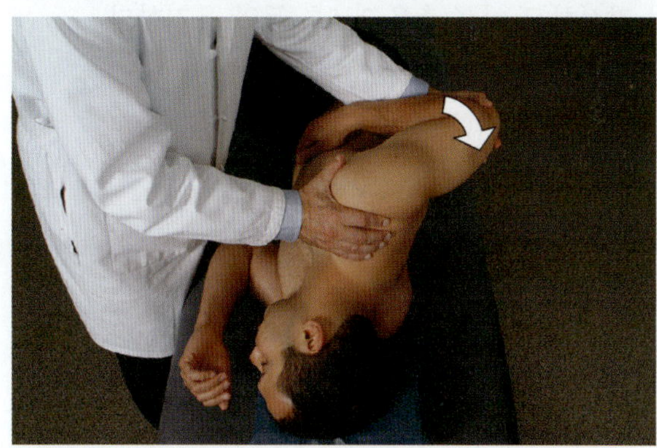
그림 17.8 1단계(stage), 순서 7(step)

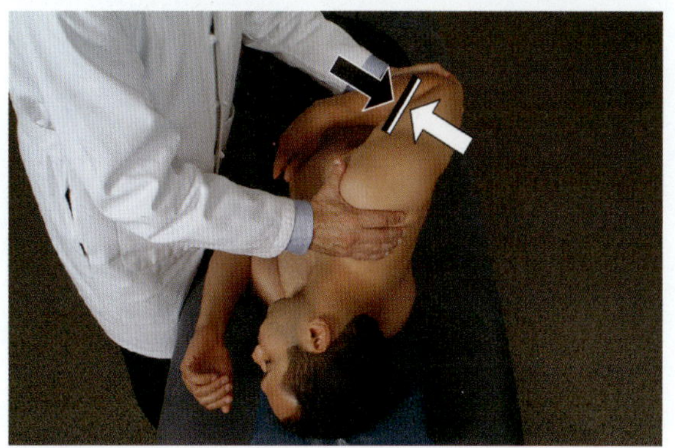
그림 17.9 상호억제

상지 부위 Upper Extremity Region

견갑대: 스펜서 테크닉
Shoulder Girdle: *Spencer Technique*

2단계: 굴곡(굽힘)
Stage 2: Flexion

1. 치료사의 손이 어깨와 팔의 접촉을 반대로 향하게 잡는다. 꼬리쪽 손은 견봉쇄골관절과 견흉관절의 움직임을 차단하기 위해 환자의 뒤쪽에서 어깨 연결부위를 잡는다. 손가락은 쇄골뼈의 앞쪽면에 있고 손바닥 부분은 견갑극에 올려놓는다.
2. 다른 손으로 환자의 어깨를 수평면에서 굴곡의 제한장벽까지 움직인다.
3. 가동범위의 끝에서 느리고 부드러운 스프링(관절가동, 개폐방식) 움직임을 적용한다(화살표, 그림 17.10).
4. 근에너지활성화: 환자에게 치료사의 저항(흰색 화살표)에 대항하여 어깨를 펴도록(검은색 화살표, 그림 17.11) 지시하고 이 수축은 3~5초 동안 유지한다.
5. 몇 초간 휴식 후, 새로운 제한장벽에 접촉될 때까지 어깨를 더 굴곡시킨다(그림 17.12).
6. 순서 4와 5를 3~5회 반복하고 굴곡을 재평가한다.
7. 굴곡에 대한 저항(상호억제)은 효과를 높이는데 도움이 되는 것으로 밝혀졌다(그림 17.13).

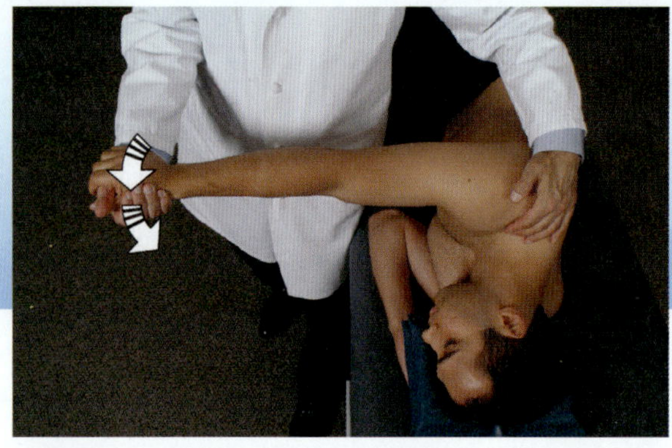
그림 17.10 2단계(stage), 순서 1~3(step)

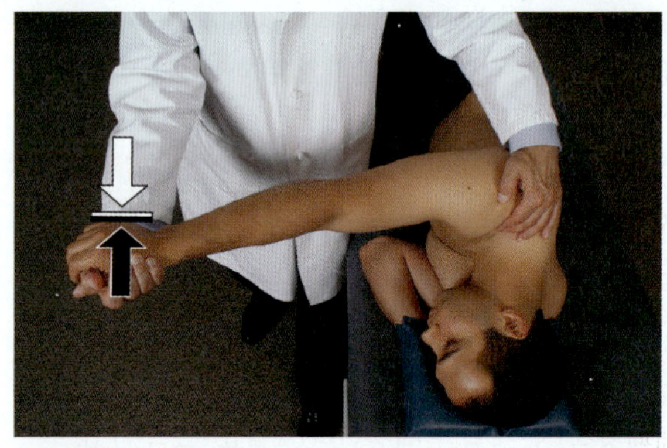
그림 17.11 2단계(stage), 순서 4(step)

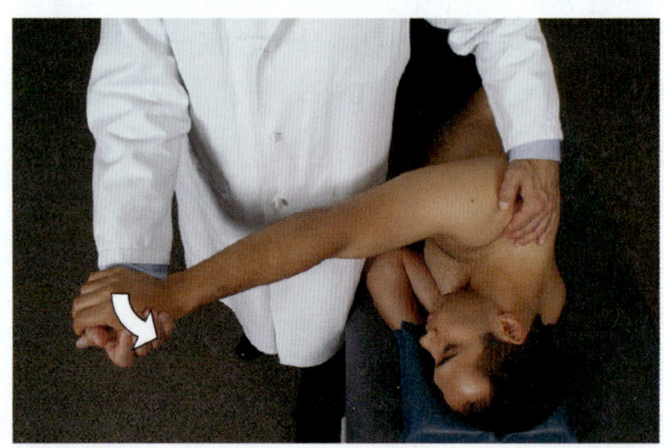
그림 17.12 2단계(stage), 순서 5(step)

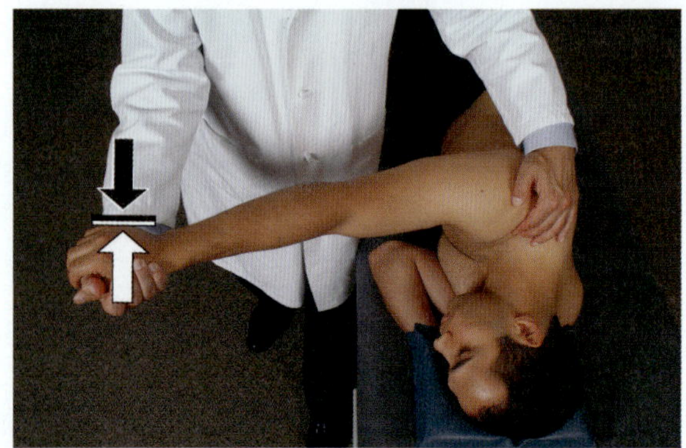
그림 17.13 상호억제

상지 부위 Upper Extremity Region

견갑대: 스펜서 테크닉
Shoulder Girdle: *Spencer Technique*

3단계: 회선/약간의 압박
Stage 3: Circumduction/Slight Compressio

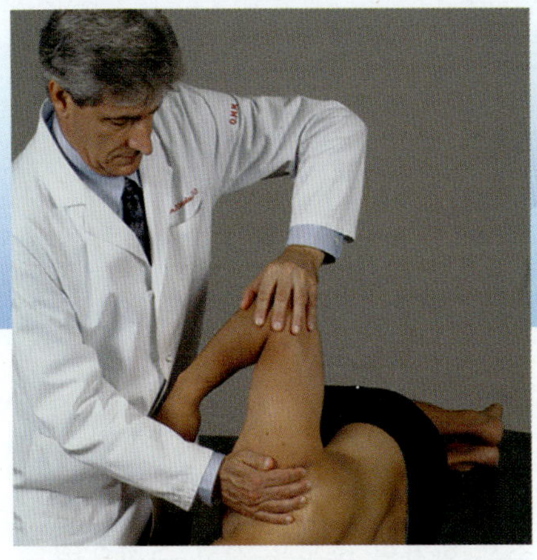

그림 17.14 3단계(stage), 순서 1~2(step)

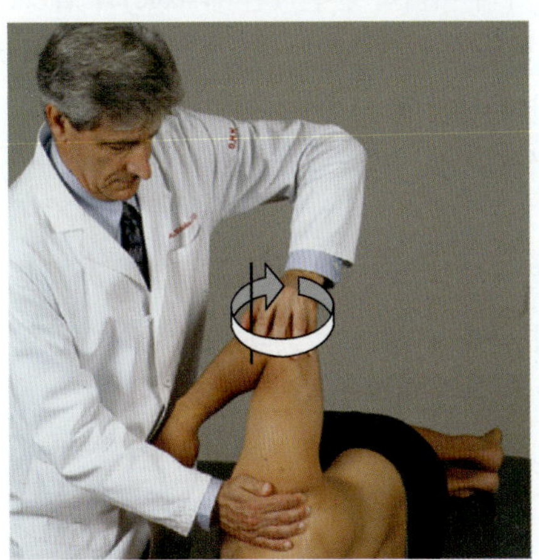

그림 17.15 3단계(stage), 순서 3(step)

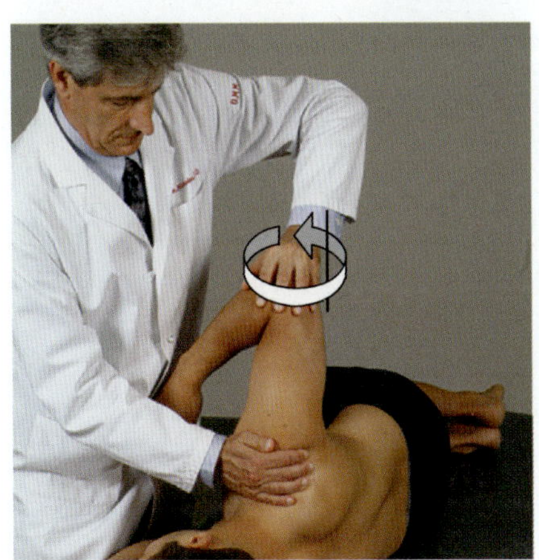

그림 17.16 3단계(stage), 순서 4(step)

1. 머리쪽 손을 원래의 시작위치로 되돌려 놓는다.
2. 환자의 어깨를 제한장벽으로 외전시킨다(그림 17.14).
3. 환자의 팔을 약간 압박하면서 시계 방향(clockwise)으로 회선(작은 직경)한다. 가동범위를 증가시키면서 점점 더 큰 원을 만든다(그림 17.15).
4. 회선(circumduction)은 특정 장벽으로 조정할 수 있다. 같은 동작을 시계반대 방향(counterclockwise)으로 반복한다(그림 17.16).
5. 이 순서에서 특정 근육 활성화는 없다; 그러나 제한된 원호(arc) 안에서는 회선의 미세조정이 가능하다.
6. 이를 각 방향으로 15~30초 동안 반복하고 회선을 재평가한다.

상지 부위 Upper Extremity Region

견갑대: 스펜서 테크닉
Shoulder Girdle: *Spencer Technique*

4단계: 견인을 더한 회선
Stage 4: Circumduction with Traction

1. 팔꿈치는 신전된 상태에서 환자의 어깨를 제한장벽까지 외전시킨다.
2. 치료사의 꼬리쪽 손은 환자의 손목을 잡고 수직으로 견인시킨다. 치료사의 머리쪽 손은 1단계(stage)와 같이 어깨를 지지한다(그림 17.17).
3. 환자의 팔은 견인과 동시에 시계 방향으로 회선한다. 가동범위를 증가시키면서 점점 더 큰 원을 만든다(그림 17.18).
4. 같은 동작을 시계반대 방향으로 반복한다(그림 17.19).
5. 이 순서에서 특정 근육 활성화는 없다; 그러나 제한된 원호 안에서는 회선의 미세조정이 가능하다.
6. 이를 각 방향으로 15~30초 동안 반복하고 회선을 재평가한다.

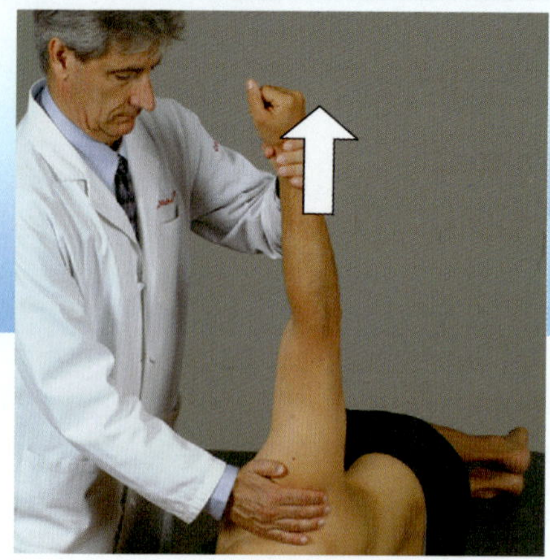
그림 17.17 4단계(stage), 순서 1~2(step)

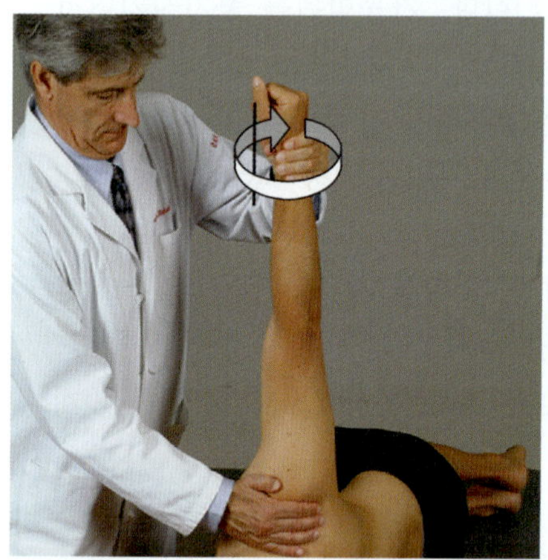
그림 17.18 4단계(stage), 순서 3(step)

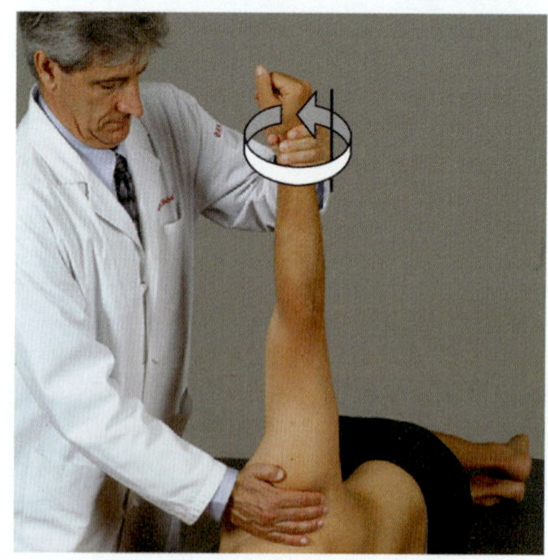
그림 17.19 4단계(stage), 순서 4(step)

상지 부위 Upper Extremity Region

견갑대: 스펜서 테크닉
Shoulder Girdle: *Spencer Technique*

5A단계: 외전
Stage 5A: *AB*duction

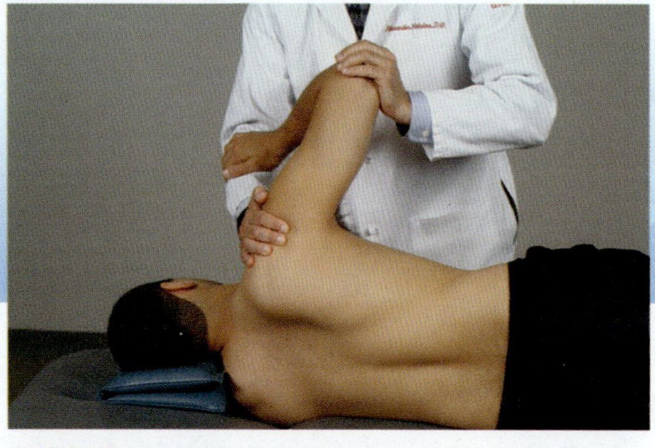

그림 17.20 5A단계(stage), 순서 1~3(step)

1. 환자의 어깨를 제한장벽까지 외전시킨다.
2. 치료사의 머리쪽 팔은 치료대와 평행하게 위치한다.
3. 환자에게 치료받는 팔의 손을 치료사의 팔을 잡도록 지시한다(그림 17.20).
4. 환자의 팔꿈치를 제한장벽이 맞물릴 때까지 어깨가 외전되도록 머리쪽으로 이동시킨다. 약간의 내회전이 추가될 수 있다.
5. 가동범위의 끝에서 느리고 부드러운(관절가동, 개폐방식) 움직임을 적용한다(화살표, 그림 17.21).
6. 근에너지 활성화: 환자에게 치료사의 저항(흰색 화살표)에 대항하여 어깨를 내전(검은색 화살표, 그림 17.22)하도록 지시하고, 이 수축은 3~5초 동안 유지한다.
7. 몇 초간 휴식 후, 새로운 제한장벽이 나타날 때까지 어깨를 더 외전시킨다(그림 17.23).
8. 순서 6과 7을 3~5회 반복하고 외전을 재평가한다.
9. 외전(검은색 화살표)에 대한 저항(흰색 화살표, 그림 17.24)(상호억제)은 효과를 높이는 데 도움이 되는 것으로 밝혀졌다.

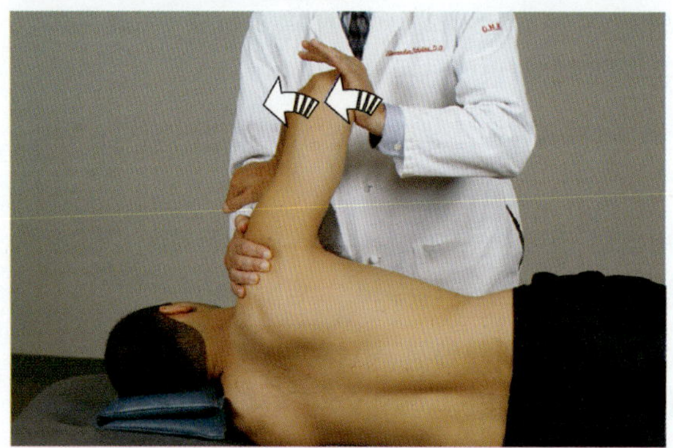

그림 17.21 5A단계(stage), 순서 4~5(step)

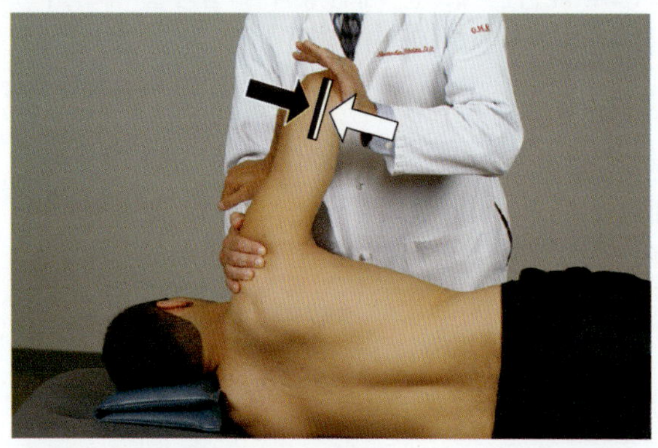

그림 17.22 5A단계(stage), 순서 6(step)

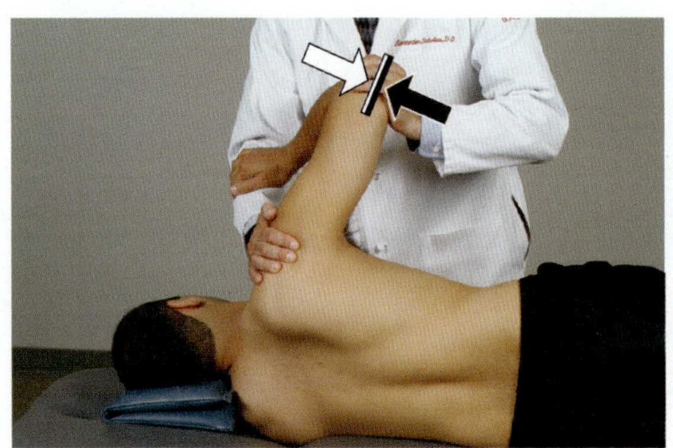

그림 17.24 상호억제

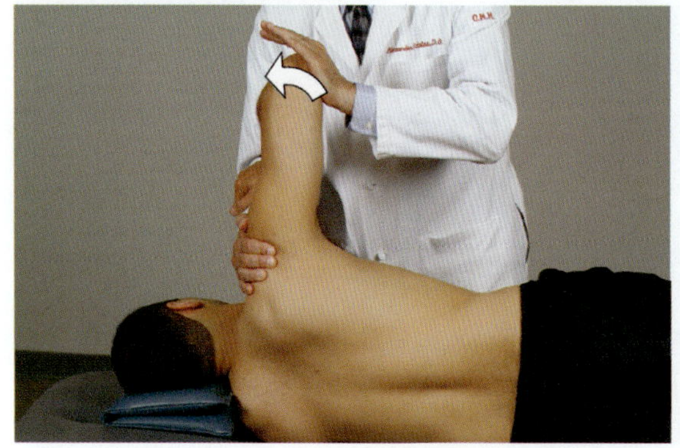

그림 17.23 5A단계(stage), 순서 7(step)

상지 부위 Upper Extremity Region

견갑대: 스펜서 테크닉
Shoulder Girdle: *Spencer Technique*

5B단계: 내전(모음)/외회전(바깥돌림)
Stage 5B: *AB*duction/External Rotation

1. 환자의 팔은 팔꿈치가 흉벽(chest wall) 앞으로 지나갈 수 있도록 충분히 구부린다.
2. 환자의 손목을 치료사의 전완에 올려놓고, 치료사의 전완은 치료대와 평행하게 한다.
3. 환자의 어깨를 제한장벽 쪽으로 내전시킨다(그림 17.25).
4. 가동범위의 끝에서 느리고 부드러운(관절가동, 개폐방식) 움직임을 적용한다(화살표, 그림 17.26).
5. 근에너지 활성화: 환자에게 치료사의 저항(흰색 화살표)에 대항하여 팔꿈치를 들어올리게 한다(검은색 화살표, 그림 17.27). 이 수축은 3~5초 동안 유지한다.
6. 몇 초간 휴식 후, 새로운 제한장벽이 접촉될 때까지 어깨를 더 내전시킨다(그림 17.28).
7. 순서 5와 6을 3~5회 반복하고 내전을 재평가한다.
8. 치료사의 엄지손가락을 사용하여 주두돌기에 시행하는 내전에 대한 저항(상호억제)은 효과를 높이는 데 도움이 되는 것으로 밝혀졌다(그림 17.29).

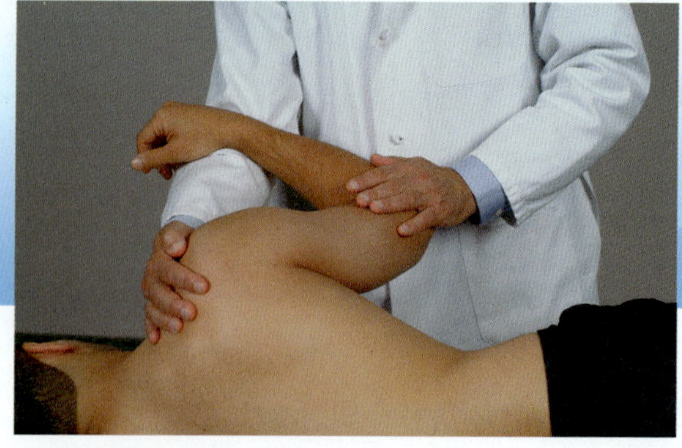
그림 17.25 5B단계(stage), 순서 1~3(step)

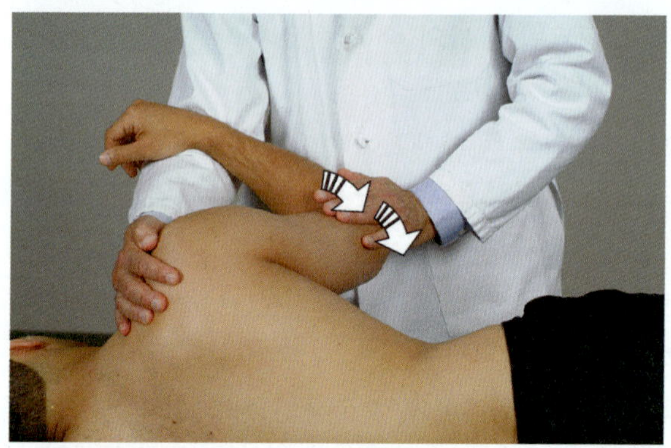
그림 17.26 5B단계(stage), 순서 4(step)

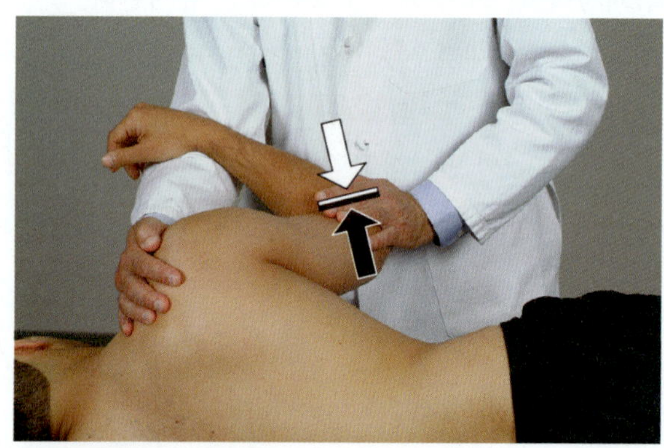
그림 17.27 5B단계(stage), 순서 5(step)

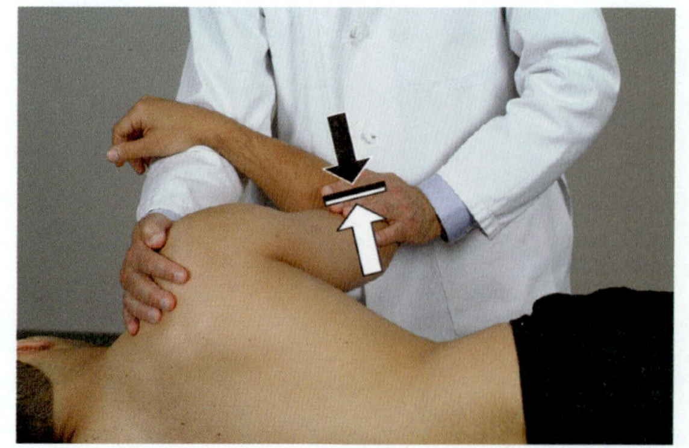
그림 17.29 상호억제

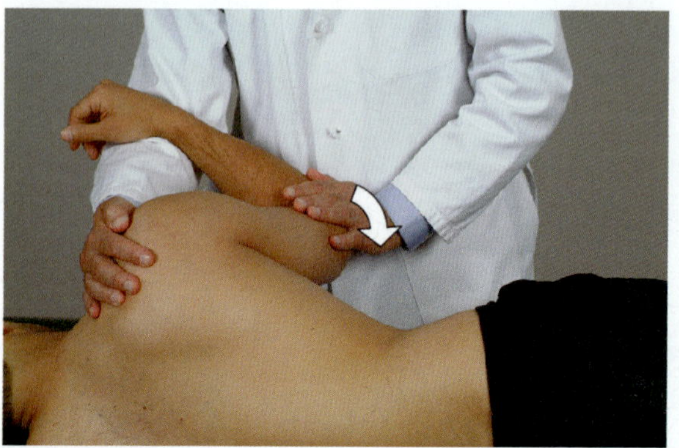
그림 17.28 5B단계(stage), 순서 6(step)

상지 부위 Upper Extremity Region

견갑대: 스펜서 테크닉
Shoulder Girdle: *Spencer Technique*

6단계: 내회전(안쪽돌림)
Stage 6: Internal Rotation

1. 환자의 어깨를 45도 벌리고 90도가량 내회전(internal rotation)시킨다. 환자의 손등은 등에 살짝 닿게 위치시킨다.
2. 치료사의 머리쪽 손은 환자의 어깨 앞부분을 보강해준다.
3. 환자의 팔꿈치를 제한장벽까지 매우 부드럽게 앞으로 당긴다(내회전)(그림 17.30). 어깨가 불안정하면 탈구될 수 있으니 팔꿈치를 뒤쪽으로 밀지 않도록 한다.
4. 가동범위의 끝에서 느리고 부드러운(관절가동, 개폐방식) 움직임을 적용한다(화살표, 그림 17.31).
5. 근에너지 활성화: 환자에게 치료사의 저항(흰색 화살표)에 대항하여 팔꿈치를 뒤로 당기도록 지시하고(검은색 화살표, 그림 17.32) 이 수축은 3~5초 동안 유지한다.
6. 몇 초간 휴식 후, 새로운 제한장벽이 접촉될 때까지 어깨를 더 앞쪽으로 이동시킨다(화살표, 그림 17.33).
7. 순서 5와6을 3~5회 반복하고 내회전을 재평가한다.
8. 내회전에 대한 저항(화살표)(상호억제)은 효과를 높이는 데 도움이 되는 것으로 밝혀졌다(그림 17.34).

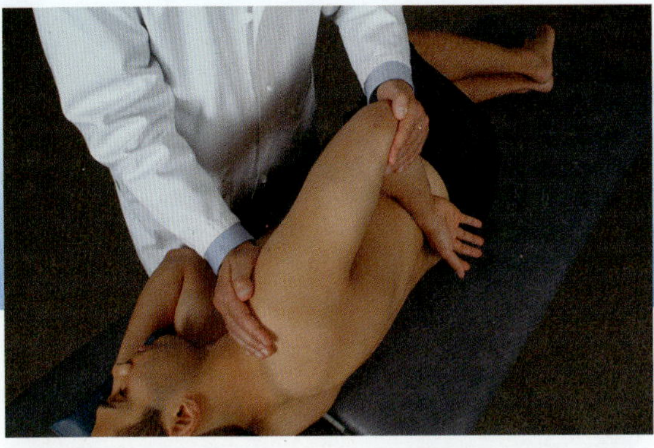
그림 17.30 6단계(stage), 순서 1~3(step)

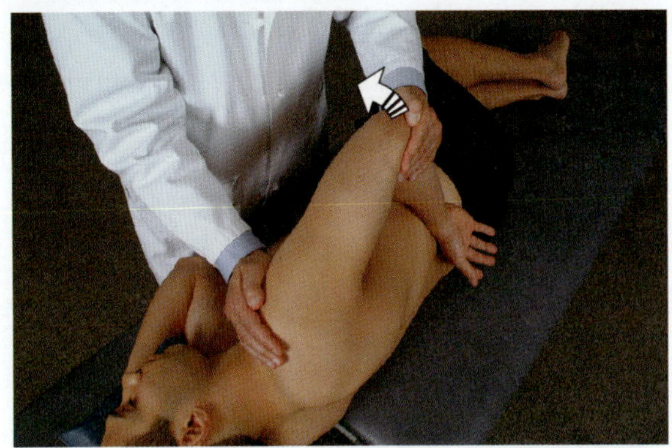
그림 17.31 6단계(stage), 순서 4(step)

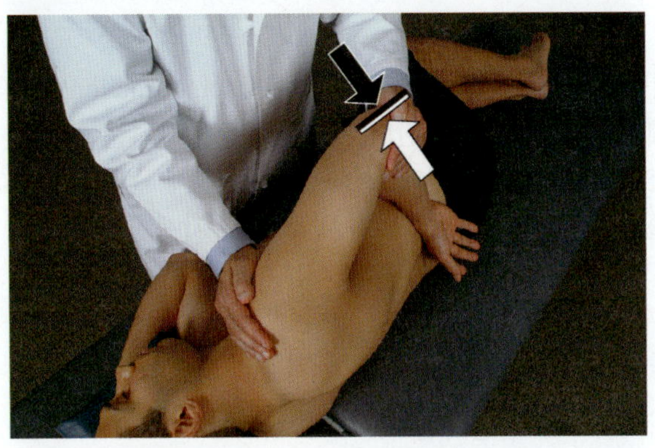
그림 17.32 6단계(stage), 순서 5(step)

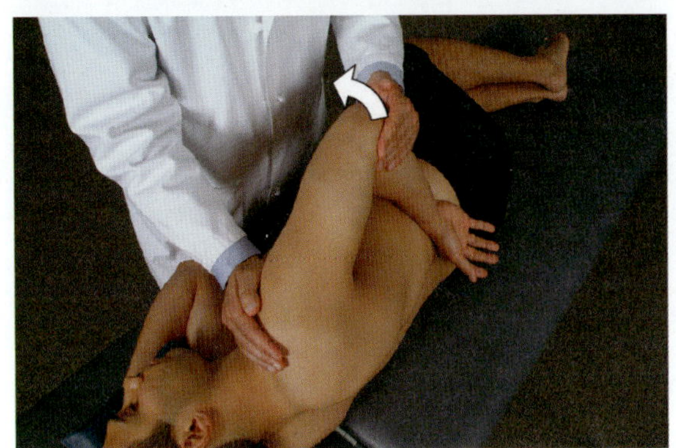
그림 17.33 6단계(stage), 순서 6(step)

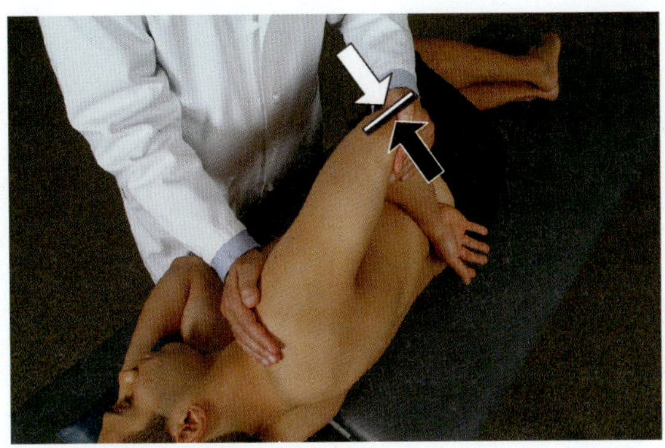
그림 17.34 상호억제

상지 부위 Upper Extremity Region

견갑대: 스펜서 테크닉
Shoulder Girdle: *Spencer Technique*

7단계: 견인하면서 외전
Stage 7: Distraction in Abduction

1. 치료사는 치료대의 머리쪽 방향으로 돌아선다.
2. 환자의 어깨를 외전시키고, 환자의 손과 전완은 치료사의 어깨와 가장 가깝게 위치시킨다.
3. 치료사는 깍지낀 손가락을 견봉돌기 끝단에 위치시킨다(그림 17.35).
4. 환자의 어깨가 아래쪽으로 퍼 올려져(scooped)(화살표, 그림 17.36) 관절와의 아래쪽 가장자리를 가로지르는 평행 움직임(translatory motion)이 만들어진다. 이 것은 관절가동방식(articulatory fashion)으로 반복적으로 시행한다.
5. 다른 방법으로는 팔을 관절와의 바로 아랫부분으로 밀고 펌핑 움직임으로 똑바로 당길 수 있다(화살표, 그림 17.37).
6. 근에너지 활성화: 퍼 올리는 견인(scooping traction)을 어깨에 적용하고 유지한다. 견인력이 유지되는 동안(곡선 화살표), 환자에게 치료사의 어깨에 올려놓은 손을 똑바로 아래방향으로 내리도록 지시한다(직선 화살표) 이 수축은 3~5초 동안 유지한다. 몇 초간 휴식 후, 새로운 제한장벽이 맞물릴 때까지 어깨에 꼬리쪽 견인력을 더한다(그림 17.38).
7. 순서 6을 3~5회 반복한다.

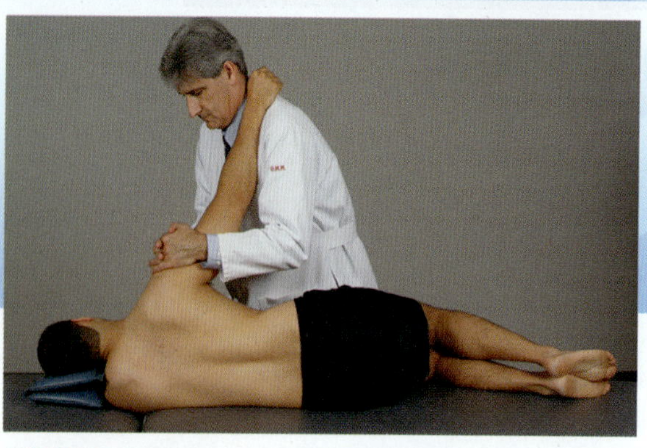
그림 17.35 7단계(stage), 순서 1~3(step)

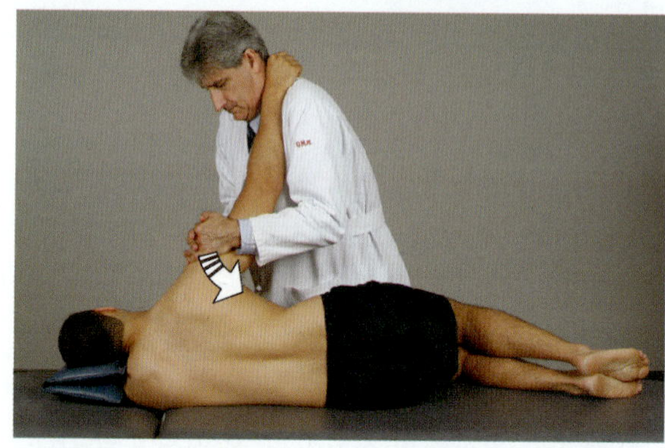
그림 17.36 7단계(stage), 순서 4(step)

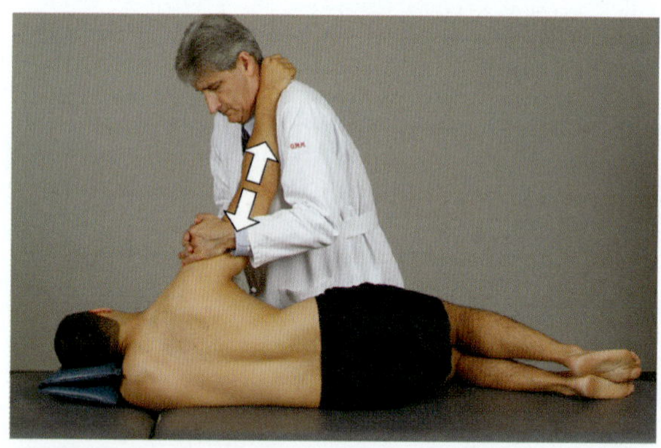
그림 17.37 7단계(stage), 순서 5(step)

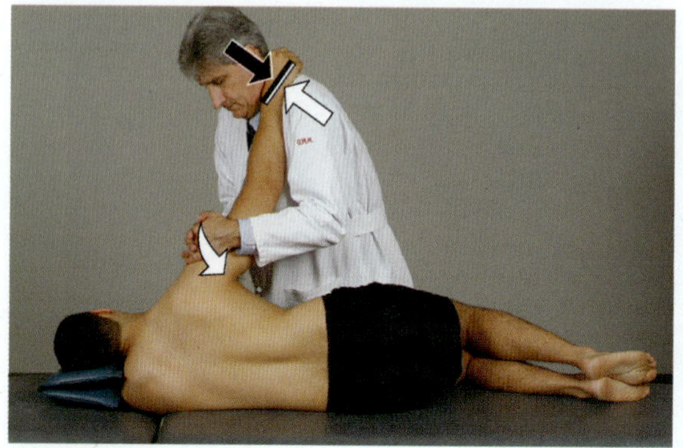
그림 17.38 7단계(stage), 순서 6(step)

상지 부위 Upper Extremity Region

견갑대: 3단계 견인
Shoulder Girdle: Three-Stage Traction

예: 제한된 좌측 어깨(관절낭염)
Ex: Left Shoulder Restriction (Capsulitis)

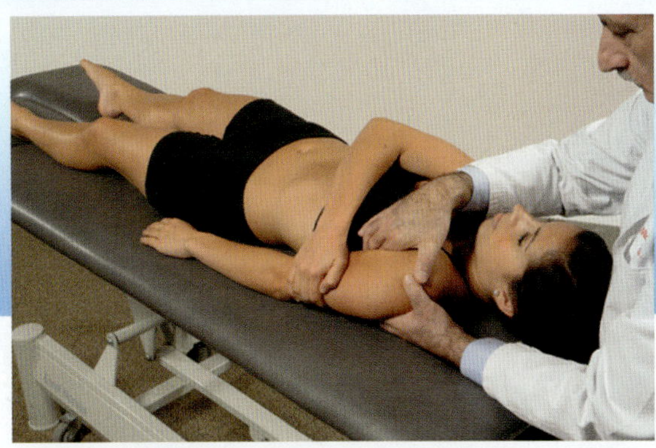

그림 17.39 순서 1~3

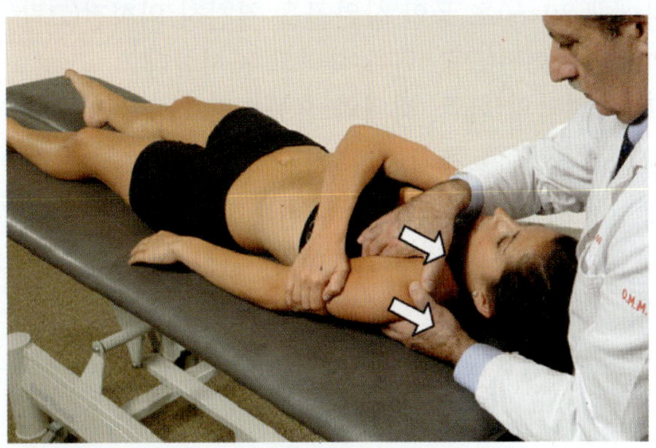

그림 17.40 순서 4, 머리쪽 견인

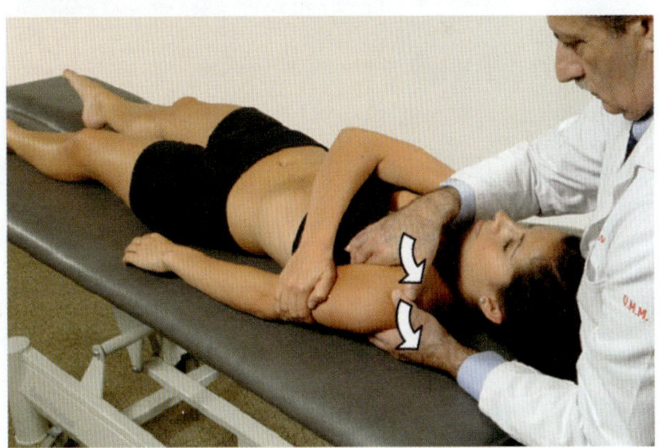

그림 17.41 순서 5, 60도 견인

적응증: 어깨 움직임 범위 개선, 섬유유착성 관절낭염(adhesive capsulitis), 이두근건초염(위팔두갈래근 힘줄윤활막염, biceps tenosynovitis), 소흉근(작은가슴근, pectoralis minor)과 오훼완근(부리위팔근, coracobrachialis)의 건염(힘줄염, tendinitis) 또는 건증(tendinosis)

1. 환자는 치료대에 누운자세로 우측 손을 가슴 위로 뻗어 관절와상완관절(glenohumeral joint, 오목위팔관절)을 고정하기 위해 좌측 상완부위를 잡고 치료사는 치료대의 위쪽에 앉는다.
2. 치료사는 환자의 좌측 액와로 손을 뻗어 약간 구부러진 둘째, 셋째손가락으로 뒤쪽 액와주름을 고정시킨다.
3. 치료사는 상부 늑골과 견흉관절을 고정시키기 위해 우측 팔을 환자의 앞쪽 흉곽에 위치시킨다. 양 엄지손가락이 견봉쇄골관절을 안정시키는 동안 이 손의 둘째, 셋째손가락은 앞쪽 액와주름에 말아 넣는다(그림 17.39).
4. 치료사는 양손으로 머리쪽 방향의 견인(cephalad-directed traction)을 30~60초가량 유지하거나 개폐방식(make and break)으로 부드러운 견인 "on" 및 "off"(놓아주기)를 추가한다(그림 17.40).
5. 환자가 우측 팔로 좌측 상완을 계속 고정하는 동안, 치료사는 머리쪽과 바깥쪽 방향, 상방수직으로 60도를 만들며 견인한다. 견인은 순서 4처럼 수행한다(그림 17.41).

(계속)

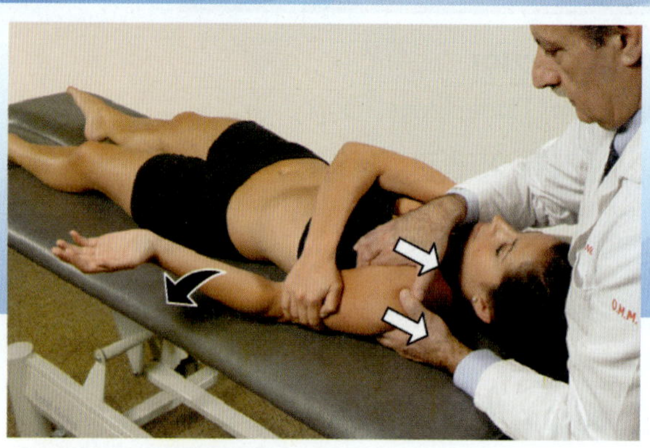
그림 17.42 순서 6, 외회전

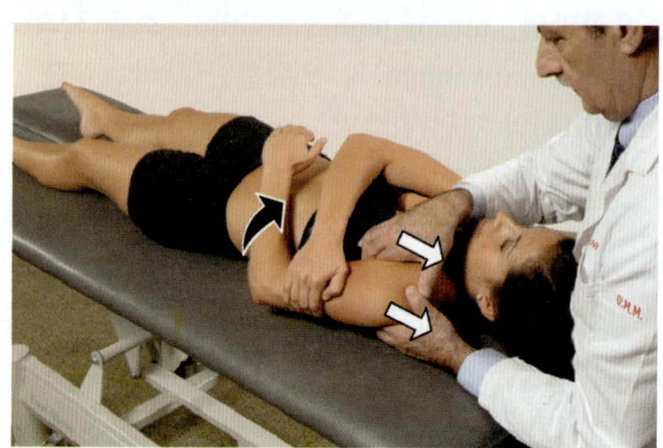
그림 17.43 순서 6, 내회전

6. 환자는 팔을 옆으로 가져오고 치료사는 머리쪽 방향의 견인을 지속한다. 치료사가 견인을 지속하는 동안 환자에게 30~60초 동안 상완골을 천천히 외회전(그림 17.42)과 내회전(그림 17.43)하라고 지시한다.
   참고: 아래팔의 회외, 회내와 혼동하면 안 된다.
7. 이후, 어깨의 기능개선과 통증반응을 재검사한다. 처음에, 이 테크닉은 주3회까지 반복할 수 있고, 기능과 통증이 개선될 때까지 주1회가 적당하다.

상지 부위 Upper Extremity Region

관절와상완관절: 관절순(오목테두리)
Glenohumeral Joint: Glenoid Labrum (Lip)

외전, 내전과 회선
Abduction, Adduction and Circumduction

예: 90도 굴곡된 좌측 어깨
Ex: Left Shoulder, in 90-Degree Flexion

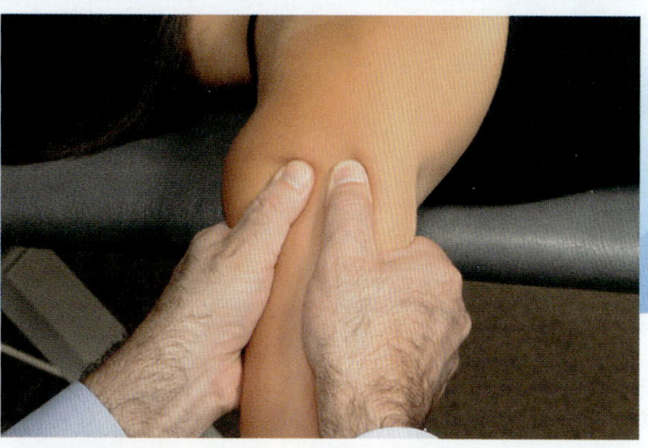
그림 17.44 순서 1과 2

적응증: 섬유유착성 관절낭염, 건염, 힘줄윤활막염(tenosynovitis), 윤활낭염(bursitis)과 관절염

1. 환자는 좌측 팔과 어깨를 치료대 옆으로 내려놓고 엎드린자세로 하고, 치료사는 환자의 어깨를 마주보고 앉는다. 환자의 손이 바닥에 닿지 않도록 치료대를 높이거나 환자의 가슴 아래에 베개를 놓는다.
2. 치료사의 손은 손가락이 액와(axillay) 아래쪽에 닿을때까지 상완골의 상부(근위)를 둘러싸고 있다; 엄지손가락은 서로 옆에 위치하고, 패드(pad; 역자 주; 엄지손가락의 손바닥 부위)는 삼각근이 붙는 대결절(greater tubercle) 원위부에 위치한다(그림 17.44).
3. 치료사는 팔에 아래쪽 원위방향으로 약간의 견인력을 주고, "경첩모양"(hinge-like; 역자 주; 문이 열고 닫힐 때 경첩의 모양)방식으로 외전(그림 17.45)과 내전(그림 17.46)을 작은 원을 그리며 어깨를 움직이기 시작한다. 이 단계(stages)와 후속단계는 각각 15~30초 동안 10~20회의 주기로 시행한다.

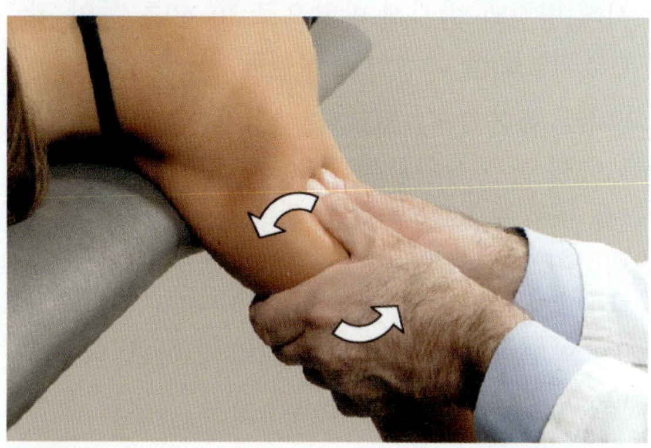
그림 17.45 순서 3, 외전

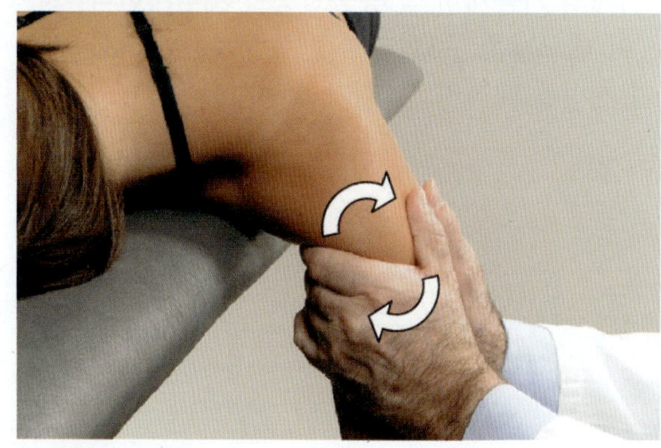
그림 17.46 순서 3, 내전

(계속)

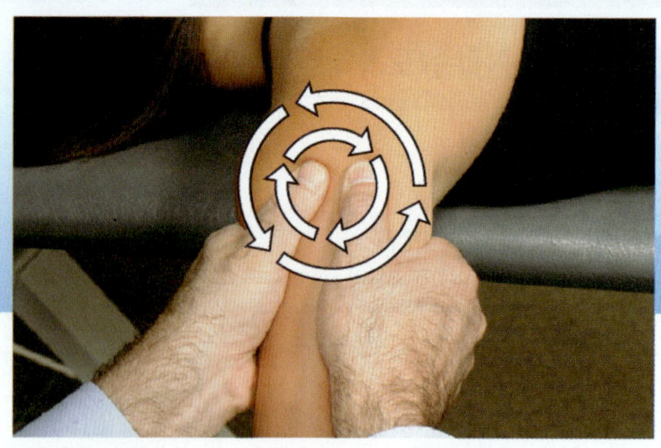
그림 17.47 순서 4, 회선(circumduction)

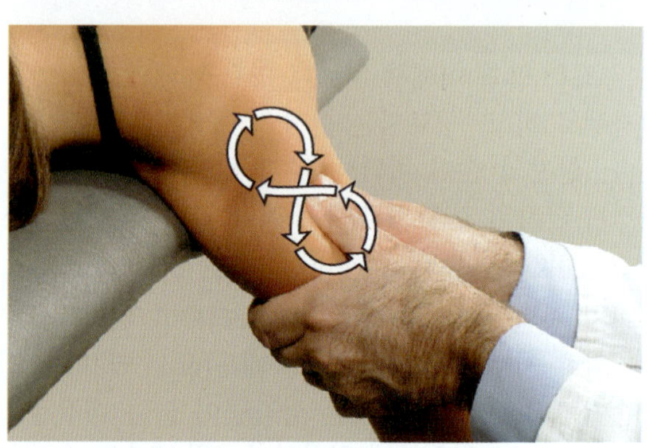
그림 17.48 순서 5, "피겨 에잇"(8을 그림)

4. 이후 환자의 팔을 중립 시작위치로 되돌리고, 치료대의 장축(long axis)과 평행한 수직면에서 상완골두를 각각 시계 방향과 반시계 방향으로 30~60초 동안 작은원(원형 화살표)을 그리며 움직인다(그림 17.47).
5. 중립위치로 돌아가서, 치료사는 엄지손가락으로 관절와를 향해 근위 상완골을 밀고, 아래쪽으로 견인력을, 팔을 바깥쪽으로, 다음엔 위쪽, 안쪽, 바깥쪽으로 진행하여 "피겨 에잇(figure 8; 역자 주; 8자를 그리는 모양)"의 동작을 형성한다(그림 17.48).
   참고: "8"은 측면에서 바라보는 모습이 아닌 위에서 바라보는 모습이고 순서(step) 4의 원을 그리는 움직임과 구별해야 한다.
6. 이후 어깨의 기능개선 및 통증반응을 재검사한다. 처음에, 이 테크닉은 주3회까지 반복할 수 있고 기능과 통증이 개선될 때까지 주1회가 적당하다.

상지 부위 Upper Extremity Region

팔꿈치: 상완척골 굴곡기능장애
Elbow: Ulnohumeral Flexion Dysfunction

숏레버, 신전 강조
Short-Lever, Extension Emphasis

예: 굴곡된 우측 상완척골
Ex: Right Ulnohumeral Flexion

진단 Diagnosis

증상: 팔꿈치 불편감

움직임: 팔꿈치를 완전히 신전하지 못함

촉진: 팔꿈치가 완전히 펴졌을 때도 주두와가 만져짐

테크닉 Technique

1. 환자는 치료대에 앉고, 치료사는 환자 앞에 선다.
2. 치료할 환자의 손목을 치료사의 허리에 대고 치료사의 팔꿈치로 잡는다(그림 17.49).
3. 그리고 치료사의 엄지손가락은 환자의 전완의 맨 위쪽 팔오금에 올려놓고 손가락들은 근위 척골(주두)을 잡는다.
4. 치료사는 환자의 팔꿈치가 더 굴곡될 때 주두와에서 주두를 분리하기 위해 T 견인(T traction, 역자 주; 상완골과 팔꿈치가 T 모양을 그린다는 느낌의 견인력)을 바닥을 향해 아래쪽으로 적용한다(흰색 화살표, 그림 17.50).
5. 이후 치료사는 팔꿈치 아래에서 어깨 쪽으로 P 압력(P pressure, 역자 주; 상완골과 팔꿈치가 P모양을 그린다는 느낌)을 어깨를 향해 적용한다(흰색 화살표, 그림 17.51). 이 압력은 팔꿈치가 완전히 신전될 때까지 유지한다(흰색 화살표, 그림 17.52).
6. 치료사는 테크닉의 효과를 확인하기 위해 팔꿈치의 신전 가동범위와 기능장애의 다른 관련 진단구성요소를 재평가한다.

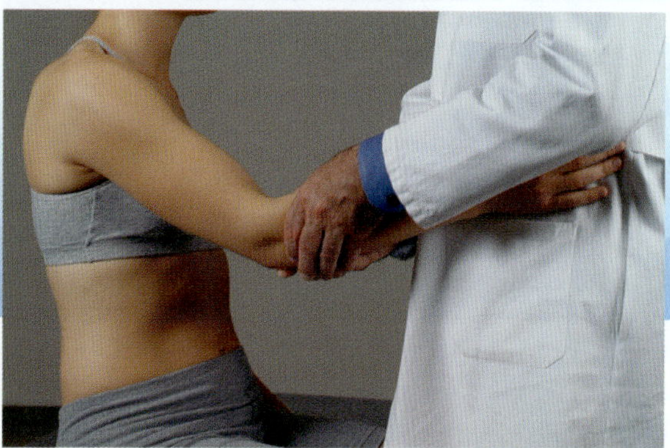

그림 17.49 순서 1과 2

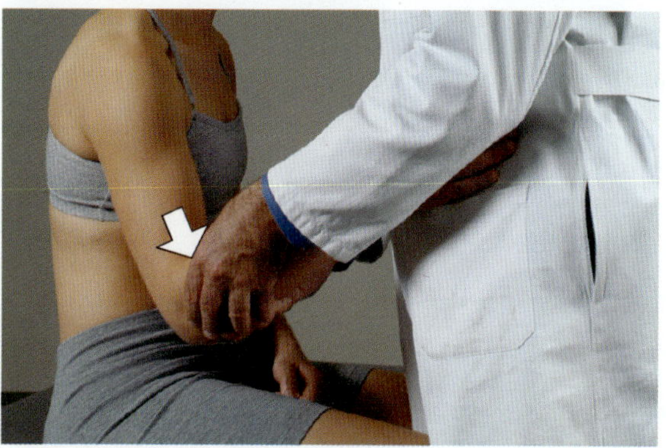

그림 17.50 순서 3과 4

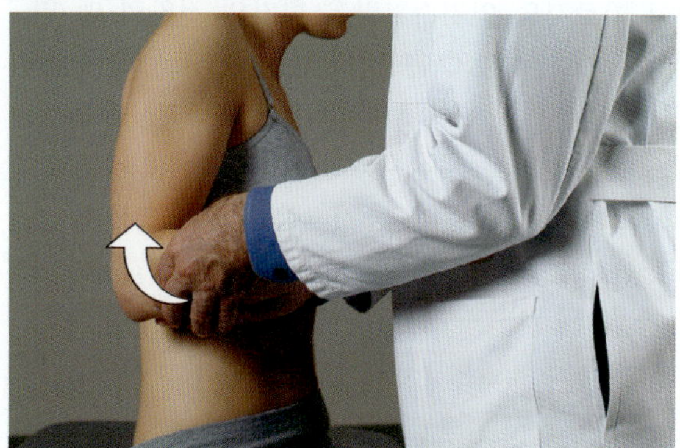

그림 17.51 순서 5

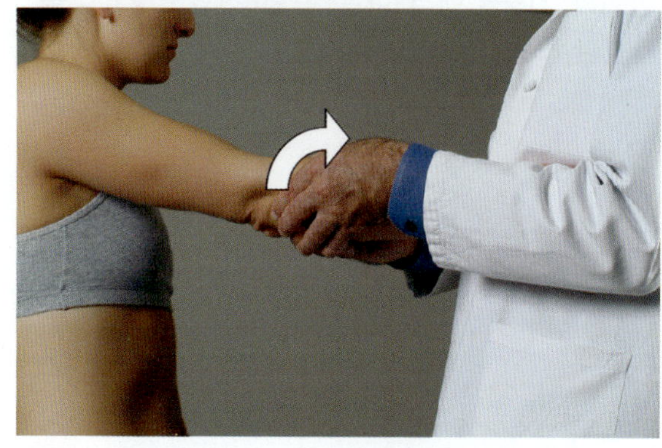

그림 17.52 순서 5

상지 부위 Upper Extremity Region

팔꿈치: 상완척골 신전기능장애
Elbow: Ulnohumeral Extension Dysfunction

숏레버, 굴곡 강조
Short-Lever, Flexion Emphasis

예: 신전된 우측 상완척골
Ex: Right Ulnohumeral Extension

진단 Diagnosis

증상: 팔꿈치 불편감

움직임: 팔꿈치를 완전히 굴곡하지 못함

촉진: 팔꿈치가 완전히 펴졌을 때도 주두와가 만져지지 않음

테크닉 Technique

1. 환자는 치료대에 앉고, 치료사는 환자를 마주보고 선다.
2. 치료할 환자의 손목을 치료사의 허리에 대고 치료사의 팔꿈치로 잡는다.
3. 그리고 치료사의 엄지손가락은 환자의 전완의 맨 위쪽 팔오금에 올려놓고 손가락들은 근위 척골(주두)을 잡는다(그림 17.53).
4. 환자는 치료사가 주두와에서 주두를 분리하기 위해 아래쪽 바닥을 향해 견인을 적용할 때(흰색 화살표, 그림 17.54) 최소한으로 저항하라고 지시한다(검은색 화살표, 그림 17.54~17.56). 견인을 유지하면서 환자의 팔꿈치를 완전히 신전시킨다(흰색 화살표, 그림 17.55 및 17.56).
5. 치료사는 테크닉의 효과를 확인하기 위해 팔꿈치의 가동범위와 기능장애의 다른 관련 진단구성요소를 재평가한다.

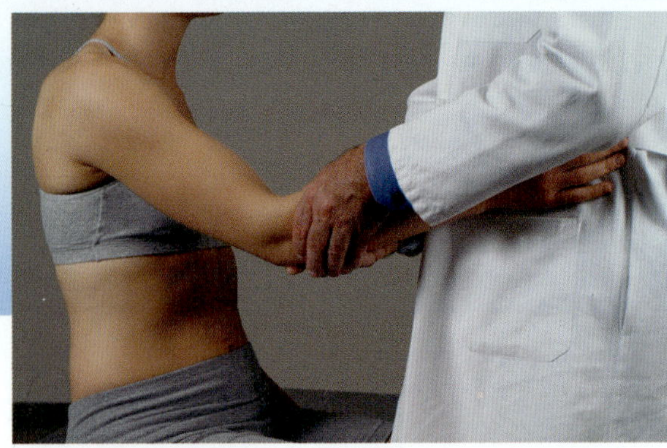
그림 17.53 순서 1~3

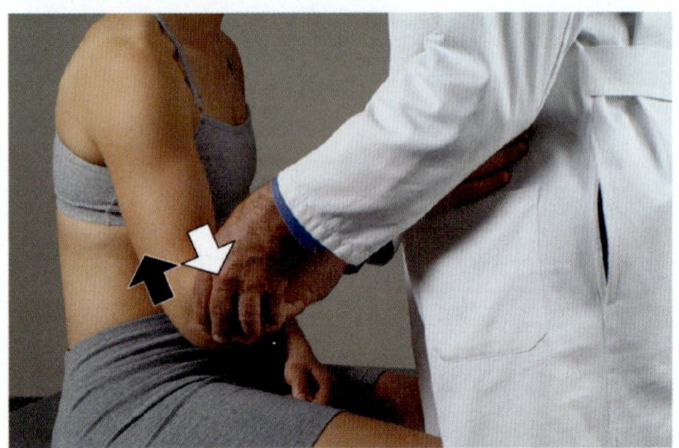
그림 17.54 순서 4

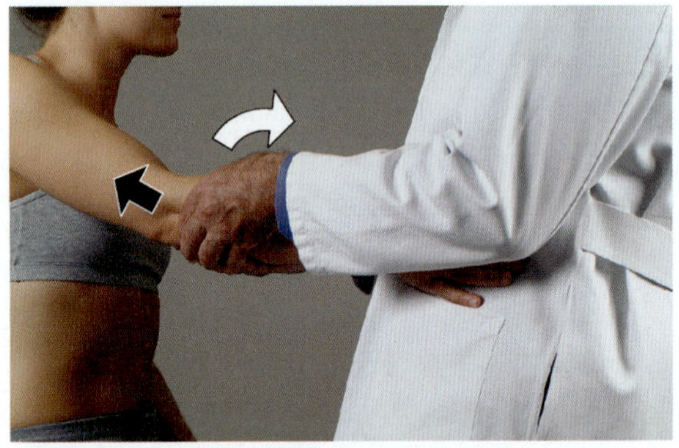
그림 17.55 순서 4

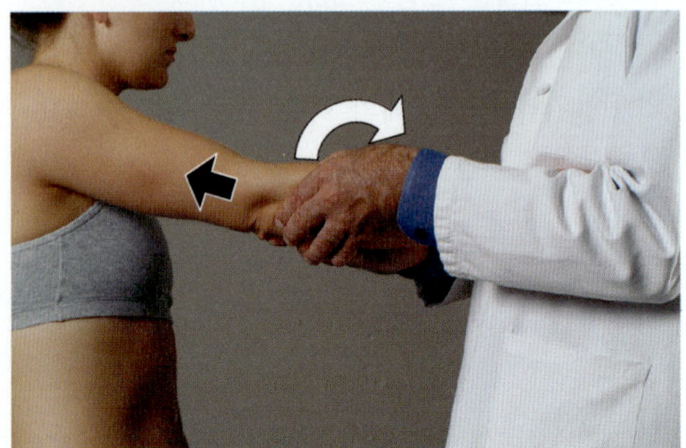
그림 17.56 순서 4

상지 부위 Upper Extremity Region

요척골 회내 기능장애
Radioulnar Pronation Dysfunction

롱레버 회외, 근에너지/고속·저진폭
Long-Lever Supination, Muscle Energy/HVLA

예: 회내된 우측 요골두
Ex: Right Radial Head, Pronated

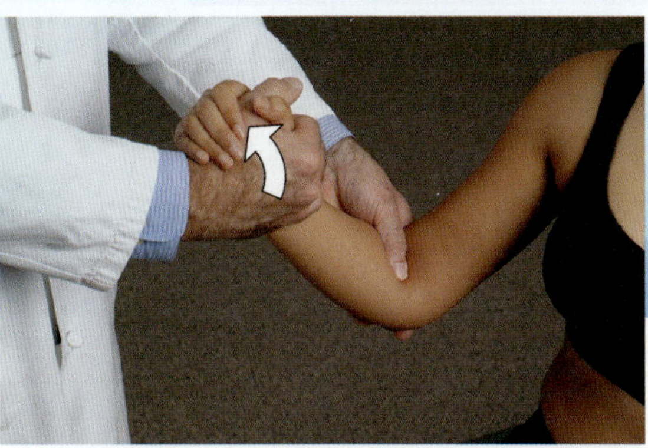
그림 17.57 순서 1~3

참고: 이 테크닉은 요골의 장축 회전움직임에 영향을 미치고 요골두(radial head)와 반대쪽으로 움직이는 원위 요골은 "시소"(seesaw, 역자 주; 시소를 타듯 한쪽이 움직이면 반대쪽도 움직이는) 관계에 관여하지 않는다.

1. 환자는 치료대에 앉고, 치료사는 환자 앞에 선다.
2. 치료사는 기능장애가 있는 환자의 손을 악수하듯 잡고 반대쪽 손의 엄지손가락을 요골두 앞에 위치시킨다.
3. 치료사는 제한장벽이 접촉될 때까지 손을 회외시킨다(그림 17.57).
4. 치료사가 반대쪽으로 대항력(counterforce)(흰색 화살표)을 가하는 동안 환자에게 전완을 회내하도록 지시한다(검은색 화살표, 그림 17.58).
5. 몇 초간 휴식 후, 환자의 전완을 더 회외시킨다.
6. 순서 4와 5를 3~5번 반복한다.
7. 완전한 회외를 이루지 못했을 경우, 추력(thrust) 테크닉을 사용할 수 있다. 치료사는 엄지손가락을 요골두 앞쪽으로 위치하고 같은 방식으로 환자의 손을 잡는다.
8. 팔꿈치를 완전한 신전과 회외를 동시에 시킨다.
9. 신전 끝에서, 뒤쪽으로 엄지손가락을 이용하여 요골을 원호모양으로 직접 추력(arc-like thrust)을 가한다(그림 17.59).
10. 치료사는 테크닉의 효과를 확인하기 위해 요골두와 팔꿈치 가동범위를 재평가한다.

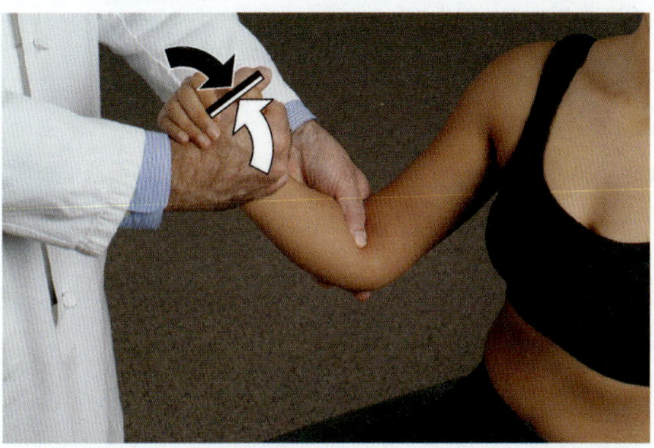
그림 17.58 순서 4

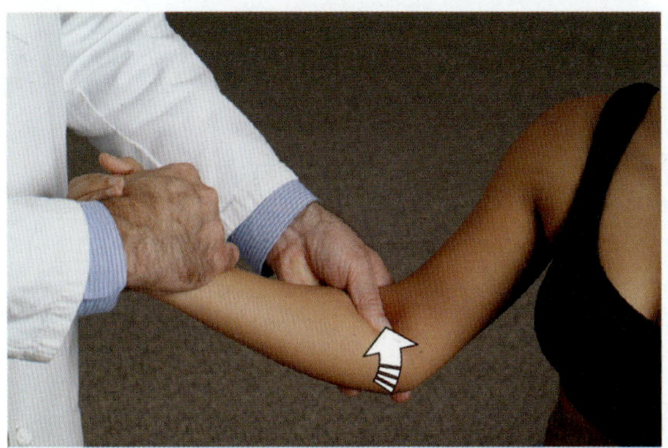
그림 17.59 순서 7~9

장축기능장애는 요골의 전방 및 후방변위 없이 길이에 따른 회전 움직임과 관련 있다. 요골두와 경상돌기가 반대방향으로 움직이는 전후방 기능장애에서 설명한 시소(seesaw) 움직임과는 다른 기능장애이다.

상지 부위 Upper Extremity Region

요척골 회외 기능장애
Radioulnar Supination Dysfunction

롱레버 회내, 근에너지/고속·저진폭
Long-Lever Pronation, Muscle Energy/HVLA

예: 회외된 우측 요골두
Ex: Right Radial Head, Supinated

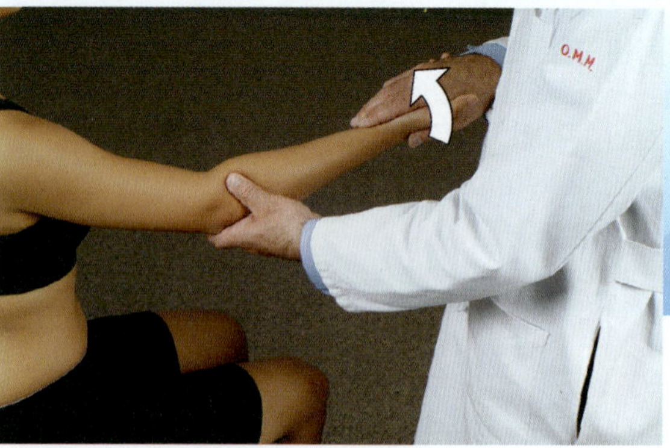

그림 17.60 순서 1~3

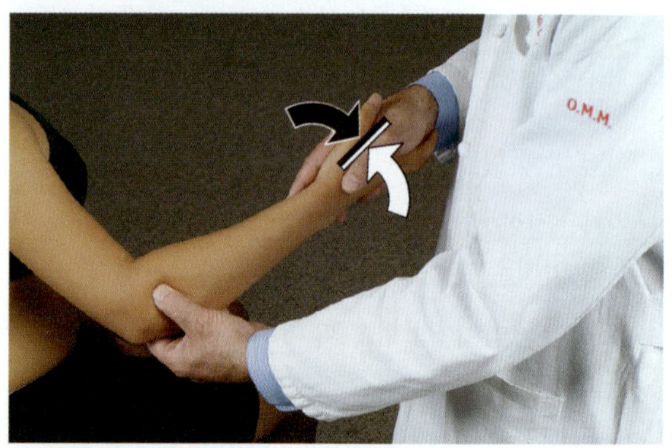

그림 17.61 순서 4

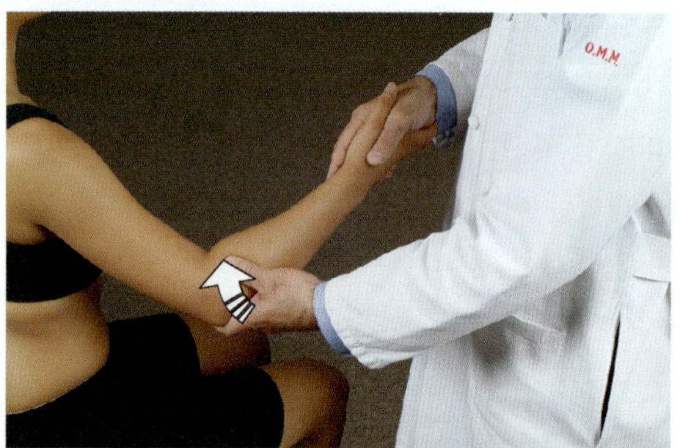

그림 17.62 순서 7~9

참고: 이 테크닉은 요골의 장축 회전움직임에 영향을 미치고, 요골두와 반대쪽으로 움직이는 원위요골은 "시소" 관계에 관여하지 않는다.

1. 환자는 치료대에 앉고, 치료사는 환자 앞에 선다.
2. 치료사는 악수하듯 환자의 기능장애측 손을 잡고 반대쪽 손의 엄지손가락을 요골두 뒤에 위치시킨다.
3. 치료사는 제한장벽이 접촉될 때까지 전완을 회내시킨다(화살표, 그림 17.60).
4. 치료사가 반대쪽으로 대항력(흰색 화살표)을 가하는 동안 환자에게 전완을 회외하도록 지시한다(검은색 화살표, 그림 17.61).
5. 몇 초간 휴식 후, 환자의 전완을 더 회내시킨다.
6. 순서 4와 5를 3~5번 반복한다.
7. 완전한 회내를 이루지 못했을 경우, 추력 테크닉을 사용할 수 있다. 치료사는 엄지손가락을 요골두 뒤쪽으로 위치시키고 같은 방식으로 환자의 손을 잡는다
8. 팔꿈치를 완전한 신전과 회내를 동시에 시킨다.
9. 신전 끝에서, 요골두 뒤에 위치한 엄지손가락으로 전방으로 향하는 원호 모양의 추력(arc-like thrust)을 가한다(그림 17.62).
10. 치료사는 테크닉의 효과를 확인하기 위해 요골두와 팔꿈치 가동범위를 재평가한다.

장축기능장애는 요골의 전방 및 후방 변위없이 길이에 따른 회전 움직임과 관련 있다. 요골두와 경상돌기가 반대방향으로 움직이는 전후방 기능장애에서 설명한 시소(seesaw) 움직임과는 다른 기능장애이다.

골반 부위 Pelvic Region

장천골관절(무명골) 기능장애
Iliosacral (Innominate) Dysfunction

고속·저진폭/견인, 호흡보조
HVLA/Traction, Respiratory Assistance

예: 전방회전된 우측 무명골
Ex: Right Anterior Innominate Rotation

1. 환자는 누운자세로 하고, 치료사는 발 아래쪽 치료대에 선다.
2. 치료사는 환자의 우측 발목을 잡고, 환자의 우측다리를 45도 이상 들어올려 다리의 몸통부분에 견인력을 가한다(화살표, 그림 17.63).
3. 견인력을 유지한 채, 환자에게 3~5회 느린 심호흡을 지시한다. 각 호기(날숨, exhalation)가 끝날 때마다 견인력을 증가시킨다.
4. 마지막 호흡이 끝나면, 치료사는 견인방향으로 임펄스(Impulse)를 가한다(화살표, 그림 17.64).
5. 치료사는 테크닉의 효과를 확인하기 위해 우측 천장관절의 움직임과 기능장애의 다른 관련 진단구성요소를 재평가한다.

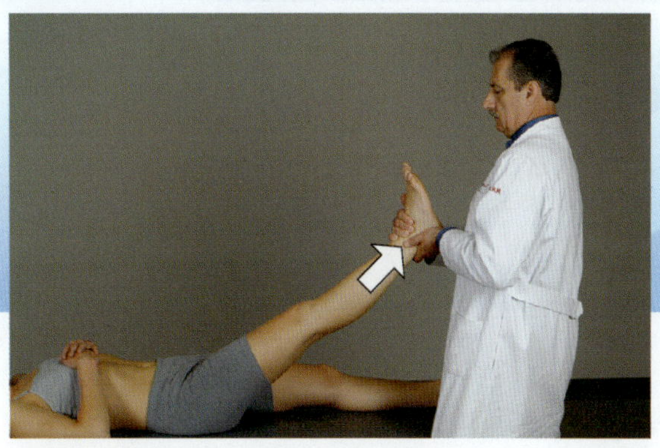

그림 17.63 순서 1~2

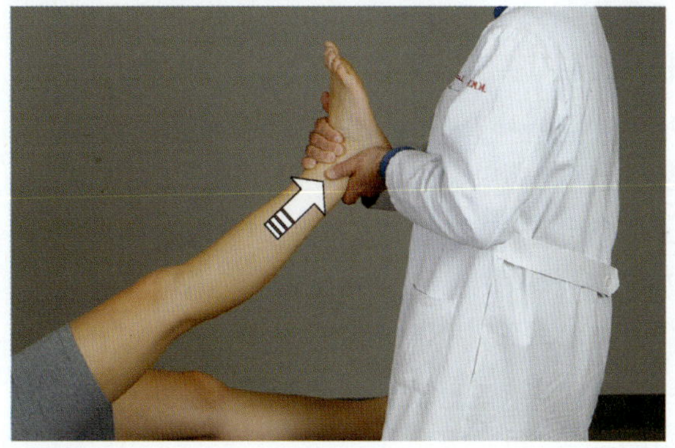

그림 17.64 순서 3~4

하지 부위 Lower Extremity Region

골반대: 스펜서 테크닉 변형
Hip Girdle: *Spencer Technique* Variation

1단계: 고관절(엉덩관절) 굴곡
Stage 1: Hip Flexion

1. 환자는 누운자세로 하고, 치료사는 기능장애가 있는 고관절쪽 치료대 옆에 선다.
2. 치료사는 환자의 무릎을 구부리고, 굴곡 제한장벽까지 이동시킨다(그림 17.65).
3. 가동범위의 끝에서 느리고 부드러운 움직임(관절가동, 개폐방식)을 적용한다(화살표, 그림 17.66).
4. 근에너지 활성화: 환자는 치료사의 저항(화살표, 그림 17.67)에 대항하여 무릎을 민다(고관절 신전). 이 수축을 3~5초간 유지한다.
5. 몇 초간 휴식 후, 고관절을 새로운 제한장벽으로 이동한다(그림 17.68).
6. 순서 4와 5를 3~5회 반복 후, 굴곡을 재평가한다.
7. 고관절 굴곡 시도에 대한 저항(상호억제)은 효과를 높이는 데 도움이 되는 것으로 밝혀졌다(그림 17.69).

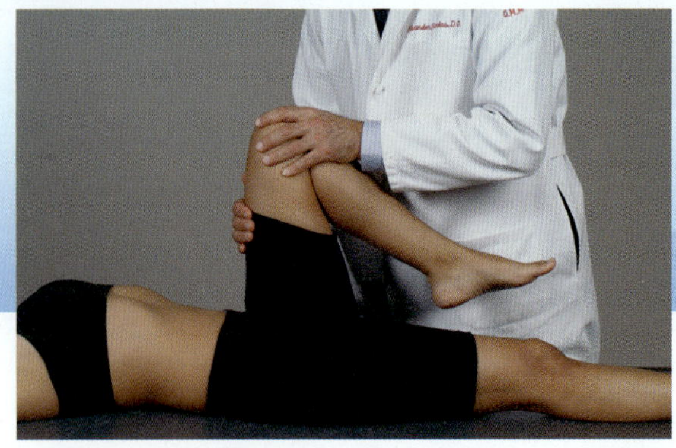
그림 17.65 1단계(stage), 순서 1~2(step)

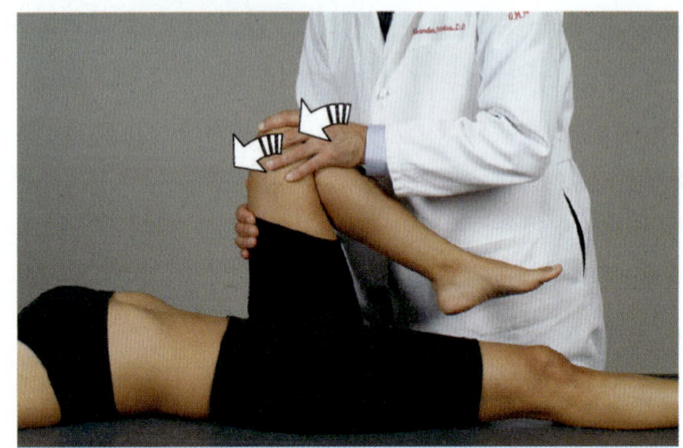
그림 17.66 1단계(stage), 순서 3(step)

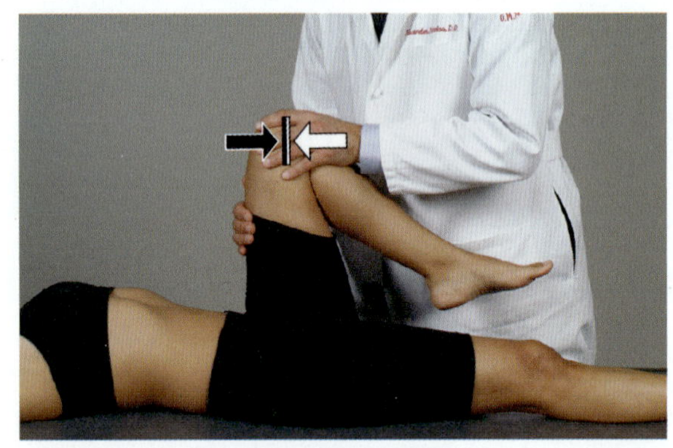
그림 17.67 1단계(stage), 순서 4(step)

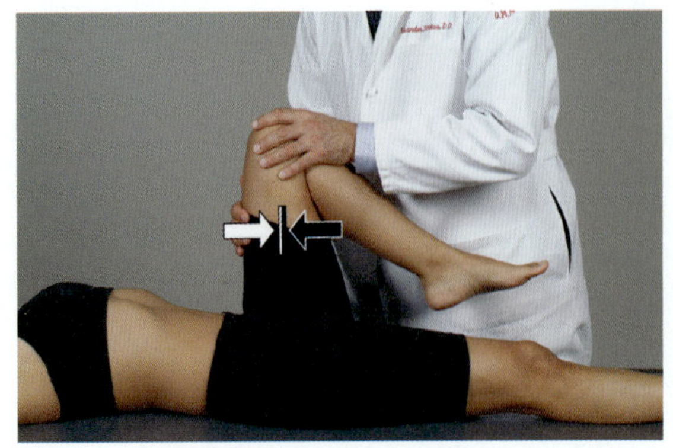
그림 17.69 상호억제

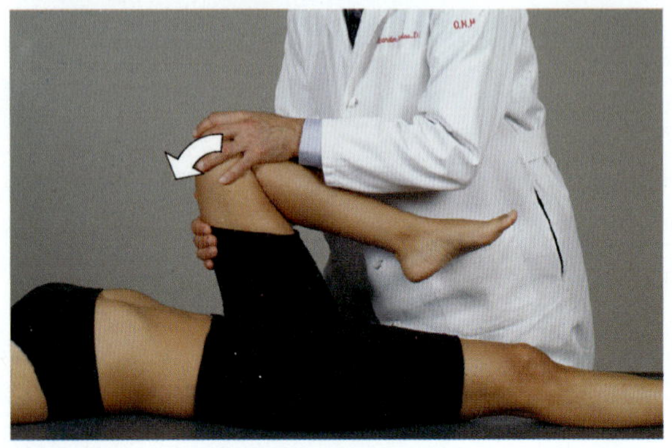
그림 17.68 1단계(stage), 순서 5(step)

하지 부위 Lower Extremity Region

골반대: 스펜서 테크닉 변형
Hip Girdle: *Spencer Technique* Variation

2단계: 고관절 신전
Stage 2: Hip Extension

1. 환자의 다리를 치료대 옆으로 내리고, 신전 제한장벽까지 바닥을 향해 내린다(그림 17.70).
2. 가동범위의 끝에서 느리고 부드러운 움직임(관절가동, 개폐방식)을 적용한다(화살표, 그림 17.71).
3. 근에너지 활성화: 치료사의 저항(흰색 화살표)에 대항하여 환자에게 무릎을 당기라고 지시한다(고관절 굴곡)(검은색 화살표, 그림. 17.72). 이 수축은 3~5초간 유지한다.
4. 몇 초간 휴식 후, 고관절을 새로운 제한장벽으로 이동한다(그림 17.73).
5. 순서 3과 4를 3~5회 반복 후, 신전을 재평가한다.
6. 고관절 신전시도에 대한 저항(상호억제)은 효과를 높이는 데 도움이 되는 것으로 밝혀졌다(그림 17.74).

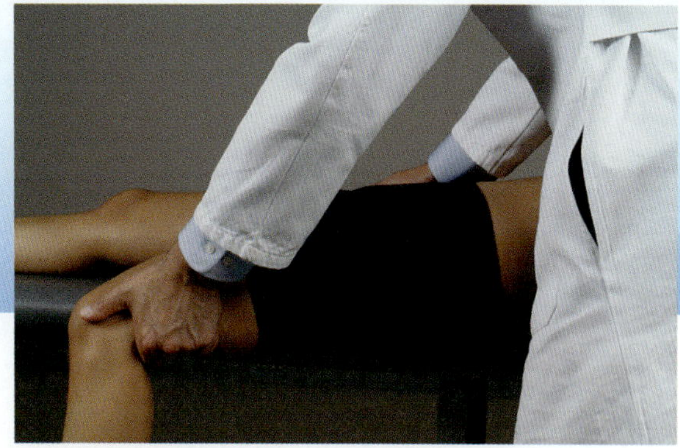

그림 17.70 2단계(stage), 순서 1(step)

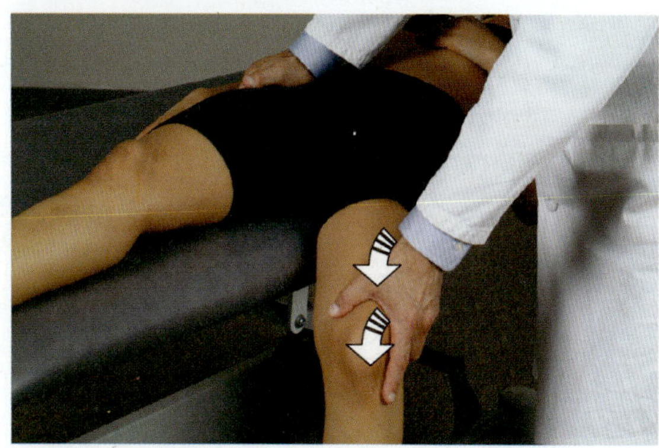

그림 17.71 2단계(stage), 순서 2(step)

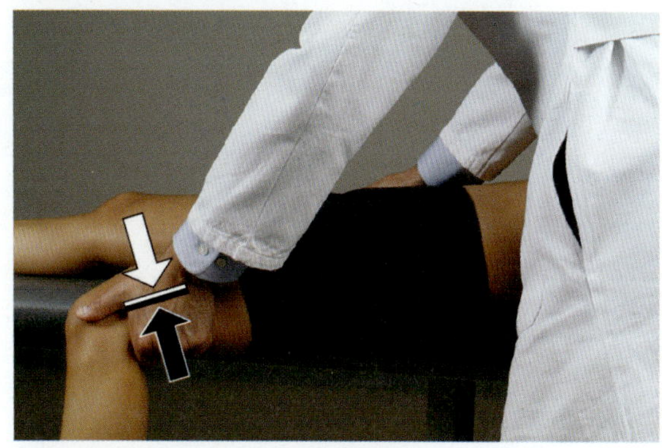

그림 17.72 2단계(stage), 순서 3(step)

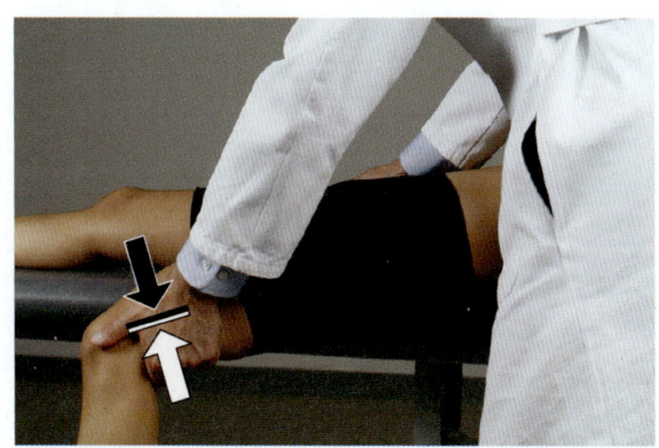

그림 17.74 상호억제

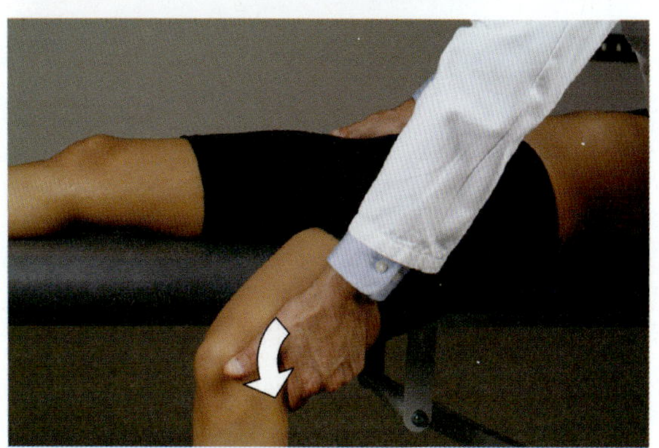

그림 17.73 2단계(stage), 순서 4(step)

하지 부위 Lower Extremity Region

골반대: 스펜서 테크닉 변형
Hip Girdle: *Spencer Technique* Variation

3과 4단계: 회선
Stage 3 and 4: Circumduction

예: 좌측 고관절, 압박/견인
Ex: Left Hip, Compression/Traction

1. 치료사는 굴곡장벽으로 환자의 고관절(무릎은 굴곡된 상태)을 굴곡시키고, 약간의 압박을 가한다(화살표, 그림 17.75).
2. 치료사는 압박을 유지하면서 약 30초 동안 작은 원에서 큰 원으로 넓혀가며(시계 방향과 반시계 방향) 환자의 고관절을 회선시킨다(화살표, 그림 17.76).
3. 치료사는 환자의 무릎을 펴서 발과 발목을 잡고, 중등도 견인력을 추가한다(화살표, 그림 17.77).
4. 견인력을 유지하면서 치료사는 약 15~30초 동안 시계방향과 반시계방향으로 작은 원에서 점점 커지는 원으로 그리며(화살표, 그림 17.78) 환자의 고관절을 회선시킨다.

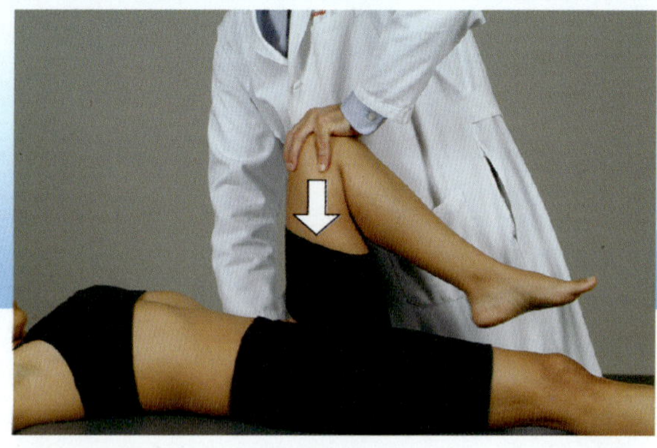
그림 17.75 3과 4단계(stage), 순서 1(step)

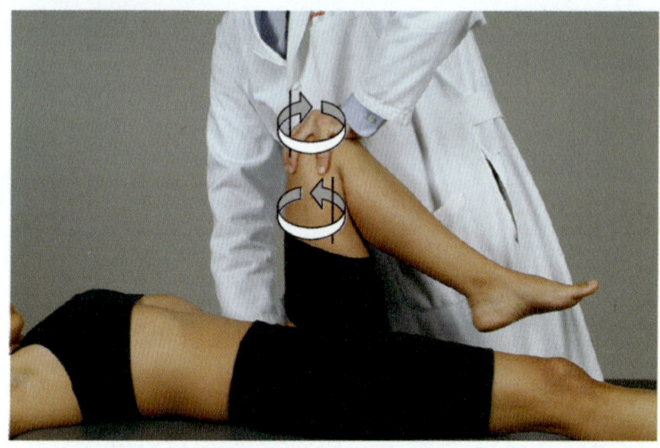
그림 17.76 3과 4단계(stage), 순서 2(step)

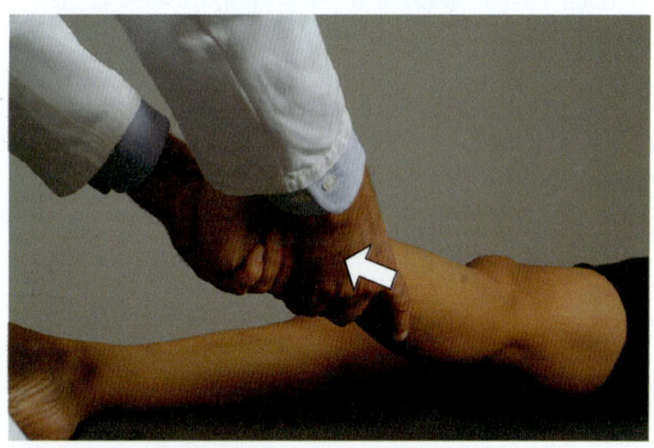
그림 17.77 3과 4단계(stage), 순서 3(step)

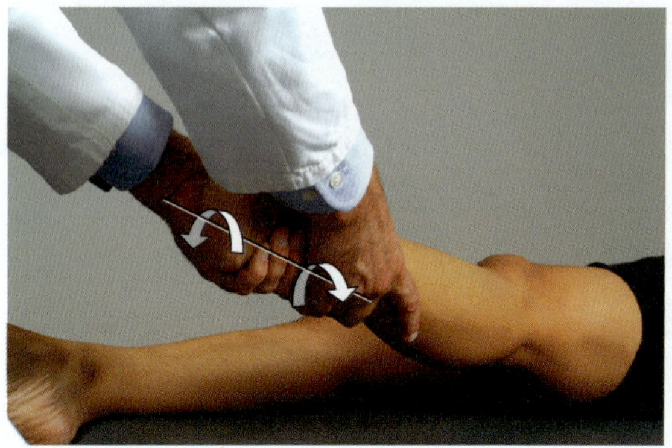
그림 17.78 3과 4단계(stage), 순서 4(step)

하지 부위 Lower Extremity Region

골반대: 스펜서 테크닉 변형
Hip Girdle: *Spencer Technique* Variation

5단계와 6단계: 내회전/외회전
Stage 5 and 6: Internal Rotation/External Rotation

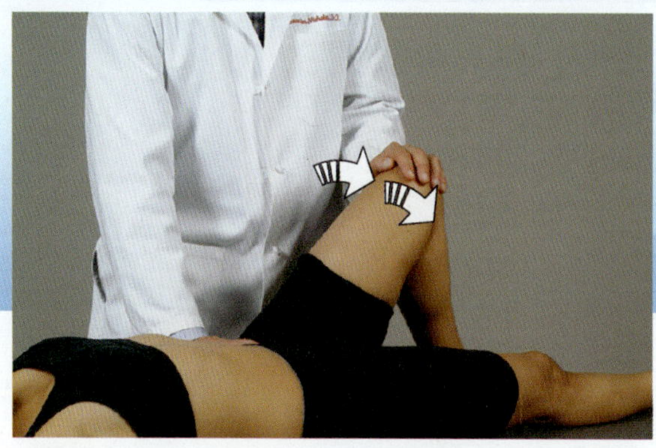

그림 17.79 5단계(stage), 순서 1~2(step)

1. 치료사는 환자의 고관절과 무릎을 굴곡시키고, 고관절의 장벽까지 내회전시킨다.
2. 가동범위의 끝에서 느리고 부드러운 움직임(관절가동, 개폐방식)을 적용한다(화살표, 그림 17.79).
3. 근에너지 활성화: 치료사는 환자에게 치료사의 저항(흰색 화살표)에 대항하여 무릎을 밀라고 지시한다(외회전)(검은색 화살표, 그림 17.80). 이 수축은 3~5초간 유지한다. 몇 초간 휴식 후, 고관절을 새로운 제한장벽으로 옮긴다.
4. 순서 3을 3~5회 반복하고, 내회전을 재평가한다.
5. 이후 환자는 외회전 장벽으로 이동 후 가동범위의 끝에서 느리고 부드러운 움직임(관절가동, 개폐방식)을 적용한다(화살표, 그림 17.81).
6. 근에너지 활성화: 치료사는 환자에게 치료사의 저항에 대항하여 무릎을 밀라고 지시한다(고관절 내회전)(화살표, 그림 17.82). 이 수축은 3~5초간 유지한다. 몇 초간 휴식 후 고관절을 새로운 제한장벽으로 이동한다.
7. 순서 6을 3~5회 반복하고, 외회전을 재평가한다.

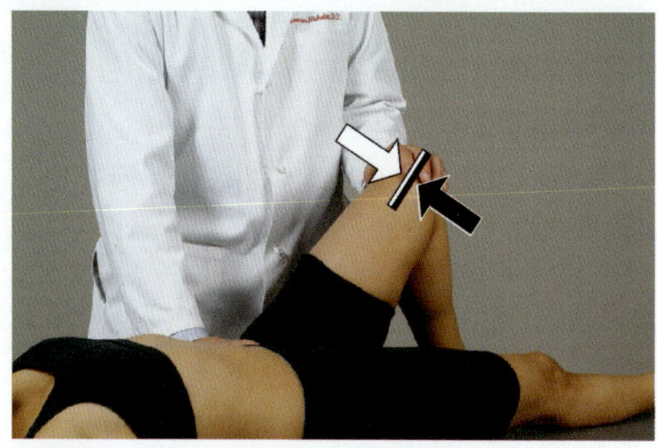

그림 17.80 5단계(stage), 순서 3(step)

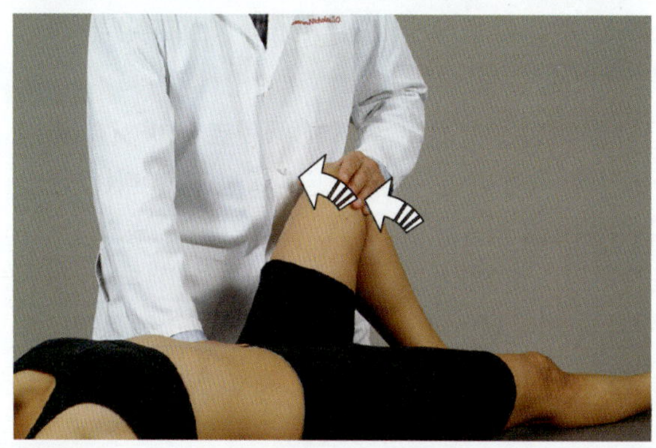

그림 17.81 6단계(stage), 순서 5(step)

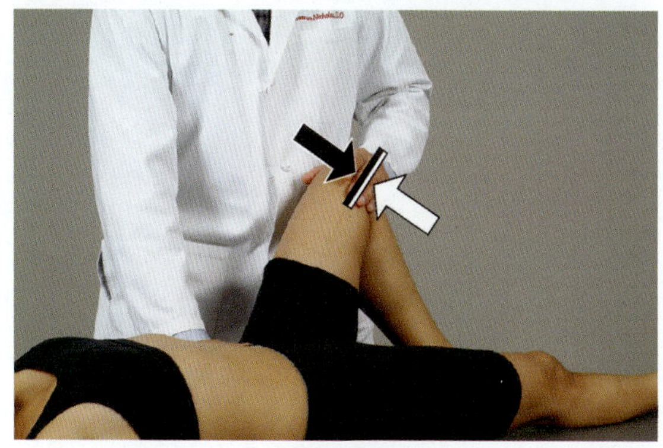

그림 17.82 6단계(stage), 순서 6(step)

하지 부위 Lower Extremity Region

골반대: 스펜서 테크닉 변형
Hip Girdle: *Spencer Technique* Variation

7단계와 8단계: 외전과 내전
Stage 7 and 8: Abduction and Adduction

1. 환자는 치료대에 누운자세로 하고, 치료사는 환자의 펴있는 다리를 부드럽게 잡고 제한장벽으로 외전시킨다.
2. 가동범위의 끝에서 느리고 부드러운 움직임(관절가동, 개폐방식)을 적용한다(화살표, 그림 17.83).
3. 근에너지 활성화: 치료사는 환자에게 치료사의 저항(흰색 화살표)에 대항하여 무릎을 당기라고 지시한다(고관절 내전)(검은색 화살표, 그림 17.84). 이 수축은 3~5초간 유지한다. 몇 초간 휴식 후, 고관절을 새로운 제한장벽으로 이동한다.
4. 순서 3을 3~5회 반복하고, 외전을 재평가한다.
5. 이후 환자는 내전장벽으로 이동 후 가동범위의 끝에서 느리고 부드러운 움직임(관절가동, 개폐방식)을 적용한다(화살표, 그림 17.85).
6. 근에너지 활성화: 치료사는 환자에게 치료사의 저항(흰색 화살표)에 대항하여 무릎을 밀라고 지시한다(고관절 외전)(검은색 화살표, 그림 17.86). 이 수축은3~5초간 유지한다. 몇 초간 휴식 후, 고관절을 새로운 제한장벽으로 이동한다.
7. 순서 6을 3~5회 반복하고, 내전을 재평가한다.

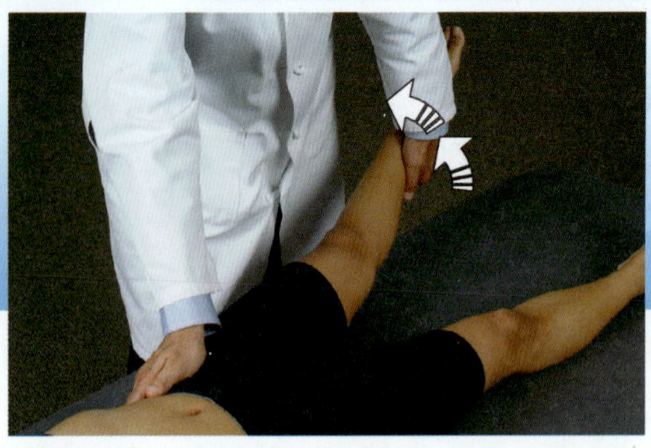

그림 17.83 7단계(stage), 순서 1~2(step)

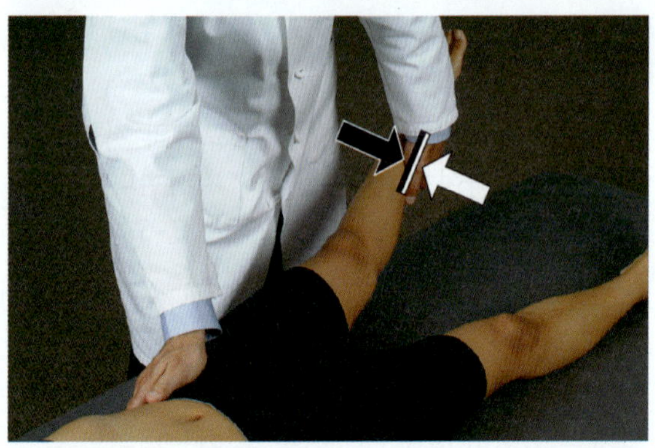

그림 17.84 7단계(stage), 순서 3(step)

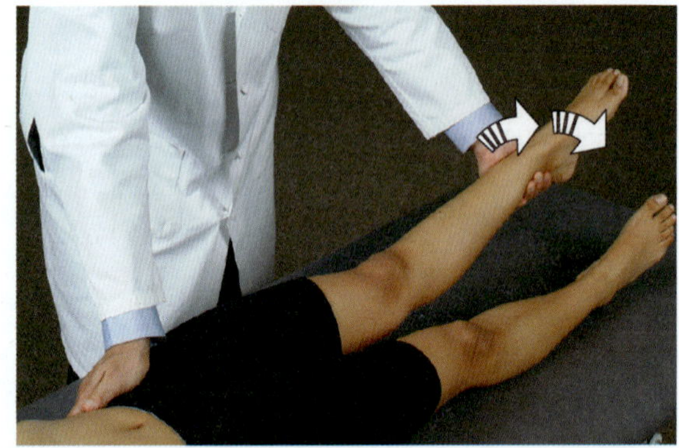

그림 17.85 8단계(stage), 순서 5(step)

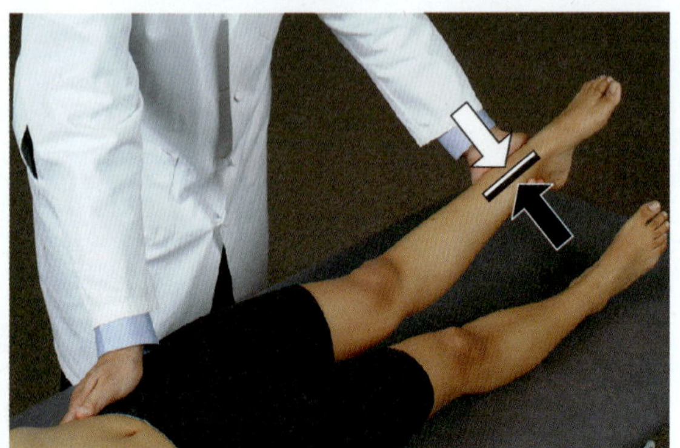

그림 17.86 8단계(stage), 순서 6(step)

참고문헌 Reference

1. Guisti R, exec. ed. *Glossary of Osteopathic Terminology*. 3rd ed. Chevy Chase, MD: Educational Council on Osteopathic Principles of the American Association of Colleges of Osteopathic Medicine, 2017.
2. Ward RC, exec. ed. Foundations for Osteopathic Medicine.2nd ed. Baltimore, MD: Lippincott Williams & Wilkins, 2003.
3. Kimberly P, Funk S, eds. Outline of Osteopathic Manipulative Procedures: The Kimberly Manual. Millennium Edition. Marceline, MO: Walsworth, 2000.
4. Seffinger MA, exec. ed. Foundations of Osteopathic Medicine. 4th ed. Philadelphia, PA: Wolters Kluwer, 2018.
5. Patriquin DA. The evolution of osteopathic manipulative technique: the Spencer technique. J Am Osteopath Assoc 1992;92:1134–1136.
6. Spencer H. Shoulder technique. J Am Osteopath Assoc 1916;15:218–220.
7. Spencer H. Treatment of bursitis and tendinitis. J Am Osteopath Assoc 1926;25:528–529.

18장 오스테오파시 두개골 도수의학
Osteopathic Cranial Manipulative Medicine

- 역자: 정성욱(Jeong Seong wook) PT DO(KR)

테크닉 원칙 Technique Principles

오스테오파시 두개골 도수의학(Osteopathic cranial manipulative medicine, OCMM)은 이전에 두개골 부위의 오스테오파시(osteopathy in the cranial field, OCF)로 불렸다. 또한 오스테오파시의학 교육심의위원회에 의해 "일차호흡메커니즘과 균형잡힌 막성긴장(balanced membranous tension)을 사용하는 오스테오파시 치료사에 의한 진단 및 치료 시스템으로 정의되며, 두개골 부위의 오스테오파시(OCF)는 William Garner Sutherland, DO에 의해 처음 테크닉된 진단 및 치료시스템을 지칭하는 역사적 용어로, Harold Magoun, Sr., DO의 참고문헌 제목이다"(1,2). 2014년에 오스테오파시의학 교육심의위원회는 두개골 부위의 오스테오파시(OCF)라는 이름을 오스테오파시 두개골 도수의학(OCMM)으로 변경했다(3).

A. T. Still의 학생인 Sutherland는 두개골, 해부학, 건강 및 질병과 관련된 잠재적 생체역학에 대해 평생에 걸친 연구를 시작했다. 두개골에 대한 그의 관심은 미주리주 커크스빌(Kirksville, MO)에 있는 American School of Osteopathy에서 공부할 때 분리된 두개골을 처음 본 후 시작되었다. 그는 해부학책에서 두개골의 봉합은 움직일 수 없다고 언급했을 때 두개골의 관절표면이 왜 그렇게 독특한 디자인을 가지고 있는지 이해하려고 했다. 하지만 많은 환자들을 촉진했어도 머리와 목의 기능 해부학에 대한 이해를 바탕으로는 촉진한 움직임을 설명할 수 없었다. 따라서 그는 이러한 움직임이 그가 **일차호흡메커니즘(*primary respiratory mechanism, PRM*)**이라고 부르는 고유의 비자발적 메커니즘(inherent involuntary mechanism)에 대한 반응임에 틀림없다고 결론을 내렸다(4). 이 메커니즘은 1939년 Sutherland가 자신의 책인 "The Cranial Bowl"에서 처음으로 설명했다. 이 메커니즘은 세포호흡 및 기타 신체과정에 영향을 미치는 것으로 생각된다(1). 초기의 정의에서는 다음과 같이 설명하였다.

일차(*Primary*), 중추신경계의 내부 조직호흡에 직접 관여하기 때문이다(1). Sutherland는 제4뇌실(폐 호흡, 순환, 소화 및 배설을 조절하고 CNS의 기능에 의존함)의 바닥에 위치한 생리학적 센터가 생명유지에 가장 일차적인 역할을 한다는 이론을 세웠다(2,5).

호흡(*Respiratory*), 중추신경계뿐만 아니라 모든 체세포의 정상적인 신진대사 및 생화학에 필요한 체액교환의 생리학적 기능과 더 관련이 있기 때문이다(1). 주요작용은 흡기(들숨, inhalation)과 호기(날숨, exhalation)로 설명될 수 있는 변동하는 이상성 활동(biphasic activity)을 통해 이루어지며, 이는 몸 전체의 정상적인 생리적 과정에 필요한 체액과 에너지의 교환을 일으킨다(3).

메커니즘(*Mechanism*), 모든 구성요소가 기본 생리를 수행하는 단위로 함께 작동하기 때문에 "통합된 구성단위(integrated machine)."를 의미한다(1).

오스테오파시의학 교육심의위원회(ECOP)는 일차호흡메커니즘을 아래의 "5가지 상호작용적, 비자발적 기능을 포함하는 과정을 설명하는 개념 모델"로 정의했다.

1. 뇌와 척수의 고유 운동성
2. 뇌척수액의 파동(fluctuation)
3. 두개내막과 척수내막의 운동성
4. 두개골 뼈의 관절 운동성
5. 접형기저연골결합(sphenobasilar synchondrosis) 움직임과 상호의존적인 장골(골반뼈) 사이 천골의 비자발적 운동성(1)

일차호흡메커니즘(PRM)은 횡격막 호흡의 주기(흡기와 호기)와는 다른 내부호흡의 고유의(원시적, primordial) 구동 메커니즘이다. 더 나아가 신체의 모든 조직과 구조의 선천적이고 상호 연결된 움직임을 말한다. 최적의 건강은 최적의 기능을 촉진하며, 이 상호의존적 움직임의 고유한 기능은 외상, 질병 상태 또는 기타 병리에 의해 부정적으로 변경될 수 있다(1).

많은 치료사들은 두개골이 움직일 수 있거나 치료사가 이러한 미묘한 움직임을 촉진할 수 있다고 믿기를 꺼렸다. Sutherland의 초기의 가설 이후로 많은 논문과 연구가 그러한 움직임의 존재를 뒷받침했으며 일부는 두개골 봉합이 완전히 골화되지 않을 수 있다고 했다(2,3).

특정 움직임 패턴이 존재하며, 사람마다 분명하게 관찰되고 촉진될 수 있다고 여겨진다. 이 움직임 패턴은 다양한 요인에 의해 결정되지만, 봉합의 사면(beveling) 및 경막 부착과 관련이 있는 것으로 생각된다. 따라서 오스테오파시 두개골 도수의학(OCMM)을 이용하여 진단하고 치료하기 위해서는 치료사가 두개골의 해부학을 알아야 한다[예를 들어, 중경막동맥(middle meningeal artery) 위에 놓인 관자놀이점(pterion)에서 뼈들이 중첩된다: 전두골(frontal, 이마뼈), 두정골(parietal, 마루뼈), 접형골(sphenoid, 나비뼈), 측두골(temporal, 관자뼈), 내측에서 외측으로 알파벳순].

대뇌겸(falx cerebri, 대뇌낫), 소뇌겸(falx cerebelli, 소뇌낫), 소뇌천막(tentorium cerebelli) 및 척수 경막(spinal dura)의 내부 경막 상태(internal dural reflections)를 통틀어 상호 긴장막(reciprocal tension membrane, RTM)이라고 한다. 대후두공(foramen magnum, 대공)의 경막관에서 두번째 천골분절까지의 이러한 부착물과의 연결을 **코어링크**(***core link***)라고 하며, 천골과 함께 두개골의 동시발생 움직임을 조정한다(두개천골메커니즘). 천골의 생리학적 움직임은 호흡주기 동안 천골이 움직이는 가상의 가로축을 중심으로 발생한다. 이 축은 천골의 상부 횡축(호흡)이라고 한다(1).

두개골에서 촉진되는 움직임의 이상성 파동(biphasic fluctuation)을 **두개골 율동적 임펄스**(***cranial rhythmic impulse***, CRI)라고 한다. Sutherland가 두개골 율동적 임펄스(CRI)로 설명한 진동은 19세기 중반에 Hering, Traube 및 Mayer가 관찰한 동맥압의 변동과 관련이 있을 수 있다. 0.1Hz의 속도 또는 10초당 1주기(cycle) 또는 분당 6주기로 측정되며, 교감신경 방전 또는 원심성교감 혈관운동긴장의 반영으로 간주된다(2,3,6~8). 가장 일반적인 두개골 율동적 임펄스(CRI) 비율은 분당 8~14주기인 것으로 보고되었다(6,9,10). 숙련된 치료사에 의하면 분당 2~7주기로 더 낮은 속도도 보고되었다(8). 두개골 율동적 임펄스(CRI)는 신체 어느 곳에서나 촉진될 수 있으며, 오스테오파시 두개골 도수의학(OCMM)뿐만 아니라 균형적 인대긴장 BLT/ 인대 관절 스트레인 LAS(balanced ligamentous tension or ligamentous articular strain) 테크닉에서도 사용된다. 그 속도와 진폭은 특정 질병과정에 따라 다를 수 있다(예: 발열).

접형기저연골결합의 굴곡과 신전
Flexion and Extension of the Sphenobasilar Synchondrosis

두개골 명명법(nomenclature)은 일반적으로 접형기저 섬유연골결합(sphenobasilar symphysis, SBS) 또는 유리연골결합(synchondrosis)에서 발생하는 움직임을 참조한다. 접형골은 접형기저연골결합(sphenobasilar synchondrosis)에서 터키안장(뇌하수체가 있는 곳; sella turcica) 바로 아래의 후두부와 관절을 이룬다. 접형기저연골결합(SBS) 굴곡에서 후두골 기저와 접형골 기저는 상방으로 움직이고 후두린(occipital squama, 후두비늘)과 접형골 대익(wings of the sphenoid, 접형골 날개)은 하방으로 움직인다. 접형기저연골결합(SBS) 신전에서는 후두골 기저와 접형골 기저가 하방으로 움직이고, 후두린과 접형골 대익은 상방으로 움직인다. 후두골과 접형골은 반대방향으로 회전한다. 이 굴곡 및 신전 움직임은 두 개의 평행한 가로축을 중심으로 회전한다. 하나는 대후두공 수준에 있고, 다른 하나는 접형골 추체를 통과한다(1,4). 짝을 이루지 않은 모든 정중선 두개골(접형골,sphenoid/ 후두골,occiput/ 사골, ethmoid/ 서골,vomer)은 굴곡 및 신전으로 움직이며 반면, 짝을 이루는 뼈(측두골, 두정골, 무명골은 외회전 및 내회전을 통해 움직이는 것으로 설명된다. 접형기저연골결합이 굴곡하는 동안(그림 18.1) 측두골의 추체부분은 후두부의 움직임에 의해 작동되는 접형기저연골결합과 함께 상방으로 이동한다(5). 이것은 측두골의 외회전이라고 불리는 측두린의 외측 벌어짐(flaring outward)을

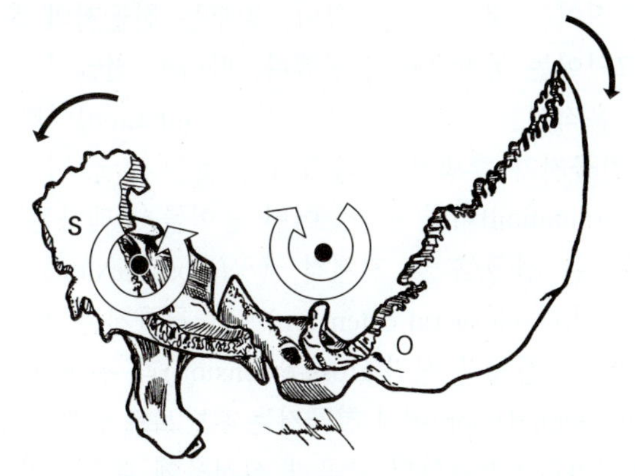

그림 18.1 접형기저연골결합(SBS)의 굴곡. O, 후두골 회전축; S, 접형골 회전축

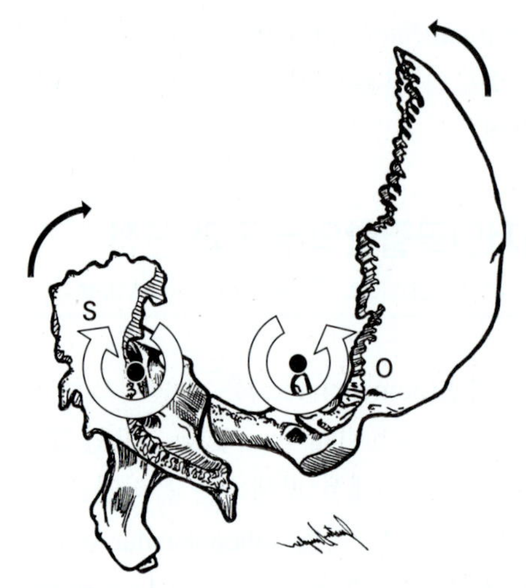

그림 18.2 접형기저연골결합(SBS)의 신전. O, 후두골 회전축; S, 접형골 회전축

만든다. 쌍을 이룬 모든 뼈는 접형기저 굴곡과 동시에 외회전으로 움직인다. 쌍을 이루는 뼈의 내회전은 접형기저 신전과 동시에 발생한다. 따라서 굴곡시 두개골은 전후경(anteroposterior diameter)이 짧아지고, 측면으로 넓어진다(횡경, transverse diameter). 신전 시(그림 18.2), 두개골은 전후경이 길어지고 측면으로 좁아진다.

두개골과 천골 사이의 코어링크(core link) 때문에 천골은 두개골과 함께 동시에 움직인다. 접형기저연골결합 굴곡에서는 천골저(sacral base)가 후상방으로 움직이고 접형기저연골결합 신전에서는 천골이 전하방으로 움직인다(2,8,9). 이보다 최근의 두개천골 메커니즘(craniosacral mechanism) 용어는 이전에 사용된 전체적 천골 움직임에 대한 명명법과의 차이 때문에 약간의 혼란이 있었다. 전체적 천골생체역학(gross sacral biomechanics)에서 천골저의 전방 움직임은 천골의 굴곡으로 설명되었다. 그러나 두개천골 메커니즘 용어에서 굴곡은 천골저가 후방으로 움직이는 것으로 정의한다. 일부는 천골저의 움직임을 끄덕이는 동작으로 설명했다. 따라서 천골저가 전방으로 움직이는 것을 전굴(앞끄덕임, nutation)이라고 하고, 천골저가 후방으로 움직이는 것을 후굴(뒤끄덕임, counternutation)이라 한다. 어떤 용어를 선택하든(굴곡/신전 또는 전굴/후굴) 전체적 굴곡(gross flexion)과 두개천골신전(craniosacral extension)에서 천골저는 전방으로 움직인다. 전체적 신전(gross extension)과 두개천골굴곡(craniosacral flexion)에서 천골저는 후방으로 움직인다.

접형기저연골결합의 굴곡과 신전을에 대한 3차원 애니메이션은 미국오스테오파시 의학대학협회 웹사이트에서 확인할 수 있다(https://www.aacom.org/ome/ aacom-councils-and-groups/aacom-councils/educational-council-on-osteopathic-principles/motion-animations-to-demonstrate-musculoskeletal-functioning).

접형기저연골결합의 기능장애
Dysfunctions of the Sphenobasilar Synchondrosis (SBS)

두개골 움직임의 기능장애 패턴은 생리학적 또는 비생리학적으로 설명된다. 생리적 기능장애의 예로는 비틀림(torsion), 측면굽힘 및 회전, 고정(굴곡 및 신전)이 있다. 비생리학적 기능장애의 예는 압박, 수직변형(전단) 및 측면변형(lateral strains)이 있다. 이 기능장애들은 두부 외상, 출산 외상, 치과 시술, 두개골 아래의 근골격 스트레스(inferior musculoskeletal stress) 및 기능장애, 자세 이상의 이차적으로도 발생할 수 있다.

비틀림 Torsion

비틀림은 전후축을 중심으로 접형기저연골결합의 회전을 수반한다. 접형골과 후두골은 반대방향으로 회전하여 접형기저연골결합에서 "뒤틀림(twist)" 또는 비틀림을 발생시킨다. **우측 비틀림(*right torsion*)**의 촉진은 우측에 있는 접형골의 대익(greater wing of the sphenoid, 나비뼈 큰날개)이 올라가서 좌측으로 회전하는 것처럼 느껴지며, 우측에 있는 후두린(occipital squama)은 손 위로 내려오며 우측으로 회전한다(그림 18.3). 따라서 비틀림은 접형골의 대익이 위쪽/높은 쪽(superior/elevated)의 이름을 따서 명명된다.

측면굽힘/회전 Side Bending/Rotation

측면굽힘/회전(*side bending/rotation*)은 접형기저연골결합에서 동시에 발생한다. **측면굽힘** 구성요소는 두 개의 평행한 수직축에서의 회전을 통해 발생하며 하나는 접형골 추체의 중심을 통과하고, 다른 하나는 대후두공을 통과한다. 접형골과 후두골은 이 두 개의 수직축을 중심으로 반대방향으로 회전하여 한쪽은 접형기저연골결합의 근접(오목, concavity)과 다른 쪽은 접형기저연골결합의 분리(볼록, convexity)를 만든다. 기능장애의 **회전 구성요소(*rotational component*)**는 전후축에서 발생한다. 접형골과 후두골은 같은 방향으로 회전하여 볼록한 쪽에서 하방

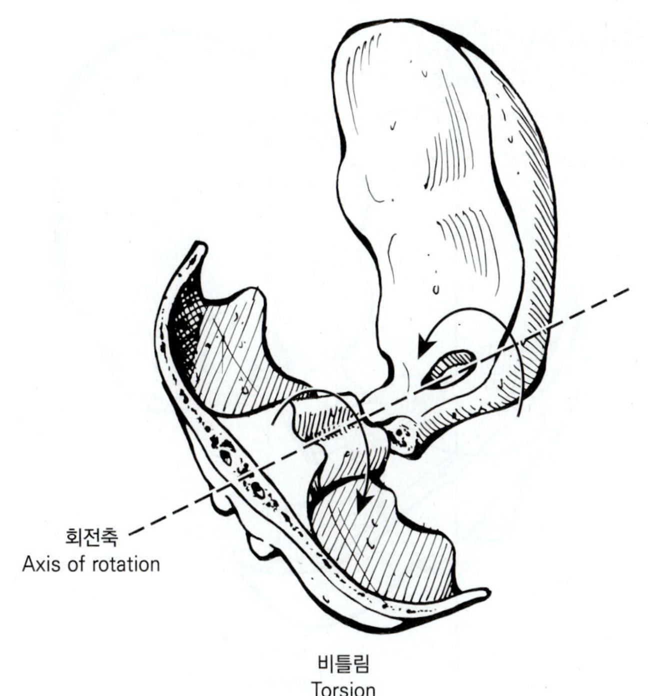

그림 18.3 우측 접형기저연골결합 비틀림. (From Sutherland WG, Wales AL. Teachings in the Science of Osteopathy. Milwaukee, OR: Sutherland Cranial Teaching Foundation, 1990, 허가받음.)

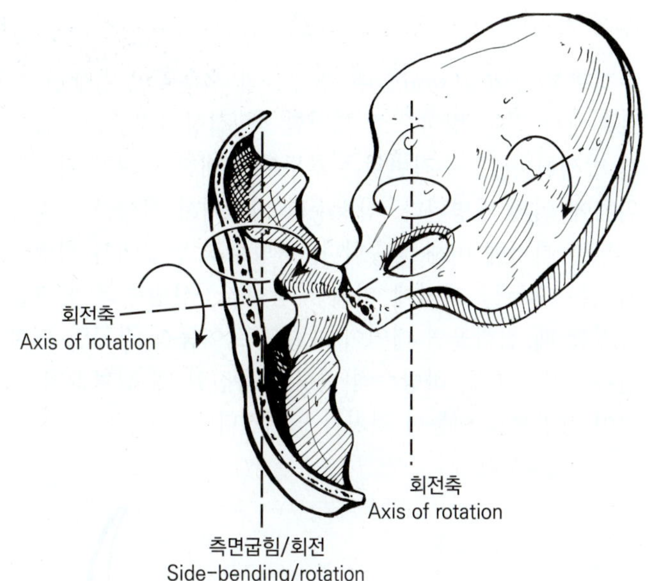

그림 18.4 좌측 접형기저연골결합 측면굽힘/회전. (From Sutherland WG, Wales AL. Teachings in the Science of Osteopathy. Milwaukee, OR: Sutherland Cranial Teaching Foundation, 1990 허가받음.)

으로 회전한다. 이 기능장애는 볼록면의 이름을 따서 명명되었다. 따라서 **좌측 측면굽힘/회전**(***left side bending/rotation***)을 촉진할 때 좌측 손이 측면으로 확장되면서 하방으로 당겨지는 것처럼 느껴진다. 동시에 우측 손은 전후방 축을 따라 좁아짐에 따라 상방으로 당겨지는 것처럼 느껴진다(그림 18.4).

여러 개의 축을 가진 "측면굽힘 회전" 기능장애를 초래하는 두개골 움직임의 3차원 애니메이션에 대해서는 미국오스테오파시 의학대학협회 웹사이트에서 확인할 수 있다(https://www.aacom.org/ome/aacom-councils-and-groups/aacom-councils/educational-council-on-osteopathicprinciples/motion-animations-to-demonstrate-musculoskeletal-functioning).

접형기저연골결합 압박 SBS Compression

접형기저연골결합 압박(***SBS compression***)은 접형골 기저와 후두골 기저가 함께 강제되어(forced) 접형기저연골결합 움직임을 제한할 때 발생한다(1). 이 기능장애는 머리 후면이나 전면의 외상이 있거나(출생시와 같이) 조직의 복원력을 초과하는 원주형 압박으로 인해 발생할 수 있다(2). 일반적으로 볼링공처럼 단단하게 느껴진다(움직임 없음)(그림 18.5).

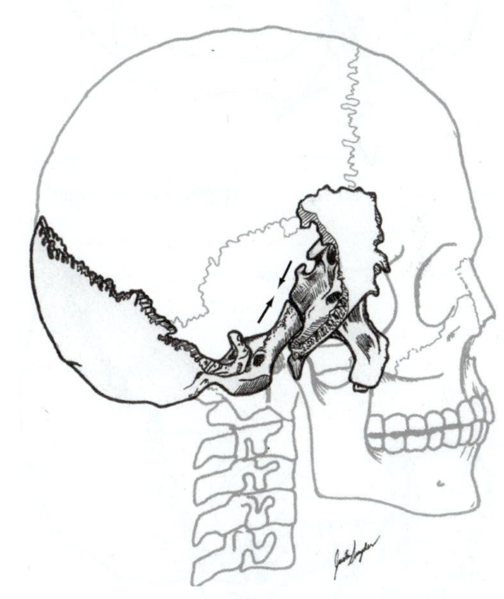

그림 18.5 접형기저연골결합 압박

수직변형 Vertical Strains

수직변형(***vertical strains***)은 접형골과 후두골이 평행한 가로축에서 같은 방향으로 회전할 때 접형기저연골결합에서 발생한다(1). 수직변형은 후두부에 대한 접형골 기저의 위치에 의해 명명된다. 상방수직 변형에서 접형골 기저는 후두골 기저에 비해 상승한다. 하방수직 변형에서 접형골 기저는 후두골 기저에 비해 하강한다. 상방수직 변형을 촉진할 때 접형골의 대익이 하방으로 이동한 것처럼 느껴진다(그림 18.6A). 하방수직 변형을 촉진할 때 접형골의 대익이 상방으로 이동한 것처럼 느껴진다(그림 18.6B).

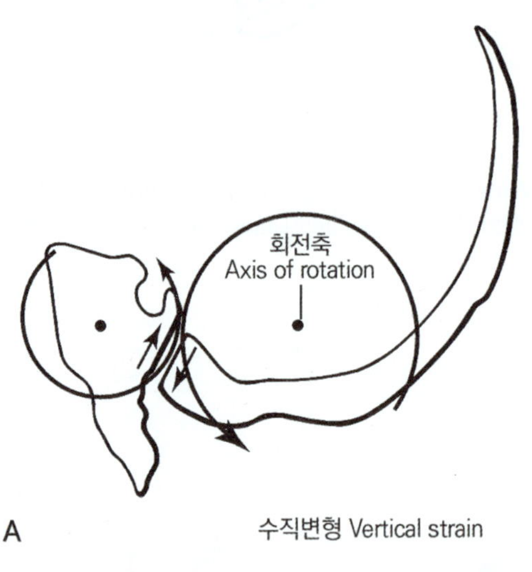

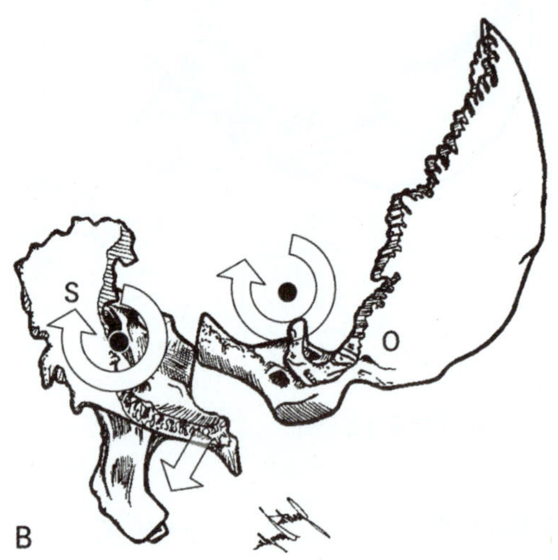

그림 18.6 A. 접형기저연골결합 상방수직 변형. (Sutherland WG, Wales AL. Teachings in the Science of Osteopathy. Milwaukee, OR: Sutherland Cranial Teaching Foundation, 1990, 허가받음.) B. 접형기저연골결합 하방수직 변형. O, 후두골 회전축; S, 접형골 회전축

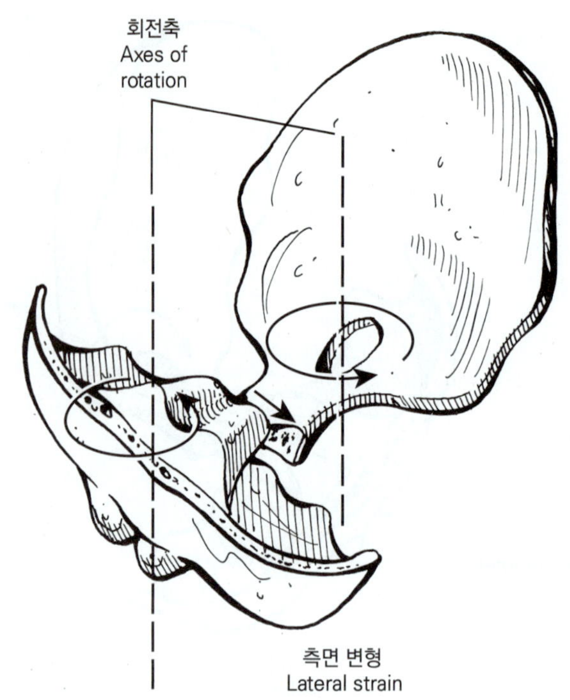

그림 18.7 접형기저연골결합 측면변형. (From Sutherland WG, Wales AL. Teachings in the Science of Osteopathy. Milwaukee, OR: Sutherland Cranial Teaching Foundation, 1990, 허가받음.)

측면변형(회전타입) Lateral Strains (Rotational Type)

측면변형(***lateral strains***)은 접형골과 후두골이 두 개의 평행한 수직축에서 같은 방향(시계 방향/반시계 방향)으로 회전할 때 접형기저연골결합(SBS)에서 발생한다. 이로 인해 접형기저연골결합에서 측면 전단력이 발생한다. 기능장애는 후두골에 대해서 접형골 기저가 벗어나는 방향(우측 또는 좌측)에 따라 명명된다. 두개관 잡기(vault hold)를 사용하여 촉진하는 동안 측면변형은 손이 평행사변형에 있는 것처럼 느껴진다(그림 18.7). 우측 측면변형을 촉진할 때 치료사의 둘째손가락(접형골의 대익)는 좌측으로 움직이고, 소지(후두골)는 우측으로 움직인다. 동시에 우측 둘째손가락과 소지는 약간 전방으로 움직이고, 좌측 둘째손가락과 소지는 약간 후방으로 움직인다(3,9).

테크닉 분류 Technique Classification

직접 테크닉 Direct Technique

직접 오스테오파시 두개골 도수의학(OCMM)에서 기능장애는 제한장벽(팽팽함, bind/긴장, tension) 쪽으로 이동한다. 치료사는 제한장벽에 부드럽게 접근하고, 이완이 발생할 때까지 가벼운 힘을 유지해야 한다. 기능장애가 대부분 관절과 관련되어 나타나면 직접 테크닉이 적절하다. 이 테크닉은 일반적으로 두개골 봉합이 완전히 발달하기 전의 영유아와 어린이 그리고 성인에서는 매우 특정한 기능장애에 사용된다(6).

간접 테크닉 Indirect Technique

간접 오스테오파시 두개골 도수의학(OCMM)에서 기능장애는 제한장벽에서 먼 방향 또는 느슨한(풀리는, freedom/헐거운, loose) 방향으로 이동한다. 치료사는 느슨함(ease)과 팽팽함(bind) 사이에서 긴장의 균형(균형잡힌 막성긴장)(4,6)이 발생할 때까지 기능장애를 자유로운 방향으로 이동시킨다. 두개골 율동적 임펄스(CRI)를 모니터링하면 점차 고유의 힘(inherent force)이 느슨한 방향으로 약간 증가하게 되고, 그런 다음 원래의 균형 위치로 다시 움직이게 되며 이것이 이완의 징후이다. 이 테크닉은 주요 기능장애가 막성제한(membranous restriction)에 대해 이차적인 경우 가장 적합하다(6).

과장 Exaggeration

과장방법은 간접 테크닉과 유사하게 치료사가 기능장애를 느슨한 방향으로 이동시켜 수행하지만, 느슨한 장벽(ease barrier)에 도달하면 적용하는 힘을 추가해야 한다.

해제 Disengagement

해제 테크닉에서는 치료사가 봉합(suture)을 열거나 분리하는 치료를 적용한다. 관절의 제한이 어떻게 느껴지는지에 따라 견인력 또는 압박력이 추가될 수 있다.

테크닉 유형 Technique Styles

고유의 힘 Inherent Force

일차호흡메커니즘을 통해 신체 고유의 힘을 사용하는 것이 오스테오파시 두개골 도수의학(OCMM)의 주요 방법이다. 뇌척수액의 파동을 이용하여 치료사는 한 부위 또는 다른 부위에서 압력을 변경하고, 이 뇌척수액이 여러 장벽을 변화시키게 할 수 있다. 이것은 **V**-spread 테크닉에서 가장 잘 나타난다(6).

호흡보조 Respiratory Assistance

다른 테크닉과 마찬가지로 폐호흡을 사용하면 오스테오파시 도수치료 테크닉을 용이하게 할 수 있다. 이 이완향상메커니즘(release enhancing mechanism)은 흡기, 그리고 호기와 관련된 움직임을 증가시킬 것이다. 예를 들어, 숨을 들이쉬는 동안 접형기저연골결합(SBS)은 굴곡 방향으로 움직이는 경향이 있고, 쌍을 이루는 뼈들은 외회전 방향으로 더 많이 움직인다. 숨을 내쉴 때, 쌍을 이루지 않은 뼈들은 우선적으로 신전방향으로 움직이고, 쌍을 이루는 뼈들은 내회전으로 움직인다. 치료사는 관련된 두개골 효과를 위해 선호하는 방향으로 환자가 호흡하도록 할 수 있으며, 환자에게 최대로 숨을 들이마시거나 내쉰 상태로 숨을 참도록 할 수 있다. 이렇게 하면 이완이 향상된다.

원위부 활성화 Distal Activation

특정 조건에서는 치료사가 천골부위 또는 사지에서 환자의 문제를 치료할 수 있다. 치료사는 천골에 긴장을 적용함으로써 하부에서 올라오는 메커니즘을 유도하여 접형기저연골결합(SBS)의 움직임에 영향을 줄 수 있다. 또한 치료사는 접형기저연골결합에 특정 효과를 얻기 위해 환자가 능동적으로 저측 굴곡(plantar flexion) 또는 배측 굴곡(dorsi flexion)을 하도록 할 수 있다. 배측 굴곡은 접형기저연골결합 굴곡을 강화하는 반면, 저측 굴곡은 접형기저연골결합 신전을 향상시킨다(6).

스틸 포인트 Still Point

이 방법에서 치료사는 두개골 율동적 임펄스(CRI)를 통해 모니터링되는 일차호흡메커니즘에 저항하려고 시도한다. 이것은 가장 일반적으로 제4뇌실 압박(CV4)이라고 한다. CV4 테크닉의 성공은 고유의 힘에 달려 있다. 이 테크닉에서 치료사는 두개골 율동적 임펄스(CRI)의 여러 주기를 모니터링한 다음, 촉진되는 뼈(일반적으로 후두린)에서 호기 움직임(exhalation motion)을 허용한다. 그런 다음 치료사는 뇌척수액 파동이 멈출 때까지 굴곡 움직임에 부드럽게 저항한다. 이것을 **스틸 포인트(*still point*)**라고 한다. 치료사는 두개골 율동적 임펄스(CRI)의 되돌아가는 움직임이 다시 인식될 때까지, 이 위치를 15초에서 몇 분 동안 유지한다. 머리접촉이 금기인 경우, 천골에 적용할 수 있다(예: 급성 머리외상)(4,6).

적응증 Indication (2,3)

관련된 체성기능장애가 있는 임상상태의 예는 일반적으로 다음을 포함하지만 이에 국한되지는 않는다.

1. 두통
2. 경증부터 중증까지의 편타좌상(whiplash strain) 및 염좌손상
3. 뇌진탕후증후군/외상성 뇌손상
4. 현기증 및 이명
5. 뇌신경병증 및 신경포착
6. 삼차신경통
7. 안면신경마비
8. 삼출성 중이염 및 장액성 중이염(Serous otitis media)
9. 측두하악관절 기능장애 및 부정교(malocclusion)
10. 부비동염(Sinusitis)
11. 복통
12. 사두증(Plagiocephaly)
13. 섭식장애(Feeding difficulties)

금기증 Contraindications (2,3)

절대적 금기증 (다음을 포함하지만 이에 국한되지 않음) Absolute Contraindications (May Include but Not Limited to)

1. 환자동의 결여
2. 체성기능장애가 없는 경우
3. 급성두개내출혈 및 뇌출혈(CVA)
4. 급성두개골 골절
5. 특정발작상태(상대적)

상대적 금기증 Relative Contraindications

1. 응고병증(Coagulopathies)
2. 두개골의 공간점유병변(Space-occupying lesion in the cranium)
3. 두개내압 증가

일반적 고려사항 및 규칙 General Considerations and Rules

오스테오파시 두개골 도수의학(OCMM)은 여러 가지 경우에 도움이 될 수 있다. 부작용은 거의 없지만 두통, 현기증, 이명, 메스꺼움 및 구토가 발생할 수 있고, 일부 자율신경 관련 효과(예: 서맥, bradycardia)가 발생할 수 있으므로 치료사는 주의를 기울여야 한다. 이것들은 대부분 학생들이 테크닉을 처음 배우고 환자의 두개골에 가해지는 압력을 인식하지 못할 때, 나타난다. 이것은 후두유돌봉합(occipitomastoid suture, 뒤통수꼭지봉합)에 부적절한 잡기 테크닉(holding technique)(위치 및 잘못된 압력)을 적용 시에 보통 나타나게 된다. 흔하지는 않지만 두통, 메스꺼움 및 구토가 때때로 나타난다.

따라서 치료사는 환자 촉진 시 주의를 기울여야 하며 적절한 시간 동안 충분히 압력을 가하되 너무 세게 누르면 안 된다. 치료사는 치료종료를 결정할 때 일차호흡메커니즘도 확인해야 한다.

다수의 손 접근방식(multiple-hand approach)을 사용하여 테크닉을 변형할 수 있다. 한 치료사가 두개골을 촉진하는 동안 다른 치료사는 천골 또는 환자 신체의 다른 부위를 촉진할 수도 있다. 이것은 치료의 효과를 높일 수 있다.

두개골 부위 Cranial Region

두개관 잡기
Cranial Vault Hold

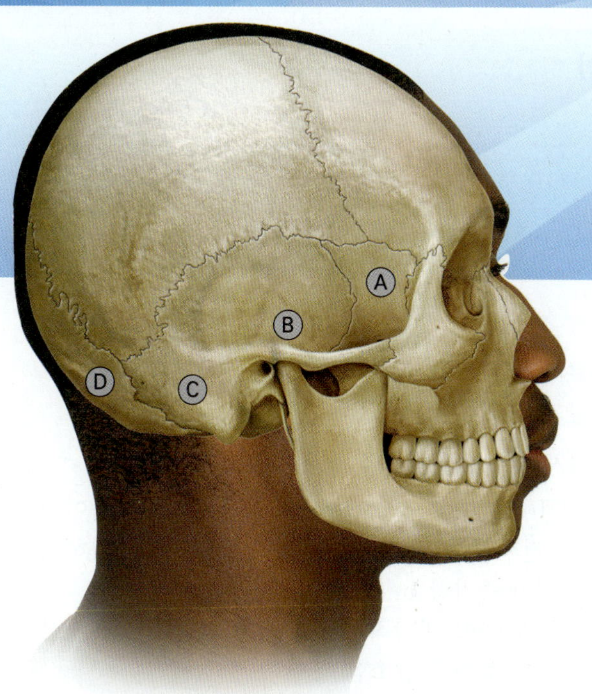

그림 18.8 손가락 촉진 위치를 보여주는 두개골의 측면도

목적 Objectives

목적은 두개골에서 나타나는 일차호흡메커니즘과 두개골의 일반적인 움직임에서 각 뼈의 관여 정도를 평가하는 것이다.

테크닉 Technique

1. 환자는 치료대에 바로 눕고, 치료사는 치료대 머리쪽에 앉는다.
2. 치료사는 전완을 치료대 위에 올려 지지점(fulcrum)을 만든다.
3. 치료사의 손은 환자의 머리를 받치고, 양쪽 손바닥이 완전히 접촉한다.
4. 치료사의 엄지는 환자 접형골 대익(greater wings)에 올려놓는다(*A*, 그림 18.8).
5. 치료사의 셋째 손가락은 환자 측두골의 관골돌기(zygomatic processes, 광대돌기)에 올려놓는다(*B*, 그림 18.8).
6. 치료사의 넷째 손가락은 환자 측두골의 유양돌기(mastoid process, 꼭지돌기)에 올려놓는다(*C*, 그림 18.8).
7. 치료사의 다섯째 손가락은 환자의 후두부의 인상부(squamous portion, 편평부)에 올려놓는다(*D*, 그림 18.8).

(계속)

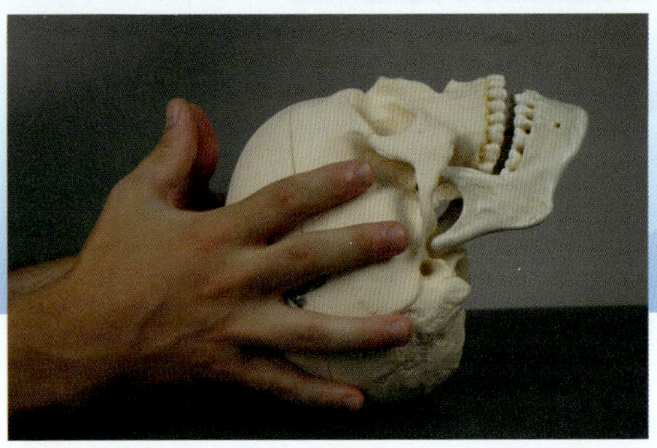
그림 18.9 1~8단계

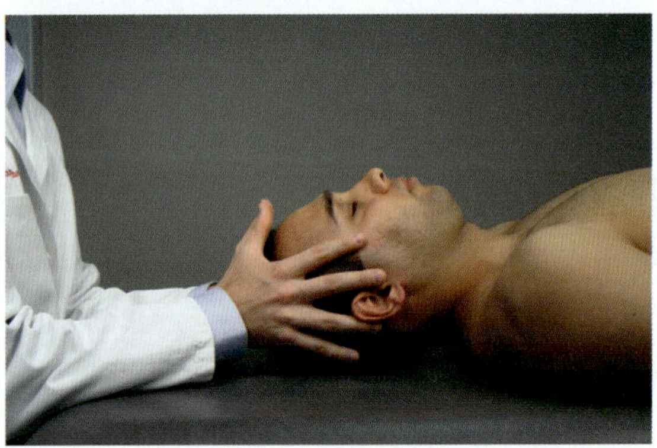
그림 18.10 1~8단계

8. 치료사의 엄지는 환자의 두개골에 닿지 않고, 서로 맞닿거나 교차시킨다(그림 18.9 및 18.10).
9. 치료사가 두개골 율동적 임펄스(CRI) 촉진:
   - 신전/내회전: 관상직경(coronal diameter)이 좁아지고 전후직경(anteroposterior diameter)이 증가하며 높이가 증가함
   - 굴곡/외회전: 관상직경이 넓어지고 전후직경이 감소하며 높이가 감소함
10. 치료사는 두개골 율동적 임펄스(CRI)의 진폭, 속도 및 규칙성을 기록한다.
11. 치료사는 어떤 뼈가 진폭, 속도, 규칙성에 변화가 있는지 기록한다.

치료사는 두개골 율동적 임펄스(CRI)에서 발생하는 리듬감각을 더 명확히 구별하기 위해 환자에게 호흡을 멈추도록 지시할 수 있다. 치료사는 또한 환자에게 완전히 숨을 들이쉬고 내쉬게 함으로써 두개골 율동적 임펄스의 진폭을 증가시킬 수 있으며, 이를 통해 두개골 율동적 임펄스를 더 쉽게 느낄 수 있다.

두개골 부위 Cranial Region

전두후두골 잡기
Fronto-occipital Hold

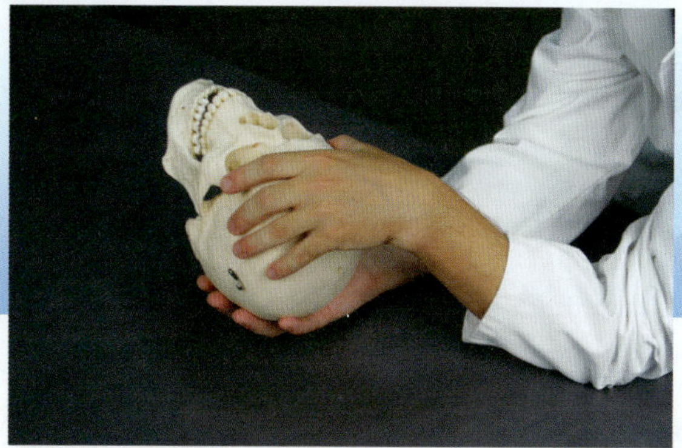
그림 18.11 1~5단계

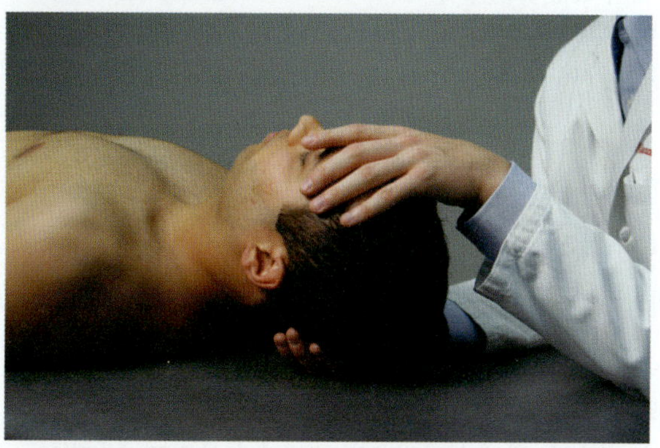
그림 18.12 1~5단계

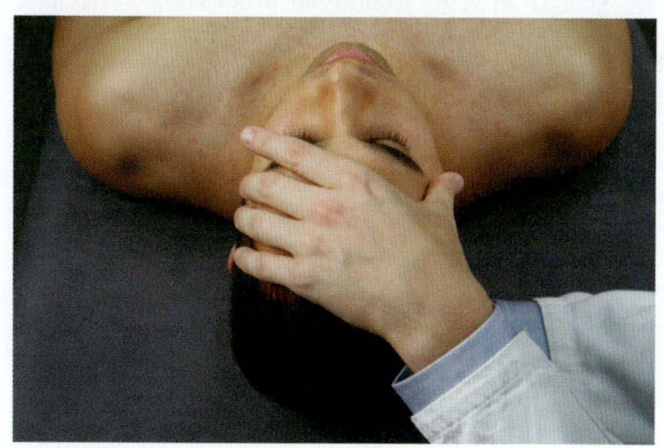
그림 18.13 1~5단계

목적 Objectives

목적은 두개골에서 나타나는 일차호흡메커니즘을 평가하는 것이다. 특히 접형기저연골결합(SBS)에서, 두개골 기저부의 움직임 자유도(freedom of motion)를 평가하고 두개골 율동적 임펄스(CRI)의 나머지 부분과 관련된 전두골을 평가한다.

테크닉 Technique

1. 환자는 치료대에 바로 눕고, 치료사는 치료대 머리쪽 옆에 앉는다.
2. 치료사는 전완을 치료대 위에 올려 지지점을 만들고, 환자의 후두린 아래에 꼬리쪽 손을 놓는다.
3. 치료사의 머리쪽 손은 환자의 전두골을 가로질러 놓고, 팔꿈치는 치료대 위에 올려 지지점을 만든다.
4. 치료사의 머리쪽 손 엄지와 셋째 손가락은 환자 접형골 대익에 올려놓는다(손이 너무 짧으면 대익에 가깝게 둔다).
5. 치료사는 양쪽 손바닥 전체로 접촉을 한다(그림 18.11~18.13).
6. 치료사는 두개골 율동적 임펄스(CRI)를 촉진한다.
   - 신전/내회전: 관상직경이 좁아지고 전후직경이 증가하며 높이가 증가함
   - 굴곡/외회전: 관상직경이 넓어지고 전후직경이 감소하며 높이가 감소함
7. 치료사는 두개골 율동적 임펄스(CRI)의 진폭, 속도 및 규칙성을 기록한다.
8. 치료사는 어떤 뼈가 진폭, 속도, 규칙성에 변화가 있는지 기록한다.
9. 치료사는 접형기저연골결합(SBS)에 특별한 주의를 기울이며 접형골과 후두골의 선호되는 움직임이 있는지 여부를 판단한다.

치료사는 두개골 율동적 임펄스(CRI)에서 발생하는 리듬감각을 더 명확히 구별하기 위해 환자에게 호흡을 멈추도록 지시할 수 있다. 치료사는 또한 환자에게 완전히 숨을 들이쉬고 내쉬게 함으로써 두개골 율동적 임펄스의 진폭을 증가시킬 수 있으며, 이를 통해 두개골 율동적 임펄스를 더 쉽게 느낄 수 있다.

두개골 부위 Cranial Region

후두과의 감압
Decompression of the Occipital Condyles

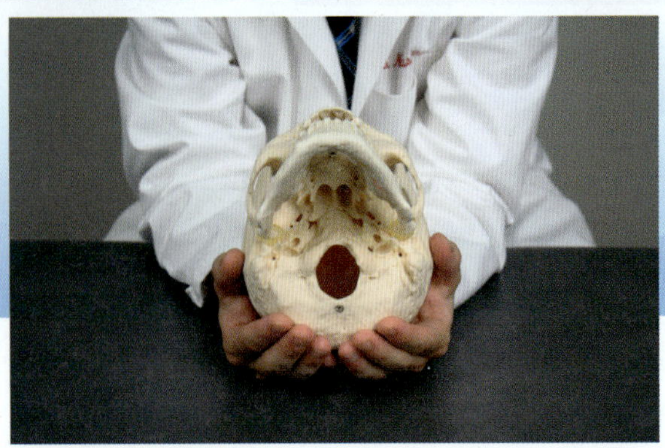
그림 18.14 1~2단계

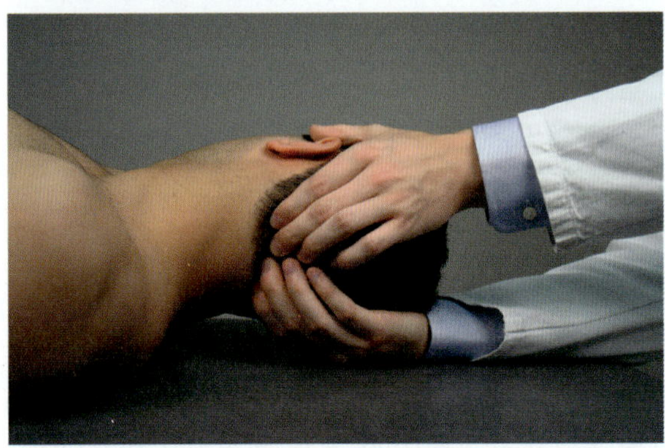
그림 18.15 1~2단계

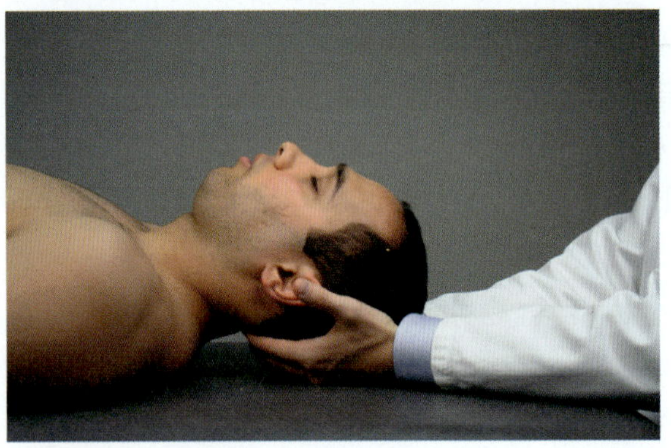
그림 18.16 1~2단계

목적 Objectives

목적은 설하신경관(hypoglossal canal, 혀밑신경관)의 상호 긴장막 균형을 맞춰서 뇌신경 XII의 기능을 정상화하는 것이다.

테크닉 Technique

1. 환자는 치료대에 바로 눕는다. 치료사는 전완을 치료대 위에 올려 지지점을 만들고, 치료대 머리쪽에 앉는다.
2. 환자의 머리를 치료사의 손바닥 위에 놓고, 치료사의 둘째손가락과 셋째손가락(또는 셋째손가락과 넷째손가락)은 환자의 과상돌기(condylar process)에 근접시킨다(연부조직과 C1이 허용하는 한 후두부에서 꼬리쪽으로)(그림 18.14~18.16).
3. 양손의 손가락은 후두의 기저부에 두고, 부드럽게 머리쪽 및 외측으로 힘을 가한다.
4. 이완이 느껴질 때까지 힘을 유지한다.
5. 기저후두부 영역에서 나타나는 두개골 율동적 임펄스(CRI)의 속도와 진폭을 재검사하여 테크닉의 효과를 평가한다.

두개골 부위 Cranial Region

후두환추 감압
Occipitoatlantal Decompression

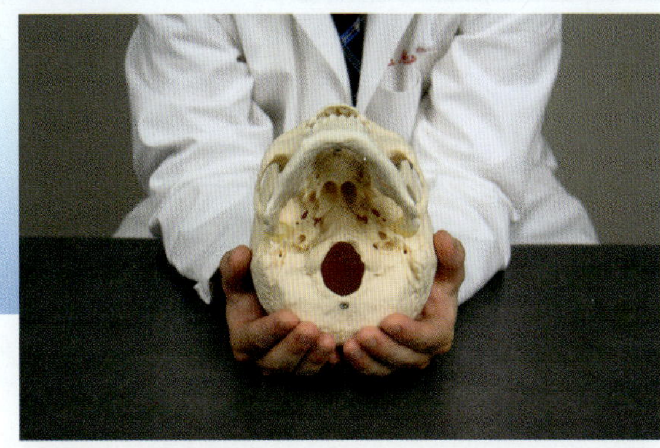

그림 18.17 1~2단계

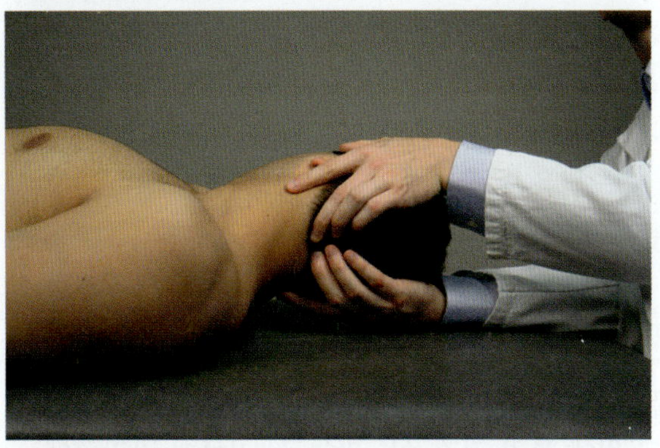

그림 18.18 1~2단계

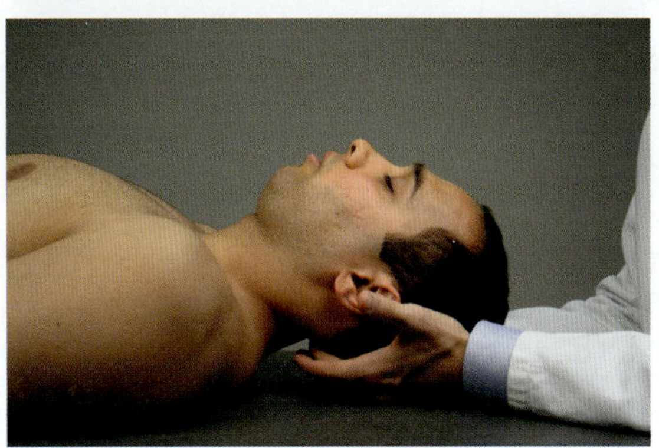

그림 18.19 1~2단계

목적 Objectives

목적은 후두골이 전후축을 중심으로 회전하여 환추 후관절(facets of the atlas)에서의 관절융기 부정렬을 초래하는 후두환추 체성기능장애를 치료하는 것이다(5). 일반적으로 이 테크닉은 후두과의 감압 후에 수행되어야 한다.

테크닉 Technique

1. 환자는 치료대에 바로 눕는다. 치료사는 양 전완을 치료대 위에 올려 지지점을 만들고, 치료대 머리쪽에 앉는다.
2. 치료사는 양쪽 셋째 손가락 패드를 두개골 후면에 놓고, 손가락이 환추후궁(posterior arches)에 닿을 때까지 후두부 아래로 밀어넣는다(그림 18.17~18.19).
3. 치료사는 관절융기 부분에서 후관절을 분리하기 위해 양쪽 셋째손가락으로 꼬리쪽에 압박을 가한다.
4. 치료사가 꼬리쪽 압박을 유지하는 동안 환자는 목이 굴곡되지 않도록 턱을 가슴 쪽으로 당긴다(이는 후두환추 관절에서 발생하는 끄덕이는 움직임이다).
5. 이 움직임은 후두과를 후방으로 움직이게 하고, 해당부위의 인대를 긴장시키며 후두삼각(occipital triangle)의 수축된 근육을 늘린다.
6. 치료사는 환자가 한 번 이상 깊은 흡기를 하고 참을 수 있는 만큼 호흡을 멈추는 동안 이 자세를 유지한다. 이것은 관절이완을 향상시킬 것이다.
7. 테크닉의 효과를 평가하기 위해 후두부 기저영역에서 나타나는 두개골 율동적 임펄스(CRI)의 속도와 진폭을 재검사한다. 후두환추 움직임 검사도 정상화를 위해 평가될 수 있다.

두개골 부위 Cranial Region

제4뇌실 압박(CV4)
Compression of the Fourth Ventricle (CV4)

목적 Objectives

아픈 환자의 치료는 대체로 CV4로 시작한다. 이 테크닉은 두개골 율동적 임펄스(CRI)의 움직임과 진폭을 향상시켜 뇌척수액(CSF, Cerebrospinal fluid)의 흐름을 촉진함으로써 환자의 치유능력을 증가시킨다(2,6). 환자들은 이 테크닉을 흔히 "매우 편안하고 진정되며 긴장을 풀어준다"고 표현한다.

테크닉 Technique

1. 환자는 치료대에 바로 눕는다. 치료사는 양 전완을 치료대 위에 올려 지지점을 만들고, 치료대 머리쪽에 앉는다.
2. 치료사는 환자의 후두린(occipital squama)을 잡고 양 손의 손가락을 교차하거나 엇갈리게 한다.
3. 치료사는 환자의 후두유양봉합(occipitomastoid sutures)의 후방 내측에 무지구융기를 위치시킨다. 무지구융기가 측두골의 유양돌기에 있는 경우, 적용되는 압박은 측두골의 양쪽을 외회전시켜 심하게 부적절한 반응을 유발할 수 있다(그림 18.20~18.22).
4. 치료사는 후두골이 신전 될 때 후두골을 따라가서 환자의 후두골이 더 신전되도록 한다.
5. 치료사는 양쪽의 내측 힘(medial forces)으로 환자의 후두부를 신전상태로 유지하여 굴곡에 저항한다.
   참고: 후두부를 강제로 신전시키는 것이 아니며 오히려 굴곡으로 움직이는 것을 막는 것이다. 이것은 마치 치료사가 신전으로 생긴 느슨함을 잡고, 그대로 유지하는 것과 같다.
6. 이 힘은 두개골 율동적 임펄스(CRI)의 진폭이 감소하고, 스틸포인트(still point)에 도달하거나 또는 이완이 느껴질 때까지 유지된다(후두골부위가 부드러워지고 따뜻해지는 느낌).

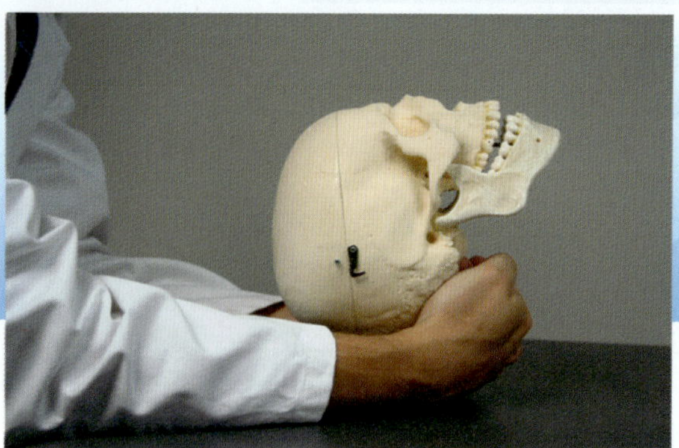
그림 18.20 1~3단계

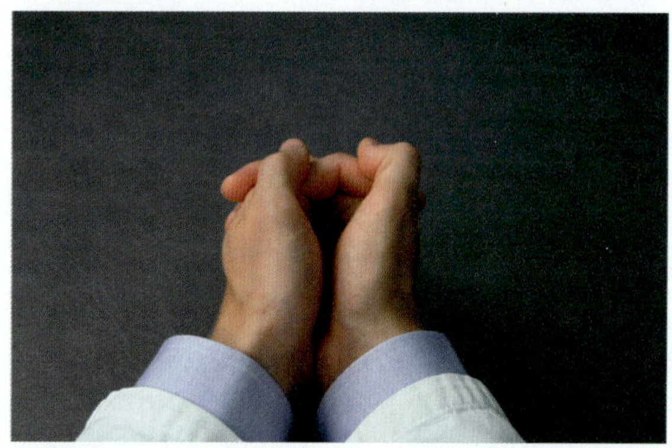
그림 18.21 위에서 본 손 위치

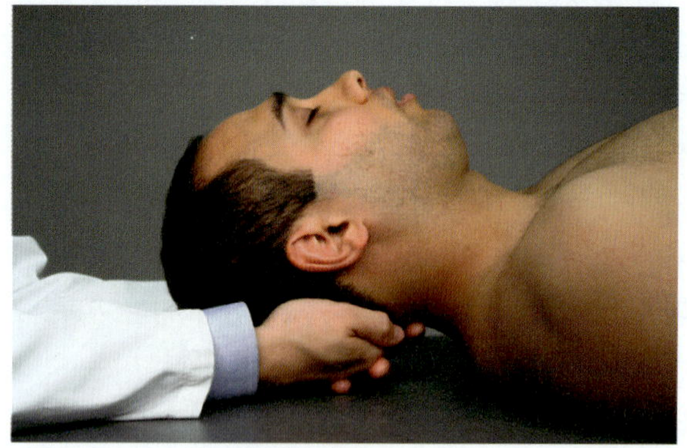
그림 18.22 1~3단계

7. 두개골 율동적 임펄스(CRI)가 다시 시작되면 치료사는 천천히 힘을 풀어 두개골 율동적 임펄스의 새로운 움직임이 진행되도록 할 수 있다.
8. 테크닉의 효과을 평가하기 위해 두개골 율동적 임펄스의 속도와 진폭을 재검사한다.

두개골 부위 Cranial Region

두정골사이 봉합 개방(V-확장)
Interparietal Sutural Opening (V-Spread)

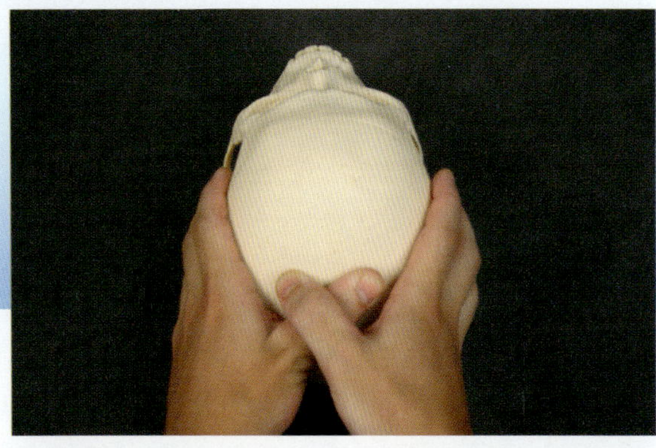
그림 18.23 1~3단계

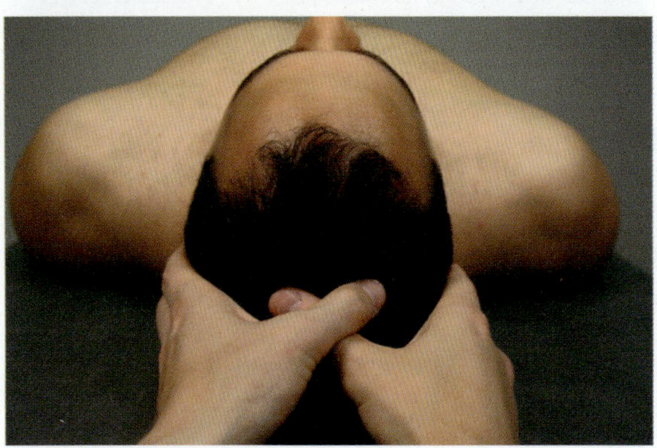
그림 18.24 1~3단계

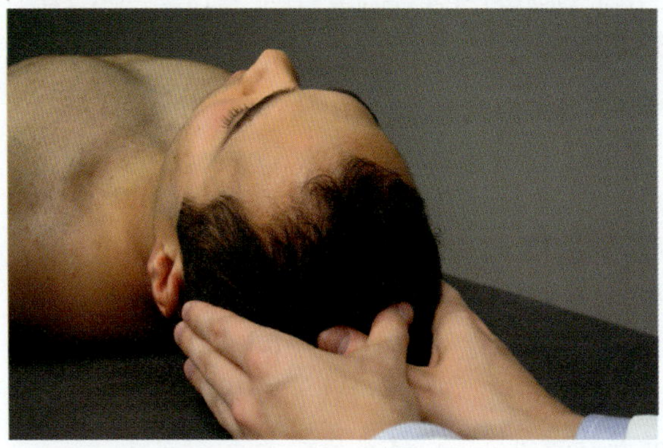
그림 18.25 1~3단계

목적 Objectives

목적은 시상 봉합에 대한 움직임을 회복하여 상시상 정맥동(superior sagittal sinus, 위시상정맥굴)의 배출을 증가시키는 것이다.

테크닉 Technique

1. 환자는 치료대에 바로 눕는다. 치료사는 양 전완을 치료대 위에 올려 지지점을 만들고, 치료대 머리쪽에 앉는다.
2. 치료사의 엄지를 환자의 시상봉합 전방과 람다(시옷점, lambda)의 상방에서 교차시킨다.
3. 치료사의 나머지 손가락은 환자의 두정골 측면에 놓는다(그림 18.23~18.25).
4. 치료사의 교차한 엄지로 지그시 힘을 주어 환자의 두정골을 시상봉합에서 밀어낸다. 치료사의 다른 손가락은 두정골의 외회전을 촉진시켜 시상봉합을 감압시킨다(이는 부드러워지고 따뜻해지는 느낌 또는 움직임의 증가 및 물리적 확산을 동반함).
5. 치료사는 엄지손가락을 약 1~2cm 전방으로 이동시키고, 치료를 반복한다. 치료사는 시상봉합을 따라 브레그마(정수리점, bregma)로 계속 이동한다(이 테크닉은 전두봉합을 따라 훨씬 더 앞으로 진행될 수 있다.)
6. 특히 시상봉합에서 두개골 율동적 임펄스(CRI)의 속도와 진폭을 재검사하여 테크닉의 효과를 평가한다.

두개골 부위 Cranial Region

봉합 확장(유체의 방향 테크닉)
Sutural Spread (Direction of Fluid Technique)

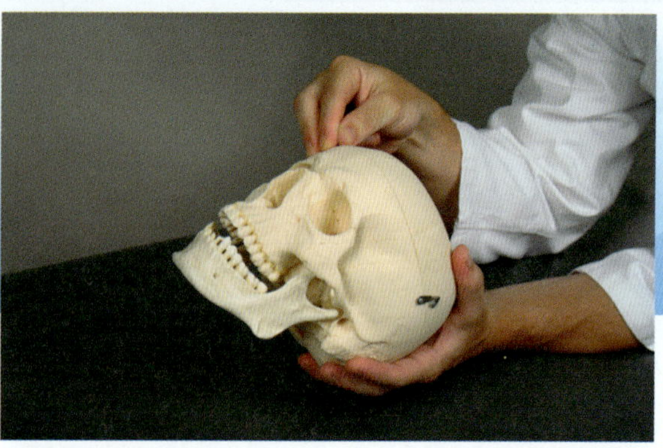

그림 18.26 1~3단계

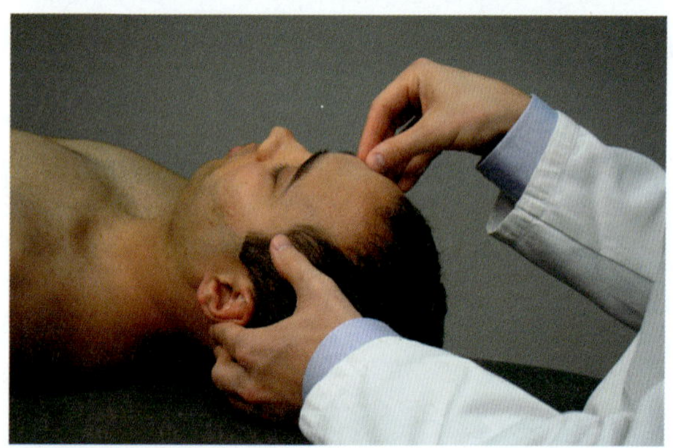

그림 18.27 1~3단계

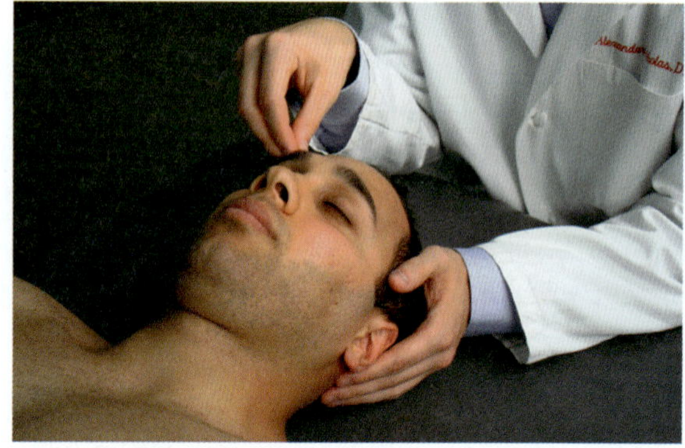

그림 18.28. 1~3단계

목적 Objectives

목적은 제한된 두개골 봉합(예: 좌측 후두유돌봉합)을 이완하는 것이다.

테크닉 Technique

1. 환자는 치료대에 바로 눕는다. 치료사는 양 전완을 치료대 위에 올려 지지점을 만들고, 치료대 머리쪽에 앉는다.
2. 치료사는 환자의 제한된 봉합 양쪽에 둘째손가락과 셋째손가락을 놓는다.
3. 치료사는 다른 손의 손가락 하나 또는 두 개를 이완할 봉합의 반대쪽 지점 두개골 위에 올려놓는다(그림 18.26~18.28).
4. 가능한 한 가벼운 힘으로 치료사는 봉합 반대쪽의 손으로 제한된 봉합을 향해 임펄스(impulse)을 가하여 유체파동(fluid wave)을 시작한다. 목적은 물리적으로 유체를 반대쪽으로 밀어 넣는 것이 아니다. 대신, 치료사는 뇌척수액의 파동을 사용하여 제한을 이완하는 것이다. 치료사는 이 파동을 시작하기 위해 의도(intention)를 사용한다; 이 방법은 가장 적은 수의 근육섬유를 수축시키므로 가장 작은 힘을 가한다.
5. 이 유체파동은 제한된 봉합에서 튕겨져 나와 자극을 가하는 손으로 돌아갈 수 있으며, 이 손은 반환된 파동(returned wave)을 수신하고 제한된 봉합으로 방향을 전환해야 한다.
6. 치료사가 봉합이 펴지고(spread) 봉합을 관통하는 파동이 시작한 손으로 되돌아오지 않는 것을 느낄 때까지 이와 같은 전후작용(back-and-forth action)을 여러 주기동안 반복할 수 있다.
7. 해당 봉합에서 두개골 율동적 임펄스(CRI)의 속도와 진폭을 재검사하여 테크닉의 효과를 평가한다.

두개골 부위 Cranial Region

정맥동 배출
Venous Sinus Drainage

목적 Objectives

목적은 정맥동(venous sinuses)을 구성하는 경막(dural membranes)에 영향을 주어 두개내 정맥의 배출을 증가시키는 것이며(6), 흉곽출구, 경추, 후두환추관절의 체성기능장애를 먼저 치료하여 정맥동에서 배출되도록 해야 한다.

테크닉 Technique

1. 환자는 치료대에 바로 눕는다. 치료사는 양 전완을 치료대 위에 올려 지지점을 만들고, 치료대 머리쪽에 앉는다.
2. 횡정맥동(transverse sinus drainage) 배출의 경우, 치료사는 양손의 첫번째와 둘째손가락패드를 상항선 라인에 걸쳐 놓는다(파란색 선, 그림 18.29)(그림 18.30).
3. 이 자세는 이완이 느껴질 때까지(손가락 아래에서 명백하게 부드러워짐) 최소한의 압력(환자의 머리 무게만으로 충분함)으로 유지된다.
4. 치료사는 양쪽이 이완될 때까지 이 압력을 유지한다.
5. 정맥동합류(confluences of sinuses)의 배출을 위해 치료사는 환자의 머리 뒤쪽을 감싸 쥐고 한 손의 가운데 손가락을 이니온(뒤통수점, inion) 위에 놓는다(파란색 점, 그림 18.31)(그림 18.32).

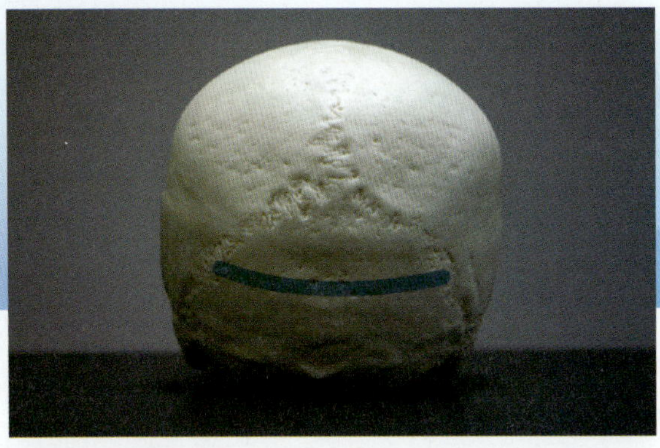
그림 18.29 횡동맥동

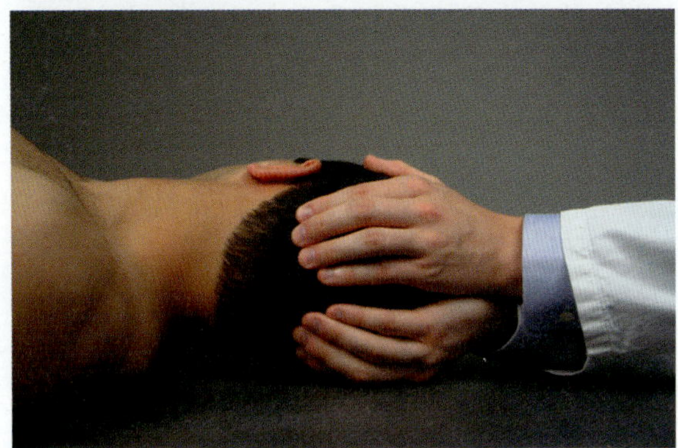
그림 18.30 1~2단계

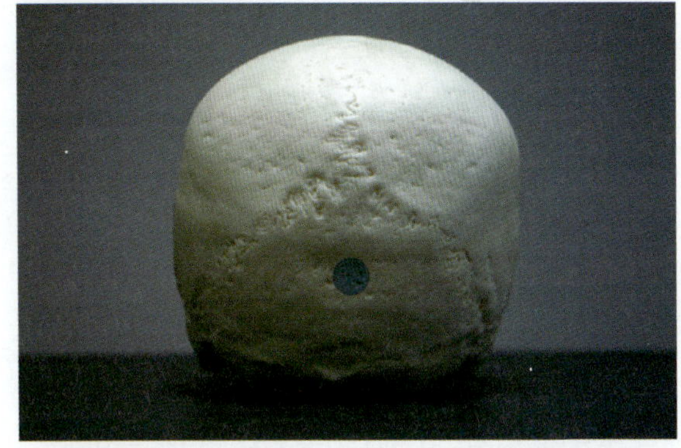
그림 18.31 정맥동합류(confluences of sinuses)

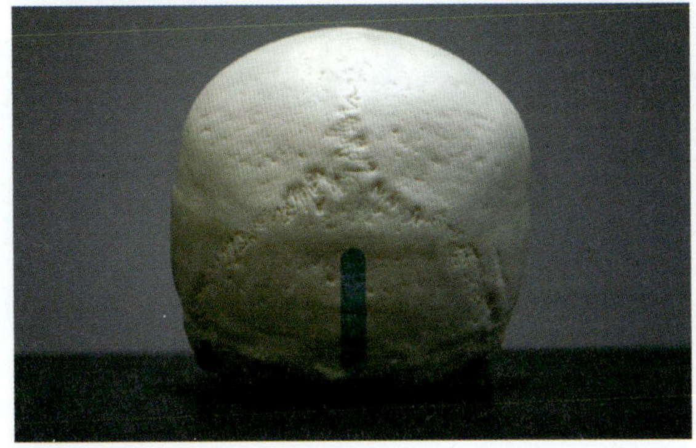
그림 18.33 후두정맥동(occipital sinus)

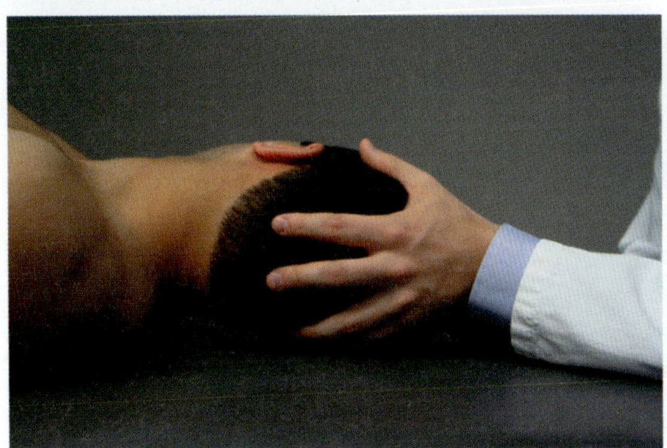
그림 18.32 5단계

(계속)

6. 부드러워지는 느낌이 들 때까지 순서 4를 반복한다.
7. 후두정맥동 배출을 위해, 치료사는 환자의 머리뒤쪽을 감싸며 양손의 둘째에서 넷째 손가락을 이니온에서 후두하 조직까지 정중선을 따라 마주보게 놓는다(파란색 선, 그림 18.33)(그림 18.34).
8. 부드러워지는 느낌이 들 때까지 순서 4를 반복한다.
9. 치료사는 상시상 정맥동의 배출을 위해 교차된 두 엄지손가락을 람다(시옷점, lambda)에 놓고 각 엄지손가락으로 반대의 힘을 주어 봉합을 분리(disengage)한다.
10. 치료사는 국소적인 이완이 느껴지면 브레그마(정수리점, bregma)을 향한 각 지점의 이완에 주목하면서 엄지손가락 힘을 교차시킨 상태로 상시상 봉합(파란색 선, 그림 18.35)을 따라 전상방으로 이동시킨다(그림 18.36).
11. 치료사는 브레그마(정수리점, bregma)에서 양손의 둘째에서 넷째손가락을 전두봉합(파란색 선, 그림 18.37) 위치에서 전두골의 정중선을 따라 마주보게 놓는다(그림 18.38).
12. 치료사는 전두골에서 계속 전방으로 진행하며 마주한 손의 손가락을 부드럽게 벌려서 봉합을 분리한다.
13. 두개골 율동적 임펄스(CRI)의 속도와 진폭, 특히 유체파동을 재검사하여 테크닉의 효과를 평가한다.

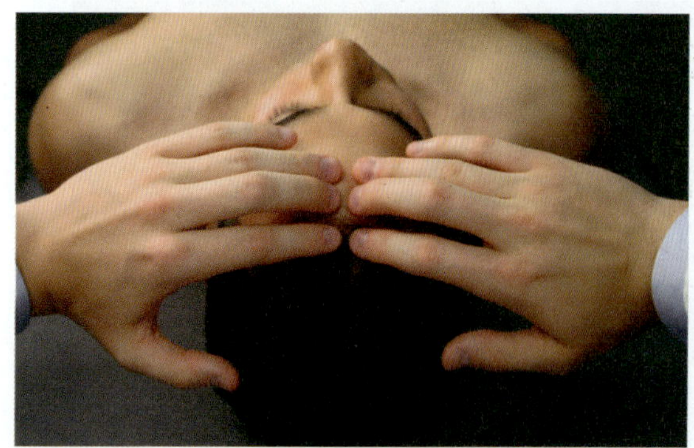
그림 18.38 11단계

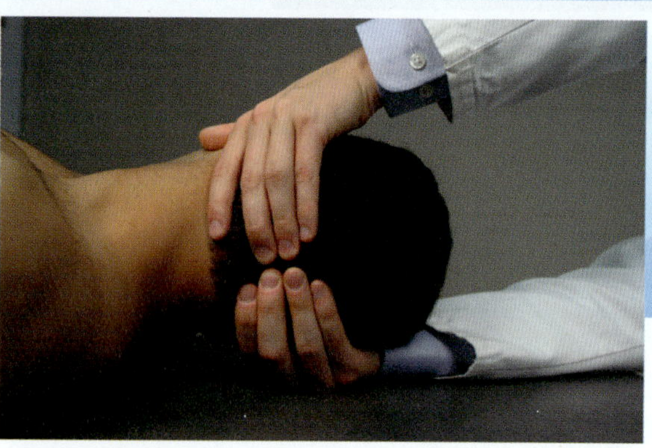
그림 18.34 7단계

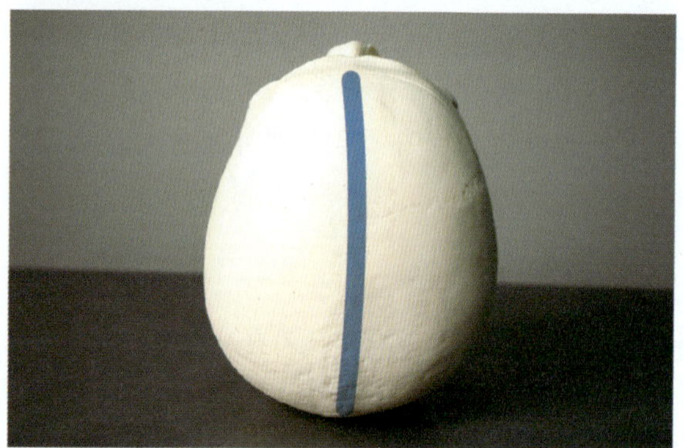
그림 18.35 상시상 정맥동

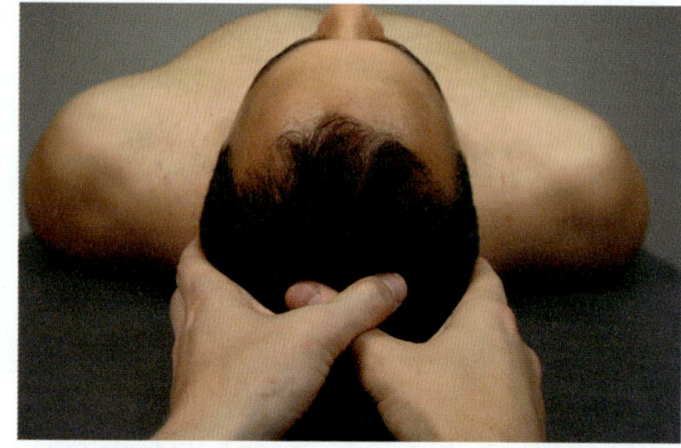
그림 18.36 9~10단계

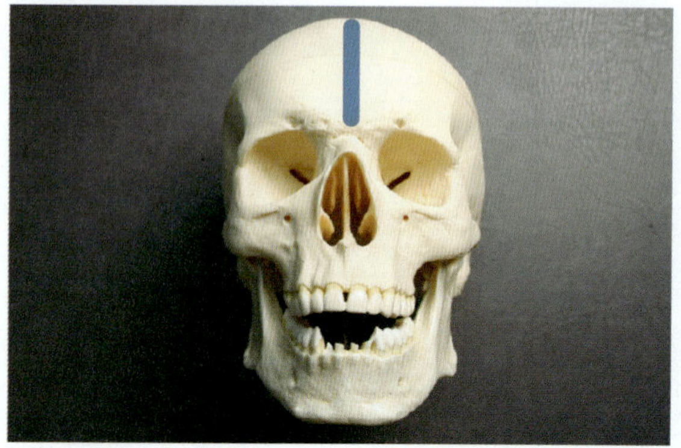
그림 18.37 전두봉합(metopic suture)

두개골 부위 Cranial Region

편측 측두골 회전
Unilateral Temporal Rocking

예: 우측, 외회전/내회전
Ex: Right, External/Internal Rotation

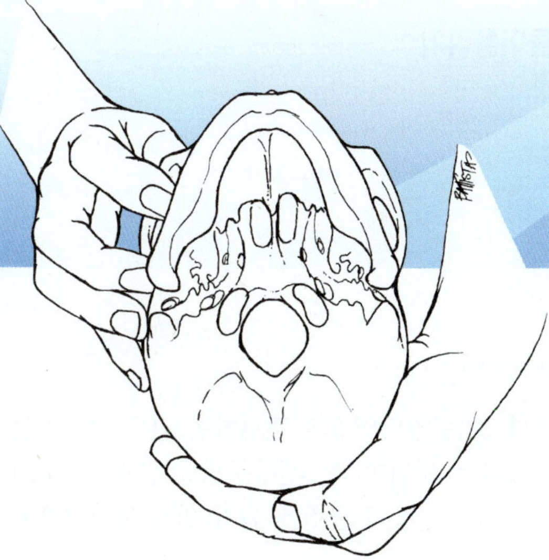

그림 18.39 1~5단계, 손가락 위치의 해부학적 부위

목적 Objectives

목적은 측두골이 외회전/내회전 상태로 유지되는 기능장애를 치료하는 것이다.

테크닉 Technique

1. 환자는 치료대에 바로 눕는다. 치료사는 양 전완을 치료대 위에 올려 지지점을 만들고, 치료대 머리쪽에 앉는다.
2. 치료사는 좌측 손으로 환자의 후두부를 감싼다.
3. 치료사는 우측 엄지와 둘째손가락으로 환자의 우측 측두골 관골부분(zygomatic portion), 즉 엄지는 머리쪽(cephalad), 검지는 꼬리쪽(caudad)을 잡는다.
4. 치료사는 우측 손 셋째손가락을 귀의 외이도(external acoustic meatus)에 놓는다.
5. 치료사는 우측 넷째손가락과 다섯째손가락을 환자의 유양돌기 아래 부분에 놓는다(그림 18.39~18.41).
6. 두개골 움직임의 굴곡단계 동안 치료사는 넷째손가락과 다섯째손가락으로 내측압력을 가한다. 이 압력은 치료사의 엄지와 검지로 환자의 관골궁(zygomatic arch)를 들어올려 측두골의 외회전을 촉진시킨다.
7. 두개골 움직임의 신전단계 동안 치료사는 손가락으로 환자의 측두골이 내회전을 향해 움직이는 것에 저항한다.
8. 다른 방법은 내회전을 촉진시키고, 외회전을 억제하는 것이다.
9. 특히 측두골에서 일차호흡메커니즘의 속도와 진폭을 재검사하여 테크닉의 효과를 평가한다.

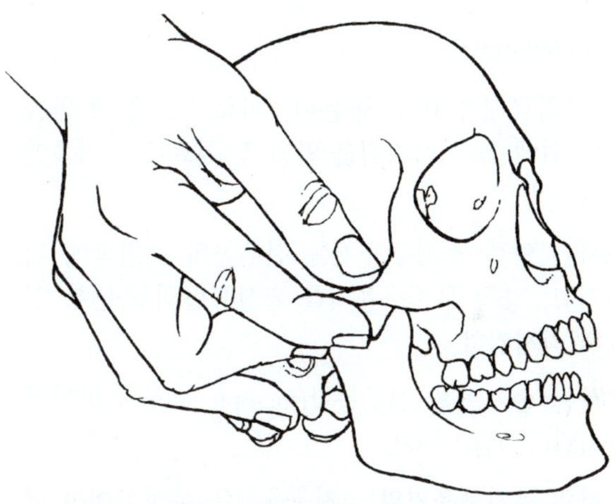

그림 18.40 1~5단계, 관골의 손가락 위치

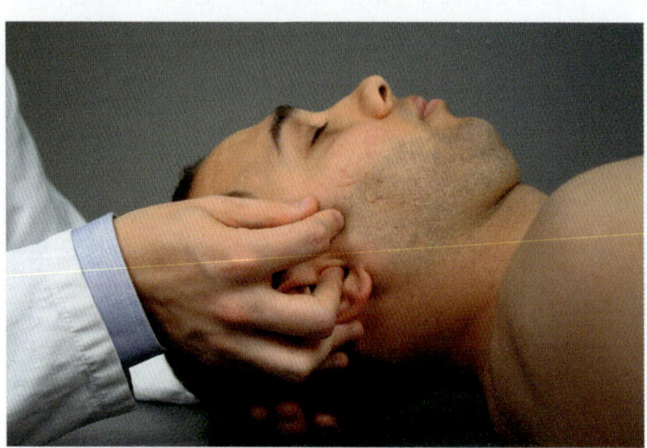

그림 18.41 1~5단계

두개골 부위 Cranial Region

전두골 들어올리기
Frontal Lift

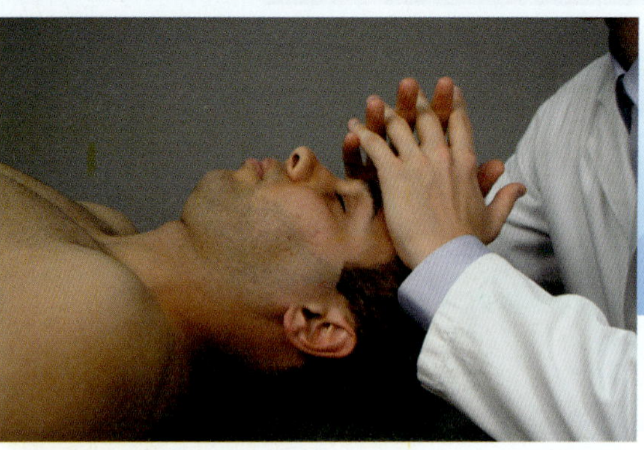
그림 18.42 1~3단계, 손 위치

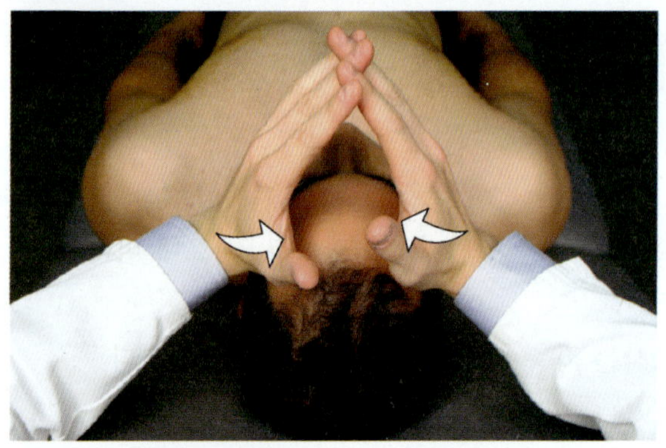
그림 18.43 4단계, 압박력

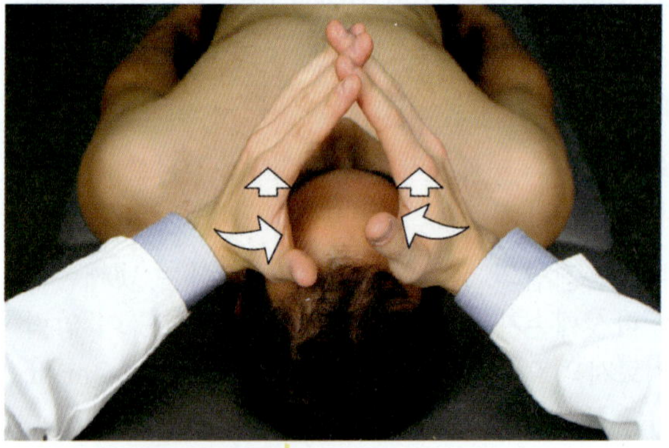
그림 18.44 5단계, 전방 압박력

목적 Objectives

목적은 봉합 또는 경막연결과 관련하여 전두골의 기능장애를 치료하는 것이며(즉, 전두두정골 압박, 전두비골 압박)(5) 막성 긴장의 균형을 돕기 위해 일반적으로 사용된다(6).

테크닉 Technique

1. 환자는 치료대에 바로 눕는다. 치료사는 양 전완을 치료대 위에 올려 지지점을 만들고, 치료대 머리쪽에 앉는다.
2. 치료사는 양쪽 소지구융기를 전두골의 측면각에 위치시키고, 양쪽 무지구융기를 관상봉합의 측면부 전방에 위치시킨다.
3. 치료사는 손가락을 전두봉합(metopic suture) 위에서 교차시킨다(그림 18.42).
4. 치료사의 무지구융기와 소지구융기는 두정골에서 전두골을 이완하기 위해 내측으로 부드럽게 압박을 가하여 전두골을 내회전시킨다(화살표, 그림 18.43).
5. 치료사는 이러한 내측 압박력을 유지하면서 봉합제한을 풀기 위해 필요에 따라 한쪽 또는 양쪽에 부드러운 전방 힘을 가한다(화살표, 그림 18.44).
6. 이 자세는 치료사가 전두골의 측면각이 외회전으로 움직이는 것이 느껴질 때까지 유지된다(소지구융기 아래에서의 팽창).
7. 그런 다음, 치료사가 환자의 머리를 부드럽게 놓는다.
8. 특히 전두골에서 일차호흡메커니즘의 속도와 진폭을 재검사하여 테크닉의 효과를 평가한다.

두개골 부위 Cranial Region

두정골 들어올리기
Parietal Lift

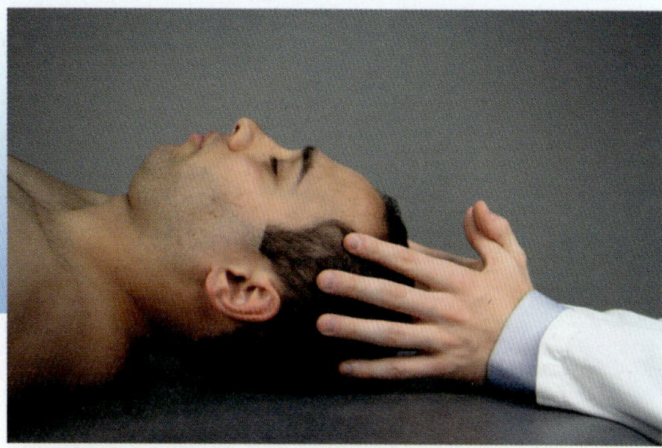
그림 18.45 1~3단계

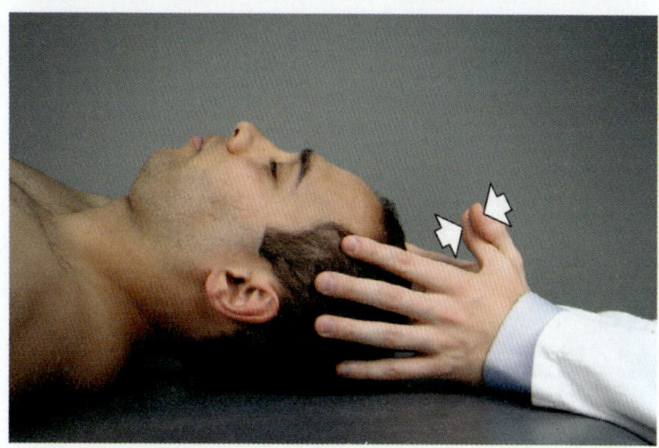
그림 18.46 4단계

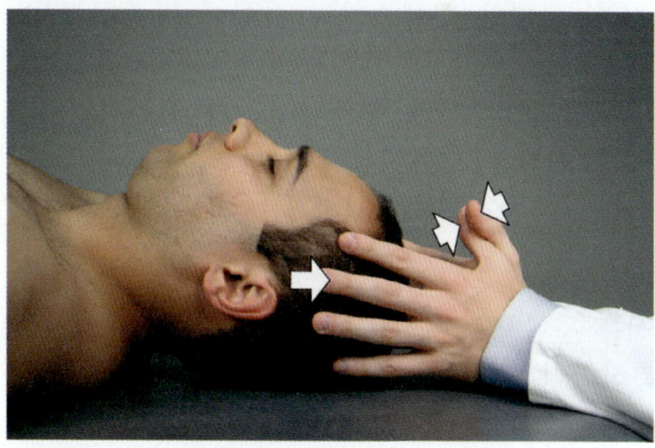
그림 18.47 6단계. 두정골의 외회전

목적 Objectives

목적은 두정골의 봉합 또는 경막연결(예: 두정측두, 두정전두)과 관련된 두정골의 기능장애를 치료하는 것이며(5) 막성 긴장의 균형을 돕기 위해 일반적으로 사용된다(6).

테크닉 Technique

1. 환자는 치료대에 바로 눕는다. 치료사는 양 전완을 치료대 위에 올려 지지점을 만들고, 치료대 머리쪽에 앉는다.
2. 치료사는 손가락 끝을 인상봉합(parietal-squamous sutures) 바로 위 두정골에 놓는다.
3. 치료사는 시상 봉합선 바로 위에서 엄지손가락을 교차시킨다(그림 18.45). **참고:** 엄지손가락은 환자에게 닿지 않아야 한다.
4. 치료사가 한 엄지손가락을 다른 엄지손가락에 대고 누른다(화살표, 그림 18.46). (한 엄지손가락은 위로 누르고 다른 엄지손가락은 저항한다.)
5. 한 엄지손가락을 다른 엄지손가락에 대고 누르면 양쪽 나머지 손가락 끝이 모이게 된다. 이것은 인상봉합에서 두정골의 내회전을 유도한다.
6. 압력을 유지하면서, 치료사는 손가락 끝에서 차오르는 느낌이 들 때까지 양손을 머리쪽으로 들어올린다. 이 차오르는 느낌은 두정골의 외회전이다(화살표, 그림 18.47).
7. 치료사가 환자의 머리를 부드럽게 놓아준다.
8. 특히 전두골에서 일차호흡메커니즘의 속도와 진폭을 재검사하여 테크닉의 효과를 평가한다.

천골 부위 Sacral Region

천골 잡기
Sacral Hold

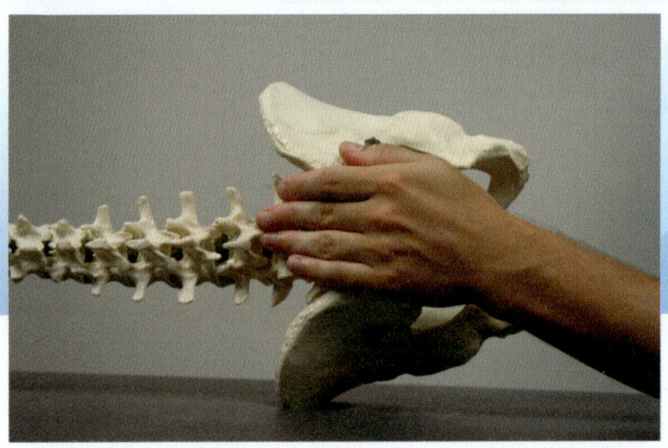
그림 18.48 1~4단계

목적 Objectives

목적은 두개골 율동적 임펄스(CRI)의 촉진을 통해 천골의 자유롭고 대칭적인 움직임을 만드는 것이다.

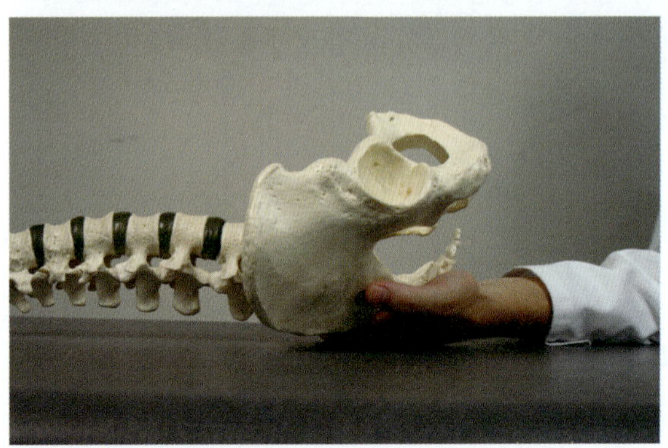
그림 18.49 1~4단계

테크닉 Technique

1. 환자는 치료대에 바로 눕고, 치료사는 천골 아래쪽 치료대 옆에 앉는다.
2. 환자에게 치료사와 먼쪽 무릎을 구부리고 치료사를 향해 옆으로 구르도록 한다.
3. 치료사는 꼬리쪽 손으로 환자의 다리 사이와 천골 아래로 밀어 넣고, 환자는 이 손에 체중을 싣는다.
4. 치료사는 셋째와 넷째손가락 사이에 정중천골능(median sacral crest), 손가락 끝은 천골저(base)에 가깝게 그리고 손바닥으로 천골첨(apex)을 감싸며 천골에 맞춰서 손모양을 만든다(그림 18.48 및 18.49).
5. 치료사는 팔꿈치로 치료대를 눌러 지렛대(fulcrum)를 만든다.
6. 치료사는 두개천골 메커니즘(craniosacral mechanism)을 촉진한다. 접형기저 굴곡은 천골후굴(sacral counternutation)과 동시에 발생한다(천골저가 후방으로 이동함). 접형기저 신전은 천골전굴(sacral nutation)과 동시에 발생한다(천골저가 전방으로 이동함).
7. 치료사의 손은 이러한 움직임을 따라가며 천골의 대칭적이고 전체 가동범위 움직임을 촉진시킨다.
8. 치료사는 일반적으로 천골조직이 부드러워지고 따뜻해지는 느낌이 동반되는 이완이 촉진될 때까지 천골 움직임을 계속 따라가며 지속한다.
9. 치료사는 천골 움직임의 양과 질을 재검사하여 테크닉의 효과를 평가한다.

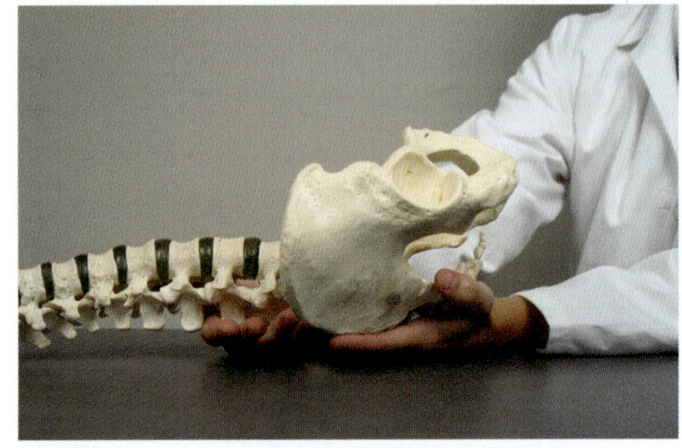
그림 18.50 허리 및 천골 촉진 부위

치료사는 또한 환자의 요추 부위 아래(그림 18.50) 또는 양쪽 전상장골극(anterior superior iliac spines)에 전완을 가로질러 올려놓을 수 있다. 추가적인 손 위치는 천골이 각 부위와 어떻게 관련되어 있는지에 대한 더 많은 정보를 치료사에게 제공한다.

참고문헌 Reference

1. Guisti R, exec.ed. *Glossary of Osteopathic Terminology*. 3rd ed. Chevy Chase, MD: Educational Council on Osteopathic Principles of the American Association of Colleges of Osteopathic Medicine, 2017.
2. Seffinger MA, exec. ed. Foundations of Osteopathic Medicine. 4th ed. Philadelphia, PA: Wolters Kluwer, 2018.
3. Hensel K, exec.ed. *A Teaching Guide for Osteopathic Manipulative Medicine*. 2nd ed. Chevy Chase, MD: Educational Council on Osteopathic Principles of the American Association of Colleges of Osteopathic Medicine, 2018.
4. DiGiovanna E, Amen C, Burns D. An Osteopathic Approach to Diagnosis and Treatment. 4th ed. Philadelphia, PA: Wolters Kluwer Health/Lippincott Williams & Wilkins, 2021.
5. Magoun H. Osteopathy in the Cranial Field. 3rd ed. Boise, ID: Northwest Printing, 1976.
6. DeStephano L. Greenman's Principles of Manual Medicine. 4th ed. Philadelphia, PA: Wolters Kluwer Health/Lippincott Williams & Wilkins, 2011.
7. Nelson K, Sergueff N, Lipinsky C, et al. Cranial rhythmic impulse related to the Traube-Hering-Mayer oscillation: comparing laser Doppler flowmetry and palpation. J Am Osteopath Assoc 2001;101:163–173.
8. Chila A, exec. ed. Foundations of Osteopathic Medicine. 3rd ed. Philadelphia, PA: Wolters Kluwer Health/ Lippincott Williams & Wilkins, 2011.
9. Ward RC, exec. ed. Foundations for Osteopathic Medicine. 2nd ed. Baltimore, MD: Lippincott Williams & Wilkins, 2003.
10. Weaver C. The cranial vertebrae. J Am Osteopath Assoc 1936;35:328–336.

19장 오스테오파시 도수치료 테크닉의 임상적 통합

Clinical Integration of 19 Osteopathic Manipulative Techniques

– 역자: 안정현(JungHyun An) PT DO(KR) • 안정훈(Junghoon Ahn) PT DO(KR) PhD

오스테오파시 원칙(철학)

Osteopathic Principles (Philosophy)

오스테오파시 도수치료 테크닉(OMT)을 마스터하여 능숙하게 적용하기 위해서는 운동감각기억 및 협응력을 기르는 데 상당한 연습과 반복이 필요할 수 있다(1). 또한 임상에서 오스테오파시 도수치료 테크닉을 적용하려고 할 때, 환자의 양상에 따라 그 당시, 오스테오파시 도수치료 테크닉 자체가 적절한지 여부는 물론 어떤 유형의 테크닉이 가장 적절할지 결정하는 데 있어 불확실성을 초래할 수 있다. 오스테오파시 도수치료 테크닉의 적응증을 결정할 때 고려해야 할 여러 가지 원칙이 있는데 이는 각각의 특정한 케이스에서 적응, 비적응 혹은 금기가 있을 수 있기 때문이다. 만약 오스테오파시 도수치료 테크닉이 적절하다고 판단된다면, 치료사는 적용할 오스테오파시 도수치료 테크닉 또는 오스테오파시 도수치료 테크닉 방식의 조합을 결정해야 한다. 그러나 많은 학생들과 치료사들은 이에 혼동을 겪고 있으며, 오스테오파시 도수치료 테크닉을 올바르게 수행하는 것뿐만 아니라 테크닉을 활용할 자신감도 부족한 것이 사실이다. 따라서 학생 및 치료사들을 교육한 경험에 비추어 볼 때, 다음에 제시된 두 가지 중요한 요소로 인해 오스테오파시 도수치료 테크닉을 적용할 수 있는 자신감이 없고, 숙련된 치료사가 부족한 것으로 나타난다.

1. 계획된(가이드 된) 반복 연습시간의 부족으로 오스테오파시 도수치료 테크닉 적용에 대한 자신감 결여(1,2)
2. 임상 치료계획에 적절한 오스테오파시 도수치료 테크닉을 포함하는 데 영향을 미치는 다양한 임상적 요인(생체역학적 및 생리학적)에 대한 부적절한 이해

이 장에서는 오스테오파시 도수치료 테크닉을 보다 안전하고 성공적으로 어떻게 임상치료 계획에 포함시킬 것인지를 결정하는 데 도움이 되는 기본원칙 중 일부를 간략하게 설명하고, 검토하려고 한다. 또한 활용 가능한 몇 가지 **가이드라인(*guidelines*)**을 제시하며, 환자의 임상결과를 개선하기 위해 이러한 다양한 방식의 테크닉을 활용하여 치료사의 자신감을 높일 수 있도록 한다. 충분하지 않은 반복시간에 대해서 치료사는 적절한 운동감각(kinesthetic) 테크닉을 숙달할 때까지 연습하는 습관을 길러야 한다. 이렇게 테크닉을 연습하는 가장 좋은 방법은 전문적인 지도를 충분히 받은 후, 서로 동의한 "환자-파트너"와 함께 조용한 장소에서 연습함으로써 이러한 도수치료 테크닉들에 초점을 맞추고, 서로 피드백을 제공하는 것이다(2). 또한 학생-치료사가 테크닉을 적용하는 동안 학생-환자는 중요한 정보를 파악할 수 있다.

다음은 치료사가 환자를 치료할 때, 어떤 오스테오파시 도수치료 접근법을 취할 것인지 결정하는 데 도움이 되는 간단한 가이드라인이다.

첫 번째 임상지침: 체성기능장애의 존재

First Clinical Guideline : Presence of Somatic Dysfunction

제1장, 오스테오파시의학 검사의 원리에서 체성기능장애의 진단기준(요소)은 **조직질감이상, 비대칭성, 제한된 움직임 및 압통(TART)**이다. 오스테오파시 의학교육에서는 체성기능장애의 요소로 비대칭성, **제한된 움직임 및 조직질감이상(ART)**만 나열되어 있으며, 체성기능장애 진단을 내리기 위해서는 세 가지 모두가 존재해야 한다. 이후 전문가들은 원래의 세 가지 기준에 추가로 통증이라는 요소를 더했다. 이후, 체성기능장애 진단을 내리기 위해 이러한 기준 중 몇 개가 존재해야 하는지에 대한 의견 차이가 생겨났다. 오스테오파시 도수치료 테크닉(OMT)은 체성 "기능장애" 라고 하는 비정상적인 질환을 치료하는 데 사

용되므로 치료 전후 평가단계에서 하나의 두드러진 기능적 구성요소인 움직임을 포함하는 것이 중요하다고 생각한다. 또한 "체성"이라는 용어가 기능장애를 설명하는 데 사용되기 때문에 운동학적/움직임 양상 및 조직질감이상이 평가를 하는데 있어 임상적으로 가장 적절한 구성요소가 될 수 있다. 오스테오파시 도수치료 테크닉을 시행하기 전에, 치료사는 의료기록에 TART 구성요소들을 문서화하여 체성기능장애를 확진해야 한다. 아래의 내용에서는 압통이 추가된 원래의 순서대로 설명한다[ART(T)].

비대칭성 Asymmetry

비대칭은 많은 임상상황에서 이중적인 의미를 지닐 수 있는 요소 중 하나이다. **정적**인 자세검사에서는 관련된 해부학적 랜드마크들(anatomic landmarks)의 비대칭이나 정상적인 자세만곡(curve)의 변형 등과 관련이 있다. **동적** 또는 움직임 평가부분에서는 비대칭적인 부위(척추), 분절사이(척추), 관절(관절) 움직임과 관련이 있을 수도 있다. 따라서 어느 카테고리(category)에서나 사용할 수 있으며, 제한된 움직임에 대한 다음의 설명에서는 일반적으로 전체적인 가동범위가 고려된다.

제한된 움직임 Restricted Motion

움직임은 부위별 평가에서 객관적으로 측정되거나 재평가될 수 있으며 중요한 결과이다. 움직임은 환자의 기능을 가장 잘 나타내므로 현재의 전반적인 기능장애 수준을 가장 확실하게 결정한다. 분절사이 움직임은 특정 척추분절 혹은 관절(예: 척추 혹은 사지)과 관련이 있다. 대부분의 관절(예: 척추, 관절면 및 사지)은 좌우대칭이므로 증상이 없는 관절을 먼저 평가한 다음 증상 및 기능장애가 있는 관절의 움직임을 평가하는 것이 도움이 된다.

변형된 분절사이, 관절움직임과 해당부위의 근막 구성요소뿐만 아니라 긴장통합체(tensegrity) 관계에 있는 말단 근막조직도 해당부위 움직임 테스트에 영향을 미칠 수 있다(3). 관절낭의 변화된 역학(mechanics), 관절의 인대관계, 작은 심부근육에 의해 분절사이 움직임이 크게 영향을 미치며 큰 근육그룹은 영향을 덜 미친다.

조직질감이상 Tissue Texture Abnormalities

조직질감이상(변화)은 환자 근막구조의 급성 또는 만성변화에서 자주 발견되고, 어떤 방식의 오스테오파시 도수치료 테크닉(OMT)을 시행할지 결정하는 데 도움이 될 수 있으며, 케이스에 따라서는 치료사가 도수치료 계획을 전혀 세울 필요가 없을 수도 있다. 혈관확장, 부종, 압통, 통증 및 조직수축의 근거가 급성변화의 특징이다. 촉진은 증가된 물컹함(bogginess)이나 밧줄같은 질감(ropiness)을 나타내는 반면에 가려움, 섬유화, 감각이상 및 조직수축은 만성변화의 특징이다. 촉진검사는 실 같은 질감(stringiness)이나 낮은 근긴장도를 나타낼 수 있다(4)

압통 Tenderness

체성기능장애와 관련된 압통은 이학적 검사에 기반한 양적 혹은 질적평가가 더욱 어렵다. 압통은 급성 및 만성 체성장애, 고조된 통증반응을 유발하는 자율신경 증후군(예: 복합부위 통증 증후군) 및 기타 신경계 질환(즉, 신경염, 신경근병증 등)에서 나타날 수 있다. 케이스에 따라 압통(국소적이거나 전체적인)은 상호 보완적인 비대칭 관계, 움직임 제한 또는 조직질감이상이 없을 수 있다. 섬유근통과 같은 질환의 경우, 증상의 초기 원인을 결정하거나 체성기능장애가 있는지 여부를 판단하는 것이 어려울 수 있다. 수년간의 임상을 통해, 오스테오파시 근골격계 검사에서 관련 기능장애 소견을 보이지 않는 환자들도 통증을 호소할 때가 있다. 이러한 환자 중 일부는 다른 생물심리사회적(biopsychosocial) 문제로 인하여 통증반응에 영향을 미치는 근본적인 문제가 있을 수 있으며, 어떤 경우에는 통증을 다른 목적으로 사용하는 경우도 있을 수 있다. 반면에 급성 체성 및 내장문제와 관련된 압통은 대개 다른 TART 구성요소 중 하나를 동반한다. 이 장의 후반부에는 치료사에게 환자의 주 호소증상의 원인인 통증으로부터 멀어지도록 유도할 수 있는 방법에 대해 설명한다. 따라서 압통을 임상적으로 가장 관련성이 낮은 TART 진단 구성요소로 간주하고, 환자의 병력청취 시 그것을 좀 더 가치있는 것으로 여긴다.

두 번째 임상지침: 체성기능장애의 유형
Second Clinical Guideline: Types of Somatic Dysfunction

1장에서 언급한 대로, TART 평가결과의 조합을 통해 치료사가 기능장애의 복잡성을 판단하고, 기능장애의 해부학적 병인(근막, 관절, 내장기관)을 보다 정확하게 문서화하는 데 도움이 될 수 있다. 임상경험상, 근골격계 통증양상을 가진 환자들은 종종 근막 및 관절 기능장애를 동시에 가지고 있는 것으로 나타난다. 환자는 외상, 반복적인 스트레스, 감염, 염증, 선천적 이상과 유전적 결함과 같은 다양한 원인으로 인해 증상을 보일 수 있으므로, 테크닉을 적절하게 적용하기 위해 체성기능장애의 유형과 상태(급성, 아급성, 만성 등)를 결정하는 것이 매우 중요하다. TART 구성요소 중 하나인 **비대칭성**(*asymmetry*)은 다양한 종류의 체성기능장애의 주요 혹은 이차적 징후에서 둘 다 흔하게 나타나는 것으로 보인다. 기능장애의 유형과 특이성을 결정하는 데 다음 사항을 고려해야 한다.

근막 기능장애 Myofascial Dysfunction

부위에 따른 제한된 움직임, 표면에서 나타나는 중간조직 질감이상 및 피부표면 촉진 시 발생하는 압통 등의 뚜렷한 임상양상은 근막(근육-건-막)의 기능장애 가능성을 보여준다. 이러한 결과들을 바탕으로 치료사가 연부조직(soft tissue, ST), 근막이완(myofascial release, MFR 직접/간접), 근에너지(muscle energy, MET 등척성수축 후 이완 및 상호억제), 카운터스트레인(counterstrain, CS)과 같은 보다 근막에 대한 구체적인 효과를 가지는 테크닉을 사용할 수 있도록 해야 한다. 병인과 호소증상의 임상경과(부종 및 염증 등)는 림프, 자율신경(부교감/교감신경) 또는 내장 구성요소에 대한 다른 테크닉을 필요로 하는 이차적 구성요소를 가질 수 있다. 과도한 사용, 경미한 외상, 그리고 심각하지 않은 자세질환은 근막 지향적인 기능장애의 잠재적 병인일 수 있다.

관절 기능장애 Articular Dysfunction

분절 사이 움직임 제한, 더 깊은 조직의 질감이상, 깊은 부위 촉진 시 발생하는 압통이 뚜렷한 임상양상들은 관절을 기반으로 한 기능장애의 병인일 수 있다. 이 경우, 고속 · 저진폭(HVLA), 근에너지(MET), 균형잡힌 인대긴장(BLT), 인대관절스트레인(LAS), 자세이완촉진(FPR), 관절결합(ART) 및 스틸 테크닉을 사용하는 것이 더 효과적일 수 있다. 중등도의 외상, 회전 전단력 및 토크(회전력)로 인한 롱레버 스트레스 요인(Long-levered stressors) 및 퇴행성 관절질환의 병력이 관절 지향적인 기능장애의 잠재적 병인일 수 있다.

흔히 체성기능장애의 세 가지 또는 네 가지 구성요소가 함께 존재하며 치료사는 근막이나 관절로 인한 병인을 모두 고려하여 적절한 임상적 반응에 필요한 테크닉의 범주를 확장해야 한다. TART 구성요소 각각의 정도는 가장 가능성이 있는 병인을 나타내는 변수이다.

내장기 기능장애 Visceral Dysfunction

내장기 질환은 체성기능장애, 외상, 조직 섬유화, 염증 및 감염 등 다양한 원인에 의해 이차적으로 발생할 수 있다. 내장기 질환자에게 오스테오파시 도수치료 테크닉을 적용하기 전에 가장 먼저 가능성이 높은 내장기 진단을 결정해야 한다. 이러한 원칙은 오스테오파시 검사로만 국한된 환자 대면보다 항상 우선시 되어야 한다! 오스테오파시 도수치료 테크닉을 적용하려고 할 때는 항상 질환의 심각도가 결정될 때까지 모든 적절한 의료적 진단을 해보는 것이 가장 좋은데, 특히 환자의 내장질환의 병인으로 인한 일차적 체성기능장애(예: 체성내장반사)의 명확한 적응증이 없는 경우이다. 체성기능장애의 몇 가지 구성요소가 존재할 수 있지만, 오스테오파시 도수치료 테크닉을 적용하는 것이 합리적인지는 케이스에 따라 다르다(15,16장 참조).

비교적 가벼운 내장기 증상을 나타내는 임상양상에서는 내장체성반사(viscerosomatic reflexes) 및 채프만 반사(Chapman reflexes)와 관련된 중등도에서 중증의 조직질감이상(예: 중등도의 단단함 또는 과긴장 및 온도상승 등)이 발생할 때 내장기 문제가 감별진단에 포함되어야 한다(4,5).

급성 체성기능장애 Acute Somatic Dysfunction

오스테오파시의학 교육심의위원회의 오스테오파시 의학 용어집에 따르면 급성 체성기능장애는 초기단계에 특징지어지는 다음 중 하나 이상의 신체 골격계 관련 구성요소의 손상 또는 변경된 기능으로 정의된다: 통증, 홍반, 상대적인 온도촉진, 습기, 물컹함(bogginess), 혈관확장, 부종, 압통, 조직수축(4). 주요 통증증상과 연관된 급성 체성기능장애는 다음과 같은 세 가지 방식으로 생각할 수 있다:

1. 즉각적이거나 짧은 기간동안 지속되는(3~6개월 미만) 날카로운 통증을 특징으로 하고, 특정한 것에 의해 발생한다(6,7). 체성기능장애와 연관된 급성통증은 급성 조직손상으로 인해 발생할 수 있으며, 이러한 이유 때문에 통각수용성 통증이라고 한다. 따라

서 두근거리고(pounding) 욱신거리며(throbbing) 국소적인 통증을 유발할 수 있다(8).

2. 경증, 증상이 만성적으로 나타나거나 새로운 증상과 관련된 것일 수 있으며, 기능이 덜 제한적이고 통증 수준이 낮다.
3. 중증, 기능의 제한과 극심한 수준의 통증이다. 문진 및 촉진평가로 진단하며, 근육경직, 움직임의 비대칭성, 움직임 제한 및 조직질감변화(TART) 등을 확인할 수 있다. 두 경우 모두 다양한 병인이 있을 수 있다.

오스테오파시 도수치료 테크닉의 적절성을 고려할 때, 이러한 급성양상이 외상, 불안정성, 또는 염증 등에 대한 이차적인 것에 기인하는지 여부를 결정하는 것이 매우 중요하다. 병인에 따라 오스테오파시 도수치료 테크닉의 적용법이 다양하다. 예를 들어, 환자가 적당한 근방호(muscle guarding), 연축(spasm), 능동 및 수동움직임 시 통증, 중등도 및 비대칭적으로 제한된 움직임 제한을 포함한 경도의 가벼운 외상력과 오스테오파시 구조적 소견을 가지고 있다면, 간접적인 근막이완법, 상호억제를 통한 근에너지, 간접적인 균형잡힌 인대긴장 및 인대관절스트레인 등의 부드러운 테크닉을 선택하는 것이 합리적이다. 급성 체성기능장애는 새롭고 통증을 유발하기 때문에, 환자는 상황이 실제보다 심각하고 복잡하다고 느끼며 불안해하고 두려워하는 경향이 있다. 따라서 기능장애 조직에 적은 힘을 가하거나 부드럽게 적용되는 테크닉을 적용하는 것이 현명하다.

만성 체성기능장애 Chronic Somatic Dysfunction

오스테오파시 의학원리 교육위원회의 오스테오파시 의학 용어집에 따르면 만성 체성기능장애를 "신체 골격계와 관련된 구성요소의 장기간 손상 또는 기능변화로, 가려움, 감각이상, 조직 건조감, 차가움, 조직수축, 섬유화, 압통 및 창백함 중 하나 이상을 특징으로 한다"라고 정의하고 있다(4). 증상의 정도는 다양할 수 있지만, 급성양상에 비해 통증이 덜 한 경향이 있다. 병인, 보상적 변화, 촉진 및 자율신경반사, 약화 및 근위축의 정도에 따라 다양한 결과가 나타날 수 있다. 만성 체성기능장애는 일정기간 존재했거나 이전에 경험했기 때문에 환자는 특히 통증과 같은 일련의 급성 기능장애 증상보다는 덜 불안할 수 있다. 그러나 만성적인 문제로 인해 환자는 더욱 좌절감을 느끼고 우울할 수 있으며, 이로 인해 치료계획에 다른 수준(정신신체, 신체-정신)이 포함될 수 있다(9,10).

일차적 및 주요 기능장애 Primary and Key Dysfunction

일차적 기능장애에 대한 오스테오파시의학 교육심의위원회의 정의는 다음과 같다.

1. 일시적으로 나타나는 초기 또는 첫 번째 체성기능장애
2. 다른 이차적 기능장애를 포함한 기능장애의 전체적 형태를 유지하는 체성기능장애(4)

앞서 말한 정의들에 따르면, 일차적 혹은 주요 기능장애를 치료하는 것이 환자의 성공적인 치료에 있어서 매우 중요하다. Ed Stiles, DO, FAAO, Dist.는 수년간 오스테오파시 도수치료 테크닉 프로토콜(protocol)의 순서를 결정하기 위해 순차적 진단을 사용하고, 주요 **"병변"**을 치료하는 것에 대한 중요성을 강조해왔다. 그의 생각을 바꿔 말하면, **가장 제한이 큰 부위**(***area of greatest restriction, AGR***)를 먼저 파악하고 그 부위 내에서 가장 제한이 심한 분절을 치료하는 것이 매우 중요하다. 그렇지 않으면, 환자의 상태가 완전히 해결되지 않을 수 있다. Stiles 박사는 또한 가장 제한된 부위 및 분절이 가끔 환자의 주요 통증부위와 멀리 떨어져 있음을 상기시킨다. 통증부위는 종종 초기 제한에 대한 보상적 또는 과 운동성 반응이다(11).

이차적 기능장애 Secondary Dysfunction

이차적 기능장애에 대한 오스테오파시의학 교육심의위원회의 정의는 다음과 같다.

1. 일차적 체성기능장애에 반응하여 발생하는 체성기능장애
2. 다른 원인의 결과로 발생하는 체성기능장애(4)

이 유형의 체성기능장애는 핵심 체성구성요소뿐만 아니라 내장기 및 행동, 심리 · 사회적 상태의 잠재적인 손상 또는 변경된 기능을 나타낸다. 논문 '심근경색에 대한 신체요소(*A Somatic Component to Myocardial Infarction*)'에서는 조직질감이상이 주로 좌측 상부흉추(T2–T5)에 존재했다(5). 환자의 상태가 호전되는 것처럼 보이지만 이러한 뚜렷한 소견이 사라지지 않는다면, 이는 향후 심장상태의 악화를 예측할 수 있는 지표가 될 수 있다. 왜냐하면, 환자의 심장상태가 호전됨에도 이차적 체성기능장애(요소)

가 계속된다면, 이는 향후 내장기(체성-내장) 기능장애를 유발하는 일차적 체성기능장애가 될 수 있기 때문이다. 따라서 이론상으로 이차적 체성기능장애는 일차적 체성기능장애가 될 수 있으며, 그 중요성은 아무리 강조해도 지나치지 않다.

세 번째 임상지침: 치료 프로토콜의 순서
Third Clinical Guideline: Sequencing the Treatment Protocol

오스테오파시 전문가가 생겨난 이래로 오스테오파시 치료사들이 옹호하는 다양한 치료적 **프로토콜**들이 있었다. 많은 오스테오파시 치료사들은 가장 아래 혹은 말단의 기능부전을 먼저 치료하는 것에서부터 반대로 가장 위, 중심 기능장애를 먼저 치료하는 것에 이르기까지 다양한 프로트콜로 가르쳤다. 앞서 언급했듯이, ED Stiles, DO는 가장 제한된 기능장애를 먼저 치료하는 것을 권장하고 이러한 기능장애들이 결국 만성적인 문제로 이어질 수 있는 일련의 과정을 만들 수 있다고 언급하고 있다. 오스테오파시 도수치료 테크닉이 움직임의 제한을 치료하는 데 가장 효과적이기 때문에 **핵심개념**(*core concept*)이라고 생각한다. 그러나 오스테오파시 도수치료 테크닉은 과가동성(hypermobility)을 치료하는 데 그다지 효과적이지 않다. 하지만 과가동성의 영역이 제한된 영역으로 인한 이차적 결과인 경우, "**핵심**(*key*)" 제한을 성공적으로 치료하면 과가동 영역이 "정상화" 될 수 있다. Stiles 박사와 우리가 동의하는 바와 같이, "과가동성의 영역은 종종 고통스러운 호소증상과 관련이 있다"(11).

J. Gordon Zink, DO, FAAO는 "호흡과 순환은 통합할 수 있는 기능"이라는 개념을 소개했다(12). 그는 정맥 및 림프의 복귀를 제한하는 근막제한을 해결하고 림프 항상성을 유지하는 데 도움을 주기 위해 **일반 보상근막패턴**(***common compensatory fascial patterns, CCP***)에 기반을 둔 근막지향 치료프로토콜을 개발했다(12). 그는 근막제한에 대한 이행지대(transition zones) 평가를 소개했다(8장 참조). 림프 테크닉을 사용하는 또 다른 프로토콜은 림프 임피던스(lymphatic impedance)의 가장 말단부위(예: 흉곽입구/출구)에서 치료를 시작하고 순차적으로 그 지점(예: 후액와 주름, 호흡 횡격막, 서혜부, 오금 공간, 발목 또는 발 등)으로부터 말단으로 치료해나가는 방법이다(3). 머리와 목의 상태를 치료하기 위한 순차적 프로토콜은 16장에 제시되어 있다.

Conrad Speece, DO와 WM. Thomas Crow, DO, FAAO는 여덟 개의 횡격막 협응(*Coordinating the Eight Diaphragms*)으로 알려진 특정 영역에서 근막제한 치료하는 것을 지지한다. "몸의 한쪽 끝에서 다른 쪽 끝까지" 직접적인 MFR 또는 BLT 및 LAS 테크닉으로 평가하고 치료할 목록은 다음과 같다: 족저근막; 무릎 횡격막(슬와 근막, 십자인대); 골반 횡격막; 호흡 횡격막; 흉곽 출구, 전방 경추근막 및 쇄골인대, 후두하 삼각, 소뇌천막 및 인장가로막(13).

체성기능장애에 대한 오스테오파시의학 교육심의위원회 정의를 고려할 때 체성성분(신체 골격)뿐만 아니라 관련 혈관, 림프 및 신경요소도 포함된다. 평가과정에서 HVLA, MET, Still 및 FPR과 같은 테크닉을 포함하도록 치료계획을 변경할 수 있기 때문에 관절 및 인대 병인으로부터 림프 및 기타 시스템에 대한 **신경반사**(***neurologic reflexing***)의 영향을 고려해야 한다. 예를 들어, 중등도(moderate)에서 중증(severe) 관절 기능장애는 반사적으로 말단 림프관에서 교감신경 생성 혈관수축을 일으킬 수 있다. 그러나 근막의 최소한의 기능장애는 같은 혈관에 거의 영향을 미치지 않을 수 있다. 관절 기능장애는 결과적으로 림프내강이 좁아지는 더 큰 자율신경장애(즉, 교감반응 증가)를 일으킬 수 있기 때문에 관절 기능장애를 치료하는 것이 더 중요할 수 있다. 따라서 흉곽입구에 대한 근막치료는 관절 구성요소에 의한 이차적인 림프혈관 수축에 거의 또는 전혀 영향을 미치지 않을 수 있다. 다른 시나리오(scenarios)에서는 관절 및 근막 구성요소 모두 중등도에서 중증 기능장애 상태가 있을 수 있으므로 두 구성요소를 모두 치료하여 전체적인 결과를 개선할 수 있다.

일반적인 치료순서는 MET를 적용하여 허리통증을 유발하는 체성기능장애를 치료할 때 권장하는 방법이다. 동료들 중 일부는 다음 순서대로 부위들의 체성기능장애를 평가하고 치료하는 것을 제안했다: 엉덩이(관절낭, 장요근, 이상근 등), 볼기뼈(회전, 벌어짐, 전단 등), 치골결합(전단, 간격/압박), 요추, 천골(비틀림, 편측 및 양측 굴곡/신전), 그리고 흉추 이러한 순서는 HIPLST(엉덩이;**H**ip, 볼기뼈;**I**nominte, 치골결합;**P**ubic symphysis, 요추;**L**umbar spine, 천추;**S**acrum 및 흉추;**T**horacic spine)라는 약자를 사용하여 설명한다.

또 다른 순서 프로토콜은 만성적인 문제와 치료계획에서 종종 무시되는 부위와 관련된 체성기능장애를 치료하는 것과 관련이 있다. 예를 들어, 실패한(failed, 역자 주; 치료해도 낫지 않은) 요통과 같은 질환에서, Philip

Greenman, DO, FAAO은 "요통을 유발하는 6가지 다빈도 기능장애(dirty-half dozen)"그룹의 체성기능장애를 인식하지 못할 수 있고, 이를 치료하지 않으면 만성적인 문제를 일으킬 수 있기 때문에 특히 중요하다고 제안했다. 이는 요추, 골반 및 하지의 기능장애로 구성된다(14). 이러한 체성기능장애의 일부는 보행의 정상적인 생체역학이나 척추, 늑골 또는 사지의 정상적인 생리적 움직임을 따르지 않는 것으로 보인다. 우리가 생각하기에 이러한 기능장애 패턴은 일반적으로 외상과 관련된 외적인 힘 또는 비전형 움직임 축(atypical axes of motion, 예: 자동차 사고, 미끄러짐 및 넘어짐)을 통해 전달되는 매우 빠르고, 롱레버 힘에 이차적으로 발생한다. 이러한 외적인 힘은 신체의 고유한 숏/롱레버(short and long levered)로 생성된 힘보다 더 강력할 수 있으며 정상적인 생리적 움직임 매개변수의 영역 밖에서 발생한다. 우리를 포함한 다른 이들은 이것을 체성기능장애의 "비생리적" 형태라고 언급했다(15). 다음은 Greenman의 요통을 유발하는 6가지 다빈도 기능장애(dirty-half dozen) 목록과 다른 기능장애의 비생리학적 종류에 속하는 것으로 보이는 다른 기능장애의 예들이다: 상방 볼기뼈 전단, 후방 천골 비틀림, 후방 천골신전, 후방으로 돌출된 첫번째 늑골, 그리고 전방과 후방 늑골기능장애.

결론적으로 치료사는 분절 및 해부학적으로 가장 큰 제한이 존재하는 부위뿐만 아니라, 어떤 조직의 구성요소가 가장 제한된 기능장애(근막, 관절 등)로 나타나는지 훨씬 더 중요하게 판단해야 한다. 따라서 치료사가 선호하는 진단순서가 무엇이든 간에, 가장 효과적이고 안전한 OMT 프로토콜을 개발하기 위해 가장 제한이 큰 부위(AGR), 해당부위 내에서 가장 제한된 분절 및 기능장애의 유형(급성, 만성, 관절, 근막 등)의 정확한 위치를 찾는 것이 중요하다.

오스테오파시 도수치료 모델
Models of Osteopathic Care

오스테오파시 치료사가 환자의 생리학적 과정에 어떤 영향을 미치는지 명확하게 설명하는 다섯 가지 치료모델이 개발되었다. 기초적 관점에서, 오스테오파시 치료사가 오스테오파시 의학의 주요원리, 즉 환자 개개인의 마음, 몸, 정신을 돌보는 것에 어떻게 관심을 가져야 하는지 보여준다: 이러한 모델에 대한 오스테오파시의학 교육심의위원회의 오스테오파시 의학용어집에서의 정의는 다음과 같다.

구조 모델 Structural Model

구조 모델의 목표는 생체역학적 조정과 관절의 가동이다. 이 모델은 제한하는 힘을 제거하고 움직임을 강화하기 위해 뼈와 연부조직뿐만 아니라 근막 결합조직의 문제를 해결하려는 것이다. 광범위한 오스테오파시 도수치료 테크닉을 사용함으로써 고속 · 저진폭, 근에너지, 카운터스트레인, 근막이완, 인대-관절 테크닉 및 기능적 테크닉을 적용할 수 있다(4).

호흡-순환 모델 Respiratory-Circulatory Model

호흡-순환 모델의 목표는 신체의 횡격막 제한을 개선하는 것이다. 횡격막은 움직임, 정맥, 림프배액 및 뇌척수액의 "가로방향 제한기(transverse restrictors)"로 간주된다. 이 모델에 사용되는 테크닉은 오스테오파시 두개골 도수의학, 인대-관절 스트레인, 근막이완 및 림프펌프 테크닉이다(4).

대사 모델 Metabolic Model

대사 모델의 목적은 자가조절 및 자가치유 메커니즘을 강화하고, 신체의 에너지소비와 교환의 균형을 이루어 에너지보존을 촉진하며, 면역체계 기능, 내분비 기능 및 장기기능을 향상시키는 것이다. 이 영역에서의 오스테오파시 고려사항은 림프펌프 테크닉(lymphatic pump techniques)을 사용하는 것을 제외하고는 본질적으로 도수치료 테크닉이 필요하지 않다. 이 모델을 통해 신체의 균형을 유지하기 위한 가장 일반적인 접근법은 영양상담, 식이요법 및 운동의 조언이다(4).

신경학적 모델 Neurologic Model

신경학적 모델의 목적은 자율신경 균형을 달성하고 신경반사활동을 해결하며, 활성화된 분절을 제거, 구심성 신경신호를 줄이고, 통증을 완화하는 것이다. 이 영역의 환자건강에 영향을 주는 오스테오파시 도수치료 테크닉에는 카운터스트레인과 채프만 반사점(4)이 포함된다.

행동 모델 Behavioral Model

이 모델의 목적은 건강 스펙트럼의 생물학적, 심리적 및 사회적 구성요소를 개선하는 것이다. 이것은 감정적 균형과 보상 메커니즘을 포함한다. 이 모델은 생식과정(reproductive processes)과 행동적응(behavioral adaption)도 포함한다(4).

오스테오파시 도수치료 테크닉의 오스테오파시 도수치료 프로토콜 및 처방을 만들 때, 위의 모델은 치료할 부위나 시행할 테크닉 또는 테크닉의 그룹을 결정하는 데 도움이 될 수 있다. 철학적으로, 체성기능장애의 영향이 이러한 모델에 각각 영향을 미치기 때문에 오스테오파시 관리를 하나의 치료모델로 제한하는 것은 어렵다. 따라서 치료사는 오스테오파시 의학의 본질적인 철학(원리)을 알고 있어야 하며, 자신의 임상적 판단을 하나의 치료모델에만 국한해서는 안 된다. 일반적으로 오스테오파시 도수치료 테크닉은 도수접촉이 가져다주는 영향으로 인해 종종 신체, 정신 및 영혼의 삼위일체에 영향을 미치는 임상반응을 만들어낸다(16).

오스테오파시 도수치료 테크닉(OMT) 프로토콜 가이드라인 OMT Protocol Guidelines

이 장에서는 여러 가지 임상질환과 관련된 체성기능장애 구성요소를 가장 잘 감소시킬 수 있는 오스테오파시 도수치료 테크닉 아틀라스(*Atlas of Osteopathic Techniques*)에 포함된 다양한 방식의 오스테오파시 도수치료 테크닉을 활용하여 간단하고 효과적인 오스테오파시 접근법을 통합하고자 한다. 완전한 프로토콜은 신경근-골격계(neuro-musculoskeletal) 의학 및 오스테오파시 도수의학 또는 도수의학 전문가에게 가장 유용하다. 그러나 오스테오파시 치료사들의 임상에 따른 특성과 시간적 제약에 따른 결정을 기반으로 이러한 프로토콜을 줄이거나 확장할 수 있으며 여전히 긍정적인 결과를 얻을 수 있다.

오스테오파시 도수치료 테크닉(OMT) 프로토콜의 증례를 통한 임상질환
Clinical Conditions with Examples of OMT Protocols

다음과 같은 특정한 임상진단에서 평가 및 치료는 첫 번째 글머리 기호이다. 각 글머리 기호는 평가해야 할 가장 중요한 영역을 설명하고, 체성기능장애가 있는 경우 오스테오파시 도수치료 테크닉으로 치료한다. 이 단계에는 체성기능장애가 있는지 여부를 판단하기 위한 진단적 평가 매개변수가 포함되어 있으며, 유형(관절, 근막, 내장) 및 상태(급성, 아급성, 만성)를 결정한다. 체성기능장애가 있는 것으로 판단되면, 해당 상황에 가장 적합하고 안전하며 시기적절한 오스테오파시 도수치료 테크닉(ST, MFR, HVLA, MET, BLT 등)을 적용하는 일반적 접근법을 사용한다. 기본적으로 첫 번째 단계에서 암시하는 것은 증가된 중추신경계 신호전달(**촉진**)을 만들어 낼 수 있는 모든 기능장애를 치료하는 것이다. 이는 환자의 상태를 복잡하게 만들 수 있는 과교감신경성(**교감신경 긴장증**) 반응과 연관이 있을 수 있다. 이들은 일반적으로 경추 교감신경절 및 상부 요추척추 부위와 연결된 흉추에서 척추분절 및 관절장애로 나타날 수 있다. 평가 결과, 질환을 복잡하게 만드는 뚜렷한 기능장애가 없는 경우 치료사는 프로토콜의 다음 평가 및 치료단계를 계속 진행해야 한다. 이것은 일반적으로 부교감신경에 부정적인 영향을 미칠 수 있는 다른 영역(즉, 두개골, 고리뒤통수관절-고리중쇠관절 및 천골)의 체성기능장애를 해결한다. 세 번째 단계는 일반적으로 흉곽입구/출구의 체성기능장애의 평가 및 치료를 포함한다. 존재하는 기능장애의 유형에 따라 오스테오파시 도수치료 테크닉(MFR, MET, HVLA 등)의 형태는 기능장애의 특성에 따라 분명해야 한다. 그다음에 치료사가 특정 테크닉 목록으로 진행할 수 있다. 따라서 치료사는 시간적으로 가장 효율적인 특정 테크닉 중 하나 또는 두 가지만 선택해야 할 수 있다. 특정한 테크닉들은 확정적인 순서로 나열되어 있지 않지만, 임상에서 성공적인 것으로 밝혀진 사례들이다. 이보다 더 제한적인 접근법은 상당히 성공적일 수 있으며, 환자와의 만남에 훨씬 더 많은 시간을 할애하지 않고도 많은 환자에게 안도감을 줄 수 있다.

또한 이 과정에는 특히 가장 제한된 부위와 관련된 경우, 환자의 증상과 가장 신경학적으로 연관된 기능장애(예: 심부정맥, 신경성 장폐색)를 찾는 것이 필요할 수 있을지 모른다. 각 치료 프로토콜에 나열된 부위 및 척추분절은 질환으로 인한 경우가 가장 많지만, 다른 연속적인 분절을 포함할 수도 있다. 치료선택의 경우, 치료사는 단일 테크닉 또는 여러 테크닉을 결합하여 사용할 수도 있다. 내장기 질환의 경우 채프만 반사점을 평가 및 치료하는 것이 유용할 수 있다(15장 참조).

다양한 내장기 질환에 대한 테크닉 권장사항을 비교할

때 명백해지는 것은 순서(step)1과 2가 동일한 경우가 많다는 것이다. 따라서 치료사는 대부분의 임상양상에서 이 순차적 우선순위를 쉽게 이해해야 한다.

평가 및 치료단계에 포함될 테크닉들의 선택은 기능장애의 유형, 환자의 상태(급성, 만성, 중증 등) 및 업무시간 제약 내 치료사 수행능력에 영향을 미치는 원칙들을 고려해야 한다.

결론적으로, 완벽하게 따라갈 경우, 개략적인 접근법은 특히 좋은 결과를 얻을 수 있으나 앞서 언급한 대로, 임상 전문분야와 치료사의 시간제약에 따라 훨씬 축약된 접근법으로도 긍정적인 효과를 얻을 수 있다. 이러한 임상양상에서 오스테오파시 도수치료 테크닉을 단독 치료법으로 사용하는 것은 물리치료, 약물치료 등과 같은 현재 허용된 의료서비스와 오스테오파시 도수치료 테크닉을 함께 사용하는 것과 같은 결과를 얻지 못할 수도 있다는 점을 고려하는 것이 중요하다.

오스테오파시 도수치료 테크닉(OMT) 프로토콜의 증례를 통한 임상 시나리오 Clinical Scenarios with OMT Protocol Examples

테크닉들은 임상양상이나 치료사의 전문성 수준에 따라 축약되거나 확장될 수 있다(**참고:** 아래에 제시된 것은 이러한 질환들에 적용할 수 있는 완벽한 오스테오파시 도수치료 테크닉들의 목록은 아니며, 임상경험, 멘토와의 토론, 그리고 동료들과의 전문적 상호작용, 오스테오파시의학 교육심의위원회가 제작한 임상 오스테오파시 학습 시나리오들에서 발췌한 것들이다)(3,4,17).

심혈관 Cardiovascular

심장 부정맥(간접 OMT 선호) Cardiac Arrhythmias (Preference to Indirect OMT)

- C3–C5, T1–T6(T7) 및 늑골 체성기능장애를 평가/치료
- 두개골 및 OA-AA 체성기능장애를 평가/치료
- 흉곽입구/출구 체성기능장애를 평가/치료

특정 테크닉 Specific Technique

- 관련 Chapman 반사점의 부위를 평가/치료

울혈성 심부전 Congestive Heart Failure

- C3–C5, T1–T6(T7) 및 늑골 체성기능장애를 평가/치료
- 두개골 및 OA-AA 체성기능장애를 평가/치료
- 흉곽입구/출구 체성기능장애를 평가/치료

특정 테크닉 Specific Technique

- 늑골 상승
- 횡격막 돔(doming)
- 페달 림프펌프
- "Miller" 흉곽 펌프의 부드러운 적용
- 흉근 견인
- 관련 Chapman 반사점 부위를 평가/치료

심근경색(간접적 또는 완만한 억제/이완 테크닉 선호) Myocardial Infarction (Preference for Indirect or Gentle Inhibitory/Release Techniques)

- C3–C5, T1–T6(T7) 및 늑골 체성기능장애를 평가/치료
- 두개골 및 OA-AA 체성기능장애를 평가/치료
- 흉곽입구/출구 체성기능장애를 평가/치료

특정 테크닉 Specific Technique

- 늑골 상승
- 흉근 견인
- 관련 Chapman 반사점 부위를 평가/치료

고혈압 Hypertension

- C3–C5, T1–T6(T7) 및 늑골 체성기능장애를 평가/치료
- 두개골 및 OA-AA 체성기능장애를 평가/치료
- 흉곽입구, 출구 체성기능장애를 평가/치료
- 흉곽 및 입구/출구 체성기능장애를 평가/치료

특정 테크닉 Specific Technique

- 관련 Chapman 반사점 부위를 평가/치료

기관지폐 Bronchopulmonary

만성 폐쇄성 폐질환(천식 포함) COPD (Including Asthma)

- C3–C5, T1–T6(T7) 및 늑골 체성기능장애를 평가/치료
- 두개골 및 OA-AA 체성기능장애를 평가/치료
- 흉곽입구/출구 체성기능장애를 평가/치료

특정 테크닉 Specific Technique

- 늑골 상승
- 횡격막 돔/흉요부 MFR/BLT
- "Miller" 흉곽 펌프의 부드러운 적용
- 페달 림프펌프
- 관련 Chapman 반사점(천식반사–척추추위, 좌측 T2)의 영역을 평가/치료

무기폐(즉, 마취 후/수술 후) Atelectasis (i.e., Postanesthesia/ Postsurgical)

- 이학적 검사 및 방사선 연구를 사용하여 무기폐를 평가/치료

특정 테크닉 Specific Technique

- 흉곽 펌프 "무기폐" 변형
- 늑골 상승
- 페달 림프펌프

기관지염/폐렴 Bronchitis/Pneumonia

- C3–C5, T1–T6(T7) 및 늑골 체성기능장애를 평가/치료
- 두개골 및 OA-AA 체성기능장애를 평가/치료
- 흉곽입구/출구 체성기능장애를 평가/치료

특정 테크닉 Specific Technique

- 늑골 상승
- "Miller" 흉곽 펌프
- 흉근 견인
- 페달 펌프
- 비장 펌프
- 관련 Chapman 반사점 부위를 평가/치료

위장계 Gastrointestinal

변비 Constipation

- T8–L3 및 늑골 체성기능장애를 평가/치료
- 두개골, OA-AA 및 천골의 체성기능장애를 평가/치료

특정 테크닉 Specific Technique

- 늑골 상승(중~하부 흉곽) 및 요추 신전변형
- 결장 자극
- 장간막 이완
- 페달 림프펌프
- 관련 Chapman 반사점 부위를 평가/치료

설사 Diarrhea

- T8–L3 및 늑골 체성기능장애를 평가/치료
- 두개골, OA-AA 및 천골의 체성기능장애를 평가/치료

특정 테크닉Specific Technique

- 부드러운 천골(환자가 엎드리거나 누운자세) BLT
- 천천히 부드럽게 적용되는 "천골잠김" 테크닉
- 과긴장성 흉요부에 대한 억제 테크닉
- 관련 Chapman 반사점 부위를 평가/치료

위장 역류질환(GERD) Gastrointestinal Reflux Disease (GERD)

- T5–T10 및 늑골 체성기능장애를 평가/치료
- 두개골, OA-AA 및 천골의 체성기능장애를 평가/치료

특정 테크닉 Specific Technique

- T5–T10 부위로 늑골 상승
- T5–T10에 대한 척추주위 억제
- 횡격막 돔 및/또는 부드러운 간접 횡격막 이완
- 관련 Chapman 반사점 부위를 평가/치료

과민성대장증후군 Irritable Bowel Syndrome

- T8–L3 및 늑골 체성기능장애를 평가/치료

- 두개골, OA-AA 및 천골의 체성기능장애를 평가/치료

특정 테크닉 Specific Technique

- 과 긴장성 흉요부에 대한 억제 테크닉
- 부드러운 천골(환자의 엎드린 자세) 압박
- 천천히 부드럽게 적용되는 "천골 잠김" 테크닉
- 장간막 이완
- 관련 Chapman 반사점 부위를 평가/치료

신경성 장폐색(수술 후) — 절개 스트레스와 환자의 불편함을 피하는 테크닉과 자세를 사용! Neurogenic Ileus (Postoperative) − Use Techniques and Positions that Avoid Incisional Stress and Patient Discomfort!

- T5–L3 체성기능장애를 평가/치료(간접 OMT 선호)
- 두개골, OA-AA 및 천골의 체성기능장애를 평가/치료

특정 테크닉 Specific Technique

- 늑골 상승(중–하부 흉곽) 및 요추 신전 변형
- 과긴장성 흉요부에 대한 억제 테크닉(Technique)
- 적절하게(속도와 힘) 적용된 천골잠김(임상적으로 적절한 경우)
- 측부 신경절 사슬억제
- 페달 림프펌프(임상적으로 적절한 경우)
- 결장 자극 및/또는 장간막 이완(임상적으로 적절한 경우)
- 관련 Chapman 반사점 부위를 평가/치료

비뇨생식기/신장 Genitourinary/Renal

방광염/간질성 방광염 Cystitis/Interstitial Cystitis

- T10–L2와 천골 체성기능장애를 평가/치료
- 흉곽입구/출구 평가/치료

특정 테크닉 Specific Technique

- 늑골 상승(하부 흉곽) 및 요추 신전 변형
- 횡격막 도밍(doming the diaphragm)
- 천골 앞 "횡격막" 이완
- 좌골직장와(Ischiorectal fossa, 궁둥항문오목)/골반바닥 이완
- 페달 림프펌프
- 관련 Chapman 반사점 부위를 평가/치료

산부인과 Obstetrics and Gynecology

월경곤란 Dysmenorrhea

- T5–L3 체성기능장애를 평가/치료
- 볼기뼈의 체성기능장애를 평가/치료
- 천골의 체성기능장애를 평가/치료

특정 테크닉 Specific Technique

- 흉관을 평가/치료
- 횡격막 이완
- 천골 앞 횡격막 이완
- 궁둥항문오목 이완
- 마리안 클라크 배액(Marian Clark drainage)
- 천골 잠김
- 관련 Chapman 반사점 부위를 평가/치료

임신 Pregnancy

- 초기 자세(전후 및 외측방향) 기능장애 구성요소(TART)를 평가/치료
- 3개월까지 생체역학, 림프관 등에 영향을 미치는 자세 변화를 평가/치료

특정 테크닉 Specific Technique

- 임신 "촉진" 프로토콜(18)
- 수장건막/횡수근 인대의 직접적인 손목이완

신경-근골격계 Neuro-Musculoskeletal

골관절염, 퇴행성디스크질환 등(치료는 위치와 중증도에 따라 다르다!) Osteoarthritis, Degenerative Disc Disease, etc. (Treatment Varies Dependent on Location and Severity!)

- 부드러운 관절 스프링(저-진폭/저-속도!)
- 간접 테크닉(예: BLT, LAS)
- 부드러운 연부 조직

- 부드러운 간접 또는 직접 MFR
- 부드러운 도수견인

간접적인 테크닉을 선호하는 두통(경추성, 편두통, 긴장성 등) Headache (Cervicogenic, Migraine, Tension, etc.) with Preference to Indirect Techniques

- C2–C7, T1–T5 및 상부 늑골 체성기능장애를 평가/치료
- 두개골, OA-AA 및 천골 체성기능장애를 평가/치료
- 흉곽입구/출구 체성기능장애를 평가/치료

특정 테크닉 Specific Technique

- 후두하 이완
- OA 및 AA 기능 부전에 대한 균형적 인대긴장
- 두개골 근막이완
- 두개골 압통점에 대한 카운터 스트레인

급성 경추 긴장/염좌 — 간접 테크닉으로 시작 Acute Cervical Strain/Sprain—Begin with Indirect Techniques

- 경추, T1~T5 및 상부 늑골 체성기능장애를 평가/치료
- 두개골 및 OA–AA 체성기능장애를 평가/치료

특정 테크닉 Specific Technique

- 카운터 스트레인(외상으로 인해 여러 급성 기능장애가 발생한 경우, 카운터스트레인을 완화하기 위한 자세를 취하는 것이 때로는 어렵다. 환자를 카운터 스트레인 포인트가 아닌 증상을 완화하는 자세로 배치하는 것이 도움이 될 수 있다)
- 천골 기능장애에 대한 균형적 인대 긴장 테크닉

급성 요추 긴장/염좌 — 간접 테크닉으로 시작 Acute Lumbar Strain/Sprain—Begin with Indirect Techniques

- T12/L1–L5/S1 체성기능장애를 평가/치료
- 볼기뼈(innominate)의 체성기능장애를 평가/치료
- 천골의 체성기능장애를 평가/치료

특정 테크닉 Specific Technique

- 카운터 스트레인(외상으로 인해 여러 급성 기능장애가 발생한 경우, 카운터스트레인을 완화하기 위한 자세를 취하는 것이 때로는 어렵다. 환자를 카운터 스트레인 포인트가 아닌 증상을 완화하는 자세로 배치하는 것이 도움이 될 수 있다)
- 천골 기능장애에 대한 균형적 인대긴장 테크닉

손목터널증후군 Carpal Tunnel Syndrome

- (C5), C6–C7, T1–T7 및 상부 늑골 체성기능장애를 평가/치료
- 요척골, 상완척골 및 뼈사이막 체성기능장애를 평가/치료
- 손목 체성기능장애를 평가/치료

특정 테크닉 Specific Technique

- 수장건막/횡수근 인대의 직접적인 손목 이완

흉곽 출구 증후군 Thoracic Outlet Syndrome

종종 복잡한 이 증후군과 다양한 이차적 병인에 대한 보조적인 하위 집합의 분류를 결정한다. 흉곽 출구 증후군의 세 가지 전형적인 유형은 다음과 같다:

- 신경학
- 동맥
- 정맥

이 증후군의 가장 일반적인 양상은 신경병리학적 병인에 이차적으로 나타나는 통증, 감각이상 및 허약감이다. 혈관병인(동맥, 정맥)은 덜 일반적이다. 다수의 증례나 악화의 영역을 대표하는 병리학과 기능장애의 영역은(19,20) 다음과 같다:

1. 전사각근 과긴장성—상완신경총 및/또는 쇄골하 동맥
2. 과 외전 증후군—상완신경총, 쇄골하 동맥 및 정맥을 압박하는 흉근의 과긴장성
3. 늑쇄 증후군—상완신경총, 쇄골하동맥 및 정맥을 압박하는 쇄골과 1번 늑골 사이의 협착
4. 경늑골 증후군—상완신경총 및 쇄골하 동맥을 압박하는 늑골 이상(또는 C7의 횡돌기의 신장)

- C5–T1 체성기능장애를 평가/치료
- 첫 번째 늑골 및 두번째 늑골 체성기능장애의 평가/치료
- 흉곽입구/출구 체성기능장애의 평가/치료
- 원위, 동측 상지(즉, 요척골, 뼈사이막 및 손목터널)

의 평가/치료

- 다리-길이의 불일치 등에 대한 이차적인 하부자세 비대칭을 평가할 필요가 있으며, 필요에 따라 치료할 필요가 있다.

특정 테크닉 Specific Technique – 임상 양상에 따라 다름 Dependent on the Clinical Presentation

- 일반적인 부위평가(regional assessment) 및 치료방식(treatment modality)으로서의 스펜서 테크닉(spencer technique)

참고문헌 Reference

1. Ericsson A, Krampe R, Tesch-Romer C. The role of deliberate practice in the acquisition of expert. Perform Psycholog Rev 1993;100(3):363–406.
2. Cain S. Quiet: The Power of Introverts in a World That Can't Stop Talking. New York, NY: Crown Publishing Group, 2012.
3. Seffinger MA, exec. ed. Foundations of Osteopathic Medicine. 4th ed. Philadelphia, PA: Wolters Kluwer, 2018.
4. Giusti R, exec. ed. *Glossary of Osteopathic Terminology*. 3rd ed. Chevy Chase, MD: Educational Council on Osteopathic Principles of the American Association of the Colleges of Osteopathic Medicine, 2017.
5. Nicholas A, DeBias DA, Ehrenfeuchter W, et al. A somatic component to myocardial infarction. Br Med J 1985;291(6487):13–17.
6. Raffaeli W, Arnaudo E. Pain as a disease: an overview. J Pain Res 2017;10:2003–2008.
7. Sein MT. Acute vs. chronic Pain. Pain-health 2018.
8. Wukovits B. The complex problem of pain, defining, understanding, and treating chronic and acute pain. Adapted from a Presentation at the SLE Workshop at Hospital for Special Surgery, 2018.
9. Ballantyne JC, Sullivan MD. Intensity of chronic pain-the wrong metric? N Engl J Med 2015;373:2098–2099.
10. Sheng J, Liu S, Wang Y, et al. The link between depression and chronic pain: neural mechanisms in the brain. Neural Plast 2017;2017.
11. Stiles E. PCOM Heilig Symposium: "Key Lesion" and the Area of Greatest Restriction. Philadelphia, 2005.
12. Zink JG. Respiratory and circulatory care: the conceptual model. Osteopath Ann 1977;5(3):108–112.
13. Speece CA, Crow WT. Ligamentous Articular Strain: Osteopathic Manipulative Techniques for the Body. Revised ed. Seattle, WA: Eastland Press, 2009.
14. DeStefano LA. Greenman's Principles of Manual Medicine. 5th ed. Philadelphia, PA: Wolters Kluwer, 2017.
15. Kuchera W, Kuchera M. Osteopathic Principles in Practice. Revised 2nd ed. Columbus, OH: Greyden Press, 1994.
16. Nelson K, Glonek T. Somatic Dysfunction in Osteopathic Family Medicine. 2nd ed. Philadelphia, PA: Wolters Kluwer Health/Lippincott Williams and Wilkins, 2015.
17. Chila A, exec. ed. Foundations of Osteopathic Medicine. 3rd ed. Philadelphia, PA: Wolters Kluwer Health/Lippincott Williams & Wilkins, 2011.
18. Hensel KL, Carnes MS, Stoll ST. Pregnancy research on osteopathic manipulation optimizing treatment effects: the PROMOTE Study Protocol. J Am Osteopath Assoc 2016;116(11):716–724.
19. Jones MR, Prabhakar A, Viswanath O, et al. Thoracic outlet syndrome: a comprehensive review of pathophysiology, diagnosis, and treatment. Pain Ther 2019;8(1):5–18.
20. Freischlag JA, Glebova NO, eds. Diagnosis and Treatment of Thoracic Outlet Syndrome, Printed Edition of the Special Issue Published in *Diagnostics*. www.mdpi.com/journal/diagnostic

찾아보기

Index

한글 찾아보기

ㄱ

ㄴ

ㄷ

ㄹ

ㅁ

ㅂ

ㅅ

ㅇ

기타

영문 찾아보기

A

B

C

M

N

O

P

R